Procedimentos Básicos em Microbiologia Clínica

PROCEDIMENTOS BÁSICOS
EM MICROBIOLOGIA CLÍNICA
Carmen Paz Oplustil
Cássia Maria Zoccoli
Nina Reiko Tobouti
Mara Cristina Scheffer
Sarvier, 4ª edição, 2020

Criação da Capa
Marcilio Godoi

Foto da capa
Placa de *Staphylococcus aureus* (foto de autoria de Rômulo Guarneri, acervo do Laboratório Médico Santa Luzia de Florianópolis), lâmina corada pelo Gram de amostra vaginal com *Trichomonas* spp. (foto de Carmen Oplustil) e lâmina com corante lactofenol-azul algodão após microcultivo apresentando *Aspergillus* spp. (acervo do Laboratório Médico Santa Luzia de Florianópolis).

Revisão
Maria Ofélia da Costa

Fotolitos/Impressão/Acabamento
Editora e Gráfica Santuário Aparecida
Fone: (12) 3104-2000

sarvier

Sarvier Editora de Livros Médicos Ltda.
Rua dos Chanés 320 – Indianópolis
04087-031 – São Paulo – Brasil
Telefone (11) 5093-6966
sarvier@sarvier.com.br
www.sarvier.com.br

Dados Internacionais de Catalogação na Publicação (CIP)
(Câmara Brasileira do Livro, SP, Brasil)

Procedimentos básicos em microbiologia clínica / Carmen Paz Oplustil.... [et al.]. – 4. ed. – São Paulo : SARVIER, 2020.

Outras autores: Cássia Maria Zoccoli, Nina Reiko Tobouti, Mara Cristina Sheffer.

Bibliografia.
ISBN 978-85-7378-270-7

1. Microbiologia 2. I. Oplustil, Carmen Paz. II. Zoccoli, Cássia Maria. III. Tobouti, Nina Reiko. IV. Scheffer, Mara Cristina.

19-29697 CDD-579

Índices para catálogo sistemático:
1. Microbiologia 579

Maria Alice Ferreira – Bibliotecária – CRB-8/7964

Procedimentos Básicos em Microbiologia Clínica

Carmen Paz Oplustil

Biomédica. Sócia Diretora da Formato Clínico – Projetos em Medicina Diagnóstica Brasil e Chile.
Mestre em Microbiologia pelo ICB da USP/São Paulo.

Cássia Maria Zoccoli

Farmacêutica Bioquímica. Assessora em Microbiologia do Laboratório Médico Santa Luzia/Grupo Dasa – Florianópolis/SC.

Nina Reiko Tobouti

Farmacêutica Bioquímica. Especialista em Qualidade e Produtividade pela UFSC/SC.

Mara Cristina Scheffer

Farmacêutica Bioquímica. Responsável pelo Setor de Microbiologia da Divisão de Análises Clínicas – Hospital Universitário, Universidade Federal de Santa Catarina. Mestre em Microbiologia pela Universidade Federal do Paraná. Doutora em Farmácia/Microbiologia pela Universidade Federal de Santa Catarina.

4ª edição

sarvier

Esta 4ª edição vem atualizada e com novas informações para agregar ainda mais valor no dia a dia das pessoas que como nós autoras amamos a Microbiologia. Esse amor iniciou em 2000 com a ideia de fornecer aos microbiologistas um livro que pudesse ajudar na rotina do dia a dia e que fosse em português. Os participantes da 1ª edição continuaram até a 3ª edição e foram a base para transformar esta obra no que é hoje. Agradecemos imensamente a todos que, durante estes anos, têm utilizado nosso livro em sua rotina. Agradecemos a nossos mestres, professores e amigos que nos brindaram com o conhecimento para fazer a 4ª edição.

Agradecemos em especial a colaboração de Maria Goreth Matos de Andrade Barberino pela elaboração do capítulo 29 – Pesquisa e Cultura de Fungos.

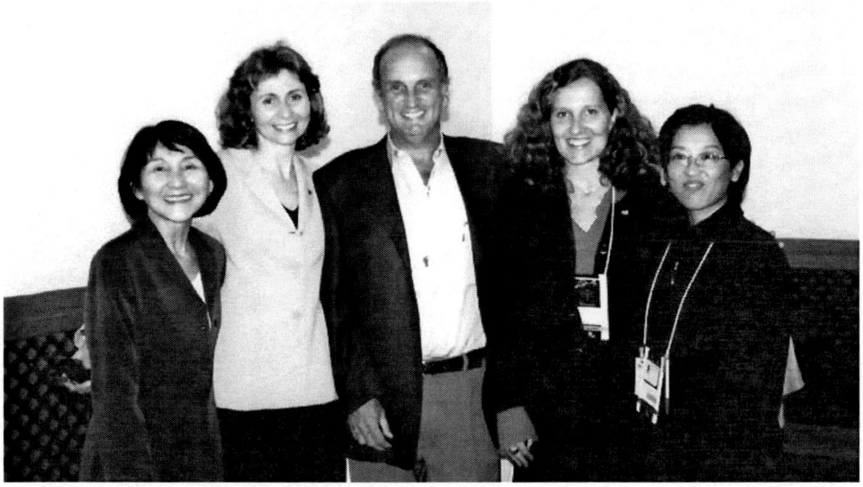

Lançamento da 1ª edição do livro
Procedimentos básicos em Microbiologia Clínica

AS AUTORAS

Agradecimentos

A todas as pessoas que de alguma forma tocaram a minha vida durante estes anos e me mostraram que o que faz a diferença é fazer a diferença na vida de alguém. Às minhas amigas e autoras desta nova edição que mostraram mais uma vez que o trabalho bem feito deve sempre ser realizado em conjunto. Em especial a duas pessoas muito queridas, Caio (*in memoriam*) e Sumiko, que participaram ativamente das outras edições e que me ensinaram muito do que sei hoje.

CARMEN PAZ

Às inúmeras pessoas que participaram, de alguma forma, da realização desta 4ª edição: meus irmãos e meus colegas de trabalho pelo constante apoio e compreensão. Às minhas queridas amigas autoras Carmen, Nina e Mara, meu carinho e reconhecimento pela oportunidade de estarmos juntas em mais esta realização. Meu especial agradecimento a todos os leitores que, com seus comentários e incentivos, nos estimulam na busca constante do conhecimento.

CÁSSIA

Dedico esta nova edição à minha família e aos meus colegas de trabalho. Sei que minhas filhas, Sayaka e Lysa, no futuro compreenderão minha ausência nestes longos dias despendidos à revisão desta edição. Agradeço aos colegas de trabalho o incentivo, à confiança de minha amiga Cássia e ao Jhoe, meu esposo, o seu sempre presente apoio.

NINA

Foi um grande desafio participar da revisão deste livro. A persistência da Carmen, as orientações da Cássia e a parceria da Nina foram fundamentais para a conclusão do projeto. Agradeço às autoras pela confiança, oportunidade e por esse período de grande aprendizado. Agradeço também aos colegas de trabalho e à minha família pelo suporte de sempre.

MARA

Prefácio

O convite para escrever o Prefácio da 4ª edição do livro "Procedimentos Básicos em Microbiologia Clínica" foi recebido por mim com muita honra e emoção.

A missão é bastante fácil, já que apresentar esta obra dando-lhe credibilidade não requer artifícios. Por outro lado, dar sequência ao escrito nos prefácios anteriores pelo estimado Dr. Caio Márcio Figueiredo Mendes possui um peso maior.

As edições existentes já fazem parte da rotina diária daqueles que exercem a microbiologia.

Ainda no ensino, a aplicabilidade do livro é muito grande, desde a graduação até cursos de Pós-Graduação/Especialização. Por muitos, já é chamado pelo nome das autoras.

Agora a obra se apresenta revisada, com novos conteúdos e com destaques conforme descrição a seguir.

A organização é bastante didática, iniciando com tópicos de relevância dos Procedimentos de Gestão de Qualidade, já que nenhum processo pode ser iniciado sem a verificação e validação e garantia das competências dos colaboradores.

A Biossegurança é também outro item indispensável e cada vez mais aprimorado e cobrado aos laboratórios.

Considerações pré-analíticas envolvendo coleta e transporte de amostras clínicas, seguidas por capítulos gerais com processamento de amostras, microscopia e avaliação inicial da rotina, constituem outros capítulos bem detalhados.

Na sequência, temos uma completa apresentação dos procedimentos de cultura para amostras que temos requisição nos laboratórios clínicos. A interpretação dos achados com análise de consistência qualificada dá importância ainda maior a todos os capítulos.

Em relação aos testes de sensibilidade, o capítulo deve auxiliar não só a execução de um teste bem padronizado, mas também a interpretação dos principais mecanismos de resistência com apoio de detecção fenotípica.

De acordo com a importância atual da micologia, um capítulo específico para coleta e processamento de fungos foi introduzido e escrito pela competente Maria Goreth Matos de Andrade Barberino.

A capa também ganhou um realce com esta temática.

Finalmente, gostaria de ressaltar o capítulo sobre arquitetura do laboratório, cujo tema não é comum na formação do microbiologista, mas frequentemente ele é requisitado para opinar sobre o assunto.

Em relação às autoras, Carmen Paz Oplustil, Cássia Maria Zoccoli, Nina Reiko Tobouti e Mara Cristina Scheffer, a descrição, as quais se apresentam nesta edição, é somente uma modesta fotografia atual de suas atividades. Seus currículos são muito mais amplos. Cada uma delas tem uma característica peculiar, mas em comum a garra e a dedicação ao trabalho. Além de darem visibilidade para a microbiologia em seus estados de atuação, contribuíram para a Microbiologia Brasileira e são reconhecidas por isto.

A enorme vivência das autoras, em laboratórios com características diversas, torna os textos do livro um retrato fiel da rotina do dia a dia na bancada.

No mais, desejo às queridas Carmen, Cássia, Nina e Mara, o que certamente vai acontecer: SUCESSO em mais esta empreitada!

Marinês Della Valle Martino

Abreviações e Terminologia Alternativa

α	alfa
β	beta
°C	graus Celsius
µg	microgramas
µl	microlitros
A	absorbância
AS	ágar-sangue
ASANA	ágar-sangue anaeróbio
ATS	*American Thoracic Society*
AMC	Amoxicilina/ácido clavulânico
ATCC	*American Type Culture Collection*
BAAR	bacilo álcool-ácido resistente
BBE	ágar *Bacteroides* Bile-Esculina
BCG	bacilo de Calmette-Guérin
BCYE	ágar *Buffered Charcoal Yeast Extract*
BHM	ágar Belo Horizonte Medium
BK	bacilo de Koch
BrCAST	Comitê Brasileiro de Testes de Sensibilidade (*Brazilian Committee on Antimicrobial Susceptibility Testing*)
$CaCl_2$	cloreto de cálcio
CAP	*College of American Pathologists*
CDC	*Centers for Diseases Control and Prevention*
CHOC	ágar-chocolate
CIM	concentração inibitória mínima
CLED	ágar *Cystine-Lactose-Electrolyte-Deficient*
CLSI	*Clinical Laboratory Standards Institute*
cm	centímetros
CNA	*Colistin Nalidixic Agar*
CO_2	gás carbônico
CQ	controle de qualidade
CTA	*Cystine Trypticase Agar*
CIQ	Controle interno da qualidade
CTBA	*Cystine Tellurite Blood Agar*
dl	decilitros
d	densidade
DNA	ácido desoxirribonucleico
EMB	ágar *Eosin Methilene Blue*
EPC	equipamentos de proteção coletiva
EPI	equipamentos de proteção individual
ESBL	*Extended spectrum betalactamase*
EUCAST	*European Committee on Antimicrobial Susceptibility Testing*
FDA	*Food and Drug Administration*
g	gramas
g	gravidade
GISA	*Glicopeptide intermedium Stapylococcus aureus*
GQ	garantia da qualidade
h	hora
H_2O_2	água oxigenada
H_2S	hidrossulfito
HCl	ácido clorídrico
HEPA	*High-efficiency particulate air*
HT	ágar Hektoen
IAL	Instituto Adolfo Lutz

IFD	imunofluorescência direta
KA	ágar Karmali
LIS	*Laboratory Information System*
LJ	ágar Lowenstein-Jensen
M	molaridade
MALDI-TOF	*Matrix-assisted laser desorption/ionization time-of-flight*
MC	ágar MacConkey
mg	miligrama
MGIT	*Mycobacteria Growth Indicator Tube*
MH	ágar Mueller-Hinton
min	minuto
ml	mililitros
mm	milímetros
mM	milimolar
mm^3	milímetros cúbicos
N	normalidade
NALC	N-acetil-L-cisteína
NaOH	hidróxido de sódio
NAP	p-nitro-α-acetylamino-β-hydroxypropiophenone
NCCLS	*National Committee for Clinical Laboratory Standards*
NIH	*National Institutes of Health*
NO_2	nitrito
NO_3	nitrato
ONPG	o-nitrophenyl-β-D-galactopyranoside
ORSA/MRSA	*Oxacillin Resistant S. aureus/Methicillin Resistant S. aureus*
PBP	*Penicilin Binding Protein*
PCR	reação em cadeia da polimerase
PEA	phenylethanol ágar
PMN	polimorfonucleares
psi	*pounds per square inch*
PYR	pyrrolidonyl aminopeptidase
RNA	ácido ribonucleico
rpm	rotações por minuto
s	segundos
SBAC	Sociedade Brasileira de Análises Clínicas
SBPC	Sociedade Brasileira de Patologia Clínica
SPS	polietanol sulfonato de sódio
SS	ágar *Salmonella-Shigella*
TAT	*Turnaround time*
TCBS	ágar tiossulfato citrato bile-sacarose
TETRA	caldo tetrationato
THIO	caldo tiogliolato
TM	ágar Thayer-Martin
TODD	caldo TODD-Hewitt
TSA	teste de sensibilidade aos antimicrobianos
TSB	caldo *trypticase soy broth*
UFC	unidades formadoras de colônias
UTC	unidades trocadoras de cor
UV	ultravioleta
VA	*Vaginalis* ágar
VANCO	vancomicina
VB	ágar verde-brilhante
VRE	*Vancomicin-Resistant Enterococcus*
vs.	*Versus*
v/v	volume/volume

Índice

CAPÍTULO 1

Procedimentos de Gestão da Qualidade em Laboratório de Microbiologia

I – GESTÃO DA QUALIDADE EM LABORATÓRIO DE MICROBIOLOGIA

INTRODUÇÃO

Toda a informação gerada pelo laboratório de microbiologia é de grande auxílio diagnóstico no tratamento de doenças infecciosas. Portanto, os resultados dos exames fornecidos pelo laboratório de microbiologia devem ser de qualidade e para garantir isso temos que manter padrões rígidos de controle dos processos.

> Um dos conceitos-chave associados à gestão da qualidade é o de "melhoria contínua", onde o que está bom pode ficar melhor.

O sistema de gestão da qualidade (SGQ) trata de um conjunto de diretrizes e princípios relacionados à qualidade aplicados no dia a dia do laboratório com a finalidade de padronizar seus processos, visando não somente à satisfação dos clientes resolvendo problemas detectados, mas também promovendo melhorias onde não existem problemas.

Algumas das principais razões que levam a sua implantação e monitoramento são: aumento da taxa de satisfação dos clientes (médicos, pacientes, laboratórios parceiros e prestadoras de serviços), melhoria da imagem e desempenho do setor de microbiologia, aumento da produtividade e redução de custos, melhoria da comunicação, satisfação e segurança dos colaboradores e maior competitividade e oportunidade de mercado.

Com as ferramentas que o SGQ oferece é possível que o setor implante, gerencie e verifique periodicamente a qualidade de seus processos, permitindo sua organização e monitoramento, diminuindo a probabilidade de erros nas análises. Uma dessas ferramentas gerenciais é conhecida como ciclo PDCA: *Plan-Do-Check-Action* (Planejar-Fazer-Checar-Agir).

O SGQ em laboratório de microbiologia deve contemplar políticas e programas de qualidade para que se possa monitorar e avaliar de forma contínua e sistemática as principais etapas das análises laboratoriais, fases pré-analítica, analítica e pós-analítica.

Processos envolvidos na fase pré-analítica:

- Solicitação médica/requisição de exame.
- Atendimento e preparo do paciente.
- Coleta das amostras biológicas.
- Armazenamento e transporte das amostras.
- Recebimento e preparo das amostras antes do envio para análise.

A fase analítica compreende:

- Recebimento das amostras na área técnica.
- Processamento inicial, se necessário.
- Realização/análise dos exames.
- Interpretação e conferência dos resultados.

A fase pós-analítica consiste em:

- Liberação e emissão dos resultados/laudos.
- Comunicação de resultados críticos e de notificação compulsória.
- Gestão e armazenamento das amostras após a realização dos exames.
- Assessoria médica/técnica.

O bom desempenho do laboratório de microbiologia depende, portanto, de um programa efetivo documentado (Programa de Gestão da Qualidade em Microbiologia) e disseminado para garantir exatidão, fidelidade e reprodutibilidade das informações fornecidas. As diretrizes básicas de um programa de gestão da qualidade incluem:

1. Responsabilidade da direção.
2. Gestão das fases pré-analítica, analítica e pós-analítica.
3. Garantia da qualidade, incluindo a gestão do controle interno da qualidade (CIQ), controle externo da qualidade (CEQ), controle alternativo (CAQ) e verificações/validações de metodologias e equipamentos.
4. Controle de documentos e registros.
5. Gestão de equipamentos e insumos.
6. Capacitação de colaboradores.
7. Gestão das ações corretivas e preventivas, com foco no paciente e no exame.
8. Biossegurança.

Diretrizes básicas para um programa de gestão da qualidade

1. RESPONSABILIDADE DA DIREÇÃO

- Definir, implementar e disseminar políticas e programas de qualidade.
- Planejar e disponibilizar recursos humanos, financeiros, tecnológicos e de instalações físicas necessários para a execução das atividades.

- Garantir o planejamento, a implementação e a qualidade dos processos, em consonância com as legislações vigentes, incluindo a proteção das informações sigilosas dos pacientes, a rastreabilidade de todas as etapas dos processos, a manutenção da infraestrutura e condições ambientais do laboratório.
- Realizar a análise crítica do sistema de gestão da qualidade (SGQ) com periodicidade mínima anual. A partir dessa análise, idealizar um plano de ação com metas, objetivos, prazo de conclusão e posterior análise da eficácia das ações tomadas.

É de responsabilidade do gestor do setor de microbiologia:

- Definir o fluxo dos processos (metodologias e procedimentos) realizados no setor de microbiologia, desde o recebimento das amostras, realização dos exames, liberação dos resultados, até o armazenamento e descarte das amostras biológicas após a emissão do resultado.
- Definir responsabilidades pela vigilância, do controle de qualidade dos *kits*, reagentes, meios de cultura e teste de sensibilidade, da segurança no trabalho, da manutenção preventiva dos equipamentos e instrumentos, assim como monitorar e avaliar o desempenho e a competência dos colaboradores.
- Definir a responsabilidade pela elaboração, atualização e melhoria dos documentos técnicos e o plano de revisão.
- Assegurar que os materiais biológicos sejam adequadamente coletados, identificados, armazenados e transportados.
- Definir um plano de verificação de novas metodologias e validação das que estão em uso.
- Garantir exatidão, confiabilidade e reprodutibilidade da análise das amostras biológicas e das informações liberadas.
- Definir e acompanhar os processos e indicadores de qualidade do setor.
- Definir, acompanhar e avaliar os objetivos e as metas definidas (setoriais e de acordo com a gestão estratégica do laboratório).

2. GESTÃO DAS FASES PRÉ-ANALÍTICA, ANALÍTICA E PÓS-ANALÍTICA

Fase pré-analítica

A qualidade do resultado das análises microbiológicas está diretamente relacionada à qualidade do processo pré-analítico e material biológico coletado. Amostras inadequadas, sejam elas solicitadas de maneira incorreta, colhidas sem a adequada antissepsia, enviadas com atraso ao laboratório ou colhidas de locais não representativos de infecção, são potenciais interferentes das análises microbiológicas. É nessa fase do processo onde se observa o maior percentual de erro (68 a 70%).

O laboratório é responsável por disponibilizar um manual de exames, acessível para todos os colaboradores, revisado periodicamente e contendo informações, tais como:

- Critérios para o preparo e instruções ao paciente.
- Instruções de coleta, conservação, estabilidade e transporte de amostras (tipos de frascos e conservantes).
- Critérios para aceitabilidade das amostras (por exemplo, escarro – quantificação de leucócitos e células epiteliais).

- Critérios para rejeição de amostras (por exemplo, amostra de urina de 24 horas para cultura de micobactérias, ou duas culturas de urina do mesmo paciente no mesmo dia, utilização de frascos incorretos, identificação ou armazenamento inadequados e contaminação da amostra durante o procedimento de coleta).

Para a rastreabilidade das etapas do processo, é importante manter o registro de todas as informações relacionadas ao paciente e às amostras colhidas como data, horário, responsável pela coleta e eventuais intercorrências durante sua realização. Essas informações devem estar disponíveis e de fácil acesso para consulta.

O recebimento e o tratamento das amostras antes do envio para análise no laboratório de microbiologia também faz parte da fase pré-analítica, principalmente nos laboratórios que possuem postos de coleta distantes da área técnica. Alguns processamentos iniciais podem ser realizados nas unidades de coleta, como semeadura de urina em meios específicos.

Fase analítica

Apesar de todo avanço tecnológico, a microbiologia ainda é um setor que depende de julgamentos interpretativos, portanto, os profissionais devem ser especializados, com experiência comprovada de dois a cinco anos, dependendo da atividade. As variáveis analíticas de um exame microbiológico necessitam ser muito bem controladas para assegurar resultados confiáveis (garantia da qualidade/controle de qualidade).

A fase analítica engloba a análise das amostras recebidas, interpretação e conferência do resultado. Algumas considerações com relação aos resultados de exames:

- Reportar os resultados seguindo a política do laboratório (para o médico responsável ou paciente).
- Estabelecer um sistema de revisão dos resultados por analistas habilitados.
- É de extrema importância a análise crítica, antes da conferência final, avaliando-se o conjunto de dados clínicos fornecidos pelo médico solicitante, medicamentos em uso, resultados de exames relacionados e histórico de exames do paciente.
- Implantar um sistema (mecanismos de barreira) de detecção de resultados anormais ou inaceitáveis, por exemplo, *Staphylococcus aureus* resistente à vancomicina – fenótipo ainda raro de resistência; *Klebsiella pneumoniae* sensível à ampicilina – microrganismo apresenta resistência intrínseca ao antimicrobiano, portanto reportar como resistente.
- Resultados parciais ou preliminares devem ser liberados durante o processo de análise de amostras relevantes, como, por exemplo, hemocultura, líquidos nobres e exames para micobactérias.

Valores críticos – elaborar um procedimento que defina os valores críticos que devem ser comunicados. O conceito de valor crítico é o resultado laboratorial alterado que indica "risco de morte", necessitando ser imediatamente informado ao médico solicitante ou à instituição. Segundo a Sociedade Brasileira de Patologia Clínica, são resultados de exames laboratoriais que, por si só, podem estar relacionados a situações clínicas potencialmente graves e que devem ser comunicados ao médico imediatamente. Para o *College of American Pathologists* (CAP) são considerados resultados críticos aqueles que exigem atenção clínica rápida para evitar mortalidade do paciente. Seguindo a Resolução RDC 302, todos os resultados críticos devem ser imediatamente notificados (Quadro 1.1).

Sugestão de prazo para comunicação de resultados:

Pacientes ambulatoriais: ideal em 2 horas (não ultrapassar 6 horas).

Pacientes internados: em 30 minutos.

Meta: ideal é 100% de comunicados com sucesso. Podemos definir uma meta conforme o histórico, por exemplo, 97,8%, e implantar melhorias para atingir a meta de 100%.

QUADRO 1.1 – **Sugestão de alguns valores considerados críticos e semicríticos em microbiologia.**

Críticos (urgentes)

- Hemocultura positiva
- Resultados positivos de microscopia pelo método de Gram em líquidos corporais, tais como pleural, peritoneal, articular e liquor
- Pesquisa e cultura positiva de materiais oftalmológicos, tais como raspado de córnea e humor vítreo
- Pesquisa direta e cultura de fungos de materiais com suspeita de micoses subcutâneas e profundas (líquidos orgânicos e biópsias) causadas por zigomicetos, *Histoplasma capsulatum*, *Paracoccidioides*, *Blastomyces dermatitidis*, *Coccidioides*, *Cryptococcus neoformans/gattii* ou *Pneumocystis jirovecii*
- Isolamento de *Neisseria meningitidis* em amostra de liquor
- Isolamento de *Clostridium perfringens*, *Fusobacterium necrophorum* em feridas cirúrgicas
- Isolamento de *Clostridium septicum*
- Identificação/detecção de outros microrganismos patogênicos, incluindo *Bacillus anthracis*, *Brucella* spp., *Burkholderia mallei*, *Burkholderia pseudomallei*, *Clostridium botulinum*, *Corynebacterium diphtheriae*, *Coxiella burnetii*, *Francisella tularensis*
- Detecção de larvas de *Strongyloides stercoralis* em amostra extraintestinal
- **Semicríticos (semiurgentes)**
- Pesquisa positiva para toxina de *Clostridiodes difficile*
- Pesquisa e cultura positiva para bacilo álcool-ácido resistente de qualquer material (por exemplo, micobactéria do complexo *M. tuberculosis*)*
- Cultura positiva em fezes para *Salmonella* spp., *Shigella* spp., *Campylobacter* e *Yersinia*
- Pesquisa de *Neisseria gonorrhoeae* em material genital ou outro
- Detecção de microrganismos resistentes conforme recomendado pela prática da instituição de prevenção e controle de infecções: enterococo resistente à vancomicina (VRE), bacilo gram-negativo multirresistente (MDR), enterobactérias resistentes aos carbapenêmicos (KPC, NDM, VIM etc. se pesquisados no laboratório)

*A cultura positiva de micobactérias isoladas de liquor ou do sangue – considerar valor/resultado crítico.

Valores semicríticos – devem também ser informados ao médico solicitante ou instituição com a maior brevidade possível por serem considerados resultados relevantes, entretanto não são classificados como críticos por não imporem risco imediato à vida do paciente. Trazem consequências graves à saúde, a curto prazo, se não conhecidos ou tratados (Quadro 1.1).

Sugestão de prazo para comunicação de resultados: a comunicação deve ser realizada o mais breve possível, em até 24 horas, utilizando os diferentes meios de comunicação disponíveis.

O formulário para registro da notificação de resultados críticos deve conter os seguintes campos: data e horário do conhecimento do resultado crítico, número do registro ou identificação do paciente, resultado crítico propriamente dito, responsável pelo recebimento (nome e sobrenome), responsável pela comunicação com data e hora. Como sugestão, solicitar ao setor de informática do laboratório uma ferramenta de alerta de resultados críticos, assim como o monitoramento do TAT (*turnaround time*) para acompanhamento do indicador/meta mensalmente.

Definir indicador para acompanhamento do TAT (tempo entre o conhecimento do resultado crítico e o comunicado para o médico assistente/instituição) (Figura 1.1).

Formulário de Comunicação – Resultados Críticos FO-22 – 1ª versão

Data e hora	Número do exame	Exame	Resultado	Comunicado para (nome e sobrenome)	Data e hora	Comunicado por
02/01/2019 13:32	345276	Hemocultura	*Enterococcus faecalis* vancomicina resistente	Médico assistente e CCIH	02/01/19 13:50	Supervisor (nome ou rubrica)
12/01/19 09:32	334543	Hemocultura	*Neisseria meningitidis*	Médico assistente	12/01/19 10:10	Analista (nome ou rubrica)
03/02/19 11:30	334546	Hemocultura	Bacilo gram--negativo em identificação. Resultado preliminar	Médico assistente	03/02/19 11:55	Analista (nome ou rubrica)
04/02/19 10:50	334546	Hemocultura	*K. pneumoniae* produtora de KPC	Médico assistente e CCIH	04/02/19 11:10	Coordenador (nome ou rubrica)

FIGURA 1.1 – Sugestão de formulário para comunicação de resultados críticos.

Se a comunicação for feita por telefone, solicitar que o ouvinte repita o que foi dito para evitar entendimento equivocado.

Em cumprimento à Portaria nº 204, de 17 de fevereiro de 2016, os casos de doenças de notificação compulsória listadas na portaria do Ministério da Saúde devem ser notificados pela Vigilância Sanitária local à Secretaria de Saúde. A comunicação de doenças de notificação compulsória é outro processo que deve estar implantado e disseminado em microbiologia; a notificação imediata ao médico responsável pelo paciente, quando resultados importantes forem observados, inclusive de resultados parciais. É fundamental definir uma política e manter registros que identifiquem essas comunicações (Quadro 1.2).

Fase pós-analítica

São as etapas que ocorrem após um teste de laboratório ter sido realizado. Processo que inclui revisão de dados, formatação de laudo, interpretação e apresentação do resultado/laudos, permissão para liberação, transmissão de resultados e armazenamento de amostras biológicas. É de responsabilidade do laboratório manter as amostras já analisadas, armazenadas em um período suficiente para permitir repetição ou revisão de testes já processados anteriormente ou acrescentar novos testes a critério clínico, desde que as amostras estejam viáveis (Quadro 1.3).

A assessoria técnico-científica é parte integrante do pós-analítico e possui papel fundamental nas atividades de comunicação e esclarecimento de dúvidas dos médicos e por vezes dos pacientes.

- Arquivar os registros e resultados dos pacientes por pelo menos cinco anos, seja em formato físico, seja eletrônico.

QUADRO 1.2 – Exemplos de doenças e exames de microbiologia de notificação compulsória.

Agravo ou evento	Periodicidade		Exame
	Imediata	Semanal	
Febre tifoide	X		Coprocultura e hemocultura
Hanseníase	X		Pesquisa direta
Meningite ou bacteriemia por *Haemophilus influenzae*	X		Culturas (liquor, hemocultura)
Meningite por meningococo e/ou meningococcemia	X		Cultura (liquor, hemocultura)
Meningites infecciosas agudas	X		Cultura (liquor), tinta da China
Peste	X		Cultura (hemocultura)
Tuberculose		X	Pesquisa e cultura
Difteria	X		Isolamento em culturas de orofaringe e nasofaringe
Coqueluche (*Bordetella* spp.)	X		Isolamento em cultura de nasofaringe

QUADRO 1.3 – Sugestão de tempo de armazenamento das amostras biológicas após o processamento.

Tipo de amostra	Período de armazenamento
Liquor, líquidos orgânicos*	72h
Amostras coletadas com *swab* em meio de transporte*	24h
Alíquotas de urina de jato médio*	48h (ou até liberação do resultado)
Meio para transporte de micoplasmas (amostra positiva)*	48h
Fezes em Cary-Blair*	48h
Escarro (cultura geral)*	48h
Materiais para cultura de micobactérias*	10 dias
Frascos de hemoculturas positivas	30 dias
Frascos de hemoculturas positivas para micobactérias	30 dias
Culturas positivas para micobactérias	> 30 dias
Lâminas de Gram de amostras biológicas diversas	7 dias
Lâminas coradas de pesquisa de micobactérias	6 meses
Placas ou tubos de culturas positivas	10 dias

*Armazenados refrigerados de 2 a 8°C após o processamento.

- Quando necessário, o laboratório deverá fornecer informações adicionais úteis para a interpretação do exame, por exemplo, limites de referência, sensibilidade, especificidade, valor preditivo, interferentes, entre outros.

- Nos testes em que foram utilizados *kits* comerciais para realizar o diagnóstico direto de um agente etiológico, a ANVISA tem como norma que sejam citadas no laudo informações relativas ao *kit* que foi utilizado, lote, fabricante, valores de referência, sensibilidade e especificidade.

3. GARANTIA DA QUALIDADE

Controle interno da qualidade (CIQ)

- O controle interno da qualidade compreende o controle de insumos e das metodologias utilizadas nos processos internos diários. Esses insumos devem ser testados com cepas conhecidas.
- O CIQ tem como objetivo validar os insumos e avaliar o desempenho dos testes e provas bioquímicas para uso na rotina, garantindo a qualidade dos métodos utilizados. Como exemplo citamos a validação das provas da catalase, do PYR, oxidase, indol e colorações de Gram e Ziehl.
- O resultado do CIQ deve ser avaliado antes das análises das amostras dos pacientes.
- As cepas que podem ser utilizadas, além das ATCC® (*American Type Culture Collection*) e da coleção NCTC (*National Collection of Type Cultures*) para realizar os testes descritos na figura 1.2, são cepas isoladas na rotina, muito bem caracterizadas (≥ 95% de acerto/probabilidade) ou as recebidas de testes de proficiência para o controle externo da qualidade (CEQ). Exemplos de cepas que podem ser utilizadas: *E. coli* ATCC 25922; *S. aureus* ATCC 25923; *S. epidermidis* ATCC 12228; *K. pneumoniae* ATCC 13883; *E. faecalis* ATCC 29212; *P. aeruginosa* ATCC 27853; *S. pneumoniae* ATCC 33400; *S. pyogenes* ATCC 19615.
- É parte integrante do CIQ a realização de ensaios de amostras cegas entre os colaboradores para microscopia, por exemplo, da coloração de Gram, padronizando a leitura e a interpretação dos achados entre eles.
- Os exames que eventualmente são realizados em dois equipamentos também podem ser monitorados semestralmente, por meio de estudos comparativos entre eles, utilizando amostras de pacientes e/ou cepas de referência.

Registros do CIQ

- Registrar todos os resultados do CIQ em formulários apropriados (Figura 1.2).
- Notificar ao supervisor todos os resultados fora dos padrões e limites estabelecidos e anotar a ação corretiva.
- É de responsabilidade do gestor da microbiologia, ou colaborador por ele designado, supervisionar mensalmente todos os resultados de controle interno e, se necessário, tomar as ações corretivas.
- Manter os registros do CIQ por pelo menos cinco anos.

Participação em programas externos de monitoramento da qualidade (CEQ)

- Todos os testes processados no setor de microbiologia devem ser monitorados periodicamente com amostras de provedores externos, chamadas ensaios de proficiência.
- O programa de controle externo da qualidade (CEQ) serve para monitorar e avaliar, objetiva e sistematicamente, a qualidade dos resultados liberados.
- O programa de CEQ é um programa de comparação interlaboratorial em que amostras diversas (chamadas de testes de proficiência) são periodicamente enviadas aos laboratórios participantes para serem analisadas e os resultados são estatisticamente comparados.

Planilha de controle de insumos – Setor Microbiologia Versão: 1ª Aprovado por: Carmen

Teste/ insumo	Fabricante	Lote	Validade	Microrganismo testado	Resultado esperado	Resultado obtido	Data/visto	Data/ visto	Data/ visto	Data/ visto	Data/ visto	Data/ visto
Oxidase	YXIXYS	34dt4	12/10/2019	*E. coli* *P. aeruginosa*	Negativo (–) Positivo (+)	– +	12/07/2019					
Citrato	SSUSI	212019	22/11/2020	*E. coli* *K. pneumoniae*	Negativo (–) Positivo (+)	– +	12/07/2019					
Catalase	COLDM	234211	15/01/2020	*S. aureus* *S. pyogenes*	Negativo (+) Positivo (–)	+ –						
Optoquina	XSCS	Ffa31	01/01/2021	*S. pneumoniae* *E. faecalis*	Sensível (> 14mm) Resistente (0mm)	S (15mm) R (0mm)						

FIGURA 1.2 – Sugestão de modelo para registro de controle de testes/insumo (Controle Interno da Qualidade).

- O laboratório deve participar de um programa de CEQ que abranja a maioria dos testes realizados no laboratório.
- Atualmente o mercado de laboratório conta com alguns programas nacionais e internacionais que podem ser utilizados. Entre os nacionais podemos citar o da Controlab (www.controlab.com.br) e do PNCQ (Programa Nacional de Controle de Qualidade da Sociedade Brasileira de Análises Clínicas, www.pncq.org.br). O internacional mais frequentemente adotado no Brasil é o programa do CAP (*College of American Pathologists*, www.cap.org).
- Para os testes cujas amostras de ensaios de proficiência não estão disponíveis, é necessário implantar um programa de controle alternativo da qualidade (CAQ) utilizando recursos como comparações interlaboratoriais, controle duplo-cego com materiais conhecidos, estudo de correlação clínica e de exames adicionais e análise de amostras de bacterioteca. A periodicidade da realização do CAQ deve ser definida pelo laboratório (por exemplo, a cada seis meses) e conforme demanda do teste.
- O CAQ pode ser realizado da seguinte maneira:
  - **Controle alternativo interlaboratorial**, no qual amostras são enviadas periodicamente para outros laboratórios que utilizem o mesmo sistema analítico, para que sejam comparados os resultados. Lembrando que o laboratório para o qual vamos enviar as amostras deve ter alguma certificação de qualidade.
  - **Controle alternativo realizado no próprio setor (controle duplo-cego de amostras compartilhadas)**, no qual amostras são analisadas internamente por dois ou mais colaboradores e os resultados são comparados.
- Os resultados dos controles externos e alternativos devem ser avaliados assim que estiverem disponíveis. As ações corretivas, quando necessárias, devem ser abertas em formulários apropriados para avaliação das causas de erro.
- Uma boa ação corretiva do controle externo da qualidade deve conter, no mínimo, uma investigação inicial, estudo de causa raiz, avaliação das amostras de pacientes liberadas na época em que o erro ocorreu, ações corretivas rápidas e eficácia das ações tomadas.
- É de responsabilidade do gestor do setor de microbiologia avaliar e aprovar o conteúdo das análises críticas do CEQ e CAQ.

4. CONTROLE DE DOCUMENTOS E REGISTROS

Procedimentos operacionais padrão – POP

- Os procedimentos devem estar relacionados à sequência de trabalho (fluxo do processo) e aos registros que devem ser feitos em cada etapa. A figura 1.3 exemplifica essa relação de forma didática.
- Cada atividade do fluxo do processo está relacionada a um POP que descreve as etapas do procedimento. As etapas que necessitam de controle de qualidade (CQ) devem ser registradas em formulários próprios.
- Os documentos devem conter informações, tais como:
  - Objetivo e princípio do procedimento.
  - Abrangência e distribuição.
  - Aplicação clínica.
  - Amostras biológicas: critérios de aceitabilidade.
  - Materiais, equipamentos, reagentes e insumos utilizados.
  - Controle de qualidade.

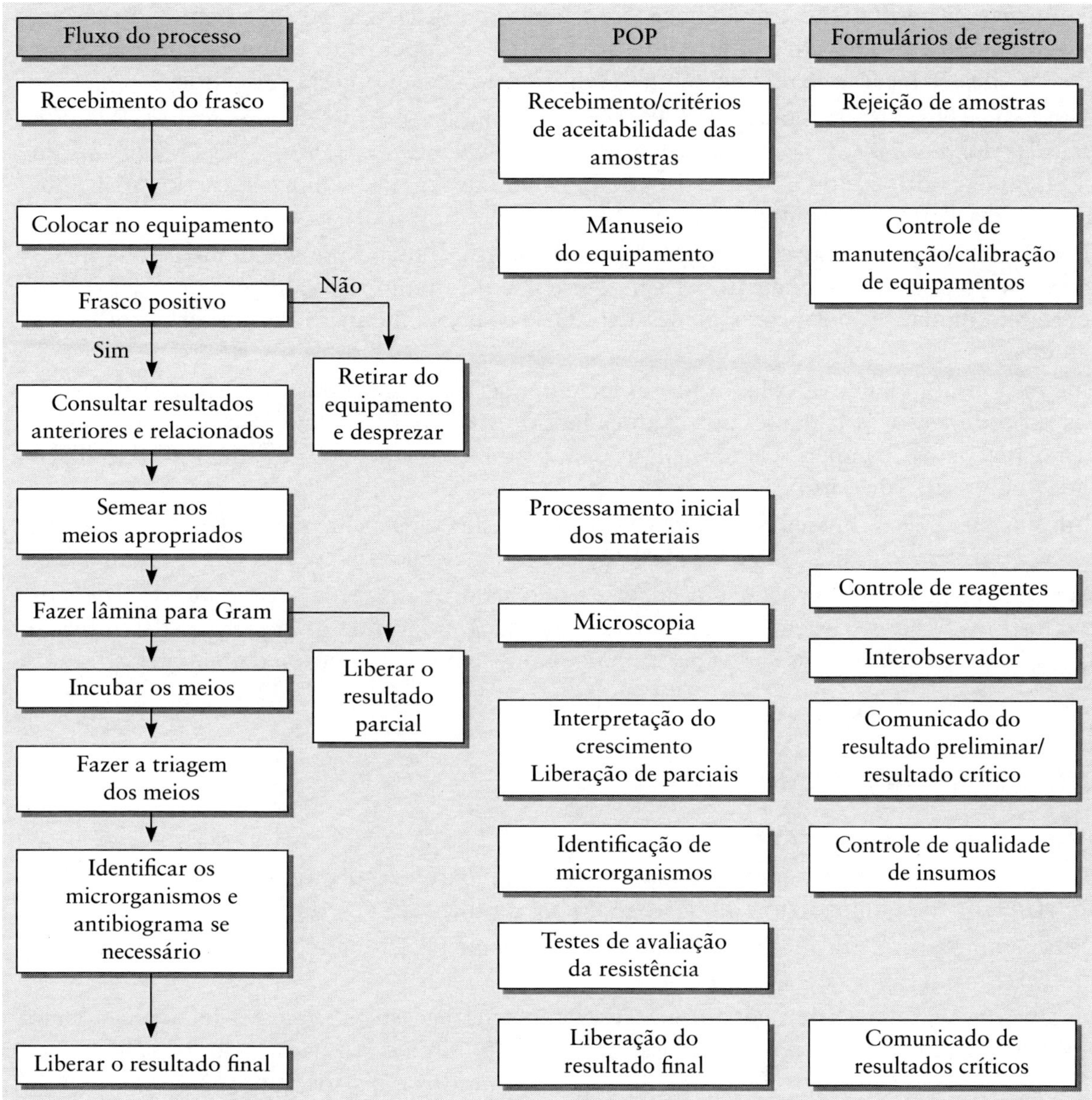

FIGURA 1.3 – Exemplificação da associação dos procedimentos operacionais (POP) e o fluxo de processo da hemocultura automatizada com os respectivos formulários de registros.

- Preparo dos reagentes.
- Técnicas utilizadas.
- Procedimento detalhado e fluxogramas.
- Interferentes.
- Limitações da técnica/método.
- Critérios de liberação de resultados.
- Referência bibliográfica (fonte das informações contidas no procedimento).

- As normas de certificação e acreditação possuem uma diretriz específica com os itens que esses procedimentos devem conter. Antes de elaborar os documentos é importante consultar a norma de certificação/acreditação que o laboratório possui ou está buscando.
- Como sugestão para elaborar os POPs, seguir as indicações do documento QMS02-A6 *Quality Management System: Development and Management of Laboratory Documents* do CLSI, ou das normas do DICQ (Sociedade Brasileira de Análises Clínicas) ou do PALC (Sociedade Brasileira de Patologia Clínica e Medicina Laboratorial).
- O laboratório deve adotar uma metodologia de controle e revisão dos documentos da qualidade. As revisões dos documentos devem ser feitas no mínimo anualmente ou sempre que ocorrerem mudanças nos processos descritos. Todas essas mudanças devem ser aprovadas e datadas.
- É de responsabilidade dos colaboradores ler, entender e aplicar todas as instruções descritas nos procedimentos pertinentes aos exames laboratoriais que desenvolvem, demonstrando, nas avaliações de competência teórica/prática, o conhecimento do seu conteúdo (familiaridade com o procedimento).
- Todos os manuais de procedimentos deverão estar localizados na área de trabalho, na qual os testes são realizados, em local de fácil acesso, seja por meio eletrônico, seja por formato físico.
- Os POPs obsoletos devem ser armazenados como arquivos inativos, segredados dos demais documentos válidos. Devem ser retirados de circulação, devendo as cópias ser destruídas e os originais mantidos arquivados por 5 (cinco) anos em local seguro e de fácil acesso.

5. GESTÃO DE EQUIPAMENTOS E INSUMOS

Desempenho dos equipamentos

- Elaborar e manter um programa de manutenção preventiva e corretiva conforme indicação do fabricante do equipamento ou de acordo com a utilização do equipamento (Figura 1.4).
- Documentar a rotina de manutenção preventiva e arquivar enquanto o equipamento estiver em uso.
- Manter registro diário de temperaturas de banho-maria, estufa, *freezer*, geladeira e meio ambiente (Figura 1.5). O termômetro de máxima e mínima é útil para melhor avaliar a variação de temperatura, caso ocorra. Podem ser elaborados registros que tenham dupla função, a de registrar a manutenção preventiva e o controle da manutenção periódica (Figura 1.6).
- Realizar o controle de esterilização das autoclaves utilizando *Geobacillus stearothermophilus*.
- Dispor de todos os manuais de instrução dos equipamentos e manter os registros de desempenho durante toda a vida útil do equipamento.
- Elaborar um plano de calibração de pipetas automáticas e pipetadores, termômetros, centrífugas e balanças, assim como de calibração de outros dispositivos de medição.
- Elaborar procedimentos e registros de higienização periódica de cabines de segurança biológica, geladeiras, *freezers*, banho-maria e centrífugas (ver Capítulo 2).

Monitoramento da qualidade dos insumos laboratoriais

Meios de cultura

Meios preparados pelo laboratório:

Planilha de Controle de Manutenções – Setor de Microbiologia — Versão: 1ª

Equipamento	**Procedimento**	**Frequência**	**Limite de tolerância**
Geladeiras	Registro da temperatura	Diariamente	2 a 8°C
Freezer –20°C	Registro da temperatura	Diariamente	–10 a –20°C
Incubadoras	Registro da temperatura	Diariamente	35 ± 2°C
Incubadora de CO_2	Registro da quantidade de CO_2 Registro da temperatura	Diariamente	5% a 10% 35,5 ± 0,6°C
Banhos-maria	Registro da temperatura	Diariamente	36 a 38°C 55 a 57°C
Autoclave	Teste de viabilidade de esporos	Semanalmente ou diariamente	Não crescimento ou teste negativo
Centrífugas	Verificar rotações com tacômetro	Semestral	Variação de 5% no indicador

Aprovado por: Cássia

FIGURA 1.4 – Exemplo de planilha de controle de manutenção dos equipamentos mais frequentemente utilizados em laboratório de microbiologia.

Mês: Junho — Equipamento: Estufa de CO_2 – E1 Limite de tolerância: 35 ± 0,6°C

Dia	Leitura/°C	Observação	Responsável
02/06/2019	36		
03/06/2019	35,5		
04/06/2019	36		

Versão: 1ª Aprovado por: Nina — Revisão mensal: Mara, 13/09/2019

FIGURA 1.5 – Sugestão de formulário para registro das temperaturas dos equipamentos.

- Para laboratórios que fabricam meios de cultura há necessidade de elaborar um manual de preparo de meios de cultura que descreva em detalhes como são produzidos e como o controle de qualidade é realizado.
- Há necessidade de registrar a quantidade de meio preparado, número do lote do meio, aditivos, data do preparo, pH, validade e técnico responsável pela preparação. O Capítulo 32 explica quais os meios que devem ser controlados, as cepas utilizadas e o resultado esperado.
- Alguns fatores que podem interferir no desempenho dos meios preparados:
  - falta de homogeneização adequada;
  - aquecimento excessivo do meio básico;
  - adicionar sangue ao meio em temperatura superior a 50°C;

Mês/Ano: Dezembro/2019

Incubadora								Cilindro de CO_2	
Dia	Responsável	Água da bandeja**	% de CO_2* (digital) 5,0 a 5,5	Nível água (luz apagada)*	Repique cepa controle***	Temperatura* (digital) 35,5 ± 0,6	Aferição CO_2** (*Faraite*)	Pressão* 0,5-0,7kgf/cm	Saída* 60-80kgf/cm
1									
2									
3									
4									
5									

* Diariamente; ** semanalmente; *** repique cepa (*Neisseria* e *Haemophilus*) – a cada 2 dias.

Versão: 1ª Aprovado por: Sumiko Revisão mensal: Carmen

FIGURA 1.6 – Exemplo de formulário para controle de manutenção preventiva e controle periódico da incubadora de CO_2.

  - estocagem do meio em temperatura inadequada;
  - guardar na geladeira placas de meios ainda quentes;
  - exposição excessiva dos meios à luz;
  - espessura inadequada do meio (placas de Mueller-Hinton devem ter de 3 a 4mm de espessura);
  - estocar placas em embalagens abertas ou de maneira imprópria.
- O controle de qualidade deve ser feito avaliando a esterilidade e o desempenho dos meios preparados no laboratório utilizando cepas de referência. Documentar todos os resultados em formulários adequados (Figura 1.7).

Meios comerciais:

- Para meios comerciais há necessidade de se fazer inspeção no recebimento. O controle de crescimento para verificar se o meio mantém as características desde sua fabricação até o recebimento geralmente é requerido para meios que possuem formulações com antibióticos. A figura 1.8 exemplifica um formulário com alguns itens que devem ser verificados no momento do recebimento dos meios comprados prontos para uso (CLSI M22-A3 *Quality Control for Commercially Prepared Microbiological Culture Media 2004*).
- Alguns meios comerciais que devem ser testados pelo laboratório, independente do certificado de CQ do fabricante, são AS Campy, ágar Karmali, ágar-chocolate com aditivos, entre outros. A relação de meios a serem testados e a metodologia correta para os testes estão descritas em detalhes no Capítulo 32.
- Documentar em formulário próprio os meios que não estão de acordo com os padrões, efetuar as ações corretivas e informar ao fabricante.

Insumos, corantes e reagentes

- O rótulo de cada produto deve conter: nome, concentração, condições de estocagem, data do preparo, quando foi colocado em uso e prazo de validade.
- Estocar de acordo com as recomendações do fabricante.
- Testar com controles positivos e negativos antes do uso, semanalmente ou a cada dia de uso, conforme o tipo de teste (Figura 1.9). Desprezar o produto se o controle não estiver adequado.
- Elaborar um programa de CQ da água reagente utilizada no laboratório, seguindo a especificação do documento do CLSI GP40-A4 *Preparation and Testing of Reagent Water in the Clinical Laboratory*, 2012.

Kits comerciais e antissoros

- Os *kits* e antissoros de um novo lote devem ser testados em paralelo com o lote anterior ou com cepas de referência antes de serem colocados em uso. Os resultados dos testes devem ser documentados em formulários apropriados.
- Seguir recomendações do fabricante para o teste do controle de qualidade.

Controle de qualidade dos testes de avaliação da sensibilidade aos antimicrobianos

- Sempre realizar um controle a cada novo lote de meio e/ou remessa, de discos, fitas, painéis ou cartões de antibióticos utilizados.
- Discos, fitas Etest® (bioMérieux), fitas M.I.C.Evaluator™ (Thermo Scientific), MIC Test Strip (Liofichem®, Inc.) de antimicrobianos, cartões ou painéis com antibióticos devem ser avaliados de início diariamente durante dias consecutivos, para verificar se o método está respondendo conforme o esperado. Utilizar cepas-padrão tipo ATCC® ou NCTC.
- Informações mais detalhadas de como realizar os testes de controle de qualidade estão descritas no Capítulo 27.

Planilha de registro de fabricação de meios do setor de microbiologia						Versão: 1ª			
Meio	Quantidade de meio preparado	Data de fabricação	Lote	Validade	pH	Cepa controle	Teste	Resultado	Fabricado por
AS	500ml/25placas	01/02/2019	233ed	01/04/2019	7,5	*S. aureus*	Esterilidade Crescimento/ inibição	OK Crescimento	Carmen
MC	500ml/25 placas	01/02/2019	234ed	01/06/2019	7,1	*E. coli*	Esterilidade Crescimento/ inibição	OK Crescimento	Cássia
Citrato	500ml/25 placas	01/02/2019	235ed	01/06/2019	6,8	*E. coli*	Esterilidade Crescimento/ inibição	OK Inibição	Mara

FIGURA 1.7 – Exemplo de registro de controle de meios de cultura fabricados no laboratório. AS = ágar-sangue; MC = MacConkey. Ver no Capítulo 32 as cepas necessárias para cada controle.

Planilha de inspeção de meios de cultura					Versão: 1ª	Aprovador por Carmen				
Data de recebimento	Nota fiscal	Produto	Lote	Validade	Quantidade	Unidade	Amostragem avaliada (min 10%)	Aspecto inadequado	Responsável	*Status* do produto
31/08/2019	00000222337	AS	35095	21/03/2020	20	PT	2	7	Carmen	Reprovado
31/08/2019	0000237643	CHOC	33451	10/01/2020	10	PT	1	8	Carmen	Aprovado
31/08/2019	073777	CPS	421171	30/05/2020	50	PT	5	1	Carmen	Reprovado
31/08/2019	045678	MC	425421	5/05/2020	40	PT	4	8	Mara	Aceito sob condições
31/08/2019	045679	MH	423454	27/01/2020	20	PT	2	9	Mara	Aprovado
AS = ágar-sangue; CHOC = ágar-chocolate; CPS = meio CPS; MH = meio Mueller-Hinton; MC = ágar MacConkey; PT = pacote contém 10 unidades; min = mínimo; 1 = placa quebrada/rachada; 2 = espessura do meio inadequado; 3 = rachadura no meio de cultura; 4 = congelamento do meio; 5 = contaminação do meio; 6 = presença de bolhas; 7 = hemólise; 8 = excesso de água de condensação; 9 = nenhuma alteração.										

FIGURA 1.8 – Sugestão de formulário de inspeção no recebimento de meios de cultura pelo laboratório.

Planilha de controle de insumo do setor de Microbiologia		Versão: 1ª	Aprovado por: Cássia
Reagente	**Frequência do controle**	**Cepa utilizada***	**Resultado esperado**
Catalase	Semanal	*S. aureus* ATCC 25923 *S. pyogenes* ATCC 19615	Positivo (+) Negativo (–)
Coagulase	A cada dia de uso	*S. aureus* ATCC 25923 *S. epidermidis* ATCC 14990	Positivo (+) Negativo (–)
TG	Semanal	*C. albicans* ATCC 10231 *C. tropicalis* ATCC 13803	Positivo (+) Negativo (–)
Hipurato	A cada dia de uso	*S. agalactiae* ATCC 13813 *S. pyogenes* ATCC 19615	Positivo (+) Negativo (–)
Indol	A cada dia de uso	*E. coli* ATCC 25922 *P. aeruginosa* ATCC 27853	Positivo (+) Negativo (–)
NaCl a 6,5%	Mensal	*E. faecalis* ATCC 29212 *S. bovis**	Positivo (+) Negativo (–)
Oxidase	A cada dia de uso	*P. aeruginosa* ATCC 27853 *E. coli* ATCC 25922	Positivo (+) Negativo (–)
PYR	Semanal	*S. pyogenes* ATCC 19615 *S. agalactiae* ATCC 13813	Positivo (+) Negativo (–)
β-lactamase	A cada dia de uso	*S. aureus* ATCC 29213 *H. influenzae* ATCC 10211	Positivo (+) Negativo (–)

FIGURA 1.9 – Exemplo de formulário para o controle de insumos utilizados em laboratório. TG = tubo germinativo; *na falta de cepa ATCC® ou de referência, utilizar cepas enviadas para teste de proficiência (CEQ) ou as que tenham sido identificadas pelo laboratório (≥ 95% de acerto/possibilidade).

6. CAPACITAÇÃO DE COLABORADORES

- O laboratório deve ter um organograma, as políticas relacionadas às pessoas e as descrições das funções que definam as qualificações e os deveres para todos os cargos (analistas, técnicos, auxiliares etc.).
- Os arquivos dos colaboradores devem conter as qualificações, incluindo cópias de diplomas, avaliações de desempenho, registros de educação continuada e registros de saúde, incluindo o teste para cores de Ishihara (teste para a detecção do daltonismo). O teste de discriminação de cores é importante para o pessoal que realiza ensaios que exigem avaliação por meio de cores.
- Para o bom desempenho do colaborador no laboratório é necessário elaborar um manual de conduta interno que diz respeito a todos os indivíduos que exercem alguma atividade na empresa.
- Os colaboradores devem ser capacitados utilizando um plano de treinamento adequado desde sua admissão no laboratório, devendo ser qualificados para o volume e a complexidade do trabalho. A capacitação de cada colaborador deve estar registrada em um documento de matriz de responsabilidade (Figura 1.10).
- Para assegurar a exatidão dos processos realizados no setor de microbiologia, os colaboradores devem ter sua competência avaliada sempre após novos treinamentos (avaliação da

Matriz de responsabilidade – Setor de Microbiologia Versão: 1ª

Procedimento	Nome	Nome	Nome	Nome	Nome	Nome
BACTERIOLOGIA						
Recebimento e processamento inicial das amostras biológicas	S	S	S	S	S	S
Bacterioscopia – coloração						
Bacterioscopia – leitura						
Urocultura						
Hemocultura						
Cultura de fezes						
Cultura do trato genital	S	N	N	N	N	N
Cultura do trato respiratório superior e inferior						
Cultura para *Mycoplasma* spp. e *Ureaplasma urealyticum*						
Teste de avaliação da sensibilidade aos antimicrobianos						
Leitura e interpretação do teste de sensibilidade aos antimicrobianos						
Pesquisa de rotavírus/adenovírus						
Pesquisa de toxina de *Clostridioides difficile*						
MICOBACTERIOLOGIA						
Cultura de micobactérias						
Coloração de Ziehl-Neelsen						
Leitura da coloração Ziehl-Neelsen						
MICOLOGIA						
Leitura do exame direto e após coloração para pesquisa de fungos						
Cultura para fungos						
Identificação de leveduras						
Identificação de fungos filamentosos						
Teste de sensibilidade a drogas antifúngicas						
EQUIPAMENTOS						
Manuseio do equipamento automatizado de identificação e teste de sensibilidade						
Manuseio do equipamento de hemocultura						
Manuseio de centrífuga, incineradores, incubadoras, microscópio etc.						
QUALIDADE						
Controle interno e externo da qualidade						
Manutenção de cepas ATCC® ou de referência						
Revisão de procedimentos						

(Continua)

Acompanhamento dos indicadores da qualidade						
Habilidade em treinar novos colaboradores						
Controle de solicitação e recebimento de insumos para o setor						
Produção de meios de cultura e conhecimento do CQ						
RESULTADOS						
Digitação de resultados						
Liberação de resultados						

Legenda:
S = Sim (habilitado)
N = Não (não habilitado)

Aprovado
Por: Cássia Data: 15/09/2019

FIGURA 1.10 – Sugestão de construção da matriz de responsabilidade do setor de microbiologia.

competência inicial), anualmente, e quando detectadas não conformidades relacionadas ao desempenho. Todo treinamento realizado, seja interno, seja externo, deve ser documentado. Ver neste capítulo com mais detalhes na gestão de competências dos colaboradores.

- A utilização dos equipamentos de proteção e o cumprimento das normas de biossegurança devem ser informados a todos os colaboradores por meio de um manual de conduta técnica.

7. GESTÃO DE AÇÕES CORRETIVAS E PREVENTIVAS

- O laboratório deve definir uma política para registrar as ocorrências, tomando ações corretivas de não conformidades, quando necessário, e não abrindo mão de registrar ações preventivas para evitar problemas futuros.
- O gestor do setor de microbiologia precisa disseminar a cultura de que cada não conformidade é uma oportunidade de melhoria. Estudar a causa-raiz do problema utilizando as ferramentas da qualidade disponíveis e aplicáveis (diagrama de causa e efeito, ferramenta dos cinco porquês ou outras) e tomar as ações necessárias com base nos resultados da causa-raiz estudada inicialmente. Após a conclusão das ações corretivas, a não conformidade deve permanecer sob avaliação até que a eficácia das ações seja comprovada na prática.
- As ações preventivas são utilizadas para eliminar ou minimizar possíveis não conformidades e erros laboratoriais. Exemplos de ações preventivas que podem ser adotadas e registradas no setor de microbiologia:
  - colaboradores diferentes para digitar e conferir os resultados;
  - alertas no momento da conferência dos resultados, chamando a atenção para possíveis erros ou resultados discrepantes;
  - avaliação dos resultados anteriores (histórico do paciente) durante as análises das amostras e conferência de resultados;
  - correlacionar exames de mesma amostra biológica, por exemplo, cultura de urina e sedimentoscopia ou microscopia pelo Gram;
  - correlacionar o resultado da microscopia com crescimento na cultura durante análise.

8. BIOSSEGURANÇA

Normas de segurança

- Manter um manual de procedimentos de segurança no ambiente de trabalho cujo objetivo é estabelecer procedimentos que reduzam ou eliminem os riscos de exposição dos colaboradores a materiais que possam conter microrganismos infecciosos e outros acidentes de trabalho (ver Capítulo 2).
- Instruções referentes às "Precauções Universais" devem ser estabelecidas.
- É necessário fornecer aos colaboradores:
  - equipamento de proteção individual quando necessário;
  - vacinas apropriadas (hepatite B, BCG);
  - coletores apropriados para descarte dos resíduos gerados, sejam eles infectantes, químicos ou comuns.

PARÂMETROS DE UM PROGRAMA DE GARANTIA DA QUALIDADE

Com os indicadores adequados definidos podemos sempre acompanhar o desempenho dos processos e verificar se existe tendência de falha ou de diminuição da qualidade estabelecida. E, como nos ensaios analíticos, quando se analisam diariamente os controles emitidos pelos equipamentos, o monitoramento constante é a vigilância da tendência de ocorrer algum desvio no teste ou processo.

O programa de garantia da qualidade envolve a revisão total de todas as etapas relacionadas ao diagnóstico de um processo infeccioso; portanto, qualquer um dos passos da fase pré-analítica, analítica e pós-analítica deve ser monitorado. A melhor forma de se fazer isso é estabelecer indicadores dos diferentes processos que tenham impacto direto no que queremos controlar. A finalidade é verificar o impacto para o paciente de todo o trabalho realizado desde o atendimento até a emissão do resultado.

A verificação da garantia da qualidade consiste em analisar como o trabalho é realizado e que melhorias podem ser implementadas. Estudos para a verificação da garantia da qualidade são realizados com o acompanhamento do desempenho dos indicadores que podem ser classificados como externos e internos.

Indicadores externos de garantia da qualidade

Os indicadores externos são conhecidos como *Q-Probes* e *Q-Tracks* que monitoram os processos pré-analítico e pós-analítico e utilizados para comparação entre laboratórios (*benchmarking*). No Brasil, o programa disponível é o da ControLab (Proficiência em Ensaios Laboratoriais) da Sociedade Brasileira de Patologia Clínica (www.controllab.com.br/#indicadores). Esse programa tem como principais características a comparação com outras empresas semelhantes das melhores práticas e a geração de dados objetivos por meio de indicadores mercadológicos, administrativos e técnicos. Esses indicadores possibilitam monitorar o desempenho do seu negócio, avaliar seus processos, identificar seus pontos fortes e fracos, identificar oportunidades de melhoria, desenvolver estratégias para crescimento e melhorar os resultados operacionais.

Indicadores internos de garantia da qualidade

Os indicadores internos, como o nome já diz, referem-se a monitorar a fase analítica do processo. Esses indicadores auxiliam a verificação dos processos durante a rotina laboratorial.

Os indicadores de qualidade possibilitam o estabelecimento de metas quantificadas, análise crítica dos resultados para a tomada de decisões visando monitoramento, melhorias e revisão dos processos, quando necessário. O quadro 1.4 mostra uma relação de indicadores externos e internos, seu objetivo e a forma de análise.

O processo de seleção de indicadores da qualidade envolve as seguintes atividades:

- desenvolver a filosofia interna de medir os processos;
- identificar o que deve ser medido; e
- selecionar os indicadores específicos.

Para definir cada indicador, alguns pontos importantes devem ser observados:

- Os **objetivos** definidos estão baseados em sugestões dos clientes (pacientes, médicos, colaboradores), a partir de uma deficiência notada no setor ou necessidade de melhorias de acordo com as boas práticas em laboratório.
- A **frequência** de levantamento de dados e a análise crítica dependem de cada indicador e dos resultados da análise, podendo ser apenas em determinado período do ano.
- O **número** de indicadores pode variar no período, não sendo necessário analisar todos no mesmo período. Alguns poderão ser acrescentados ou descontinuados, dependendo dos resultados alcançados nas primeiras análises.
- A **documentação** e o arquivamento dos indicadores poderão ser feitos eletronicamente ou em forma física.
- A **meta** é o objetivo quantificado.

Apresentações dos dados do indicador

Os dados dos indicadores devem ser apresentados em um formato que demonstre os dados obtidos de maneira clara. É importante considerar o impacto do formato da apresentação em relação à interpretação pelo público pretendido. A seguir, alguns exemplos de formatos diferentes de apresentação de dados.

Cenário

Um laboratório de microbiologia monitora o número de frascos de hemocultura contaminados para avaliar a qualidade da metodologia de coleta utilizada em uma unidade de atendimento hospitalar. Para esse laboratório, a definição de contaminação é: um único frasco positivo dentro de um conjunto de múltiplos frascos contendo microrganismos da microbiota da pele ou do ambiente (*Staphylococcus* coagulase-negativa, ou difteroides ou *Bacillus* spp.). Um resultado de hemocultura positivo é definido como a presença de crescimento bacteriano considerado clinicamente relevante e não contaminante. O laboratório definiu que uma contaminação superior a 2% em um mês representa preocupação e ações corretivas devem ser tomadas buscando a causa-raiz do problema. Os dados coletados são apresentados nas figuras 1.11 a 1.15.

Nesse exemplo, cada formato de apresentação fornece a informação, mas destaca aspectos diferentes. Pode-se argumentar que, com esse conjunto de dados, a taxa de contaminação elevada no mês de abril e junho é menos evidente nas formas tabulares que em gráfico de barras (Figura 1.13). Gráficos de linha (Figuras. 1.14 e 1.15) destacam a taxa de contaminação elevada, em contraste com a taxa de verdadeiro-positivos e a faixa de corte.

QUADRO 1.4 – Exemplos de indicadores externos e internos da qualidade.

Tipo de indicador	Processo	Objetivo	Indicador	Análise realizada
Externo/ interno	Cultura de urina	Monitorar o processo da coleta	Número de solicitações de recoleta. Meta: reduzir em x% até dezembro 2019	Analisar o número de chamados realizados e os motivos para a solicitação de nova amostra
Externo/ interno	Hemocultura	Monitorar o processo de coleta	Número de frascos contaminados/número de frascos coletados × 100. Pode ser também analisado por punção venosa realizada Meta: inferior a 3%	Determinar a porcentagem de contaminação. Classificar junto com a CCIH os microrganismos contaminantes. Exemplo de prováveis contaminantes: *Corynebacterium* spp., *Bacillus* spp. culturas com mais de 2 microrganismos
Externo	Rejeição de amostras	Monitorar o processo de coleta	Número de amostras do trato respiratório inferior (escarro) com > 10 células epiteliais	Determinar a porcentagem de amostras de escarro inadequadas e quantidade de solicitações de nova amostra
Externo	Índice de contaminação de urina para cultura	Monitorar o processo da coleta	Culturas com 2 ou mais microrganismos independentes do número de leucócitos Meta: < 5%	Determinar a porcentagem de contaminação das amostras para cultura de urina conforme o critério definido para o indicador
Externo/ interno	TAT de liberação da pesquisa de micobactérias	Monitorar o fluxo de trabalho interno	Tempo de entrada das amostras e tempo de liberação do resultado. Meta: até 24h após amostra recebida no laboratório	Determinar o tempo total desde a recepção da amostra no laboratório até a disponibilidade do exame para o médico ou paciente
Externo/ interno	Resultados/ valores críticos	Monitorar o fluxo de trabalho interno	TAT da liberação dos resultados críticos. Meta: ideal é 100% liberados no tempo acordado. Verificar histórico e traçar melhorias. Exemplo: 98,3% dos resultados críticos comunicados com sucesso	Determinar o tempo total desde o conhecimento do resultado crítico até o comunicado para o médico assistente
Interno	Positividade de culturas para micobactérias	Monitorar o processo de cultura para o isolamento de micobactérias	Porcentagem de positividade	Determinar a positividade das culturas e realizar análise anual de acompanhamento. Em geral, no laboratório a positividade é homogênea se não mudar o perfil dos pacientes
Interno	Positividade de micoplasma e ureaplasma	Monitorar a técnica de isolamento	Porcentagem de positividade	Determinar a positividade das culturas e realizar acompanhamento anual. Em geral, no laboratório a positividade é homogênea se não mudar o perfil dos pacientes

Tipo de indicador	Processo	Objetivo	Indicador	Análise realizada
Externo/ interno	Resultados liberados com erro (laudos retificados)	Monitorar o processo técnico e a competência dos analistas	Porcentagem de laudos liberados com algum tipo de erro	Classificar os erros em 2 grupos: erros que afetam o paciente (que foram liberados) e erros que poderiam afetar o paciente (laudos não liberados)
Interno	Resultados do antibiograma	Monitorar o processo técnico e a competência dos colaboradores	Número de resultados liberados com incongruências nos perfis de sensibilidade	Analisar os perfis liberados em conjunto com a identificação do microrganismo
Externo	Prazo de entrega de resultados	Monitorar todo o processo analítico	Verificar o número/percentual de atraso dos resultados	Verificar os processos internos que podem levar ao atraso. Ajustar os parâmetros das metodologias
Interno	Comparação do resultado da cultura de fungos com a pesquisa direta	Monitorar o processo de cultura e pesquisa de fungos	Verificar a porcentagem de concordância dos métodos	Analisar o índice de concordância para detectar problemas com a cultura ou pesquisa. O processo pode estar inviabilizando o crescimento de fungos ou o analista pode estar deixando de observar fungos na lâmina
Interno	Comparação da cultura de micobactéria com a pesquisa	Monitorar o processo de cultura e pesquisa de micobactéria	Verificar a porcentagem de concordância dos métodos. Aceitável > 90%	Analisar o índice de concordância para detectar problemas com a cultura. O processo pode estar inviabilizando o crescimento de micobactérias ou o analista pode estar deixando de observar micobactérias na lâmina
Externo	Satisfação do cliente	Monitorar o atendimento ao cliente	Levantar por meio de pesquisa de satisfação	Verificar os diferentes pontos relacionados ao atendimento do cliente para oportunidades de melhorias dos processos

TAT = tempo para liberação do resultado (*turnaround time*).

Dados de monitoramento de hemoculturas						
	Janeiro	Fevereiro	Março	Abril	Maio	Junho
Negativo	287	363	413	230	227	174
Contaminante	7	8	4	20	6	9
Positivo	90	69	111	50	47	34
Total	384	440	528	300	280	217

FIGURA 1.11 – Apresentação dos dados em formato de tabela (valores).

Dados de monitoramento de hemoculturas						
	Janeiro	Fevereiro	Março	Abril	Maio	Junho
Negativo	74,7%	82,5%	78,2%	76,8%	81,2%	80,4%
Contaminante	1,8%	1,8%	0,8%	6,7%	2,1%	4,2%
Positivo	23,5%	15,7%	21,0%	16,5%	16,7%	15,5%
Total nº absoluto	384	440	528	300	280	217

FIGURA 1.12 – Apresentação dos dados em formato de tabela (percentual).

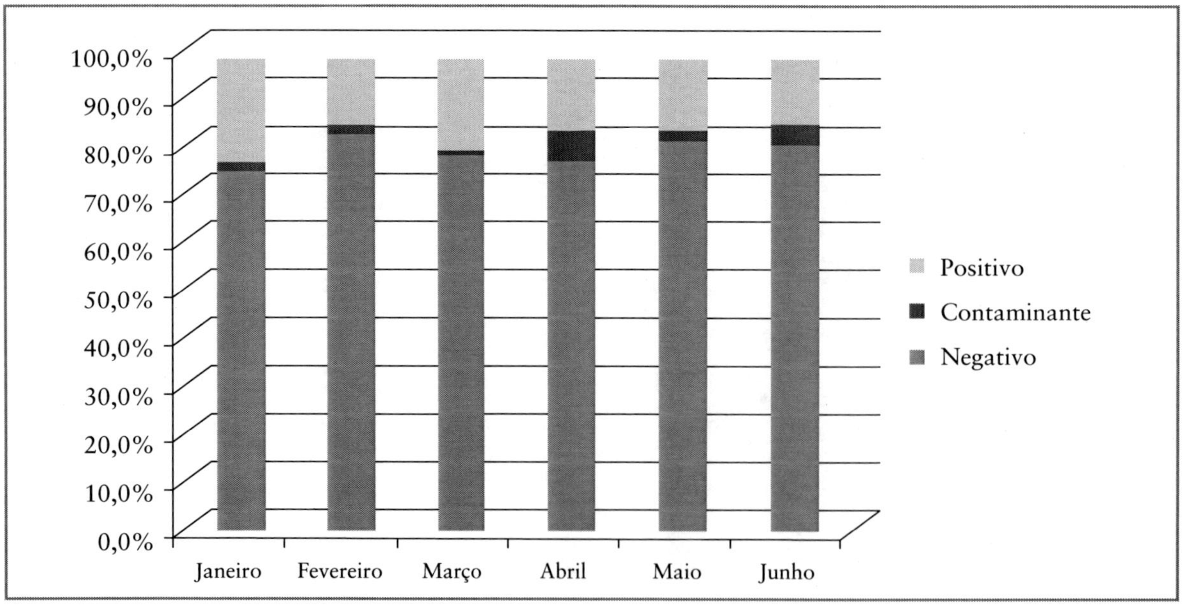

FIGURA 1.13 – Apresentação dos dados em formato gráfico (gráfico de barras).

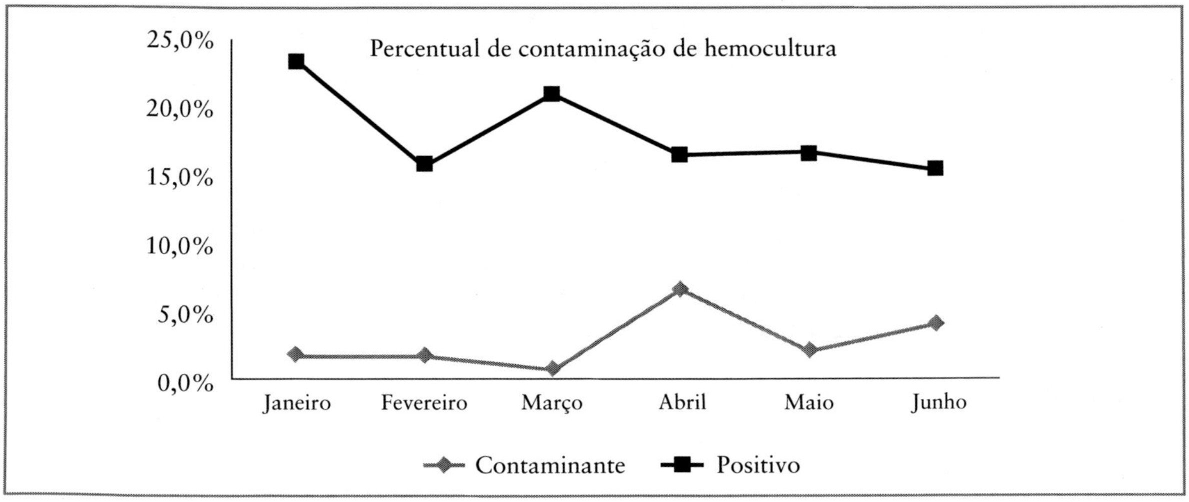

FIGURA 1.14 – Apresentação dos dados em formato gráfico (gráfico de linha) – positivo/contaminante.

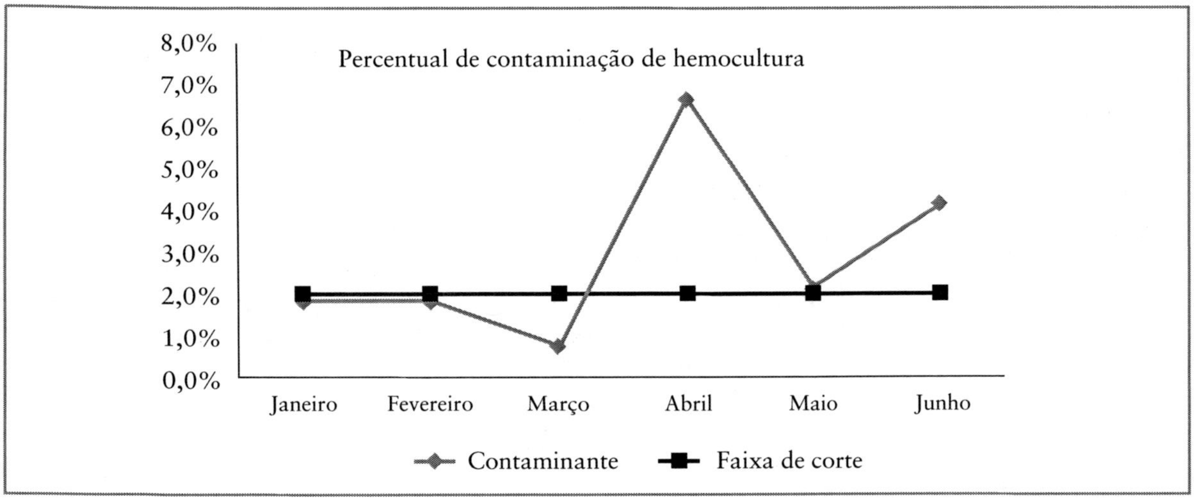

FIGURA 1.15 – Apresentação dos dados em formato gráfico (gráfico de linha) com a faixa de corte (meta de 2%).

Todos esses processos descritos resultam em gerenciamento total da qualidade, promovendo a melhoria contínua de todos os processos, proporcionando ao laboratório um controle efetivo das principais etapas dos exames microbiológicos.

Para realizar um monitoramento de excelência, o ideal é utilizar um bom sistema de informática no laboratório como aliado que auxilie na busca e registro de dados e faça o trabalho em conjunto com você.

II – VERIFICAÇÃO E VALIDAÇÃO DE METODOLOGIAS NO LABORATÓRIO DE MICROBIOLOGIA

INTRODUÇÃO

Um atributo fundamental de um teste laboratorial é o de produzir com acurácia, precisão e rapidez resultados consistentes em um período adequado para que tenha utilidade clínica. Para garantir o descrito acima, o laboratório deve realizar os processos de verificação e validação de metodologias, que devem estar bem descritos e documentados. Esses processos fazem parte do programa da garantia da qualidade do laboratório de microbiologia.

Ao introduzir um novo método ou quando qualquer modificação for realizada em algum procedimento ou produto já utilizado na rotina (meio de cultura, reagente, método de identificação bacteriana, teste de sensibilidade aos antimicrobianos, entre outros), o laboratório deve analisar alguns parâmetros antes de qualquer implantação na rotina.

As definições dos processos de verificação e validação são comumente utilizadas indistintamente, mas são dois processos separados. As definições citadas são baseadas nos documentos CLSI M52 – *Verification of Commercial Microbial Identification and Antimicrobial Susceptibility Testing Systems* e CUMITECH 31A – *Verification and Validation of Procedure in Clinical Microbiology Laboratory.*

Verificação

É um processo realizado uma única vez para determinar ou confirmar que um teste tem o desempenho esperado antes de ser implementado na rotina do laboratório. Em resumo, esse processo é realizado para responder à pergunta "o teste funciona?"

Antes de utilizar o teste ou método em amostras de paciente, o laboratório deve verificar se o teste apresenta o desempenho citado pelo fabricante na sua bula/manual. O processo requer uma sistemática baseada na avaliação da sensibilidade, especificidade, e quando apropriado valor preditivo positivo e negativo, precisão (reprodutibilidade) e exatidão do novo método a ser iniciado ou modificado no laboratório. Os resultados dos testes de verificação devem indicar ao menos uma das situações a seguir:

- O método está aprovado para ser implantado na rotina.
- Requer mais estudos.
- Requer ação corretiva imediata do fabricante, do usuário ou de ambos.

As verificações permitem correlacionar o desempenho de um "teste" com o desempenho de um método "comparativo" para definir se o primeiro (teste) fornece, com determinado grau de confiança, resultados equivalentes àqueles do método utilizado para comparação. As verificações, portanto, ocorrem sempre no momento da implantação de novos sistemas, métodos ou testes.

Validação

Processo contínuo que confirma que o teste, método ou procedimento continua operando satisfatoriamente de acordo com os critérios preestabelecidos. A validação é parte integrante do programa de garantia da qualidade e avalia, durante o período que está em uso, se o desempenho está adequado, de acordo com as características estabelecidas pelo fabricante. De forma simples queremos saber, "o teste continua funcionando?"

O processo de **validação** compreende, por exemplo, o registro de resultados do controle interno de qualidade (CIQ), controle externo da qualidade (testes de proficiência), análise crítica dos resultados, avaliação de competência da equipe de colaboradores e correlação com achados clínicos. Os resultados do processo de validação devem indicar que:

- O método ou teste continua aprovado para uso na rotina – resultados estão dentro dos parâmetros esperados.
- O método ou teste requer ação corretiva imediata do fabricante, do usuário ou de ambos e não deve ter continuidade na rotina até que seja validado novamente.

O laboratório deve manter os registros de especificações de desempenho do método verificado, enquanto o método está em uso e pelo menos por cinco anos após sua descontinuidade.

Exemplo – estudo de verificação de um novo sistema automatizado aprovado para ser implantado:

- Manter a documentação da verificação do desempenho durante toda a vida útil do sistema utilizado na rotina e, pelo menos, por cinco anos após sua descontinuação.
- Manter os registros de validação por no mínimo cinco anos (segundo PALC – Programa para Acreditação de Laboratórios Clínicos).

Definições importantes

Acurácia/eficiência

A exatidão/acurácia/eficiência técnica é o grau de concordância entre dois testes, ou seja, a concordância entre o valor obtido e o valor verdadeiro. A exatidão/acurácia clínica é a habilidade do teste em detectar ou não uma determinada doença. É a capacidade do método em estudo de obter resultados correspondentes ao método padrão (*gold standard*). Exemplo: método rápido (imunocromatográfico) comparado com a cultura (*gold standard*).

$$\text{Acurácia/eficiência (\%)} = \frac{\text{N}^{\underline{o}}\text{ de resultados corretos (comparando com a referência)}}{\text{N}^{\underline{o}}\text{ de testes realizados}} \times 100$$

$$\text{Acurácia/eficiência (\%)} = \frac{VP + VN}{VP + FP + FN + VN} \times 100$$

VP = resultados verdadeiro-positivos.

VN = resultados verdadeiro-negativos.

FP = resultados falso-positivos.

FN = resultados falso-negativos.

Precisão/reprodutibilidade

É a capacidade de as análises/testes repetidos (sob as mesmas condições) concordarem entre eles. É a capacidade do método em estudo de obter resultados iguais ou bastante semelhantes quando testado várias vezes. Os testes incluem análises interensaio, intraensaio e interoperadores. A precisão é uma definição utilizada mais para métodos quantitativos e a reprodutibilidade para métodos qualitativos.

Matematicamente, a precisão/reprodutibilidade pode ser calculada com a seguinte fórmula:

$$\text{Precisão (\%)} = \frac{\text{N}^{\underline{o}}\text{ de resultados repetidos iguais ou bastante semelhantes}}{\text{N}^{\underline{o}}\text{ de testes realizados}} \times 100$$

Sensibilidade

A sensibilidade clínica é a capacidade do teste de **detectar pacientes com a doença específica** que se está pesquisando. Sensibilidade analítica é a menor quantidade/concentração de um analito que pode ser detectado ou medido de forma confiável e reprodutiva (definido como limite de detecção). Uma sensibilidade alta é requerida quando a doença é grave e quando resultados falso-positivos não vão levar a problemas graves.

> "É a capacidade de um teste dar POSITIVO na PRESENÇA do evento (doença)".

$$\text{Sensibilidade (\%)} = \frac{\text{N}^{\underline{o}}\text{ de resultados verdadeiro-positivos}}{\text{N}^{\underline{o}}\text{ de verdadeiro-positivos + n}^{\underline{o}}\text{ de falso-negativos}} \times 100$$

Especificidade

Especificidade analítica é a capacidade do teste em detectar APENAS o analito para o qual o teste foi desenhado. Especificidade clínica é a habilidade de o teste identificar corretamente todos os indivíduos que não têm a doença ou analito, ou de um teste ser NEGATIVO quando o evento (doença) a ser detectado **não está presente.**

> "É a capacidade de um teste dar NEGATIVO na AUSÊNCIA do evento (doença)".

$$\text{Especificidade (\%)} = \frac{\text{N}^{\underline{o}}\text{ de resultados verdadeiro-negativos}}{\text{N}^{\underline{o}}\text{ de verdadeiro-negativos + n}^{\underline{o}}\text{ de falso-positivos}} \times 100$$

Prevalência

É a frequência do evento (doença) na população de interesse em determinado momento ou período. Informa o número de casos de uma doença já existente.

Incidência

Número de novos casos na população de interesse em determinado período. Refere-se aos novos casos de uma determinada doença.

Valor preditivo positivo (VPP)

É a probabilidade de um resultado positivo indicar a presença da uma doença ou de um analito. São os testes verdadeiramente positivos.

$$\text{VPP (\%)} = \frac{\text{N}^{\underline{o}}\text{ de verdadeiro-positivos}}{\text{N}^{\underline{o}}\text{ de verdadeiro-positivos + n}^{\underline{o}}\text{ de falso-positivos}} \times 100$$

Valor preditivo negativo (VPN)

Probabilidade de um resultado negativo indicar a ausência da doença ou de um analito. São os verdadeiramente negativos.

$$VPN\ (\%) = \frac{N^{o}\ \text{de verdadeiro-negativos}}{N^{o}\ \text{de verdadeiro-negativos} + n^{o}\ \text{de falso-negativos}} \times 100$$

Definições utilizadas para testes de sensibilidade aos antimicrobianos

Concordância de categoria (CC) – concordância dos resultados de sensível (S), intermediário (I) e resistente (R) entre os equipamentos/métodos que estão sendo comparados ou com um método de referência.

Concordância essencial (CE) – concordância de ± 1 diluição entre o novo teste de sensibilidade sendo avaliado quando comparado com o método de referência ou o método em uso.

Erros muito graves – o resultado do método em teste é sensível e o método em uso é resistente, sendo que esse resultado resistente foi comprovado com um método de referência.

Erros graves – o resultado do método em teste é resistente e a referência sensível.

Erros menores – o resultado do método em teste é intermediário e o método de referência é sensível ou resistente.

SELEÇÃO DE NOVAS METODOLOGIAS

Quando o laboratório decide implementar novas metodologias, o passo seguinte é selecionar o melhor método para executar o novo teste. O correto é desenhar, de forma organizada, o processo de seleção para manter o histórico do que foi realizado e também o motivo de determinado teste/método/equipamento não ter sido selecionado para uso no laboratório.

O processo de seleção tem como objetivo diminuir o tempo gasto com possíveis testes e análises dos equipamentos/*kits*/métodos e fazer a escolha certa.

Antes de iniciar a verificação, deve ser feita uma análise da real necessidade de implantar o teste ou método. Eventualmente, o custo-benefício da verificação talvez não seja o esperado e o custo do processo de verificação pode ser muito elevado para a demanda de testes a serem realizados (Figura 1.16).

Também, antes de iniciar o processo de verificação de um novo método, o microbiologista deverá decidir qual o melhor método entre o que está sendo oferecido, que é o processo de seleção. Uma forma objetiva e organizada de conduzir esse processo é considerando os itens relacionados a seguir.

1. Qual é o propósito do método a ser estudado, é de triagem, diagnóstico ou confirmação?
   - Triagem

     São testes utilizados em grande população de pacientes onde se procura uma determinada doença ou agente infeccioso. Em geral, são testes que devem ter alta sensibilidade clínica e alto valor preditivo negativo. Um teste de triagem negativo deve indicar que a pessoa tem alta probabilidade de não ter a doença e um resultado positivo indica apenas que deve ser feita uma confirmação do achado.
   - Diagnóstico

     São testes utilizados para avaliar pacientes com suspeita de uma determinada doença ou um tipo particular de infecção. Se souber o tipo de infecção é importante então que o

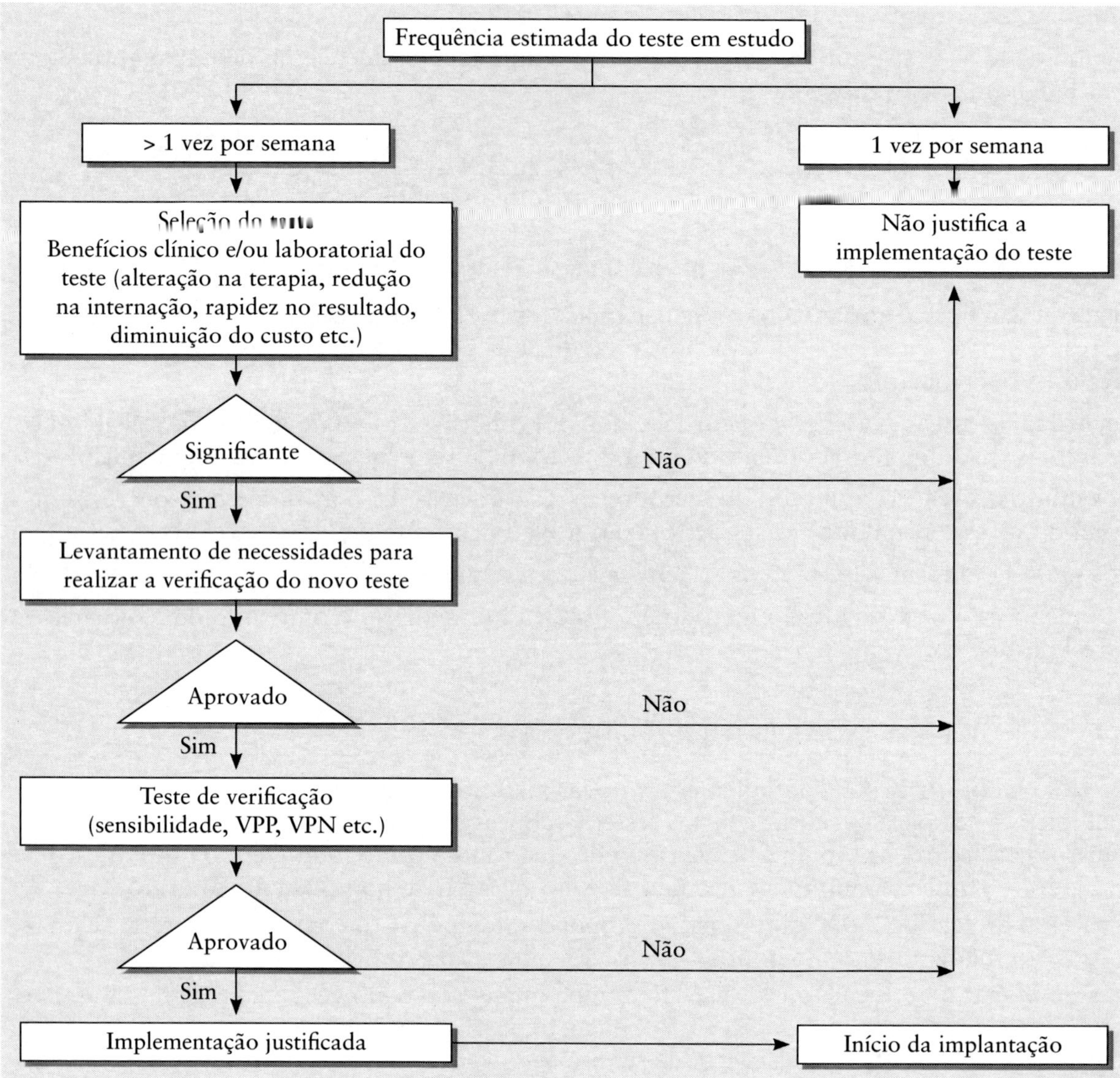

FIGURA 1.16 – Esquema de seleção para a implantação de um novo método no laboratório de microbiologia.

teste tenha alta sensibilidade. Quando os resultados dos testes de diagnóstico não são confirmados por outros testes ou dados clínicos, a especificidade também deve ser alta. No caso de existir um teste confirmatório de boa acurácia uma alta especificidade não será necessária.

- Confirmação?

  São os testes que serão utilizados após ter sido usado um teste de triagem ou diagnóstico para assegurar a acurácia do resultado do teste anteriormente empregado. Nesses testes a especificidade e o valor preditivo positivo são parâmetros importantes, sendo que a especificidade deve exceder 95%.

2. Qual o analito que será detectado (microrganismo, ácido nucleico-DNA, antígeno) e qual a referência padrão (*gold standard*) que será utilizada para comparação?

Se o *gold standard* for menos sensível que o método em teste, utilizar referências científicas que possam explicar resultados discrepantes. Esses critérios devem ser estabelecidos antes do início dos estudos de verificação.

3. Qual a aplicabilidade médica do método em estudo e o impacto clínico?

   Discutir a utilidade clínica dos testes, o quanto irá agregar valor ao cuidado do paciente. Nesse momento devem ser estabelecidos os critérios esperados de sensibilidade e especificidade e valores preditivos dos testes, quando aplicável.
4. Custo-benefício do método: avaliar a provável demanda do teste.
5. Revisão de referências bibliográficas de desempenho do método/equipamento.
6. Estudo de viabilidade para a implantação do método, itens importantes a serem considerados:
   - Requer novo equipamento.
   - Espaço físico atual é adequado.
   - Pessoal disponível e capacitado.
   - Quantidade de reagentes e controles necessários para o teste.
   - Prazo de validade dos reagentes.
   - Disponibilidade dos reagentes.
   - Necessidades de biossegurança.
   - Exigência de volume, tipo e estocagem da amostra clínica.
7. Custos:
   - Valor do equipamento.
   - Valor dos insumos.
   - Valor do contrato de manutenção.
   - Valor de insumos adicionais (controles internos externos, calibradores).
   - Custo total do exame (insumos, mão de obra, custos indiretos).
   - Valor de venda do exame.
8. Limitações do procedimento.

Os dados obtidos no relatório de seleção serão complementados com os estudos de verificação para que o equipamento/metodologia possa ser implementado no laboratório sem ter surpresas futuras. O método/equipamento só deverá passar para a etapa de verificação quando aprovado na análise de seleção. Essas etapas parecem burocratizar o processo de implementação de metodologias/equipamentos, mas na verdade ajudam a evitar retrabalho e desperdícios futuros porque sabemos das limitações com antecedência.

VERIFICAÇÃO DE NOVAS METODOLOGIAS

Temos sempre dúvidas de quando realmente fazer o processo de verificação. Para resumir, deve ser feito em todo método/equipamento/insumo que pode interferir na qualidade do resultado que será emitido para o paciente.

Todos os insumos e equipamentos que forem utilizados pela primeira vez na rotina e que têm impacto no resultado do exame do paciente devem passar por esse processo de verificação e aprovação pelo responsável do laboratório. Alguns exemplos são citados abaixo.

- Novos *kits* de identificação ou detecção de microrganismos.

- Novos equipamentos de identificação ou detecção de microrganismos.
- Metodologias para realizar os testes de sensibilidade aos antimicrobianos – incluindo detecção de mecanismos de resistência.
- Sistemas automatizados ou manuais para realizar hemocultura.
- Equipamentos de semeadura/plaqueamento automático.
- Equipamentos de coloração automática.
- Novos meios de cultura, de novos fabricantes ou com novas formulações.

Alguns reativos ou meios de cultura não precisam passar por um protocolo de verificação, por exemplo, catalase, oxidase, ágar-sangue.

Não é necessário realizar nova verificação de equipamentos, apenas o controle de qualidade interno, nas seguintes situações:

1. Mudança do equipamento de área física (sala ou prédio).
2. Após manutenção corretiva que não interfira no resultado.
3. Após atualização de *software*.

Antes de iniciar os testes de verificação deve ser elaborado o **plano de verificação** (Quadro 1.5) contendo a descrição da metodologia, os critérios de aceitabilidade do teste, definição do *gold standard* (referência) e descrição de qualquer limitação do teste e como será gerenciada. O critério de aceitabilidade deve ser estabelecido antes de iniciar o estudo.

Todos os testes de verificação devem ser realizados pelo pessoal do laboratório e não pelo assessor da empresa que comercializou o *kit* ou equipamento.

No teste de verificação, no mínimo, devem ser pesquisados acurácia, reprodutibilidade e parâmetros para incluir no resultado/laudo.

O teste que está sendo verificado deve ser avaliado em paralelo com o método em uso ou um método de referência, sendo que o equipamento/método será utilizado conforme descrito na bula/manual do fabricante. Nesses casos, o número de amostras a ser testado é menor, já que estamos realizando uma "verificação da validação" realizada pelo fabricante.

QUADRO 1.5 – Modelo de plano de verificação.

Item	Detalhe
Descrição do teste/equipamento a ser validado	Informações do produto (marca, lote, validade, fabricante)
Descrição do teste/equipamento que será comparado	Informações do produto (marca, lote, validade, fabricante)
Procedimento	Descrever claramente como deve ser feito o teste, o passo a passo com detalhes de preparo
Microrganismos	Detalhar quais microrganismos serão utilizados, incluindo quantidades
Parâmetros que serão testados e critérios de aceitabilidade	Acurácia, reprodutibilidade, VPP, VPN, sensibilidade, especificidade
Critério de aceitabilidade	Estabelecer os critérios que vão permitir a aprovação ou não do teste/metodologia
Responsável pelo teste	Nome e cargo
Aprovador da verificação/data	Nome e cargo

Quando o laboratório desenvolve ou modifica um teste/método/insumo *in house* (metodologia própria do laboratório), usamos o conceito de validação, já que estamos utilizando, por exemplo, insumo ou material biológico diferente do padronizado pelo fabricante.

- **Verificação de testes de diagnóstico microbiológico ou de identificação de microrganismos**

Os testes de diagnóstico são testes (não de cultura) que buscam microrganismos, antígenos, ácidos nucleicos ou anticorpos em amostras clínicas e que podem ser utilizados como triagem, confirmatórios ou de diagnóstico.

Já os testes de identificação de microrganismos podem ser antissoros, antígenos, testes bioquímicos, colorações, reagentes, *kits* e equipamentos automatizados para identificar microrganismos ou seus produtos a partir do crescimento em cultura.

Quando fazemos a verificação dos testes temos que saber se vamos usar o teste exatamente como descrito na bula ou se vamos fazer uma alteração.

Como já mencionado, antes de iniciar a verificação, deve ser feita uma análise da real necessidade de realizar o novo teste. Eventualmente, o custo da verificação pode ser muito elevado para o número de testes realizados na rotina.

a) Testes ou *kits* comerciais para diagnósticos microbiológicos realizados conforme as instruções do fabricante

O teste é realizado diretamente da amostra e comparado em paralelo com o método existente ou um método de referência.

Serão medidas a acurácia e a reprodutibilidade, mas também podem ser calculadas, não sendo obrigatórias, sensibilidade e especificidade, VPP e VPN.

Acurácia: resultado esperado ≥ 90%.

Mínimo de 40 amostras, 50% positivo e 50% negativo. O número pode ser aumentado se o laboratório achar necessário para comprovar que o teste funciona adequadamente. O ideal é incluir na avaliação amostras fracamente positivas. Realizar testes em paralelo do *kit*/insumo novo comparando com o que está em uso ou com amostras já conhecidas, ou então, com amostras inoculadas com o microrganismo em questão.

Reprodutibilidade: resultados esperados 100% de concordância nas repetições.

Realizar testes em duplicata, no mínimo, com duas amostras positivas e duas negativas. Se o teste for técnico-dependente, deve ser processado, no mínimo, por dois técnicos diferentes.

b) Testes para identificação de microrganismos utilizados conforme bula, sem nenhuma modificação

Estão incluídos os testes para identificação de microrganismos ou produtos de microrganismos que incluem antissoros, antígenos, testes bioquímicos, colorações, equipamentos, reagentes ou *kits*.

Para o cálculo da **acurácia** testar: mínimo 30 microrganismos. Comparar com o método em uso ou com um método de referência. Essas cepas podem ser da rotina, desde que sejam bem caracterizadas.

Para o cálculo da **reprodutibilidade** testar: 5 isolados (cepas de QC ou isolados bem caracterizados) três vezes no mesmo dia ou em dias diferentes, testados pelo mesmo ou por diferentes colaboradores, mas em preparações diferentes.

Durante todo o teste devemos incluir cepas padrões tipo ATCC® ou NCTC como controle interno da qualidade.

Se o método de identificação detecta apenas um analito (exemplo: oxidase, coagulase), o novo teste deve ser testado em paralelo com o teste em uso ou de referência com no mínimo 40 microrganismos divididos equitativamente entre positivos e negativos.

Resultados discrepantes devem ser resolvidos com método de referência após terem sido testados novamente pelos dois métodos, o que está sendo avaliado e o comparado.

c) Testes para diagnóstico (detecção de um microrganismo ou produto dele) utilizados com alguma modificação da bula descrita pelo fabricante

São testes realizados em equipamentos ou meios de cultura que não foram especificados pelo fabricante – exemplo: equipamentos de hemocultura para cultura de líquidos em que os meios são apenas para amostras clínicas e vamos testar nutrição parenteral.

Quando a modificação é pequena, como, por exemplo, apenas a modificação da temperatura ou tempo de incubação, o número de amostras será menor e definido pelo laboratório.

Analisar, no mínimo, 50 amostras contendo o microrganismo ou produto e 100 amostras sem o microrganismo ou produto. Devemos verificar sensibilidade, especificidade, acurácia e reprodutibilidade. Os resultados esperados são os mesmos citados para métodos diagnósticos utilizados conforme a bula.

d) Testes para identificação de microrganismos utilizados com alguma modificação da bula do fabricante

Testar no mínimo 200 isolados comparando com o método em uso ou um método de referência. O ideal é incluir uma variedade de microrganismos. O resultado esperado é ≥ 90% de concordância entre os métodos.

Se o novo teste identifica um analito específico, devem ser testadas um mínimo de 50 amostras que contenham o analito e 100 amostras sem o analito. Ambas, sensibilidade e especificidade, devem ser ≥ 95% quando comparado com o método de referência. O quadro 1.6 mostra um resumo das recomendações para verificação dos testes de identificação.

e) Verificação do método de espectrometria de massa (MALDI-TOF)

Para realizar a verificação da técnica de MALDI-TOF, podemos seguir a referência de Christopher D. Doern, 2013, onde cita a experiência de alguns laboratórios no processo de verificação do método e equipamento. Neste trabalho cada laboratório testou cerca de 1.000 microrganismos entre gram-negativos, gram-positivos e leveduras. O laboratório deve incluir na verificação bactérias anaeróbias, micobactérias e fungos se forem identificados de rotina no laboratório. A acurácia deve seguir a mesma definição e resultado esperado utilizado para métodos de identificação que é ≥ 90% de concordância. Os resultados discrepantes devem ser resolvidos utilizando sequenciamento de DNA.

- **Verificação de testes para avaliação da sensibilidade aos antimicrobianos**

A verificação de um teste de sensibilidade deve ocorrer quando estamos mudando de método, por exemplo, trocando o método manual (disco-difusão) para o método automatizado (método que será verificado). Também devemos verificar qualquer novo teste, ainda não realizado pelo laboratório; nesse caso, não temos um método em uso para comparar. Em ambas as situações, utilizar cepas ATCC® ou NCTC que possuem parâmetros padronizados esperados ou cepas bem caracterizadas. O quadro 1.7 mostra um resumo das recomendações para verificação de testes de sensibilidade, e o quadro 1.8, um resumo dos requisitos de desempenho dos testes de sensibilidade.

QUADRO 1.6 – Recomendações para verificação dos testes de identificação de microrganismos.

Categoria de mudança	Tipo de mudança	Exemplo	Recomendação de CIQ	Recomendação de teste
Novo sistema e/ou teste	Novo sistema para novo teste	Laboratório instituiu um novo método	O sistema deve ser aprovado no CIQ antes de iniciar a verificação CIQ diário pode não ser necessário se passou no CIQ inicial a não ser que o lote ou remessa tenha mudado Para MALDI-TOF o CIQ deve ser diário	**Acurácia:** mínimo 30 isolados de amostras clínicas, comparando com o sistema em uso ou método de referência **Reprodutibilidade:** testar 5 isolados (cepas de CIQ e/ou isolados clínicos) 3 vezes no mesmo dia ou dias diferentes **Testes opcionais:** isolados clínicos adicionais ou cepas de estoque com identificação conhecida
	Mudança de fornecedor de insumo	Fornecedor A para B		
	Mudança de equipamento do mesmo fornecedor	Fornecedor A modelo 1 para modelo 2		
	Mudança do método do teste	Mudança de método de identificação convencional para MALDI-TOF		
	Teste adicionado para novo microrganismo usando novo painel/cartão	Adição de painel/cartão para identificar microrganismos fastidiosos		
Mudanças em um sistema existente	Mudança no sistema de identificação em uso	Mudança na formulação de um substrato	CIQ de rotina	**Acurácia:** mínimo 10 isolados clínicos **Reprodutibilidade:** testar cepas de CIQ para o substrato 3 vezes em 1 dia
	Atualização de painéis/ cartões	Quando ambos, identificação e teste de sensibilidade estão no mesmo painel e o painel de sensibilidade muda, mas não muda o de identificação	CIQ de rotina realizado uma única vez Para sensibilidade ver quadro 1.7	NA
	Atualização de *software*	Banco de dados de microrganismos foi ampliado e atualizado	Aplicável apenas se a atualização afeta o CIQ	Revisar as mudanças para ver se há necessidade de verificação. Talvez seja necessário verificar se a atualização não afetou a comunicação de dados para o SIL
	Mudança do equipamento de área física	Transferência do equipamento automatizado de identificação e teste de sensibilidade para outra sala ou prédio	Sugestão: realizar o CIQ dos cartões/painéis durante 5 dias	Testar as cepas de CIQ relacionadas aos diferentes cartões/painéis de sensibilidade utilizados na rotina durante 5 dias seguidos

Adaptado de CLSI M52 1st ed., 2016.
NA = não aplicável; SIL = sistema de informática do laboratório.

QUADRO 1.7– Resumo das recomendações para verificação de teste de sensibilidade.

Categoria de mudança	Tipo de mudança	Exemplo	Recomendação de CIQ	Recomendações de teste
Novo sistema	Novo sistema/método para um novo teste	Laboratório implanta um novo método de ANTB	O sistema deve ser aprovado no CIQ antes de iniciar o estudo Realizar diariamente o CIQ padronizado pela norma utilizada (CLSI, EUCAST/BrCAST) ou recomendado pelo fabricante durante o processo de verificação Para converter para teste semanal, realizar o teste de 20 ou 30 dias ou o teste de 15 ou 20 repetições	**Acurácia** (CC e/ou CE): mínimo de 30 isolados clínicos, comparar com o método em uso ou método de referência Nota: a meta é gerar 30 resultados por antimicrobiano **Reprodutibilidade:** testar 5 isolados (cepas de CIQ ou isolados clínicos) em triplicata por 3 a 5 dias **Testes opcionais:** isolados clínicos adicionais ou cepas de banco de microrganismos com fenótipos de resistência conhecidos
	Mudanças de um fabricante para outro	Troca de fabricante A para B		
	Mudança de equipamento de mesmo fabricante	Fabricante A modelo 1 para fabricante A modelo 2		
	Mudanças do método de teste	Mudança do método manual para um sistema automatizado		
	Novo painel/cartão para novo microrganismo	Adição de painel/cartão para realizar ANTB de *S. pneumoniae*		
Mudanças em um sistema já existente	Novo antimicrobiano adicionado em um sistema já verificado	Adição de novo antibiótico a um painel/cartão gram-positivo	Realizar CIQ conforme norma adotada (CLSI, EUCAST/BrCast) ou especificações do fabricante diariamente durante a verificação. Para converter para teste semanal, realizar o teste de 20 ou 30 dias ou o teste de 15 ou 20 repetições	**Acurácia** (CC e/ou CE): mínimo de 10 isolados, comparar com método de referência. Isolados resistentes são raros para novos antimicrobianos e não necessitam ser incluídos. **Reprodutibilidade:** Teste de cepas de CIQ 3× por 5 dias ou 1× por dia durante 20 dias **Testes opcionais:** isolados clínicos adicionais ou cepas de banco de microrganismos com fenótipos de resistência conhecidos
	Antimicrobiano reformulado que foi adicionado a um sistema previamente verificado	Fabricante atualiza a fórmula de um antimicrobiano para corrigir um problema		
	Adição de um segundo equipamento (mesmo modelo e fabricante)	Adição de um segundo equipamento do mesmo modelo do mesmo fabricante		
	Novas diluições adicionadas a uma droga verificada	Adição de diluições menores para contemplar mudanças nos pontos de corte	Realizar CIQ conforme norma adotada (CLSI, EUCAST/BrCAST) ou especificações do fabricante diariamente durante a verificação. Realizar controle de qualidade diário por 5 dias e voltar ao controle semanal	**Acurácia:** mínimo de [illegible]0 isolados, comparar com método em uso ou referência **Reprodutibilidade:** testar cepas de CIQ 1× ao dia por 5 dias **Testes opcionais:** isolados clínicos adicionais ou cepas de banco de microrganismos com fenótipos de resistência conhecidos

Categoria de mudança	Tipo de mudança	Exemplo	Recomendação de CIQ	Recomendações de teste
	Mudanças da configuração do painel sem mudar a forma de informar o resultado	Troca de painel pelo fabricante, mas sem inclusão de novas drogas ou mudanças nos pontos de corte (adição ou retirada de uma diluição do painel, sem alterar os pontos de corte)	Realizar o controle de qualidade por 1 dia e voltar ao controle semanal	NA
	Atualização de software	Sistema de regras de especialistas atualizado ou expandido ou mudanças relacionadas ao resultado do teste de sensibilidade	Realizar CIQ diário por 5 dias e depois passar para o teste semanal	Revisar as mudanças específicas para determinar se existe necessidade de verificação. Pode ser necessário realizar a verificação do SIL. Monitorar todos os antimicrobianos e não somente os que foram alterados com a atualização do *software*
	Mudança do equipamento verificado para nova área	Transferência do equipamento automatizado de identificação e teste de sensibilidade para outra sala ou prédio	Sugestão: realizar o CIQ dos cartões/painéis durante 5 dias e voltar para o CIQ semanal	Testar as cepas de CIQ de todos os diferentes cartões/painéis de sensibilidade utilizados durante 5 dias seguidos

ANTB = antibiograma; SIL = sistema de informática do laboratório; NA = não aplicável; CIQ = controle interno da qualidade.

QUADRO 1.8 – Resumos dos requisitos de desempenho dos testes de sensibilidade.

Requisito	Definição	Requisitos estabelecidos pelo FDA para aceitação dos testes dos fabricantes e aceitação mínima de verificação do laboratório
CE	Concordância essencial de ± 1 diluição entre o teste e a referência	≥ 90%
CC	Concordância de categoria entre o teste e o resultado do método de referência	≥ 90%
EMG	Resultado do teste = S, referência = R (falsa sensibilidade)	≤ 1,5%*
EG	Resultado do teste = R, referência = S (falsa resistência)	≤ 3%**
Reprodutibilidade	Mínimo de 10 microrganismos para o qual o antimicrobiano é indicado Estratégia alternativa seria usar 25 microrganismos e alguns estudos adicionais	≥ 95%
CQ	Mínimo de 20 resultados por cepa de CQ	≥ 95%
Taxa de crescimento	Cada gênero ou espécie testada deve exibir uma taxa de crescimento aceitável para o antimicrobiano testado	≥ 90%

Adaptado do CLSI M52, 1st ed. FDA = *Food and Drug Administration*, órgão dos EUA que regulamenta os testes em questão; EMG = erros muito graves; EG = erros graves; CQ = controle de qualidade; *baseado no número de cepas resistentes; **baseado no número de isolados sensíveis.

No caso do novo teste que será comparado com o método em uso, podemos verificar de duas maneiras: comparar o novo teste com o método utilizado no laboratório, ou comparar com um método de referência, mesmo que esse não seja utilizado pelo laboratório. Dependendo da decisão, o número de testes/cepas pode variar.

Para esse tipo de verificação, utilizar cepas sensíveis e resistentes de isolados clínicos relevantes apropriados para cada grupo de antimicrobianos rotineiramente utilizados, assim como cepas que apresentam mecanismos de resistência importantes.

Microrganismos que vamos utilizar:

- Cepas-padrões de coleções conhecidas e bem caracterizadas: ATCC® ou NCTC.
- Cepas de controle externo (ensaio de proficiência).
- Cepas isoladas de pacientes – podem ser utilizadas para verificar a reprodutibilidade e detecção de perfis de resistência (MRSA, produção de carbapenemase, desde que essa resistência tenha sido confirmada).
- Importante incluir cepas com fenótipos de resistência comuns na instituição, como MRSA, ESBL, KPC, AmpC e teste de indução(D-teste) positivo.

a) Teste sem comparar com um método de referência, apenas com o método em uso no laboratório

Esse teste é adequado para laboratórios que isolam na rotina microrganismos com baixo percentual de resistência, como, por exemplo, em laboratórios que recebem amostras ambulatoriais ou em pequeno volume. Podemos realizar o teste utilizando cepas ATCC® ou NCTC e cepas de padrão conhecido.

Acurácia/concordância: 30 isolados diferentes *vs.* antimicrobiano/painel ou cartão. Podemos incluir uma mesma espécie, mas com padrão de sensibilidade diferente – *S. aureus* sensível, que pode ser uma ATCC® ou NCTC e um *S. aureus* resistente a OXA, ou D-teste positivo.

Reprodutibilidade: 5 isolados diferentes em triplicata (3 vezes no mesmo dia) durante 3 a 5 dias (total de 45 testes ou 75 testes). A decisão de fazer 3 ou 5 dias cabe ao laboratório e deve estar descrita no plano de verificação. A decisão vai depender do custo do teste, da possibilidade de ter pessoal técnico para realizar o teste e o tempo que temos para realizar a verificação.

Dos 30 isolados utilizados no teste de acurácia podem ser retirados os 5 que iremos fazer a reprodutibilidade, restando 25 isolados diferentes.

b) Recomendações para teste comparando com um método de referência

Em geral, os microrganismos isolados em laboratórios hospitalares apresentam mecanismos raros de resistência aos antimicrobianos ou uma diversidade de fenótipos de resistência. A análise deve ser realizada comparando com um método de referência e o número de cepas deve ser aumentado, procurando fenótipos de resistência importantes.

Acurácia/concordância: 100 isolados diferentes *vs.* antimicrobiano/painel ou cartão. Podemos incluir uma mesma espécie, mas com padrão de sensibilidade diferente – *S. aureus* sensível a todos os antimicrobianos, que pode ser da coleção ATCC® ou NCTC e *S. aureus* resistente a OXA, ou D-teste positivo. Incluir diferentes perfis de resistência e resistências raras (pelo menos 50% das cepas devem conter algum mecanismo de resistência).

Reprodutibilidade: 5 isolados diferentes em triplicata (3 vezes no mesmo dia) durante 3 a 5 dias (total de 45 testes ou 75 testes). A decisão cabe ao laboratório e deve estar descrita no plano de verificação. A decisão vai depender do custo do teste, da possibilidade de ter pessoal técnico para realizar o teste e o prazo para realizar a verificação.

Concordância de categoria (CC), concordância essencial (CE), erros muito graves (EMG), erros graves (EG), erros menores (Em) e reprodutibilidade

Nos testes de sensibilidade, outros parâmetros devem ser avaliados além da acurácia e reprodutibilidade, utilizado o mesmo número de cepas já testadas para os estudos citados acima.

a) **Concordância de categoria (CC)**

Concordância entre os resultados S, I, R entre o método em avaliação e o método em uso (ou com os resultados da ATCC® ou NCTC), utilizando os critérios da norma em uso vigente (CLSI, EUCAST/BrCAST).

$$CC = \frac{\text{N}^{\underline{o}} \text{ de resultados concordantes (S, I ou R)}}{\text{N}^{\underline{o}} \text{ total de resultados}} \times 100$$

Resultado esperado: ≥ 90%.

b) **Concordância essencial** (CE)

Concordância de ± 1 diluição entre o método em teste e o método em uso (ou com os resultados esperados da ATCC®), utilizando os critérios da norma em uso vigentes (CLSI, EUCAST/BrCAST).

$$CE = \frac{\text{N}^{\underline{\text{o}}} \text{ de comparações com mesma diluição ou desvio de } \pm 1 \text{ diluição}}{\text{N}^{\underline{\text{o}}} \text{ total de resultados*}} \times 100$$

O total testado* pode ser calculado para todos os microrganismos e antimicrobianos combinados ou para cada antimicrobiano isolado. Quando testando antifúngicos, essa diferença pode ser de ± 2 diluições.

Resultado esperado: ≥ 90%.

c) **Erros muito graves, graves ou menores**

Erros muito graves – o resultado do método em teste é **sensível** e o método em uso é **resistente,** sendo que esse resultado resistente foi comprovado com um método de referência. Clinicamente, erros muito graves são os mais sérios e com alto impacto e somente podem ser detectados testando microrganismos sabidamente resistentes para cada antimicrobiano. Para um número de aproximadamente 35 cepas resistentes, calcular a taxa de erros muito graves usando o número total de cepas resistentes no denominador em vez do número total de cepas testadas.

$$\textbf{EMG} = \frac{\text{N}^{\underline{\text{o}}} \text{ de discrepâncias (erros muito graves)}}{\text{N}^{\underline{\text{o}}} \text{ total de microrganismos resistentes testados pelo método em teste e comprovado pela referência}} \times 100$$

Resultado esperado: ≤ 3% (mínimo de 35 isolados resistentes testados).

Erros graves – o resultado do método em teste é **resistente** e a referência **sensível.**

$$\text{EG} = \frac{\text{Número de discrepâncias (erros graves)}}{\text{Número total de microrganismos sensíveis pelos dois métodos}} \times 100$$

Erros menores – o resultado do método em teste é **intermediário** e o método de referência é **sensível** ou **resistente**

$$\textbf{Em} = \frac{\text{Número de discrepâncias (erros menores)}}{\text{Número total de microrganismos testados}} \times 100$$

Resultado esperado – erros graves ≤ 3%, combinação de EG e Em ≤ 7% (mínimo de 100 cepas testadas).

d) **Reprodutibilidade**

Deve ser ≥ 95% incluindo concordância de categoria e essencial.

O total testado pode ser calculado para todos os microrganismos e antimicrobianos combinados ou para cada antimicrobiano.

Se os resultados estiverem fora dos limites esperados, devem ser tomadas ações corretivas e novo teste deve ser realizado com no mínimo 20 microrganismos (utilizar os microrganismos que apresentaram o problema no teste) e, se mesmo assim não estiver adequado, o teste deve ser rejeitado.

> Falhas no crescimento detectadas durante a avaliação do sistema não devem exceder 10% do total de cepas testadas.
> Qualquer erro fora dos limites estipulados requer ação corretiva em conjunto com o fabricante. Após ação corretiva, deve ser feita nova avaliação com um mínimo de 20 isolados apropriados que demonstre que a falha detectada foi corrigida.

• **Verificação de um novo sistema para hemocultura**

Realizar a verificação de um sistema de hemocultura é uma das tarefas mais trabalhosa e onerosa para o laboratório de microbiologia, uma vez que uma das formas de realizar o estudo seria o de coletar amostras em duplicata de cada paciente, o que não é possível de ser realizado. Além disso, a positividade da hemocultura e o índice de isolamento de patógenos clinicamente significativos são baixos, o que dificulta a obtenção de um número suficiente de amostras positivas para análise comparativa entre as metodologias.

O estudo de verificação de um equipamento de hemocultura deve responder:

1. O meio de cultura que será utilizado permite o crescimento dos microrganismos mais frequentes na população em que o laboratório está localizado?
2. O sistema irá detectar a maioria dos microrganismos no tempo adequado?

Para responder a estas perguntas o protocolo que sugerimos é o de inoculação de microrganismos em frascos de hemocultura.

Procedimento

Selecionar de 15 a 20 isolados diferentes, escolher os microrganismos mais frequentes na sua população, incluindo gram-positivos, gram-negativos e leveduras; o ideal é utilizar cepas isoladas de pacientes. Adicionar um volume de sangue em cada frasco além do inóculo bacteriano para completar o volume recomendado.

Preparar uma suspensão de 0,5 de McFarland de cada um dos microrganismos. Fazer diluições seriadas conforme especificadas na figura 1.17. O ideal é inocular no frasco de hemocultura uma concentração de 5 a 30UFC para simular uma concentração baixa de microrganismos, como o que encontramos em casos de bacteriemias.

Inocular 1ml do tubo 3 no frasco de hemocultura e adicionar 9ml de sangue. Inocular 10µl do inóculo do tubo 3 em uma placa de AS ou meio específico para o crescimento do microrganismo e incubar em atmosfera adequada. Esse inóculo na placa é para verificar que temos microrganismos viáveis no tubo 3.

Os frascos devem ser colocados no equipamento e mantidos de acordo com o protocolo de 5 dias ou 7 dias (leveduras).

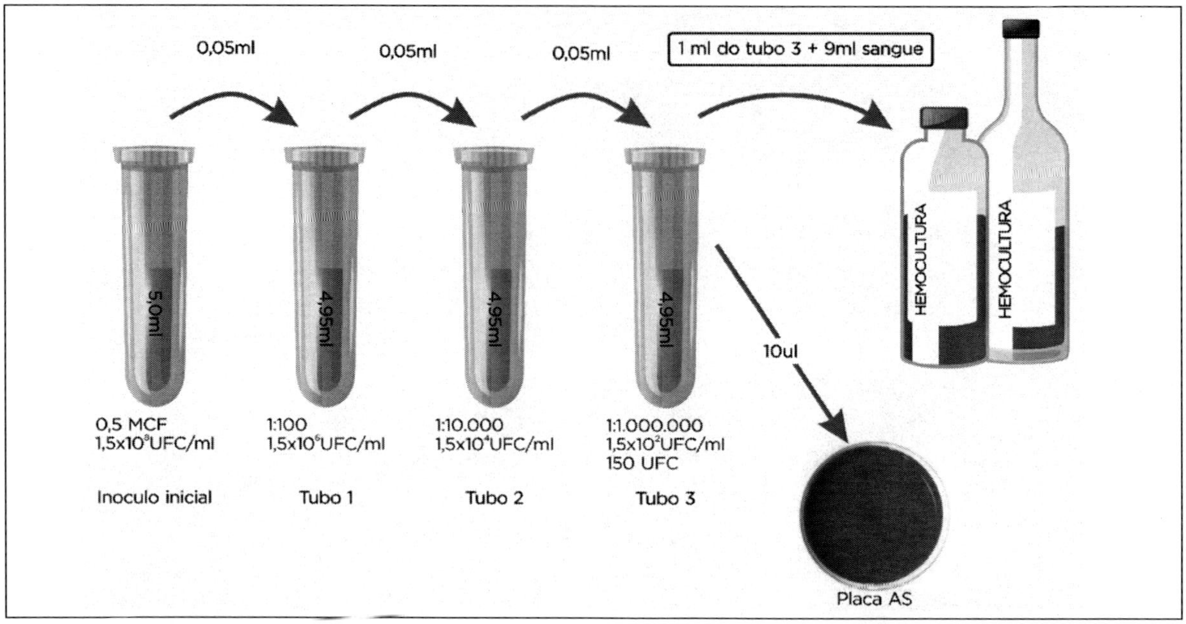

FIGURA 1.17 – Esquema de preparação do inóculo dos microrganismos para estudo de verificação do equipamento de hemocultura. MCF = escala de McFarland, inóculo inicial 1,5 × 10^8UFC/mL.Ilustração de Lívia Scheffer Santos.

O sistema é considerado verificado se todos os microrganismos são detectados e no tempo adequado. O resultado esperado é que $\geq$ 95% dos microrganismos sejam detectados em até 3 dias. Para verificar se o sistema irá detectar no tempo adequado, sem deixar de detectar nenhum dos microrganismos, realizar subcultivo das amostras negativas. O total de amostras que devem ser subcultivadas vai depender do seu índice de positividade. Em um laboratório com índice de positividade ao redor de 10%, para detectar 10 amostras positivas devemos semear no mínimo 100 amostras. O ideal é semear ao redor de 200 amostras. Esse teste vai ser realizado com o sistema já implantado e subcultivando as amostras dos pacientes. A inoculação da placa pode ser realizada conforme figura 16.2 (Capítulo 16).

- **Validação de testes desenvolvidos em laboratório (in house)**

Qualquer teste desenvolvido pelo laboratório sem registro comercial aprovado necessita de teste de validação. Os critérios devem ser os mesmos aplicados para teste, com alguma modificação na bula.

A documentação deve incluir, no mínimo:

- Descrição e registro de todas as etapas do processo realizado.
- Especificação e sistemática utilizada para aprovação do que foi avaliado (insumo, reagente, equipamento).
- Especificar no laudo que o teste é preparado/modificado e validado pelo laboratório.

VALIDAÇÃO DE UM TESTE OU MÉTODO

Conforme descrito anteriormente neste capítulo, o laboratório de microbiologia deve ter um sistema de monitoramento contínuo para assegurar a qualidade dos processos. Após o processo de verificação ter sido aprovado, é essencial que sejam definidas as metodologias para a validação, que nada mais é que o controle de qualidade contínuo ou controle interno da qualidade.

A validação é definida como um processo contínuo para garantir a qualidade dos equipamentos, insumos e métodos. Esse processo é necessário para verificar se o teste está entregando os resultados corretos durante a rotina de uso. A frequência de realização da validação dos testes irá depender do que for estabelecido pelo fabricante ou por literatura de referência.

Componentes para o processo de validação

Controle de qualidade dos meios de cultura, *kits*, antissoros e outros – as cepas utilizadas devem ser definidas pelo fabricante dos testes a serem validados. Se possível, usar cepas ATCC® ou NCTC ou outra fonte de referência. Quando cepas da rotina forem utilizadas, essas devem ter um registro das características bioquímicas. A frequência dos testes e as ações a serem tomadas após falha no controle devem ser conforme recomendações do fabricante ou outra referência reconhecida.

Controle de qualidade dos reagentes – devem ser registrados com o número de lote, data do preparo, condições de estocagem etc. A frequência do controle deve ser conforme as recomendações do fabricante ou outra fonte de referência reconhecida.

Manutenção de cepas-padrões para o controle de qualidade – o pessoal do laboratório deve garantir a integridade das cepas de referência que irá utilizar armazenando de forma adequada. Deve determinar quais as cepas que irá utilizar para os testes e a frequência dos testes baseados nas normas e publicações existentes. Muitas vezes, o fabricante do *kit* ou equipamento informa as recomendações de uso das cepas. Para mais informações de como manter as cepas, consultar o Capítulo 33.

Ensaios de proficiência – vários ensaios de proficiência estão disponibilizados por meio de programas de qualidade (Controlab-SBPC, PNCQ-SBAC, CAP-*College of American Pathologists*) e são conhecidos também como controle de qualidade externo. O laboratório deve participar de algum desses programas de controle externo de qualidade que englobem a maioria dos testes realizados.

Avaliação da competência dos colaboradores – manter registro que comprove que as pessoas estão treinadas para realizar os testes de rotina ou que os novos colaboradores foram treinados e capacitados nas diferentes rotinas.

Calibração dos instrumentos – certos instrumentos requerem validação em intervalos de tempo, conforme a recomendação do fabricante.

Comparação de testes ou equipamentos

Diferentes metodologias ou diferentes equipamentos que realizam um mesmo teste necessitam de uma avaliação periódica entre si. Essa sistemática é definida como **controle interequipamento.** Se o laboratório realiza o mesmo teste em diferentes unidades de processamento, utilizar a mesma sistemática de avaliação que demonstre a equivalência dos resultados. Esse processo deve ser realizado ao menos 2 vezes ao ano. Podem ser utilizadas amostras de pacientes/cepas ou amostras de controles de qualidade externos.

Validação de metodologia quando não se tem disponível um controle de qualidade dos reagentes e/ou testes de proficiência

Tais situações incluem métodos de pouco uso ou raros, métodos relativamente novos, métodos de difícil padronização ou métodos de baixa sensibilidade ou especificidade. Exemplo: isolamento de *H. ducreyi*, cultura para *Acanthamoeba* etc.

Se a demanda do teste for muito baixa, é interessante avaliar o custo-benefício em disponibilizar o teste no laboratório.

Alternativas utilizadas para a validação desse tipo de teste são:

- Dividir a amostra e encaminhar uma parte a um laboratório de referência para comparar os resultados. Realizar o teste pelo menos duas vezes ao ano. Esse laboratório de referência deve ter certificação/acreditação de qualidade.
- Avaliação do teste realizado por mais de dois profissionais sem o conhecimento deles. Realizar esse procedimento periodicamente, não há necessidade de avaliar o teste a cada amostra.
- Preparar controles positivos e negativos com amostras conhecidas do laboratório. Esse procedimento funciona bem para testes com grande demanda e para os testes que apresentam alta positividade.
- Adquirir uma amostra conhecida de um laboratório de referência e utilizá-la como padrão de referência.

III – GESTÃO DE COMPETÊNCIAS EM LABORATÓRIO DE MICROBIOLOGIA

INTRODUÇÃO

A gestão da qualidade do laboratório está pautada no treinamento efetivo dos colaboradores para garantir o resultado final das análises microbiológicas, apoiado na verificação periódica das competências adquiridas no treinamento.

A gestão de competências dos colaboradores pode ser dividida em:

- Treinamento/capacitação – em que o colaborador adquire a informação necessária para desempenhar suas funções.
- Avaliação das competências – avaliação realizada com o colaborador para verificar se o profissional que foi treinado adquiriu o conhecimento correto e se continua capacitado a realizar todos os procedimentos para os quais foi habilitado e autorizado a desempenhar.

Para manter este programa de gestão sustentável, há necessidade de realizar periodicamente uma avaliação de competência da equipe de colaboradores da empresa. A figura 1.18 mostra

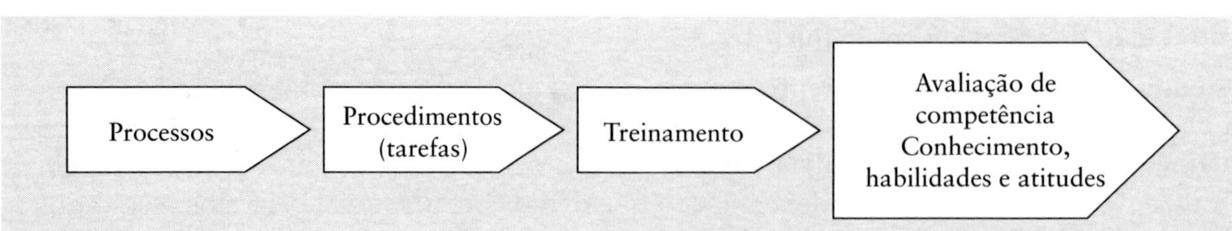

FIGURA 1.18 – Sequência de eventos necessários para um programa de treinamento e de avaliação de competência.

a sequência de eventos necessários para desenvolver um bom programa de treinamento e avaliação de competência.

Antes de realizar qualquer treinamento, é necessário ter uma organização interna dos processos e procedimentos (fluxo de trabalho) descritos para que possam ser passados para o colaborador, sempre alinhado à descrição das tarefas conforme as mencionadas nas descrições de cada cargo da empresa.

Definições

Treinamento – processo de aquisição de informações detalhadas sobre os processos ou procedimentos.

Competência – aplicação do conhecimento adquirido com o treinamento (envolve habilidades e atitudes – querer fazer).

Avaliação de competência – tipo de teste ou avaliação para verificar se os conhecimentos foram adquiridos. Esta avaliação pode ser:

- Avaliação de competência inicial – primeira avaliação de competência após um treinamento.
- Avaliação de competência contínua (semestral e/ou anual) – verifica se os conhecimentos e atitudes adquiridos estão seguindo os procedimentos de acordo com os padrões estabelecidos.

O novo colaborador ou o colaborador que irá realizar um novo procedimento deve ser avaliado após seis meses da avaliação inicial de competência. Para avaliação da competência de colaboradores que executam os procedimentos há mais de seis meses, a avaliação pode ser realizada pelo menos uma vez ao ano e sempre que necessário.

Avaliação de desempenho – processo que revê a atividade produtiva e a contribuição dos colaboradores para o alcance dos objetivos da empresa. Avalia o indivíduo inserido no seu trabalho visualizando suas atitudes para com a empresa e o cumprimento das metas estabelecidas.

Para entender melhor os processos envolvidos na gestão de competências, é necessário fazer uma diferenciação entre educação, treinamento e competências.

- **Educação *vs.* treinamento**: em geral, educação é o que recebemos no ambiente acadêmico e treinamento é o que recebemos no ambiente profissional. A educação fornece conhecimento, e o treinamento, habilidades para pôr em prática o conhecimento adquirido.
- **Avaliação de competência *vs.* desempenho**: avaliação de competência é verificar se o indivíduo está capacitado a exercer determinada função para a qual foi treinado. Avaliação de desempenho verifica como é a atuação do colaborador no ambiente de trabalho realizando essa atividade.

Quando um novo teste é introduzido na rotina, o supervisor ou pessoa designada deve fazer o treinamento dos colaboradores sobre a forma adequada de realizar o novo teste. A avaliação de competência tem por objetivo garantir que o profissional que foi treinado está ou continua capacitado a realizar todos os procedimentos para os quais foi habilitado e autorizado a desempenhar.

TREINAMENTO DO PROFISSIONAL

O treinamento deve ser realizado para novos colaboradores, para todos os colaboradores quando existe mudança técnica e quando é detectado um problema e que precisa de reciclagem (Figura 1.19).

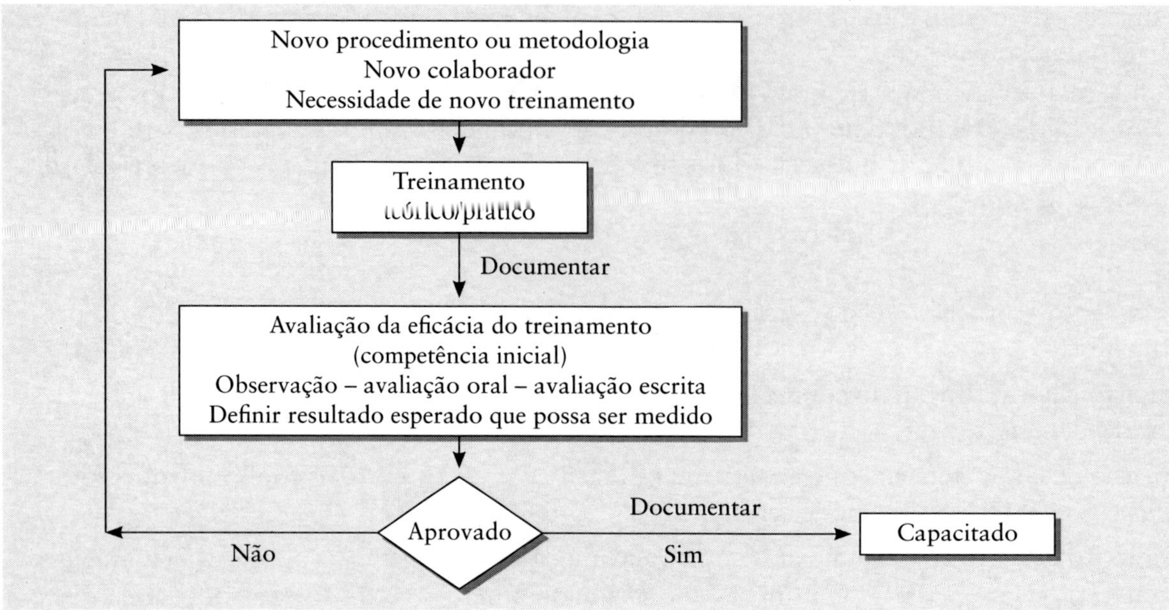

FIGURA 1.19 – Esquema para treinamento e avaliação de competência inicial dos colaboradores do laboratório.

Para padronizar o treinamento, é fundamental ter um roteiro ou guia de treinamento (Figura 1.20) para cada processo ou procedimento que deve conter as informações de como será realizado o processo. Esse guia também tem como objetivo padronizar o treinamento interno para que cada treinador sempre passe a mesma informação para o colaborador que está sendo treinado, independente de quem seja.

Descrição dos itens do guia de treinamento

Objetivo – é o produto final do treinamento. O que vou saber no final do treinamento?

Método – sinaliza como será realizado o treinamento.

Materiais/documentos – sinaliza todos os tipos de materiais que podem ser utilizados para realizar o treinamento em questão. Podem ser artigos científicos, informações (bula) do fabricante ou manuais internos do laboratório. É importante que esses materiais estejam sempre disponíveis para o colaborador consultar durante e após o treinamento.

Avaliação do treinamento/competência inicial – todo treinamento deve ser avaliado quanto à eficácia, ou seja, se os objetivos foram alcançados. Para isso, existem alguns métodos eficientes que podem ser empregados que são: as avaliações com observação direta, escrita e/ou oral. A avaliação deve demonstrar que o colaborador está apto para detectar 100% dos procedimentos incorretos das fases pré-analítica, analítica e pós-analítica e o impacto que pode causar no resultado da cultura. Deve demonstrar conhecimento dos critérios de aceitabilidade das amostras.

O colaborador, após o treinamento, deve estar apto para realizar todo o procedimento de identificação, interpretação e liberação dos resultados de pelo menos 50 culturas com um mínimo de 25 amostras positivas (exemplo para um analista clínico).

Descrição do processo – neste item deve ser descrito o passo a passo do processo que nada mais é do que as etapas/atividades que devem ser ensinadas ao colaborador.

Guia de Treinamento **Documento**
Número:
Tema/Atividade/Procedimento: Sistema Automatizado Bactec FX
Objetivo: capacitar o colaborador a utilizar o equipamento e resolver problemas simples de funcionamento
Método: ( ) Leitura ( ) Prática ( ) Computador ( ) Autoestudo ( ) Observando
Materiais/documentos: ( ) POP, ITR ( ) Manual de operação ( ) Bula do produto ( ) Artigos científicos ( ) Livro texto ( ) Vídeo ( ) Prática no equipamento ( ) Outros: ___________
Avaliação do treinamento: ( ) Observação direta ( ) Avaliação escrita ( ) Avaliação oral ( ) Outros: ______

Descrição do processo	Data	Instrutor	Visto Treinado
Realizar manutenção			
• Manutenção diária - Backup - verificação de luzes - verificação de luzes sinalizadoras - verificação do papel da impressora - verificação da temperatura (interna e marcador eletrônico) • Manutenção semanal - troca de posição do termômetro interno • Manutenção mensal - limpeza de filtros			
Emitir relatórios			
• Relatório de histórico de frascos • Relatório de amostras negativas • Relatório de amostras positivas • Pesquisa de gráfico de positividade			
Descrição das telas do sistema			
Tela principal Cadastro de frascos "Culture" Pesquisa "Query" Utilidades "Utilites" "Plot" Manutenção Atividades			
Resolver problemas			
• Frascos anônimos • Erros no sistema • Frascos que não estão no equipamento • Frascos mal colocados • Tela não funcionando			
Comunicação com o LIS do laboratório			
• Verificar comunicação • Verificar cadastro do frasco no Bactec e LIS			
Fluxograma de trabalho diário			
• Retirada de frascos • Entrada de frascos • Manutenção • Impressão de relatórios • Desprezar frascos negativos • Guardar frascos positivos			
Impressora			
• Troca de papel • Troca de cartucho			

FIGURA 1.20 – Exemplo de alguns itens que devem constar de um guia de treinamento para o equipamento Bactec FX. POP = procedimento operacional padrão; ITR = instruções de trabalho.

É sempre importante manter um registro da competência do colaborador que ministrou o treinamento para melhor acompanhamento do processo. Podem existir situações em que o treinamento não foi bem realizado e isso só será observado quando da avaliação do colaborador treinado e da avaliação do treinador responsável pelo treinamento (Figura 1.21).

COMO FAZER A AVALIAÇÃO DE COMPETÊNCIA

Tipos de avaliação

A avaliação de competência é realizada para verificar se o colaborador está preparado para realizar a rotina que foi treinado e também se os colaboradores que já estão capacitados nas rotinas ou técnicas estão realizando-as de acordo com o descrito nos procedimentos.

Formulário de avaliação do treinador

Documento:

Avaliação da experiência do treinador no treinamento

Colaborador: Data:

Item	**Sim ou Não**	**Comentários**	**Pontuação** **1 = insatisfatório** **2 = satisfatório** **3 = muito bom**
Foi mostrado onde obter as informações para realizar o processo?	S		3
O processo foi explicado de forma clara?	S		2
O processo foi demonstrado de forma clara?	S		2
Foi mostrado onde conseguir insumos e equipamentos para realizar o processo?			
Foi dado tempo suficiente para praticar?			
O treinador foi acessível?			
Você se sentiu confortável em fazer perguntas?			
Se o treinador não sabia a resposta para uma pergunta, ele(a) conseguiu encontrar a informação?			
Ao fazer o procedimento, você foi corrigido de forma respeitosa?			
Você obteve *feedback* construtivo e no momento certo?			
Você se sentiu confortável realizando o procedimento sozinho?			
Você foi questionado para poder verificar seu conhecimento e entendimento do processo?			
Resultado esperado Resultado alcançado			

FIGURA 1.21 – Sugestão de formulário para avaliação do treinador.

As avaliações podem ser feitas pelo método da observação direta, avaliação escrita e avaliação oral.

- A **observação direta** (Figura 1.22) é bastante efetiva e tem a vantagem de visualizar o que não estiver sendo realizado de acordo com o procedimento, podendo ser corrigido na prática e no momento, o que auxilia muito a evitar erros. Para permitir que várias pessoas capacitadas possam aplicar a avaliação pela observação direta sugerimos fazer uma lista das atividades que devem ser observadas. Esse *checklist* auxilia o avaliador a observar cada item importante naquela rotina. Para manter uma lógica, os itens observados na avaliação devem ser os mesmos colocados no guia de treinamento. O supervisor ou designado que está realizando a observação do colaborador deve manter uma postura construtiva para que o processo seja o mais natural possível.
- A **avaliação escrita** deve ser aplicada quando é necessário verificar, além da técnica, o raciocínio do colaborador sobre a rotina que foi ensinada (Figura 1.23). Em geral, a avaliação escrita pode causar um certo desconforto por lembrar uma prova, mas deve ser encarada como uma forma de aprendizado pelo colaborador para ampliar seu raciocínio lógico sobre a rotina. A avaliação para ter esse caráter educacional deve conter perguntas:
  - Teórica do processo: irá verificar se o colaborador entendeu o fundamento do processo ou teste.
  - Técnicas: que demonstre que o colaborador entendeu os passos do processo.
  - Interpretativa: que permite verificar se o colaborador consegue chegar à conclusão mediante os resultados do teste ou processo.
  - Resolução de problemas: permite verificar o raciocínio lógico do colaborador, se tem capacidade de fazer uma análise crítica e mostrar habilidade na resolução de problemas do dia a dia relacionada com o que foi ensinado.
- A **avaliação oral** é útil para avaliar treinamentos com pouca atividade operacional e mais atividade de raciocínio ou quando a avaliação deve ter sua conclusão imediata. As perguntas podem ser as mesmas aplicadas na avaliação escrita.

Todo plano de treinamento deve ter definido o resultado esperado da avaliação de competência inicial que possa ser mensurado.

Em algumas avaliações de competências, como, por exemplo, após treinamento em microscopia pelo método de Gram ou interpretação do crescimento e liberação de resultados das rotinas de cultura de urina, o resultado esperado de uma avaliação de competência deve ser de, no mínimo, 90% de acerto. O colaborador então estará apto para realizar o procedimento sozinho, demonstrando todas as competências para a liberação de um resultado confiável, visando à segurança do paciente.

Responsabilidade, frequência e documentação

É de responsabilidade do supervisor ou colaborador designado ter um plano de avaliação de competência e desempenho dos colaboradores, assim como um cronograma definindo sua frequência e o resultado alcançado. As avaliações devem ser pelo menos semestrais durante o primeiro ano em que o colaborador estiver realizando os testes, seguido de uma avaliação anual. Lembrando que colaboradores com mais tempo de casa também devem ser periodicamente avaliados para verificar se existem desvios nos processos.

AVALIAÇÃO DE DESEMPENHO

A avaliação de desempenho faz parte das práticas de algumas empresas para administrar suas operações com excelência. A avaliação pode ser feita pela própria pessoa (autoavaliação), pelo

Checklist de Observação Direta	Documento Número:				
Checklist de Observação Direta do Treinamento: Bactec FX					
Colaborador:	Observado por:				
O colaborador completa e corretamente	1	2	3	4	5
	S/N	S/N	S/N	S/N	S/N
1. Realizou a manutenção diária?					
2. Realizou a manutenção semanal?					
3. Realizou a manutenção mensal?					
4. Emitiu os relatórios apropriados?					
5. Mostrou conhecimento das telas do sistema?					
6. Resolveu problemas de frascos anônimos?					
7. Resolveu problemas de frascos faltando?					
8. Resolveu erro do sistema?					
9. Resolveu problemas de frascos mal colocados?					
10. Verificou a comunicação com o LIS?					
11. Realizou o fluxo de trabalho diário?					
12. Resolveu problemas com a impressora?					
13. Realizou as funções solicitadas conforme as normas de segurança estabelecidas na seção?					

Número de observações: 5 dias		
	SIM	NÃO
Colaborador apto a realizar o procedimento ou processo?		

Assinaturas	
Observador:	Colaborador:
Data:	

Ações de correção:

Ações de correção completadas:	
Data:	Observador:

FIGURA 1.22 – Sugestão de *checklist* para observação direta da rotina de uso do equipamento de hemocultura Bactec.

Formulário de avaliação escrita de treinamento

Documento número:

Avaliação de treinamento: **Bactec FX**
Resultado esperado: 80% das respostas corretas
Colaborador: Data:

Pergunta teórica: Qual é o método que este equipamento utiliza para realizar a análise das amostras?

Pergunta técnica: Como são diferenciados os frascos aeróbios dos anaeróbios?

Pergunta interpretativa: O relatório de amostras positivas mostra no final uma data e horário. O que significa?

Resolução de problema: O equipamento mostra um erro e você identificou como sendo um erro do sistema. Como você resolve este erro?

Número de corretas:	Número de incorretas:	
Identificada a necessidade de melhoria:	☐ SIM	☐ NÃO
Ações:		
Revisado por:	Data:	

FIGURA 1.23 – Sugestão de avaliação escrita para o treinamento do equipamento de hemocultura.

superior imediato, pelo colaborador e pelo superior, pela equipe na qual ele trabalha (360°) ou pelos parceiros. Das diferentes formas de realizar a avaliação, as autoras consideram interessante a avaliação pelo colaborador e pelo superior. A avaliação deve ser o momento em que é dado o *feedback* ao colaborador sobre seu desempenho como um todo. O *feedback* (negativo ou positivo) torna-se indispensável para o bom funcionamento da empresa, bem como para seu crescimento saudável, com base em conquistas conjuntas, tanto dos líderes como dos colaboradores.

A avaliação de desempenho deve conter alguns critérios e ser baseada na descrição das competências necessárias para cada cargo existente no laboratório que em geral estão inseridas na descrição de cargos.

Em geral, as competências podem ser divididas em básicas, de gestão e específicas. Nas descrições de cada competência devem constar habilidades, capacidades, necessidades e características específicas do colaborador para exercer as atividades na empresa como um todo, descrições de comportamentos e de metas e resultados esperados (Figura 1.24).

	Descrição	Avaliação				
Competência básica		Sempre ultrapassa	Às vezes ultrapassa	Satisfaz	Às vezes abaixo	Sempre abaixo
Comprometimento	Demonstra empenho no alcance dos objetivos da empresa					
	Demonstra dedicação no alcance dos objetivos da empresa					
Foco em resultados	É responsável na utilização correta dos recursos da empresa					
	Desempenha seu trabalho com padrões elevados de organização					
Excelência técnica	Realiza seu trabalho com rigor e precisão					
	Busca sempre a atualização do conhecimento e informações da sua área de atuação					
	Descrição	Avaliação				
Competências específicas		Sempre ultrapassa	Às vezes ultrapassa	Satisfaz	Às vezes abaixo	Sempre abaixo
Análise de solução de problemas	Entende as situações de problemas e mostra soluções					
	É hábil em lidar com fatos e dados complexos					
Comprometimento						
Foco em resultados						
Excelência técnica						

FIGURA 1.24 – Exemplo de alguns tópicos que podem estar incluídos em uma avaliação de desempenho.

Alguns exemplos de características de cada competência:

- Competências básicas – comprometimento, foco no cliente, excelência técnica.
- Competências de gestão – gestão de pessoas, gestão administrativa, tomada de decisão, visão ampla.
- Competências específicas – de cada área (área técnica).

REFERÊNCIAS BIBLIOGRÁFICAS

Barcelos F, Aquino LJ. Tratado de análises clínicas. 1ª ed. Rio de Janeiro: Atheneu; 2018.

Brasil. Ministério da Saúde. Microbiologia Clínica para o Controle de Infecções Relacionadas à Assistência à Saúde: Biossegurança e Manutenção de Equipamentos em Laboratório de Microbiologia Clínica, Módulo 1. Brasília, DF; 2010.

Brasil. Ministério da Saúde. Resolução RDC nº 302, de 14 de outubro de 2005 – Regulamento Técnico para funcionamento de Laboratórios Clínicos.

Clark RB, Lewinski MJ, Loeffelholz, Tibbetts RJ. Cumitech 31A. Verification and validation of procedures in Clinical Microbiology Laboratory. Washington, DC: American Society for Microbiology; 2009.

CLSI. Quality Management System: Continual Improvement. 3rd ed. QMS06-A3. Wayne, Pa: CLSI; 2011.

CLSI. General Laboratory Equipment Performance Qualification, Use and Maintenance. QMS23. Wayne, Pa: CLSI; 2019.

CLSI. Preparation and Testing of Reagent Water in the Clinical Laboratory. 4th ed. GP40-A4. Wayne, Pa: CLSI; 2012.

CLSI. Quality Control for Commercially Prepared Microbiological Culture Media. 3rd ed. M22-A3. Wayne, Pa: CLSI; 2004.

CLSI. A Quality Management System Model for Laboratory Services. 5th ed. QMS01. Wayne, Pa: CLSI; 2019.

CLSI. Developing and Using Quality Indicators for Laboratory Improvement. 2nd ed. QMS12. Wayne, Pa: CLSI; 2019.

CLSI. Training and Competence Assessment. 4th ed. QMS03, Wayne, Pa: CLSI; 2016.

CLSI. Nonconforming Event Management.. 2nd ed. QMS11. Wayne, Pa: CLSI; 2015.

CLSI. Quality Management System: Development and Management of Laboratory Documents. 6th ed. QMS02-A6. Wayne, Pa: CLSI; 2006.

CLSI. Quality Management System: Leadership and Management Roles and Responsibilities; GP38-A. Wayne, Pa: CLSI; 2012.

CLSI. Risk Management Techniques to Identify and Control Error Sources. 2nd ed. EP18-A2. Wayne, Pa: CLSI; 2009.

CLSI. Using Proficiency Testing and Alternative Assessment to Improve Medical Laboratory Quality. 3rd ed. QMS24. Wayne, Pa: CLSI; 2016.

CLSI. Verification of Commercial Microbial Identification and Antimicrobial Susceptibility Testing Systems. 1st ed. M52. Wayne, Pa: CLSI; 2015.

Doern CD. Charting Uncharted Territory: A Review of the Verification and Implementation Process for Matrix-Assisted Laser Desorption Ionization – Time of Flight Mass Spectrometry (MALDI-TOF MS) for Organism Identification. Clin Microbiol Newsletter. 2013;35:9.

Garcia LS. Clinical laboratory management. Washington: ASM Press; 2014.

Leber AL. Clinical microbiology procedures handbook. Vols. 1 e 2. 4th ed. Washington, DC: American Society for Microbiology; 2016.

Meira C, Oliveira D. Qualidade em laboratório clínico. 156 Perguntas e Respostas. São Paulo: Sarvier; 2012.

SBPC/ML. Programa de Acreditação de Laboratórios Clínicos. Regulamento PALC, Sociedade brasileira de Patologia Clínica/Medicina Laboratorial, norma 2016. [Internet]. Disponível em: http://www.sbpc.org.br/upload/conteudo/norma_palc_2016_web.pdf. Acessado em 25 de junho de 2019.

Tibbetts R. Verification and validation of tests used in the Clinical Microbiology Laboratory. Clin Microbiol Newsletter. 2015;37:19.

2
CAPÍTULO

Biossegurança em Laboratório de Microbiologia

Biossegurança corresponde às medidas e práticas técnicas, organizacionais e pessoais utilizadas para proteger o profissional e o ambiente de riscos associados às substâncias biológicas patogênicas. É de responsabilidade da direção do laboratório dispor de condições adequadas de segurança para eliminar ou reduzir a exposição dos colaboradores e do meio ambiente ao perigo potencial dos diversos agentes infecciosos.

A segurança para os colaboradores é fornecida pela utilização de técnicas microbiológicas adequadas, uso apropriado de equipamentos de proteção coletiva (EPC) e proteção individual (EPI), vigilância da saúde dos colaboradores e da melhor organização do ambiente de trabalho.

A proteção ambiental à exposição de materiais infectados é realizada pela combinação da prática operacional e do projeto das instalações do laboratório.

Todos os profissionais que trabalham em laboratórios de microbiologia estão diretamente em contato com os mais diversos materiais clínicos e com microrganismos isolados de culturas positivas, portanto há potencialmente grande risco de infecção. O reconhecimento de novos agentes infecciosos, a emergência da resistência microbiana e novos métodos de diagnóstico reforçaram o interesse em melhorar a segurança dos laboratórios de microbiologia.

É importante que cada laboratório desenvolva seu próprio manual de biossegurança que contenha as normas de:

- Segurança geral.
- Química básica.
- Biossegurança.
- Medidas de prevenção de incêndios.
- Uso de equipamentos de proteção individual (EPI).
- Mapeamento de riscos.
- Condutas de limpeza e desinfecção de áreas e equipamentos.

O laboratório deve identificar os perigos a serem encontrados e especificar as práticas e os procedimentos adequados para minimizar ou eliminar os riscos de contaminação. Os colaboradores devem ser treinados periodicamente para reconhecer esses perigos e atuar segundo as Boas Práticas em Laboratório Clínico (BPLC), as normas de biossegurança publicadas no Programa de Prevenção de Risco Ambiental (PPRA), avaliado anualmente, e as normativas da NR-32, Segurança e Saúde no Trabalho em Serviços de Saúde.

Boas Práticas em Laboratórios Clínicos (BPLC):

- Proibido comer, beber, fumar, guardar alimentos e aplicar cosméticos na área técnica.
- Cabelos longos devem estar sempre presos durante a jornada de trabalho.
- Evitar o uso de adornos como joias, bijuterias e outros adereços.
- Crachás de identificação não devem estar presos com cordão em volta do pescoço e por cima do jaleco.
- É vedado o uso de calçados abertos (chinelos e sandálias).
- É obrigatório o uso de EPI de acordo com o processo que está sendo realizado.
- Proibido pipetar com a boca. Utilizar pipetas automáticas.
- É obrigatória a descontaminação das bancadas de trabalho antes e após o desenvolvimento das atividades.
- Proibido reencapar e entortar agulhas após o uso.
- Descartar material perfurocortante em recipiente apropriado.
- Sinalizar as áreas limpas e as contaminadas.
- Os equipamentos devem ser descontaminados antes de ser transportados para fora do local de trabalho.
- Manter organizadas todas as áreas de trabalho.
- Não estocar grandes quantidades de itens contaminados em áreas de trabalho (exemplo: placas com crescimento bacteriano).
- Tirar o jaleco quando sair do setor e colocar em local apropriado. Higienizar corretamente as mãos.
- Segregar e acondicionar adequadamente resíduos biológicos, químicos e ionizantes.
- Depositar todo material contaminado utilizado nas análises microbiológicas em recipientes apropriados para autoclavação prévia, antes do descarte final.
- Lavar as mãos e/ou a superfície da pele imediatamente após contato com amostra biológica, após remover luvas e ao completar qualquer atividade.
- O manuseio das amostras deve ser feito com cuidado para prevenir eventual acidente ou produção de aerossóis.
- Utilizar luvas sempre que necessário

INSTALAÇÕES DO LABORATÓRIO

O projeto das instalações do laboratório de microbiologia é uma importante barreira de proteção para os colaboradores que exercem suas atividades fora ou dentro da área de trabalho. A área física do laboratório deve ser planejada de acordo com os materiais clínicos e os agentes a serem manipulados e seguir as características descritas para cada nível de segurança necessário.

Mais informações sobre um projeto de instalação do laboratório de microbiologia estão descritas no Capítulo 34.

Os microrganismos são classificados em quatro grupos, de acordo com o nível de risco que possuem para causar infecção.

Grupo 1 – microrganismos que raramente causam infecção no homem e animais.

Grupo 2 – microrganismos que podem causar infecção no homem, mas sua disseminação na comunidade é rara. Há tratamento e profilaxia eficiente contra esses microrganismos.

Grupo 3 – fazem parte desse grupo os microrganismos que causam doenças graves no homem, são disseminados de pessoa a pessoa, a disseminação na comunidade é possível, mas existem tratamento e profilaxia eficiente.

Grupo 4 – são microrganismos que causam doenças graves no homem, espalham-se pelo contato entre pessoas, o risco de disseminação na comunidade é alto e não existem medidas terapêuticas ou profiláticas conhecidas.

Níveis de segurança (Quadro 2.1)

Existem quatro níveis de segurança classificados conforme a atividade e o microrganismo de maior risco envolvido no trabalho, segundo a RDC/ANVISA nº 50 da Agência Nacional de Vigilância Sanitária, o CDC (*Center for Disease Control and Prevention*) e o NIH (*National Institute of Health*).

Segurança nível 1 – um exemplo de laboratório nível 1 seria o de uma escola.

- Envolve microrganismos do grupo 1 que são bem caracterizados, que não causam doenças ao homem e com baixo risco para os colaboradores do laboratório e para o meio ambiente.
- Não exige equipamentos especiais de contenção, além da pia para lavagem das mãos e lava-olhos. Barreiras de proteção individual são luvas e jaleco.
- O trabalho é realizado em bancadas abertas seguindo as boas práticas de laboratório.

Segurança nível 2 – um exemplo de um laboratório nível 2 seria o de microbiologia para o diagnóstico de doenças infecciosas, onde são manipulados microrganismos do grupo 2.

- As atividades realizadas nesse nível geralmente apresentam risco moderado para os colaboradores do laboratório e para o meio ambiente.
- Em geral, estão associadas a agentes causadores de doenças infecciosas, por exemplo, vírus da hepatite B, *Salmonella* spp., *Shigella* spp., entre outros.
- Esse nível de segurança é apropriado para a manipulação de derivados de sangue, fluidos corporais ou tecidos nos quais a presença do agente infeccioso é desconhecida.
- Barreiras de proteção individual (luvas, viseira ou óculos de proteção e jaleco) e equipamentos de contenção primária (centrífuga com caçapa protegida e cabine de segurança biológica) devem ser utilizados sempre que houver manipulação em que possa existir risco de formação de aerossóis.

Segurança nível 3 – um exemplo de laboratório nível 3 seria um laboratório (diagnóstico ou pesquisa) que trabalha com os agentes específicos do grupo 3.

- Os microrganismos que devem ser manipulados nesse nível de segurança apresentam risco infeccioso elevado e podem causar doenças sistêmicas sérias e potencialmente letais, por exemplo, *Mycobacterium tuberculosis*, alguns fungos, *Brucella* spp., entre outros.
- Além do uso de EPI, toda manipulação deve ser realizada em cabine de segurança biológica certificada.
- O acesso ao laboratório deve ser controlado, assim como ter um sistema de ventilação especial com pressão negativa.

Segurança nível 4 – um exemplo de um laboratório nível 4 seria onde se trabalha com o vírus de febre hemorrágica, vírus Ebola, entre outros pertencentes ao grupo 4.

QUADRO 2.1 – Resumo dos níveis de segurança recomendados para agentes infecciosos manipulados, as condutas a serem seguidas e os equipamentos de proteção individual e coletiva apropriados.

Nível	Classificação do agente	Agente	Condutas	EPI e EPC	Outras necessidades
1 NB1	Pouca probabilidade de causar doenças ao homem e animais	*Lactobacillus casei*, *Bacillus subtilis* e protozoários de vida livre	Boas práticas de laboratório	– EPI: jaleco, luvas e óculos ou viseira de proteção sempre que necessário	Pia, lava-olhos, capela de exaustão se forem manipulados agentes químicos
2 NB2	Associados a doenças em humanos	Microrganismos causadores de infecções (ex.: *Salmonella*, *Shigella*, entre outros), vírus da hepatite B, HIV	– Condutas do nível 1 – Acesso limitado – Sinalização de infectante – Cuidados com perfurocortantes – Normas para descontaminação – Procedimento de biossegurança disponível e de fácil acesso	– EPC: cabine de segurança biológica (classe II) – EPI: jaleco, luvas e óculos ou viseiras de proteção	– Necessidades do nível 1 – Descontaminação antes do descarte de resíduos (ex.: autoclavação)
3 NB3	Associados a danos potencialmente letais	Todos os agentes mencionados no nível 2, mais *Mycobacterium tuberculosis* e *Brucella* spp., fungos como *Histoplasma*, entre outros	– Condutas do nível 2 – Acesso controlado com antessala – Descontaminação de todo resíduo infectante (ex.: autoclavação)	– EPI do nível 2 – Jaleco adicional (descartável) – Máscara apropriada (N95) – EPC: cabine de segurança biológica classe II dutada para a área externa do laboratório	– Necessidades do nível 2 – Sistema de exaustão controlado e exclusivo de pressão negativa sem recirculação do ar – Dupla porta de acesso com fechamento controlado – Antessala com pia para lavagem das mãos (na saída do NB3)
4 NB4	Associados a alto risco de transmissão por aerossóis ou risco de transmissão desconhecida	Exemplos de agentes: arenavírus (Lassa, Junin, Machupo), filovírus(Ebola)	– Condutas do nível 3 – Troca de roupa na entrada – Ducha na saída – Descontaminação do resíduo antes de sair das instalações	– EPI do nível 3 – Roupas especiais com sistema individual de pressão positiva – EPC: cabine de segurança biológica classe III	– Necessidades do nível 3 – Laboratório em edifício ou área isolados

- Representa o nível máximo de segurança.
- Aplicável ao manuseio de agentes infecciosos que possuem alto risco de infecção individual e de transmissão pelo ar.

- Laboratórios com esse nível de segurança devem estar isolados de outras áreas, possuir um sistema de ventilação controlada e um sistema especial de descarte de resíduos.
- Toda manipulação deve ser realizada em cabine de segurança biológica classe III.
- O acesso ao laboratório deve seguir protocolos rigorosos de controle de entrada e saída, além de ser restrito a pessoas autorizadas.

> Sempre ter em mente que toda superfície, tanto de trabalho como de recipientes, pode ter sido contaminada inadvertidamente. O manuseio das amostras deve ser feito com cuidado para prevenir eventual acidente ou produção de aerossóis. Utilizar luvas sempre que necessário, sendo obrigatórias na manipulação de amostras biológicas (Quadro 2.2)

EQUIPAMENTOS DE PROTEÇÃO

Os equipamentos de proteção incluem o uso de equipamentos de proteção individual (EPI) e equipamentos de proteção coletiva (EPC), dependendo do nível de segurança necessário (Quadro 2.2).

Equipamento de proteção individual (EPI): todo dispositivo ou produto de uso individual pelo colaborador destinado à proteção de riscos capazes de ameaçar a segurança e a saúde no trabalho (NR32).

- Avental ou jaleco – proteção contra o risco de contaminação da vestimenta (mangas longas e até os joelhos).

QUADRO 2.2 – Equipamentos de proteção e níveis de segurança de laboratório.

Atividades	Equipamentos de proteção	Nível de segurança
Processamento inicial das amostras biológicas	Luvas, jaleco, cabine de segurança biológica	2
Subcultivo de hemoculturas Subcultivo de meios em caldo	Luvas, jaleco, cabine de segurança biológica	2
Subcultivo de colônias em placas	Jaleco, luvas, óculos e máscara ou viseira de proteção	2
Identificação e antibiograma	Jaleco, luvas, óculos e máscara ou viseira de proteção	2
Manipulação de culturas com crescimento de micobactérias e fungos	Luvas, jaleco, máscara (N95) para micobactérias, cabine de segurança e centrífuga refrigerada com caçapa protegida*	3
Descarte de materiais biológicos, placas positivas de culturas já realizadas e outros descartes	Luvas, jaleco, óculos de proteção e máscara (em caso de possibilidade de respingos)	2 e 3

OBS.: a utilização de máscaras é recomendada mediante risco de respingos durante a manipulação.

*No preparo de amostras que necessitam de tratamento prévio para cultura de microbactérias (concentração e digestão).

- Luvas – descartáveis de vinil ou nitrilo, de preferência sem talco. Luvas de látex podem ser utilizadas (pessoas não alérgicas).
- Touca.
- Máscaras, respiradores (N95, podendo ser utilizados mais de uma vez).
- Protetor facial/viseiras – proteção contra respingos nos olhos e boca, facilmente higienizável.
- Óculos de proteção – proteção contra respingos nos olhos e proteção lateral, podendo ser utilizados sobre óculos de grau.
- Sapato fechado – proteção contra derramamento e respingos.

Equipamento de proteção coletiva (EPC):
- Cabine de segurança biológica.
- Lava-olhos.
- Chuveiro de segurança.
- Incineradores – recomendados devido à contenção eficaz de aerossóis (flambar alças e fios bacteriológicos).
- Autoclave.
- Equipamentos de combate a incêndios.
- *Kit* para derramamento de produtos químicos.

CABINE DE SEGURANÇA BIOLÓGICA

As cabines de segurança biológicas (CSB) são desenhadas para proteger o operador, o ambiente externo à cabine e os materiais que estão sendo manipulados em diferentes níveis. É o equipamento de proteção coletiva mais importante e indispensável, dependendo das atividades e agentes infecciosos manipulados. Muita confusão é feita quando se fala desses equipamentos. Além das cabines de segurança existem as capelas e os fluxos laminares que são utilizados para atividades específicas e em determinadas áreas dos laboratórios.

A **capela** é um equipamento utilizado primariamente para a manipulação de agentes químicos, em geral os laboratórios de anatomia patológica e laboratórios com áreas de preparo de reagentes são os que utilizam esse tipo de equipamento por fazer exaustão dos vapores produzidos por essas substâncias. São denominadas capelas de exaustão química.

O **fluxo laminar** é um equipamento que capta o ar do ambiente passando por um filtro HEPA e esse ar filtrado é jogado na área de trabalho. O fluxo laminar é utilizado em processos como o de preparo de medicamentos ou qualquer atividade onde o material deve estar em ambiente livre de contaminação.

A figura 2.1 mostra as diferenças entre a capela, o fluxo laminar e uma cabine de segurança biológica. Em relação às cabines de segurança, existem três tipos (classes I, II e III), representados na figura 2.2.

Cabine de segurança biológica classe I – cabine em que o fluxo de ar ocorre de fora para dentro, pela abertura frontal, sobre a superfície de trabalho. Os aerossóis eventualmente gerados pela manipulação do material são carregados pelo fluxo de ar para o duto de exaustão. No final do duto de exaustão existe um filtro HEPA e o ar é liberado para o interior do laboratório. Essas cabines protegem o operador e o ambiente externo à cabine, mas não o material que está sendo manipulado, e podem ser usadas quando se trabalha com microrganismos de baixo ou moderado risco.

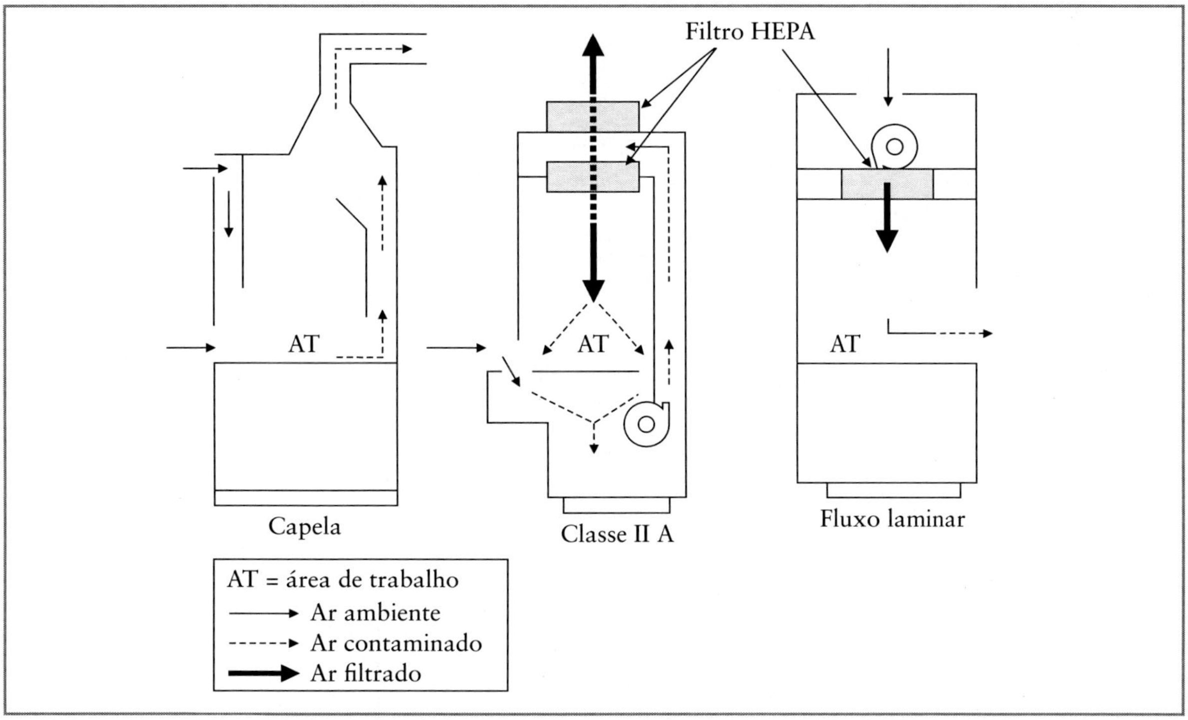

FIGURA 2.1 – Principais diferenças no fluxo de ar da capela, da cabine de segurança classe II A e do fluxo laminar.

Cabine de segurança biológica classe II – cabine com abertura frontal na qual uma parte do ar é recirculada protegendo o operador, o produto e o meio ambiente. Existem três tipos de cabine classe II:

Cabine tipo A1 – o ar ambiente entra pela abertura frontal, 70% é recirculado para o interior da cabine passando por um filtro HEPA e 30% é exaurido para a área do laboratório através de outro filtro HEPA. Este tipo de cabine não pode ser utilizado para trabalhos com substâncias químicas voláteis, radiativas ou tóxicas. Se esta cabine for dutada para fora do laboratório é classificada como classe II B3 e possui as mesmas especificações do tipo A.

Cabine tipo B1 – tem 30% de recirculação do ar e 70% é exaurido passando por um filtro HEPA e dutada para o exterior do laboratório. Esta cabine pode ser utilizada com substâncias químicas de baixa volatilidade e protege também a amostra que está sendo manipulada.

Cabine tipo B2 – tem 100% de exaustão, sem recirculação do ar protegendo o operador, o material manipulado e o ambiente. É indicada para a manipulação de radioisótopos e vapores e para trabalho com culturas de micobactérias. Esse tipo de cabine deve ser dutado para fora do laboratório (Figura 2.2).

Cabine de segurança biológica classe III – cabine hermeticamente fechada, impermeável a gases, e todo o trabalho é realizado com luvas de borracha que estão presas à câmara. Oferece o mais alto grau de proteção ao operador e ao meio ambiente. O ar que entra passa por um filtro HEPA e o ar que sai pelo exaustor passa por dois filtros HEPA dispostos sequencialmente. Todos os equipamentos necessários (centrífuga, incubadora etc.) devem estar dentro da cabine. É indicada para o trabalho com microrganismos de alto poder infectante em laboratórios nível 4 (Figura 2.2).

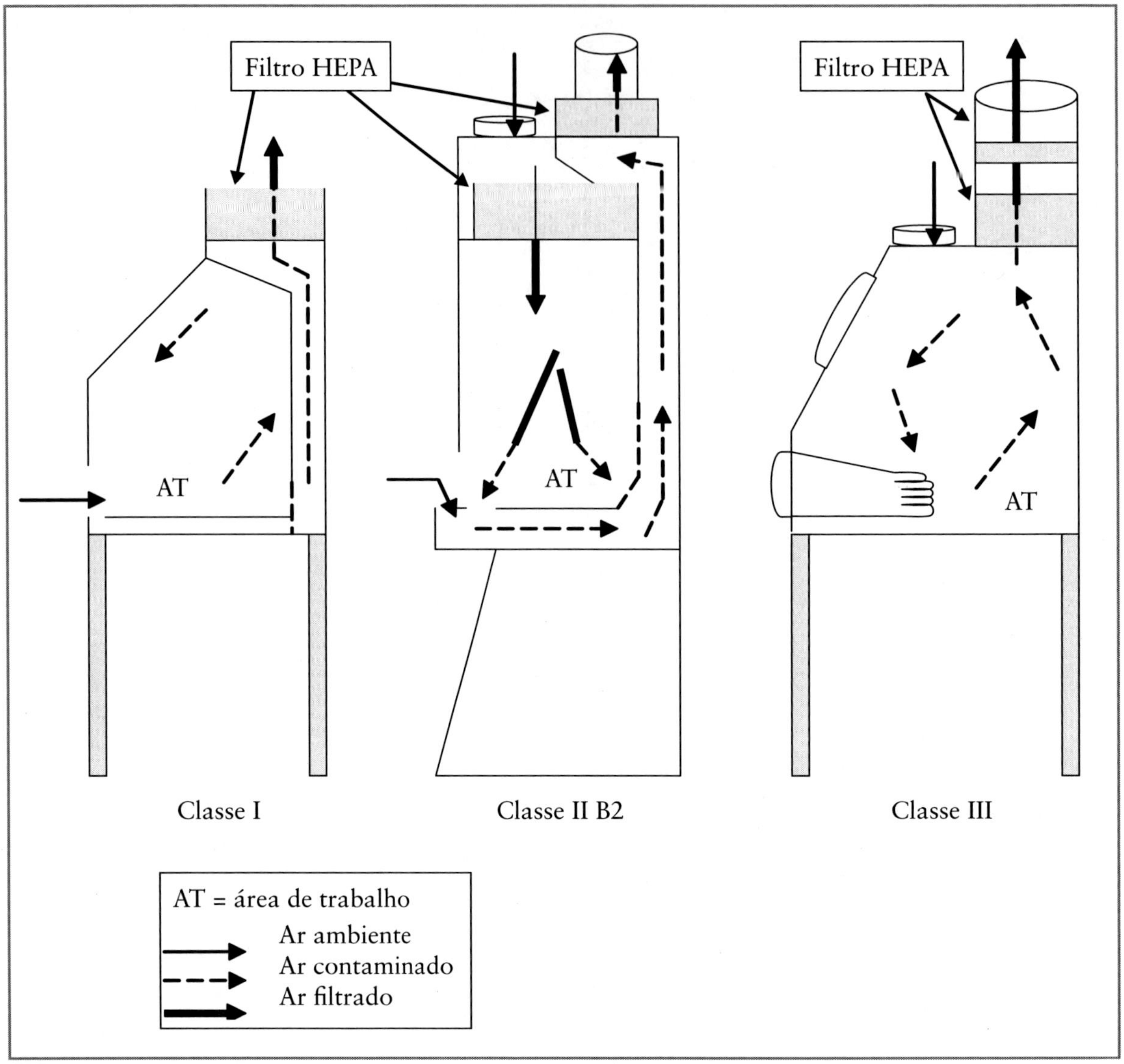

FIGURA 2.2 – Principais diferenças no funcionamento das cabines de segurança que podem ser utilizadas no laboratório de microbiologia.

Sugestões para o bom uso da cabine de segurança

- As cabines devem ser instaladas em local apropriado para melhor uso do equipamento. Devem estar em local de pouco tráfego e distantes de portas.
- É importante não colocar muitos materiais ou insumos no interior da área de trabalho da cabine, isso pode obstruir o fluxo de ar necessário para o bom funcionamento do equipamento. Não bloquear as grelhas de entrada e saída de ar com papéis ou placas de meios de cultura.
- Não utilizar bico de Bunsen no interior da cabine; o calor emanado pode distorcer o fluxo de ar e provocar danos nos filtros. A melhor opção é utilizar alças descartáveis ou incinerador elétrico.

- Evitar alterar o direcionamento do fluxo de ar com movimentos excessivos de entrada e retirada de materiais. Colocar todo material necessário para o trabalho dentro da cabine antes de iniciar os processos.
- Antes de utilizar, limpar a superfície de trabalho da cabine com álcool a 70%, ligar a luz UV da cabine (se ela possuir uma) e deixar ao menos 15 minutos em funcionamento antes de utilizar. Fazer o mesmo processo após o uso diário. Os olhos e a pele não devem estar expostos à luz UV.
- Evitar ligar e desligar muitas vezes a cabine; mantê-la ligada durante o período de trabalho, desligar apenas se apresentar mau funcionamento. A cabine proporciona certa exaustão do ar da área geral do laboratório.
- Se forem processadas culturas de micobactérias e fungos, manter a luz UV ligada com a cabine desligada durante até 1 hora depois do uso e antes de utilizar para outras culturas.
- O uso da luz UV é considerado um item em discussão apesar de instalada em vários modelos de CSB, mas com manutenção adequada deve ser vista como uma ferramenta útil. Tem como finalidade "descontaminar" a superfície interna de trabalho, porém alguns cuidados na manutenção da lâmpada devem ser seguidos para se obter a eficácia esperada. Limpar semanalmente a luz UV da cabine para retirar o pó que fica depositado, já que esse pode bloquear o efeito germicida da luz. A intensidade da luz deve ser verificada nas certificações com a finalidade de assegurar que a emissão de luz está adequada.
- Trocar os filtros de acordo com as especificações do fabricante. Antes da troca dos filtros deve ser feita descontaminação com gás de formaldeído. Essa descontaminação deve ser realizada por profissionais especializados.

Controle de qualidade da cabine de segurança

As cabines de segurança necessitam de controle periódico para manter o bom funcionamento, já que tem a finalidade de proteger o operador, além da amostra. A descrição do tipo de controle e a periodicidade estão descritas a seguir. Manter registros atualizados em formulários apropriados que devem ser guardados durante toda a vida útil do equipamento. A figura 2.3 mostra uma sugestão para a elaboração desse registro.

- Controle diário:
  - Com a cabine ligada desinfetar toda a superfície de trabalho.
  - Verificar o direcionamento do fluxo frontal colocando fitas plásticas ou de papel na borda do vidro. Quando a cabine estiver ligada, o papel deve estar movimentando-se para dentro da cabine.
- Controle semanal:
  - Limpar o bulbo da lâmpada UV (se presente) com álcool a 70% e com uma flanela seca e limpa. Não colocar a mão ou dedos na lâmpada.
- Controle mensal:
  - Limpar toda a parte interna da cabine com álcool a 70% e a seguir com desinfetante. Retirar a placa da área interna de trabalho e limpar a parte abaixo dessa área.
  - Limpar a parte externa da cabine com desinfetante.
- Controle semestral ou anual (dependendo do uso):
  - Certificar as cabines com equipamentos calibrados e por profissionais especializados.
  - Verificar a capacidade de remoção de partículas pelo filtro (99,97%) para avaliar a necessidade da troca. A contagem de partículas e a troca de filtros são realizadas por pessoal especializado.

FO-MIC-001. CONTROLE DE CABINE DE SEGURANÇA BIOLÓGICA

Localização: MICROBIOLOGIA Nº De Patrimônio: 2009453

Mês/ano: SETEMBRO / 2019

CONTROLE DIÁRIO																															
Procedimentos	1	2	3	4	5	6	7	8	9	10	11	12	13	14	15	16	17	18	19	20	21	22	23	24	25	26	27	28	29	30	31
Limpeza da cabine (antes da rotina)																															
Verificação das lâmpadas (integridade)																															
Verificação externa dos filtros (integridade)																															
Verificação do fluxo de ar da cabine																															
Limpeza da cabine (ao final da rotina)																															
Visto do responsável																															
CONTROLE SEMANAL																															
Procedimentos	1	2	3	4	5	6	7	8	9	10	11	12	13	14	15	16	17	18	19	20	21	22	23	24	25	26	27	28	29	30	31
Limpeza da lâmpada UV (pano limpo)																															
Visto do responsável																															
CONTROLE MENSAL																															
Procedimentos	1	2	3	4	5	6	7	8	9	10	11	12	13	14	15	16	17	18	19	20	21	22	23	24	25	26	27	28	29	30	31
Limpeza interna e externa geral																															
Visto do responsável																															
CONTROLE SEMESTRAL OU ANUAL																															
Procedimentos	1	2	3	4	5	6	7	8	9	10	11	12	13	14	15	16	17	18	19	20	21	22	23	24	25	26	27	28	29	30	31
Teste de remoção de partículas pelo filtro (troca de filtros)																															
Certificação da cabine																															
Visto do responsável																															
Ocorrências																															

FIGURA 2.3 – Modelo de formulário para o registro do controle das cabines de segurança biológicas.

VIAS DE INFECÇÃO

Existem diversas vias pelas quais ocorre a infecção no laboratório de microbiologia.

- Inalação – provocada pela formação de aerossóis.
- Ingestão – provocada devido à prática inadequada de pipetagem da amostra com a boca e não lavar as mãos antes das refeições, de beber ou fumar.
- Inoculação direta – provocada por um acidente.
- Contato com membrana mucosa – contaminação com certos organismos (por exemplo, vírus da hepatite) através da mucosa oral, ocular etc.
- Vetores – provocada pela transmissão dos microrganismos por diferentes insetos.

LIMPEZA (DESCONTAMINAÇÃO)

Uma das atividades mais importantes para manter a área física e os equipamentos em condições adequadas é a limpeza geral do laboratório. A limpeza inclui o cuidado com as superfícies e com o resíduo gerado no laboratório de microbiologia (Quadro 2.3).

É importante designar áreas limpas e contaminadas nas bancadas, assim como limpar e desinfetar todas as superfícies de trabalho após respingos, no início e final de cada jornada/rotina, registrando em planilha. Utilizar álcool a 70% e diariamente uma solução de hipoclorito a 10% ou similar para esporos. Manter sempre todas as áreas de trabalho bem organizadas.

O material contaminado deve ser depositado em recipientes apropriados, à prova de vazamento, e evitar contaminação com sua superfície externa (exemplo: para autoclavação, caixa descartadora tipo Descarpack®).

É importante ter conhecimento da utilização correta das luvas para evitar contaminação das diferentes áreas do laboratório.

Descontaminação em caso de acidente

Derramamento de material biológico (NB2):

- Isolar a área.
- Usar luvas, máscara e jaleco (EPIs).
- Colocar sobre o sangue, fluido ou material contaminado papel absorvente (exemplo: papel-toalha).
- Saturar o papel-toalha com a solução desinfetante (hipoclorito de sódio a 0,5 a 1%), aguardar 15 a 30 minutos.
- Remover os resíduos e descartá-los em caixa apropriada ou saco autoclavável (polietileno de alta densidade).
- Fazer nova descontaminação da área com hipoclorito de sódio a 0,5 a 1%.
- Todo material utilizado na limpeza deverá ser descartado no lixo infectante e caixa de perfurocortante (em caso de fragmentos de vidro e outros materiais cortantes).

> A ação do desinfetante depende da natureza do material derramado e da superfície a ser descontaminada. Materiais com alta concentração de proteínas (sangue e soro) podem inativar o desinfetante (Quadro 2.3)

QUADRO 2.3 – Procedimentos e produtos utilizados para descontaminação de artigos e superfícies do laboratório.

Aplicação	Descontaminante	Concentração	Tempo de contato	Atividade contra	Cuidados
– Resíduos infectantes – Líquidos – Vidrarias	Autoclave 15psi	Vapor saturado 121°C	15-20min 30-45min (micobactérias)	– Bactérias – Micobactérias – Esporos – Fungos – Vírus	Riscos de queimadura se operado inadequadamente
	Autoclave 27psi	Vapor saturado 132°C	5-15min 20-35min (micobactérias)		
Alças e fios bacteriológicos	Incinerador elétrico de bancada	Aquecimento 600-900°C	Mínimo de 5s e máximo de 30s	– Bactérias – Micobactérias – Esporos – Fungos	Riscos de queimadura
Pisos, mobiliários e paredes	Quaternário de amônio	0,1-2%	10-30min	– Bactérias (v) – Fungos (v) – Vírus lipofílicos (ex.: HIV, HBV)	– Tóxico se absorvido ou ingerido – Inativado por material orgânico
Descontaminação de bancadas, pisos e superfícies contaminados com material infectante	Fenóis	0,2-5%	10-30min	– Bactérias – Micobactérias – Fungos – Vírus hidrofílicos (v) – Vírus lipofílicos	– Efeito residual – Corrosivo – Efeito irritante de pele e olhos – Tóxico se absorvido ou ingerido
Descontaminação de bancadas, pisos e superfícies contaminados com material infectante	Cloro e compostos clorados	0,1-2% (1.000 a 20.000ppm)	10-30min	– Bactérias – Micobactérias – Fungos – Esporos (v) – Vírus	– Inativados por matéria orgânica – Efeito residual – Corrosivos – Efeito irritante de pele, olhos e trato respiratório – Tóxico se absorvidos ou ingeridos
Superfícies de equipamentos	Álcool etílico	70-85%	10-30min	– Bactérias – Micobactérias – Fungos – Vírus hidrofílicos (v) – Vírus lipofílicos	– Inativado por matéria orgânica – Efeito irritante de pele – Efeito irritante de olhos – Tóxico se absorvido ou ingerido

v = poder germicida variável; psi = *pounds per square inch*.

Quebra de tubos com material biológico na centrífuga:
- Desligar a centrífuga e manter fechada durante 30 minutos para a dispersão dos aerossóis.
- Usar jaleco, luvas e óculos (EPI).
- Com o auxílio de uma pinça, recolher os estilhaços e descartá-los em caixa apropriada.
- Limpar as caçapas, pinos e rotor com solução germicida apropriada. Não usar hipoclorito de sódio em metais para não haver corrosão.
- Limpar internamente a centrífuga com gaze embebida com solução germicida e após com pano embebido em água e sabão.
- Descartar o material usado na descontaminação em recipiente com saco autoclavável.

Derramamento de produto químico:
- Utilizar EPI.
- Conter o líquido derramado em área reduzida.
- Cobrir com vermiculina e aguardar sua absorção ou seguir as orientações dos *kits* disponíveis comercialmente.
- Recolher todo o resíduo e o material utilizado para limpar a área em saco plástico preto para posterior descarte.

RECOMENDAÇÕES GERAIS

Cuidados gerais

- Toda amostra biológica deve ser considerada potencialmente contaminada.
- Toda manipulação de material biológico deve ser realizada com o uso de luvas e, quando necessário, de óculos ou viseiras de proteção.
- Todo procedimento em que houver risco de respingos ou formação de aerossóis deve ser manipulado dentro de uma cabine de segurança biológica.
- Não pipetar nenhum tipo de solução ou material com a boca.
- Não reencapar agulhas e descartar material perfurocortante somente em recipiente apropriado. Reduzir ao máximo a utilização de objetos perfurocortantes.
- O material contaminado deve ser descontaminado antes do descarte.
- Determinar e sinalizar áreas limpas e contaminadas.
- Os equipamentos devem ser descontaminados antes de ser transportados.
- Limpar e desinfetar todas as superfícies de trabalho após respingos e no início e final de cada jornada de trabalho.
- Manter organizada todas as áreas de trabalho.
- Não estocar grandes quantidades de itens contaminados em áreas de trabalho (por exemplo, placas com crescimento bacteriano).
- Tirar o jaleco quando sair do setor e colocar em local designado. Não circular em áreas fora do laboratório com o jaleco, lembrar que é um EPI e não uniforme.
- Lavar as mãos e/ou superfície da pele imediatamente após contato com amostra biológica, após remover luvas e ao completar qualquer atividade.
- Segregar todo resíduo infectante gerado e acondicioná-lo em embalagens próprias para autoclavação (por exemplo, caixa de descarte, ou saco autoclavável de polietileno de alta densidade).
- Utilizar luvas com critério para evitar contaminação de áreas limpas.
- Não reutilizar as luvas após a retirada.

Cuidados com gases comprimidos

- Posicionar os cilindros em local apropriado e de maneira segura, fixos com correntes, preferencialmente do lado de fora do laboratório. Os laboratórios que utilizam incubadoras de CO_2 devem observar essas medidas.
- Manter distante do fogo e fontes de calor.
- Usar os reguladores de pressão corretamente e manter um controle sobre eles.
- Transportar de maneira segura para dentro e fora do laboratório.

Cuidados com agentes químicos

- Usar EPI quando da utilização de produtos químicos.
- Rotular todos os reagentes com seu nome químico ou técnico e indicação de "risco químico" apropriado (inflamável, corrosivo, tóxico, nocivo, irritante etc.).
- Não estocar os produtos químicos em ordem alfabética, já que alguns produtos podem reagir entre si quando colocados em contato.
- Elaborar um manual de procedimentos em caso de acidente para todos os reagentes químicos.
- Estocar líquidos inflamáveis e combustíveis em áreas apropriadas e ventiladas. Preferencialmente em armários baixos com portas com grelhas.
- Deixar na bancada somente o volume necessário para uso diário.
- Manter disponível para todos os colaboradores do laboratório as fichas contendo informações de segurança dos produtos químicos utilizados, FISPQ (Ficha Informativa de Segurança de Produtos Químicos, correspondente à sigla em inglês MSDS – *Material Safety Data Sheet*).
- Todos os reagentes químicos que forem aliquotados a partir do frasco original devem ser rotulados com as informações de nome do produto, lote, data e responsável pela aliquotagem, validade e as informações do diagrama de Hommel (Figura 2.4).

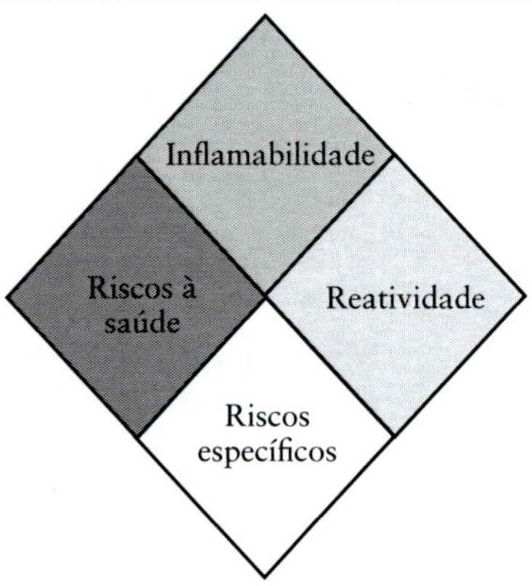

Riscos à saúde

- 4 - Letal
- 3 - Muito perigoso
- 2 - Perigoso
- 1 - Risco leve
- 0 - Material Normal

Riscos específicos

- OX - Oxidante
- ACID - Ácido
- ALK - Álcali (Base)
- COR - Corrosivo
- W - Não misture com água

Inflamabilidade

- 4 - Abaixo de 23°C
- 3 - Abaixo de 38°C
- 2 - Abaixo de 93°C
- 1 - Acima de 93°C
- 0 - Não queima

Riscos específicos

- 4 - Pode explodir
- 3 - Pode explodir com choque mecânico ou calor
- 2 - Reação química violenta
- 1 - Instável se aquecido
- 0 - Estável

FIGURA 2.4 – Diagrama de Hommel com os campos a serem preenchidos.

BIOSSEGURANÇA EM MICOBACTERIOLOGIA

Área física

Os procedimentos realizados em materiais clínicos para pesquisa e cultura de micobactérias apresentam diferentes riscos e, de acordo com essa manipulação, o laboratório pode ou não ter uma área especial reservada (NB3). O NB3 deve conter todos os suprimentos e equipamentos necessários para o processamento das amostras e possuir um sistema de ventilação não recirculante, unidirecional (da área limpa para a área geradora dos aerossóis). O sistema de exaustão deve ter a saída por um filtro HEPA para a área externa do laboratório. O quadro 2.4 apresenta um resumo dos níveis de riscos associados à manipulação das amostras para o diagnóstico de infecções por *M. tuberculosis* (MTB).

QUADRO 2.4 – Níveis de risco dos laboratórios que realizam diagnóstico de tuberculose e medidas mínimas.

Nível de risco*	Atividades laboratoriais	Avaliação dos riscos	Medidas mínimas de biossegurança
Baixo risco	– Baciloscopia direta – Preparação de amostras para testes moleculares em cartuchos (ex.: GeneXpert)	– Baixo risco de geração de aerossóis a partir da amostra – Baixa concentração de partículas infecciosas	– Espaços específicos em bancadas separadas – Ventilação adequada do laboratório (sem recirculação do ar) – Realizar esfregaço com alça descartável ou palito – Secar a lâmina no ar – Utilizar luvas, jaleco, óculos de proteção e se recomendam respiradores
Risco moderado	– Processamento e concentração de amostras para inoculação em meio de cultura primária – Teste de sensibilidade direto (biologia molecular ou indireto)	– Risco moderado de geração de aerossóis infecciosos a partir da amostra – Baixa concentração de partículas infecciosas	– Cabine de segurança biológica – Ventilação apropriada associada ao sistema de exaustão e à cabine de segurança – Utilizar luvas, jaleco e respiradores
Alto risco	Manipulação de culturas para identificação e para testes de sensibilidade por método indireto ou direto	– Alto risco de geração de aerossóis infecciosos a partir das amostras – Alta concentração de partículas infecciosas	– Sala especial separada do laboratório central com acesso controlado (NB3) – Cabine de segurança dutada para fora do laboratório com filtro HEPA – Uso de avental descartável e respiradores (N95) – Área com acesso direto à autoclave para liberar o material da sala somente após realizar esse processo de esterilização

*O nível de risco refere-se à probabilidade de alguém no laboratório ser infectado com MTB, como resultado dos procedimentos realizados no laboratório.

Todo laboratório de micobacteriologia deve ter um conjunto de medidas essenciais de biossegurança para minimizar os riscos, que incluem:

- Procedimentos descritos para execução do trabalho de forma segura, identificando perigos conhecidos e potenciais, além de práticas e procedimentos para minimizar os riscos.
- Seleção da cabine de segurança biológica de acordo com os diferentes níveis de risco. Os materiais devem ser impermeáveis a líquidos, resistentes à corrosão e de fácil manutenção e limpeza.

- Projeto das instalações que visa à proteção dos colaboradores e proporcionar barreiras que protejam as pessoas da comunidade contra aerossóis de MTB que possam ter sido gerados pelo laboratório.

> O sistema de ventilação adequada inclui fluxo de ar direcionado com 6-12 trocas de ar por hora. Não existem evidências que sugiram que um número maior de trocas de ar por hora reduza o risco de infecção adquirida em laboratório.

Segurança

Conforme o Manual de Biossegurança para Laboratório da Tuberculose (OMS, 2013), o método de avaliação dos riscos de um laboratório de NB3 deverá considerar:

- Carga bacilar dos materiais (como as amostras de expectoração e culturas) e a viabilidade dos bacilos de tuberculose (TB).
- Via de transmissão da TB.
- Se o material manipulado e as manipulações necessárias para cada procedimento são propensos a gerar aerossóis infecciosos.
- Número de atividades que possam potencialmente gerar aerossóis em cada técnica.
- Volume de trabalho do laboratório e quantidade de pessoal.
- Localização do laboratório.
- Características epidemiológicas da doença e do grupo de doentes atendidos pelo laboratório.
- Nível de experiência e competência dos analistas do laboratório.
- Condição física do pessoal do laboratório (especialmente colaboradores HIV positivo).

Algumas das recomendações e boas práticas para o trabalho em um laboratório NB3 são:

- Processo de digestão e manipulação de amostras liquefeitas deve ser realizado em cabine de segurança biológica classe II.
- Verificar a integridade dos frascos com amostras.
- Transportar a amostra sempre na posição vertical.
- Preferível secar os esfregaços ao ar e somente usar chama de bico de Bunsen para fixar o material nas lâminas quando estiverem completamente secas.
- Cuidado ao abrir recipientes com amostras, que podem ter sido agitadas durante o transporte.
- Usar palitos de madeira ou alças descartáveis para preparar esfregaços.
- Usar centrífugas com caçapas protegidas.
- Usar tubos cônicos de polipropileno com tampa de rosca (preferencialmente com capacidade para 50ml).
- Para evitar respingos, não preencher o tubo totalmente.
- Não permitir circulação de pessoas próximo da cabine quando em uso para evitar o deslocamento de ar.
- Utilizar os equipamentos de proteção (EPI) – luvas, respirador, jalecos sem abertura na frente e de mangas longas.

- Utilizar pipetas descartáveis.
- Utilizar papel-toalha embebido com hipoclorito de sódio a 0,2% na área de processamento das amostras para evitar contaminação direta.
- O sobrenadante após digestão e descontaminação deverá ser desprezado em frascos afunilados contendo hipoclorito de sódio a 2%.
- Limpar a superfície de trabalho e cabine de segurança com desinfetante antes e após o trabalho.
- Quando as mãos se contaminarem, passar álcool a 70% e em seguida lavar as mãos com água e sabão.

Conforme Manual da Anvisa – Microbiologia Clínica para o Controle de Infecção Relacionada à Assistência à Saúde, Módulo 7: Detecção e Identificação de Micobactérias de Importância Médica e o Manual de Biossegurança para Laboratórios da Tuberculose, OMS 2013, não é obrigatória a câmara de segurança biológica para a manipulação das amostras de escarro para o exame direto (sem concentração e liquefação). O Grupo de Peritos (OMS) considerou que, com boas técnicas microbiológicas, as baciloscopias diretas têm pouco risco de gerar aerossóis e, dessa forma, podem ser realizadas em bancada aberta, desde que haja ventilação adequada no local. A probabilidade de uma amostra de escarro gerar aerossóis quando manipulada é muito baixa devido à sua viscosidade.

Procedimento em caso de acidente no laboratório (NB2) com amostras sendo processadas para micobactérias fora da cabine de segurança biológica:

- Evacuar a sala imediatamente.
- Não entrar no laboratório durante pelo menos 2 horas para os aerossóis depositarem.
- Sinalizar que a entrada está proibida durante o tempo necessário.
- Entrar no local do acidente usando os EPI apropriados (luvas, jaleco, óculos de proteção, máscara tipo N95) apenas para fazer a limpeza.
- Cobrir o derramamento com papel absorvente e aplicar desinfetante apropriado (hipoclorito a 1%) de forma concêntrica, começando pelo lado externo em direção ao centro.
- Deixar agir de 10 a 20 minutos dependendo da quantidade de material derramado.
- Recolher os papéis e colocar em saco de autoclave e autoclavar.
- Recolher os tubos quebrados com o auxílio de uma pinça ou pá e colocá-los em recipiente adequado para posterior autoclavação.
- Fazer nova desinfecção e lavar com água.

Procedimento em caso de acidente no laboratório NB3 fora da cabine de segurança biológica:

- Deixar a cabine de segurança biológica ligada e evacuar a sala imediatamente.
- Não entrar na sala durante pelo menos 30 minutos.
- Na antessala, retirar os EPI e desprezar em lixo infectante.
- Sinalizar entrada proibida durante o tempo necessário.
- Entrar no local do acidente usando os EPI apropriados (luvas, jaleco, óculos de proteção, máscara tipo N95) apenas para fazer a limpeza.
- Cobrir o derramamento com papel absorvente e aplicar desinfetante apropriado (hipoclorito a 1%) de forma concêntrica, começando pelo lado externo em direção ao centro.
- Deixar agir de 10 a 20 minutos, dependendo da quantidade de material derramado.
- Recolher os papéis e colocar em saco de autoclave e autoclavar.

- Recolher os tubos quebrados com o auxílio de uma pinça ou pá e colocá-los em recipiente adequado para posterior autoclavação.
- Fazer nova desinfecção se necessário e lavar com água.

Procedimento em caso de acidente no interior da cabine de segurança biológica:

- Deixar a cabine de segurança biológica ligada a fim de conter os aerossóis.
- Iniciar a limpeza imediatamente após o acidente.
- Colocar papel absorvente sobre a área do acidente e aplicar desinfetante apropriado (hipoclorito a 1%). Se houver espirros nas paredes da cabine, desinfetar com papel absorvente generosamente embebido com solução desinfetante apropriada. Deixar agir durante pelo menos 30 minutos.
- Recolher os tubos quebrados com o auxílio de uma pinça ou pá e colocá-los em recipiente adequado para posterior autoclavação.
- Descontaminar o local e as superfícies com solução desinfetante.

Procedimento em caso de acidente na centrífuga:

- Desligar e manter a centrífuga fechada durante pelo menos 30 minutos para que os aerossóis depositem.
- Remover as caçapas fechadas e descarregá-las dentro da cabine de segurança biológica.
- Se houver quebra dos tubos durante a centrifugação, descartá-los em recipiente resistente à perfuração.
- Descontaminar as caçapas mergulhando-as em solução desinfetante apropriada, não utilizar hipoclorito de sódio para desinfetar peças de metal, pois pode haver corrosão e danificar o equipamento.

Os colaboradores que forem expostos devem passar por avaliação médica e notificação do acidente deve ser realizada.

Sugestão para *kit* de limpeza para acidente:

- Solução de hipoclorito de sódio a 1%. O quadro 2.5 exemplifica como preparar a solução de hipoclorito para uso no laboratório.
- Protetores respiratórios.
- Luvas.
- Avental descartável.
- Toalha de papel.
- Sabão.
- Caixa para descarte perfurocortante.
- Saco de lixo autoclavável.
- Óculos de proteção.

> As soluções desinfetantes mais apropriadas para desinfecção de superfícies sem material biológico derramado são hipoclorito de sódio a 0,1 a 0,2% ou álcool etílico a 70% (v/v).

QUADRO 2.5 – Diluição para utilização da água sanitária comercial (solução aquosa de hipoclorito de sódio).

Volume de água sanitária	Volume de água (ml)	Diluição*	% Cloro livre**	Tempo de exposição (minutos)	Utilização
Pura (volume desejado)	0	–	2% (20.000ppm)	–	Altamente corrosivo para metais Utilizar em frasco afunilado para desprezar material líquido contaminado
1ml	1	1/2	1% (10.000ppm)	10 a 20	Alto poder de descontaminação Para superfícies porosas ou sobre material biológico derramado
1ml	19	1/20	0,1% (1.000ppm)	10	Médio poder de descontaminação Para superfícies (bancadas de trabalho) sem material biológico derramado

*Todas as diluições devem ser feitas semanalmente com água de torneira para prevenir a perda da ação germicida durante a estocagem ou a pronto uso.

**Geralmente as águas sanitárias nacionais apresentam 2% de cloro livre.

DESCARTE DE MATERIAIS INFECTANTES

O laboratório deve ter um plano de tratamento e descarte de resíduos (PGRSS) para seguir as normas da RDC 222/2018 que substituiu a RDC 306/04 ou aquela que venha a substituir esta e ser compatível com as normas locais relativas a coleta, transporte e descarte final dos resíduos. De acordo com a RDC 222/2018 e Resolução CONAMA nº 358/05, os resíduos de serviços de saúde (RSS) são classificados em cinco grupos: A, B, C, D e E (Quadro 2.6).

O laboratório deve ter um sistema de identificação e separação dos materiais infecciosos que incluem:

- Resíduos não contaminados que podem ser descartados como lixo comum (após autoclavação), reutilizado ou reciclado.
- Material cortante contaminado (vidro quebrado, seringa e lâminas).
- Material contaminado para ser autoclavado.

O método recomendado para a descontaminação de material infectante em microbiologia é a autoclavação. Os materiais devem ser colocados em sacos próprios para autoclave com a identificação de infectante e colocado dentro de recipientes apropriados. As lixeiras utilizadas no laboratório devem ser de material lavável, resistentes a vazamentos e perfurações com tampa de acionamento com o pé. Alguns laboratórios possuem lixeiras com rodas, o que facilita a retirada do lixo sem necessidade de retirar no local o saco e colocar em outro carro de coleta de lixo para transportar ao local onde será tratado.

Todo material infectante da microbiologia deve ser acondicionado em sacos de autoclave e esses devem ser preenchidos até 2/3 da sua capacidade ou descartados quando o material contido no saco tiver até 24 horas de descarte. Após a autoclavação, o material deve ser colocado em recipientes adequados para coleta, seguindo a política do laboratório para a retirada desse tipo de resíduo.

O laboratório de microbiologia às vezes não tem espaço na própria área para tratar o lixo. Nesse caso, a área de tratamento de lixo pode estar em outro local, mas deve estar dentro das dependências do laboratório. O transporte desse material deve ser feito em saco branco leitoso ou vermelho com símbolo de infectante, ou seja, o lixo que já está no saco de autoclavação apropriado deve ser colocado em saco branco ou vermelho para o transporte até onde

QUADRO 2.6 – Resumo da classificação dos resíduos que podem ser gerados no laboratório de microbiologia conforme a RDC 222/2018

Grupo	Simbologia	Característica	Subgrupo	Descrição resumida
A		Presença de possíveis agentes biológicos que podem apresentar risco de infecção	A1	– Culturas e estoques de microrganismos; resíduos de fabricação de produtos biológicos, exceto os medicamentos hemoderivados; descarte de vacinas de microrganismos vivos, atenuados ou inativados; meios de cultura e instrumentais utilizados para transferência, inoculação ou mistura de culturas; resíduos de laboratórios de manipulação genética – Resíduos de atividade de ensino e pesquisa ou atenção à saúde de indivíduos ou animais, com suspeita ou certeza de contaminação biológica por agentes classe de risco 4, microrganismos com relevância epidemiológica e risco de disseminação ou causador de doença emergente que se torne epidemiologicamente importante ou cujo mecanismo de transmissão seja desconhecido – Bolsas transfusionais contendo sangue ou hemocomponentes rejeitadas por contaminação ou má conservação, ou vencidas, e aquelas oriundas de coleta incompleta – Sobras de amostras de laboratório contendo sangue ou líquidos corporais, recipientes e materiais resultantes do processo de assistência à saúde, contendo sangue ou líquidos corporais na forma livre
			A2	Carcaças, peças anatômicas, vísceras e outros resíduos provenientes de animais submetidos a processos de experimentação com microrganismos, suas forrações, e os cadáveres de animais suspeitos de serem portadores de microrganismos de relevância epidemiológica e com risco de disseminação, que foram submetidos ou não a estudo anatomopatológico ou confirmação diagnóstica
			A3	Peças anatômicas (membros) do ser humano; produto de fecundação sem sinais vitais, com peso menor que 500 gramas ou estatura menor que 25 centímetros ou idade gestacional menor que 20 semanas, que não tenham valor científico ou legal e não tenha havido requisição pelo paciente ou seus familiares
			A4	– *Kits* de linhas arteriais, intravenosas e dialisadores, quando descartados – Filtros de ar e gases aspirados de área contaminada; membrana filtrante de equipamento médico-hospitalar e de pesquisa, entre outros similares – Sobras de amostras de laboratório e seus recipientes contendo fezes, urina e secreções, provenientes de pacientes que não contenham nem sejam suspeitos de conter agentes classe de risco 4, nem apresentem relevância epidemiológica e risco de disseminação, ou microrganismo causador de doença emergente que se torne epidemiologicamente importante ou cujo mecanismo de transmissão seja desconhecido ou com suspeita de contaminação com príons – Resíduos de tecido adiposo proveniente de lipoaspiração, lipoescultura ou outro procedimento de cirurgia plástica que gere esse tipo de resíduo – Recipientes e materiais resultantes do processo de assistência à saúde que não contenham sangue ou líquidos corporais na forma livre

Grupo	Simbologia	Característica	Subgrupo	Descrição resumida
A			A4	– Peças anatômicas (órgãos e tecidos), incluindo a placenta, e outros resíduos provenientes de procedimentos cirúrgicos ou de estudos anatomopatológicos ou de confirmação diagnóstica – Cadáveres, carcaças, peças anatômicas, vísceras e outros resíduos provenientes de animais não submetidos a processos de experimentação com inoculação de microrganismos – Bolsas transfusionais vazias ou com volume residual pós-transfusão
			A5	Órgãos, tecidos e fluidos orgânicos de alta infectividade para príons, de casos suspeitos ou confirmados, bem como quaisquer materiais resultantes da atenção à saúde de indivíduos ou animais, suspeitos ou confirmados, e que tiveram contato com órgãos, tecidos e fluidos de alta infectividade para príons
B		Produtos químicos que apresentam risco à saúde ou ao meio ambiente		Resíduos contendo produtos químicos que apresentam periculosidade à saúde pública ou ao meio ambiente, dependendo de suas características de inflamabilidade, corrosividade, reatividade, toxicidade, carcinogenicidade, teratogenicidade, mutagenicidade e quantidade
C	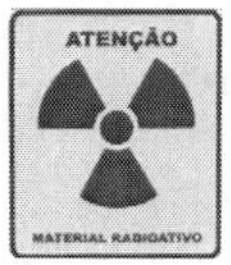	Rejeitos radiativos		Qualquer material resultante do uso de radionucleotídeos em quantidades superiores aos limites previstos pelo CNEN (Comissão Nacional de Energia Nuclear) para reutilização ou descarte comum
D	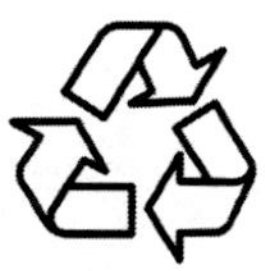	Rejeitos comuns		– Papel de sanitário, fraldas, absorventes higiênicos, resto de alimentos de pacientes, material utilizado na antissepsia; resíduos do administrativo; resíduos da área de construção – Neste grupo estão localizados os materiais que podem ser reciclados (vidro, papel, metal e plástico) – Sobras de alimentos e do preparo de alimentos, resto alimentar de refeitório, resíduos provenientes das áreas administrativas, resíduos de varrição, flores, podas e jardins – Resíduos de gesso provenientes de assistência à saúde, forrações de animais de biotérios sem risco biológico associado, resíduos recicláveis sem contaminação biológica, química e radiológica associada e pelos de animais
E	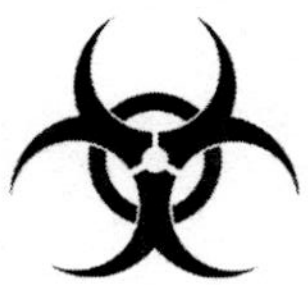 Resíduo perfurocortante	Materiais perfurocortantes		Materiais perfurocortantes ou escarificantes, tais como lâminas de barbear, agulhas, escalpes, ampolas de vidro, brocas, limas endodônticas, pontas diamantadas, lâminas de bisturi, lancetas; tubos capilares; ponteiras de micropipetas; lâminas e lamínulas; espátulas; e todos os utensílios de vidro quebrados no laboratório (pipetas, tubos de coleta sanguínea e placas de Petri) e outros similares

As frases sublinhas são as aplicáveis ao laboratório de Microbiologia.

será autoclavado. Já no caso de lixo proveniente de NB3, esse deve ser tratado antes de deixar as dependências da área de geração do lixo (setor de processamento das amostras).

As amostras de urina após a análise podem ser descartadas no esgoto, desde que sigam as regras estabelecidas pelos órgãos de saneamento locais.

É muito importante monitorar rotineiramente (semanalmente) a autoclave com indicadores biológicos. Esses indicadores devem ser colocados no centro da autoclave, preferencialmente dentro de um saco que está sendo autoclavado, respeitando as técnicas corretas de colocação e de enchimento.

O indicador biológico utilizado contém esporos de *Geobacillus* (*Bacillus*) *stearothermophilus* que podem vir impregnados em fitas ou em flaconetes.

Os ciclos que garantem esterilização correta são:

- 5-15 minutos a 132°C;
- 15-20 minutos a 121°C;

O ciclo rotineiramente empregado é o de 15 minutos a 121°C (Quadro 2.3).

Os materiais perfurocortantes mais frequentemente manipulados durante o processamento inicial das amostras são seringas, agulhas e lâminas de bisturi para macerar tecidos e biópsias. Também são considerados perfurocortantes lâminas, lamínulas, utensílios de vidro quebrados, ponteiras de micropipetas, devendo ser descartados em caixas apropriadas para perfurocortantes. As alças descartáveis utilizadas para a semeadura das amostras não estão citadas na RDC 222/2018, mas podem ser consideradas perfurocortantes como as ponteiras e ser descartadas em caixas de perfurocortante ou diretamente em saco de autoclave. A caixa de perfurocortante deve ser descartada quando preenchida até 3/4 da capacidade total.

MAPA DE RISCO

Além de o pessoal do laboratório ter que observar os cuidados apropriados de acordo com o nível de segurança exigido para seu trabalho, ele deve observar os riscos associados às atividades que são realizadas em cada área do laboratório e ter isso mapeado.

Uma das exigências das normas de qualidade e das boas práticas de laboratório é que se elabore um mapa de risco da área de trabalho onde menciona o tipo de risco (ergonômico, físico, químico, biológico ou de acidente), o tamanho (intensidade) desse risco, que tipo de EPI e EPC deve ser utilizado e quem são as pessoas diretamente afetadas.

O mapa de risco faz parte de um conjunto de esforços da empresa para comunicar os riscos aos colaboradores, que incluem o PPRA (Programa de Prevenção de Riscos Ambientais – NR9), o PCMSO (Programa de Controle Médico e Saúde Ocupacional – NR7), o LTCAT (Laudo Técnico das Condições Ambientais de Trabalho), entre outros.

Atualmente a única menção existente na legislação sobre mapa de riscos é a contida na Norma Regulamentadora nº 5 (NR5), que trata da Comissão Interna de Prevenção de Acidentes (CIPA) e menciona a elaboração do mapa de risco. O item 5.16 da norma cita: "A CIPA terá por atribuição: a) identificar os riscos do processo de trabalho, e elaborar o mapa de riscos, com a participação do maior número de trabalhadores, com assessoria do SESMT, onde houver". O laboratório pode elaborar o mapa com um formato próprio, já que não existe um padrão específico. "Portanto não existe mais um formato a ser seguido para elaboração dos mapas de riscos. A CIPA e as empresas podem utilizar sua criatividade" (Fabiano Mattei). A figura 2.5 mostra o exemplo de um mapa de risco elaborado para o setor de Microbiologia.

MAPA DE RISCO – MICROBIOLOGIA

RISCO	AGENTE	FONTE GERADORA	COLABORADORES EXPOSTOS	POSSÍVEIS DANOS À SAÚDE	INTENSIDADE	RECOMENDAÇÕES
FÍSICO	Ruído	Processamento inicial e análise de equipamentos automatizados, Cabine de Segurança Biológica	Auxiliares, técnicos e analistas clínicos	Perda auditiva, desconforto, irritabilidade e cansaço	Baixa	Utilização correta dos equipamentos, assim como manutenções preventivas, periódicas e corretivas quando necessário
QUÍMICO	**Produtos químicos**	Manuseio de produtos químicos	Auxiliares, técnicos e analistas clínicos	Intoxicação e queimadura	Média	Uso de EPI, seguir as normas de biossegurança e o procedimento interno
BIOLÓGICO	**Microrganismos (NB2)**	Manuseio de amostras biológicas	Auxiliares, técnicos e analistas clínicos	Doenças infectocontagiosas	**Média**	Uso de EPI, EPC, vacinação, seguir as normas de biossegurança
	Microrganismos (NB3)	Manuseio de amostras biológicas	Auxiliares, técnicos e analistas clínicos	Doenças infectocontagiosas	**Alta**	Uso de EPI, EPC, vacinação, seguir as normas de biossegurança e ter conhecimento das normas em NB3
ERGONÔMICO	**Diversos (fadiga visual, postura inadequada, ritmo intenso e alta responsabilidade)**	Rotina do setor, manipulação de amostras, bancada onde são manipuladas, microscopia	Auxiliares, técnicos e analistas clínicos	Fadiga, distúrbios musculoesqueléticos, estresse, transtorno psicossocial, tensões e dores.	Média	Utilização correta do mobiliário, alongamentos, treinamento para função e hábitos saudáveis de vida
ACIDENTES	**Perfurocortante**	Lacres de metais, agulhas/seringas e materiais de vidros	Auxiliares, técnicos e analistas clínicos	Lesões e cortes (risco de contaminação biológica)	**Média**	Uso do EPI e seguir as normas internas de biossegurança
	Batida ou queda	Mobiliário	Auxiliares, técnicos e analistas clínicos	Escoriações, fraturas, entorses etc.	**Média**	Desenho e utilização correta do mobiliário

FIGURA 2.5 – Exemplo de mapa de risco do setor de Microbiologia adaptado de referência gentilmente cedida por Fabiano Mattei (GSSMA), Laboratório Médico Santa Luzia, Florianópolis. Equipamentos de proteção individual (EPI): jaleco, luvas, luvas de segurança, óculos de proteção, viseiras de proteção, avental impermeável, máscaras. NB2: nível de segurança 2 (geral), NB3: nível de segurança 3 (NB3).

REFERÊNCIAS BIBLIOGRÁFICAS

Brasil. Agência Nacional de Vigilancia Sanitária. Microbiologia Clínica para o Controle de Infecção Relacionada à Assistência à Saúde. Módulo 1: Biossegurança e Manutenção de Equipamentos em Laboratório de Microbiologia Clínica. Brasília: Anvisa; 2013.

Brasil. Ministério da Saúde. Resolução RDC 222 de 23 de março de 2018 – Dispõe sobre os requisitos de Boas Práticas de Gerenciamento dos Resíduos de Serviços de Saúde.

Brasil. Ministério da Saúde. Resolução RDC 50, de 21 de fevereiro de 2002 – Dispõe sobre o Regulamento Técnico para planejamento, programação, elaboração e avaliação de projetos físicos de estabelecimentos assistenciais de saúde.

Brasil. Ministério do Trabalho. Norma Regulamentadora NR32 – Segurança e saúde no trabalho em serviços de saúde, de 31/08/2011.

Brasil. Ministério do Trabalho. NR, Norma Regulamentadora NR-5 – Comissão Interna de Prevenção de Acidentes; 2011.

CDC (Center for Disease Control) – Biosafety in Microbiological and Biomedical Laboratories. 3rd ed., Atlanta, DHHS Publication nº (CDC) 938395. U.S. Department of Health and Human Services; 1993.

CLSI – Clinical Laboratory Safety. 3rd ed. GP17-A3, Wayne, Pa: CLSI; 2012.

CLSI – Laboratory Design. 3rd ed. QMS-04. Wayne, Pa: CLSI; 2017.

CLSI – Protection of Laboratory Workers from Occupationally Acquired Infections. 4th ed. M29-A4. Wayne, Pa: CLSI; 2014.

Cornaglia G, Courcol R, Herrmann J-L, Kahlmeter G, Peigue-Lafeuille H, Vila J. European manual of clinical microbiology. 1st ed. Paris: ESCMID; 2012.

Fleming DO, Richardson JH, Tulis JJ, Vesley D. Laboratory safety – principles and practices. 2nd ed. Washington, DC: American Society for Microbiology; 1995.

Ford M. Medical microbiology. 2nd ed. Oxford: Oxford University Press; 2014.

Kent PT, Kubica GP. Public health mycobacteriology: a guide for the level III laboratory. Atlanta, GA: Centers for Disease Control; 1985.

Organização Mundial da Saúde. Manual de biossegurança para laboratórios da tuberculose. 2013.

Organização Mundial da Saúde. Manual de segurança biológica em laboratório. 3ª ed. 2004.

Richmond JY. Designing modern microbiological biomedical laboratory. 1st ed. American Washington, DC: Public Health Association; 1997.

Wagner JT. Demystifying biological safety cabinets-getting the most out of the primary engineering controls used in microbiology laboratories. Clin Microbiol Newsletter. 2007;29:14.

Wooley D, Byres K. Biological safety: principles and practices. 5th ed. Washington, DC: ASM Press; 2017.

3 CAPÍTULO

Coleta e Transporte de Materiais Clínicos para Análises

PRINCÍPIO

As atividades desenvolvidas no laboratório de microbiologia têm por objetivo auxiliar e dar suporte ao clínico no diagnóstico das doenças infecciosas. Apesar de todo avanço tecnológico, é uma área em que a análise ainda é interpretativa e dependente da qualidade dos processos pré-analítico e analítico, requerendo rigorosa atenção na gestão das amostras clínicas (ou materiais biológicos).

Aproximadamente 68% dos erros nos exames microbiológicos encontram-se na fase pré-analítica, iniciando no momento em que é realizada a solicitação de exames e preenchimento da requisição médica.

Os processos envolvidos na fase pré-analítica são:

- Atendimento ao paciente.
- Cadastro dos exames.
- Preparo do paciente e instruções sobre a coleta da amostra.
- Coleta das amostras.
- Conservação, armazenamento e transporte das amostras.
- Preparo e processamento inicial em algumas situações.

Compete ao microbiologista ter normas bem estabelecidas para assegurar que os materiais biológicos sejam adequadamente coletados, identificados, transportados e analisados.

Em algumas situações podemos receber materiais coletados em outros locais distantes do setor de análise, tais como hospitais, clínicas ou outros laboratórios; nessas situações, o laboratório é responsável por fornecer orientações detalhadas de coleta, armazenamento e transporte. Após a coleta, é importante identificar corretamente a amostra com as informações de data e horário da coleta, material clínico e local (sítio anatômico) onde foi realizado o procedimento. No momento do recebimento das amostras para processamento, deve-se verificar atentamente se as informações acima citadas acompanham a amostra.

> "A qualidade do resultado dos exames microbiológicos é consequência da qualidade da amostra clínica coletada".

As amostras biológicas contêm microrganismos que necessitam permanecer viáveis, portanto, 3 etapas são fundamentais para o sucesso das análises microbiológicas:

- Selecionar a amostra ou material representativo do processo infeccioso para realizar a coleta.
- Coletar a amostra com técnicas apropriadas.
- Transportar a amostra adequadamente até o local de processamento (acondicionamento, armazenamento e estabilidade).

PROCEDIMENTO

Requisição médica e identificação das amostras

As amostras biológicas devem ser corretamente identificadas e acompanhadas da requisição médica ou, se os exames forem solicitados no sistema de informática do laboratório ou do hospital, devem conter as informações mínimas necessárias para o cadastro, conforme segue.

Requisição médica:

Nome completo do paciente.
Data de nascimento.
Sexo.
Enfermaria, leito, andar (pacientes internados).
Médico requisitante (CRM).
Material biológico, sítio anatômico do material.
Exames solicitados.
Suspeita clínica – atenção para solicitação de microrganismos específicos/incomuns.
Uso atual ou prévio de antimicrobianos.
Data da solicitação.

Identificação da amostra:

Nome completo do paciente – legível e evitar abreviações.
Identificação do paciente (CPF, RG ou outro).
Local de internação (número da unidade e leito).
Amostra colhida.
Data e horário da coleta.

Conservação e transporte

Assim como os microrganismos se multiplicam rapidamente, também podem-se tornar inviáveis, portanto, a fim de garantir a qualidade das análises microbiológicas, as amostras devem ser coletadas e enviadas ao laboratório em meios de transporte e/ou frascos adequados para cada tipo de material, de acordo com o exame solicitado.

Após a coleta, o material deve ser transportado ao setor de Microbiologia em maletas apropriadas, em temperatura ambiente ou refrigerado (dependendo do material) no menor tempo possível; a demora no transporte da amostra pode diminuir a possibilidade de isolamento do agente etiológico e o sucesso da investigação diagnóstica. Em caso de demora no transporte, utilizar os meios de transporte apropriados e armazenamento adequado para cada amostra biológica, protegida da exposição a temperaturas extremas, luz solar e dessecação.

Os meios de transporte são inertes, isto é, preservam a viabilidade dos microrganismos nas amostras e evitam a proliferação bacteriana, mantendo assim a proporção e a quantidade dos diversos microrganismos presentes. Esses meios contêm ágar semissólido ou líquido que auxilia a preservação contra a dessecação dos microrganismos. Alguns contêm carvão ou outra substância com a finalidade de adsorver e remover agentes tóxicos como ácidos graxos que podem estar presentes na amostra.

O meio de transporte preconizado por Amies é uma modificação do meio de Stuart, no qual o glicerofosfato de sódio foi substituído por um fosfato inorgânico. A presença do glicerofosfato no meio de Stuart possibilitava que espécies pouco exigentes se multiplicassem, tais como microrganismos contaminantes, alterando a proporção dos microrganismos presentes e dificultando a recuperação dos microrganismos mais fastidiosos. O fosfato inorgânico adicionado ao meio elimina eventual crescimento de contaminantes. Não há fontes de carbono nem de energia nos meios de transporte, impossibilitando assim a multiplicação bacteriana durante o tempo de acondicionamento da amostra no meio, independente da temperatura.

Alguns exemplos de frascos de coleta e meios de transporte:

- Coletor universal – frascos de coleta com boca larga com tampa de rosca (80ml) normalmente estéreis são utilizados para a coleta de amostras de escarro, fezes, urina, líquidos, fragmentos, raspados de pele, entre outros.
- *Swabs* – existe hoje uma variedade de *swabs* que possuem a ponta de algodão, rayon, dacron (poliéster) e alginatado, na forma de malha, flocos ou esponja com a haste de plástico ou alumínio. O meio para colocar o *swab* pode ser líquido ou em forma de gel e a composição pode ser de Stuart, Amies (com e sem carvão) e Cary-Blair. São utilizados para a coleta e envio ao laboratório de diversos materiais, inclusive fezes e escarro. Os *swabs* com meio de Stuart ou Amies com carvão são utilizados para a coleta de materiais onde esperamos isolar bactérias aeróbias e anaeróbias facultativas, preferencialmente para isolamento de gonococos, hemófilos e pneumococos.
- Os *swabs* com meio líquido permitem a utilização em diversos testes, inclusive para realizar esfregaço para coloração de Gram, e são facilmente utilizados nos equipamentos de semeadura automática.

> Os *swabs* de algodão e os tratados com alginato de cálcio podem possuir produtos tóxicos que inibem algumas bactérias fastidiosas. Os *swabs* de dacron (poliéster) e rayon são os mais recomendados na rotina microbiológica. *Swabs* com haste de madeira não são recomendados, já que a madeira pode absorver a amostra clínica coletada.

- Meio de Cary-Blair – meio utilizado como conservante de fezes para isolamento de enteropatógenos. Esse meio, em geral, pode ser utilizado em frasco universal ou em *swabs* de coleta.
- Tubos com ácido bórico – em geral, são tubos semelhantes aos tubos de coleta de sangue e possuem como conservante o ácido bórico liofilizado. Esse tubo é utilizado para o armazenamento e transporte de amostras de urina sem refrigeração.
- Meio de transporte pré-reduzido (tioglicolato) – para o isolamento de bactérias anaeróbias.

- Frascos de hemocultura – são frascos que possuem meio de cultura líquido com ou sem resinas para inativar substâncias como antibióticos.

Critérios de rejeição

O laboratório deve ter descrito critérios de aceitabilidade das amostras recebidas. A seguir citamos algumas amostras que podem ser rejeitadas no momento do cadastro ou processamento inicial:

- Amostras com discrepância entre solicitação médica e identificação da amostra coletada.
- Amostras sem identificação.
- Amostras com exame não especificado.
- Amostras enviadas em fixador ou conservante como formol.
- Amostras armazenadas em frascos com vazamento.
- Urina de 24 horas para cultura.
- Ponta de cateter de Foley.
- Quantidade insuficiente de material biológico para o número de exames solicitados (avaliar o que pode ser realizado com o médico assistente).
- Amostra inadequada para o exame solicitado (exemplo: cultura para anaeróbio requer condição de armazenamento e transporte em anaerobiose).
- *Swab* seco, sem meio de transporte, data e horário de coleta.
- Urina contaminada com fezes.

Considerações de biossegurança

- Utilizar as barreiras de proteção necessárias (EPI) a cada procedimento.
- Tratar toda amostra como potencialmente patogênica.
- Não manusear a amostra em trânsito (paciente → laboratório).
- Não contaminar a superfície externa do frasco de coleta e verificar se esse está bem vedado (efetuar descontaminação com álcool a 70% sempre que necessário).
- Não contaminar a requisição médica que pode vir acompanhando o material.
- Transportar as amostras em recipientes apropriados e bem vedados.
- Higienização frequente e correta das mãos.

Coleta

O laboratório é responsável pelo treinamento e educação continuada dos colaboradores que farão as coletas dos materiais clínicos, qualificando-os a praticarem com competência todas as etapas do processo pré-analítico.

O procedimento de coleta das amostras está descrito em detalhes em cada capítulo correspondente.

Um resumo dos pontos importantes a serem observados para garantir a qualidade da coleta das amostras clínicas para exames de microbiologia são:

- Sempre que possível, coletar a amostra antes da administração de antimicrobianos.
  Dica: dar instruções claras aos coletadores e sempre perguntar ao paciente se está ou fez uso prévio de antimicrobiano.
- Verificar a solicitação médica e o local de onde deve ser obtida a amostra antes de proceder à coleta.

Exemplo: o médico especifica o local da coleta em uma cultura para fungos porque ele examinou o paciente avaliando a lesão.

Dica: se não houver a indicação clara do sítio anatômico para realizar a coleta, orientar o médico de como fazer a solicitação corretamente.

- Estabelecer o melhor momento para a coleta da amostra clínica que permita o isolamento do microrganismo causador da infecção (fase aguda do processo infeccioso, quando os patógenos estão usualmente presentes em maior número).

  Exemplo: coleta de hemocultura na ascensão da temperatura.

- Escolher o sítio anatômico de coleta onde o microrganismo suspeito seja mais facilmente isolado.

  Exemplo: a amostra para pesquisa de fungos deve ser coletada das bordas e não no centro da lesão.

  Dica: sempre avaliar a lesão para acessar o local ideal para realizar a coleta.

- Materiais de coleta e transporte adequados devem ser usados para permitir o melhor isolamento do microrganismo.

  Exemplo: meio de Cary-Blair para amostras de fezes.

- Coletar material do sítio de infecção com técnica de antissepsia adequada para evitar a interferência da microbiota local.

  Exemplos: coleta de material conjuntival quando muita secreção estiver presente; coleta de hemoculturas.

  Dicas: remover o excesso de secreção da parte externa das pálpebras antes de iniciar a coleta de material conjuntival; antissepsia rigorosa do local da punção antes da coleta de hemoculturas para reduzir a possibilidade de contaminação com a microbiota da pele do paciente.

- Quantidade suficiente de amostra deve ser obtida para a realização dos exames solicitados pelo médico requisitante.

  Exemplo: na coleta de liquor, o volume deve ser suficiente se for solicitada a pesquisa de bactérias, fungos e micobactérias.

- A amostra coletada deve estar sempre identificada com o nome completo, identificação do paciente, material clínico, data e hora da coleta.

  Exemplo: *swab* identificado apenas com o nome do paciente sem indicar o tipo de material clínico não permite que o laboratório semeie em meios apropriados para isolar o patógeno que o médico espera.

  Dica: instruir os coletadores sobre a importância de colocar todas as informações no recipiente de coleta. O ideal é utilizar uma etiqueta de código de barras com as informações necessárias.

- A amostra deve ser transportada ao laboratório no menor tempo possível.

  Exemplo: os quadros 3.1 a 3.3 apresentam os tempos adequados.

- Treinamento constante dos colaboradores e da equipe de enfermagem que realizam as coletas dos diferentes exames de microbiologia.

  Exemplo: manter um registro da eficácia dos treinamentos e monitorar as coletas por meio de indicadores.

Na escolha do método de coleta temos que pensar em preservar os microrganismos até a chegada ao laboratório e também na facilidade de obtenção da amostra pelos profissionais que realizarão o procedimento. A coleta das amostras biológicas é o passo mais importante do exame de microbiologia. Se a coleta for inadequada, o resultado final não será adequado para auxílio diagnóstico.

Os quadros 3.1 a 3.3 descrevem de forma resumida os materiais de coleta/transporte, o tempo de transporte e estabilidade das amostras clínicas, quando utilizadas as normas adequadas de coleta para diversos exames microbiológicos.

A estabilidade da amostra refere-se ao tempo que ela se mantém viável para eventual processamento posterior, já que entendemos que, após a chegada da amostra ao laboratório, essa deve ser processada o mais rápido possível dentro do fluxo de trabalho do laboratório, priorizando as amostras com menor estabilidade e as mais urgentes.

O envio das amostras deve ser feito obedecendo às regras de biossegurança, o que significa que os frascos devem estar bem vedados, colocados em sacos à prova de vazamentos e depositados em caixas com temperatura controlada. Uma amostra encaminhada em um frasco com a tampa mal rosqueada pode contaminar o conteúdo da caixa de transporte e inviabilizar todos os outros exames, devido à possibilidade de contaminação cruzada.

Os quadros 3.1 a 3.3 foram elaborados para auxiliar o profissional a tomar decisões sobre a criticidade das amostras e o que pode ser comprometido com a perda da estabilidade.

COMENTÁRIOS

- A coleta e transporte adequados são fundamentais para a garantia de resultados representativos e confiáveis de qualquer análise microbiológica.
- Para o sucesso do isolamento primário, alguns cuidados devem ser tomados no momento da coleta das amostras.
- É sempre importante elaborar um manual de coleta simples e objetivo para a capacitação e consulta sempre que necessário pelos colaboradores que irão realizar os procedimentos.
- É de responsabilidade do laboratório de microbiologia orientar, treinar e atualizar os colaboradores que realizam a coleta de exames, sejam eles funcionários de laboratório, de hospital ou de clínicas.
- Um dos materiais utilizados para a coleta é o *swab*, tendo vários tipos disponíveis, tais como:

  Swabs de algodão – o algodão possui ácidos graxos que podem interferir no crescimento de algumas bactérias. Os *swabs* de algodão com haste de madeira não são recomendados para a coleta de materiais clínicos, já que a madeira possui um produto tóxico que pode inativar certos microrganismos e interferir em alguns métodos de detecção de *Ureaplasma* spp.

  Swabs de dacron (poliéster) e rayon – são bastante utilizados para a coleta de amostras clínicas e para o isolamento de bactérias e vírus.

  Swab alginatado – pode ser tóxico para vírus e algumas cepas de *N. gonorrhoeae* e *Ureaplasma urealyticum/parvum*.

QUADRO 3.1 – Guia simplificado de materiais de coleta, tempo e temperatura de envio ao laboratório e estabilidade das amostras clínicas para isolamento de bactérias aeróbias e anaeróbias facultativas.

Tipo de amostra	Material de coleta	Tempo e temperatura até o envio ao laboratório	Estabilidade da amostra	Temperatura de transporte
Aspirado e exsudatos	Seringa	≤ 2h, TA	≤ 24h, refrigerada	TA
	*Swab** com meio de transporte e lâmina para Gram	≤ 8h, TA	≤ 24h, refrigerada	TA
	*Swab** sem meio de transporte e lâmina para Gram	Imediatamente	Não aplicável	TA
Escarro/escarro induzido	Frasco estéril	≤ 2h, TA	≤ 24h, refrigerada	TA
Aspirado traqueal	Frasco estéril	≤ 2h, TA	≤ 24h, refrigerada	TA
Lavado broncoalveolar/ escovado brônquico	Frasco estéril	≤ 2h, TA	≤ 24h, refrigerada	TA
Trato respiratório superior (orofaringe, nasal, nasofaringe)	*Swab** com meio de transporte e lâmina para Gram	≤ 12h, TA	≤ 24h, TA	TA
Líquidos orgânicos (pleural, peritoneal, ascítico, diálise, pericárdico, sinovial)	Tubo estéril	≤ 2h, TA	≤ 24h, refrigerada	TA
	Frasco de hemocultura, método automatizado	≤ 12h, TA	≤ 24h, TA	TA
	Frasco de hemocultura, método manual	≤ 2h, TA ou 12h a 35 ± 2°C	≤ 12h, TA	TA
Sangue e medula óssea	Frasco de hemocultura, método automatizado	≤ 12h, TA**	NA	TA
Sangue e medula óssea	Frasco de hemocultura, método manual	≤ 2h, TA ou 12h a 35 ± 2°C	NA	TA
Fragmentos de biópsia, tecido e osso	Tubo ou frasco contendo solução fisiológica estéril	≤ 2h, TA	≤ 24h, refrigerada	TA
Fezes	Frasco estéril seco	≤ 1h, TA	≤ 24h, refrigerada se colocada em meio conservante	TA
	Com conservante	≤ 12h TA ou 24h, refrigerada	≤ 48h, refrigerada	TA

(Continua)

QUADRO 3.1 – Guia simplificado de materiais de coleta, tempo e temperatura de envio ao laboratório e estabilidade das amostras clínicas para isolamento de bactérias aeróbias e anaeróbias facultativas. *(Continuação).*

Tipo de amostra	Material de coleta	Tempo e temperatura até o envio ao laboratório	Estabilidade da amostra	Temperatura de transporte
Liquor	Tubo estéril	Imediatamente, TA	≤ 24h, TA	TA
Cateter (central, periférico, arterial, Swan-Ganz e Hikman)	Tubo estéril	≤ 1h, TA	≤ 2h, refrigerada	TA
Secreção ou raspado da conjuntiva	*Swab** fino com meio de transporte	≤ 2h, TA	≤ 24h, TA	TA
Raspado de córnea	Semeadura direta em meio de cultura apropriado	≤ 2h, TA	≤ 12h, TA	TA
Pálpebra	*Swab** fino com meio de transporte	≤ 2h, TA	≤ 24h, TA	TA
Fluido vítreo	Seringa com ponta protegida ou frasco de hemocultura	Imediatamente, TA	≤ 12h, refrigerada	TA
Urina de jato médio	Frasco estéril	≤ 30min, TA Até 12h, refrigerada	≤ 24h, refrigerada	Refrigerada***
	Amostra em meio de cultura apropriado	≤ 6h, TA ou a 35 ± 2°C	≤ 24h, TA	TA
	Frasco ou tubo estéril contendo preservativo (ácido bórico)	≤ 24h, TA	≤ 24h, TA	TA
Urina de 1º jato	Frasco estéril	≤ 2h, TA	≤ 24h, refrigerada	Refrigerada***
Secreções genitais (vaginal, cervical, uretral e lesão)	*Swab** (Amies com carvão)	≤ 12h, TA	≤ 24h, TA	TA
Secreção prostática, esperma	Frasco estéril	≤ 2h, TA	≤ 12h, refrigerada	TA
Glândula de Bartholin, líquido amniótico	Aspirado com seringa (ponta protegida)	≤ 2h, TA	≤ 12h, refrigerada	TA
Líquido amniótico	Frasco de hemocultura Tubo estéril	≤ 12h, TA < 2h, TA	≤ 24h, TA ≤ 24h, refrigerada	TA
Amostras urogenitais para detecção de micoplasma/ ureaplasma	Tubo com meio de transporte específico	≤ 12h refrigerada	≤ 24h, refrigerada	Refrigerada***

Tipo de amostra	Material de coleta	Tempo e temperatura até o envio ao laboratório	Estabilidade da amostra	Temperatura de transporte
Cultura de anaeróbio	Volume maior que 2ml, seringa com ponta bloqueada, sem bolha de ar	≤ 3h, TA	≤ 12h, refrigerada	TA
	Frasco de hemocultura, método automatizado	≤ 12h, TA	≤ 24h, TA	TA
	Frasco de hemocultura, método manual	≤ 2h, TA ou 12h a 35 ± 2°C	≤ 12h, TA	TA
	Volume menor que 1ml, seringa com ponta bloqueada, sem bolha de ar	≤ 30 minutos, TA	≤ 1h, refrigerada	TA
Sangue e LCR para pesquisa de leptospira	Tubo estéril e com anticoagulante, se sangue	Refrigerada	≤ 1 semana, refrigerada	Refrigerada***
Urina para pesquisa de leptospira	Frasco estéril, volume de 20ml, neutralizada com bicarbonato de sódio a 8,4%	Refrigerada	≤ 24h, refrigerada	Refrigerada***
Biópsia gástrica (*H. pylori*)	Tubo com solução fisiológica	≤ 4h, TA	≤ 24h, refrigerada	TA
Nasofaringe para *Bordetella pertussis*	*Swab** com meio Amies de transporte contendo carvão	≤ 2h, TA	≤ 24h, TA	TA
Nasofaringe, orofaringe e pele para pesquisa de *Corynebacterium diphtheriae*	*Swab** com meio de transporte contendo carvão	≤ 12h, TA	≤ 24h, TA	TA
Swab retal e trato respiratório inferior para a pesquisa de ESBL	*Swab** com meio de transporte ou frasco estéril	≤ 2h, TA	≤ 24h, TA	TA
Swab retal ou fezes para pesquisa de VRE	*Swab**com meio de transporte	≤ 2h, TA	≤ 24h, TA	TA
Swab nasal, axilar e/ou inguinal para pesquisa de ORSA/MRSA	*Swab** com meio de transporte	≤ 2h, TA	≤ 24h, TA	TA

(Continua)

QUADRO 3.1 – Guia simplificado de materiais de coleta, tempo e temperatura de envio ao laboratório e estabilidade das amostras clínicas para isolamento de bactérias aeróbias e anaeróbias facultativas. *(Continuação)*.

Tipo de amostra	Material de coleta	Tempo e temperatura até o envio ao laboratório	Estabilidade da amostra	Temperatura de transporte
Swab de introito vaginal e retal para pesquisa de *Streptococcus* do grupo B	*Swab** com meio de transporte	≤ 2h, TA	≤ 24h, TA	TA

TA = temperatura ambiente (20-25°C); refrigerado (4-8°C); NA: não aplicável. **Swab* de dacron, rayon ou algodão com cabo plástico ou de alumínio são os mais aceitáveis. *Swabs* de alginato de cálcio ou com cabo de madeira não são recomendados; **o tempo irá variar dependendo do método automatizado utilizado; ***Transportar o material em maletas/caixas apropriadas com gelo reciclável e temperatura controlada.

QUADRO 3.2 – Guia simplificado de material de coleta, tempo e temperatura de envio ao laboratório e estabilidade das amostras clínicas para isolamento de fungos.

Tipo de amostra	Material de coleta	Tempo e temperatura até o envio ao laboratório	Estabilidade da amostra	Temperatura de transporte
Cabelo, pele, unha e couro cabeludo	Frasco ou placa de Petri estéril	≤ 24h, TA	Não determinada	TA
Secreções	*Swab** com meio de transporte, seringa com ponta protegida	≤ 2h, TA	≤ 24h, refrigerada	TA
Líquidos ou aspirados	Frasco ou tubo estéril	≤ 2h, TA	≤ 24h, refrigerada	TA
Sangue, medula óssea	Frasco de hemocultura específico	≤ 2h, TA	NA	TA

TA = temperatura ambiente (20-25°C); refrigerado (2-8°C). **Swab* de dacron, rayon ou algodão com cabo plástico ou de alumínio são os mais aceitáveis. *Swab*s com alginato de cálcio ou *swab* com cabo de madeira não são recomendados.

QUADRO 3.3 – Guia simplificado de material de coleta, tempo e temperatura de envio ao laboratório e estabilidade das amostras clínicas para isolamento de micobactérias.

Tipo de amostra	Material de coleta	Tempo e temperatura de envio até o laboratório	Estabilidade da amostra	Temperatura de transporte
Escarro expectorado Escarro induzido	Frasco estéril	≤ 2h, TA	≤ 7 dias, refrigerada	TA
Lavado brônquico ou broncoalveolar	Frasco estéril	≤ 2h, TA	≤ 7 dias refrigerada	TA
Liquor	Tubo estéril	≤ 2h, TA	≤ 24h, refrigerada	TA

Tipo de amostra	Material de coleta	Tempo e temperatura de envio até o laboratório	Estabilidade da amostra	Temperatura de transporte
Aspirado gástrico	Frasco ou tubo estéril com 100mg de carbonato de sódio ou solução tampão carbonato de sódio a 10%	≤ 2h, TA	≤ 24h, refrigerada	TA
Urina	Frasco estéril	≤ 24h, refrigerada	≤ 24h, refrigerada	Refrigerada*
Fragmento de tecido, biópsias e líquidos orgânicos	Frasco ou tubo estéril Solução salina para fragmentos/biópsias	≤ 2h, TA	≤ 24h, refrigerada	TA
Sangue	Frasco de hemocultura, método manual	≤ 2h, TA ou 12h a 35 ± 2°C	NA	TA
	Frasco de hemocultura, técnica automatizada	≤ 12h, TA	NA	TA
Fezes	Frasco estéril seco	≤ 1h, TA	≤ 24h, refrigerada	TA

TA = temperatura ambiente (20-25°C); refrigerado (2-8°C); NA = não aplicável. *Transportar o material em maletas/caixas apropriadas com gelo reciclável e temperatura controlada.

- *Swab* flocado – composto por fibras curtas de Nylon® formando uma fina camada com alto poder de absorção e, ao mesmo tempo, permitindo rápida e completa eluição. Utilizado para coleta de uma diversidade de amostras clínicas em bacteriologia (clamídia e micoplasmas), virologia, testes moleculares, entre outros.

REFERÊNCIAS BIBLIOGRÁFICAS

Amsterdam DJ, Barenfanger J, Campos J, et al. Cumitech 41, Detection and Prevention of Clinical Microbiology Laboratory-Associated Errors. Washington, DC: ASM Press; 2004. p. 1-14.

Corgnaglia G, Courcol R, Herrmann J-L, Kahlmeter G, Peigue-Lafeuille H, Vila J. European manual of clinical microbiology. 1st ed. Paris: ESCMID; 2012.

Doren C. Pocket guide to clinical microbiology. 4th ed. Washington, DC; ASM Press; 2018.

Ford M. Medical microbiology. 2nd ed. Oxford: Oxford University Press; 2014.

Jorgensen JH, Pfaller MA. Manual of clinical microbiology. 11th ed. Washington, DC: ASM Press; 2015.

Leber AL. Clinical microbiology procedures handbook. Vols. 1 e 2. 4th ed. Washington, DC: ASM Press; 2016.

Mendes CM, Oplustil CP, Zoccoli CM, Sinto SI. Microbiologia clínica: 156 perguntas e respostas. São Paulo: Sarvier; 2005.

Microbiologia Clínica para o Controle de Infecção Relacionada à Assistência à Saúde. Módulo 4: Procedimentos Laboratoriais da requisição do exame à análise microbiológica e laudo final/Agência Nacional de Vigilância Sanitária. Brasília: ANVISA; 2013.

Miller JM, Miller SA. Guide to specimen management in clinical microbiology. 3rd ed. Washington, DC: ASM Press; 2017.

Oplustil CP, Zoccoli CM, Barberino MG. Microbiologia clínica: 156 perguntas e respostas. Vol 2. São Paulo: Sarvier; 2012.

Procop GW, Church DL, Hall GS, Janda WM, Koneman EW, Schreckenberger PC, Woods GL. Koneman's Color Atlas and Textbook of Diagnostic Microbiology. 7th ed. Philadelphia; Walters Kluwer; 2017.

4

CAPÍTULO

Processamento Inicial dos Materiais Clínicos para Cultura de Bactérias Aeróbias e Anaeróbias Facultativas

PRINCÍPIO

A semeadura primária ou inicial adequada é uma das mais importantes e fundamentais etapas da rotina microbiológica. Do mesmo modo que é essencial a qualidade das amostras clínicas coletadas, a seleção correta dos meios de cultura e metodologias utilizadas em cada situação específica são fatores decisivos para a acurácia do exame microbiológico. O grande desafio do laboratório de microbiologia é o isolamento e identificação do agente etiológico da infecção, portanto é necessário manter as condições similares às encontradas no sítio anatômico, de pH, nutrientes e a atmosfera de crescimento.

Existem diferentes meios de cultura para a semeadura das amostras, sendo selecionados conforme o tipo de material clínico. Meios nutritivos devem ser utilizados em amostras estéreis, pois essas não possuem microbiota habitual. Em amostras como fezes, que possuem microbiota intensa, devem ser utilizados meios seletivos que permitem que os prováveis patógenos prevaleçam sobre a microbiota normal. Em alguns casos a associação de diferentes meios é recomendada.

No momento do recebimento das amostras para processamento, o laboratório deve verificar atentamente data e horário da coleta, natureza do material clínico e sempre que pertinente o sítio anatômico de procedência.

No processamento inicial dos materiais clínicos, a seleção correta dos meios de cultura, a adição de outros meios quando houver suspeita diagnóstica específica, a temperatura, a atmosfera e o tempo de incubação são os pontos mais importantes a serem observados.

MATERIAL CLÍNICO

Diversos materiais clínicos podem ser submetidos à cultura, porém alguns são mais frequentemente solicitados, entre os quais destacamos: urina, fezes, escarro, secreções em geral, lavado brônquico, liquor, fragmentos de tecidos, órtese, próteses, biópsias e líquidos orgânicos.

PROCEDIMENTO

Recebimento e observações preliminares para a aceitabilidade das amostras

Ao receber as amostras biológicas, o laboratório de microbiologia deve verificar:

- Se a amostra está devidamente identificada (nome completo do paciente, sítio anatômico coletado, data e horário da coleta).
- Se o volume da amostra, quando pertinente, está adequado para a realização dos exames solicitados.
- Se a amostra foi coletada em meios de transporte, *swabs* e/ou frascos apropriados.
- Se a amostra é adequada para realizar o exame solicitado (Quadro 4.1).

Critérios de rejeição

O laboratório deve ter descritos critérios de aceitabilidade das amostras recebidas. No quadro 4.1 citamos algumas amostras que podem ser rejeitadas no momento do cadastro dos dados do paciente ou na etapa do processamento inicial.

As amostras não deverão ser rejeitadas (desprezadas) sem antes fazer uma avaliação crítica da sua natureza. Lembrar que amostras coletadas por meio de técnicas invasivas como fragmentos ósseos não podem ser obtidas novamente. Consultar o médico assistente ou a pessoa responsável do setor que realizou a coleta e/ou setor de microbiologia.

Seleção dos meios de cultura (Quadro 4.2)

Vários meios de cultura estão disponíveis comercialmente, prontos para uso ou para serem preparados pelo laboratório. No momento da semeadura, os seguintes pontos deverão ser observados:

- Examinar os meios quanto a aparência, validade e ausência de contaminação.
- Identificar os meios individualmente no momento da semeadura, de acordo com o sistema interno de cada laboratório, preferencialmente com uma etiqueta de código de barras (número de registro do paciente, data de processamento, data da coleta, tipo de amostra, tipo de exame etc.). Lembrar de colocar a identificação na base e não na tampa das placas.
- É recomendável não ocultar o nome do meio de cultura, o lote e o prazo de validade marcado em cada placa ou tubo com a etiqueta de identificação do paciente.

Preparo dos materiais clínicos e semeadura inicial

- **Centrifugação**

A centrifugação é uma etapa muito importante no preparo de alguns materiais clínicos para a microscopia e semeadura. O tempo e a força de centrifugação devem ser muito bem controlados. Em geral, a centrifugação durante 10 minutos, em força centrífuga relativa de 2.000×*g* a 3.000×*g*, consegue sedimentar a maioria das bactérias.

As centrífugas possuem um sistema de medida do número de rotações por minuto (RPM), efetuada por instrumento chamado tacômetro. A conversão do número de rotações por minuto para força centrífuga pode ser obtida pelo uso da fórmula:

$$FC = 1,12 \times R \times (RPM/1.000)^2$$

Sendo: 1,12 = uma constante; R = raio do rotor medido em milímetros; RPM = número de rotações por minuto; FC = força centrífuga relativa.

QUADRO 4.1 – Amostras que devem ser desencorajadas por fornecerem resultados questionáveis.

Amostras	Comentários
Escarro com aspecto de saliva	Solicitar nova amostra, exceto para cultura e pesquisa de micobactérias e *Legionella* ou para pacientes com fibrose cística
Escarro para cultura de anaeróbios	Não processar devido à contaminação com a microbiota anaeróbia habitual da orofaringe durante a coleta
Aspirado gástrico	Processar apenas para pesquisa e cultura de micobactérias
Material recebido em formalina ou outro fixador	Não processar para cultura
Escarro e urina de 24 horas	Não processar
Fezes para cultura sem meio conservante e armazenada à temperatura ambiente por mais de 2 horas	Não processar
Ponta de cateter venoso em meio de cultura ou meio de transporte	Não processar
Ponta de cateter de Foley	Não processar
Cultura de ponta de cateter não acompanhada de hemocultura colhida de punção venosa periférica	A hemocultura é necessária para melhor avaliar o resultado da cultura do cateter
Urina contaminada com fezes ou fezes contaminadas com urina	Não processar (colher nova amostra)
Um *swab* para diversas culturas (aeróbios, anaeróbios, fungos e micobactérias)	Verificar qual a prioridade com o médico assistente. Amostras coletadas em *Swab* – não recomendadas para cultura de anaeróbios
Swab de úlcera de decúbito	Desaconselhável. Material ideal é biópsia de tecido, aspirado ou raspado de tecido profundo da lesão após desinfecção da superfície
Swab de ferida de queimaduras	Desaconselhável. Material ideal é biópsia de tecido, aspirado ou raspado de tecido profundo da lesão
Solicitação apenas de Gram para pesquisa de *N. gonorrhoeae* em material genital feminino	Sugerir cultura para *N. gonorrhoeae*
Amostras de sangue para Gram	Não realizar pela baixa sensibilidade. Realizar somente após a cultura apresentar positividade
Amostras com discrepância entre solicitação médica e identificação da amostra coletada ou com exame não especificado	Solicitar esclarecimento médico se possível
Amostras sem identificação	Não processar e solicitar nova coleta
Amostras armazenadas em frascos com vazamento	Não processar
Quantidade insuficiente de material biológico para o número de exames solicitados	Verificar qual a prioridade com o médico assistente
Swab seco, sem meio de transporte, data e horário de coleta	Não processar

QUADRO 4.2. – Meios de cultura mais frequentemente empregados na rotina microbiológica.

Meio	Finalidade	Atmosfera de incubação
AS (ágar-sangue)	Meio não seletivo e diferencial que permite o crescimento de bactérias gram-negativas e gram-positivas, além de permitir a visualização de hemólise	Aerobiose, CO_2 e anaerobiose
CHOC (ágar-chocolate)	Meio nutritivo que permite o crescimento da maioria das bactérias, especialmente *Haemophilus influenzae*, *Neisseria gonorrhoeae* e *Neisseria meningitidis*	CO_2
TM (Thayer-Martin)	Meio seletivo utilizado para isolamento de *Neisseria gonorrhoeae* e *Neisseria meningitidis* em amostras com microbiota. Inibe a maioria das outras bactérias	CO_2
MC (MacConkey)	Meio seletivo e diferencial que permite o crescimento de bacilos gram-negativos, diferenciando as bactérias em lactose positiva e negativa. Inibe bactérias gram-positivas	Aerobiose/CO_2*
EMB (*eosin methilene blue*)	Meio seletivo e diferencial que permite o crescimento de bacilos gram-negativos, diferenciando as bactérias em lactose positiva e lactose negativa. Inibe bactérias gram-positivas	Aerobiose
SS (*Salmonella-Shigella*)	Meio seletivo e diferencial para o isolamento de *Salmonella* spp. e *Shigella* spp. Detecta a produção de H_2S	Aerobiose
Hektoen enteric	Meio moderadamente seletivo e diferencial para o isolamento de *Salmonella* spp. e *Shigella* spp. Diferencia as bactérias em lactose e sacarose positiva e negativa	Aerobiose
CNA (*colistin nalidixic agar*)	Meio seletivo para estreptococo e enterococo. A colistina inibe as bactérias gram-negativas, e o ácido nalidíxico, o véu de *Proteus* spp.	Aerobiose
THIO (caldo tioglicolato)	Meio de enriquecimento que favorece o desenvolvimento da maioria das bactérias	Aerobiose
CLED (*cystine lactose electrolyte deficient agar*)	Meio que permite o crescimento de um variado número de bacilos gram-negativos e cocos gram-positivos. Devido à sua composição deficiente em eletrólitos, há inibição do véu de *Proteus* spp.	Aerobiose
TETRA (caldo tetrationato)	Meio de enriquecimento para *Salmonella* spp.	Aerobiose
Karmali AS Campy (ágar-sangue *Campylobacter*)	Meios seletivos para isolamento de *Campylobacter* spp.	Microaerofilia
TODD (caldo Todd-Hewitt)	Meio de enriquecimento seletivo suplementado com ácido nalidíxico e gentamicina ou colistina para o isolamento de estreptococos	Aerobiose, CO_2
CROMO (cromoágar)	Meio cromogênico – disponível para cultura de fezes, urina, cultura de vigilância epidemiológica, cultura para *Candida* spp. e pesquisa de bactérias resistentes a alguns antibióticos	Aerobiose

CO_2 = atmosfera de CO_2. *Alguns laboratórios que utilizam incubadora de CO_2 optam por incubar a placa de MC em conjunto com AS e/ou CHOC de uma mesma amostra/paciente.

A equação inclui a medida do raio do rotor, o que significa que duas centrífugas com rotores de tamanhos diferentes, mesmo com o mesmo número de rotações por minuto, fornecerão forças centrífugas diferentes. O raio do rotor é a medida obtida do centro do eixo de rotação até o fundo do tubo de centrifugação colocado na posição horizontal (Figura 4.1)

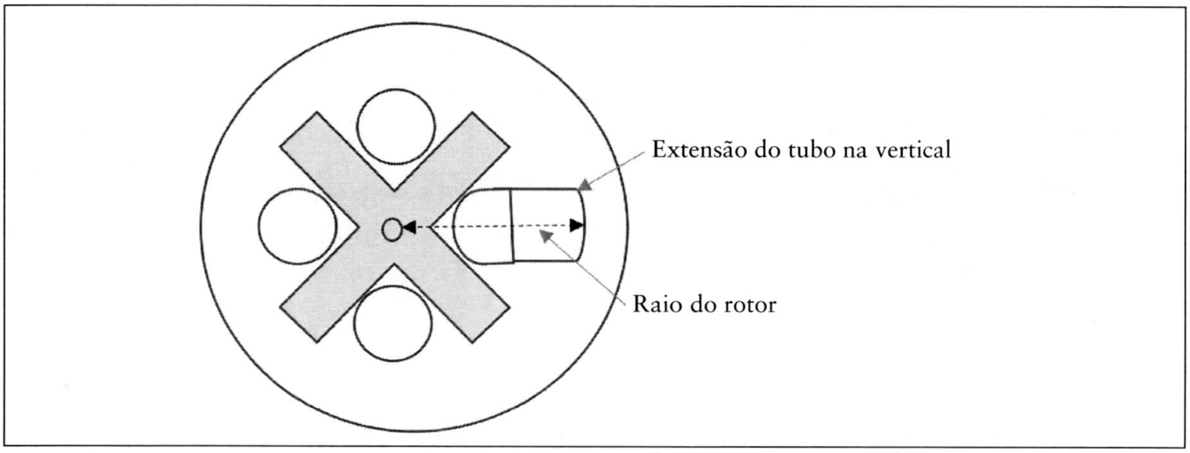

FIGURA 4.1 – Desenho esquemático de um rotor de centrifuga. A medida do raio de uma centrífuga está sinalizada pela linha pontilhada.

Alguns manuais de centrífugas são acompanhados de tabelas ou de nomogramas, que são gráficos que relacionam o raio do rotor com as diferentes rotações por minuto e podem ser utilizados para fazer a conversão de RPM em *g* ou *g* em RPM. A aplicação é simples partindo das RPM que queremos e sabendo o raio do rotor, traçar uma linha e verificar o número de g correspondente. Se não atingir o número de *g* necessário, deslocar a linha até encontrar o número de *g* que queremos e assim achar as RPM necessárias (Figura 4.2).

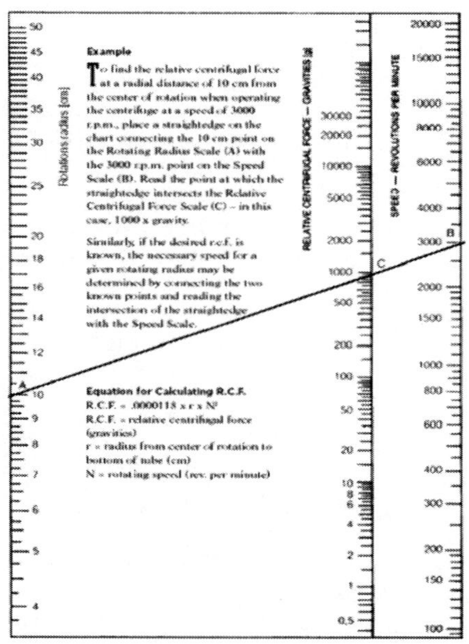

FIGURA 4.2 – Exemplo de nomograma para a conversão entre força centrífuga e rotações por minuto.

Lembrar que a aplicação do mecanismo de frenagem para desacelerar a centrífuga provoca a ressuspensão do sedimento e só deve ser utilizado em situações de emergência. Para evitar o perigo biológico da formação de aerossóis, todas as amostras devem ser centrifugadas em tubos tampados ou com caçapas protegidas.

• **Técnicas de semeadura**

A semeadura inicial dos materiais clínicos para as culturas de bactérias em geral segue alguns padrões que são o da semeadura quantitativa (Figura 4.3) ou por esgotamento (Figura 4.4).

Existem equipamentos que realizam as semeaduras dos diferentes materiais clínicos de forma totalmente automatizada (WASP®DT, Copan Diagnostic e BD Kiestra™ InoqulA™, Becton Dickinson). A forma de semeadura para cada material pode ser programada no equipamento e será identificada no momento de entrada da amostra, por meio da leitura do código de barras do recipiente contendo o material clínico.

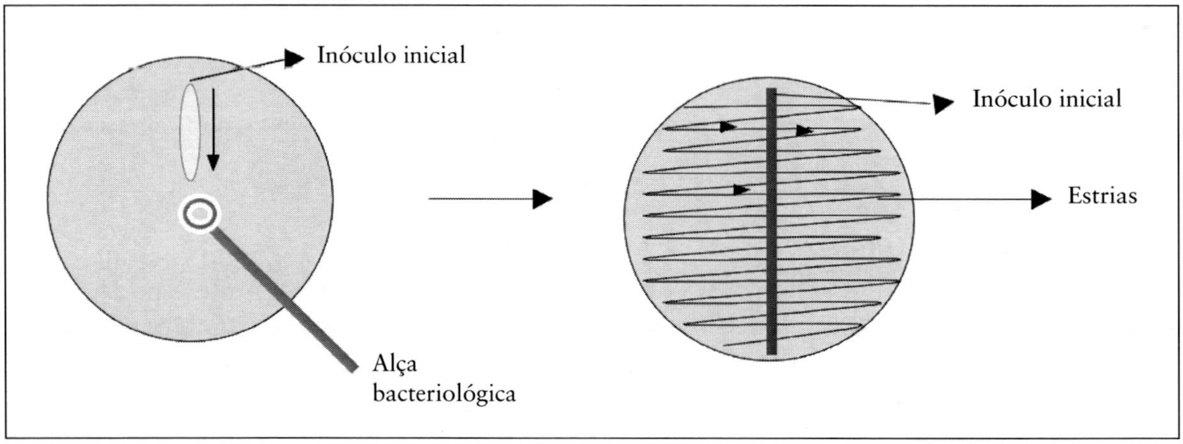

FIGURA 4.3 – Técnica de semeadura quantitativa.

A figura 4.3 mostra a técnica de semeadura quantitativa com alça calibrada que é utilizada principalmente para processar amostras de urina.

A figura 4.4 mostra, de forma esquemática, a semeadura por esgotamento, utilizada para semiquantificação do crescimento bacteriano de materiais clínicos que possam conter microbiota habitual.

Flambar ou incinerar a alça bacteriológica entre a primeira e a segunda estria quando forem processados materiais como fezes, de conteúdo abdominal, trato respiratório superior e alguns outros. No caso de utilizar alças descartáveis trocar a alça seria o adequado.

• **Inoculação nos meios de cultura (Quadro 4.3)**

Inocular primeiramente os meios menos seletivos para evitar que substâncias inibidoras sejam transferidas de um meio para outro. Por exemplo, no caso de uma amostra de escarro, semear primeiramente em CHOC, em seguida em AS e MC. O caldo de enriquecimento deve ser inoculado por último, quando aplicável.

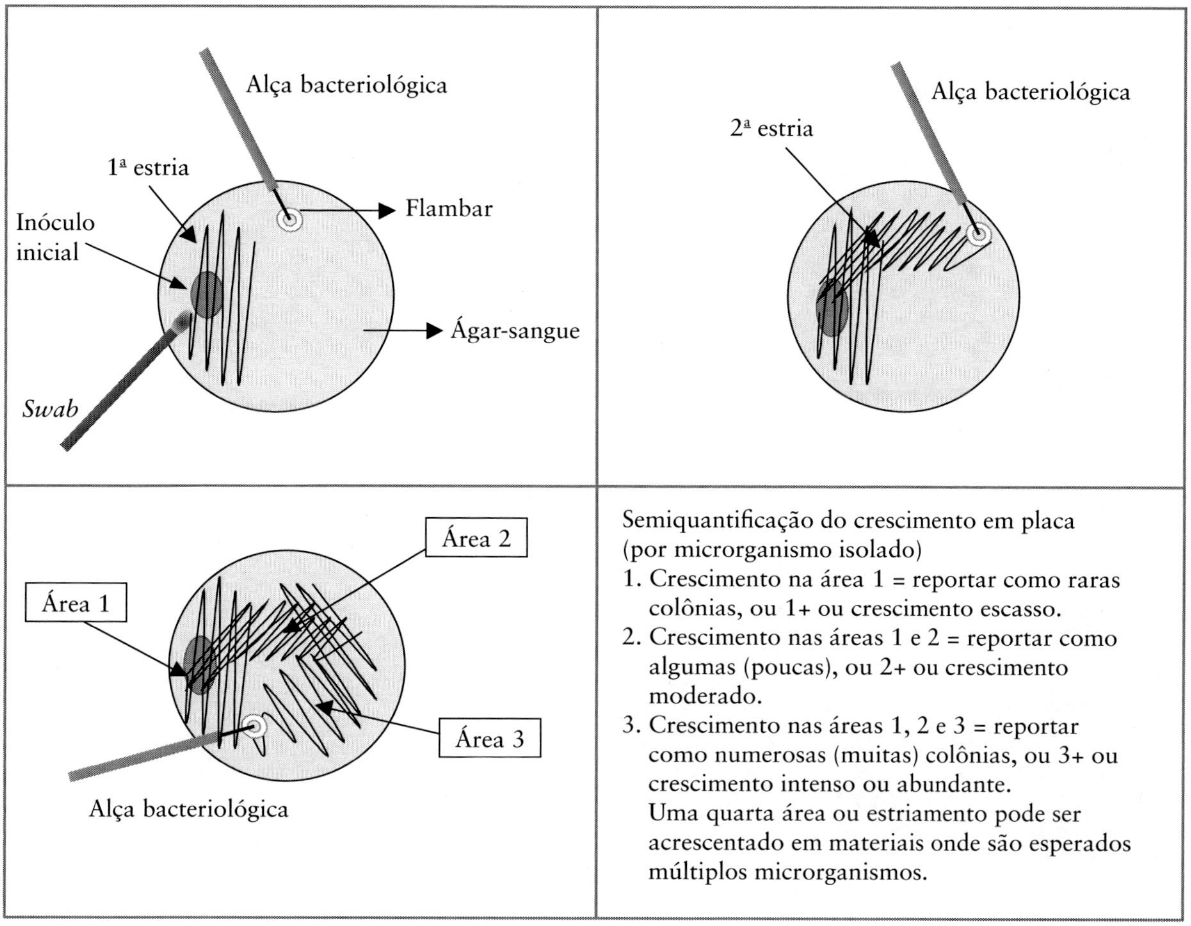

FIGURA 4.4 – Técnica de semeadura por esgotamento.

> É recomendável que todo processamento inicial dos materiais clínicos seja realizado em cabine de segurança biológica utilizando os equipamentos de proteção individual, conforme normas de biossegurança em laboratório de microbiologia (ver Capítulo 2).

• Semeadura das amostras

Amostras recebidas em *swab*

- Amostras colhidas com *swab* são amplamente utilizadas para a coleta de diversos materiais clínicos, mas seu uso deve ser evitado quando outras metodologias podem ser empregadas, por exemplo, aspirados, biópsias e escarificações.
- Alguns laboratórios optam por colher as amostras com *swab* duplo. Utilizar um dos *swabs* para fazer o esfregaço em uma lâmina e outro para colocar no meio de transporte específico.

QUADRO 4.3 – Sugestão de processamento inicial de materiais clínicos frequentemente recebidos no laboratório, meios de cultura e coloração de Gram.

Material clínico	Meios recomendados													
	AS	CHOC	MC	TM	THIO	CLED	TODD	AS Campy/ KA	SS/ HE	TETRA Selenito/ GN	Gram	FF	CRO	LM
Abscesso[1]	X	X[2]	X		X						X	X		
Aspirado de seio maxilar[1]	X	X			X						X			
Biópsias	X	X	X[16]		X						X		X[16]	
Cateter	X													
DIU[1]	X	X			X						X[17]			
Escarro	X	X	X[3]								X			
Esperma[4]	X	X												
Fezes			X					X[2]	X	X[14]				
Fragmento de tecido	X	X			X						X			
Fragmento ósseo	X				X									
Humor vítreo	X	X			X[5]						X	X[2]		
Lavado brônquico ou broncoalveolar[4]	X	X	X								X			
Líquido amniótico[1,6]	X	X			X[2]						X	X[2]		
Líquido ascítico[6]	X				X[2]						X	X[2]		
Líquido biliar	X		X		X						X			
Líquido de diálise[6]	X		X		X[2]							X[2]		
Líquido pericárdico[6]	X										X	X[2]		
Líquido peritoneal[6]	X		X	X[7]							X	X[2]		
Líquido pleural[6]	X	X			X[2]						X	X[2]		
Líquido sinovial[6]	X	X			X[2]						X	X[2]		
Liquor	X	X	X[8]		X[8]						X			
Medula óssea												X		
Orelha externa	X	X									X[2]			

Material clínico	Meios recomendados													
	AS	CHOC	MC	TM	THIO	CLED	TODD	AS Campy/ KA	SS/ HE	TETRA Selenito/ GN	Gram	FH	CRO	LM
Orelha média	X	X			X						X			
Prótese ortopédica	X[15]	X			X[15]									
Raspado de córnea	X	X			X						X			
Raspado de pálpebra	X	X												
Sangue												X		
Secreção conjuntival	X	X									X			
Secreção de ferida profunda[1]	X	X	X		X						X	X[2]		
Secreção de ferida superficial	X		X								X			
Secreção de glândula de Bartholin[1]	X		X	X	X						X			
Secreção de orofaringe	X	X		X[9]							X			
Secreção nasal[10]	X												X[2]	
Secreção da nasofaringe	X	X		X							X[2]			
Secreção prostática[4]	X			X							X[2]			
Secreção traqueal[4]	X	X	X								X			
Secreção uretral	X	X		X							X			
Secreção vaginal e/ou cervical	X	X[11]		X							X			
Swab retal e introito vaginal[12]	X						X							
Tecido protético	X[15]	X			X[15]									
Urina de 1º jato[4]	X	X									X			
Urina de jato médio[4,13]			X			X					X[2]		X	X[13]
Urina de punção suprapúbica	X	X	X											

AS = ágar-sangue; CHOC = ágar-chocolate; MC = ágar MacConkey; TM = ágar Thayer-Martin; THIO = caldo tioglicolato; CLED = *cystine lactose electrolyte deficient*; TODD = caldo Todd-Hewitt; AS Campy = ágar-sangue *Campylobacter*; KA = meio de Karmali; SS = ágar *Salmonella-Shigella*; HE = Hektoen enteric; TETRA = caldo tetrationato; GN = caldo GN (gram-negativo); FH = frasco de hemocultura; CRO = meio cromogênico; LM = laminocultivo; [1]sugere-se semeadura para anaeróbios; [2]opcional; [3]meio utilizado para amostras de escarro de pacientes hospitalizados; [4]cultura quantitativa; [5]dispensável quando utilizado frasco de hemocultura; [6] volumes < 1ml, semear por esgotamento em meios apropriados, volumes maiores colocar diretamente no frasco de hemocultura respeitando a capacidade do frasco; [7]em caso de suspeita de doença inflamatória pélvica; [8]quando amostra de derivação; [9]incluir para pesquisa de portadores de *N. gonorrhoeae*; [10]material recomendado para pesquisa de portadores de *Staphylococcus aureus*, deve ser semeado em meio seletivo como manitol; [11]paciente com idade inferior a 12 anos; [12]para isolamento de estreptococos do grupo B em gestantes; [13]as opções para cultura de urina jato médio podem ser CLED/MC, ou meio cromogênico ou laminocultvo; [14]para controle de pessoas que trabalham com alimentos; [15]semear em ASANA e THIO anaeróbio; [16]quando biópsia de pé diabético ou de úlcera de decúbito; [17]no caso de visualizarmos grânulos no dispositivo e semear o grânulo em ASANA.

- A semeadura de amostras coletadas com *swabs* que possuem meio líquido como transporte deve ser realizada utilizando o meio líquido e não o *swab*. Nesse caso, podem ser realizadas semeaduras com equipamentos automatizados, lâminas para Gram ou outras colorações e testes moleculares diretamente.
- Quando somente um *swab* for coletado e se necessário realizar bacterioscopia, suspender a amostra do *swab* em um pequeno volume de solução fisiológica estéril, agitar vigorosamente, comprimi-lo na parede do tubo e utilizar essa suspensão para o preparo do esfregaço e semeadura nos meios adequados.
- Semear por esgotamento nos meios apropriados dependendo da amostra que foi coletada (ver Figura 4.4 e Quadro 4.3).
- Incubar em temperatura e atmosfera adequadas para cada meio de cultura (ver Quadro 4.4).

> A coleta de amostras para cultura com *swab* deve ser com meio de transporte. *Swab* sem meio de transporte pode ser utilizado somente nos casos de amostras que serão semeadas imediatamente no momento da coleta.

Amostras de aspirados e exsudatos

- Se a amostra for recebida em seringa, transferir para um tubo estéril, homogeneizar, proceder à semeadura por esgotamento (ver Figura 4.4) em meios apropriados (ver Quadro 4.3) e fazer um esfregaço em lâmina. Pode-se também semear uma a duas gotas diretamente nos meios e semear por esgotamento.
- Incubar em temperatura e atmosfera adequadas durante 24 a 72 horas.

Escarro

- Selecionar a porção mais purulenta e/ou sanguinolenta do escarro.
- Preparar uma lâmina e corar pela coloração de Gram para avaliar a qualidade da amostra (ver Capítulo 18).
- Semear por esgotamento (Figura 4.4) nos meios apropriados (ver Quadro 4.3).
- Incubar em temperatura e atmosfera adequadas durante 24 a 48 horas.

Líquidos orgânicos (exceto urina e sangue)

- Após centrifugação (3.000 a 5.000rpm por 15min), de preferência sob refrigeração, remover o sobrenadante deixando aproximadamente 0,5ml do sedimento. Amostras de liquor devem ser centrifugadas a 3.000×*g*.
- Homogeneizar o sedimento e semear por esgotamento (ver Figura 4.4) nos meios apropriados (ver Quadro 4.3).
- Demarcar na lâmina a área onde o material será depositado. Colocar uma gota do sedimento dentro do local demarcado. Opcionalmente, adicionar uma segunda gota do sedimento na mesma área onde foi colocada a anterior para aumentar a concentração do material a ser examinado.
- Incubar os meios em temperatura e atmosfera adequadas durante 24 horas a 5 dias (frascos de hemocultura).

Amostras de urina

Urina de jato médio

Semeadura em placa

- Homogeneizar o material, não centrifugar, e submergir a alça calibrada (1:100 ou 1:1.000) de forma vertical observando se a alça está preenchida com a urina (Figura 4.5), semear pela técnica quantitativa (ver Figura 4.3) em meios apropriados (ver Quadro 4.3).
- Incubar em temperatura e atmosfera adequadas durante 18 a 24 horas.

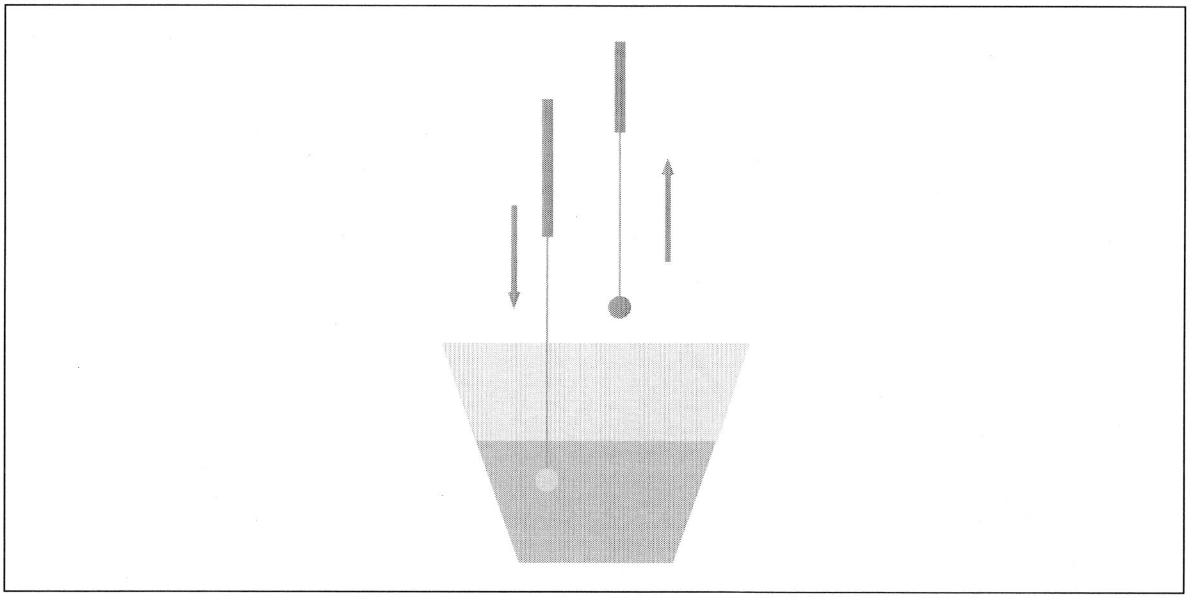

FIGURA 4.5 – Esquema de semeadura da urina do frasco com alça calibrada.

Gram

- No preparo do esfregaço para a coloração pelo método de Gram, depositar 10µl de urina **não centrifugada** em uma lâmina, sem espalhar.

Semeadura em laminocultivo

- Homogeneizar bem a urina não centrifugada.
- Colocar pequena quantidade de urina sobre uma das lâminas do laminocultivo (aproximadamente 1ml), em seguida virar a lâmina e colocar igual volume de urina sobre a outra superfície do meio. Outra opção pode ser mergulhar a lâmina contendo os meios de cultura no frasco com a amostra de urina (Figura 4.6).
- Incubar em temperatura e atmosfera adequadas durante 18 a 24 horas.

Urina de 1º jato

Semeadura em placa

- Centrifugar 10ml de urina a 1.500rpm durante 5 minutos.
- Retirar o sobrenadante e deixar 1ml de sedimento. Semear o sedimento com alça calibrada 0,01ml pelo método quantitativo (ver Figura 4.3) em meios apropriados (ver Quadro 4.3).

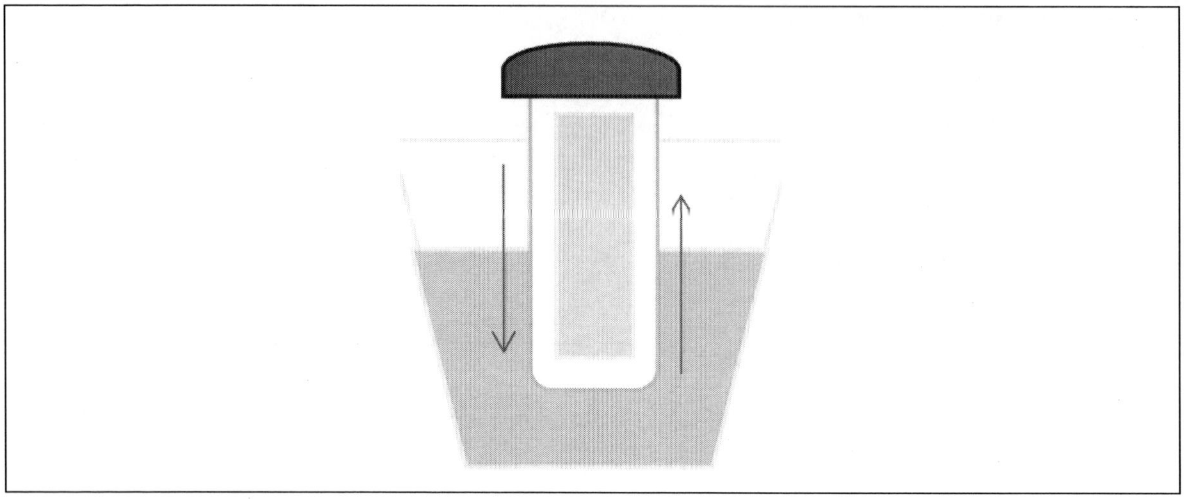

FIGURA 4.6 – Semeadura da urina em laminocultivo.

Gram

- Demarcar em uma lâmina a área onde o material será depositado. Colocar uma gota do sedimento na lâmina, sem espalhar.
- Incubar os meios em temperatura e atmosfera adequadas durante 24 a 72 horas.

Fragmentos de biópsia e tecido (incluindo pele queimada)

Semeadura em placa

- Transferir a amostra para uma placa estéril e fragmentar com o auxílio de bisturi.
- Semear os fragmentos nos meios apropriados (ver Quadro 4.3) pela técnica de esgotamento (ver Figura 4.4), **sem flambar** entre a primeira e a segunda estria.
- Incubar em temperatura e atmosfera adequadas durante 24 a 72 horas.

Gram

Retirar um fragmento da amostra e comprimir (*imprint*) várias vezes em uma área da lâmina para eventuais colorações.

Fragmento ósseo

- Em caso de fragmento ósseo pequeno, transferi-lo para um caldo THIO.
- Em peças grandes, que não possam ser colocadas no caldo THIO e que tenham sido acondicionadas em frasco estéril, adicionar ao frasco original 10 a 20ml de caldo THIO ou volume suficiente para que o fragmento esteja submerso no meio.
- Se na amostra houver fragmentos de tecido aderido, processar essas amostras junto com o fragmento.
- Amostras pequenas podem ser colocadas em um gral e maceradas com o pistilo. O macerado pode ser semeado nos meios apropriados.
- Incubar em temperatura e atmosfera adequadas durante 24 a 72 horas.

Amostras intrauterinas (DIU – dispositivo intrauterino)

- As amostras deverão vir acondicionadas em recipientes estéreis.

- Semear o dispositivo sobre a superfície de placas de AS e CHOC antes de colocar no caldo.
- Colocar o DIU em um frasco estéril com 10ml de caldo THIO (de preferência pré-reduzido).
- Tampar e homogeneizar suavemente durante 30 segundos.
- Semear nos meios apropriados (aeróbios e anaeróbios).
- Fragmentos de tecido aderidos ao DIU devem ser removidos antes e semeados em meio de cultura para aeróbios e anaeróbios.
- Incubar em temperatura e atmosfera adequadas durante 7 dias e observar a cada 24 horas (rotina anaeróbia).

Outros materiais

Para o preparo e semeadura inicial de outros materiais, ver capítulo específico de cada amostra clínica.

Incubação dos meios de cultura

Existem várias opções de incubadoras/estufas que atingem diversas temperaturas e geram diferentes atmosferas. O laboratório de microbiologia deve escolher a que melhor se adapta ao número de exames e aos diferentes procedimentos realizados na rotina. A atmosfera mais utilizada é a de ar ambiente e CO_2 que varia entre 5 e 10%. O quadro 4.4 exemplifica as diferentes incubadoras requeridas no laboratório de microbiologia.

A maioria dos microrganismos e alguns fungos crescem bem em temperatura de 35°C a 37°C (incluindo *Campylobacter* spp.), portanto os laboratórios de microbiologia de pequeno porte podem optar por uma incubadora única regulada à temperatura média de 35°C. Conforme a utilização/abertura da porta por curtos períodos, a variação de temperatura permitida, sem comprometer o crescimento dos microrganismos, é mínima de 33°C e máxima de 37°C (35 ± 2°C). A atmosfera de CO_2 pode ser gerada utilizando uma vela, meia pastilha efervescente (Alka-Seltzer®) ou um gerador de microaerofilia em uma jarra com tampa hermeticamente fechada nos casos dos laboratórios que não dispõem desse tipo de incubadora.

QUADRO 4.4 – Temperatura e atmosfera de incubação das principais incubadoras utilizadas em rotina microbiológica.

Temperatura (tolerável variação de ± 2°C)	Atmosfera	Finalidade
35°C	Ar ambiente	Crescimento da maioria dos microrganismos
35°C	5 a 10% de CO_2	Crescimento da maioria dos microrganismos, incluindo os fastidiosos (*S. pneumoniae*, *H. influenzae*, *N. meningitidis*)
42°C	Ar ambiente (se necessário microaerofilia, colocar um gerador específico que produz 5 a 15% de O_2 e 10% de CO_2)	*Campylobacter* spp. (inibição de outros microrganismos presentes no material biológico)
30°C	Ar ambiente	Cultura de fungos
37°C	Ar ambiente	Micobactérias

COMENTÁRIOS

- A coleta adequada, o processamento inicial da amostra, a semeadura nos meios apropriados, as condições e o tempo de incubação são fundamentais para a garantia de resultados representativos e confiáveis de qualquer análise microbiológica.
- Um dos materiais utilizados para a coleta é o *swab*. Os *swabs* podem apresentar diferentes tipos de composição das pontas e meios de transporte com características distintas, o que deve ser observado no momento da coleta (descritas no Capítulo 3).

REFERÊNCIAS BIBLIOGRÁFICAS

Ford M. Medical Microbiology. 2nd ed. Oxford: Oxford University Press; 2014.

Jorgensen JH, Pfaller MA. Manual of clinical microbiology. 11th ed. Washington, DC: ASM Press; 2015.

Leber AL. Clinical microbiology procedures handbook. Vols. 1 e 2. 4th ed. Washington, DC: ASM Press; 2016.

Mendes CM, Oplustil CP, Zoccoli CM, Sinto SI. Microbiologia clínica: 156 perguntas e respostas. São Paulo: Sarvier; 2005.

Miller JM, Miller SA. Guide to specimen management in clinical microbiology. 3rd ed. Washington, DC: ASM Press; 2017.

Oplustil CP, Zoccoli CM, Barberino MG. Microbiologia clínica: 156 perguntas e respostas. Vol 2. São Paulo: Sarvier; 2012.

Procop GW, Church DL, Hall GS, Janda WM, Koneman EW, Schreckenberger PC, et al. Koneman's color atlas and textbook of diagnostic microbiology. 7th ed. Philadelphia: Walters Kluwer; 2017.

Microscopia

5
CAPÍTULO

A microscopia é o método mais comum utilizado para a detecção de microrganismos diretamente de amostras clínicas e para a melhor caracterização morfotintorial de isolados em cultura. Há uma variedade de técnicas microscópicas, mas somente aquelas empregadas no diagnóstico microbiológico serão discutidas neste capítulo. O preparo dos corantes dos diferentes métodos de colorações citados a seguir está descrito no Capítulo 32.

Vale a pena ressaltar que para uma boa microscopia é importante realizar manutenção preventiva periódica do microscópio, assim como o treinamento e a avaliação de competência dos analistas que realizam a microscopia.

MICROSCÓPIO

Para a utilização correta do microscópio é necessário ter familiaridade com as partes que o compõem. A figura 5.1 mostra as diferentes partes de um microscópio óptico.

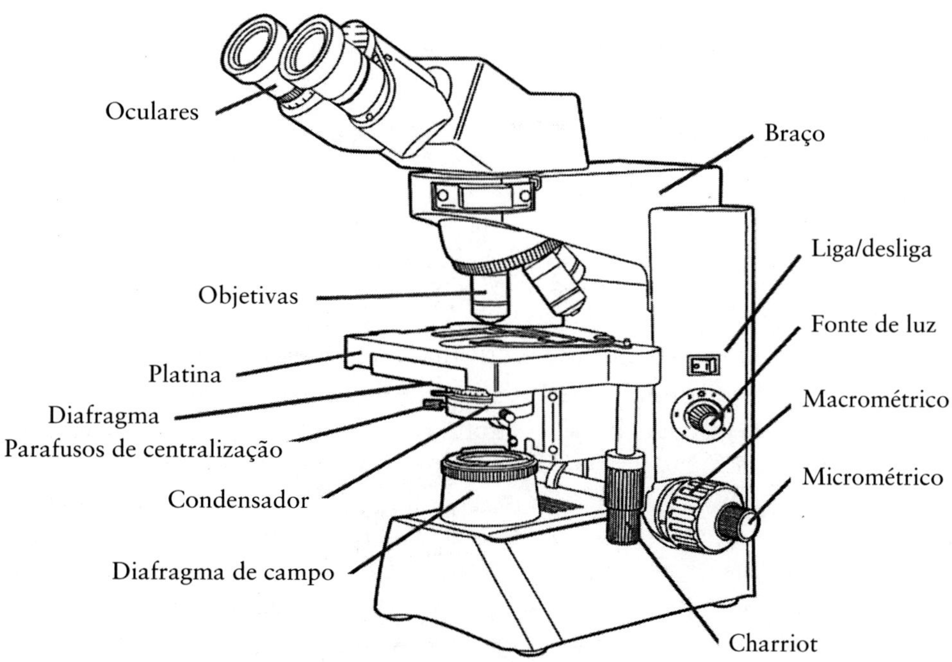

FIGURA 5.1 – Componentes de um microscópio óptico binocular.

As diferentes funções dos componentes do microscópio são:

Condensador com diafragma – as lentes, logo abaixo da platina, estão posicionadas para concentrar corretamente a luz na amostra analisada e direcionar os raios de luz para o interior da objetiva. Esse condensador pode ser um disco rotatório ou um diafragma de íris que direciona um cone de iluminação largo ou estreito da amostra para a objetiva.

Parafusos de centralização – são dois parafusos anexos ao condensador utilizados para centralizar a luz na iluminação Köhler (método de iluminação utilizado em microscopia).

Macrométrico – utilizado para focar a amostra de forma rápida ou grosseira.

Micrométrico – utilizado para o ajuste fino do foco da amostra.

Diafragma de campo – utilizado para controlar a quantidade de luz que passa pelo condensador.

Fonte de luz – regula a quantidade de luz que entra no microscópio.

Objetivas – sistema de lentes próximas à amostra utilizadas para aumentar e direcionar a imagem para as oculares. As objetivas de diferentes aumentos são peças importantes para se obter uma imagem de qualidade.

Oculares – lentes próximas aos olhos que aumentam a imagem produzida pelas objetivas do microscópio.

Charriot – permite o movimento da lâmina sobre a platina durante a análise.

Alguns cuidados com relação à manutenção do microscópio:

- A manutenção preventiva do microscópio é de responsabilidade de profissionais capacitados, de forma regular, estabelecida pelo laboratório, pelo menos uma vez ao ano.
- A limpeza do microscópio é um hábito que deve ser adotado por todas as pessoas que o utilizam, devendo ser realizada logo após seu uso. Efetuar a limpeza habitual das objetivas e da platina utilizando álcool-acetona ou xilol. A limpeza periódica das oculares deve ser feita utilizando *swab* com água destilada, secando com pano ou lenço macio. Realizar a limpeza das superfícies do microscópio com um pano umedecido em água; evitar utilizar álcool. Cobrir o microscópio com a capa plástica própria do equipamento após o uso.

COLORAÇÃO PELO MÉTODO DE GRAM

PRINCÍPIO

Essa metodologia é utilizada para classificar as bactérias com base na morfologia e na reação à coloração pelo método de Gram. Adicionalmente, esse teste serve para um diagnóstico rápido presuntivo de um agente infeccioso e também para avaliar a qualidade de uma amostra clínica.

As bactérias são classificadas como gram-positivas ou gram-negativas de acordo com as diferenças de composição da parede celular. As bactérias gram-positivas possuem uma parede espessa de peptidoglicano e grandes quantidades de ácido teicoico, o qual retém o corante inicial (cristal violeta), não sendo afetado pela descoloração com álcool-acetona. Com isso, as células bacterianas são visualizadas com a coloração azul-escura. As bactérias gram-negativas possuem uma parede celular constituída de uma camada delgada de peptidoglicano que permite a descoloração do cristal violeta com álcool-acetona e posterior coloração com o corante de fundo, safranina ou fucsina. Com isso, as células bacterianas se apresentam com uma coloração rosada.

Sinonímia: bacterioscopia, Gram.

MATERIAL CLÍNICO

- Amostras obtidas após aspiração, fragmentos de tecido e biópsias, líquidos orgânicos em geral, raspado de lesão ocular e secreções em geral.
- Esfregaços de materiais biológicos recebidos em lâmina.
- Colônias de bactéria com crescimento em meios líquidos, meios sólidos e de frascos de hemocultura. Culturas jovens (< 24 horas) de meios de cultura sem inibidor e amostras clínicas recém-coletadas fornecem melhores resultados. Cultivos em caldos são preferíveis quando a verificação da morfologia bacteriana for importante (exemplo: estreptococo e bacilo gram-positivo).

CONTROLE DE QUALIDADE

Finalidade – controlar e comprovar a qualidade dos corantes, a metodologia de coloração e a competência dos colaboradores na realização do exame (Quadro 5.1).

Verificar diariamente a aparência dos corantes. Se o corante de cristal violeta precipitar, filtrar antes de usar. A evaporação pode afetar a eficácia dos corantes. Não utilizar após expirar o prazo de validade. Se os corantes forem aliquotados em outros frascos, estes últimos devem ser etiquetados com as informações do frasco de origem: nome do corante, lote, prazo de validade, data da transferência, além das informações de biossegurança.

QUADRO 5.1 – Guia para controle de qualidade da coloração pelo método de Gram.

Resultado	Cepa	Resultado esperado
Gram-negativo	*Escherichia coli* ATCC 25922 ou cepas (24h de crescimento) isoladas de amostras clínicas	Bacilos corados em rosa
Gram-positivo	*Staphylococcus aureus* ATCC 25923 ou cepas (24h de crescimento) isoladas de amostras clínicas	Cocos corados em azul-escuro ou violeta

Frequência e procedimento – a cada semana de uso e a cada novo lote de corantes. Corar juntamente com os esfregaços da rotina uma lâmina com cepas controle, contendo bacilos gram-negativos e cocos gram-positivos.

Realizar a manutenção preventiva e a limpeza dos microscópios, registrando em planilha apropriada (ver Capítulo 1).

Avaliar periodicamente a competência dos analistas que realizam a bacterioscopia pelo método de Gram. Os testes podem ser realizados uma vez ao mês, quando serão entregues lâminas (controle cego) aos diferentes analistas, solicitando que as leituras das lâminas sejam feitas individualmente, com posterior comparação e avaliação dos resultados.

Indicador de qualidade – para melhor controlar o processo é necessário implantar alguma ferramenta de controle. O quadro 5.2 mostra os indicadores que podem ser implantados para controlar a microscopia.

As causas mais comuns de erro observadas na coloração pelo método de Gram são:

- Lâminas sujas e engorduradas – as lâminas devem ser limpas de preferência com álcool 70% e secas. As lâminas podem ser mantidas em um recipiente com álcool e retiradas no momento do uso.

- Precipitação e/ou contaminação dos corantes – muitas vezes, é necessário filtrar alguns corantes antes do uso, assim como trocar frequentemente os vasilhames de uso. A precipitação pode simular cocos gram-positivos.
- Espessura do esfregaço – quanto mais material for colocado no esfregaço, mais difícil será a descoloração para posterior coloração com safranina ou fucsina diluída, prejudicando a interpretação do exame.
- Superaquecimento na fixação pelo calor – ter cuidado para não queimar o esfregaço que pode destruir as células, principalmente leucócitos. O ideal é fixar as lâminas em calor brando (45 e 60°C).
- Descoloração – o excesso de exposição do esfregaço ao álcool-acetona prejudica a visualização correta dos microrganismos gram-positivos, resultando em falsos gram-negativos.
- Falta de treinamento do observador – o treinamento dos analistas de como realizar a microscopia é parte importante do processo. Alguns trabalhos mencionam a variabilidade de leitura entre observadores e a necessidade de se manter um controle de leituras.
- Ausência de manutenção preventiva do microscópio – a manutenção do microscópio deve ser realizada no mínimo anualmente. Nos laboratórios onde o microscópio é muito utilizado, pode ser necessário realizar a manutenção preventiva a cada 6 meses.

QUADRO 5.2 – **Sugestão de indicadores e meta para controlar o processo de microscopia.**

Indicador/meta	Descrição	Objetivo
Duplo observador/100% de adequação	Revisão de alguns resultados pelo supervisor ou um segundo observador qualificado	Manter e avaliar a competência do observador no método, controle dos corantes e da técnica de coloração
Controle externo/> 95% de acerto	Coloração e leitura de lâminas de controle externo	Verificar a competência do observador e o método de coloração
Concordância do resultado/> 90% de concordância	Comparar o resultado da microscopia com o crescimento bacteriano na cultura respectiva	Avaliar o observador, o método e os meios de cultura empregados

PROCEDIMENTO

PREPARO DO ESFREGAÇO

Amostras recebidas em *swab*

As amostras devem ser coletadas com *swabs* duplos, sendo que um deles, sem meio de transporte utilizado para confecção do esfregaço (Figura 5.2), ou *swabs* em meio de transporte líquido (tipo ESwab™ Copan).

Com um dos *swab* fazer o esfregaço e com outro *swab* coletar mais amostra e colocar no meio de transporte específico.

- *Swab* sem meio de transporte – rolar delicadamente o *swab* sobre a superfície de uma lâmina limpa (Figura 5.2).
- *Swab* em meio de transporte líquido – agitar vigorosamente (vortex) para liberar toda a amostra do *swab* no meio líquido, demarcar uma lâmina na parte posterior e depositar uma alíquota do líquido no centro da área demarcada.

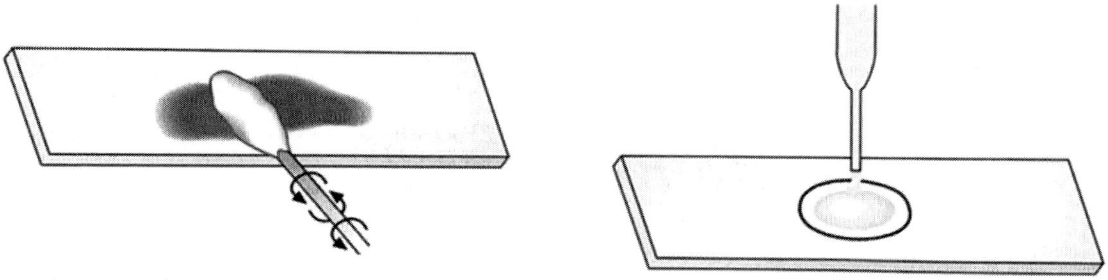

FIGURA 5.2 – Preparo de esfregaços de amostra de *swab* e a partir de amostra líquida.

- A coleta de somente um *swab* sem meio de transporte deve ser evitada. No entanto, em casos de amostra recente e na impossibilidade de realizar nova coleta, o *swab* deve ser colocado em um tubo com pequeno volume de solução fisiológica estéril, agitar vigorosamente e comprimi-lo contra a parede do tubo. Utilizar essa suspensão para o preparo do esfregaço e semeadura nos meios adequados de cultivo.
- Deixar a lâmina secar ao ar e fixar no calor brando.

> A fixação pelo calor deve ser branda, entre 45 e 60°C, preferencialmente em um secador de lâminas. A fixação com metanol ou etanol é aconselhada quando queremos verificar os leucócitos polimorfonucleares íntegros, já que não resistem ao calor como as bactérias e se tornam amorfos.
> Verificar fichas de segurança do metanol – o produto é facilmente inflamável, tóxico por inalação, em contato com a pele e por ingestão.

Amostras de aspirado, exsudatos, escarro e fezes

- Se a amostra for recebida em seringa, transferi-la para um tubo estéril, homogeneizar e fazer esfregaço em lâmina. Se a amostra for muito espessa, diluir em pequena quantidade de solução fisiológica estéril antes de fazer o esfregaço.
- Nas amostras recebidas em frascos ou tubos estéreis, selecionar a parte mais purulenta e confeccionar o esfregaço em lâmina. Espalhar a amostra em ¾ da lâmina para formar um esfregaço fino.
- Deixar secar ao ar e fixar no calor brando.

Amostras que requerem centrifugação

- Após centrifugação, apropriada para cada material, remover o sobrenadante e deixar aproximadamente 0,5ml do sedimento.
- Demarcar a área na lâmina na qual o material será depositado (Figura 5.2).
- Homogeneizar a amostra e depositar uma alíquota na área demarcada da lâmina.

- Para aumentar a concentração do líquido, adicionar uma segunda gota do sedimento na mesma área onde foi colocado o material anterior.
- Deixar secar ao ar e fixar no calor brando.

> Para melhorar a qualidade e aumentar a sensibilidade, sugerimos utilizar citocentrífuga no preparo das lâminas de alguns materiais habitualmente estéreis (liquor, líquido ascítico, líquido pleural, líquido sinovial entre outros).

Amostras de urina

- Urina de jato médio
  - Homogeneizar o material e depositar 10µl em uma lâmina, sem espalhar.
  - Deixar secar ao ar e fixar no calor brando.
- Urina de primeiro jato
  - Centrifugar 1.500rpm/5min.
  - Retirar o sobrenadante e colocar uma gota do sedimento em uma lâmina demarcada, sem espalhar (Figura 5.2).
  - Deixar secar ao ar e fixar no calor brando.

Biópsias e tecidos

- Transferir a amostra para uma placa estéril e fragmentar com o auxílio de um bisturi.
- Retirar um fragmento da amostra e comprimir (carimbar) várias vezes em uma área da lâmina.
- Deixar secar ao ar e fixar no calor brando.

Esfregaços provenientes de meios de cultura líquidos

- Cultura em caldo.
  - Transferir uma amostra com alça bacteriológica para uma lâmina.
  - Deixar secar ao ar e fixar no calor brando.
- Hemocultura
  - Homogeneizar o frasco, aspirar pequena quantidade da amostra e colocar uma gota espalhando sobre a lâmina.
  - Deixar secar ao ar e fixar no calor brando.

Esfregaços de colônias

- Colocar uma pequena gota de solução fisiológica sobre a lâmina.
- Com uma alça ou fio bacteriológico, tocar na superfície de uma colônia isolada e emulsionar gentilmente na gota de solução fisiológica colocada sobre a lâmina.
- Deixar secar ao ar e fixar no calor brando.

> Todo procedimento deve ser realizado evitando a formação de aerossóis e utilizando equipamentos de proteção individual e coletiva (EPI e EPC).

COLORAÇÃO

- Cobrir o esfregaço com cristal violeta e deixar durante 1 minuto.
- Lavar com fino fio de água corrente incidindo fora da área do esfregaço, retirando o excesso de corante e de água.
- Cobrir o esfregaço com lugol e deixar durante 1 minuto.
- Lavar com água corrente e retirar o excesso de água que fica sobre a lâmina.
- Descorar com álcool-acetona até que não escorra mais o cristal violeta (cuidado para não descorar demais). Realizar esse processo com a torneira aberta e ir lavando a lâmina quase ao mesmo tempo em que faz a descoloração. Retirar o excesso de água.
- Cobrir o esfregaço com safranina ou fucsina diluída 1/10.
- Deixar durante 30 segundos.
- Lavar com água corrente e deixar secar ao ar em um suporte para lâminas ou em uma estante. Se houver necessidade de realizar a leitura rapidamente, a lâmina pode ser seca com papel-filtro.
- Examinar ao microscópio.

Técnica modificada de Hucker

- Cobrir o esfregaço com cristal violeta e deixar durante 30 segundos.
- Lavar com fino fio de água corrente incidindo fora da área do esfregaço, retirando o excesso de corante e de água.
- Cobrir o esfregaço com lugol e deixar durante 30 segundos.
- Lavar com água corrente e retirar o excesso de corante e de água que fica sobre a lâmina.
- Descorar com álcool-acetona até que não escorra mais o cristal violeta (cuidado para não descorar demais). Realizar esse processo com a torneira aberta e ir lavando a lâmina quase ao mesmo tempo em que faz a descoloração. Retirar o excesso de água da lâmina.
- Cobrir o esfregaço com safranina ou fucsina básica a 0,1 a 0,2%.
- Deixar durante 30 segundos.
- Lavar com água corrente e secar ao ar em um suporte para lâminas ou em uma estante. Se houver necessidade de realizar a leitura rapidamente, a lâmina pode ser seca com papel-filtro.
- Examinar ao microscópio.

As duas técnicas citadas são recomendadas para uso em bacteriologia. A técnica adotada pelas autoras é a primeira descrita.

COMO REPORTAR O RESULTADO

Em alguns materiais clínicos é importante inicialmente avaliar a qualidade da amostra com objetiva de 10× (aumento de 100×) com a finalidade de verificar a presença de leucócitos e células epiteliais. Analisar 10 a 20 campos.

Com objetiva de imersão de 100× (aumento de 1.000×), analisar de 20 a 40 campos do esfregaço e relatar a ausência ou presença de microrganismos, quantificando (Quadro 5.3) e classificando conforme descrito a seguir.

Descrição da morfologia e agrupamento dos microrganismos que podem ser observados:

- Cocos gram-positivos aos pares.
- Cocos gram-positivos em cadeias.
- Cocos gram-positivos agrupados em cachos.
- Bacilos gram-positivos.

- Bacilos gram-positivos ramificados.
- Bacilos gram-positivos corineiformes ou difteroides.
- Bacilos gram-positivos, tipo Döderlein.
- Diplococos gram-negativos.
- Bacilos gram-negativos.
- Bacilos gram-negativos fusiformes.
- Bacilos gram-negativos espiralados.
- Bacilos gram-negativos curvos.
- Cocobacilos gram-negativos.
- Cocobacilos gram-variáveis.
- Leveduras e/ou leveduras em filamentação.

QUADRO 5.3 – **Orientação simplificada para a leitura da coloração pelo método de Gram (sugestão de quantificação).**

Classificação numérica	Classificação descritiva	Número de bactérias observadas com aumento de 1.000× (20 a 40 campos)
0+	Ausentes	0
1+ (+)	Raros	< 10 em todos os campos observados
2+ (++)	Alguns, poucos ou moderados	10-25 por campo em todos os campos observados
3+ (+++)	Muitos ou frequentes	> 25 em um campo observado (repete-se nos demais campos)

Em alguns casos é importante reportar também no resultado a celularidade, por exemplo, em materiais normalmente estéreis, amostras do trato respiratório inferior e amostras do trato genital. Os exemplos 1 a 4 descrevem algumas formas de como reportar o Gram.

O laudo deve ser, acima de tudo, informativo e agregar valor ao médico assistente. O quadro 5.4 exemplifica modelos de liberação de laudos que agregam valor ao exame.

Exemplo 1: resultado de bacterioscopia de material vaginal
Material clínico: conteúdo vaginal
Método: microscopia pela coloração de Gram
Células epiteliais: algumas
Leucócitos: raros
Bacilos gram-positivos tipo Döderlein: muitos
Bacilos gram-positivos tipo difteroide: poucos
Cocos gram-positivos agrupados: raros
Bacilos gram-negativos: alguns
Leveduras e pseudo-hifas: poucas leveduras e ausência de pseudo-hifas
Diplococos gram-negativos: ausentes
Cocobacilos gram-variáveis: ausentes
Mobiluncus: ausentes
Clue cells: ausentes

Exemplo 2: resultado de Gram
Material clínico: escarro
Método: microscopia pela coloração de Gram
Células epiteliais: < 10/campo (100× de aumento)
Leucócitos: > 25/campo (100× de aumento)
Cocos gram-positivos aos pares sugestivos de *Streptococcus pneumoniae* em moderada quantidade.
Foram observados outros microrganismos compatíveis com a microbiota habitual em moderada quantidade.

Exemplo 3: resultado de Gram
Material clínico: líquido pleural
Método: microscopia pela coloração de Gram
Resultado: não foram observados microrganismos coráveis pelo método de Gram.

Exemplo 4: resultado de Gram de urina jato médio ou urina (exceto urina de primeiro jato)
Material clínico: urina (jato médio)
Método: microscopia pela coloração de Gram
Resultado: poucos bacilos gram-negativos.

QUADRO 5.4 – **Diferença entre um laudo simplificado de Gram e um laudo que fornece orientação clínica de microscopia direta do material clínico ou a partir do crescimento em placa e/ou caldo.**

Gram realizado do material clínico ou do crescimento em placa e/ou caldo	Laudo simplificado de Gram	Laudo que agrega "valor"
Material clínico (incluindo hemocultura positiva)		
Cocos gram-positivos agrupados em cachos	Cocos gram-positivos	Cocos gram-positivos em cachos ou agrupados sugestivos de *Staphylococcus* spp.
Cocos gram-positivos em cadeia	Cocos gram-positivos	Cocos gram-positivos em cadeia sugestivo de *Streptococcus* spp.
Crescimento em placa		
Bacilos gram-negativos (lactose positiva, oxidase negativa)	Bacilos gram-negativos em identificação	Bacilos gram-negativos sugestivos de enterobactérias
Bacilos gram-negativos (lactose negativa, oxidase positiva, odor característico)	Bacilos gram-negativos em identificação	Bacilos gram-negativos sugestivos de *Pseudomonas* spp.
Diplococos gram-negativos, oxidase positiva (amostra genital)	Diplococos gram-negativos	Diplococos gram-negativos sugestivos de *Neisseria* spp.
Cocobacilos gram-negativos (crescimento apenas em ágar-chocolate)	Cocobacilos gram-negativos	Cocobacilos gram-negativos sugestivos de *Haemophilus* spp.

COMENTÁRIOS

- Para visualizar microrganismos pelo método de Gram, em geral é necessária a presença de cerca de 10^4UFC/ml.
- Resultado negativo da bacterioscopia não significa obrigatoriamente ausência de microrganismos na amostra analisada e deve ser confirmado com a cultura. Lembrar que se não houver crescimento na cultura não significa ausência de microrganismos no material clínico analisado.
- O Gram é um teste extremamente importante e de grande auxílio diagnóstico. Fornece um diagnóstico presuntivo em várias situações, informação para tratamento, direcionamento para semeadura da cultura em meios ou atmosfera específica, além de servir de controle de qualidade da cultura. Se observarmos no Gram de amostra de escarro muitos leucócitos polimorfonucleares, muitos cocos gram-positivos lanceolados capsulados e intracelulares, podemos liberar o resultado como presença de cocos gram-positivos sugestivos de *S. pneumoniae*. Esse resultado sugere ao clínico provável pneumonia por pneumococo. Em Gram de conteúdo vaginal, a presença de cocobacilos gram-variáveis, bacilos gram-variáveis curvos, *clue cells* e ausência de bacilos Döderlein indica vaginose por *Gardnerella*. Em conjunto com a clínica da paciente, o médico assistente pode iniciar tratamento específico para esse agente.
- No direcionamento para cultura – frasco positivo de hemocultura com células leveduriformes, podemos semear a amostra em meio cromogênico para levedura e no dia seguinte ter uma indicação da provável espécie de levedura.
- Como controle de qualidade da cultura, deve haver concordância entre a leitura do Gram da amostra clínica e o crescimento microbiano nas placas de cultura. Bactérias anaeróbias podem ser visualizadas no Gram, mas não se desenvolvem nos meios cultivados ou na atmosfera utilizada em aerobiose. Em caso de discordância, verificar prováveis erros no processo de leitura do Gram ou no processamento da cultura.

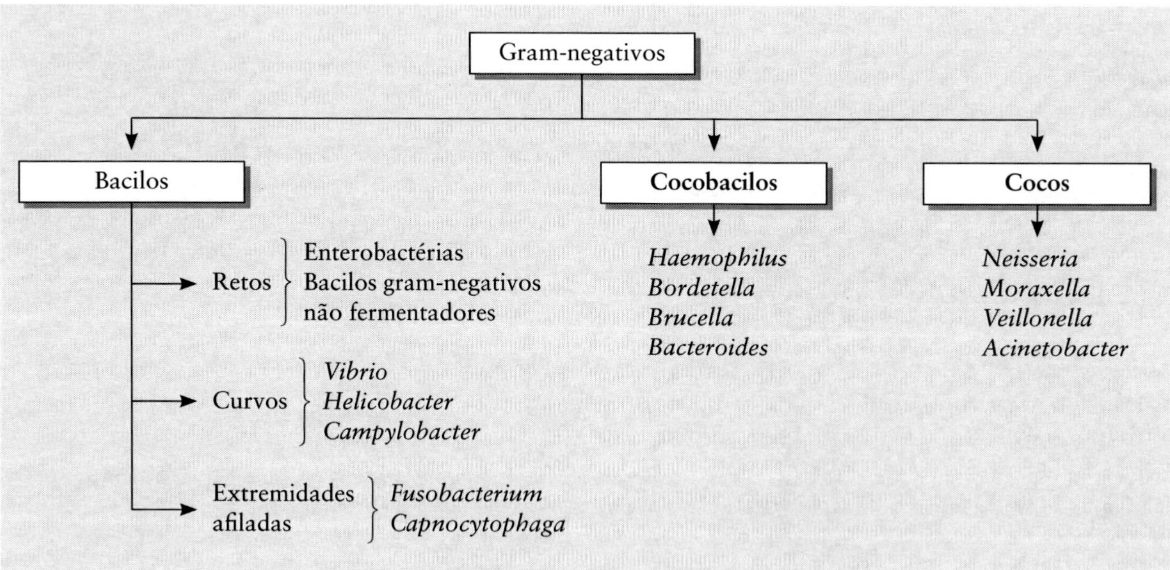

FIGURA 5.3 – Esquema de classificação de algumas bactérias gram-negativas de acordo com a coloração pelo método de Gram. *Trichomonas* podem ser visualizadas como estruturas gram-negativas de diferentes tamanhos e formatos, flagelados com núcleo centrípeto e citoplasma com vacúolos. Ver foto da capa deste livro – Microscopia Coloração de Gram.

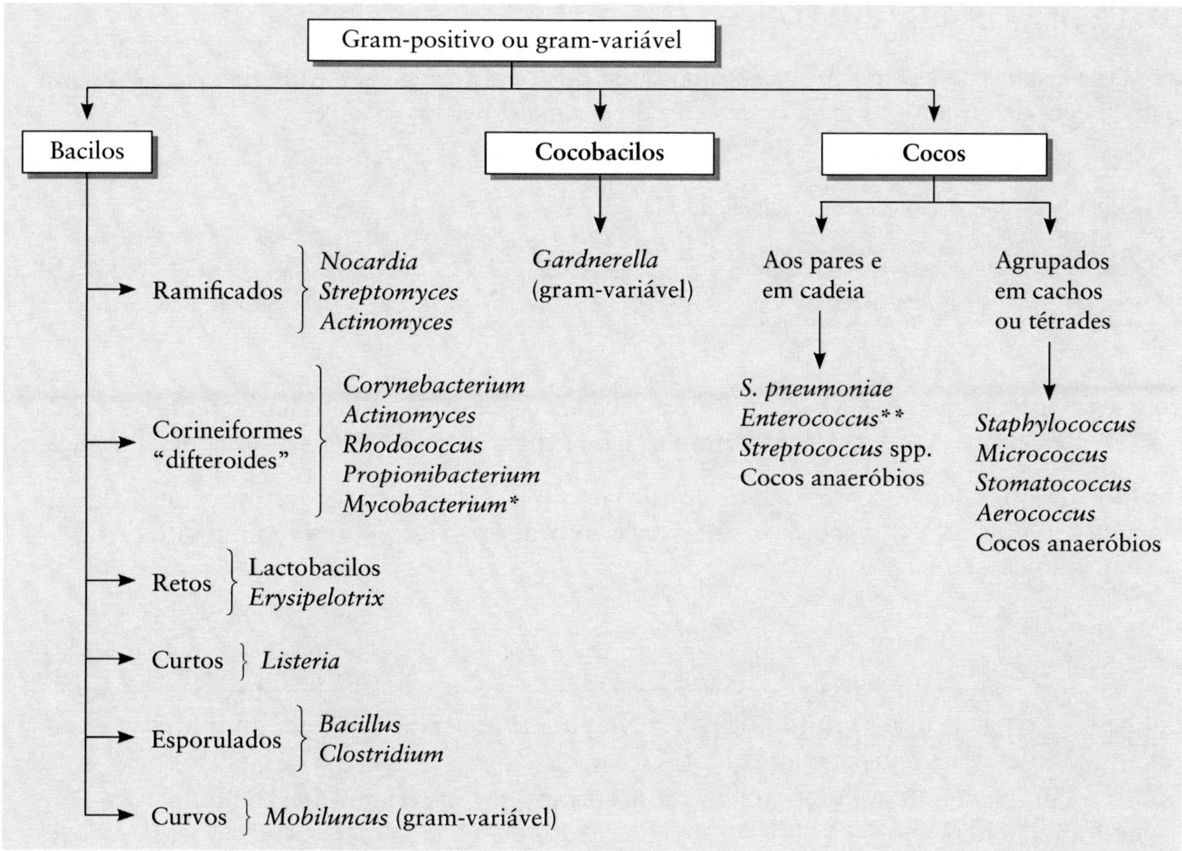

FIGURA 5.4 – Esquema de classificação das bactérias gram-positivas ou gram-variáveis de acordo com a coloração pelo método de Gram. *As micobatérias podem corar-se levemente como gram-positivas ou apresentar-se como formas bacilares refringentes. **Cocos isolados, em cadeia, variando em tamanho.

COLORAÇÃO DE ALBERT-LAYBOURN

PRINCÍPIO

É um método de coloração diferencial recomendado para a pesquisa de granulações metacromáticas de algumas espécies de *Corynebacterium*, em especial do *Corynebacterium diphtheriae*. As granulações coram-se em azul e o corpo da bactéria em verde. O exame é útil para a pesquisa do agente etiológico da difteria. Trata-se de um diagnóstico presuntivo e não definitivo.

Sinonímias: pesquisa de difteria, pesquisa de *Corynebacterium diphtheriae*, pesquisa de bacilo diftérico e pesquisa de bacilos com granulações metacromáticas.

MATERIAL CLÍNICO

- Amostras de secreção de orofaringe (localizar áreas inflamadas observando a presença de placas membranosas) e nasofaringe. Mais raramente, pode-se pesquisar em outros materiais clínicos, como, por exemplo, em secreção de pele e mucosas.
- A lâmina deve ser preparada logo após a coleta. Evitar o envio de *swab* em meio de transporte ao laboratório sem lâmina preparada no momento da coleta.

CONTROLE DE QUALIDADE

Finalidade – controlar e comprovar a qualidade dos corantes, a metodologia de coloração e a proficiência do colaborador na realização do exame (Quadro 5.5).

QUADRO 5.5 – **Guia para o controle de qualidade da coloração de Albert-Laybourn.**

Resultado	Cepa	Resultado esperado
Positivo	*Corynebacterium diphteriae* ATCC 13812	Bacilos verdes com grânulos azuis

Frequência e procedimento – a cada novo lote e a cada coloração. Avaliar diariamente ou a cada dia de uso o aspecto e a validade dos corantes e reagentes. Filtrar na presença de precipitado.

Indicador de qualidade – para melhor controlar o processo é necessário implantar alguma ferramenta de controle. O quadro 5.2 mostra os indicadores que podem ser implantados para controlar a microscopia.

PROCEDIMENTO

- Cobrir o esfregaço com a solução de Albert-Laybourn e deixar durante 5 minutos.
- Lavar a lâmina com água corrente.
- Cobrir a lâmina com lugol (duplamente concentrado) e deixar durante 1 minuto.
- Lavar com água corrente.
- Secar ao ar e fixar no calor.
- Ler em objetiva de imersão 100× (aumento de 1.000×).

COMO REPORTAR O RESULTADO

Bacilos dispostos em paliçadas (letras chinesas), com granulações metacromáticas, sugerem a presença de *Corynebacterium* spp.

> **Exemplo 1:** resultado positivo
> Material clínico: placa em orofaringe
> Método: microscopia após coloração de Albert-Laybourn
> Resultado: presença de bacilos com granulações metacromáticas sugestivos de *Corynebacterium* spp.

> **Exemplo 2:** resultado negativo
> Material clínico: placa em orofaringe
> Método: microscopia após coloração de Albert-Laybourn
> Resultado: não foram observados bacilos com granulações metacromáticas sugestivos de *Corynebacterium* spp.

COMENTÁRIOS

A coloração de Albert-Layborn realizada diretamente da amostra clínica não fornece resultados confiáveis, pois granulações metacromáticas podem ser observadas em outras espécies do gênero que podem fazer parte da microbiota normal da orofaringe e nasofaringe (ver Capítulo 20).

Esse método não pode ser utilizado como único exame para o diagnóstico da infecção, uma vez que são necessários o isolamento de *C. diphtheriae* em cultura e a pesquisa da toxina.

COLORAÇÃO DE FONTANA-TRIBONDEAU

PRINCÍPIO

Coloração utilizada para pesquisa de espiroquetídeos em material de lesões genitais masculina e feminina ou mais raramente em outras localizações (mucosas oral, anal etc.), o que ocorre durante a fase primária da sífilis.

Espiroquetas são bactérias que se impregnam pela prata quando tratadas com solução de nitrato de prata, que está presente na coloração de Fontana-Tribondeau. Entre as espiroquetas de importância médica, destaca-se o *Treponema pallidum*, agente etiológico da sífilis.

Sinonímias: pesquisa de treponema, pesquisa de sífilis, pesquisa de cancro duro e pesquisa de espiroqueta.

MATERIAL CLÍNICO

Lesões genitais e extragenitais.

Coleta

É recomendado realizar um esfregaço da lesão para a coloração pelo método de Gram antes da coleta específica para pesquisa de treponema, com a finalidade de também pesquisar outros agentes, principalmente o *Haemophilus ducreyi.*

Coleta para pesquisa de treponema:

- Limpar a lesão com o auxílio de gaze estéril.
- Escarificar a lesão com alça bacteriológica estéril ou provocar irritação local com éter.
- Adicionar uma gota de solução fisiológica estéril sobre a área escarificada.
- Aguardar aproximadamente 1 minuto.
- Com o auxílio de uma alça bacteriológica estéril, retirar o líquido seroso e depositar em dois ou três pontos no centro de uma lâmina limpa, ou aproximar a lâmina do local e carimbar o material em dois ou três pontos da lâmina.
- Deixar secar e enviar ao laboratório.

CONTROLE DE QUALIDADE

Finalidade – controlar e comprovar a qualidade dos corantes, a metodologia de coloração e a proficiência do colaborador na realização do exame (Quadro 5.6).

QUADRO 5.6 – Guia para o controle de qualidade da coloração de Fontana-Tribondeau.

Resultado	Cepa	Resultado esperado
Positivo	Antígeno de treponema (treponema de Reiter)	Visualização de espiroquetas coradas em marrom

Frequência e procedimento – a cada novo lote e a cada coloração. Avaliar diariamente ou a cada dia de uso o aspecto e validade dos corantes e reagentes. Filtrar na presença de precipitado.

Indicador de qualidade – para melhor controlar o processo é necessário implantar alguma ferramenta de controle. O quadro 5.2 mostra os indicadores que podem ser implantados para controlar a microscopia, sendo que neste caso o indicador de concordância do resultado com a cultura não será possível aplicar. Correlacionar com os resultados dos testes imunológicos para sífilis (treponêmicos e não treponêmicos), dependendo da fase da doença.

PROCEDIMENTO

- Cobrir o esfregaço com solução de Ruge, renovar a solução e deixar 1 minuto.
- Desprezar a solução e lavar com água corrente.
- Cobrir a lâmina com Fontana I e aquecer durante 1 minuto até a formação de vapores.
- Lavar bem com água corrente (fase importante).
- Cobrir com Fontana II (solução de nitrato de prata) e aquecer por cerca de 4 minutos.
- Lavar bem com água corrente.
- Secar ao ar.
- Limpar o reverso da lâmina.
- Observar em microscópio.

COMO REPORTAR O RESULTADO

Examinar ao microscópio, em objetiva de 100× (imersão), e observar a presença de bactérias espiraladas na cor marrom-escura em fundo marrom-avermelhado.

A presença de bactérias espiraladas, com 6 a 12 espiras, é sugestiva de treponema.

Exemplo 1: resultado positivo
Material clínico: lesão de glande
Método: exame microscópico após coloração de Fontana-Tribondeau
Resultado: presença de espiroquetas sugestivas de treponema.

Exemplo 2: resultado negativo
Material clínico: lesão de glande
Método: exame microscópico após coloração de Fontana-Tribondeau
Resultado: não foram observadas espiroquetas na amostra analisada.

COMENTÁRIOS

Resultado falso-negativo pode ser obtido se houver coleta inadequada do exsudato seroso ou se o paciente estiver usando antimicrobianos. Outro fato importante é que a presença do agente na lesão inicial perdura poucos dias.

MICROSCOPIA DE CAMPO ESCURO

PRINCÍPIO

Metodologia utilizada para a visualização de espiroquetas em diferentes amostras clínicas, utilizando o microscópio com condensador de campo escuro. O exame é útil para a pesquisa do agente etiológico da sífilis. Também utilizada na pesquisa de *Leptospira* em cultura, porém não recomendada para pesquisa diretamente do material clínico.

Sinonímias: pesquisa de treponema, pesquisa de sífilis, pesquisa de cancro duro e pesquisa de espiroqueta, cultura de leptospira, pesquisa de leptospirose.

MATERIAL CLÍNICO

- Lesões genitais ou extragenitais para pesquisa de *Treponema*.
- Culturas de urina, sangue ou liquor para pesquisa de *Leptospira*.

Coleta

Treponema

Em casos de lesões genitais é recomendado realizar um esfregaço da lesão para a coloração pelo método de Gram antes da coleta da pesquisa de campo escuro (descrita abaixo), com a finalidade de pesquisar *Haemophilus ducreyi*.

Coleta para pesquisa de treponema:

- Limpar a lesão com o auxílio de gaze estéril.
- Escarificar a lesão com a alça bacteriológica ou provocar irritação local com éter.
- Adicionar uma gota de solução fisiológica estéril sobre a área escarificada.
- Aguardar aproximadamente 1 minuto.
- Com o auxílio de uma alça bacteriológica estéril, retirar o líquido seroso, depositar no centro de uma lâmina limpa, cobrir com lamínula, vedar com parafina ou esmalte e enviar ao laboratório.

Leptospira

- A coleta das amostras para cultura de leptospira está descrita no capítulo 25.
- Retirar 1 gota a partir de 1cm da superfície do meio de cultivo, colocar entre lâmina e lamínula e vedar.
- Observar no microscópio.

> A pesquisa direta de espiroquetas em amostras de sangue e urina não é recomendada para o diagnóstico de leptospirose, devendo ser realizada da cultura.

CONTROLE DE QUALIDADE

Finalidade – controlar e comprovar a qualidade da metodologia de coloração e a proficiência do colaborador na realização do exame (Quadro 5.7).

QUADRO 5.7 – Guia para o controle de qualidade da microscopia de campo escuro

Resultado	Cepa	Resultado esperado
Positivo	Antígeno de treponema (treponema de Reiter)	Visualização de estruturas espiraladas com características de treponema

Frequência e procedimento – simultaneamente com o espécime clínico.

Indicador de qualidade – para melhor controlar o processo é necessário implantar alguma ferramenta de controle. O quadro 5.2 mostra os indicadores que podem ser implantados para controlar a microscopia, sendo que neste caso o indicador de concordância do resultado com a cultura não será possível aplicar. No caso de pesquisa de *Treponema*, correlacionar com os resultados dos testes imunológicos para sífilis (treponêmicos e não treponêmicos), dependendo da fase da doença.

PROCEDIMENTO

- Para realizar esse exame, o microscópio deve ter um condensador especial, de campo escuro, sendo que as objetivas e as oculares são as mesmas do conjunto.
- Depositar uma gota de óleo de imersão sobre a lente do condensador de campo escuro ainda abaixado.
- Colocar a lâmina para leitura e subir o condensador até que o óleo entre em contato com a superfície inferior da lâmina.
- Colocar óleo na superfície da lamínula e com aumento médio (objetiva de 40× com imersão) proceder ao exame microscópico.
- Verificar a presença de estruturas espiraladas, apresentando morfologia e motilidade características de treponema ou leptospira.
- Leptospiras são bactérias longas e espiraladas semelhantes a saca-rolhas. Possuem 6 a 12 espiras com as pontas em ganchos.
- *T. pallidum* é um microrganismo com aspecto delicado, em forma de saca-rolhas, rígido, uniforme, enrolado e em espiral, característica mantida enquanto o organismo se mantém ativamente móvel. Observar a motilidade rotacional longitudinal ao redor da base, movimentos para trás e para a frente ou torção lado a lado.

COMO REPORTAR O RESULTADO

Exemplo 1: resultado positivo
Material clínico: lesão ulcerada da região genital
Método: microscopia de campo escuro
Resultado: presença de espiroquetas sugestivas de *Treponema*.

Exemplo 2: resultado negativo
Material clínico: lesão genital
Método: microscopia de campo escuro
Resultado: não foram observadas espiroquetas na amostra analisada.

Exemplo 3: resultado positivo de cultura para leptospira
Material clínico: urina
Método: microscopia de campo escuro
Resultado: cultura positiva para leptospira.

Exemplo 4: resultado negativo
Material clínico: urina
Método: microscopia de campo escuro
Resultado: cultura negativa para leptospira após 6 semanas de incubação.

COMENTÁRIOS

Treponema

- As mesmas limitações citadas na coloração de Fontana-Tribondeau são aplicáveis nesse procedimento. Em lesões orais, o observador deve ter boa experiência técnica, uma vez que existem espiroquetas da microbiota oral normal cuja morfologia é às vezes muito semelhante. É recomendável sugerir a realização de sorologia específica.
- A amostra deve ser examinada imediatamente após coleta (no máximo em até 20 minutos após a coleta).
- Para aumentar a sensibilidade do exame, devem-se coletar no mínimo 3 lâminas.
- A sensibilidade relatada na literatura varia entre 74 e 86% e a especificidade é de 97%.

Leptospira

- Resultados falso-negativos podem ocorrer devido à contaminação da amostra de urina com a microbiota genital.
- A cultura é difícil, demorada e de baixa sensibilidade.

EXAME A FRESCO DE MATERIAL GENITAL

PRINCÍPIO

É um método rápido utilizado para visualizar tricomonas e/ou leveduras em material genital. É importante lembrar que *Trichomonas vaginalis* são altamente sensíveis à temperatura e podem perder a motilidade em apenas 10 minutos após a coleta, principalmente em temperaturas abaixo de 22°C. Como a motilidade é uma característica marcante, essa perda pode fornecer resultados falso-negativos. Além disso, em muitas mulheres e na maioria dos homens a carga do microrganismo costuma ser muito baixa, diminuindo ainda mais a sensibilidade dessa técnica. Por esse motivo, é recomendado que a leitura da microscopia a fresco seja realizada em até 10 minutos da coleta. A sensibilidade do exame pode reduzir drasticamente depois de 30 minutos da coleta, portanto, resultados negativos devem ser interpretados com cautela, não excluindo infecção.

Sinonímias: pesquisa de tricomonas, pesquisa de fungos, pesquisa de leveduras, pesquisa de protozoários, pesquisa de *Candida* e pesquisa de monília.

MATERIAL CLÍNICO

Secreções uretral, vaginal e cervical, esperma, secreção prostática e urina de primeiro jato.

Material colhido direto em lâmina (secreção uretral)

- Colocar uma gota de solução fisiológica estéril em uma lâmina.
- Colher o material com o auxílio de uma alça bacteriológica estéril e emulsionar sobre a gota de solução fisiológica estéril.
- Cobrir o material com lamínula e enviar ao laboratório.
- Quando não for imediatamente examinado, vedar com esmalte ou cera.
- É recomendada a leitura da montagem a fresco em até 1 hora.

Material colhido em tubo contendo solução fisiológica estéril (conteúdo vaginal)

- Colher o material do fundo de saco vaginal (fórnix) com o auxílio de um *swab*.
- Emulsionar o *swab* em um tubo contendo 0,5ml de solução fisiológica estéril.
- Enviar ao laboratório imediatamente à temperatura ambiente em até 1 hora após a coleta.
- Se o tempo de envio ao laboratório exceder 1 hora, manter a amostra em estufa a 35 ± 2°C, até o momento do exame ao microscópio. O ideal é que a amostra seja examinada imediatamente após a coleta.

Urina de primeiro jato

- Colher aproximadamente 10ml em frasco estéril do primeiro jato da primeira urina da manhã ou primeiro jato após a retenção da urina durante, no mínimo, 4 horas.
- Enviar ao laboratório no máximo em 1 hora após a coleta. Em temperaturas abaixo de 22°C, o ideal é que a amostra seja examinada imediatamente após a coleta.

Esperma e secreção prostática

- Colher o material em frasco estéril e encaminhar ao laboratório em temperatura ambiente no máximo em 1 hora. Em temperaturas abaixo de 22°C, o ideal é que a amostra seja examinada imediatamente após a coleta.

CONTROLE DE QUALIDADE

Finalidade – controlar e comprovar a qualidade da metodologia e a proficiência do colaborador na realização do exame.

Frequência e procedimento – verificar diariamente a aparência da solução fisiológica.

Indicador de qualidade – para melhor controlar o processo é necessário implantar alguma ferramenta de controle. O quadro 5.2 mostra os indicadores que podem ser implantados para controlar a microscopia. No caso de tricomonas, não temos como fazer a correlação com a cultura, já que não é utilizada em laboratórios de rotina.

PROCEDIMENTO

Material colhido direto em lâmina (secreção uretral)

- Examinar ao microscópio, com objetiva de 40×.
- Verificar a presença de estruturas apresentando morfologia e motilidade características de tricomonas.
- Observar a presença de células leveduriformes e filamentos.

Material colhido em tubo contendo solução fisiológica estéril (conteúdo vaginal)

- Transferir uma gota da amostra, após homogeneização, para uma lâmina limpa e cobrir com lamínula.
- Examinar imediatamente ao microscópio, com objetiva de 40×.
- Verificar a presença de estruturas apresentando morfologia e motilidade características de tricomonas, células leveduriformes e presença de filamentos. Células-guia ou indicadoras (*clue cells*) compatíveis com *Gardnerella vaginalis* também podem ser observadas ao exame a fresco de material vaginal. Confirmar com a microscopia pelo método de Gram, que é mais sensível para a pesquisa desse agente.

Urina de primeiro jato

- Centrifugar a 1.500rpm/5 minutos.
- Retirar o sobrenadante e colocar uma gota do sedimento entre lâmina e lamínula.
- Examinar imediatamente ao microscópio, com objetiva de 40×.
- Verificar a presença de estruturas apresentando morfologia e motilidade características de tricomonas, células leveduriformes e filamentos, e leucócitos.

Esperma e secreção prostática

- Homogeneizar o material e transferir uma gota para uma lâmina limpa.
- Cobrir com lamínula.
- Examinar imediatamente ao microscópio, com objetiva de 40×.
- Verificar a presença de estruturas apresentando morfologia e motilidade características de tricomonas, células leveduriformes e filamentos e leucócitos.

COMO REPORTAR O RESULTADO

Exemplo 1: resultado negativo
Material clínico: esperma
Método: microscopia a fresco
Resultado: não foram observados protozoários sugestivos de *Trichomonas* spp.

Exemplo 2: resultado positivo
Material clínico: conteúdo vaginal
Método: microscopia a fresco
Resultado: presença de células leveduriformes e filamentos.
Ausência de protozoários sugestivos de *Trichomonas* spp.

Exemplo 3: resultado positivo
Material clínico: urina de primeiro jato
Método: microscopia a fresco
Resultado: presença de protozoários sugestivos de *Trichomonas* spp.
Presença de raros leucócitos.

COMENTÁRIOS

Amostras refrigeradas ou não analisadas em tempo hábil podem interferir na motilidade dos protozoários, diminuindo a sensibilidade do exame. Protozoários, como tricomonas, também podem ser visualizados pelas colorações de Gram e de Giemsa.

COLORAÇÃO DE ZIEHL-NEELSEN

PRINCÍPIO

A coloração para bacilos álcool-ácido resistentes (BAAR) é utilizada basicamente para micobactérias, que são bactérias que possuem parede celular constituída de ácidos micólicos resistentes à descoloração por álcool-ácido. Essa coloração é um método rápido para a detecção de micobactérias em amostras clínicas e utilizada tanto para diagnóstico inicial como para acompanhamento da eficácia do tratamento de pacientes com tuberculose pulmonar, verificando a redução ou ausência de bacilos. É também a coloração de escolha para a pesquisa de bacilo de Hansen em amostras de lesão e linfa.

Sinonímias: coloração de BAAR, baciloscopia, pesquisa de BK, pesquisa de micobactéria, pesquisa de lepra e pesquisa de Hansen.

MATERIAL CLÍNICO

Diversos são os materiais clínicos que podem ser enviados ao laboratório para a pesquisa de bacilos álcool-ácido resistentes. As instruções corretas de coleta para cada tipo de material clínico são fundamentais para a garantia de um resultado com qualidade.

As amostras para a pesquisa de micobactérias devem ser manipuladas seguindo as recomendações de biossegurança citadas no Capítulo 2.

Amostras de escarro

- Coletar em frasco estéril de boca larga com tampa de rosca, preferencialmente, três amostras em dias consecutivos ou alternados. A melhor amostra é o primeiro escarro da manhã após higiene bucal prévia.

> Diversos trabalhos científicos têm mostrado que a pesquisa em duas amostras/dias diferentes detecta em média mais de 90% dos casos de tuberculose pulmonar.

- Encaminhar ao laboratório à temperatura ambiente (20 a 25°C) até 2 horas após a coleta, ou até 1 semana se mantida sob refrigeração (2 a 8°C).

Amostras de líquidos orgânicos

- Coletar no mínimo 5 a 10ml em frasco estéril.
- Encaminhar à temperatura ambiente (20 a 25°C) até 2 horas após a coleta ou até 24 horas se mantida sob refrigeração (2 a 8°C).

Biópsias e tecidos

- Coletar em frascos estéreis secos. Fragmentos pequenos devem ser acondicionados em frascos com solução fisiológica estéril para evitar ressecamento.
- Encaminhar à temperatura ambiente (20 a 25°C) até 2 horas após a coleta ou até 24 horas se mantida sob refrigeração (2 a 8°C).
- Não devem ser aceitas amostras colhidas em frasco contendo formol.

Amostras de urina

- Coletar em frasco estéril três amostras, colhidas em dias consecutivos ou alternados, de todo o volume da primeira urina da manhã, após higiene genital prévia. Devido ao volume de amostra, sugerimos a coleta em frasco maior, como o utilizado para a urina de 24 horas. Utilizar um frasco para cada dia da coleta.
- Encaminhar à temperatura ambiente (20 a 25°C) até 2 horas após a coleta ou até 24 horas se mantida sob refrigeração (2 a 8°C).
- Não é indicada a realização do exame em amostras de urina coletadas durante 24 horas em um único frasco.

Amostras de fezes

- Colocar uma pequena porção da amostra (uma colher das de sobremesa) em frasco de boca larga, sem conservante.
- Encaminhar até 2 horas após a coleta ou até 24 horas se mantida sob refrigeração (2 a 8°C).

Amostras de lavado gástrico

- Colher pela manhã em jejum em frasco ou tubo estéril contendo 100mg de bicarbonato de sódio (na proporção de 1g/ml da amostra) com a finalidade de neutralizar a acidez do material.
- Encaminhar até 2 horas após a coleta ou até 4 horas se mantida sob refrigeração (2 a 8°C).

- Recomenda-se ao menos 2 amostras em dias consecutivos.

> Devemos lembrar que o resultado da baciloscopia deve ser emitido no máximo em 24 horas após o recebimento do material clínico pelo laboratório (Manual da Vigilância Laboratorial da Tuberculose e outras Micobactérias, 2008).

Amostras de linfa de lóbulo de orelha e cotovelo para a pesquisa de hanseníase

- As amostras devem ser coletadas preferencialmente no laboratório em sala com boa iluminação e arejada.
- As lâminas devem estar limpas e desengorduradas e com borda fosca (não estarem quebradas, lascadas, arranhadas e não utilizadas previamente). Manuseá-las pelas bordas, evitando tocar no local onde o material será depositado.
- Limpar o local de coleta com álcool a 70%.
- Para pacientes **com lesões** visíveis ou áreas com alteração de sensibilidade, a coleta deverá ser feita em lóbulo auricular direito (LD), lóbulo auricular esquerdo (LE), cotovelo direito (CD) e lesão (L), conforme quadro 5.8. Nas lesões planas, coletar no limite interno. Nos nódulos, tubérculos e placas eritematosas marginadas por microtubérculos, coletar no centro.
- Em pacientes **sem lesões** ativas visíveis, colher material do lóbulo auricular direito (LD), lóbulo auricular esquerdo (LE), cotovelo direito (CD) e cotovelo esquerdo (CE), conforme quadro 5.8.
- Com o auxílio da pinça Kelly ou utilizando os dedos polegar e indicador, fazer uma prega no local selecionado para coleta, pressionando a pele o suficiente para obter a isquemia, evitando o sangramento. Manter a pressão até o final da coleta do material.

QUADRO 5.8 – Esquema de coleta do material e disposição dos esfregaços em lâmina para pesquisa de hanseníase.

Tipo de amostra	Material de coleta
Linfa de: Lóbulo de orelha direita (LD) Lóbulo de orelha esquerda (LE) Cotovelo direito (CD) Cotovelo esquerdo (CE) Lesão (L)	• Fazer o esfregaço da linfa obtida sobre uma lâmina, conforme o esquema abaixo. Padronizar o sentido do esfregaço. • Deixar secar em temperatura ambiente. • Colocar a lâmina devidamente identificada e seca, em frasco específico para transporte de lâminas e enviar ao laboratório em temperatura ambiente em 24h.

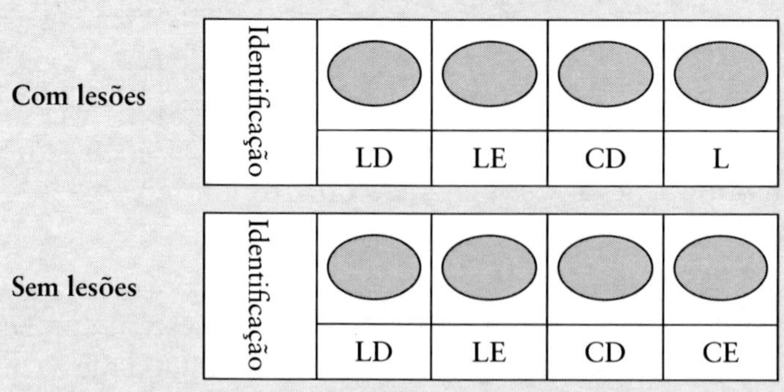

- Com o auxílio de um bisturi, cortar a pele em aproximadamente 5mm de comprimento por 3mm de profundidade.
- Com o lado não cortante da lâmina do bisturi, em ângulo reto em relação ao corte, realizar o raspado intradérmico das bordas e do fundo da incisão, retirando uma quantidade suficiente e visível do material (linfa). Se fluir sangue no momento do procedimento (o que não deverá acontecer se a compressão da pele estiver adequada), absorver com algodão. Desfazer a pressão e colocar o material na lâmina, fazendo movimentos circulares do centro para a borda em uma área aproximadamente de 5-7mm de diâmetro, mantendo uma camada fina e uniforme (Quadro 5.8).
- Deixar secar em superfície plana e à temperatura ambiente e fixar no calor brando antes da coloração. A exposição excessiva ao calor pode provocar alterações das características morfotintoriais dos bacilos.

CONTROLE DE QUALIDADE

Finalidade – controlar e comprovar a qualidade dos corantes, a metodologia de coloração e a proficiência do colaborador na realização do exame.

Frequência e procedimento – a cada novo lote de reagente e antes de utilizar na rotina e a cada coloração de forma simultânea com as lâminas com cepas-controle e as diversas amostras clínicas recebidas no laboratório (Quadro 5.9).

QUADRO 5.9 – **Guia para o controle de qualidade da coloração de Ziehl-Neelsen.**

Resultado	Cepa	Resultado esperado
Bacilos álcool-ácido resistentes	*Mycobacterium tuberculosis* H37Ra ATCC 25177 ou *M. bovis* (vacina BCG)	Bacilos corados em vermelho
Bacilos não álcool-ácido resistentes	*Escherichia coli* ATCC 25922	Bacilos corados em azul

Indicador de qualidade – para melhor controlar o processo é necessário implantar alguma ferramenta de controle. O quadro 5.2 mostra os indicadores que podem ser implantados para controlar a microscopia. Devemos lembrar que a baciloscopia tem sensibilidade que varia de 25 a 65% quando comparada com a cultura. Essa sensibilidade é afetada pelo tipo de lesão, o tipo e número de amostras e a atenção e persistência do observador. Se os procedimentos forem realizados com máximo de cuidado, a sensibilidade pode chegar a 90%. No caso da pesquisa de bacilo de Hansen, não temos como comparar com o resultado da cultura.

Um indicador importante é o monitoramento do tempo de liberação do resultado (TAT) da pesquisa de bacilo-álcool-ácido resistentes em amostras de escarro (no prazo de 24 horas).

PROCEDIMENTO

1. Preparo do esfregaço de amostras sem tratamento

> Utilizar sempre lâminas novas para confeccionar esfregaços para pesquisa de micobactérias.

Amostras de escarro

- Selecionar a parte mais purulenta da amostra e espalhar em 2/3 da lâmina com movimento de vai e vem sem deixar espaços vazios. Após tratamento e concentração da amostra, preparar outra lâmina com o sedimento.
- Deixar secar dentro da cabine de segurança e fixar no calor brando antes de corar.

Amostras de líquidos orgânicos, lavado brônquico e lavado gástrico

- Centrifugar a amostra em centrífuga refrigerada 5.000rpm (3.000×*g*) durante 15 minutos.
- Desprezar o sobrenadante, homogeneizar, e com uma alça bacteriológica depositar uma gota do sedimento na lâmina deixando o esfregaço oval.
- Deixar secar dentro da cabine de segurança e fixar no calor brando antes de corar.

Biópsias e tecidos

- Transferir a amostra para um gral estéril e macerar com o auxílio do pistilo. Se necessário, adicionar algumas gotas de solução fisiológica estéril. Esse procedimento deve ser executado em cabine de segurança biológica.
- Retirar com o auxílio de uma alça bacteriológica uma amostra do macerado e espalhar em ¾ da lâmina.
- Deixar secar dentro da cabine de segurança e fixar no calor brando antes de corar.

> Fixar o esfregaço preparado somente quando as lâminas estiverem totalmente secas.

Amostras de urina

- Centrifugar todo o volume da amostra em centrífuga refrigerada 5.000rpm (3.000×*g*) durante 15 minutos.
- Desprezar o sobrenadante, homogeneizar o sedimento e com uma alça bacteriológica depositar uma gota do sedimento em uma lâmina.
- Deixar secar dentro da cabine de segurança e fixar no calor brando antes de corar.

Amostras de fezes

- Colocar uma gota de solução fisiológica em uma lâmina e emulsionar pequena amostra das fezes sobre a gota.
- Deixar secar dentro da cabine de segurança biológica e fixar no calor brando antes de corar.

Amostras de linfa de lóbulo de orelha e cotovelo para pesquisa de hanseníase

Deixar secar dentro da cabine de segurança biológica e fixar no calor antes de corar.

> Qualquer marcação feita na lâmina será removida no final da coloração, portanto, identificar a lâmina com pedra de carburundum ou lápis de grafite.

2. Coloração

- Fixar o esfregaço no calor.
- Cobrir o esfregaço com fucsina fenicada de Ziehl-Neelsen.
- Aquecer a parte inferior da lâmina até observar a emissão de vapores. Deixar durante 5 minutos.
- Lavar com fino fio de água corrente incidindo fora da área do esfregaço (deixando a água correr pela lâmina que deve estar inclinada). Lavar também o lado oposto da lâmina para retirar o corante que pode prejudicar a leitura.
- Cobrir o esfregaço com álcool-ácido e deixar durante 1 minuto.
- Lavar com fino fio de água corrente, como descrito acima. Verificar se o esfregaço está totalmente descorado, não devendo estar avermelhado.
- Cobrir o esfregaço com azul de metileno e deixar durante 30 segundos.
- Escorrer o corante da lâmina e lavar com fino fio de água corrente, como descrito acima.
- Colocar a lâmina em um suporte para lâminas na posição vertical e deixar secar ao ar.

> É importante filtrar a fucsina no momento do uso para eliminar os cristais que se formam quando o corante permanece em repouso.

Coloração Ziehl-Neelsen a frio (Kinyoun)

O método de coloração a frio é o recomendado por preservar as condições morfotintoriais do bacilo de Hansen.

- Cobrir todo o esfregaço com a solução de fucsina de Ziehl-Neelsen, previamente filtrada, e deixar 20 minutos.
- Lavar com fino fio de água corrente.
- Descorar o esfregaço com solução de álcool-ácido a 1%, até que o esfregaço fique com coloração rosada.
- Cobrir todo o esfregaço com solução de azul de metileno a 0,3% e deixar 1 minuto.
- Lavar com fino fio de água corrente.
- Colocar a lâmina em um suporte para lâminas na posição vertical e deixar secar ao ar.

3. Leitura e interpretação dos resultados

– **Pesquisa de micobactérias**

- A leitura deve ser feita no mínimo em 100 campos microscópicos, priorizando aqueles campos nos quais se observam leucócitos e células ciliadas (amostra do trato respiratório inferior). Recomenda-se que os campos não apresentando esses elementos em amostras de baciloscopia direta não devem ser contabilizados na leitura.
- A leitura deve ser feita de maneira horizontal em toda a extensão do esfregaço (Figura 5.5).
- A liberação do resultado deve ser feita conforme o quadro 5.10.
- Nos esfregaços negativos ou com menos de um bacilo por campo, é recomendado observar em média 300 campos microscópicos.
- Quando observados 1 a 10 bacilos por campo, é necessário observar 50 campos microscópicos.

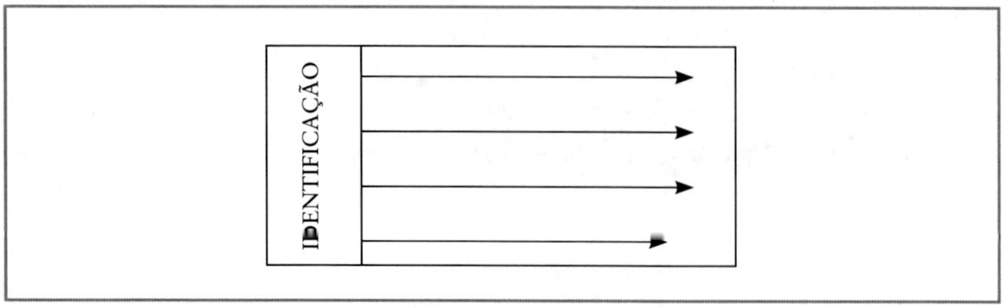

FIGURA 5.5 – Esquema de leitura da lâmina após coloração de Ziehl-Neelsen.

QUADRO 5.10 – Guia para a interpretação e liberação do resultado pela coloração de Ziehl-Neelsen de amostras de escarro, após concentração ou não, conforme padronização do Ministério da Saúde (2008).

Ziehl-Neelsen (objetiva de 100×)	Resultado
0	Não foram observados bacilos álcool-ácido resistentes em 100 campos observados
1 a 9 bacilos/100 campos observados	Relatar a quantidade de bacilos encontrada
10 a 99 bacilos/100 campos observados	Positivo (+)
Média de 1 a 10 bacilos/campo nos primeiros 50 campos observados	Positivo (++)
> 10 bacilos/campo, nos primeiros 20 campos observados	Positivo (+++)

- No caso de esfregaços com mais de 10 bacilos por campo, é suficiente a observação de 20 campos microscópicos.
- Nas amostras extrapulmonares, o resultado deve ser liberado como positivo quando são encontrados BAAR em qualquer quantidade ao exame microscópico, e o resultado deve ser liberado como negativo quando não são encontrados BAAR ao exame microscópico. Utilizar o quadro 5.11 como guia para a interpretação e liberação do resultado.

> Limpar a objetiva do microscópio com o auxílio de lenço de papel macio após a leitura de amostras positivas. Descartar esse papel em lixo infectante.

- Após a coloração, os bacilos, na maioria das vezes se coram irregularmente e podem ser observados isolados ou formando aglomerados (globias).

– **Pesquisa do bacilo de Hansen**
  - Examinar inicialmente com objetiva de menor aumento (10×) a fim de selecionar campos que contenham muitos macrófagos e evitar aqueles com hemácias.
  - Pingar 1 gota de óleo de imersão e, então, passar para a objetiva de imersão (100×), ajustando o foco com o auxílio do micrométrico.
  - Começar a examinar o esfregaço na porção superior ou inferior, sistematicamente, em ziguezague em 100 campos representativos, conforme figura 5.6. Utilizar o quadro 5.12 para liberar o resultado da leitura de cada sítio coletado.

QUADRO 5.11 – Guia para a interpretação e liberação do resultado pela coloração de Ziehl-Neelsen em outras amostras clínicas, após concentração ou não.

Ziehl-Neelsen (objetiva de 100×)	Resultado
Ausência de bacilos	Negativo (não foram observados bacilos álcool-ácido resistentes na amostra analisada)
Presença de bacilos em qualquer quantidade	Positivo (presença de bacilos álcool-ácido resistentes na amostra analisada)

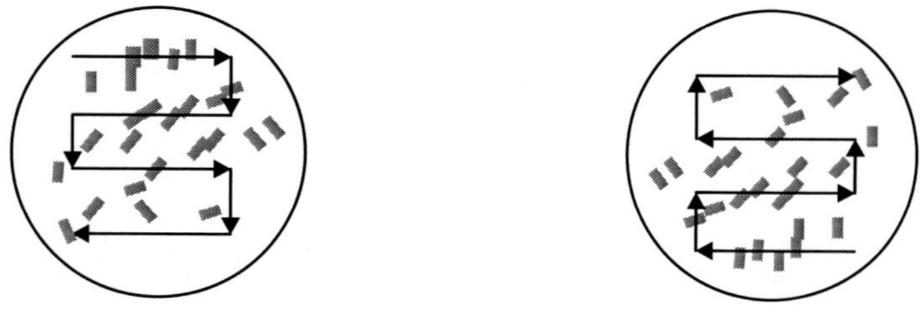

FIGURA 5.6 – Esquema recomendado para a leitura das lâminas para a pesquisa de bacilo de Hansen (referência Guia de Procedimentos Técnicos para Baciloscopia em Hanseníase – Secretaria da Vigilância em Saúde, 2010).

QUADRO 5.12 – Guia de leitura das lâminas para a pesquisa de bacilo de Hansen (escala logarítmica de Ridley).

Leitura (objetiva 100×)	Resultado
Ausência de bacilos em 100 campos examinados	0
Presença de 1 a 10 bacilos em 100 campos examinados	1+
Presença de 1 a 10 bacilos em cada 10 campos examinados	2+
Presença de 1 a 10 bacilos, em média, em cada campo examinado	3+
Presença de 10 a 100 bacilos, em média, em cada campo examinado	4+
Presença de 100 a 1.000 bacilos, em média, em cada campo examinado	5+
Presença de mais de 1.000 bacilos, em média, em cada campo examinado	6+

Referência Guia de Procedimentos Técnicos para Baciloscopia em Hanseníase – Secretaria da Vigilância em Saúde, 2010.

- Nos resultados de 0 a 3+ (Quadro 5.12) devem ser examinados 100 campos microscópicos, nos resultados de 4+ a 6+ podem ser observados apenas 25 campos.
- Nos casos de bacilos observados em aglomerados ou globias, o número de bacilos deve ser estimado:

  Globias grandes – apresentam em média 100 bacilos no corpo.

  Globias médias – apresentam em média 60 bacilos no corpo.

  Globias pequenas – apresentam em média 30 bacilos no corpo.

- O índice baciloscópico (IB) deve ser liberado no laudo. O IB é calculado pela média aritmética dos resultados da leitura de cada sítio examinado e está demonstrado na fórmula abaixo.

$$IB = \frac{\text{Soma dos resultados das leituras}}{\text{Total de sítios analisados}}$$

O *Mycobacterium leprae* pode apresentar-se na forma de bacilo íntegro, fragmentado ou granuloso. Bacilos íntegros são considerados viáveis ou vivos por se apresentarem totalmente corados sem falhas. São observados com frequência em amostras de pacientes que ainda não receberam o tratamento ou nos casos de recidiva da doença.

> Os resultados positivos de pesquisa de BAAR devem ser informados à vigilância epidemiológica local.

COMO REPORTAR O RESULTADO

Pesquisa de micobactérias

Para liberar o resultado positivo, consultar o quadro 5.10 para amostras de escarro, após concentração ou não, e o quadro 5.11 para leitura e interpretação de amostras clínicas extrapulmonares, após concentração ou não.

> **Exemplo 1**: resultado negativo
> Material clínico: escarro
> Método: microscopia após coloração de Ziehl-Neelsen
> Resultado: não foram observados bacilos álcool-ácido resistentes em 100 campos observados.

> **Exemplo 2**: resultado negativo
> Material clínico: líquido pleural
> Método: microscopia após coloração de Ziehl-Neelsen
> Resultado: negativo (não foram observados bacilos álcool-ácido resistentes em 100 campos observados).

> **Exemplo 3**: resultado positivo
> Material clínico: escarro
> Método: microscopia após coloração de Ziehl-Neelsen
> Resultado: positivo ++ (média de 1 a 10 bacilos/campo nos primeiros 50 campos observados).

Pesquisa do bacilo de Hansen

Para liberar o resultado da pesquisa do bacilo de Hansen, utilizar o quadro 5.12 como referência.

Exemplo 1: resultado negativo
Material clínico: linfa de lóbulo de orelha (D e E), linfa de cotovelo (D e E)
Método: microscopia após coloração de Ziehl-Neelsen a frio
Resultado: ausência de bacilos em 100 campos examinados.
Índice baciloscópico = 0 (zero).

Exemplo 2: resultado positivo
Material clínico: linfa de lóbulo de orelhas, linfa de cotovelos e lesão de membro inferior direito
Método: microscopia após coloração de Ziehl-Neelsen a frio
Resultado:
Linfa de lóbulo de orelha esquerda – 2+.
Linfa de lóbulo de orelha direita – 2+.
Linfa de cotovelo direito – 3+.
Lesão de membro inferior direito – 2+.
Índice baciloscópico = 2,25.

COMENTÁRIOS

Especificidade – essa coloração não é específica para micobactérias, já que outros microrganismos podem apresentar propriedade álcool-ácido resistente, tais como *Nocardia* spp., *Rodococcus* spp. e *Legionella micdadei.*

Sensibilidade – essa coloração possui sensibilidade que varia de 22 a 81% quando comparada com a cultura, o que significa que um resultado negativo não exclui a presença de micobactérias na amostra. São necessários em geral 10^4 microrganismos/ml de escarro para se obter um resultado positivo pelo exame direto. Amostras de urina, liquor e lavado gástrico devem ser sempre acompanhadas de cultura.

Causas comuns de erro

- Amostra insuficiente em quantidade ou qualidade.
- Resultados falso-positivos – contaminação com água de torneira ou destilada que pode conter micobactérias saprófitas, como, por exemplo, *M. gordoneae* e/ou limpeza inadequada da objetiva após leitura de esfregaços positivos.
- Processamento de mais de uma amostra simultaneamente.
- Coloração de número grande de amostras simultaneamente.
- Esfregaços muito espessos ou muito delgados.

- Uso de lâminas reaproveitadas que podem simular bacilos pelo depósito de corantes nas ranhuras.
- Fucsina cristalizada – utilização do corante sem filtrar antes do uso.
- Aquecimento excessivo da fucsina.
- Descoloração insuficiente das lâminas que pode deixar corado em vermelho outros bacilos presentes na amostra.
- Descoloração excessiva – leva à descoloração dos bacilos álcool-ácido resistentes.
- Contaminação do óleo de imersão devido ao mau hábito de tocar o esfregaço com a ponta do conta-gotas do frasco.

COLORAÇÃO DE AURAMINA E RODAMINA

PRINCÍPIO

Os ácidos micólicos presentes na parede celular das micobactérias têm afinidade pelos fluorocromos, auramina e rodamina.

As micobactérias são visualizadas em amarelo-alaranjado brilhante em contraste com o fundo verde-escuro. Para realizar a leitura das lâminas, é utilizado um microscópio de fluorescência.

MATERIAL CLÍNICO

As mesmas amostras clínicas e recomendações para a coleta utilizadas na coloração de Ziehl-Neelsen são também aplicáveis nesse procedimento.

CONTROLE DE QUALIDADE

Finalidade – controlar e comprovar a qualidade dos corantes e a metodologia.

Frequência e procedimento – a cada lote produzido e a cada dia de uso antes de proceder à leitura das amostras clínicas (Quadro 5.13).

Indicador de qualidade – para melhor controlar o processo é necessário implantar alguma ferramenta de controle. O quadro 5.2 mostra os indicadores que podem ser implantados para controlar a microscopia.

QUADRO 5.13 – Guia para o controle de qualidade da coloração de auramina e rodamina.

Resultado	Cepa	Resultado esperado
Bacilos álcool-ácido resistentes	*Mycobacterium tuberculosis* H37Ra ATCC 25177 ou *M. bovis* (vacina BCG)	Bacilos fluorescentes amarelo-alaranjados
Bacilos não álcool-ácido resistentes	*Escherichia coli* ATCC 25922	Bacilos não fluorescentes

PROCEDIMENTO

Coloração

- Cobrir o esfregaço com o corante de auramina.
- Deixar durante 15 minutos.
- Lavar com fino fio de água corrente e retirar o excesso.
- Cobrir a lâmina com álcool-ácido e deixar 2 minutos.
- Lavar com fino fio de água e retirar o excesso.
- Cobrir com permanganato de potássio e deixar 2 minutos (o tempo nessa etapa é crítico).
- Lavar com fino fio de água corrente e retirar o excesso.
- Colocar a lâmina em um suporte para lâminas na posição vertical e deixar secar ao ar. Não utilizar papel-filtro.
- Examinar imediatamente em microscópio de fluorescência. Se a leitura não for realizada imediatamente, manter as lâminas no escuro e refrigeradas de 2 a 8°C.

Leitura e interpretação dos resultados

O quadro 5.14 mostra os critérios para leitura e interpretação dos resultados da coloração de auramina e rodamina.

QUADRO 5.14 – Guia para a liberação do resultado pela coloração de auramina e rodamina.

Auramina e rodamina Objetiva de 25×	Objetiva de 40×	Resultado
0	0	Ausência de bacilos fluorescentes
1 a 2 bacilos/30 campos	1 a 2 bacilos/70 campos	Confeccionar nova lâmina*
1 a 9 bacilos/10 campos	2 a 18 bacilos/50 campos	1+
1 a 9 bacilos/campo	4 a 36 bacilos/10 campos	2+
10 a 90 bacilos/campo	4 a 36 bacilos/campo	3+
> 90 bacilos/campo	> 36 bacilos/campo	4+

* Se o resultado persistir, pedir nova amostra para confirmar.

COMO REPORTAR O RESULTADO

Exemplo 1: resultado negativo
Material clínico: escarro
Método: microscopia após coloração de auramina e rodamina
Resultado: ausência de bacilos fluorescentes.

> **Exemplo 2:** resultado positivo
> Material clínico: escarro
> Método: microscopia após coloração de auramina e rodamina
> Resultado: positivo 2+.

COMENTÁRIOS

- Algumas micobactérias de crescimento rápido podem não aparecer fluorescentes após a coloração com auramina e rodamina.
- Essa coloração apresenta sensibilidade maior que as metodologias com carbolfucsina, já que pode ser utilizada objetiva de menor aumento e, portanto, mais campos são visualizados.
- Toda coloração positiva pelo método da auramina e rodamina deve ser confirmada com a coloração de Ziehl-Neelsen.

COLORAÇÃO DE GIEMSA

PRINCÍPIO

A coloração de Giemsa é utilizada para corar elementos celulares de esfregaços de sangue periférico. Esse corante é mais utilizado em parasitologia do que em bacteriologia. Pode ser utilizado para detectar as formas intracelulares de *Histoplasma capsulatum*; para evidenciar corpúsculos de Donovan que representam *Klebsiella granulomatis*, bactéria causadora de lesões na região genital chamada de granuloma inguinal; para visualizar inclusões intracitoplasmáticas causadas por clamídia; para observar *Pneumocystis jirovecii* em amostras de trato respiratório e também para visualizar *Trichomonas vaginalis* em amostras vaginais. Apesar de não fornecer informações tintoriais que caracterizem as bactérias, recomenda-se utilizar a coloração de Giemsa em esfregaços de frascos de hemocultura liberados como positivos pela automação (com curva de crescimento positiva), nos quais não foram evidenciados microrganismos pela coloração de Gram e para excluir a presença de bactérias como, por exemplo, *Campylobacter* spp.

MATERIAL CLÍNICO

Em geral essa coloração é utilizada em amostras de sangue periférico e amostras de raspado ocular. O esfregaço deve ser fixado com metanol e seco ao ar. Instruir corretamente a coleta para cada tipo de material clínico é a fase mais importante para a garantia de um resultado com qualidade.

CONTROLE DE QUALIDADE

Finalidade – controlar e comprovar a qualidade dos corantes e a metodologia.

Frequência e procedimento – a cada lote produzido e a cada semana de uso antes de proceder à leitura das amostras clínicas (Quadro 5.15).

Indicador de qualidade – para melhor controlar o processo é necessário implantar alguma ferramenta de controle. O quadro 5.2 mostra os indicadores que podem ser implantados para controlar a microscopia.

QUADRO 5.15 – Guia para o controle de qualidade da coloração de Giemsa.

Material de controle	Resultado esperado
Esfregaço de sangue	Coloração diferenciada entre leucócitos e hemácias. Leucócitos são visualizados com núcleo roxo azulado e o citoplasma em tom mais claro e as hemácias em rosa acinzentado

PROCEDIMENTO

- Cobrir o esfregaço com corante de Giemsa diluído (1:20, v/v) durante 20 minutos.
- Deixar secar ao ar em posição vertical.

Para uma diluição 1:20 adicionar 2ml da solução estoque de Giemsa em 40ml de água tamponada contendo 0,01% de Triton X-100 em um frasco de Coplin (triton é opcional).

NOTA: lavagens excessivas podem descorar o esfregaço.

COMENTÁRIOS

Essa coloração é utilizada para visualizar parasitas em esfregaços de sangue periférico, mas também para pesquisa de espécies de *Bartonella* e *Borrelia*.

REFERÊNCIAS BIBLIOGRÁFICAS

Baptista IMFD, Sartori BCS, Trino LM. Guia de conduta para realização do exame baciloscópico. Hansen Int. 2006;1(2):39-41.

Brasil. Ministério da Saúde. Manual Nacional de Vigilância Laboratorial da Tuberculose e outras Micobactérias. Brasília, DF; 2008.

Brasil. Ministério da Saúde. Secretaria de Vigilância em Saúde. Departamento de Vigilância Epidemiológica. Guia de Procedimentos Técnicos para Baciloscopia em Hanseníase. Brasília, DF; 2010.

Brasil. Manual Técnico para Diagnóstico da Sífilis/Ministério da Saúde. Secretaria de Vigilância em Saúde. Departamento de Vigilância, Prevenção e Controle das Doenças Sexualmente Transmissíveis, Aids e Hepatites. Virais. Brasília: Ministério da Saúde; 2016.

CLSI – Training and Competence Assessment. 3th ed. Approved Guideline. GP21-A3, Wayne, Pa., CLSI, 2009.

CLSI – Protection of Laboratory Workers from occupationally Acquired Infections. 3rd ed. Approved Guideline. M29-A3. David L Sewell, Wayne Pa, et al. CLSI, 2005.

Forbes BA, Sahm DF, Weissfeld AS. Bailey's & Scott's diagnostic microbiology. 11th ed. St. Louis, Missouri: Mosby; 2002.

Forbes BA, Hall GS, Miller MB, Novak SM, Rowlinson MC, Salfinger M, et al. Practice guidelines for clinical microbiology laboratories: mycobacteria. Clin Microbio Rev. 2018;31(2): e00038-17.

Isenberg HD. Essential procedures for clinical microbiology. Washington, DC: ASM; 1998.

Leber AL. Clinical microbiology procedures handbook. Vols. 1 e 2. 4th ed. Washington DC: ASM Press, 2016.

Mahon CR, Manuselis G Jr. Textbook of diagnostic microbiology. Philadelphia WB: Saunders Company; 1995.

Procop GW, Deirdre LC, Geraldine SH, Willian MJ, Koneman EW, Schreckenberger PC, et al. Koneman's color atlas and textbook of diagnostic microbiology. 7th ed. Philadelphia: Walters Kluwer; 2017.

Samuel LP, Balada-Llasat JM, Harrington A, Cavagnolod R. Multicenter assessment of Gram stain error rates. J Clin Microbiol. 2016;54(6):1442-7.

Thomson RB Jr. One small step for the Gram stain, one Giant leap for clinical microbiology. J Clin Microbiol. 2016;54(6):1416-7.

WHO. Laboratory diagnosis of sexually transmitted infections, including human immunodeficiency virus; 2013.

Interpretação do Crescimento na Cultura Primária e Identificação de Microrganismos Aeróbios e Anaeróbios Facultativos

6

CAPÍTULO

PRINCÍPIO

"Nunca sem boas razões admita um microrganismo como contaminante porque ele não é um patógeno aceito. Nunca sem boas razões aceite um microrganismo como a causa de uma doença infecciosa meramente porque é um patógeno aceito".

Após 18 a 24 horas de incubação em temperatura adequada, ou em prazos maiores para determinados microrganismos, as placas nas quais o material clínico foi semeado devem ser examinadas para verificar se existe crescimento de algum microrganismo. É importante ressaltar que a presença de bactérias na cultura não significa necessariamente que elas sejam causadoras da infecção. Deve ser feita uma observação cuidadosa do isolado e do material clínico em questão. Muitos espécimes clínicos possuem microrganismos como microbiota habitual (Quadro 6.1) e certos microrganismos são importantes e devem ser identificados e valorizados (Quadro 6.2).

QUADRO 6.1 – Regras gerais para a triagem inicial das amostras.

Amostras clínicas geralmente estéreis	Amostras que geralmente apresentam microbiota habitual ou colonização
Sangue	Amostra do trato respiratório superior
Liquor	Amostra do trato respiratório inferior
Biópsias	Fezes
Líquidos pleural e pericárdico	Secreções do trato genital
Líquido sinovial	Amostras de pele
Medula óssea	

QUADRO 6.2 – Alguns microrganismos mais frequentes a serem considerados patógenos nos materiais clínicos que apresentam microbiota habitual.

Bactérias	Escarro	Aspirado traqueal	Secreção vaginal	Secreção uretral	Secreção de orofaringe Exceto paciente com FC	Secreção de orelha	Secreção conjuntival	Urina de 1º jato
Staphylococcus aureus	X[a]	X	X	X	X[f]	X	X	X[g]
Streptococcus agalactiae			X[h]	X			X[c]	X
Haemophilus influenzae	X	X	X[e]	±	X[f]	X	X	±
S. pneumoniae	X	X			X[f]	X	X	
S. pyogenes			X[e]		X	X	X	
Moraxella catarrhalis	X	X				X		
Enterobactérias	X[a]	X	X[e]	X[g]				X[g]
Pseudomonas spp.	X[a, b]	X				X	X[d]	
Neisseria gonorrhoeae			X	X			X[c]	X

FC = fibrose cística; ± = pode aparecer como agente importante; [a]importante em pacientes hospitalizados; [b]importante em pacientes com fibrose cística; [c]importante em recém-nascidos; [d]importante em usuários de lentes de contato; [e]importante em crianças; [f]reportar quando estiver predominando e em grande quantidade. Antibioticoterapia não é recomendada, já que não são agentes causais de faringite; [g]quando estiver presente em quantidade ≥ 10^4UFC/ml ou predominando; [h]importante em gestantes. O material coletado deve ser o de introito vaginal e anorretal.

MATERIAIS CLÍNICOS

Materiais habitualmente estéreis

A presença de bactérias nesses materiais clínicos geralmente indica presença de infecção. Somente em algumas ocasiões, em que se suspeita que tenha havido algum tipo de contaminação no momento da coleta, o microrganismo presente pode não ser considerado causador do processo infeccioso. O Gram é um exame muito importante que deve ser sempre realizado nesse tipo de material clínico. Na dúvida se o microrganismo isolado é contaminante, a bacterioscopia é um excelente guia.

Materiais que apresentam microbiota habitual

Quando o material clínico apresenta uma microbiota habitual, é necessário identificar de forma presuntiva as bactérias que crescerem e isolar as de maior importância (Quadro 6.2) para realizar testes de identificação definitiva. Em alguns casos, são realizadas culturas semiquantitativas (ver Figura 4.4) ou quantitativas (ver Figura 4.3), para poder informar a quantidade de crescimento de cada bactéria, o que é importante na valorização e interpretação do resultado.

> É importante lembrar que qualquer microrganismo isolado pode, dependendo do quadro clínico do paciente, ter um papel significativo.

CONTROLE DE QUALIDADE

Finalidade – controlar e comprovar a qualidade dos meios de cultura, de identificação e reagentes empregados, a metodologia e a competência dos colaboradores na realização das várias etapas do exame. Os meios de cultura empregados devem ser controlados quanto a sua esterilidade, capacidade de permitir o crescimento dos patógenos importantes e/ou capacidade de inibição (meios seletivos) quando aplicáveis.

Qualquer *kit* ou antissoro utilizado para a identificação das bactérias deve ser controlado a cada lote com cepas de referência.

Frequência e procedimento – de acordo com o estabelecido para o CIQ de cada insumo/teste utilizado no exame.

Indicador de qualidade do método – para melhor avaliar o processo é necessário implantar alguma ferramenta de controle. O quadro 6.3 mostra o indicador que pode ser definido e monitorado para controlar os processos de interpretação do crescimento na cultura primária.

QUADRO 6.3 – **Sugestão de indicador para controlar a fase de interpretação do crescimento na cultura primária.**

Fase do processo	Indicador	Descrição	Objetivo
Analítica	Índice de repetição dos testes	Verificar o índice de repetição dos testes utilizados na rotina diária para identificação dos microrganismos	Monitorar a qualidade dos insumos utilizados e a competência dos colaboradores nos processos de identificação

PROCEDIMENTO

Identificação das colônias

Crescimento em placas

Os pontos importantes que devem ser observados no crescimento em placas são:

- Crescimento ou inibição das bactérias nos diferentes meios de cultura.
- Características morfológicas das colônias nos diferentes meios.
- Reações das diferentes bactérias nos diferentes meios de cultura.
- Produção de odor característico nos diferentes meios.

1. Crescimento ou inibição das bactérias nos meios de cultura

Alguns grupos de bactérias crescem em diferentes meios de cultura utilizados na rotina laboratorial (Quadro 6.4) e outros não apresentam crescimento, sendo esse o primeiro passo para a identificação do microrganismo. Os meios frequentemente utilizados na rotina estão exemplificados no quadro 4.2, no Capítulo 4.

A característica de inibição de crescimento do meio de cultura pode ser utilizada para isolar duas colônias de microrganismos que estão crescendo juntas e que impede sua identificação, como exemplo citamos uma cultura que tem crescimento de *Proteus* spp. e outra bactéria. O véu do *Proteus* em geral impede que possamos separar as colônias e o uso de um meio como CNA permite que o véu não interfira nesse isolamento.

QUADRO 6.4 – Principais grupos de bactérias isoladas nos diferentes meios utilizados na rotina laboratorial.

Grupo de bactérias	AS	CHOC	TM	CLED	MC	SS	EMB	CNA
Streptococcus spp.	+	+	–	+	–	–	–	+
Staphylococcus spp.	+	+	–	+	–	–	–	+
Enterobactérias	+	+	–	+	+	+/–	+	–
Haemophilus spp.	–	+	–	–	–	–	–	–
Corynebacterium spp.	+	+	–	–	–	–	–	–
Neisseria spp.	+/–[b]	+	+[a]	–	–	–	–	–
Bacilos gram-negativos não fermentadores	+	+	–	+	+/–	+/–	+/–	–

+Cresce no meio; +/– algumas espécies do grupo podem não crescer muito bem; – não cresce no meio; AS = ágar-sangue; CHOC = ágar-chocolate; TM = ágar Thayer-Martin; MC = ágar MacConkey; SS = ágar *Salmonella-Shigella*; EMB = *Eosin Methilene Blue*; CNA = *Colistin Nalidixic Acid Agar*; [a]específico para *Neisseria gonorrhoeae;* [b]*Neisseria gonorrhoeae* é inibida.

2. Características morfológicas das colônias nos diferentes meios

Após análise do crescimento nos diferentes meios de cultura empregados, devemos observar as características das colônias nesses meios.

Quanto ao tamanho, as bactérias podem ser classificadas em:

- Grande = maior que 1mm de diâmetro (por exemplo, *Klebsiella pneumoniae*).
- Média = 1mm de diâmetro (por exemplo, *Enterococcus faecalis*).
- Pequena = menor que 1mm de diâmetro (por exemplo, *Streptococcus pyogenes*).

As bactérias também podem ser classificadas quanto à aparência na cultura:

- **Densidade (habilidade de ver através da colônia)** – transparente: é possível ver através da colônia; opaca: não é possível ver através da colônia; translúcida: é possível ver através da colônia somente com luz passando através da colônia.
- **Consistência (visualizada quando pegamos uma colônia com alça ou fio bacteriológico)** – butirosa (amanteigada), pegajosa, seca (bacilos difteroides), mucoide (*Klebsiella* spp.), quebradiça.
- **Cor** – cinza, branca, amarela, rosa, esverdeada, alaranjada, negra, incolor, creme etc.
- **Aparência da superfície da colônia** – rugosa, granular, embaçada, cremosa, brilhante.

A figura 6.1 ilustra as principais características das bordas, formas e elevações apresentadas pelas bactérias e o quadro 6.5 associa os microrganismos e como essas características se apresentam no meio de cultura. Imagens das colônias típicas dos microrganismos mais comuns podem ser visualizadas no *site* http://microbelibrary.org.

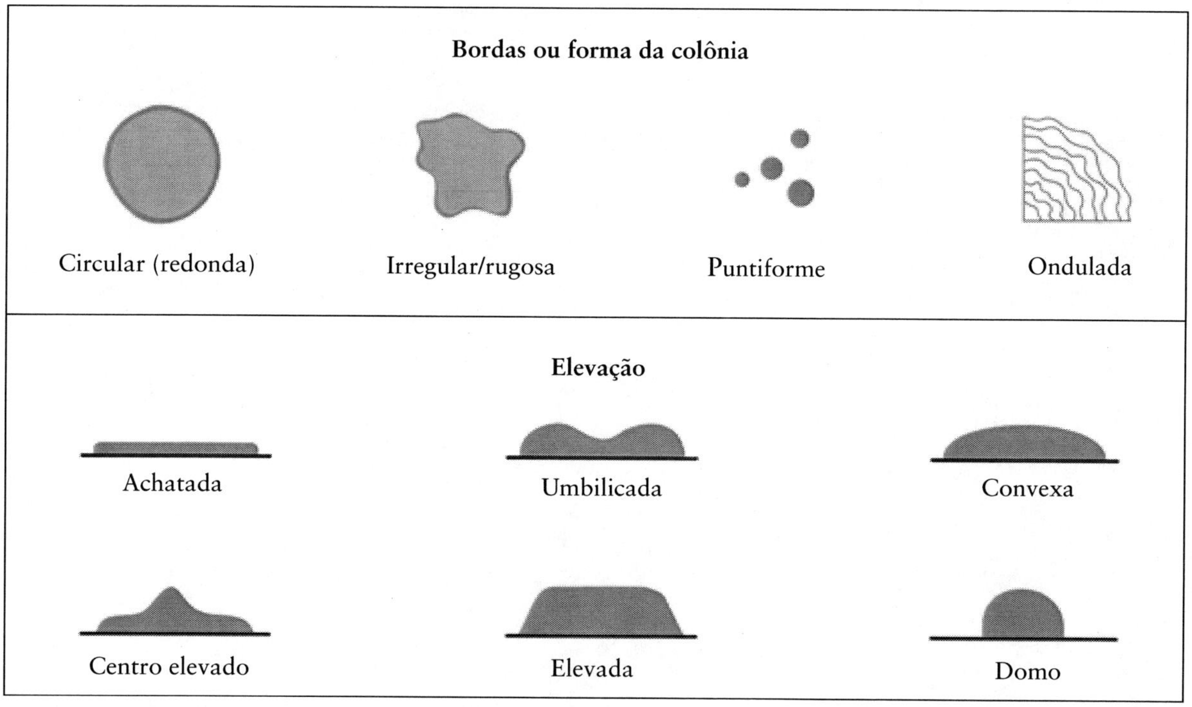

FIGURA 6.1 – Descrição das características de bordas, formas e elevações das colônias após crescimento em meios de cultura. Ilustrações de Lívia Scheffer Santos.

3. Reações das diferentes bactérias nos meios de cultura

Os diferentes meios de cultura utilizados em microbiologia clínica permitem a identificação primária das principais bactérias e alguns fungos isolados de rotina. Alguns microrganismos quando isolados nos meios tradicionalmente empregados como AS, CHOC, MC e SS apresentam características úteis para realizar a identificação primária (Quadro 6.5).

QUADRO 6.5 – Características do crescimento dos microrganismos nos diversos meios de cultura.

Microrganismo	Tamanho	Borda ou forma	Elevação	Densidade	Cor	Consistência/ aparência	Hemólise em AS	Crescimento em MC	Odor
Staphylococcus aureus	Grande	Circular	Convexa	Opaca	Amarela ou branca	Cremosa	Em geral beta-hemólise	Não	Queijo
Staphylococcus coagulase-negativa	Médio	Circular	Elevada	Opaca	Branco -acinzentada	Cremosa	Em geral não hemolítico***	Não	Queijo
Streptococcus do Grupo Viridans	Pequeno	Irregular Puntiforme	Achatada	Opaca	Branco -acinzentada	Embaçada	Alfa- -hemólise	Não	Caramelo
*S. agalactiae**	Médio	Circular	Convexa	Translúcida	Cinza	Cremosa	Beta- -hemólise	Não	
*S. pyogenes**	Pequeno	Puntiforme	Convexa/ elevada	Translúcida	Cinza	Brilhante	Beta- -hemólise	Não	
Streptococcus anginosus (*S. milleri*)	Pequeno	Puntiforme	Convexa	Translúcida	Cinza	Brilhante	Pode apresentar todas as hemólises	Não	Baunilha
Enterococcus faecalis	Médio	Circular	Elevada	Opaca	Cinza	Brilhante	Em geral não apresenta hemólise	Não	
S. pneumoniae	Pequeno	Circular	Umbilicada Achatada	Transparente	Colônia cinza mas pode parecer verde	Brilhante Mucoide	Alfa- -hemólise	Não	
Klebsiella spp.	Grande	Circular	Convexa	Opaca	Cinza (no AS)	Mucoide	Sem hemólise	Rosa	Fermento de pão
E. coli	Médio	Circular	Achatada	Opaca	Cinza (no AS)	Seca	Em geral beta- -hemólise	Rosa	Vinagre
Salmonella spp.	Pequeno	Circular	Convexa	Translúcida	Centro preto (no SS)	Brilhante	Sem hemólise	Incolor	

Microrganismo	Tamanho	Borda ou forma	Elevação	Densidade	Cor	Consistência/ aparência	Hemólise em AS	Crescimento em MC	Odor
Proteus spp.	Médio	Ondulada (pode apresentar véu)	Achatada	Translúcida	Incolor	Brilhante	Sem hemólise	Incolor	Fétido
Haemophilus spp.	Pequeno	Circular	Elevada	Translúcida	Cinza	Brilhante Mucoide	Não cresce no AS	Não	Água sanitária
Neisseria gonorrhoeae	Pequeno	Circular	Elevada	Translúcida	Cinza	Brilhante Pegajosa	Não cresce no AS	Não	
*Moraxella catarrhalis***	Grande	Circular	Domo	Opaca	Café com leite	Seca	Sem hemólise	Não	
Chryseobacterium spp.	Médio	Circular	Elevada	Opaca	Amarela/ mostarda	Cremosa	Sem hemólise	Não	
Pseudomonas aeruginosa	Médio	Irregular	Achatada	Transparente	Esverdeada Brilho metálico	Brilhante	Com ou sem hemólise	Colônias esverdeadas	Uva
Listeria spp.	Pequeno	Circular	Achatada	Opaca	Branca acinzentada	Cremosa	Beta-hemólise	Não	
Candida spp.	Médio	Circular, irregular (como uma estrela)	Elevada	Opaca	Branca	Cremosa	Sem hemólise	Não	Pão

As características descritas aqui são observadas em placas de AS e em algumas situações em placas de MC ou CHOC; *ver figura 6.3; **a colônia pode ser removida completamente (inteira) do meio; MC = ágar MacConkey; ***algumas espécies apresentam hemólise importante.

Hemólise – o meio de ágar-sangue é utilizado principalmente para isolar cocos gram-positivos, já que alguns produzem lise das hemácias presentes no meio de cultura. A hemólise é classificada como parcial, total ou ausência de hemólise ou não hemolítica.

- Hemólise total (beta-hemólise): representada por uma zona clara ao redor das colônias ou ao remover a colônia a hemólise total é visualizada.
- Hemólise parcial (alfa-hemólise): há formação de um halo esverdeado em volta da colônia, indicando hemólise parcial das hemácias.
- Ausência de hemólise (gama-hemólise): o meio permanece íntegro em volta das colônias.

Pigmento – algumas bactérias produzem pigmento após crescimento em diferentes meios. O pigmento pode ser observado quando ele se espalha pelo meio de cultura se o meio for incolor ou se tocarmos a colônia com um *swab* que adquirirá a cor do pigmento.

Amarelo – *Staphylococcus aureus* no AS.

Mostarda – *Chryseobacterium* spp. no AS.

Vermelho – *Serratia* spp. no MC e no AS.

Verde-metálico com centro preto – *Escherichia coli* no EMB.

Roxo – *Chromobacterium violaceum* no MC e AS.

Os bacilos gram-negativos, quando isolados em ágar-sangue, apresentam características muito semelhantes, o que dificulta muito sua diferenciação inicial, sendo necessário utilizar meios de cultura diferenciais. Ao utilizar um meio seletivo e diferencial, algumas bactérias apresentam características específicas.

1. Ágar MacConkey (MC)
   - Colônia cor-de-rosa: algumas bactérias utilizam a lactose presente no meio e produzem uma colônia cor-de-rosa (por exemplo, *Escherichia coli*).
   - Colônia incolor: algumas bactérias não utilizam a lactose presente no meio e produzem colônias incolores (por exemplo, *Salmonella* spp.).
   - Colônias esverdeadas: *Pseudomonas aeruginosa*.
2. Ágar SS

   Colônias pretas: bactérias que produzem H_2S aparecem na cor preta, o que facilita a detecção de *Salmonella* spp. em amostras de fezes.

4. Produção de odor

O odor produzido por muitas bactérias em determinados meios de cultura é característico e utilizado em microbiologia para diferenciar algumas espécies. Não cheirar diretamente a placa, abrir a placa na distância do braço estendido e sentir o odor que emana.

Odor de uva – *Pseudomonas aeruginosa.*

Odor de água sanitária – *Haemophilus influenzae*, *Shigella* spp. e *Eikenella corrodens.*

Odor de fermento de pão – *Klebsiella pneumoniae* e *Candida* spp.

Odor de vinagre – *Escherichia coli.*

Odor de queijo – *Staphylococcus aureus.*

Odor de terra molhada – *Streptomyces* spp., *Nocardia* spp.

Odor de peixe – *Acinetobacter* spp. (principalmente em ágar-sangue).

Odor de caramelo – *Enterococcus* spp. e alguns *Streptococcus* do Grupo Viridans.

Odor de terra – *Nocardia* spp.

Odor fétido – suspeitar de bactérias anaeróbias.

Algumas bactérias não devem ser cheiradas porque são altamente patogênicas, por exemplo, colônias de *N. meningitidis*, *Brucella* spp. e *Burkholderia pseudomallei*.

Identificação das colônias a partir de testes manuais específicos

Após realizar identificação presuntiva das colônias presentes na placa de crescimento primário de materiais clínicos que possuem microbiota habitual, as colônias devem ser identificadas até o nível de espécie, quando possível, de acordo com a importância que representam no material clínico em análise (ver Quadro 6.2).

Existem três tipos principais de testes manuais de identificação: bioquímico, de tolerância e imunológico.

1. Testes bioquímicos

Pelos testes bioquímicos tentamos responder perguntas como:

- Que tipo de substrato a bactéria utiliza?
- Que tipo de enzima a bactéria produz?
- Qual é o produto do metabolismo da bactéria?
- A bactéria necessita de substâncias especiais para o crescimento?

Dentro dos inúmeros testes bioquímicos podemos citar a utilização de citrato como fonte de carbono por algumas enterobactérias, a produção de urease que degrada o meio contendo ureia, ou a produção de gás pela bactéria quando colocada em um meio contendo glicose.

2. Teste de tolerância

Esse tipo de teste é utilizado para verificar se as bactérias crescem quando as condições ambientais são modificadas, como, por exemplo, temperaturas diversas, pH específico ou presença/ausência de substâncias diversas. Como exemplo, nesses casos temos o crescimento de estreptococos na presença ou não de optoquina e o crescimento de estreptococos em NaCl a 6,5%.

3. Testes imunológicos

Esses testes identificam as bactérias pela detecção de seus antígenos e na grande maioria das vezes pela técnica de aglutinação. Atualmente, por meio dos testes denominados rápidos pesquisamos antígenos diretamente da colônia ou a partir de materiais clínicos. Na pesquisa de antígenos diretamente da colônia, o método mais empregado é o da aglutinação com partículas de látex, e no caso da pesquisa de antígenos diretamente em amostras clínicas, por exemplo, a pesquisa de *S. pyogenes* em amostras de secreção de orofaringe, o método é o imunoenzimático.

Após verificar o crescimento bacteriano nas placas e seguindo o quadro 6.5 podemos suspeitar de algumas espécies e proceder então à identificação da bactéria. O quadro 6.6 apresenta um guia para identificação rápida dos microrganismos mais comuns isolados na rotina microbiológica. Esse guia rápido deve ser utilizado em microrganismos isolados de alguns tipos de amostras clínicas. Para amostras de líquidos em geral sem microbiota habitual, é recomendada a identificação mais completa.

QUADRO 6.6 – Guia para identificação rápida de alguns microrganismos frequentemente isolados na rotina microbiológica.

Microrganismo	Identificação inicial	Testes adicionais para identificação final	Observações
*Escherichia coli**	Bacilo gram-negativo Oxidase negativa Indol positivo	Hemólise no AS PYR negativo Lactose positiva	Colônias grandes
*Klebsiella pneumoniae**	Bacilo gram-negativo Oxidase negativa Indol negativo Cheiro de fermento de pão	Colônias mucoides Lactose positiva	Colônias grandes
*Pseudomonas aeruginosa**	Bacilo gram-negativo Oxidase positiva Crescimento de colônias irregulares, incolores no MC Indol negativo	Cheiro de fruta ou de uva	
Proteus mirabilis	Colônia com véu no AS Indol negativo	Ampicilina sensível	Se ampicilina resistente, *P. mirabilis* é ornitina positiva
Streptococcus pneumoniae	Cocos gram-positivos aos pares lanceloados Catalase negativa Colônias umbilicadas com alfa-hemólise no AS ou colônias mucoides	Bile-solubilidade positiva Sensibilidade à optoquina	Algumas cepas podem apresentar bile- solubilidade negativa e resistência à optoquina, mas é raro
Staphylococcus aureus	Cocos gram-positivos agrupados Catalase positiva Coagulase em tubo e lâmina positiva	Colônias beta-hemolíticas	Colônias não hemolíticas fazer coagulase em tubo e não em lâmina
Staphylococcus lugdunensis	Cocos gram-positivos agrupados Catalase positiva Coagulase em tubo negativa	PYR positivo Polimixina R Ornitina positiva rápida	A prova da coagulase em lâmina pode ser positiva
Staphylococcus pseudintermedius	Cocos gram-positivos agrupados Catalase positiva Hemólise dupla no AS	PYR positivo Coagulase em tubo positivo Coagulase em lâmina negativo	

Microrganismo	Identificação inicial	Testes adicionais para identificação final	Observações
Enterococcus spp.	Cocos gram-positivos aos pares e em cadeia Catalase negativa Não hemolítico	PYR positivo	Ausência de hemólise em AS
Streptococcus agalactiae	Cocos gram-positivos aos pares e em cadeia Catalase negativa Halo de beta-hemólise bem próxima das colônias	CAMP test positivo (rápido ou tradicional) Hipurato positivo	
Streptococcus pyogenes	Cocos gram-positivos aos pares e em cadeia Catalase negativa Zona de beta-hemólise grande ao redor da colônia (ver Figura 6.3)	PYR positivo	
Streptococcus do Grupo Viridans	Cocos gram-positivos aos pares em cadeia Catalase negativa Alfa-hemólise Colônias achatadas	PYR negativo Bile-solubilidade negativa	
Candida albicans	No exame direto as leveduras aparecem com brotamentos	No AS após 48 horas de incubação as colônias formam filamentos (estrela) Tubo germinativo positivo	
Cryptococcus neoformans	Células esféricas com brotamentos, não formam hifas	Ureia rápida positiva	

*Não realizar identificação rápida se as colônias forem isoladas de material do trato gastrintestinal (no caso de *Escherichia coli*), trato respiratório e materiais como líquidos estéreis.

1. Identificação de cocos gram-positivos

Os cocos gram-positivos de importância médica estão classificados em estafilococos e estreptococos e a diferenciação inicial entre os grupos é a catalase (Quadro 6.6). Essa prova deve ser realizada sempre para iniciar o processo corretamente porque algumas cepas de estafilococos às vezes podem parecer *Enterococcus*.

• Estafilococos

A identificação de estafilococos está principalmente baseada no teste de coagulase que pode ser feita em lâmina e/ou em tubo. A prova em tubo detecta a coagulase livre e a prova em lâmina detecta o fator de agregação ou coagulase ligada à célula.

> Não realizar o teste de coagulase de colônias crescidas em ágar manitol.

O quadro 6.7 resume algumas das espécies de estafilococos importantes que podem ser identificadas no laboratório utilizando provas manuais.

QUADRO 6.7 – Provas para identificação das espécies de estafilococos de importância clínica.

Espécie	Coagulase tubo (plasma de coelho)	Coagulase lâmina	Staphytest[a]	Hemólise no ágar-sangue	PYR	Resistência à novobiocina	DNase
S. aureus	+	+	+	+	ND	–	+
S. epidermidis	–	–	–	V	–	–	–
S. lugdunensis[b]	–	+	+	+	+	–	–
S. haemolyticus	–	–	–	+	+	–	–
S. pseudintermedius	+	–	+	+[c]	+	–	+
S. schleiferi	–	+	+	+ lenta	+	–	+
S. saprohyticus[d]	–	–	–	–	–	+	–

[a]Testes duvidosos devem ser confirmados por outra metodologia; [b]orinitina positiva; [c]essa espécie possui dupla hemólise no ágar-sangue na maior parte das vezes, o que pode auxiliar na identificação inicial; [d]isolado de amostras de urina; ND = sem dados disponíveis.

• **Estreptococos**

A identificação inicial dos estreptococos está baseada na sua característica de provocar hemólise no ágar-sangue. A figura 6.2 mostra uma forma inicial para fazer a identificação dos estreptococos pela sua hemólise.

Os estreptococos alfa-hemolíticos possuem várias espécies, mas o importante é verificar se a cepa que estamos isolando é S. *pneumoniae*. A característica da colônia é ser mucoide, podendo depois de retirada da estufa e deixada à temperatura ambiente se tornar umbilicada. As provas de bile-solubilidade, a optoquina e a característica da colônia são suficientes para

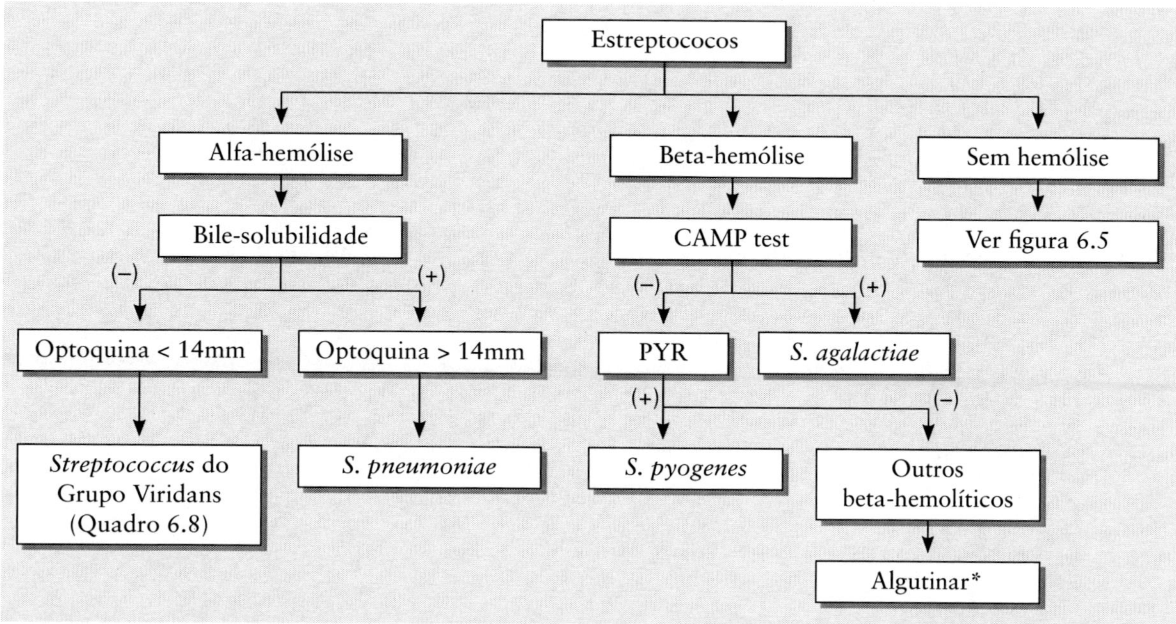

FIGURA 6.2 – Esquema inicial de identificação de estreptococos. *Aglutinação com os grupos A, B, C, G e F.

a identificação de *S. pneumoniae*. O reagente para o teste rápido de bile-solubilidade está descrito no Capítulo 32 e é realizado colocando uma gota do reagente direto em cima de uma colônia isolada no meio. Incubar a placa durante 15 minutos. Observar se a colônia ficou achatada e, se permaneceu igual, o teste é negativo.

Das outras espécies alfa-hemolíticas que compõem o Grupo Viridans, as mais importantes são *Streptococcus anginosus*, *Streptococcus mitis*, *Streptococcus mutans*, *Streptococcus salivarius* e *Streptococcus bovis*. Lembrando que as espécies do Grupo Viridans ainda podem apresentar colônias não hemolíticas e beta-hemolíticas. A melhor metodologia para a identificação é o MALDI-TOF se houver a necessidade de fazer uma identificação mais apurada da espécie. Em muitos casos liberamos apenas como *Streptococcus* do Grupo Viridans. O quadro 6.8 mostra as características fenotípicas importantes para identificar as espécies desse grupo.

Os estreptococos beta-hemolíticos principais e mais frequentes são *S. pyogenes* e *S. agalactiae* que podem ser isolados e têm importância clínica em determinados materiais clínicos. Essas duas espécies têm uma característica importante no crescimento em ágar-sangue que está esquematizada na figura 6.3.

As outras espécies de beta-hemolíticos podem ser identificadas com algumas características fenotípicas que estão relacionadas no quadro 6.9.

O teste de CAMP é realizado colocando uma colônia de *S. aureus* ATCC 25923 e na perpendicular colocar a cepa que será testada, sem tocar a cepa de estafilococo (Figura 6.4). Também pode ser realizado o teste de CAMP rápido e, nesse caso, deve ser colocada uma alçada do reagente ao lado da colônia suspeita no próprio ágar-sangue. Incubar durante 20 minutos em estufa a 35°C e examinar para ver se ocorre aumento na zona de hemólise próximo à colônia.

O grupo de estreptococos que não apresentam hemólise pode ser identificado com algumas características fenotípicas que estão relacionadas na figura 6.5 e no quadro 6.10. As espécies de *Enterococcus* que fazem parte desse grupo são importantes para a vigilância de resistência

QUADRO 6.8 – Classificação e características fenotípicas de *Streptococcus* do Grupo Viridans (PYR – negativo, NaCl a 6,5% – negativo e LAP – positivo) frequentemente isolados de amostras clínicas.

Grupos	Espécies de origem humana	Hidrólise de			Ácido produzido de		Hemólise	Comentários
		VP	Arginina	Esculina	Manitol	Sorbitol		
Mitis	*S. australis*, *S. mitis* *S. oralis*, *S. infantis* *S. massiliensis* *S. tigurinus* *S. parasanguinis* *S. peroris* *S. gordonii* *S. cristatus*	–	–	$-^{+}$	–	–	α	*S. sanguinis* pode ser sorbitol (+), *S. parasanguinis*, esculina (–) e *S. cristatus* pode ser arginina e esculina (–). Colônias são duras e aderem no ágar
Bovis	*Streptococcus gallolyticus*, *S. lutentiensis*, *S. alactolyticus*	+	–	+	V	–	α, γ	Bile-esculina (+). *S. gallolyticus* subespécie *gallolyticus* fermenta manitol. Colônias com aspecto de gota d'água. Aglutinam com antígeno do grupo D
Anginosus (*S. milleri*)	*S. anginosus* *S. constellatus* *S. intermedius*	+	+	$+^{-}$	$-^{+}$	–	α, β, γ	*S. constellatus*, dividido em 2 subespécies: *constellatus* e *pharyngus*
Salivarius	*S. salivarius* *S. vestibularis*	V	–	V	–	–	α, γ	*S. vestibularis* é α-hemolítico e o teste da esculina e VP variável
Mutans	*S. mutans* *S. sorbinus*	+	–	V	+	+	α	Algumas colônias podem ser secas e aderentes e algumas vezes como gotas. *S. sobrinus* são sorbitol (–

$-^{+}$ = A maioria das cepas é negativa e raras são positivas; $+^{-}$ = a maioria das cepas é positiva e raras são negativas; + = reação positiva; – = reação negativa; V = reação variável; γ = gama-hemólise ou não hemólise; α = alfa-hemólise; β = beta-hemólise; VP= Voges-Proskauer.

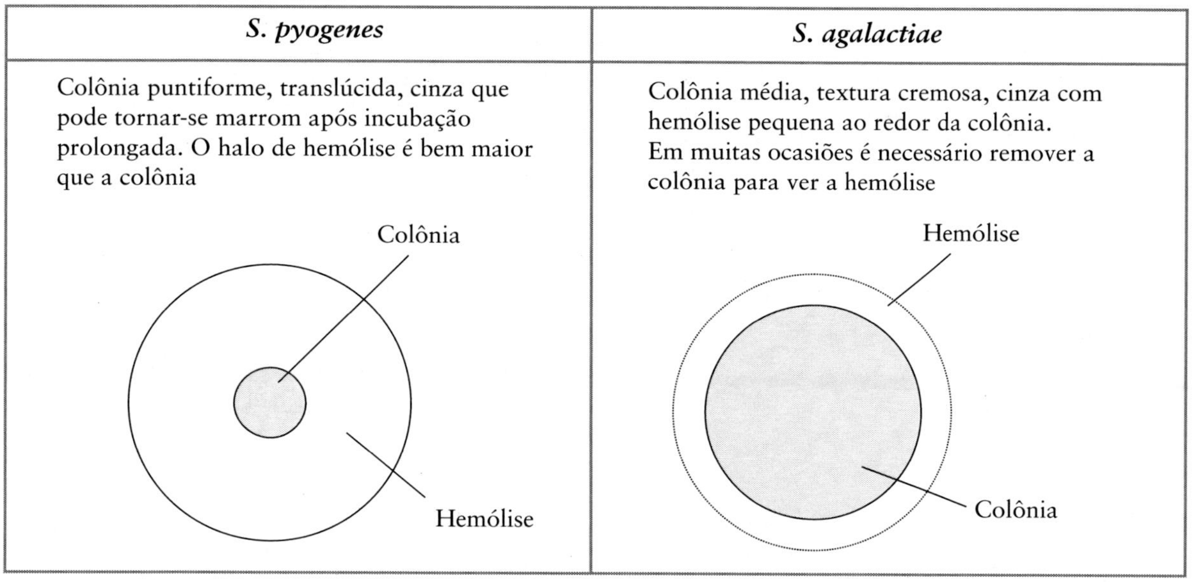

FIGURA 6.3 – Diferenciação entre as colônias de *S. pyogenes* e *S. agalactiae* de acordo com a hemólise.

QUADRO 6.9 – Provas para identificação das espécies de estreptococos beta-hemolíticos.

Espécie	Grupo de aglutinação (Lancefield)	Sensibilidade à bacitracina (0,04U)	PYR	CAMP	Trealose	Hidrólise do hipurato
S. pyogenes	A	+	+	–	+	–
S. agalactiae	B	–	–	+	V	+
S. dysgalactiae	A, C, G, L	–	–	–	+	–
S. equi	C	–	–	–	–	–
S. canis	G	–	–	+	V	–
S. anginosus	A, C, G, F	–	–	+	+	–

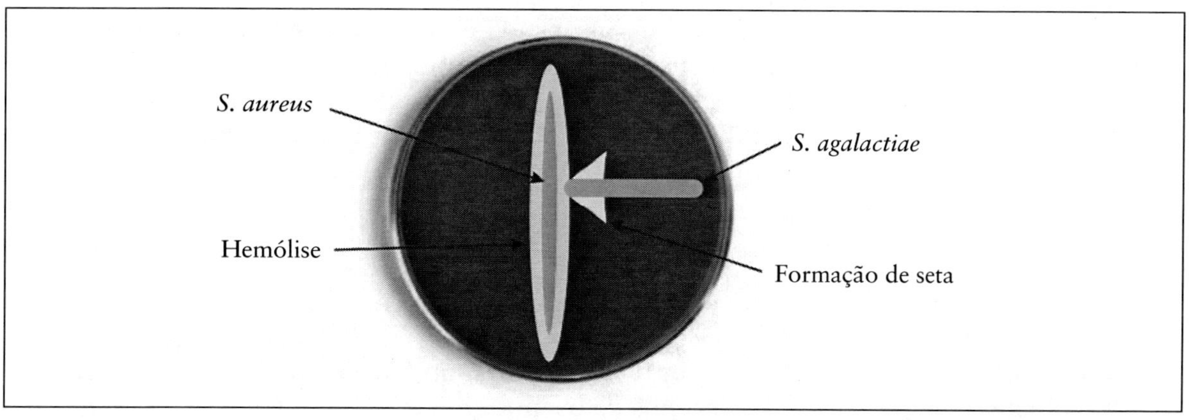

FIGURA 6.4 – Esquema do teste de CAMP para diferenciação de *S. agalactiae*. Ilustração de Lívia Scheffer Santos.

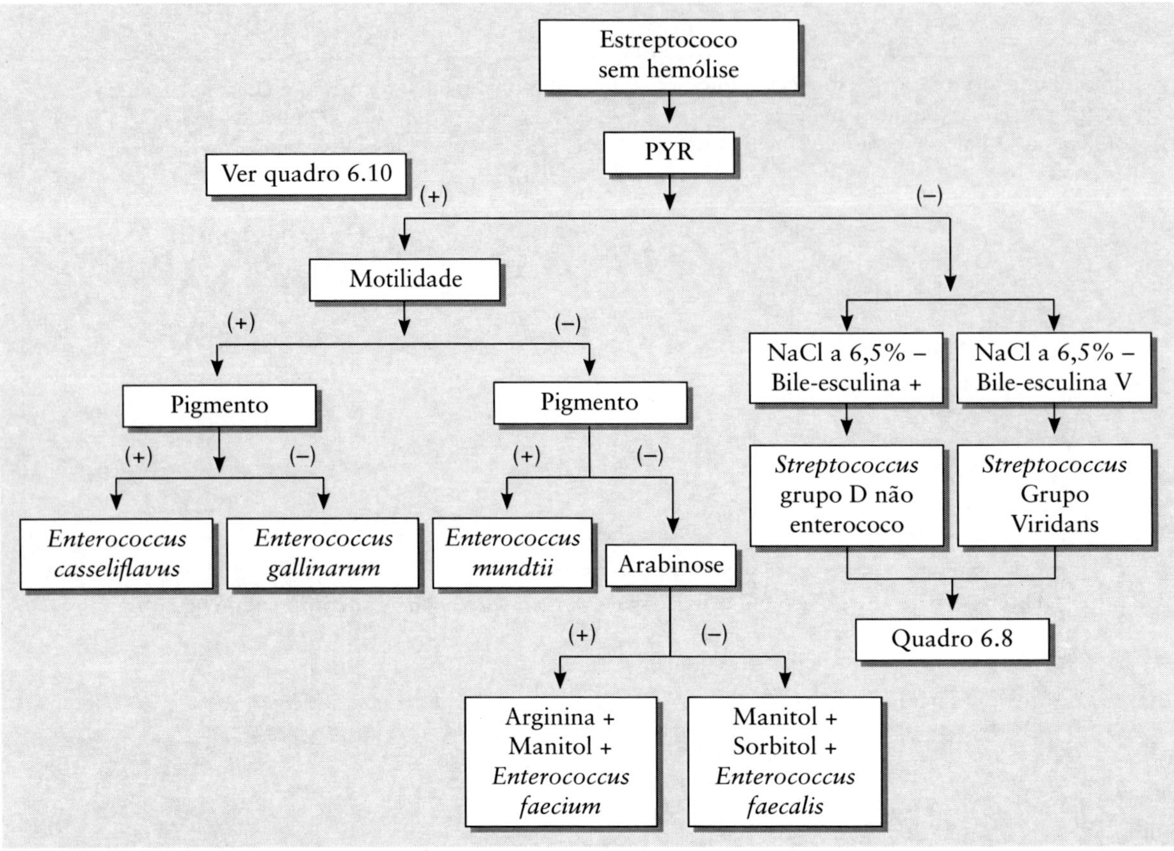

FIGURA 6.5 – Esquema de identificação de estreptococos sem hemólise; (+) = positivo; (–) = negativo; V = variável.

nos hospitais e por essa razão existem meios cromogênicos disponíveis para o isolamento e imediata identificação dessas espécies. A característica desses meios é possuir na sua composição vancomicina e indicadores específicos que, pela cor, permitem a identificação das espécies com essa resistência.

Existe um grupo de cocos gram-positivos, catalase negativa, com colônias pequenas que apresentam alfa-hemólise ou ausência de hemólise, que podem ser confundidos com estreptococos e enterococos. Nesses casos, deve ser verificada a micromorfologia com coloração pelo método de Gram após cultivar os microrganismos em caldo THIO. Algumas dessas bactérias têm importância em pacientes imunossuprimidos por apresentarem resistência intrínseca à vancomicina, por isso a importância de fazer a correta identificação e diferenciação com enterococos. O quadro 6.11 apresenta as principais características fenotípicas desses gêneros.

2. Identificação de bacilos gram-negativos

Os bacilos gram-negativos de importância médica são classificados com base na fermentação ou não da glicose. O grupo das enterobactérias, fermentadoras de glicose, é bastante extenso, assim como o grupo de não fermentadores da glicose. As tabelas e quadros citados a seguir têm como objetivo diferenciar os dois grupos de bacilos gram-negativos e auxiliar na identificação das diferentes espécies.

QUADRO 6.10 – Principais provas para a diferenciação de enterococos.

Organismos	Motilidade	Pigmento	Arginina	Arabinose	Manitol	Rafinose	Sorbitol	Crescimento a 45°C	Vancomicina
E. avium	–	–	–	+	+	–	+	+	S
E. raffinosus	–	–	–	+	+	+	+	+	V
E. faecium	–	–	+	+	+	V	V	+	V
E. gallinarum	+	–	+	+	+	+	–	+	R
E. casseliflavus	+	+	+	+	+	+	V	+	R
E. mundtii	–	+	+	+	+	+	V	+	S
E. faecalis	–	–	+	–	+	–	+	+	V
E. durans	–	–	+	–	–	–	–	–	S
E. hirae	–	–	+	–	–	+	–	–	S
E. dispar	–	–	+	–	–	+	–	–	S

V = variável; S = sensível; R = resistente; + = positivo; – = negativo.

QUADRO 6.11 – Características fenotípicas de cocos gram-positivos, catalase negativa ou fracamente positiva, com ou sem alfa-hemólise.

Microrganismos	PYR	LAP	NaCl a 6,5%	BE	MOT	45°C	10°C	SAT	ARG	VAN	GRAM
Enterococcus	+	+	+	+	V	+	+	–	V[a]	S/R	CC
Vagococcus	+	+	+	+	+	–	+	–	ND	S	CC
Lactococcus	+	+	V	+	–	–	+	–	ND	S	CC
Facklamia[b]	+	+	+	–	–	–	–	–	V	S	CA/CC
Ignavigranum	+	+	+	–	–	–	–	V	–	S	CA/CC
Abiotrophia/ Granulicatella[c]	+	+	–	–	–	–	–	+	–	S	CC
Alloiococcus otitis[d]	+	+	+	ND	ND	–	–	–	ND	S	CA/T
Gemella[e]	+	V	–	–	–	–	–	–	–	S	CA/T/CC
Globicatella[f]	+	–	+	V	–	V	V	–	–	S	CC
Dolosicoccus	+	–	–	ND	–	–	–	–	ND	S	CC
Leuconostoc	–	–	V	ND	–	–	ND	–	–	R	CC/B
Pediococcus[e]	–	+	V	ND	–	V	ND	–	ND	R	CA/T
Weissella confusa	–	–	V	+	–	+	ND	ND	+	R	CC/B[f]
Aerococcus viridans	+	–	+	V	–	–	–	–	–	S	CA/T
Aerococcus urinae[e]	–	+	+	–	–	–	ND	–	–	S	CA/T

PYR = pirrolidonil arilamidase; LAP = leucina aminopeptidase; NaCl = cloreto de sódio; BE = bile-esculina; MOT = motilidade; 45°C e 10°C = crescimento a 45°C e 10°C; SAT = satelitismo; VAN = vancomicina; CC = cocos em cadeias; CA = cocos agrupados; B = forma bacilar; T = tétrades; ND = sem dados disponíveis; + = maioria positiva; – = maioria negativa; V = variável; R = resistente; ARG = arginina (Moeller); [a]*E. faecalis*, *E. faecium*, *E. gallinarum* e *E. casseliflavus* são arginina positiva; [b]hidrólise do hipurato positivo; [c]*Abiotrophia/Granulicatella* = gêneros que somente podem ser separados por identificação molecular; [d]catalase pode ser positiva fraca; [e]cocos agrupados e irregulares; [f]Gram de cultivo em caldo apresenta morfologia não cocoide.

Na rotina laboratorial, o início da identificação ocorre com o crescimento em placas de MC ou AS e a reação da oxidase. O meio de MC auxilia a diferenciação inicial para a tomada de decisão do processo de identificação, lembrando que no MC vemos a fermentação da lactose. O esquema apresentado na figura 6.6 tem como objetivo resumir o caminho a seguir para a identificação dos bacilos gram-negativos isolados rotineiramente no laboratório.

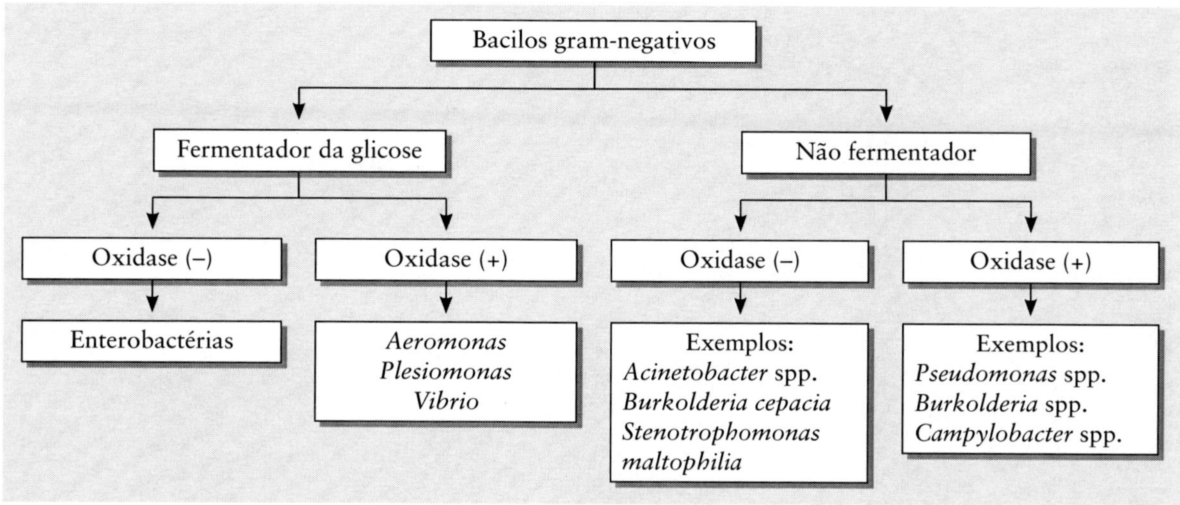

FIGURA 6.6 – Esquema para a identificação inicial de bacilos gram-negativos.

• Enterobactérias

Em 2016 foi feita uma proposta de mudança da nomenclatura desse grupo de bactérias para *Enterobacterales* e inclui as famílias Enterobacteriaceae, Erwiniaceae fam. nov., Pectobacteriaceae fam. nov., Yersiniaceae fam. nov., Hafniaceae fam. nov., Morganellaceae fam. nov. e Budviciaceae fam. nov., o que significa que algumas espécies que antes estavam classificadas como Enterobacteriaceae hoje pertencem a algum outro grupo, por exemplo, *Morganella morganii* hoje faz parte da família Morganellaceae.

Todas as enterobactérias fermentam a glicose, reduzem nitrato a nitrito e são oxidase negativa, com exceção de *Plesiomonas shigelloides* e *Aeromonas* spp.

Para a identificação desse grande grupo de bacilos gram-negativos podemos contar com:

a) Provas bioquímicas manuais individuais

As provas manuais individuais consistem em tubos com diferentes substratos bioquímicos que podem identificar a grande maioria das enterobactérias. A tabela 6.1 mostra algumas dessas provas individuais utilizadas no laboratório para identificar as enterobactérias e a porcentagem de positividade para cada prova.

b) Provas bioquímicas manuais associadas

Rugai modificado (IAL) – o meio consiste em um tubo contendo substratos para visualização de nove (9) provas bioquímicas, conforme ilustração da figura 6.7. A leitura é baseada na reação bioquímica dos substratos e a tabela 6.1 pode ser utilizada como guia para a interpretação das provas e consequente identificação da enterobactéria.

TABELA 6.1 – Provas bioquímicas mais frequentemente utilizadas para a identificação de enterobactérias de importância médica.

Espécie	Indol	Citrato	H_2S	Fenilalanina	Ureia	Lisina	Arginina	Ortinina	Motilidade 35ºC	Sacarose	Gás de glicose	DNase 25ºC	Malonato	Resistência*
Budvicia aquatica	0	0	80	0	33	0	0	0	27	0	53	0	0	
Cedecea davisae	0	95	0	0	0	0	50	95	95	100	70	0	91	AMP, CFL, POL B/E
Cedecea lapagei	0	99	0	0	0	0	80	0	80	0	100	0	99	
Cedecea neteri	0	100	0	0	0	0	100	0	100	100	100	0	100	
Cedecea espécies 3	0	100	0	0	0	0	100	0	100	50	100	0	0	
Cedecea espécies 5	0	100	0	0	0	0	50	50	100	100	100	0	0	
Citrobacter diversus (koseri)	99	99	0	0	75	0	80	99	95	40	98	0	90	AMP
Citrobacter freundii	33	78	78	0	44	0	67	0	89	89	89	0	11	AMP, CFL, CFO
Citrobacter youngae	15	75	65	0	80	0	50	5	95	20	75	0	5	
Citrobacter braakii	33	87	60	0	47	0	67	93	87	7	93	0	0	
Citrobacter murliniae	100	100	67	0	67	0	67	0	100	33	100	0	0	
Citrobacter werkmanii	0	100	100	0	100	0	100	0	100	0	100	0	100	
Citrobacter gillenii	0	33	67	0	0	0	33	0	67	33	100	0	100	
Citrobacter amalonaticus	100	95	5	0	85	0	85	95	95	9	97	0	1	AMP
Citrobacter farmeri	100	10	0	0	59	0	85	100	97	100	96	0	0	
Citrobacter grupo 137	100	0	0	0	70	0	20	100	100	100	0	0	0	
Citrobacter rodentium	0	0	0	0	100	0	0	100	0	0	100	0	100	
Citrobacter sedlakii	100	0	5	0	85	0	85	95	95	9	97	0	1	
Edwardsiella tarda	99	1	100	0	0	100	0	100	98	0	100	0	0	POL B/E
Edwardsiella hoshinae	50	0	0	0	0	100	0	95	100	100	35	0	100	
Klebsiella (Enterobacter) aerogenes	0	95	0	0	2	98	0	98	97	100	100	0	95	CFL, CFO, AMP

Espécie	Indol	Citrato	H_2S	Fenilalanina	Ureia	Lisina	Arginina	Ortinina	Motilidade 35°C	Sacarose	Gás de glicose	DNase 25°C	Malonato	Resistência*
Pantoea agglomerans	20	50	0	20	20	0	0	0	85	75	20	0	65	CFL, AMP
Enterobacter cloacae	0	100	0	0	65	0	97	96	95	97	100	0	75	CFL, CFO, AMP
Pluralibacter gergoviae	0	99	0	0	93	90	0	100	90	98	98	0	96	CFL
Cronobacter sakazakii	11	99	0	50	1	0	99	91	96	10	98	0	18	CFL
E. cancerogenus	0	100	0	0	1	0	94	99	99	0	100	0	100	CFL
E. amnigenus biogrupo 1	0	70	0	0	0	0	9	55	92	100	100	0	91	CFL
Lelliotta amnigenus biogrupo 2	0	100	0	0	60	0	35	100	21	95	100	0	100	CFL
E. asburiae	0	100	0	0	60	0	21	95	0	100	95	0	3	CFL
E. hormaechei	0	96	0	4	87	0	78	91	52	100	83	0	100	CFL
Escherichia coli	98	1	1	1	1	90	17	65	95	50	95	0	0	
E. coli inativa	80	1	1	0	1	40	3	20	5	15	5	0	0	
*E. fergusonii***	98	17	0	0	0	95	5	100	93	0	95	0	35	
E. hermannii	99	1	0	0	0	6	0	100	99	45	97	0	0	AMP
*E. vulneris***	0	0	0	0	0	85	30	0	100	8	97	0	85	
Shigella dysenteriae (sorogrupo A)	45	0	0	0	0	0	2	0	0	0	0	0	0	
Shigella flexneri (sorogrupo B)	50	0	0	0	0	0	5	0	0	1	3	0	0	
Shigella boydii (sorogrupo C)	25	0	0	0	0	0	18	2	0	0	0	0	0	
Shigella sonnei	0	0	0	0	0	0	2	98	0	1	1	0	0	

(Continua)

TABELA 6.1 – Provas bioquímicas mais frequentemente utilizadas para a identificação de enterobactérias de importância médica. *(Continuação)*

Espécie	Indol	Citrato	H_2S	Fenilalanina	Ureia	Lisina	Arginina	Ortinina	Motilidade 35°C	Sacarose	Gás de glicose	DNase 25°C	Malonato	Resistência*
Ewingella americana	0	95	0	0	0	0	0	0	60	0	0	0	0	
Hafnia alvei	0	10	0	0	4	100	6	98	85	10	98	0	50	CFL
Klebsiella oxytoca	99	95	0	1	90	99	0	0	0	100	97	0	98	AMP
Klebsiella pneumoniae	0	98	0	0	95	98	0	0	0	99	97	0	93	AMP
Klebsiella ozaenae	0	30	0	0	10	40	6	3	0	20	50	0	3	
K. rhinoscleromatis	0	0	0	0	0	0	0	0	0	75	0	0	95	
Raoultella ornithinolytica	100	100	0	0	100	100	0	100	0	100	100	0	100	
Raoultella planticola	20	100	0	0	98	100	0	0	0	0	100	0	100	
Kluyvera ascorbata	92	96	0	0	0	97	0	100	98	98	93	0	96	AMP
Kluyvera cryocrescens	90	80	0	0	0	23	0	100	90	81	95	0	86	AMP
Kluyvera georgiana	100	100	0	0	0	100	0	100	100	100	17	0	50	
Leclercia adecarboxylata	100	0	0	0	48	0	0	0	79	66	97	0	93	
Leminorella grimontii	0	100	100	0	0	0	0	0	0	0	33	0	0	
Leminorella richardii	0	0	100	0	0	0	0	0	0	0	0	0	0	
Moellerella wisconsensis	0	80	0	0	0	0	0	0	0	100	0	0	0	
Morganella morganii morganii	95	0	20	95	95	1	0	95	95	0	90	0	1	POL B/E, AMP, CFL, NIT
M. morganii sibonii	50	0	7	93	100	29	0	79	79	7	86	0	0	
Photorhabdus asymbiotica	0	20	0	0	60	0	0	0	100	0	0	0	0	
*Plesiomonas shigelloides****	100	0	0	3	0	100	98	99	95	0	0	0	0	

Espécie	Indol	Citrato	H_2S	Fenilalanina	Ureia	Lisina	Arginina	Ortinina	Motilidade 35°C	Sacarose	Gás de glicose	DNase 25°C	Malonato	Resistência*
Proteus mirabilis	2	65	98	98	98	0	0	99	95	15	96	50	2	POL B/E, NIT, TT
Proteus vulgaris	98	15	95	99	95	0	0	0	95	97	85	80	0	POL B/E, NIT, AMP, TT
Proteus penneri	0	0	30	99	100	0	0	0	85	100	45	40	0	
Providencia rettgeri	99	95	0	98	98	0	0	0	94	15	10	0	0	POL B/E, CFL, NIT, TT,
Providencia stuartii	98	93	0	95	30	0	0	0	85	50	0	10	0	POL B/E, NIT, AMP
Providencia alcalifaciens	99	98	0	98	0	0	0	1	96	15	85	0	0	POL B/E, NIT
Providencia rustigianii	98	15	0	100	0	0	0	0	30	35	35	0	0	POL B/E, NIT
Rhanella aquatilis	0	94	0	95	0	0	0	0	6	100	98	0	100	
Salmonella enterica (grupo I)	1	95	95	0	1	98	70	97	95	1	96	2	0	
S. Typhi	0	0	97	0	0	98	3	0	97	0	0	0	0	
S. Paratyphi A	0	0	10	0	0	0	15	95	95	0	99	0	0	
Serratia marcescens	1	98	0	0	15	99	0	99	97	99	55	98	3	CFL, POL B/E, NIT, AMP
S. liquefaciens complexo	0	90	0	0	3	95	0	95	95	98	75	85	2	POL B/E, CFL
S. rubidaea	0	95	0	0	2	55	0	0	85	99	30	99	94	POL B/E, CFL
S. odorifera biogrupo I	60	100	0	0	5	100	0	100	100	100	0	100	0	POL B/E, CFL
S. odorifera biogrupo II	50	97	0	0	0	94	0	0	100	0	13	100	0	POL B/E, CFL

TABELA 6.1 – Provas bioquímicas mais frequentemente utilizadas para a identificação de enterobactérias de importância médica. *(Continuação)*

Espécie	Indol	Citrato	H_2S	Fenilalanina	Ureia	Lisina	Arginina	Ortinina	Motilidade 35°C	Sacarose	Gás de glicose	DNase 25°C	Malonato	Resistência*
S. plymuthica	0	75	0	0	0	0	0	0	50	100	40	100	0	POL B/E, CFL
S. ficaria	0	100	0	0	0	0	0	0	100	100	0	100	0	POL B/E, CFL
Serratia fonticola	0	91	0	0	13	100	0	97	91	21	79	0	88	AMP, CFL
Tatumella pytseos	0	2	0	90	0	0	0	0	0	98	0	0	0	
Trabulsiella guamensis	40	88	100	0	0	100	50	100	100	0	100	0	0	
Yersinia pestis	0	0	0	0	5	0	0	0	0	0	0	0	0	
Y. pseudotuberculosis	0	0	0	0	95	0	0	0	0	0	0	0	0	
Y. enterocolitica	50	0	0	0	75	0	0	95	2	95	5	5	0	
Y. frederiksenii	100	15	0	0	70	0	0	95	5	100	40	0	0	
Y. intermedia	100	5	0	0	80	0	0	100	5	100	18	0	5	
Y. kristensenii	30	0	0	0	77	0	0	92	5	0	23	0	0	
Y. rohdei	0	0	0	0	62	0	0	25	0	100	0	0	0	
Y. bercovieri	0	0	0	0	60	0	0	80	0	100	0	0	0	
Y. mollaretii	0	0	0	0	20	0	0	80	0	100	0	0	0	
Yersinia ruckeri	0	0	0	0	0	50	5	100	0	0	5	0	0	

Os números equivalem à porcentagem de positividade para o teste até 48 horas de incubação a 35 ± 2°C, apesar de a grande maioria dessas reações ser observada após 24 horas de incubação; *a maioria das bactérias apresenta resistência aos antimicrobianos assinalados; **produção de pigmento amarelo a 25°C (98% *E. hermannii* e 50% *E. vulneris*); ***oxidase positiva; NIT = nitrofurantoína; AMP = ampicilina/amoxicilina; CFL = cefalotina e outras cefalosporinas de 1ª geração; CFO = cefoxitina; POL B/E = polimixina B ou E; TT = tetraciclina.

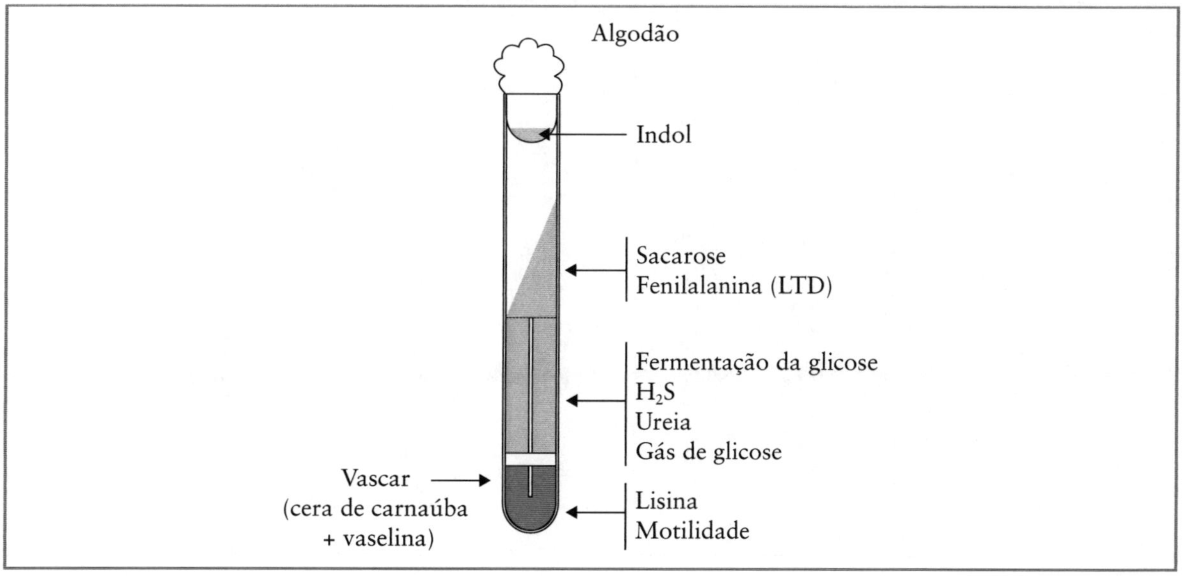

FIGURA 6.7 – Esquema do meio de Rugai modificado (IAL).

EPM/MILi – é um sistema composto de dois tubos, um contendo substratos para verificar a produção de gás de glicose, H_2S, ureia e L-triptofano desaminase, e o outro para detectar motilidade, indol e produção de lisina descarboxilase.

• **Inoculação, incubação e interpretação do Rugai ou EPM/MIli**

– Repicar uma colônia com fio bacteriológico estéril e introduzir até quase o final do(s) tubo(s). Na volta da semeadura, estriar a superfície do ágar quando ele apresentar uma superfície inclinada.

– Incubar a $35 \pm 2°C$ durante 18 a 24 horas.

A figura 6.8 mostra os possíveis perfis das bactérias mais frequentemente isoladas de acordo com as diversas reações no meio de Rugai modificado (IAL).

c) **Provas bioquímicas semiautomatizadas**

São sistemas miniaturizados com várias provas bioquímicas que em alguns casos empregam *software* para a análise dos resultados apresentados pelos testes. A leitura normalmente é visual, comparando com um padrão preestabelecido, e o resultado é interpretado consultando uma tabela ou inserindo os resultados em um *software* para análise.

Comercialmente disponíveis no mercado brasileiro, temos diversos sistemas, os mais utilizados são: Painel para Enterobactérias (Probac do Brasil) e API system (bioMérieux, Inc., St. Louis).

d) **Provas bioquímicas automatizadas**

São sistemas miniaturizados com várias provas bioquímicas colocados em equipamentos que realizam a incubação e a leitura das provas de forma totalmente automatizada. Existem diversos sistemas que podem ser empregados e geralmente mostram boa especificidade. A diferença básica entre os diferentes métodos está na forma de apresentação da unidade de identificação que pode ser um cartão, uma placa tipo de microdiluição ou uma galeria contendo

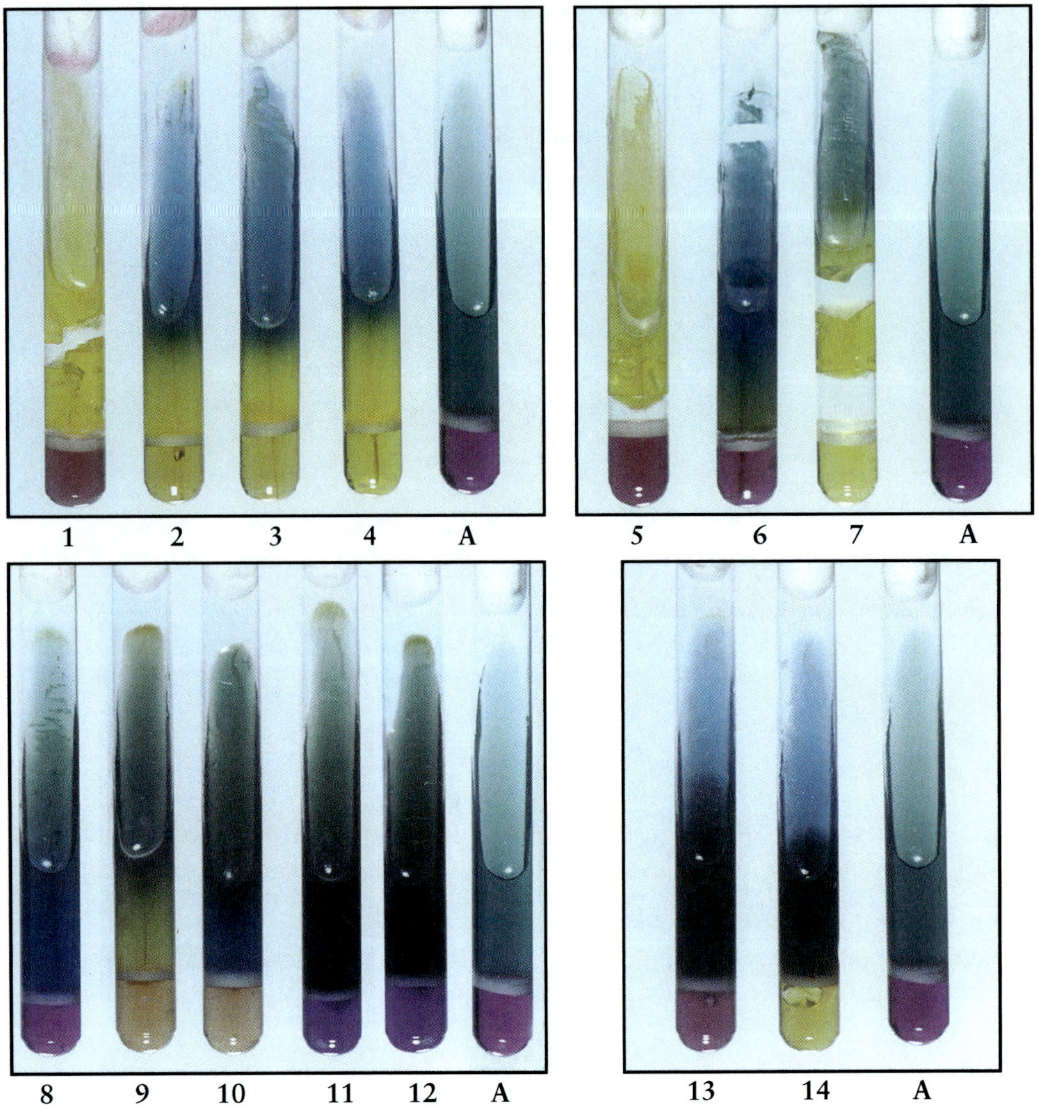

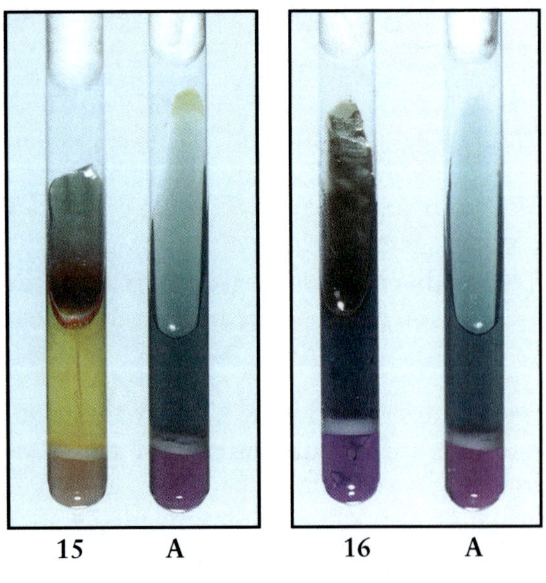

FIGURA 6.8 – Possíveis reações do Rugai modificado (IAL) para as diferentes enterobactérias: 1. *Escherichia coli*; 2. *Escherichia coli* invasiva; 3. *Shigella sonnei*; 4. *Shigella flexneri*; 5. *Klebsiella* (*Enterobacter*) *aerogenes*; 6. *Klebsiella pneumoniae*; 7. *Enterobacter cloacae*; 8. *Providencia* spp. ureia positiva ou *Morganella morganii*; 9. *Providencia* spp. ureia negativa; 10. *Providencia* spp. ureia positiva ou *Morganella morganii*; 11. *Proteus mirabilis*; 12. *Proteus vulgaris*; 13. *Salmonella* spp.; 14. *Citrobacter freundii*; 15. *Serratia marcescens*; 16. *Pseudomonas aeruginosa*; A = meio não inoculado. Foto: SDC FMUSP – Carlos Eduardo Lemos.

substratos bioquímicos. Comercialmente disponíveis e em uso nos laboratórios brasileiros, hoje temos DxM MicroScan WalkAway System (Beckman Coulter), Vitek (bioMérieux) e BD Phoenix (Becton Dickinson).

• **Bacilos gram-negativos não fermentadores da glicose**

Utilizando uma série bioquímica apropriada podemos agrupar e identificar a maioria das espécies de bacilos gram-negativos não fermentadores da glicose. Em geral, quando procedemos à identificação de não fermentadores, devemos usar um inóculo mais denso em cada prova, e as provas não devem ser interpretadas antes de 48 horas de incubação. Para obter os melhores resultados, a incubação deve ser feita à temperatura ambiente (20 a 25°C), com leitura final em até sete dias.

Existem diversas tabelas contendo provas que podem ser utilizadas para a identificação dos bacilos gram-negativos não fermentadores (BGN-NF). No laboratório existem algumas provas iniciais que podem ser realizadas sem necessidade de fazer todas as citadas nos quadros a seguir. Abaixo citamos alguns exemplos de identificação de não fermentadores no laboratório clínico:

- Bactéria cresce no MC com colônias esverdeadas, oxidase positiva – *P. aeruginosa.*
- Bactéria que cresce no MC e no Rugai ou EPM-MIli produz H_2S e PYR (+) – *Shewanella* spp.
- Bactéria que cresce no MC, indol laranja, oxidase (+), PYR (+) – *Delfia acidovorans.*
- Bactéria cresce no MC sem produzir cor verde, oxidase (+) lenta, DNase (+) – *Stenotrophomonas maltophilia.*
- Bactéria cresce no MC, colônia amarela forte, oxidase (–), esculina (+) – *Sphingomonas paucimobilis.*
- Bactéria cresce em MC, lactose positiva, mucoide, oxidase (–), cresce a 44°C, cocobacilo pelo Gram – *Acinetobacter baumannii.*
- Bactéria cresce no MC, colônia com aspecto rugoso, oxidase (+), amido (+) – *Pseudomonas stutzeri.*

A figura 6.9 e os quadros 6.12 a 6.17.8 foram descritos pelo Dr. Paul Schreckenberger (no manual *Pratical approach to the identification of glucose nonfermenting gram-negative bacilli*, 2016).

O quadro 6.18 orienta a identificação fenotípica dos BGNNF encontrados em pacientes com fibrose cística, elaborado pela Dra. Elizabeth de Andrade Marques, PhD, Professor Associada de Microbiologia da Faculdade de Ciências Médicas/UERJ.

A tabela 6.2 é uma tabela geral com as provas mais comumente empregadas na identificação dos BGN-NF mais frequentes.

Identificação de bacilos gram-negativos não fermentadores

Instruções para a utilização das tabelas do manual *Pratical approach to the identification of glucose nonfermenting gram-negative bacilli*, 2016, 5th ed., do Dr. Paul Schreckenberger:

1. Determinar a motilidade e a oxidase do microrganismo.
2. Seguir o diagrama apresentado na figura 6.9 e realizar as provas bioquímicas determinadas para cada caso.
3. Para utilizar os quadros 6.12 a 6.17.8, começar fazendo a leitura da primeira prova bioquímica listada no seu lado esquerdo e localizar a primeira caixa em cinza.

4. Se houver apenas uma caixa marcada em cinza e a prova realizada confere com o resultado da caixa, você terminou a identificação. Não é necessário continuar com outras provas.
5. Se houver mais de uma caixa marcada em cinza com o resultado da sua prova, utilizar as caixas que vêm a seguir na horizontal para determinar a identificação.
6. Se o resultado da caixa não é igual ao da sua prova bioquímica, continuar para a próxima coluna da direita, até uma nova caixa ou caixas cinzas nessa coluna. Repetir os passos 4 e 5 até chegar na identificação.
7. Caixas com o sinal de V (variável) devem ser tratadas como positivas ou não.

Instruções técnicas para a realização e interpretação de algumas provas bioquímicas para identificação de bacilos gram-negativos não fermentadores descritos nos quadros e tabelas a seguir.

OF-glicose – consiste de dois tubos, um aberto e outro fechado, com vaselina líquida ou óleo mineral estéril.

Picar o meio até ¾ do tubo (não até o final) três a quatro vezes em pontos diferentes. Por meio do teste de oxidação e fermentação, verifica-se se o microrganismo produz ácido a partir de glicose por via oxidativa ou fermentativa. Organismos fermentativos produzem ácido, tanto no tubo fechado quanto no aberto (os dois meios ficam amarelos), os oxidativos produzem ácido apenas no tubo aberto e os microrganismos assacarolíticos não produzem ácido em nenhum dos tubos.

Motilidade – para os não fermentadores, a forma mais correta de fazer o teste é semear uma colônia isolada em um tubo com caldo TSB e deixar durante 24 horas à temperatura ambiente (20 a 25°C). Após esse período, colocar uma gota do caldo TSB entre lâmina e lamínula e observar ao microscópio com objetiva de 40×. A motilidade verdadeira deve ser diferenciada do movimento "browniano", verificando que o microrganismo se desloca no caldo em várias direções.

Produção de pigmento – alguns pigmentos só podem ser observados quando a colônia tem crescimento após vários dias à temperatura ambiente e dificilmente são observados em colônias recentes (até 24 horas).

No quadro 6.18 estão descritos os bacilos gram-negativos não fermentadores encontrados, em geral, em pacientes com fibrose cística (FC) em frequência variável.

Lembrar que na FC, atipias fenotípicas podem ocorrer. Por exemplo, cepas não pigmentadas e mucoides de *P. aeruginosa* são comuns. Embora menos frequente que *P. aeruginosa*, a importância das espécies dentro do Complexo *Burkholderia cepacia* (CBc) reside no quadro clínico adverso e na transmissão entre os pacientes. A maioria das espécies do CBc é lisina positiva, o que torna essa prova fundamental para a inclusão do microrganismo no CBc. Bacilos gram-negativos não fermentadores (BGNNF) com essa prova positiva podem ser facilmente separados do CBc com algumas provas, como, por exemplo, lisina positiva e DNase positiva = *S. maltophilia*. Outros BGNNF descritos no quadro 6.18 são menos frequentes, porém são similares fenotipicamente, podendo ser confundidos com as espécies do CBc, particularmente quando a prova da lisina é negativa. Em tais casos, a diferenciação é feita somente por testes moleculares. Nos casos em que não há possibilidade da utilização dos testes moleculares, a sugestão para a liberação da identificação fenotípica em pacientes com FC é somente bacilo gram-negativo não fermentador.

Os pacientes com FC são acompanhados regularmente e separados de acordo com os microrganismos identificados nas amostras respiratórias pelo laboratório de microbiologia.

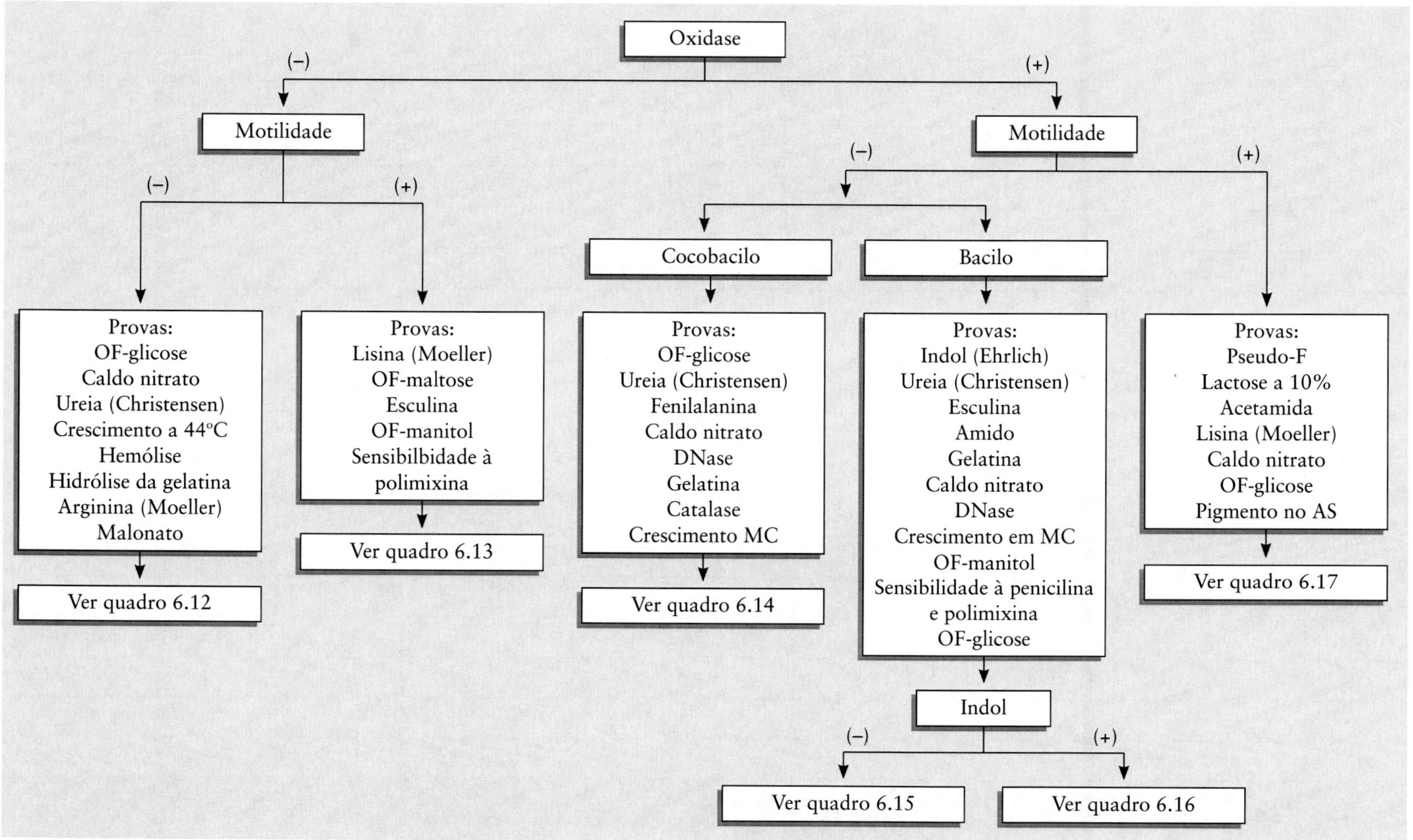

FIGURA 6.9 – Guia para a identificação de bacilos gram-negativos não fermentadores da glicose (conforme o manual *Pratical approach to the identification of glucose nonfermenting gram-negative bacilli* descrito pelo Dr. Paul Schreckenberger, 2016). OF = oxidação e fermentação; AS = ágar-sangue; MC- ágar MacConkey.

QUADRO 6.12 – Bacilos gram-negativos não fermentadores, oxidase negativa, motilidade negativa e na coloração pelo método de Gram são geralmente cocobacilos gram-negativos.

Organismo	Genoespécie	Pigmento amarelo	Ureia	Redução de nitrato	Pigmento marrom solúvel	Crescimento a		Hemólise em ágar-sangue	Hidrólise de gelatina	OF-glicose	Arginina	Malonato
						37°C	44°C					
CDC EO-5		+	+	–	–	+	–	ND	–	+	–	ND
Bordetella parapertussis		–	+	–	–	+	ND	+	ND	–	ND	ND
CDC NO-1		–	–	+	–	+	ND	–	–	–	–	ND
Bordetella holmesii (NO-2)		–	–	–	+*	+	–	–	–	–	–	ND
Acinetobacter johnsonii	7	–	–	–	–	–	–	–	–	–	V(35)	V(13)
Acinetobacter baumannii	2	–	–	–	–	+	+**	–	–	+	+	+
Kerstersia gyiorum	–	–	–	–	–	+	+	–	–	–	–	–
Acinetobacter haemolyticus	4	–	–	–	–	+	–	+	+	V(52)	+	–
Acinetobacter spp.	6	–	–	–	–	+	–	+	+	V(66)	+	–
Acinetobacter spp.	10	–	–	–	–	+	–	–	–	+	–	–
Acinetobacter calcoaceticus	1	–	–	–	–	+	–	–	–	+	+	+
Acinetobacter spp.	3	–	–	–	–	+	–	–	–	+	+	V(87)
Acinetobacter spp.	12	–	–	–	–	+	–	–	–	V(33)	+	+
Acinetobacter junii	5	–	–	–	–	+	–	–	–	–	+	–
Acinetobacter lowffii	8/9	–	–	–	–	+	–	–	–	–	–	–
Acinetobacter spp.	11	–	–	–	–	+	–	–	–	–	–	–

+ = 90% ou mais das cepas são positivas; – = 90% ou mais das cepas são negativas; ND = resultado não disponível; V = resultado variável, a porcentagem de cepas positivas é dada entre parênteses; *o pigmento marrom solúvel é produzido quando a bactéria é inoculada em ágar tirosina com infusão de coração e incubado a 35°C; **deve também ser OF-glicose positivo.

QUADRO 6.13 – Bacilos gram-negativos não fementadores, oxidase negativa e motilidade positiva.

Organismo	Lisina descarboxilase	Esculina	OF-maltose	OF-manitol	Polimixina B	Pigmento	Características adicionais
Stenotrophomonas maltophilia	+	+	+	–	S	Amarelo-lavanda	DNase positiva
Burkholderia cepacia complexo	+	V(67)	+	+	R	Branco ou amarelo	DNase negativa Lipase positiva
Sphingomonas paucimobilis	–	+	+	–	V(89)	Amarelo forte	Vancomicina sensível
Pseudomonas luteola	–	+	+	+	S	Amarelo opaco	
Pseudomonas oryzihabitans	–	–	+	+	S	Amarelo opaco	
Burkholderia multivorans	V(53)	–	+	+	R	Branco acinzentado	Lipase positiva
Burkolderia gladioli	–	–	–	+	R	Amarelo	Lipase positiva
Bordetella trematum	–	–	–	–	ND	Branco acinzentado	Acetamida e malonato positiva
Kerstersia gyiorum	–	–	–	–	ND	Branco a marrom-claro	Acetamida e malonato positiva
Pandoraea spp.	–	–	–	–	R	Branco acinzentado	Lipase negativa

S = sensível; R = resistente; + = 90% ou mais das cepas são positivas; – = 90% ou mais das cepas são negativas; V = variável, a porcentagem de cepas com reação positiva é dada entre parênteses; ND = resultado não disponível.

QUADRO 6.14 – Cocobacilos gram-negativos não fermentadores, oxidase positiva e motilidade negativa.

Organismo	Característica morfológica e odor	OF-glicose	DNase	Ureia	Fenilalanina desaminase	Hidrólise de gelatina	Redução do nitrato	Crescimento em ágar MC	Redução de nitrito	Catalase	Crescimento a 35°C
Psychrobacter immobilis	Cheiro de rosas (no meio PEA)	+	–	+	+	–	V(86)	V	ND	+	–
Paracoccus yeeii (CDC EO-2)	Células circulares[a]	+	–	+	ND	–	+	V(82)	ND	V(82)	+
CDC EO-3	Colônias amarelas (100)	+	–	+	ND	–	–	+	ND	+	+
CDC EO-4	Colônias amarelas (83)	+	ND	+	ND	–	–	+	ND	+	+
CDC EF-4b		+	ND	–	ND	–	+	V(65)	V	+	+
Moraxella canis		–	+	–	–	–	+	+	V	+	+
M. catarrhalis		–	+	–	V	–	+	–	+	+	+
Psychrobacter phenylpyruvicus[b]		–	–	+	+	–	V(89)	+	–	+[f]	+
Oligella urethralis	Células pequenas cocoides	–	–	–	+	–	–	V(83)	+	+	+
M. lacunata		–	–	–	–	+	+	–	–	+[f]	+
M. nonliquefaciens		–	–	–	–	–	+	V(17)	–	+	+
M. osloensis		–	–	–	–	–	V(26)	V(49)	–	+[f]	+
M. atlantae	Colônias espalhadas (corroem o ágar)	–	–	–	–	–	–	+	V(20)	+[f] ou –	+
M. lincolnii	Cocos ou bacilos arredondados	–	–	–	ND	–	–	–	V	+	+

[a]A coloração pelo método de Gram mostra cocos gram-negativos com vacúolos. As células têm o centro incolor e a coloração é apenas periférica; [b]as espécies de *Brucella* podem ser identificadas como *Psychrobacter* (*Moraxella*) *phenylpyruvicus* por alguns sistemas comerciais de identificação; + = 90% ou mais das cepas são positivas; – = 90% ou mais das cepas são negativas; ND = resultado não disponível; V = resultado variável, a porcentagem de cepas positivas é dada entre parênteses; MC = ágar MacConkey; +[f] = positivo fraco.

QUADRO 6.15 – Bacilos gram-negativos não fermentadores oxidase positiva e motilidade negativa, indol negativo (morfologia bacilar).

Organismo	Características morfológicas e odor	OF-manitol	OF-glicose	Hidrólise de esculina	Hidrólise de gelatina	Urease	Redução do nitrato	DNase	Crescimento em MC	Penicilina	Polimixina
Sphingobacterium spiritivorum (IIk-3)	Amarelo pálido	+	+	+	–	+	–	+	–	R	R
Sphingobacterium multivorum (IIk-2)	Amarelo pálido	–	+	+	V(86)	+	–	–	V(17)	R	R
Sphingobacterium thalpophilum	Amarelo pálido	–	+	+	–	+	+	+	V(14)	R	R
Flavobacterium mizutaii	Amarelo	–	+	+	–	–	–	–	–	R	R
Sphingomonas paucimobilis (llk-1)	Amarelo brilhante, vancomicina sensível	–	+	+	–	–	–	–	V(10)	S(33)	S(89)
Ralstonia pickettii (VA-1)	Móvel (94) 10% lactose (81) ONPG (0)	–	+	–	V(77)	+(100)	+(87)	–	V(77)	R	R
Inquilinus limosus	Não pigmentado	–	–	+	–	V(33)	V(33)	ND	Pequeno crescimento após 3 dias	ND	R
Alishewanella fetalis	Cresce em NaCl a 6,5%	–	–	+	+	–	+	ND	+	ND	ND
Myroides odoratus	Amarelo -esverdeado	–	–	–	+	+	–	+	V(78)	S(19)	R
Haematobacter spp.	Fenilalanina positiva	–	–	–	–	+	–	ND	V	ND	ND
Neisseria elongata subsp. *nitroreducens*	Catalase negativa	–	–	–	–	–	+	–	V(20)	S	S
Gilardi Rod Group 1	Fenilalanina forte	–	–	–	–	–	–	–	+	S	S
Neisseria weaveri	Branco acinzentadas	–	–	–	–	–	–	–	V(42)	S	S

+ = 90% ou mais das cepas são positivas; – = 90% ou mais das cepas são negativas; ND = resultado não disponível; V = resultado variável, a porcentagem de cepas positivas é dada entre parênteses; MC = ágar MacConkey.

QUADRO 6.16 – Bacilos gram-negativos não fermentadores oxidase positiva e motilidade negativa, indol positivo (morfologia bacilar).

Organismo	Características morfológicas e odor	Ureia	Redução do nitrato	Hidrólise de esculina	Hidrólise de gelatina	Hidrólise de amido	DNase	Crescimento em ágar MC	OF-manitol	OF-glicose	Pen	Poli
Bergeyella zoohelcum	Sem pigmento	++	–	–	+	–	–	–	–	–	S	R
CDC grupo IIc	Sem pigmento	–	+	+	V	ND	ND	–	–	+	S	S(40)
Weeksella virosa	Colônias aderidas ao ágar	–	–	–	+	–	V(13)	–	–	–	S	S
Empedobacter brevis	Amarelo pálido	–	–	–	+	V(40)	+	+[a]	–	Tardio	R	R
CDC grupo IIe	Sem pigmento	–	–	–	–	+	–	–	–	Tardio	S(80)	S(40)
CDC grupo IIg	Sem pigmento	–	–	–	–	ND	–	+	–	–	S	S
CDC grupo IIh	Sem pigmento	–[a]	–	+	–[a]	+	V(78)	–[a]	–	Tardio	S	R
CDC grupo IIi	ND	–	–	+	–	V(14)	–	–	–	Tardio	S(57)	R
Elizabethkingia meningoseptica	Amarelo pálido	–	–	+	+	– (8)[b]	+(100)	V(26)	Tardio	Tardio	R	R
Chryseobacterium indologenes	Amarelo forte	–	–	+	+	+(100)	– (7)[b]	–	–	Tardio	R	R

+ = 90% ou mais das cepas são positivas; – = 90% ou mais das cepas são negativas; ND = resultado não disponível; V = resultado variável, a porcentagem de cepas positivas é dada entre parênteses; ++ = reação fortemente positiva; Poli = polimixina; Pen = penicilina; MC = ágar MacConkey; [a]diferentes resultados foram reportados, as reações aqui descritas são as reportadas pelo CDC, S.B., et al. J Clin Microbiol. 23:267-273, 1986; [b]número entre parênteses é o reportado como positivo.

QUADRO 6.17 – Teste para triagem das espécies de bacilos gram-negativos não fermentadores, oxidase positiva e motilidade positiva.

						–	+	Fluorescência no ágar pseudo F (sob luz ultravioleta)
					–	+		Lactose a 10%
				–	+			Acetamida
			–	+				Lisina (Moeller)
		–	+					Pigmento no ágar-sangue
	–	+						Gás de nitrato ou nitrito
–	+							OF-glicose
Ver quadro 6.17.1	Ver quadro 6.17.2	Ver quadro 6.17.3	Ver quadro 6.17.4	Ver quadro 6.17.5	Ver quadro 617.6	Ver quadro 6.17.7	Ver quadro 6.17.8	

QUADRO 6.17.1 – Identificação de não fermentadores fluorescentes.

Organismo	Acetamida	Crescimento a 42°C	Gelatina
Pseudomonas aeruginosa	+	+	+
Pseudomonas fluorescens	–	–	+
Pseudomonas putida	–	–	–

+ = 90% ou mais das cepas são positivas; – = 90% ou mais das cepas são negativas.

QUADRO 6.17.2 – Identificação de não fermentadores fortemente lactose positiva, oxidase positiva, motilidade positiva, fluorescência negativa.

Organismo	Arginina	Lisina	OF-manitol	Urease	ONPG	Polimixina B
Burkholderia pseudomallei[a]	+	–	+	V(43)	–	R
Complexo *Burkholderia cepacia*	–	+	+	V(45)	V(79)	R
Rhizobium radiobacter	–	–	+	+	+	S
Burkholderia multivorans	–	V(53)	+	+(100)	+(98)	R
Ralstonia mannitolilytica (Va-3)	–	–	+	+	–	R
Ralstonia pickettii (Va-1)	–	–	–	+	–	R
Sphingomonas paucimobilis	–	–	–	–	+	S(89)

+ = 90% ou mais das cepas são positivas; – = 90% ou mais das cepas são negativas; V = resultado variável, a porcentagem de cepas positivas é dada entre parênteses; S = sensível; R = resistente.; [a]também considerar *P. aeruginosa*, *P. fluorescens* e *P. putida* que são piocianina e pioverdina negativas.

QUADRO 6.17.3 – Identificação de não fermentadores, acetamida positiva, oxidase positiva, motilidade positiva, fluorescência negativa, lactose a 10% negativa.

Organismo	Arginina	OF-glicose	OF-frutose	OF-manitol	Urease	Nitrito a gás	Redução de nitrato	Nitrato a gás	Malonato	Indol laranja
Pseudomonas aeruginosa	+	+	V(89)	V(68)	V(66)	V(60)	V(74)	ND	ND	–
Complexo *Burkholderia cepacia*	–	+	+	+	V	–	V(37)	ND	ND	–
Achromobacter xylosoxidans	–	+	V(9)	–	–	V(69)	+	ND	ND	–
Delftia acidovorans	–	–	+	+(92)	–	–	+	ND	ND	+
Oligella ureolytica	–	–	–	–	++	V(58)	+	V(63)	–	–
Achromobacter denitrificans	–	–	–	–	V(31)	+	+	+	+	–
Achromobacter piechaudii	–	–	–	–	–	–	+	–	+	–
Alcaligenes faecalis	–	–	–	–	–	–	–	+	+	–
Bordetella hinzii	–	–	–	–	–	–	–	–	+	–
Bordetella avium	–	–	–	–	–	–	–	–	–	–

+ = 90% ou mais das cepas são positivas; – = 90% ou mais das cepas são negativas; ND = resultado não disponível; V = resultado variável, a porcentagem de cepas positivas é dada entre parênteses; ++ = reação fortemente positiva.

QUADRO 6.17.4 – Identificação de não fermentadores, lisina positiva.

Organismo	Polimixina B	DNase	OF-manitol
Complexo *Burkholderia cepacia*	R	–	+
Stenotrophomonas maltophilia	S	+	–

+ = 90% ou mais das cepas são positivas; – = 90% ou mais das cepas são negativas; S = sensível; R = resistente.
Nota: ocasionalmente, cepas de *Stenotrophomonas maltophilia* podem ser oxidase positiva.

QUADRO 6.17.5 – Identificação de não fermentadores com pigmento, oxidase positiva, motilidade positiva, fluorescência negativa, acetamida negativa, lactose a 10% negativa e lisina negativa.

Organismo	Cor	H_2S	OF-frutose	Arginina	Gás de nitrato	Indol	OF-manitol	OF-xilose	Hidrólise da esculina	Crescimento em NaCl a 6,5%
Roseomonas spp.	Rosa	–	+	–	–	–	V	V	–	–
Methylobacterium spp.	Coral, seca	–	V(50)	–	–	–	–	V	–	–
Shewanella alga	Marrom-claro	+	–	–	ND	–	–	–	–	+
Shewanella putrefaciens	Marrom-claro	+	V	–	–	–	–	–	–	–
Massilia timonae	DNase (+), Amarelo-claro	–	–	–	–	–	–	+	+	–
Brevundimonas vesicularis	Marrom-claro/ laranja Sensível à vancomicina	–	–	–	–	–	–	V(11)	+	–
Pseudomonas mendocina (Vb-1)[a]	Amarelo pálido	–	+	+	+	–	–	+	–	+
CDC Vb-3	Amarelo pálido	–	+	+	+	–	V(88)	+(94)	–	+
Pseudomonas stutzeri	Amarelo, enrugada	–	+	–	+	–	V(70)	+(94)	–	+
Balneatrix alpica	Amarelo-claro	–	+	–	–	+	+	ND	–	ND
Complexo *Burkholderia cepacia*	Amarelo	–	+	–	–	–	+	V	V(67)	–
Sphingomonas paucimobilis	Amarelo	–	+	–	–	–	–	+	+	–
CDC grupo O-1[b]	Amarelo, urease (–)	–	+	–(4)	–	–	–	–	+	–
CDC grupo O-2[b]	Amarelo, urease V (12)	–	+	V(22)	–	–	–	–	V(64)	–

+ = 90% ou mais das cepas são positivas; – = 90% ou mais das cepas são negativas; V = resultado variável, números entre parênteses representam a porcentagem de cepas com reação positiva; ND = resultado não disponível; [a]*P. mendocina* é amido positivo; [b]CDC grupo O-1 é OF–maltose negativa e o grupo O-2 é OF–maltose positiva. **Nota:** o pigmento não está presente em cepas de crescimento recente (24 horas).

QUADRO 6.17.6 – Identificação de não fermentadores denitrificantes, oxidase positiva, motilidade positiva, fluorescência negativa, lactose a 10% negativa, acetamida negativa, lisina negativa, pigmento negativo.

Organismo	OF-glicose	Polimixina B	ONPG	NaCl a 6,5%	Fenilalanina desaminase	Arginina	OF-xilose	OF-maltose	Urease
Oligella ureolytica	–	S	–	–	+	–	–	–	++
Pseudomonas spp. CDC grupo 1	–	S	–	–	–	V(50)	–	–	–
Achromobacter denitrificans	–	S(83)	–	–	–	–	–	–	V(31)
Ochrobactrum intermedium	+	R	–	–	+	V(36)	+	V(50)	+
Ralotenia pickettii (Va-1)	+	R	–	–	–	–	+	+	+
Ralstonia pickettii (Va-2)	+	R	–	–	V(40)	–	+	–	+
Rhizobium radiobacter	+	S	+	–	+	–	+	+	+
Pseudomonas stutzeri (Vb-1)	+	S	–	+	V(55)	–	+	+	V(17)
Pseudomonas mendocina (Vb-2)	+	S	–	+	V(50)	+	+	–	V(50)
CDC Vb-3	+	S	–	+	V(56)	+	+	V(88)	V(31)
Achromobacter xylosoxidans	+	S	–	V[a]	–	–	+	–	–
Ochrobactrum anthropi	+	S	–	–	+	V(36)	+	V(50)	+
Pseudomonas aeruginosa	+	S	–	–	–	+(100)	V(85)	V(12)	V(66)
Acidovorax temperans	+	S	–	–	–	–	–	–	– (fraco)

+ = 90% ou mais das cepas são positivas; – = 90% ou mais das cepas são negativas; V = resultado variável, números entre parênteses representam a porcentagem de cepas com reação positiva; ++ = reação fortemente positiva; R = resistente; S = sensível; [a]crescimento em NaCl pode ser fraco ou demorado.

QUADRO 6.17.7 – Identificação de não fermentadores glicose positivos, oxidase positivos, motilidade positiva, fluorescência negativa, lactose a 10% negativa, acetamida negativa, lisina negativa, pigmento negativo, denitrificação negativa.

Organismo	Característica do pigmento	H_2S	Indol	ONPG	OF-frutose	OF-xilose	DNase	NaCl a 6,5%	Fenilalanina	Esculina	Arginina	Crescimento a 42°C	Hidrólise de gelatina
Methylobacterium	Coral, seco	–	–	–	V	V	–	–	–	–	–	–	–
Shewanella putrefaciens	–	+	–	–	V	–	+	–	–	–	–	V	V
Balneatrix alpica	Amarelo pálido	–	+	–	+	ND	–	–	ND	–	+	+	+[f]
Rhizobium radiobacter	–	–	–	+	+	+	–	–	+	+	–	V(13)	–
Pseudomonas-like grupo 2	–	–	–	+	+	+	–	–	+	–	–	–	–
A. xylosoxidans	–	–	–	–	–	+	–	–	–	–	–	V(36)	–
Brevundimonas diminuta	–	–	–	–	–	–	V(12)	–	V(16)	–	–	V(19)	V(58)
Pandoraea sp.	Poli R	–	–	–	–	–	–	–	ND	–	–	V(77)	–
Acidovorax temperans	–	–	–	–	+	–	–	–	–	–	–	V	–
Pseudomonas pseudoalcaligenes	–	–	–	–	+	–	–	–	V(21)	–	V(36)	V([illegible]5)	–
Acidovorax delafieldii	–	–	–	–	+	+	+	–	–	–	+	–	+
CDC Vb-3	–	–	–	–	+	+	–	+	V(56)	–	+	V([illegible]5)	–
O. anthropi/intermedium[a]	–	–	–	–	+	+	–	–	+	V(40)	V(36)	V([illegible]0)	–
CDC grupo O-3	–	–	–	ND	+	+	–	–	ND	+	–	V([illegible]0)	–
R. pickettii (Va-1)	–	–	–	–	+	+	–	–	–	–	–	V([illegible]6)	V(77)
Pseudomonas aeruginosa	–	–	–	–	+	V(85)	–	–	–	–	+	+	V(46)
Pseudomonas fluorescens	–	–	–	–	+	+	–	–	–	–	+	–	+
Pseudomonas putida	–	–	–	–	+	+	–	–	–	–	+	–	–

+ = 90% ou mais das cepas são positivas; – = 90% ou mais das cepas são negativas; V = resultado variável, números entre parênteses representam a porcentagem de cepas com reação positiva; ND = resultado não disponível; +[f] = positivo fraco; Poli = polimixina B; [a]colistina e polimixina podem ser utilizados para separar as espécies; *O. anthropi* é sensível e *O. intermedium* é resistente.

QUADRO 6.17.8 – Identificação de não fermentadores glicose negativos, oxidase positiva, motilidade positiva, fluorescência negativa, lactose a 10% negativa, acetamida negativa, lisina negativa, pigmento negativo, desnitrificação negativa.

Organismo	Características Cor e aspecto	H_2S	OF-frutose	Urease	Arginina	Polimixina	NO_3 a NO_2	NO_2 a gás	Fenilalanina	DNase	Arranjo flagelar
Methylobacterium	Coral, seca	–	V	+	–	S(35)	V	ND	–	–	Polar monotríquio
Roseomonas	Rosa, mucoide	–	+	+	–	S(50)	–	ND	V(17)	–	Variável
Shewanella putrefaciens	Não cresce em NaCl a 6,5%	+	V	V	–	S	+	–	–	+	Polar
Shewanella alga	Cresce em NaCl a 6,5%	+	–	V	–	S	+	–	–	+	Polar
Pseudomonas pseudoalcaligenes	–	–	+	–	V(36)	S	+	ND	V(21)	–	Polar
Oligella ureolytica	–	–	–	++	–	S	+(100)	V(63)	+(100)	–	Peritríquio
Bordetella bronchiseptica	–	–	–	++	–	S	+(100)	–	V(25)	–	Peritríquio
Cupriavidus pauculus	–	–	–	++	–	S	–	–	–	–	Peritríquio
Laribacter hongkongensis	Bacilos curvos	–	–	–	+	S	+	–	ND	ND	Bipolar
Inquilinus limosus	Lipase (+)	–	ND	V(25)	–	R	–	–	ND	ND	Imóvel ou polar
Pandoraea sp.	Lipase (–)	–	–	V(63)	–	R	V(11)	–	ND	–	Polar
Brevundimonas diminuta	–	–	–	–	–	S(46)	–	ND	V(16)	V(12)	Polar, monotríquio
Bordetella hinzii	–	–	–	–	–	S	–	–	V(15)	–	Peritríquio
Pseudomonas alcaligenes	–	–	–	V(21)	V(7)	S	V(61)	V(10)	V(20)	–	Polar monotríquio
Comamonas testosteroni	–	–	–	–	–	S	+	V(11)	V(30)	–	Polar monotríquio
Achromobacter piechaudii	–	–	–	–	–	S	+	–	–	–	Peritríquio

+ = 90% ou mais das cepas são positivas; – = 90% ou mais das cepas são negativas; V = resultado variável, números entre parênteses representam a porcentagem de cepas com reação positiva; ++ = reação fortemente positiva; ND = resultado não disponível.

TABELA 6.2 – Tabela geral com os testes mais frequentemente utilizados para a identificação de bacilos gram-negativos não fermentadores isolados em laboratório de microbiologia clínica.

Microrganismo	Pigmento	Oxidase	MC	NaCl	42°C	Cetrimida	Nitrato*	Gás de NO_3	Arginina	Lisina	Ornitina	Indol	Ureia	Acetamida	Gelatina	Esculina	Amido	Glicose	Xilose	Sacarose	Maltose	Manitol	Lactose	Citrato
Pseudomonas aeruginosa	VM	99	100	65	100	94	98	93	100	0	0	0	48	100	82	0	0	97	90	0	0	70	0	95
P. fluorescens	V	97	100	43	0	89	19	3	97	0	0	0	21	6	100	0	0	100	100	48	[illegible]	53	24	93
P. putida	V	100	100	100	0	81	0	0	100	0	0	0	31	0	0	0	0	100	100	0	[illegible]	25	25	94
P. veronii	V	100	ND	ND	0	ND	100	100	100	ND	ND	ND	25	0	13	ND	ND	100	100	100	ND	ND	ND	ND
P. monteilii	V	100	ND	0	0	90	0	0	100	0	0	ND	50	0	0	0	0	100	0	0	0	0	0	100
P. mosseilii	V	100	ND	100	0	100	0	0	100	0	0	ND	ND	ND	92	0	8	100	0	17	[illegible]	75	0	100
P. stutzeri		100	100	80	69	4	100	100	0	0	0	0	33	0	0	0	100	96	93	0	100	89	0	82
P. pseudoalcaligenes		100	100	62	94	56	100	0	78	0	0	0	3	ND	0	0	0	9	18	0	0	0	0	26
P. alcaligenes		96	96	41	0	15	54	0	12	0	0	0	0	ND	0	0	0	0	0	0	0	0	0	57
P. luteola	A	0	100	74	94	0	62	0	100	0	0	0	26	ND	61	100	0	100	100	12	100	76	3	100
P. oryzihabitans	A	0	100	62	33	25	6	0	14	7	3	0	77	ND	17	0	0	100	100	25	97	100	14	97
Complexo *Burkolderia cepacia*[a]	A	100	83	ND	43	ND	4	ND	ND	98	30	ND	ND	ND	74	56	ND	100	100	84	70	90	91	ND
Ralstonia pickettii[b]		100	50	ND	83	ND	17	ND	ND	0	0	ND	100	ND	33	0	ND	100	83	0	92	10	92	ND
Brevundimonas diminuta	M	100	100	21	38	0	3	0	0	0	0	0	13	ND	68	5	ND	21	0	0	0	0	0	ND
S. maltophilia[c]		0	100	22	48	2	39	0	0	93	0	0	3	ND	93	39	ND	85	35	63	100	0	60	34
Acinetobacter sp. (sacarolítico)		0	96	13	72	0	8	ND	19	10	5	ND	22	ND	6	0	ND	95	98	0	7	0	62	63

Microrganismo	Pigmento	Oxidase	MC	NaCl	42°C	Cetrimida	Nitrato*	Gás de NO_3	Arginina	Lisina	Ornitina	Indol	Ureia	Acetamida	Gelatina	Esculina	Amido	Glicose	Xilose	Sacarose	Maltose	Manitol	Lactose	Citrato
A. xylosoxidans		100	100	69	84	95	100	60	13	0	0	0	0	ND	0	0	ND	78	99	0	0	0	0	95
A. denitrificans		100	100	25	25	25	100	100	0	ND	ND	ND	0	33	0	ND	ND	0	ND	ND	ND	ND	ND	100
Alcaligenes faecalis		100	100	98	18	59	0	0	0	ND	ND	ND	2	83	22	ND	ND	0	ND	ND	ND	ND	ND	100
Sphingomonas paucimobilis	A	100	0	0	100	0	0	0	ND	ND	ND	ND	0	ND	0	100	ND	100	100	100	100	0	100	0
Shewanella putrefaciens[d]		100	100	43	38	4	100	0	0	0	100	ND	33	ND	65	0	ND	17	0	96	92	0	0	4
E. meningoseptica		100	89	7	45	ND	0	ND	33	0	ND	90	3	ND	91	99	0	95	2	0	93	91	42	9

Os números indicam a porcentagem de positividade após dois dias de incubação; *redução de nitrato; [a]apresenta colônias amarelas; [b]apresenta resistência à colistina; [c]DNase positiva; [d]H_2S é positivo em 96% das cepas; A = amarelo; M = marrom; V = verde (pioverdina); ND = resultado não disponível; MC = ágar MacConkey.

QUADRO 6.18 – Orientação para a identificação fenotípica dos bacilos gram-negativos não fermentadores encontrados em pacientes com fibrose cística.

Testes	*P. aeruginosa**	*Stenotrophomonas maltophilia*	*Achromobacter* spp.	Complexo *B. cepacia* (CBc)	*Burkholderia gladioli*	*Ralstonia pickettii*	*Ralstonia mannitolytica*	*Pandoraea* spp.	*Cupriavidus* spp.	*Burkholderia pseudomallei*
Oxidase	+	–	+	V	V	+	+	V	–	+
Motilidade	+	+	+	+	+	+	+	V	–	+
OF-glicose	+	V	V	+	+	+	+	+	–	+
MacConkey	+	+	+	V	+	+	+	+	[illegible]	+
OF-xilose	+	V	+	V	+	+	+	–	–	+
OF-maltose	–	+	–	V	–	V	+	–	[illegible]	+
OF-lactose	–	V	–	V	–	V	+	–		+
OF-adonitol				V	+	–	–	–		+
OF-manitol	V	–	–	V	+	–	+		[illegible]	+
BCSM	–	–	–	+	V	+	+	V	[illegible]	+
Redução do Nitrato	+	V	+	V	V	+	–	V	[illegible]	+
Lisina	–	+	–	V**	–	–	–	–	–	–
Arginina	+	–	–	–***	–	–		–	–	+
Crescimento a 42°C	+	V	V	V	–	V	+	V	[illegible]	+
DNase	V	+	–	–	–					
Gelatinase	V	+	–	V	V			–		V
Esculina	–	V	–	V	–			–		V
PYR	V	–	+	–	+	+	+			–

Testes	*P. aeruginosa**	*Stenotrophomonas maltophilia*	*Achromobacter* spp.	Complexo *B. cepacia* (CBc)	*Burkholderia gladioli*	*Ralstonia pickettii*	*Ralstonia mannitolytica*	*Pandoraea* spp.	*Cupriavidus* spp.	*Burkholderia pseudomallei*
Catalase			+	V	+	V	+		+	
Indol	–	–	–	–	–	–	–		–	–
ONPG	–		–	V	+	–	V	V	V	–
NaCl a 6,0%	V	V	V						–	
H_2S acetato	–	+	–	–	–	–			V	
Urease	–	–	–			+	+		V	V
Polimixina				R	R	R	R	R	R	R
SUT	R									
Imipenem		R			R					

Células em branco são provas não determinadas; V = variável; S = sensível; R = resistente; + = igual ou maior que 90% das cepas positivas; – = igual ou maior que 90% das cepas negativas, para a espécie, na literatura consultada. *Um percentual importante de cepas de *P. aeruginosa* não é pigmentado, em especial o fenótipo mucoide. **A maioria das espécies incluídas no CBc tem resultado positivo na prova da lisina e, portanto, a probabilidade de inclusão no CBc é alta. Porém, quando a prova da lisina é negativa, é necessária a utilização de testes moleculares para sua caracterização e diferenciação de gêneros com semelhança fenotípica, como *Ralstonia*, *Pandoraea* e *Cupriavidus*; ***Apenas a espécie *B. ubonensis* é positiva; BCSM = meio seletivo para *Burkholderia cepacia*; SUT = sulfametoxazol e trimetoprima. Quadro elaborado pela Dra. Elizabeth de Andrade Marques, PhD, Professor Associado de Microbiologia da Faculdade de Ciências Médicas da Universidade do Estado do Rio de Janeiro/UERJ.

3. Identificação de cocobacilos gram-negativos (Figura 6.10)

Haemophilus são em geral cocobacilos gram-negativos pequenos que têm como característica principal não crescer em AS. As colônias crescem melhor em estufa com CO_2 e no ágar-chocolate aparecem como colônias brilhantes cinza.

Geralmente, a espécie de maior importância médica é o *Haemophilus influenzae*, principalmente em materiais do trato respiratório, e *H. ducreyi*, principalmente em materiais do trato genital.

• Prova de satelitismo (Figura 6.11)

Por meio dessa prova verifica-se a capacidade de a bactéria crescer em ágar-sangue (AS) na presença de uma cepa de *Staphylococcus aureus* que produz hemólise no meio (beta-lisina).

Técnica:

a) Semear a colônia suspeita de *Haemophilus* spp. em toda a placa de AS.
b) Semear a cepa de *Staphylococcus aureus* de um ponto ao outro da mesma placa.
c) Após incubação durante 18 a 24 horas em estufa de CO_2 a 35 ± 2°C, as colônias de *Haemophilus* desenvolvem-se dentro da hemólise produzida pelo crescimento do *Staphylococcus aureus*.

• Teste dos fatores de crescimento X e V

Essa é a prova inicial para a identificação das diferentes espécies de *Haemophilus*. A prova é realizada fazendo uma suspensão (escala 0,5 de McFarland) da bactéria suspeita em solução fisiológica. Semear com *swab* em uma placa de Mueller-Hinton em três direções diferentes (como um antibiograma) e sobre essa semeadura são colocados os discos impregnados com os fatores X e V. A interpretação é feita verificando qual fator a bactéria utiliza para crescer no meio em questão (Figura 6.12).

• Testes bioquímicos

As principais características fenotípicas das espécies de *Haemophilus* importantes estão descritas no quadro 6.19.

> Primeiro colocar o fator V, flambar a pinça e depois colocar o fator X. Esse procedimento deve ser realizado para evitar contaminação do fator X no fator V, o que poderia resultar em erro de interpretação.

4. Identificação de bacilos gram-positivos

Os bacilos gram-positivos não esporulados compreendem muitos gêneros de identificação trabalhosa e um dos métodos para a identificação conhecido é o sistema API® Coryne strip (bioMérieux, Inc.) mas hoje com o MALDI-TOF esses microrganismos têm sido mais facilmente identificados. O quadro 6.20 serve como base para identificação preliminar dos bacilos gram-positivos mais frequentemente isolados no laboratório de microbiologia clínica utilizando as provas fenotípicas tradicionais.

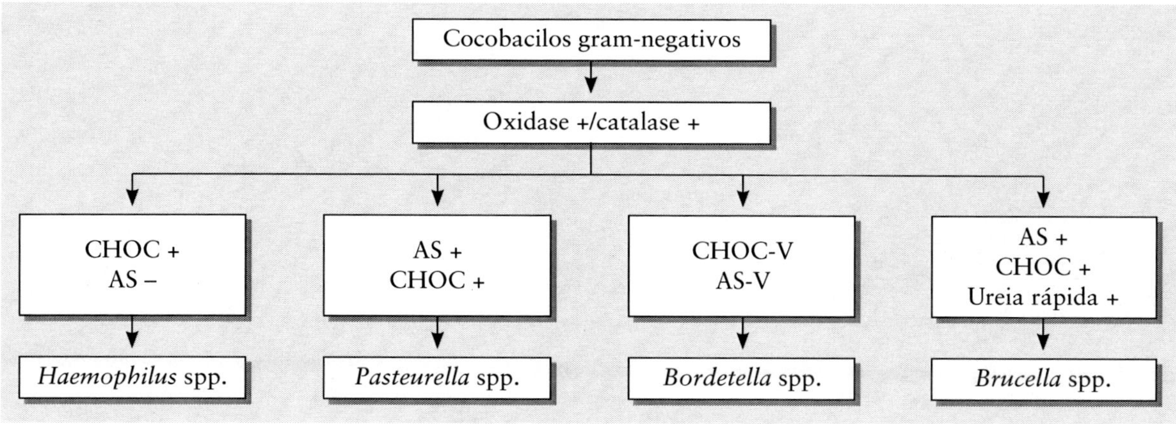

FIGURA 6.10 – Esquema de identificação inicial de cocobacilos gram-negativos. V = variável, AS = ágar-sangue, CHOC = ágar-chocolate.

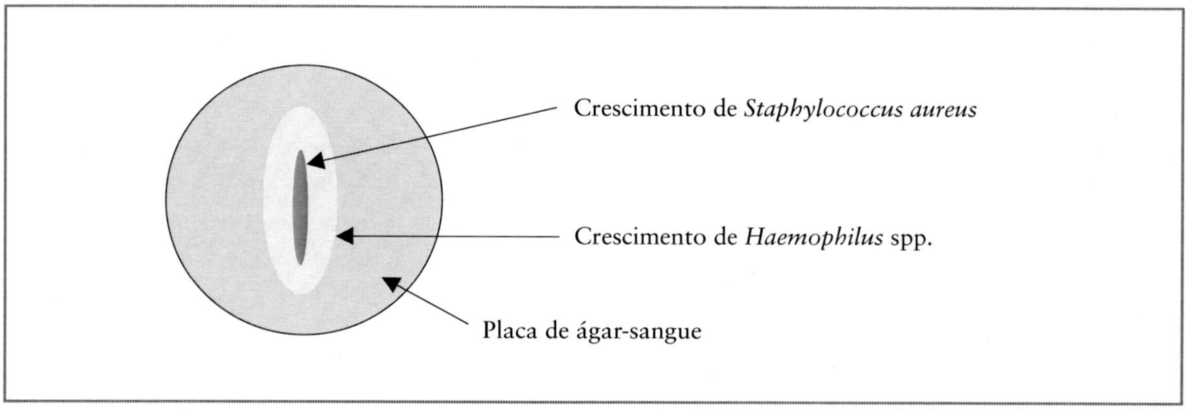

FIGURA 6.11 – Prova de satelitismo positivo. Há crescimento de colônias de *Haemophilus* spp. ao redor da hemólise do *Staphylococcus aureus.*

5. Identificação de diplococos gram-negativos

Os diplococos gram-negativos apresentam-se no Gram geralmente aos pares ou em cadeias curtas com os lados achatados ou com uma entrada lembrando um grão de café ou grão de feijão. São microrganismos aeróbios imóveis que crescem bem de 35 a 37°C com estímulo de CO_2, sendo que a *Neisseria gonorrhoeae* não cresce se não for incubada em atmosfera contendo 5% de CO_2. Todas as espécies são oxidase positiva (exceto *N. elongata*) e catalase positiva. O quadro 6.21 mostra as principais características do gênero *Neisseria*.

6. Grupo HACEK

Haemophilus aphrophilus, *Aggregatibacter*, *Actinobacillus*, *Cardiobacterium*, *Eikenella corrodenes* e *Kingella* são agrupados como grupo HACEK. O agrupamento deve-se ao fato de todos serem encontrados na cavidade oral humana, podendo causar endocardite ou doenças periodontais.

Aggregatibacter – são cocobacilos gram-negativos imóveis, anaeróbios facultativos, podendo-se agrupar em curtas cadeias quando observados pelo método de Gram. Várias espécies foram

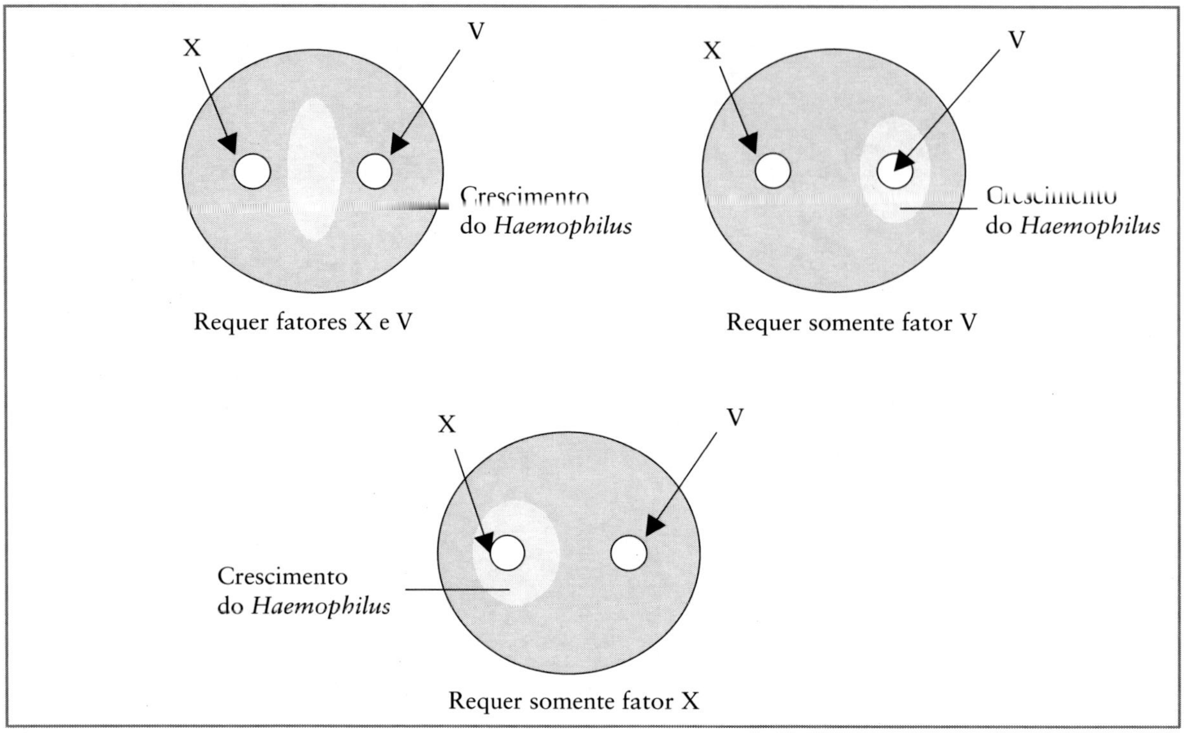

FIGURA 6.12 – Esquema de interpretação do teste de crescimento utilizando os fatores X e V.

descritas, sendo que as espécies mais frequentemente envolvidas em processos infecciosos humanos são *A. actinomycetemcomitans* (antigamente conhecido como *Actinobacillus actinomycentemcomitans*) e *A. aphrophilus* (antigamente conhecido como *Haemophilus aphrophilus*). As colônias são de crescimento lento, aderem-se ao meio após 48 horas, inicialmente mostram um ponto opaco central e posteriormente apresentam configuração de estrela. As características bioquímicas são catalase positiva, oxidase negativa ou fracamente positiva, nitrato positivo, indol negativo, ureia negativa, ornitina negativa e esculina negativa.

Actinobacillus – são bacilos gram-negativos curtos e pequenos, anaeróbios facultativos que crescem lentamente (dois a três dias de incubação). Colonizam a orofaringe e são causadores de peridontites e raramente causam endocardite, infecções por mordedura e infecçõs oportunistas. Fazem parte desse gênero *A. equuli*, *A. hominis*, *A. lignieresii* e *A.ureae*.

Cardiobacterium – existem duas espécies descritas, *C. hominis* e *C. valvarum*. Bacilo gram-negativo anaeróbio facultativo, imóvel, podendo apresentar-se em cadeias curtas ou isoladas. O crescimento requer atmosfera capinofílica. As colônias apresentam diâmetro de aproximadamente 1mm após dois dias de incubação a 35°C, são circulares, opacas e frequentemente corroem o ágar. As características bioquímicas são catalase negativa, oxidase positiva, indol positivo fraco, nitrato negativo, esculina negativa e ornitina negativa. Além de habitar o trato respiratório superior humano, pode estar presente no trato gastrintestinal e geniturinário.

Eikenella – apenas uma espécie tem sido reconhecida, a *Eikenella corrodens*. Bacilo gram-negativo anaeróbio facultativo imóvel e requer hemina para crescimento. Não cresce nos

QUADRO 6.19 – Características fenotípicas das principais espécies de *Haemophilus*.

Espécie	Crescimento nos fatores	Crescimento em placas	Ácido de glicose[a]	Catalase	Xilose[a]	Ornitina	Sacarose[a]	Indol	Urease
*H. influenzae**	X e V	CHOC	+	+	+	V	–	V	V
H. aegyptius	X e V	CHOC	+	+lenta	–	–	–	–	+
H. haemolyticus	X e V	Beta-hemólise em AS suplementado com sangue de cavalo	+	+	V	–	–	V	+
H. parainfluenzae	V	CHOC	+	V	–	V	+	V	V
H. parahaemolyticus	V	CHOC	+	V	–	–	+	–	+
H. paraphrohaemolyticus	V	CHOC	+	+	–	–	+	–	+
H. ducreyi	X	GC	V	–	–	–	–	–	–

[a]As provas devem ser realizadas em 1ml de caldo vermelho de fenol suplementado com um disco de fator X e um de fator V e adicionado carboidrato na concentração a 1%; CHOC = ágar-chocolate; GC = ágar para crescimento de *Neisseria*; *isolados de amostras de liquor e hemocultura enviar a um laboratório de referência para sorotipagem.

QUADRO 6.20 – Características dos bacilos gram-positivos mais frequentes isolados em microbiologia clínica.

Microrganismo	Gram	Hemólise	Catalase	Motilidade	Hidrólise de esculina	Ácido de glicose	H_2S	Ureia	Nitrato
Corynebacterium diphtheriae	BG+	–	+	–	–	+	–	–	+
Corynebacterium jeikeium (JK)	BG+	–	+	–	–	+	–	–	–
Corynebacterium xerosis[a]	BG+	–	+	–	–	+	–	–	V
*Corynebacterium minutissimum**	BG+	–	+	–	–	+	–	–	–
Corynebacterium urealyticum	BG+	–	+	–	–	–	–	+rapido	–
*Listeria monocytogenes***	BG+	β	+	+[b]	+	+	–	–	–
Erysipelothrix rhusiopathiae[c]	BG+ longos	α ou sem hemólise	–	–	–	+	+	–	–
Lactobacillus spp.	BG+ com bordas retas	α	–	–	V	+	–	–	V
Gardnerella vaginalis[d]	CB gram-variável	–	–	–	–	+	–	–	–
Arcanobacterium haemolyticum	BG+	β	–	–	–	+	–	–	–
Rhodococcus spp.[e]	BG+(1)	–	+	–	–	–	–	+	V

[a]Forma colônias amarelas em ágar-sangue; [b]móvel a 25°C, motilidade em forma de guarda-chuva (*umbrella motility*); [c]resistente à neomicina enquanto a *Listeria* é sensível; [d]cepas são beta-hemolíticas em ágar-sangue humano e usualmente o teste do hipurato é positivo; [e]colônias têm pigmento rosa-salmão; α = hemólise parcial (verde); β = hemólise total; Gram = todos os BG+ marcados são do tipo difteroides (letras chinesas), menos os assinalados de forma diferente; (1) = parcialmente álcool-ácido quando corado pela coloração de Ziehl--Neelsen; V = variável; BG+ = bacilo gram-positivo; CB = cocobacilo; *PYR positivo;**CAMP teste positivo.

QUADRO 6.21 – Provas bioquímicas diferenciais para os diplococos gram-negativos isolados em AS e CHOC e mais frequentemente isolados em microbiologia clínica.

Característica	*Neisseria gonorrhoeae**	*Neisseria meningitidis**	*Nesseria lactamica*	*Neisseria sicca*	*Neisseria flavescens*	*Moraxella catarrhalis*
Pigmento em AS	–	–	–	+	+	–
Catalase	+	+	+	+	+	+
Crescimento em TM	+	+	+	–	–	V
Crescimento em CHOC a 22°C	–	–	–	+	–	+
Crescimento em AS a 22°C	–	–	–	+	+	+
Produção de ácido a partir de:						
Glicose	+	+	+	+	–	–
Sacarose	–	–	–	+	–	–
Maltose	–	+	+	+	–	–
Lactose	–	–	+	–	–	–
Frutose	–	–	–	+	–	–
Prova da DNase	–	–	–	–	–	+
Prova da oxidase	+	+	+	+	+	+

V = variável; AS = ágar-sangue; CHOC = ágar-chocolate; TM = ágar Thayer-Martin; **Neisseria gonorrhoeae* apresenta no Gram morfologia similar a dois grãos de feijão juntos e a *Neisseria meningitidis* de um grão de café.

meios habitualmente utilizados para a identificação de bacilos gram-negativos. As colônias desenvolvem-se melhor quando incubadas em CO_2. Essas bactérias apresentam em geral de 1 a 2mm de diâmetro após 48 horas a 37ºC com centro claro circundado por crescimento difuso, assim como leve coloração amarelo-clara após vários dias de incubação. Têm odor de hipoclorito e as colônias corroem o ágar. As características bioquímicas são catalase negativa, oxidase positiva, indol negativo, reduz nitrato a nitrito, esculina negativa e ornitina positiva.

Kingella – bacilo gram-negativo pequeno com as extremidades em ângulo reto, podendo-se apresentar aos pares e em cadeia. São anaeróbios facultativos com movimento em rotação em si mesmo. As colônias são suaves com elevação central ou podem corroer o ágar. Existem quatro espécies conhecidas, *K. denitrificans*, *K. oralis*, *K. potus* e *K. kingae*, sendo que esta última apresenta beta-hemólise no AS. As características bioquímicas são catalase negativa, oxidase positiva, indol negativo, nitrato negativo (*K. denitrificans* é positivo com gás), esculina negativa, ornitina negativa.

IDENTIFICAÇÃO POR ESPECTROMETRIA DE MASSA (MALDI-TOF)

Os métodos microbiológicos tradicionais de identificação da maioria dos agentes infecciosos baseiam-se na análise fenotípica dos microrganismos. Mesmo por meio da utilização de sistemas automatizados, o resultado final da identificação do microrganismo leva, em muitos casos, entre 4 e 24 horas, podendo chegar a dias em algumas situações específicas.

A tecnologia MALDI-TOF (*matrix-assisted laser desorption ionization time-of-flight)* é uma ionização por dessorção a laser assistida por matriz seguido pela detecção em um analisador do tipo tempo de voo, conhecida como espectrometria de massa. Foi primeiramente utilizada para a identificação de bactérias na década de 1970, mas sem aplicabilidade na rotina dos laboratórios de microbiologia. A evolução ocorreu quando a matriz utilizada para ionizar as proteínas foi mudada para que pudesse ionizar as proteínas ribossomais, estas bem mais conservadas do que as proteínas de superfície, o que levou à identificação rápida de microrganismos.

A técnica de MALDI-TOF baseia-se na análise e detecção de um grande espectro de proteínas, que é capaz de discriminar espécies estreitamente relacionadas.

No sistema MALDI-TOF, os microrganismos são colocados em uma placa/lâmina que contém uma matriz polimérica. A placa/lâmina é irradiada com um laser que vaporiza a amostra ionizando as moléculas que serão aspiradas e elevadas a um detector. Dependendo da molécula, o tempo de chegada será diferente (*time of flight*). Os resultados são apresentados na forma de picos (espectros de massa), que correspondem a proteínas diferentes. Os dados obtidos por meio de gráficos que representam essas leituras serão comparados a uma base algorítmica que contém grande número de espécies de relevância clínica – incluindo microrganismos aeróbios, anaeróbios, micobactérias, leveduras e fungos filamentosos. O procedimento é muito rápido e os resultados são obtidos em minutos.

Essa tecnologia permitiu a caracterização de espécies diferentes das habitualmente identificadas pelas metodologias fenotípicas utilizadas até o momento, por exemplo a identificação de bacilos gram-negativos não fermentadores, cocos gram-positivos e bacilos gram-postivos em uroculturas e hemoculturas.

Uma limitação da metodologia é a inabilidade de separar *E. coli* de *Shigella* spp., necessitando de testes confirmatórios adicionais.

Inúmeros estudos foram realizados nos últimos anos demonstrando a efetividade da técnica na rápida identificação bacteriana e fúngica. Outros protocolos foram desenvolvidos para identificar patógenos presentes em hemoculturas, a partir da aplicação diretamente dos frascos de hemoculturas dos sistemas automatizados, quando detectados positivos ou diretamente de amostras de urina.

COMENTÁRIOS

- Informação rápida, significativa e clinicamente relevante algumas vezes requer identificação completa do microrganismo. Em algumas ocasiões nem sempre há necessidade de realizar um número grande de testes e para isso podemos utilizar provas simples e rápidas.
- Reportar sempre os resultados das culturas com ênfase na importância clínica e a relevância para o diagnóstico do paciente.
- Reportar culturas com microbiota mista com o mesmo cuidado e detalhe de uma cultura com patógenos importantes pode levar o médico a ter falsa sensação de que os microrganismos de microbiota são importantes no diagnóstico do paciente. Um exemplo é reportar em secreção de orofaringe todas as bactérias que crescem, como *Streptococcus* do Grupo Viridans, *Corynebacterium* spp., *Staphylococcus* coagulase-negativa.
- Utilizar sempre que possível o Gram do material clínico como guia para interpretação do resultado da cultura.

REFERÊNCIAS BIBLIOGRÁFICAS

Adeolu M, Alnajar S, Naushad S, Gupta S. Genome-based phylogeny and taxonomy of the 'Enterobacteriales': proposal for Enterobacterales ord. nov. divided into the families Enterobacteriaceae, Erwiniaceae fam. nov., Pectobacteriaceae fam. nov., Yersiniaceae fam. nov., Hafniaceae fam. nov., Morganellaceae fam. nov., and Budviciaceae fam. nov. Int J Syst Evol Microbiol. 2016;66(12):5575-99.

CLSI – Abbreviated Identification of Bacteria and Yeast. 2nd ed. Approved Guideline. M35-A2, Wayne, Pa. CLSI; 2008.

Ford M. Medical microbiology. 2nd ed. Oxford: Oxford University Press; 2014.

Jorgensen JH, Pfaller MA. Manual of clinical microbiology. 11th ed. Washington DC: American Society for Microbiology; 2015.

Leber AL. Clinical microbiology procedures handbook. Vols. 1 e 2. 4th ed. Washington, DC: American Society for Microbiology; 2016.

Murray P, Rosenthal K, Pfaller M. Medical microbiology. 8th ed. Philadelphia: Elsevier; 2016.

Procop GW, Church DL, Hall GS, Janda WM, Koneman EW, Schrekenberger PC, et al. Koneman's Color Atlas and Textbook of Diagnostic Microbiology. 7th ed. Philadelphia: Walters Kulwer. 2017.

Schreckenberger P. Practical approach to the identification of glucose-nonfermenting gram-negative bacilli. A guide to identification. 5th ed. Chicago: Univ. Illinois College of Medicine at Chicago; 2016.

7

CAPÍTULO

Cultura de Amostras de Pele, Tecido Subcutâneo (abscessos, feridas, ulcerações e exsudatos) e Biópsias

PRINCÍPIO

A pele (cútis ou tez), em anatomia, é o órgão integrante do sistema tegumentar (junto a cabelo, pelos, unhas, glândulas sudoríparas e sebáceas) que tem como principais funções a proteção dos tecidos subjacentes, regulação da temperatura somática, reserva de nutrientes e ainda conter terminações nervosas sensitivas. É o revestimento externo do corpo, considerado o maior órgão do corpo humano. Apresenta três camadas: a epiderme, a derme e a hipoderme ou tecido subcutâneo.

A pele é uma região bastante exposta, sofrendo frequentemente riscos de infecção, e envolve grande diversidade de microrganismos (Quadro 7.1). Os microrganismos podem penetrar no corpo humano por ruptura da integridade da pele ou mucosas devido a traumas ou mordeduras (exógenos), por complicações pós-cirúrgicas ou implantes (endógenos) ou disseminar-se por meio do sistema vascular (via hematogênica).

As infecções de pele e tecidos moles são frequentemente classificadas em **primárias**, quando não existe uma porta de entrada (celulite, impetigo, foliculite, furunculose e erisipela). São normalmente causadas por bactérias piogênicas como *Staphylococcus aureus* e *Streptococcus pyogenes*. As infecções classificadas como **secundárias** são geralmente extensões de lesões preexistentes (úlceras, feridas cirúrgicas ou traumáticas) que servem como porta de entrada para microrganismos patogênicos e são normalmente polimicrobianas. As infecções **cutâneas necrotizantes** ocorrem geralmente após lesão penetrante nas extremidades, requerem intervenção imediata, são normalmente causadas por estreptococos e em menor proporção por *Staphylococcus aureus* resistentes a oxacilina (MRSA).

A perda da integridade de um tecido ou órgão que expõe a região lesionada à colonização bacteriana ou a uma infecção pode ser classificada como ferida. As feridas podem ser agudas ou crônicas. **Feridas agudas** são causadas por danos externos à pele íntegra, derivadas de processos cirúrgicos, implantes, mordeduras de animais, queimaduras, ou feridas traumáticas mais graves como lacerações e as causadas por esmagamento ou ferimento provocado por armas de fogo. Já as **feridas crônicas** são ocasionadas por mecanismos endógenos associados com a condição predisponente, que compromete a integridade do tecido epidérmico e derme por processos de pressão (escara) ou derivadas de alterações metabólicas (pé diabético). A abundância e a diversidade de microrganismos em ferida serão influenciadas por fatores como tipo, profundidade, localização, nível de perfusão do tecido e eficácia da resposta imune do hospedeiro (Quadro 7.1).

Cultura de feridas são indicadas somente quando existem sinais claros de infecção ou se há falha no processo de cicatrização, pois as lesões são geralmente colonizadas por uma variedade de microrganismos. A presença de leucócitos polimorfonucleares no esfregaço corado pelo método de Gram é boa evidência de um processo inflamatório e deve ser utilizada como guia para a interpretação do crescimento em cultura.

QUADRO 7.1 – Tipos de feridas e organismos comumente envolvidos nas infecções.

Tipo de ferida	Agente mais comumente encontrado
Mordedura humana e animal	*Staphylococcus aureus*, *Peptostreptococcus* spp., *Bacteroides* spp., *Parabacteroides* spp., *Pasteurella multocida*, *Capnocytophaga canimorsus*, *Eikenella corrodens*, *Mycobacterium fortuitum*, *M. kansasii*
Queimadura	*Pseudomonas aeruginosa*, *S. aureus*, *Escherichia coli*, *Klebsiella* spp., *Enterococcus* spp., *Candida* spp., *Bacteroides* spp., *Parabacteroides* spp., *Peptostreptococcus* spp.
Impetigo	*S. aureus*, *Streptococcus pyogenes*
Furúnculo	*S. aureus*
Foliculite	*S. aureus*. Menos frequentes: enterobactérias (*Proteus mirabilis*) associadas a acne e *Pseudomonas aeruginosa* (banheiras de hidromassagem e piscinas contaminadas)
Celulite	*Streptococcus pyogenes*, *S. aureus*. Menos frequentes: enterobactérias, *Pasteurella* spp., *Clostridium* spp., *Bacillus antracis*, *Erysipelotrix* sp., *Aeromonas* spp. e *Haemophilus* spp.
Erisipela	*Streptococcus pyogenes*, eventualmente *Streptococcus* beta-hemolítico dos grupos C, G e B, *S. aureus*
Fístulas	*Actinomyces* spp., *Mycobacterium tuberculosis*, *S. aureus*, *Pseudomonas aeruginosa* e enterobactérias
Feridas de difícil cicatrização	*S. aureus*, *Streptococcus* spp., *Pseudomonas aeruginosa*, enterobactérias
Úlceras de pé diabético	*Enterococcus* spp., *Peptostreptococcus* spp., *Bacteroides* spp., *Parabacteroides* spp., *Prevotella* spp., *Streptococcus* beta-hemolítico, enterobactérias
Feridas de decúbito	*S. aureus*, *Peptostreptococcus* spp., bacilos gram-negativos
Ferida de incisão de sítio cirúrgico	*S. aureus*, *Staphylococcus* coagulase-negativa, enterobactérias, *P. aeruginosa*, *Bacteroides* spp., *Clostridium* spp., *Fusobacterium* spp., cocos anaeróbios
Ulcerações e nódulos	Bactérias e fungos: *Corynebacterium diphtheriae*, *Bacillus anthracis*, *Nocardia* spp., *Mycobacterium* spp. e *Sporothrix schenckii*
Fasciíte necrotizante	*Streptococcus pyogenes*, *S. aureus*, *Vibrio vulnificus*, *A. hydrophila*, anaeróbios

MATERIAL CLÍNICO

- Coletar preferencialmente antes do início da antibioticoterapia.
- Amostras de tecido coletado por processo cirúrgico ou aspirado com agulha e seringa são consideradas as melhores para o exame de cultura.

- Amostras de exsudato de lesão: superficial, profunda, operatória (material de incisão de sítio cirúrgico).
- Biópsia.

É de fundamental importância para o sucesso do exame de cultura de pele que os seguintes pontos sejam considerados:

- O material representativo é aquele obtido das margens e na profundidade da lesão e não da parte purulenta ou exsudato superficial; assim, a coleta deve ser realizada nas margens e na base da lesão.
- O termo secreção ou secreção de ferida não é adequado e sim a descrição do sítio anatômico específico da infecção.
- Nas culturas de lesões, é de extrema importância diferenciar se a amostra colhida é de ferida superficial ou profunda.
- Realizar antissepsia prévia da região a ser coletada.
- Não se recomenda a realização de cultura para bactérias anaeróbias de secreções superficiais.

Amostras inadequadas para o exame:

- Pus – não é uma amostra representativa da lesão.
- Lesões secas ou crostas.
- *Swab* de secreções de queimaduras.
- Fragmentos ou biópsia de pele em formol (esses materiais são inaceitáveis para cultura).
- Amostra superficial (*swab*) de úlcera de decúbito, úlcera de pé diabético e varicosa.

Coleta

- **Lesão aberta**
  - Limpar as margens e a superfície da lesão com solução fisiológica estéril.
  - Coletar a amostra na parte mais profunda da lesão, de preferência por aspiração com seringa e agulha. Se não for possível a coleta por aspiração, utilizar *swab* com meio de transporte.

> Se possível, realizar desbridamento da lesão para a coleta da amostra.

- **Abscesso fechado e nódulos**
  - Não usar *swab* para coletar esse material.
  - Fazer antissepsia com clorexidina alcoólica a 0,5% ou clorexidina aquosa a 2% ou álcool a 70% e, dependendo das condições externas observadas e da localização da lesão, pode-se também utilizar solução de PVPI a 10%.
  - Aspirar o abscesso ou nódulo com agulha e seringa. Se não houver material suficiente para aspiração, pode-se tentar o uso de um *swab* após a perfuração. Fazer cuidadosa raspagem nas paredes internas do abscesso e colocar o *swab* em meio de transporte.

- **Ferida de queimadura**
  - A superfície da ferida de queimadura está sempre colonizada pela microbiota do próprio paciente e/ou pelos microrganismos do meio ambiente em que ele se encontra (por exemplo, enfermaria ou UTI hospitalar). Quando a intensidade da queimadura é importante, ocorre rapidamente colonização significativa com microrganismos, e paralelamente infecção subcutânea, resultando inclusive em quadros de bacteriemia em alguns pacientes.

- A cultura realizada somente da superfície da pele ou da ferida é inadequada, sendo desaconselhável.
- A biópsia de tecido profundo é o método mais indicado.
- A coleta deve ser realizada após desbridamento e descontaminação da superfície da ferida com solução fisiológica e gaze estéril.
- Deixar secar e realizar a biópsia para exame de cultura.
- Coletar fragmentos de tecido (biópsia) de 1 a 2cm de extensão, na área da queimadura com sinais de infecção, em frasco estéril com meio de cultura líquido ou solução fisiológica.
- São indicadas culturas quantitativas, assim o frasco com o líquido deve ser pesado antes do envio para a coleta.

> Quando o *swab* for a única opção de coleta possível, recomenda-se a coleta de dois *swabs*. Um para confeccionar lâmina para coloração de Gram e outro para ser colocado em meio de transporte para a cultura. Uma alternativa atual é a utilização de *swab* com meio de transporte líquido, que permite a recuperação de microrganismos aeróbios, anaeróbios e a realização da bacterioscopia com um único *swab*.

- **Pústula e vesícula**
  - Selecionar uma pústula íntegra.
  - Fazer antissepsia com clorexidina alcoólica a 0,5% ou aquosa a 2% ou álcool a 70% e puncionar.
  - Se a lesão for seca, com crosta, sem vesícula ou pústula evidente, remover o material superficial após antissepsia e passar firmemente o *swab* estéril sobre a lesão.
- **Biópsia**
  - O material deve ser obtido em condições assépticas e em quantidade suficiente para a realização do exame microscópico e cultura.
  - Transportar em frasco ou tubo estéril contendo no mínimo 1ml de solução fisiológica estéril ou a quantidade suficiente para evitar ressecamento da amostra.

Transporte

- *Swab* com meio de transporte: enviar em temperatura ambiente (20 a 25°C) até 8 horas após a coleta.
- Aspirados (agulha e seringa): em temperatura ambiente (20 a 25°C) até 2 horas ou injetar a amostra em frasco com meio de cultura apropriado, como, por exemplo, os frascos utilizados para hemocultura.
- Biópsia: em temperatura ambiente (20 a 25°C) até 2 horas após a coleta.

> O envio de amostras de aspirado e biópsia ao laboratório para processamento em 30 minutos melhora a recuperação de microrganismos. Se a amostra for colhida diretamente em um frasco de hemocultura, coletar uma parte da amostra em tubo estéril para fazer bacterioscopia.

CONTROLE DE QUALIDADE

Finalidade – controlar e comprovar a qualidade dos meios de cultura, dos meios de identificação, dos reagentes, a metodologia e a competência dos colaboradores na realização das várias etapas do exame. Os meios de cultura empregados devem ser controlados quanto a sua esterilidade, capacidade de permitir o crescimento dos patógenos importantes e capacidade de diferenciação quando aplicável.

Frequência e procedimento – de acordo com o estabelecido para o CIQ de cada insumo/teste utilizado no exame.

Indicador de qualidade – para melhor avaliar o processo é necessário implantar alguma ferramenta de controle. O quadro 7.2 mostra os indicadores que podem ser definidos e monitorados para controlar a cultura de amostras de pele.

QUADRO 7.2 – **Sugestão de indicadores para controle de qualidade das diferentes fases do processo da cultura de material de pele, tecido subcutâneo e biópsia.**

Fase do processo	Indicador	Descrição	Objetivo
Pré-analítica	Índice de amostras não aceitáveis	Verificar o percentual de amostras enviadas em condições inadequadas	Monitorar o processo de coleta das amostras
	Índice de contaminação da coleta	Verificar a positividade da cultura para os microrganismos considerados contaminantes*	Monitorar a qualidade da coleta
Analítica	Concordância entre a cultura e a microscopia (Gram)	Comparar o resultado da microscopia com o verificado na cultura respectiva	Avaliar o observador, o método e os meios de cultura empregados

*Microrganismos que podem ser considerados contaminantes: *Staphylococcus* coagulase-negativa, *Corynebacterium* spp. (bacilo tipo difteroide), alguns *Streptococcus* do Grupo Viridans e *Cutibacterium* (anteriormente *Propionibacterium*) *acnes*.

PROCEDIMENTO

Inoculação nos meios de cultura

- *Swab* sem estar inserido em meio de transporte é considerado amostra inadequada e sempre que possível solicitar nova coleta. Na impossibilidade de realizar nova coleta:
  - Ressuspender a amostra colhida com *swab* em volume pequeno de caldo TSB ou solução fisiológica estéril. Homogeneizar vigorosamente.
  - Utilizar o material para inocular em AS, MC e fazer uma lâmina para a coloração pelo método de Gram.
  - Semear por esgotamento.
- *Swab* com meio de transporte
  - Semear, por esgotamento, em AS e MC. Semear também em CHOC amostras coletadas de feridas profundas ou mordeduras.

- Seringa
  - Inocular diretamente em AS, CHOC (dependendo do local da punção) e MC, fazendo uma semeadura por esgotamento e caldo THIO ou frasco de hemocultura. Se o paciente estiver usando antibiótico, utilizar frascos de hemocultura com inibidores de agentes antimicrobianos (resina). Incubar o frasco de hemocultura de acordo com o protocolo do laboratório.
  - Fazer uma lâmina para a coloração pelo método de Gram.
  - Inocular em meios para cultura de anaeróbios, se necessário.
- Biópsia
  - Transferir a amostra para uma placa estéril e fragmentar com o auxílio de bisturi, ou utilizar triturador de tecido manual ou mecanizado.
  - Colocar um fragmento em uma placa de AS e CHOC, e semear por esgotamento. Colocar um fragmento em caldo THIO. Biópsias de úlcera de decúbito, pé diabético ou varicosa, semear também em MC ou meio cromogênico.
  - Retirar um fragmento e comprimir (*imprint)* em pequena parte de uma lâmina (¾ da lâmina).
- Fragmento de tecido de pele queimada – cultura quantitativa
  - O fragmento deve ser pesado assepticamente em balança analítica de precisão de 0,001g. Se o frasco enviado para a coleta foi pesado anteriormente, pesá-lo novamente contendo o tecido e calcular o peso do fragmento (0,5g de tecido é suficiente).
  - O tecido deve ser colocado em 2 a 5ml de solução fisiológica e triturado utilizando bisturi, triturador manual ou automatizado. Controlar a temperatura durante o processo porque o aquecimento derivado da trituração mecânica pode inviabilizar algumas bactérias.
  - Semear inicialmente a cultura para anaeróbios (ASANA e THIO).
  - Identificar as placas de AS e MC: 10^{-1}, 10^{-2}, 10^{-3}, e semear alíquotas de 0,1ml, 0,01ml e 0,001ml, respectivamente, do homogeneizado.
  - Incubar durante 24 a 72 horas.

Avaliação da cultura (Figuras 7.1 e 7.2)

- Relacionar sempre o crescimento em placa no momento da avaliação da cultura com o local de coleta da amostra, o método utilizado para a coleta e o resultado observado na microscopia pelo Gram.
- Utilizar o Gram como referência para melhor avaliar os microrganismos isolados na cultura e a qualidade da amostra coletada.
  - Número de células epiteliais > número de leucócitos = amostra não representativa de processo infeccioso.
  - Número de células epiteliais < número de leucócitos = amostra representativa.
- Fazer a identificação dos microrganismos isolados e realizar o teste de sensibilidade aos antimicrobianos dos prováveis agentes patogênicos (Quadro 7.1 e Figura 7.2).
- Se mais de três microrganismos forem isolados, realizar identificação se:
  - A amostra coletada é de sítio estéril.
  - A amostra coletada é de boa qualidade (células epiteliais *vs.* número de leucócitos).
  - Os diferentes microrganismos foram observados no Gram. Lembrar que, devido à menor sensibilidade do Gram, a não visualização de microrganismos no exame bacterioscópico não invalida sua presença e seu isolamento em cultura.

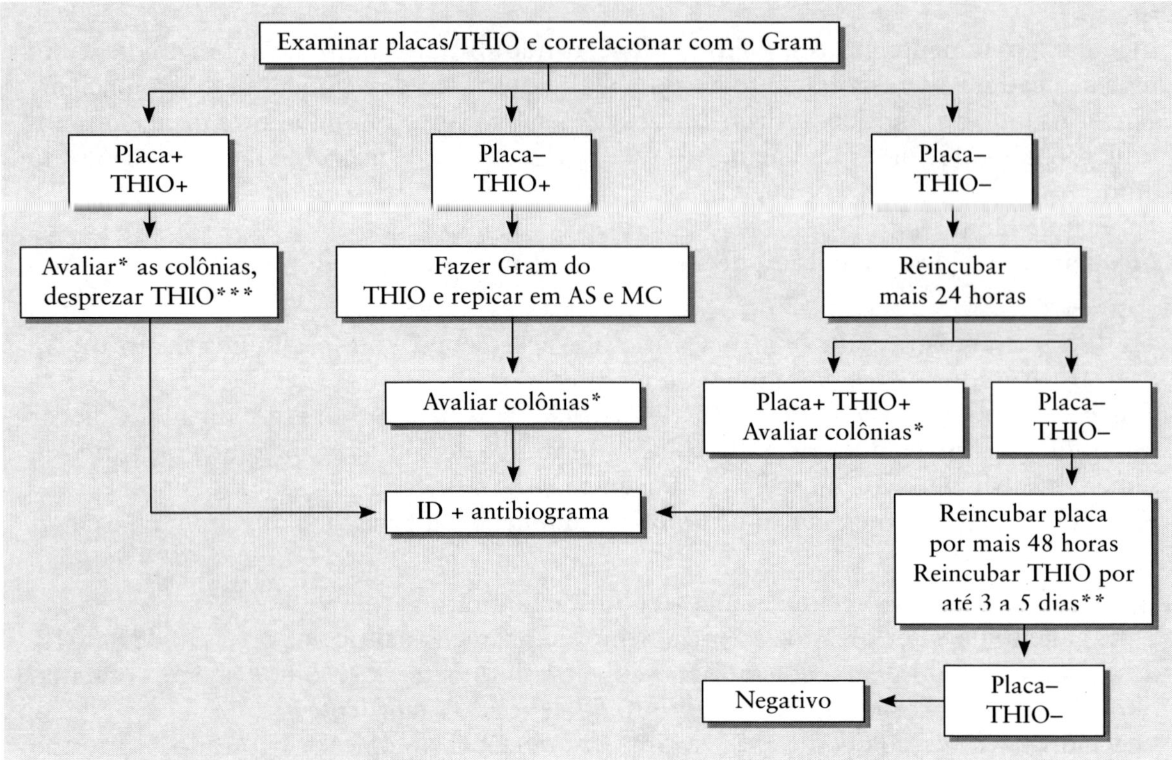

FIGURA 7.1 – Avaliação das culturas de secreções, biópsias e abscessos. *Avaliar a cultura juntamente com o Gram da amostra. **Fazer bacterioscopia antes de desprezar. ***Em caso de materiais críticos (biópsias e outros). ID = identificação; AS = ágar-sangue; THIO = caldo tioglicolato; MC = ágar MacConkey.

- Alguns microrganismos devem ser identificados e reportados mesmo em pequena quantidade ou em culturas mistas (Figura 7.2). Identificar sempre microrganismos que crescerem somente em CHOC e não em AS, em qualquer quantidade (*N. gonorrhoeae*, *Haemophilus* spp., *Francisella* e *N. meningitidis*).
- Considerar bacilo gram-positivo se for amostra coletada de sítio estéril ou biópsia. Suspeitar de *Listeria* sp., *Arcanobacterium*, *Corynebacterium diphtheriae*, *Corynebacterium ulcerans*, *Nocardia* e *Actinomyces*. Identificar outros bacilos gram-positivos se forem predominantes na bacterioscopia, caso contrário considerar microbiota habitual da pele.
- Leveduras devem ser consideradas somente se houver predomínio ou forem isoladas de sítio estéril, caso contrário considerar microbiota habitual da pele.
- *S. aureus*, *Streptococcus pyogenes* e *P. aeruginosa* devem sempre ser considerados (identificação e antibiograma) e reportados.
- Se *Streptococcus pyogenes* for isolado informar imediatamente o médico porque essa bactéria pode ser causa de infecções graves, como, por exemplo, a fasciíte necrotizante.
- Se houver crescimento como uma "poeira" no AS, suspeitar de micobactérias de crescimento rápido (*M. ulcerans*, *M. chelonae*) e realizar coloração de Ziehl-Neelsen do crescimento. Várias micobactérias de crescimento rápido podem estar envolvidas em infecções cutâneas e crescem em AS e CHOC.

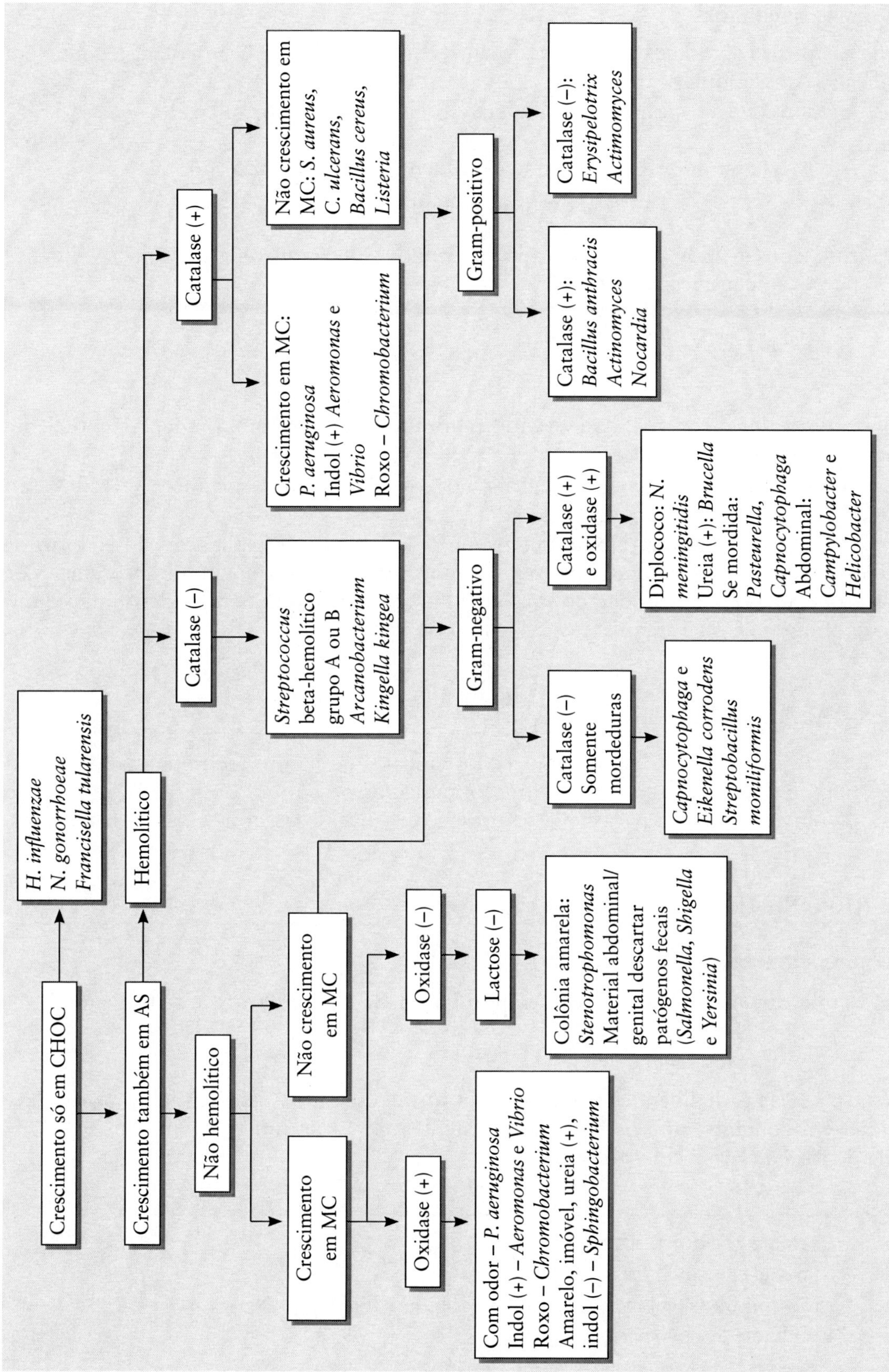

FIGURA 7.2 – Microrganismos aeróbios e aeróbios facultativos considerados significativos mesmo em pequena quantidade e/ou em culturas mistas.

Tecido de pele queimada

- Selecionar as placas da diluição com crescimento entre 30 e 300UFC e realizar a contagem e identificação das colônias.
- Relatar o número de UFC/grama de tecido enviado utilizando a fórmula:

$$\frac{\text{Número de UFC} \times \text{volume do diluente} \times \text{fator de diluição}}{\text{Peso do tecido em gramas}}$$

Exemplo: fragmento de 0,3g homogeneizado em 5ml de solução fisiológica com crescimento de 50UFC na placa identificada como 10^{-3}:

$$\frac{50\ \text{UFC} \times 5 \times 10^{3}}{0{,}3} = 8{,}3 \times 10^{5}\text{UFC/g}$$

- Não existe um valor de normalidade, sendo realizado o antibiograma independentemente da relação UFC/grama de tecido.
- Alguns estudos citam que contagem bacteriana de 10^{5}UFC/grama de tecido, sugere invasão tecidual seguida de complicações.
- Essa quantificação é importante para determinar o momento de realização do enxerto de pele ou fechamento cirúrgico da ferida, serve também de parâmetro para a interpretação de culturas sequenciais em que podemos então melhor avaliar se está ocorrendo ou não diminuição do número de microrganismos durante o tratamento.

EXAMES RELACIONADOS

Os resultados de exames anatomopatológicos de biópsias podem ser acompanhados principalmente quando não há crescimento de microrganismos na cultura de biópsia, já que são utilizadas diferentes colorações para avaliar a presença de diversos microrganismos fastidiosos.

COMO REPORTAR O RESULTADO

Microscopia pelo método de Gram

Reportar os microrganismos visualizados com quantidade e a celularidade se presente.

Cultura

Existem várias formas de liberar o resultado, e a forma escolhida pelo seu laboratório deve ser avaliada em conjunto com os médicos assistentes para garantir que a informação seja entendida de forma clara e correta.

Exemplo 1: cultura positiva
Material clínico: abscesso de pele
Método: cultivo em meios específicos (sólidos e líquido)
Resultado: *Streptococcus pyogenes*.

Exemplo 2: cultura negativa
Material clínico: abscesso de pele
Método: cultivo em meios específicos (sólidos e líquido)
Resultado: ausência de crescimento de microrganismos na amostra examinada.

Exemplo 3: cultura positiva
Material clínico: secreção de ferida cirúrgica ortopédica
Método: cultivo em meios específicos
Resultado: *Staphylococcus aureus*.

Exemplo 4: cultura positiva com crescimento da microbiota habitual da pele
Material clínico: secreção de ferida de sítio cirúrgico
Método: cultivo em meios específicos
Resultado: crescimento moderado de diferentes espécies de bactérias gram-positivas da microbiota da pele.

Obs.: o teste de avaliação de sensibilidade aos antimicrobianos não foi realizado, uma vez que os microrganismos isolados fazem parte da microbiota habitual do material clínico analisado.

COMENTÁRIOS

- Antissepsia inadequada, no momento da coleta, pode levar à contaminação com a microbiota da pele, dificultando a interpretação do resultado.
- Para se obter resultados laboratoriais clinicamente relevantes, a coleta por *swab* deve ser evitada. Enviar ao laboratório preferencialmente tecidos, fluidos ou aspirados.
- As limitações da coleta por *swab* incluem maior risco de contaminação com microbiota colonizante, aquisição de quantidade limitada de amostra e dificuldade de isolar microrganismos presentes na amostra em quantidade muito reduzida.
- Avaliar a qualidade da amostra coletada por meio da microscopia pelo método de Gram. Observar presença de leucócitos, células epiteliais e morfologia dos microrganismos. Presença de algumas ou numerosas células epiteliais indica contaminação superficial e pode comprometer o resultado da cultura.
- O isolamento de *Enterococcus* spp. em culturas de amostras superficiais é comum, no entanto raramente são patógenos verdadeiros.
- Na fasciíte necrotizante, o diagnóstico bacteriológico definitivo é dado pelo Gram e cultura de tecido profundo ou por hemocultura. Culturas de feridas superficiais podem não refletir o microrganismo presente na infecção do tecido profundo.

- *Clostridium* spp., *S. aureus*, *Streptococcus pyogenes*, *Listeria* e *Corynebacterium* spp. produzem fosfolipases que podem destruir as células do hospedeiro. Dessa forma, em infecções por esses microrganismos, no esfregaço corado pelo método de Gram o número de leucócitos polimorfonucleares pode estar reduzido ou mesmo ausente.

REFERÊNCIAS BIBLIOGRÁFICAS

Baron LJ, Miller JM, Weinstein MP, Richter SS, Gilligan PH, Thomson RB J, et al. A guide to utilization of the microbiology laboratory for diagnosis of infectious diseases: Recommendations by the Infectious Diseases Society of America (IDSA) and the American Society for Microbiology (ASM). Clinical Infection Diseases (ASM). 2013;57(4): e22-e121.

Bowler PG, Duerden BI, Armstrong DG. Wound microbiology and associated approaches to wound management. Clin Microbiol Rev. 2001;14(2):244-69.

Corgnaglia G, Courcol R, Herrmann J-L, Kahlmeter G, Peigue-Lafeuille H, Vila J. European manual of clinical microbiology. 1st ed. Paris: ESCMID; 2012.

Esposito S, De Simone G, Gioia R, Noviello S, Pagliara D, Campitiello N, et al. Deep tissue biopsy vs. superficial swab culture, including microbial loading determination, in the microbiological assessment of Skin and Soft Tissue Infections (SSTIs). J Chemother. 2017; 29(3):154-8.

Ford M. Medical microbiology. 2nd ed. Oxford: Oxford University Press; 2014.

Jorgensen JH, Pfaller MA. Manual of clinical microbiology. 11th ed. Washington, DC: ASM Press; 2015.

Leber AL. Clinical microbiology procedures handbook. Vols. 1 e 2. 4th ed. Washington, DC: ASM Press; 2016.

Lipsky BA, Berendt AR, Cornia PB, Pile JC, Peters EJ, Armstrong DG, et al. Infectious Diseases Society of America Clinical Practice Guideline for the Diagnosis and Treatment of Diabetic Foot Infections. Clin Infect Dis. 2012;54(12):e132-73.

Miller JM, Binnicker MJ, Campbell S, Carroll KC, Chapin KC, Gilligan PH, et al. A guide to utilization of the microbiology laboratory for diagnosis of infectious diseases: 2018 Update by the Infectious Diseases Society of America and the American Society for Microbiology. Clin Infect Dis. 2018;67(6)e1-e94.

Stevens DL, Bisno AL, Chambers HF, Dellinger EP, Goldstein EJ, Gorbach SL, et al. Practice guidelines for the diagnosis and management of skin and soft tissue infections: 2014 Update by the Infectious Diseases Society of America. Clin Infect Dis. 2014;59(2):e10-e52.

Tedeschi S, Negosanti L, Sgarzani R, Trapani F, Pignanelli S, Battilana M, et al. Superficial swab versus deep tissue biopsy for the microbiological diagnosis of local infection in advanced-stage pressure ulcers of spinal of injured patients: a prospective study. Clin Microbiol Infect. 2017;23(12): 943-7.

Cultura de Material Ortopédico

8
CAPÍTULO

PRINCÍPIO

A artroplastia, procedimento cirúrgico de substituição da articulação por prótese, tem melhorado a mobilidade e qualidade de vida de milhares de pacientes, especialmente idosos, promovendo alívio da dor, restauração da função e independência. É comum em pacientes com osteoartrite e artropatias inflamatórias como a artrite reumatoide. As próteses podem ser de quadril, ombro, joelho, cotovelo, entre outras.

A cirurgia de revisão da prótese é realizada devido à falha articular, geralmente por afrouxamento ou luxação recorrente. São consideradas cirurgias de baixo risco, no entanto, paralelamente ao aumento no número de procedimentos de implante de próteses realizados anualmente, estudos têm reportado tendência crescente na incidência de infecções de próteses articulares. Os principais fatores de risco associados à infecção são obesidade, diabetes, artrite reumatoide e uso de imunossupressores, além de fatores perioperatórios, como tempo de cirurgia, transfusões alogênicas e infecções em outros sítios.

A presença de fístula comunicando com a artroplastia é considerada evidência definitiva de processo infeccioso, além disso, são descritos frequentemente sinais e sintomas como dor, inchaço das articulações ou derrame, eritema ou calor no entorno da articulação, febre e drenagem.

As infecções protéticas podem ser classificadas de acordo com a patogênese ou com o tempo de aparecimento dos sintomas após o implante (Quadro 8.1).

A maioria dos processos infecciosos ocorre no primeiro ano pós-procedimento cirúrgico, tendo início com a introdução do microrganismo, no momento da cirurgia, por contaminação da ferida operatória ou por via hematogênica. Uma vez em contato com a superfície da prótese, os microrganismos colonizam o implante formando biofilmes, composto por uma comunidade microbiana estruturada envolta por uma matriz extracelular, na qual os microrganismos se multiplicam lentamente, podendo atingir um estado semelhante à dormência. Dessa forma, um inóculo baixo de microrganismos estabelece infecção na presença de material protético. A formação do biofilme nas próteses tem impacto no diagnóstico da infecção, pois os microrganismos ficam concentrados na superfície da prótese, limitando a sensibilidade das culturas de tecido periprotético e líquido sinovial, devido à pequena quantidade de microrganismos nesse material, tornando a infecção difícil de diagnosticar e erradicar.

QUADRO 8.1 – Classificação das infecções protéticas.

Classificação	Características
	Patogênese
Perioperatória	Inoculação do microrganismo no sítio cirúrgico durante ou imediatamente após a cirurgia
Hematogênica	Disseminação pela corrente sanguínea ou linfa de um foco distante de infecção
Contígua	Penetração por trauma ou de um foco adjacente
	Tempo para os sintomas
< 3meses	Causada por *S. aureus* e bacilos gram-negativos. A infecção ocorre durante procedimento cirúrgico de implantação da prótese
3-24 meses	Causada por *Staphylococcus* coagulase-negativa ou *Cutibacterium (Propionibacterium) acnes*. A infecção ocorre durante procedimento cirúrgico de implantação da prótese
> 24 meses	Causada por transmissão hematogênica vinda de outro sítio de infecção

Entre os microrganismos mais comuns causadores de infecção de artroplastia estão *Staphylococcus aureus* e *Staphylococcus* coagulase-negativa, contribuindo com 50 a 60% dos casos. Destacam-se, entre os *Staphylococcus* coagulase-negativa, *S. epidermidis* e *S. lugdunensis*, este último principalmente em próteses de quadril. Estreptococos e enterococos juntos são responsáveis por aproximadamente 10% das infecções e bacilos gram-negativos aeróbios por menos de 10% dos casos. *Cutibacterium acnes* (anteriormente *Propionibacterium acnes*) é relativamente comum como agente de infecções de prótese de ombro, causando, nesse sítio, infecções agudas de início precoce. Pequenas colônias variantes de *Staphylococcus aureus* têm sido descritas após falha no tratamento, são subpopulações de crescimento lento e com características fenotípicas distintas.

O diagnóstico de infecção de artroplastia é baseado na combinação de achados clínicos e resultados de exames laboratoriais. O consenso internacional (*International Consensus Meeting on Periprosthetic Joint Infection*) apresentou as seguintes evidências definitivas para infecção:

- presença de fístula comunicando com a prótese;
- isolamento de microrganismo fenotipicamente idêntico em duas ou mais culturas periprotéticas;
- inflamação aguda no tecido periprotético por exame histopatológico;
- contagem de leucócitos e neutrófilos elevada no líquido sinovial (aguda: leucócitos > 10.000 células/µl e > 90% polimorfonucleares; crônica: leucócitos > 3.000 células/µl e > 80% polimorfonucleares);
- valores de proteína C-reativa e velocidade de hemossedimentação elevados.

Para o diagnóstico microbiológico, uma questão muito importante é a especificidade, visto que os microrganismos associados ao processo infeccioso são geralmente microbiota da pele, que podem contaminar as amostras clínicas no momento da coleta ou durante o transporte e processamento da amostra.

Culturas do tecido periprotético, método mais utilizado para o diagnóstico de infecções de artroplastia, devem ser realizadas de múltiplas amostras promovendo maior sensibilidade e melhorando a especificidade, ainda assim apresentam resultados falso-negativos em aproximadamente 30% dos casos de infecção.

A sonicação da prótese implantada tem a finalidade de remover o biofilme do implante, melhorando a sensibilidade do diagnóstico microbiológico, especialmente nos pacientes com antibioticoterapia recente, proporcionando ainda menor tempo de diagnóstico. Na técnica de sonicação, ondas de ultrassom de baixa frequência passam através do líquido que envolve a prótese, criando áreas de alta e baixa pressão. Bolhas microscópicas são formadas durante o estágio de baixa pressão e colapsam durante o estágio de alta pressão, liberando energia e removendo a bactéria da superfície do implante.

MATERIAL CLÍNICO

Tipos de amostra nos quais é possível realizar cultura:

- Líquido sinovial.
- Tecido periprotético, tecido granulomatoso ou qualquer tecido suspeito. O ideal é a coleta de 5 amostras de sítios diferentes.
- Prótese – prótese implantada, componentes articulares, ossos, pinos e parafusos.

Importante sugerir ao médico assistente a coleta de hemocultura, em conjunto com os materiais acima citados.

Coleta

Culturas negativas com evidências de infecção são frequentemente associadas à utilização prévia de antimicrobianos, por esse motivo, sempre que possível, a antibioticoterapia deve ser interrompida por pelo menos duas semanas antes da cirurgia para a obtenção das amostras, a critério clínico.

As amostras devem ser enviadas ao laboratório à temperatura ambiente, o mais rápido possível, e processadas em no máximo 2 horas após a coleta.

Secreções de drenagem que em geral são colhidas com *swab* não são sensíveis nem específicas para detectar infecções protéticas e não devem ser colhidas nem processadas.

- **Líquido sinovial** – amostra obtida por aspiração que deve ser preferencialmente inoculada em frasco de hemocultura aeróbio e anaeróbio no momento da coleta, aumentando a sensibilidade, ou enviada ao laboratório para culturas em meios sólidos e líquidos (ver Capítulo 14). A sensibilidade da cultura de líquido sinovial é maior para infecções de artroplastia agudas.

- **Tecido periprotético** – amostras de tecido devem ser submetidas à cultura no momento do desbridamento cirúrgico ou retirada da prótese. É importante enviar ao laboratório entre três e cinco amostras de tecido separadamente para cultura aeróbia e anaeróbia para melhorar o diagnóstico. A coleta de fragmentos de tecido que tem contato direto com a prótese ou fluido articular pode aumentar a sensibilidade. O envio de uma única amostra deve ser evitado, devido à baixa sensibilidade e à dificuldade em interpretar potenciais contaminações com microrganismos de baixa virulência. As amostras devem ser obtidas em condições assépticas, armazenadas separadamente em frascos com solução fisiológica estéril e transportadas à temperatura ambiente imediatamente ao laboratório (máximo em 2 horas).

> Amostras coletadas com *swab* devem ser evitadas devido à baixa sensibilidade, principalmente em infecções crônicas.

- **Prótese** – prótese implantada, componentes articulares, pinos e parafusos podem ser enviados para cultura, devendo ser diretamente acondicionados em frasco cilíndrico, estéril de polipropileno rígido, transparente, com tampa hermética de rosca, com volume de aproximadamente 1 a 2 litros e capacidade para acomodar completamente o material. Transportar imediatamente ao laboratório à temperatura ambiente (máximo 2 horas).

CONTROLE DE QUALIDADE

Finalidade – controlar e comprovar os meios de cultura, de identificação e reagentes empregados, a metodologia e a competência dos colaboradores na realização das várias etapas do exame. Os meios de cultura empregados devem ser controlados quanto a sua esterilidade e capacidade de permitir o crescimento dos patógenos importantes, quando aplicável.

Frequência e procedimento – de acordo com o estabelecido para o CIQ de cada insumo/teste utilizado no exame.

Indicador de qualidade – para melhor avaliar o processo é necessário implantar alguma ferramenta de controle. O quadro 8.2 mostra os indicadores que podem ser definidos e monitorados para controlar a cultura de prótese e tecido periprotético.

QUADRO 8.2 – **Sugestão de indicadores para controlar as diferentes fases do processo da cultura de material ortopédico.**

Fase do processo	Indicador	Descrição	Objetivo
Pré-analítica	Índice de contaminação da coleta	Verificar a positividade da cultura para os prováveis contaminantes*	Monitorar a qualidade da coleta
Pós-analítica	TAT do resultado parcial e final	Tempo para informar o resultado parcial e final do exame	Verificar a metodologia, o treinamento dos colaboradores e o sistema de informação de resultados

*Microrganismos que podem ser considerados contaminantes: *Staphylococcus* coagulase-negativa em uma única amostra de tecido periprotético ou em contagens < 200UFC/ml.

PROCEDIMENTO

Nas diversas etapas do processamento, o material clínico deve ser manipulado em cabine de segurança biológica em condições assépticas.

Parte do material que não for processado deve ser mantido a –20°C para eventuais exames posteriores.

Tecido periprotético

Cada fragmento deve ser processado individualmente. A trituração do tecido pode ser realizada por meio de fragmentação por bisturi, pérolas de vidro, gral e pistilo estéreis ou preferencialmente por trituradores mecanizados. A coloração pelo método de Gram do tecido periprotético não é recomendada devido à baixa sensibilidade.

- **Fragmentação por bisturi**
  - Transferir a amostra de tecido para uma placa estéril e com o auxílio de bisturi fragmentar em pequenas partes.
  - Colocar os fragmentos em uma placa de AS, CHOC, ASANA e semear.
  - Colocar os demais fragmentos em caldo BHI e THIO anaeróbio.
  - Incubar AS e CHOC em CO_2 e o caldo BHI em aerobiose a 35 ± 2°C durante no mínimo 5 dias. Incubar ASANA e caldo THIO anaeróbio em anaerobiose durante no mínimo 7 dias. Os caldos devem ser observados quanto ao crescimento e subcultivados sempre que apresentarem turvação.

- **Fragmentação com pérolas de vidro**
  - Transferir a amostra para um tubo contendo pérolas de vidro e 5ml de solução salina estéreis.
  - Agitar em agitador tipo vórtex para romper o tecido e liberar os microrganismos.
  - Inocular 1ml em caldo BHI e 1ml em caldo THIO anaeróbio. Alternativamente pode ser adicionado 1ml em frasco de hemocultura aeróbio e 1ml em frasco anaeróbio.
  - Inocular 100µl em placas de AS, CHOC e ASANA e semear por esgotamento.
  - Incubar AS e CHOC em CO_2 e o caldo BHI em aerobiose a 35 ± 2°C no mínimo 5 dias. Incubar ASANA e THIO anaeróbio em anaerobiose a 35 ± 2°C no mínimo 7 dias. Os caldos devem ser observados quanto a crescimento e subcultivados sempre que apresentarem turvação.
  - Ao utilizar frascos de hemocultura, incubar 5 a 7 dias seguindo o protocolo de hemocultura utilizado. A principal vantagem da utilização do frasco de hemocultura é a redução do tempo para o resultado.

> Prolongar a incubação da cultura de fragmentos de tecido periprotético para 14 dias, principalmente o caldo THIO anaeróbios, para o isolamento de alguns patógenos como espécies de *Cutibacterium* (anteriormente *Propionibacterium*), *Corynebacterium* e *Peptostreptococcus*.

- **Interpretação das culturas**
  - O isolamento de microrganismo com perfil fenotípico idêntico (mesmas características morfológicas, bioquímicas e perfil de sensibilidade aos antibióticos) em dois ou mais fragmentos de tecido independentes é altamente preditivo de infecção, considerado evidência definitiva pelo atual consenso internacional. Por essa razão, deve ser realizado antibiograma de *Staphylococcus* coagulase-negativa com as mesmas características morfológicas/mesma espécie, isolados de diferentes fragmentos de tecido, para verificar se possuem o mesmo perfil de sensibilidade.

- O crescimento de bactérias de baixa virulência, como *S. epidermidis*, espécies de *Corynebacterium*, *Cutibacterium* ou *Bacillus*, em apenas um dos fragmentos de tecido é normalmente considerado contaminação, sua relevância deve ser avaliada em conjunto com exames histopatológicos.
- Uma única cultura positiva é considerada significativa quando microrganismos virulentos são isolados (como *S. aureus*, *Pseudomonas aeruginosa*, enterobactérias, estreptococos beta-hemolíticos ou anaeróbios) ou ainda quando a mesma bactéria é isolada no líquido sinovial ou no fluido de sonicação. Para essas espécies deve ser realizado antibiograma mesmo crescendo em um único fragmento.

Prótese

- Adicionar solução de Ringer-lactato ao frasco plástico contendo a prótese em volume suficiente para cobrir o material (50 a 400ml).
- Homogeneizar em agitador tipo vórtex durante 30 segundos.
- Submeter ao banho de sonicação (40 ± 5kHz) durante 5 minutos à temperatura ambiente (para romper o biofilme bacteriano da prótese, aumentando a sensibilidade da cultura).
- Homogeneizar novamente em agitador tipo vórtex durante 30 segundos.
- Transferir 50ml do fluido de sonicação para tubo cônico.
- Centrifugar 3.000×*g* durante 5 minutos, remover o sobrenadante assepticamente deixando 500µl do sedimento concentrando (100 vezes).
- Semear 100µl do fluido concentrado em placas de AS, CHOC, ASANA.

Opcional: inocular 10ml do fluido de sonicação diretamente em frascos de hemocultura (anaeróbio e aeróbio). Essa alternativa melhora a sensibilidade diagnóstica, além de diminuir o tempo de liberação do resultado verificado em diferentes estudos.

- Incubar as placas de AS e CHOC em CO_2 a 35 ± 2°C durante 5 dias.
- Incubar ASANA em anaerobiose a 35 ± 2°C durante 7 dias.
- Frascos de hemocultura, incubar durante 5 dias.

> Uma alternativa para os laboratórios que não possuem sonicador é utilizar somente agitação em vórtex, no entanto, essa técnica apresenta sensibilidade menor quando aplicada individualmente sem associar a sonicação. Cultivar o material inteiro em caldo não é recomendado devido à alta taxa de contaminação e resultados falso-positivos.

• Interpretação das culturas – sonicação

Algumas culturas podem apresentar pequeno crescimento de microrganismos pertencentes à microbiota da pele devido à manipulação do material, por esse motivo é importante quantificar as colônias.

Contagem das colônias:

- Considerada significativa no fluido de sonicação concentrado quando a contagem de colônias for maior ou igual a 200UFC/ml, ou seja, ≥ 20UFC/placa.
- Contagens < 20UFC/placa de *Staphylococcus* coagulase-negativa, *Bacillus* spp., *Corynebacterium* spp., *Streptococcus* do Grupo Viridans, *Micrococcus* spp., *Cutibacterium* sp. e bacilos gram-negativos não fermentadores têm pouca probabilidade de ser clinicamente significativas. O tipo de microrganismo isolado deve ser considerado. O isolamento abaixo do ponto de corte de espécies virulentas como *S. aureus* ou enterobactérias deve ser valorizado e o antibiograma realizado.

Líquido sinovial

O processamento da amostra está descrito no Capítulo 14.

EXAMES RELACIONADOS

Os exames em geral realizados que podem estar disponíveis são:

- Exames de imagem – tomografia, cintilografia, radiografia.
- Exames de sangue – PCR, procalcitonina, leucócitos, VHS.
- Exame do líquido sinovial – leucócitos e neutrófilos:
  - infecção aguda: leucócitos > 10.000 células/µl e > 90% polimorfonucleares.
  - infecção crônica: leucócitos > 3.000 células/µl e > 80% polimorfonucleares.
- Exame histopatológico do tecido periprotético.

COMO REPORTAR O RESULTADO

Exemplo 1: cultura positiva para múltiplos fragmentos
Material clínico: fragmentos de tecido periprotético
Método: cultura em meios específicos
Resultado:
Fragmento 1 – não houve crescimento de microrganismos.
Fragmento 2 – *Staphylococcus epidermidis* (crescimento escasso ou raras colônias).
Fragmento 3 – *Staphylococcus epidermidis* (crescimento escasso ou raras colônias).
Fragmento 4 – não houve crescimento de microrganismos.
Fragmento 5 – *Staphylococcus epidermidis* (crescimento escasso ou raras colônias).

Exemplo 2: cultura positiva para um único fragmento
Material clínico: fragmentos de tecido periprotético
Método: cultura em meios específicos
Resultado:
Fragmento 1 – não houve crescimento de microrganismos.
Fragmento 2 – *Staphylococcus* spp. coagulase-negativa (crescimento escasso ou raras colônias).
Fragmento 3 – não houve crescimento de microrganismos.
Fragmento 4 – não houve crescimento de microrganismos.
Fragmento 5 – não houve crescimento de microrganismos.
Obs.: o teste de sensibilidade aos antimicrobianos não foi realizado, uma vez que o microrganismo, isolado em apenas um fragmento, faz parte da microbiota da pele, sendo considerado provável contaminante.

Exemplo 3: cultura positiva
Material clínico: prótese implantada
Método: cultura em meios específicos do fluido após sonicação
Resultado: *Staphylococcus aureus* 500UFC/ml.
Obs.: São consideradas significativas contagens ≥ 200UFC/ml.

COMENTÁRIOS

- Estudo recente relatou que utilizar frasco de hemocultura, ágar CHOC e caldo anaeróbio, incubados durante 5 dias, 7 dias e 14 dias, respectivamente, de quatro fragmentos de tecido, processados em trituradores, seria suficiente para o diagnóstico de infecção de artroplastia.
- Cultura de secreção drenada de fístula não é recomendada para o diagnóstico de infecção de artroplastia devido à baixa correlação microbiológica entre os isolados superficiais e o agente causal.
- Culturas para fungos e micobactérias devem ser solicitadas somente para pacientes com risco para essas infecções ou quando as culturas aeróbias e anaeróbias, coletadas apropriadamente, apresentarem resultados negativos.
- Técnicas moleculares têm mostrado alta especificidade e sensibilidade, mas ainda não apresentam utilidade na prática laboratorial, uma vez que devem-se buscar microrganismos específicos individualmente.

REFERÊNCIAS BIBLIOGRÁFICAS

Corgnaglia G, Courcol R, Herrmann J-L, Kahlmeter G, Peigue-Lafeuille H, Vila J. European manual of clinical microbiology. 1st ed. Paris: ESCMID; 2012.

Gomes E, Patel R. Laboratory diagnosis of prosthetic joint infection, Part I e II. Clin Microbiol Newsletter. 2011;33:8-e9.

Hartley JC, Harris KA. Molecular techniques for diagnosing prosthetic joint infections. J Antimicrob Chemother. 2014;69 Suppl 1: i21-i4.

Miller M, Binnicker MJ, Campbell S, Carroll KC, Chapin KC, Gilligan PH, et al. A guide to utilization of the microbiology laboratory for diagnosis of infectious diseases: 2018 Update by the Infectious Diseases Society of America and the American Society for Microbiology. Clin Infect Dis. 2018;67(6)e1-e94.

Osmon DR, Berbari EF, Berendt AR, Lew D, Zimmerli W, Steckelberg JM, et al. Diagnosis and management of prothetic joint infection: clinical practice guidelines by the infectious diseases society of America. Clin Infect Dis. 2013;56(1):e1-e25.

Della Valle CJ. AAOS Clinical Practice Guideline: diagnosis and treatment of periprosthetic joint infections of the hip and knee. J Am Acad Orthop Surg. 2010;18(12):771-2.

Portillo ME, Salvado M, Trampuz A, Siverio A, Alier A, Sorli L, et al. Improved diagnosis of orthopedic implant-associated infection by inoculation of sonication fluid into blood culture bottles. J Clin Microbiol. 2015;53(5):1622-7.

Public Health England (2016). Investigation of orthopaedic implant associated infections. UK Standards for Microbiology Investigations. B 44 Issue 2. https://www.gov.uk/uk-standards-for-microbiology-investigations-smi-quality-and-consistency-in-clinical-laboratories

Tande AJ, Patel R. Prosthetic joint Infection. Clin Microbiol Rev. 2014;27(2):303-45.

Cultura de Ponta de Cateter

9

CAPÍTULO

PRINCÍPIO

Os cateteres são dispositivos indispensáveis na prática médica atual. É por meio deles que são administrados antimicrobianos, fluidos e derivados de sangue. Seu uso, porém, é um risco para o paciente, podendo causar infecções locais, infecção da corrente sanguínea relacionada ao cateter (ICS-RC), tromboflebite séptica, endocardite infecciosa, entre outras. A infecção relacionada ao cateter é uma das infecções nosocomiais mais importantes e apresenta no local de inserção sinais inflamatórios, como eritema, enduração, presença de pus, entre outros.

A colonização da pele atua como precursor de infecções localizadas ou sistêmicas. Em algumas situações, devido ao paciente estar apresentando febre e na ausência de outro foco infeccioso, suspeita-se de possível infecção na inserção do cateter, o que indica sua remoção. As infecções da corrente sanguínea relacionadas a cateter devem ser diagnosticadas rapidamente, pois é muito comum o desenvolvimento de bacteriemias e fungemias. O diagnóstico desse tipo de infecção é feito pela avaliação clínica e a confirmação microbiológica com hemoculturas e cultura do cateter.

A cultura do cateter requer sua retirada com técnicas assépticas para evitar a contaminação no momento da coleta. A ponta de cateter (4-5cm distais) deve então ser semeada em meio adequado, visando ao isolamento e à semiquantificação de microrganismos (bactérias e/ou leveduras) eventualmente presentes. Esse procedimento pode ser realizado para melhor avaliar se ocorre simples colonização ou se o resultado sugere infecção relacionada ao cateter.

A confirmação laboratorial da ICS-RC requer o isolamento da mesma espécie do microrganismo tanto na cultura do cateter quanto nas hemoculturas em pacientes com sintomatologia e sem outra fonte de infecção. A metodologia semiquantitativa utilizada descrita por Maki et al. é para determinar a relação entre colonização do cateter e infecção, na qual um resultado com crescimento ≥ 15UFC de determinado microrganismo deve ser considerado indicativo de colonização do cateter. Entretanto, baixa contagem de isolados de *Staphylococcus aureus* ou *Candida albicans* associada a uma bacteriemia e acompanhada de sinais de infecção no local de inserção ou infecção sistêmica pode ser indicativo de infecção relacionada ao cateter.

A desvantagem da cultura pela técnica de Maki é a avaliação apenas da superfície externa (extralúmen) do cateter, não detectando microrganismos na parte interna ou em biofilmes.

Outra metodologia que pode ser utilizada é o método quantitativo após sonicação do cateter e posterior semeadura, porém essa metodologia é bastante trabalhosa para ser realizada de rotina.

Quando houver presença de secreção na inserção do cateter, pode-se realizar cultura da secreção e coletar uma amostra para hemocultura. Se for paciente imunocomprometido recomenda-se incluir cultura para fungos. Essa é uma metodologia conservadora que evita a retirada do cateter, mas não é a mais sensível nem específica.

> Não há significado clínico estabelecido de resultado de cultura de ponta de cateter na ausência de hemocultura concomitante em um intervalo de 24 horas.

Outra metodologia utilizada é a de coleta pareada de amostras de sangue em igual volume, via cateter e veia periférica, inoculadas em frascos de hemocultura de sistema automatizado de monitoração contínua. Se a cultura de sangue coletada via cateter for detectada como positiva 2 horas antes da cultura coletada da veia periférica, com o mesmo microrganismo, supõe-se que a infecção esteja relacionada ao cateter. Essa metodologia apresenta alto valor preditivo negativo, principalmente para cateteres de longa permanência, o que pode evitar, em muitos casos, a retirada desnecessária do cateter.

Infecção do cateter relacionada à bacteriemia ou fungemia

Ocorre quando um mesmo microrganismo for isolado na cultura do cateter e na hemocultura, na ausência de foco infeccioso. Infecção por cateter intravenoso pode levar a uma infecção disseminada. Normalmente, o paciente desenvolve febre e indisposição.

Infecção do cateter relacionada à sepse

Sepse clínica é definida quando há presença de um ou mais dos seguintes sintomas: febre, leucocitose ou hipotensão, cultura positiva do cateter e hemocultura negativa obtida 48 horas antes e 24 horas após a retirada do cateter. Normalmente não existe outra fonte de infecção e a melhora acontece após a remoção do cateter.

Infecção localizada

Pode ocorrer no sítio de inserção do cateter. Sinais clínicos de infecção incluem eritema, exsudato, edema e tromboflebite. O paciente pode queixar-se de dor ou irritação no local. Pode ser causada por bactérias piogênicas como *S. aureus*.

MATERIAL CLÍNICO

Tipos de cateteres nos quais é possível realizar a cultura:

- Cateter venoso central (CVC).
- Cateter arterial periférico.
- Cateter de artéria pulmonar (Swan-Ganz).
- CVC implantado (*Port-a-Cath*).
- Hickman-Broviac.
- Cateter venoso central – triplo-lúmen.
- Cateter central de inserção periférica (PICC).

Coleta

Para a retirada do cateter, os mesmos cuidados de antissepsia da pele utilizados no momento da inserção do cateter devem ser adotados, para evitar a contaminação com a microbiota da pele.

- Fazer antissepsia com clorexidina alcoólica a 0,5% ou PVPI da pele que circunda o local da inserção do cateter.
- Remover assepticamente o cateter.
- Cortar 4-5cm da ponta distal (a que estava inserida no paciente) e colocar diretamente em um tubo ou frasco estéril seco.
- Enviar ao laboratório à temperatura ambiente (20 a 25°C) em até 1 hora após a coleta.
- Se a cultura não for processada em 1 hora, manter sob refrigeração (2-8°C) por até 2h.
- O ideal é que hemoculturas de sangue periférico sejam colhidas em conjunto, no momento da retirada do cateter.

> Cultura de ponta de sonda vesical (Foley) não deve ser processada, uma vez que o crescimento de microrganismos representa a microbiota da uretra distal.
> Amostras de cateter encaminhadas em meios de cultura em caldo ou de transporte não devem ser processadas.

Agentes mais frequentemente isolados em cateteres intravenosos associados à bacteriemia/fungemia:

Bactérias:

- *Staphylococcus* coagulase-negativa*.
- *Staphylococcus aureus.*
- Enterobactérias.
- *Enterococcus* spp.
- *Pseudomonas aeruginosa.*
- *Corynebacterium* spp.*
- Estreptococos.
- *Bacillus* spp.

Fungos:

- *Candida* spp.
- *Aspergillus* spp.
- *Fusarium* spp.
- *Malassezia fufur* (pacientes recebendo infusão intralipídica).

Amostras inadequadas para o exame

- Amostras em meio de transporte ou solução salina.

---

*O significado do isolamento desses microrganismos deve ser avaliado com critério, uma vez que fazem parte da microbiota da pele.

- Ponta de cateter vesical (Foley).
- Amostras de sangue coletadas via cateter sem coleta concomitante de hemocultura de veia periférica.

CONTROLE DE QUALIDADE

Finalidade – controlar e comprovar a qualidade dos meios de cultura, de identificação e reagentes empregados, a metodologia e a competência dos colaboradores na realização das várias etapas do exame. Os meios de cultura empregados devem ser controlados quanto a sua esterilidade, capacidade de permitir o crescimento dos patógenos importantes e capacidade de inibição, quando aplicável.

Frequência e procedimento – de acordo com o estabelecido para o CIQ de cada insumo/teste utilizado no exame.

Indicador de qualidade – para melhor avaliar o processo é necessário implantar alguma ferramenta de controle. O quadro 9.1 mostra os indicadores que podem ser definidos e monitorados para controlar a cultura de ponta de cateter.

QUADRO 9.1 – **Sugestão de indicadores para controlar as diferentes fases do processo de cultura de ponta de cateter.**

Fase do processo	Indicador	Descrição	Objetivo
Pré-analítica	Índice de amostras de cateter colhidas com hemocultura associada	Verificar o número de amostras de cateter que foram colhidas acompanhadas de uma hemocultura no mesmo momento	Monitorar a qualidade da coleta e solicitação médica
Pós-analítica	TAT do resultado parcial e final	Tempo para informar resultados parcial e final do exame	Verificar a metodologia, o treinamento dos colaboradores e o sistema de informação de resultados críticos

TAT = *turn around time* – tempo de entrega do resultado.

PROCEDIMENTO

Cultura semiquantitativa da ponta de cateter

Para a semeadura do cateter deve ser utilizada uma tesoura esterilizada para cortar o cateter se esse for maior que 5cm e uma pinça esterilizada para fazer o processo de rolagem.

- Retirar o cateter do tubo ou frasco. Observar que a parte distal do cateter deve ser a que está virada para dentro do tubo.
- Colocar na superfície do meio de AS. Se for maior que a placa, cortar o cateter na extremidade proximal (oposta à que ficou no fundo do tubo).
- Com o auxílio de uma pinça estéril, rolar o cateter (2 a 3 vezes) por toda a superfície do meio (Figura 9.1).

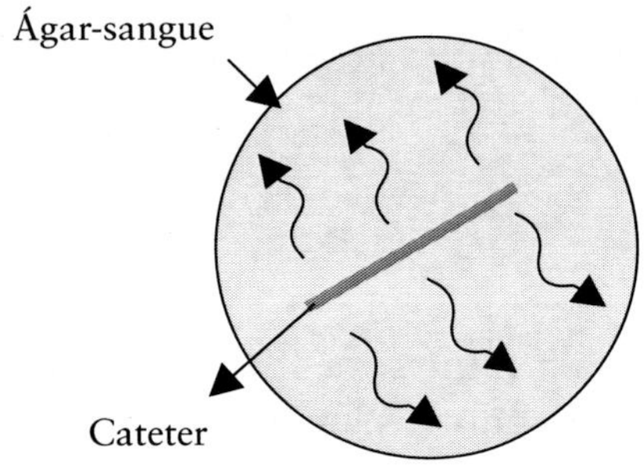

1. Retirar o cateter do tubo estéril com o auxílio de uma pinça estéril.
2. Colocar na superfície do AS.
3. Com o auxílio da pinça, rolar o cateter por toda a superfície do meio. Para frente e para trás, duas a três vezes.

FIGURA 9.1 – Técnica de Maki et al. para a semeadura de cateteres.

- É muito importante observar, no momento da semeadura, se o cateter está rolando na placa e não sendo esfregado. Isso é fundamental para obtermos colônias isoladas.
- Incubar a placa de AS a 35°C em CO_2.
- Se houver suspeita de *Cutibacterium* (*Propionibacterium*) *acnes*, a placa deve ser incubada por até 14 dias em anaerobiose.

Avaliação das placas (Figura 9.2).

- Realizar leitura após 24 horas e, se negativa, após 48 e 72 horas.
- Quantificar (contar número de colônias) de cada microrganismo isolado e verificar se é superior ou inferior a 15UFC.
- Se a contagem de colônias for $\geq$15UFC, identificar o microrganismo.
- Se a contagem de colônias for $<$ 15UFC, identificar somente patógenos importantes (exemplo: *Candida albicans*, *Streptococcus* do grupo A e *S. aureus*).
- Armazenar a placa durante uma semana para comparar com a amostra de hemocultura, caso seja positiva.
- Se houver crescimento de vários microrganismos (microbiota mista), reportar: "número" UFC de microbiota bacteriana mista pertencente à microbiota habitual da pele, sem realizar identificação e teste de sensibilidade aos antimicrobianos.
- A presença de múltiplos microrganismos com contagem de colônias $\geq$ 15UFC deve ser avaliada em conjunto com a hemocultura.

> Se diferentes morfotipos de *Staphylococcus* coagulase-negativa estiverem presentes, reportar o "número" de UFC de *Staphylococcus* coagulase-negativa (múltiplos morfotipos). Colônias com características de *Staphylococcus lugdunensis* devem ser consideradas.

Cultura de sangue colhido de cateter e sangue periférico

- Esse método só pode ser utilizado se a metodologia empregada no laboratório para realizar a hemocultura for automatizada (cultura sem a retirada do cateter).

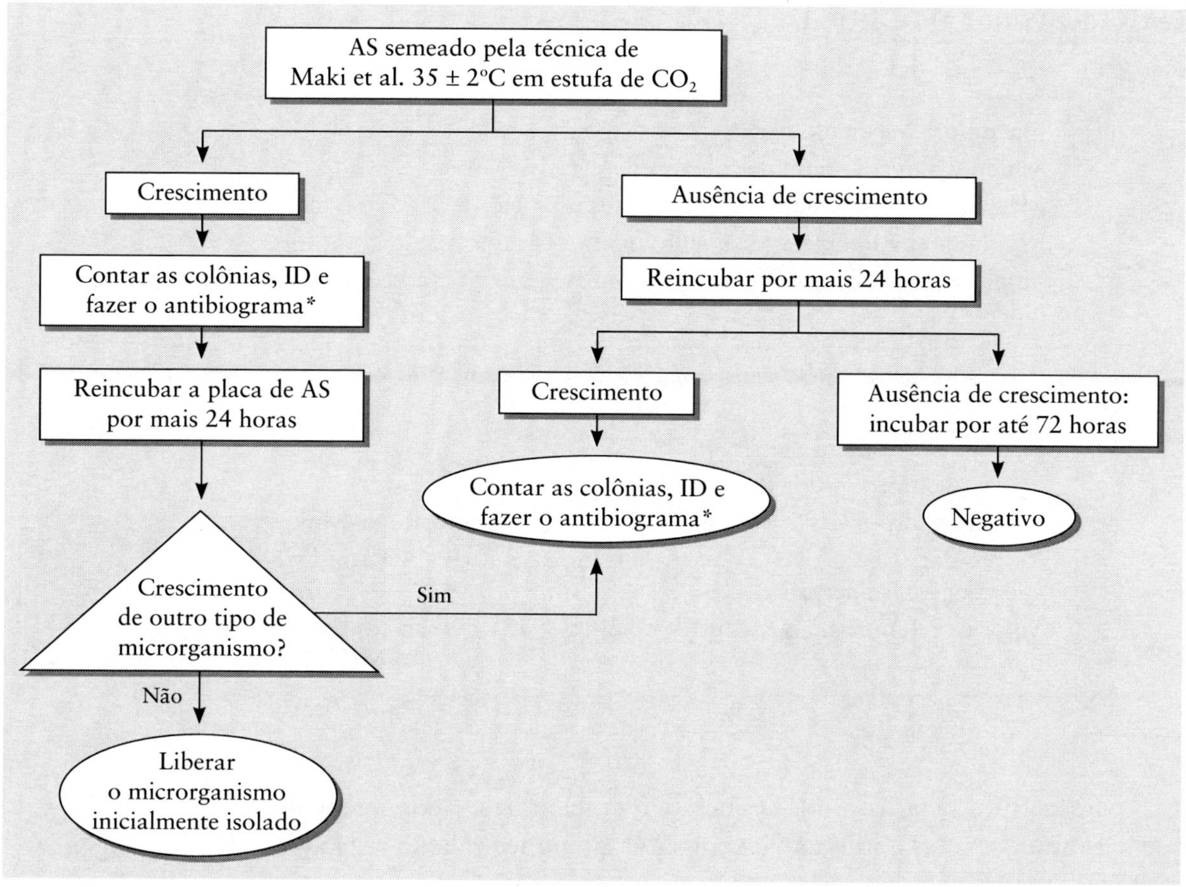

FIGURA 9.2 – Procedimento para a triagem das placas semeadas. *Realizar o antibiograma do microrganismo que apresentar mais de 15UFC; ID = identificação; AS = ágar-sangue.

- Coletar ao menos dois pares de hemocultura, sendo pelo menos um dos pares de coleta por punção venosa. Outro par deve ser coletado de forma asséptica do cateter. Essas coletas pareadas devem ser realizadas no mesmo momento, com o mesmo volume de sangue, sem intervalo, e sinalizadas nos frascos como amostra de "sangue periférico" e de "sangue do cateter".
- Colocar as amostras coletadas pareadas no equipamento no mesmo momento.
- Registrar o tempo em que as amostras foram detectadas como positivas.
- O tempo para a detecção da positividade, denominado de diferencial do tempo de positividade (DTP), é diretamente proporcional ao inóculo inicial. Se a amostra coletada do cateter for detectada positiva 2 horas antes da amostra de veia periférica, com o mesmo microrganismo, supõe-se que a infecção esteja relacionada ao cateter.

EXAMES RELACIONADOS

Além da hemocultura, os resultados de exames de PCR (proteína C-reativa) e o hemograma podem ser acompanhados.

COMO REPORTAR O RESULTADO

Exemplo 1: resultado negativo
Material clínico: ponta de cateter
Método: cultura semiquantitativa realizada pelo método de Maki et al.
Resultado: não houve crescimento de microrganismos.
Valor de referência: contagens de colônias ≥ 15UFC são consideradas significativas.

Exemplo 2: resultado positivo
Material clínico: ponta de cateter
Método: cultura semiquantitativa realizada pelo método de Maki et al.
Resultado: 10UFC de *Staphylococcus aureus*, 50UFC de *Staphylococcus* spp. (coagulase-negativa).
Valor de referência: contagens de colônias ≥ 15UFC são consideradas significativas.

Obs.: para cultura positiva pode-se incluir o comentário: "contagens de colônias ≥ 15UFC podem estar associadas à infecção da corrente sanguínea relacionada ao cateter. Recomenda-se avaliar em conjunto com o resultado da hemocultura".

Exemplo 3: resultado negativo
Material clínico: hemocultura via cateter e sangue periférico
Método: hemocultura automatizada
Resultado: negativo.

Exemplo 4: resultado positivo
Material clínico: hemocultura via cateter e sangue periférico
Método: hemocultura automatizada
Resultado:
Hemocultura via cateter – positiva para *Staphylococcus aureus*, após 8 horas de incubação.
Hemocultura de sangue periférico – positiva para *Staphylococcus aureus*, após 13 horas de incubação.

Obs.: para o exemplo 4 pode-se incluir o comentário: este resultado sugere colonização do cateter periférico.

COMENTÁRIOS

- Para melhor correlação clínica da infecção sanguínea relacionada ao cateter, recomenda-se a coleta de hemocultura associada à cultura do cateter.
- A cultura qualitativa tem pouco valor no auxílio diagnóstico de infecções relacionadas ao cateter.
- Qualquer medicamento administrado previamente à coleta poderá fornecer resultado falso-negativo, principalmente quando a via de inoculação for o cateter.
- Antissepsia inadequada pode levar à contaminação com a microbiota da pele, dificultando a interpretação do resultado.
- Para o diagnóstico de infecção sanguínea relacionada ao cateter, não se recomenda realizar Gram da amostra do cateter.

REFERÊNCIAS BIBLIOGRÁFICAS

Araujo MRE. Hemocultura: recomendações de coleta, processamento e interpretação dos resultados. J Infect Control. 2012;1(1):8-19.

Cornaglia G, Courcol R, Herrmann J-L, Kahlmeter G, Peigue-Lafeuille H, Vila J, et al. European manual of clinical microbiology. Paris: ESCMID, 2012.

Leber AL. Clinical microbiology procedures handbook. 4th ed. Washington, DC: ASM Press; 2016.

Mermel LA, Allon M, Bouza E, Craven DE, Flynn P, O'Grady NP, et al. Rijnders Robert J. Sherertz, David K. Warre. Clinical Practice Guidelines for the Diagnosis and Management of Intravascular Catheter-Related Infection: 2009 Update by the Infectious Diseases Society of America.

Mermel LA, Farr BM, Sherertz RJ, Raad II, O'Grady N, Harris JS, et al. Guidelines for the management of intravascular catheter-related infections. Clin Infect Dis. 2001;32(9):1249-72.

Miller JM, Binnicker MJ, Campbell S, Carroll KC, Chapin KC, Gilligan PH, et al. Guide to utilization of the microbiology laboratory for diagnosis of infectious diseases: 2018 Update by the Infectious Diseases Society of America and the American Society for Microbiology. Clin Infect Dis. 2018;67(6): e1-e94.

Miller JM, Miller SA. A guide to specimen management in clinical microbiology. 3rd ed. Washington, DC: ASM Press; 2017.

UK Standards for Microbiology Investigations/Investigation of intravascular cannulae and associated specimens. Issued by the Standards Unit, Public Health England; 2017.

Cultura de Material Ocular

10
CAPÍTULO

PRINCÍPIO

Devido a uma variedade de microrganismos que podem causar infecção ocular, o diagnóstico do agente infeccioso depende do sítio da infecção e da gravidade do processo infeccioso (Quadro 10.1).

A conjuntiva é uma membrana mucosa translúcida, muito fina, que reveste a parte interna da pálpebra e esclera (Figura 10.1). É responsável pela proteção do olho contra agentes físicos e infecciosos, evitando que esses cheguem ao seu interior. Com a ajuda da lágrima, ocorre proteção contínua à superfície do olho devido à ação de substâncias como lisozimas, imunoglobulinas e componentes do complemento, os quais, entre outras funções, têm a capacidade de inibir o crescimento e a colonização de microrganismos.

Em geral, a microbiota conjuntival de uma pessoa sadia é constituída por diversos microrganismos da pele e orofaringe, representada primariamente por gram-positivos (90% a 96%), sendo o estafilococo coagulase-negativa o mais representativo (86%).

A conjuntivite é a infecção ocular mais comum, sendo caracterizada por uma inflamação da conjuntiva que pode ser causada por bactérias, vírus, parasitas, irritação química ou processos alérgicos. Entre os agentes mais comuns de conjuntivite bacteriana mucopurulenta destacamos

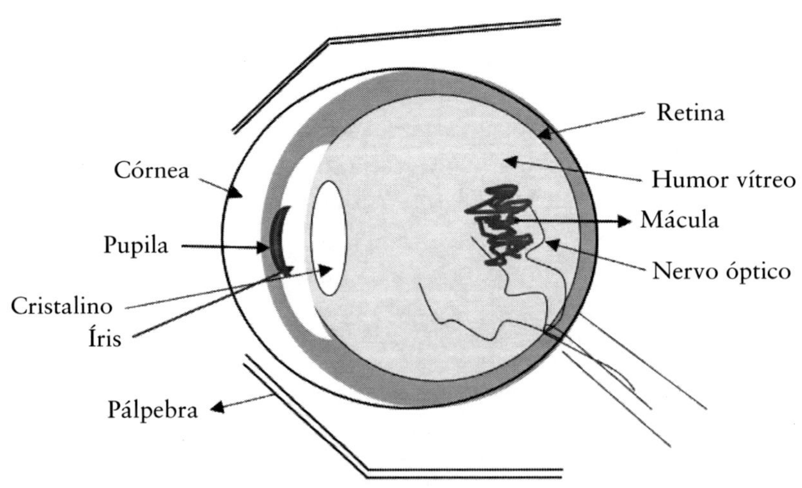

FIGURA 10.1 – Esquema representativo do globo ocular.

Staphylococcus aureus, *Streptococcus pneumoniae*, enterobactérias e *Haemophilus influenzae*. Em recém-nascidos, é muito importante a pesquisa de *Neisseria gonorrhoeae* e *Chlamydia trachomatis* (tracoma).

Ceratite – é uma inflamação da córnea que pode ocorrer em três tipos diferentes de população: em pacientes que tiveram trauma na córnea, naqueles que realizaram alguma cirurgia oftalmológica e em usuários de lentes de contato, e pode ser causada por diferentes agentes (bactérias, vírus, fungos e protozoários). As ceratites devido a trauma em geral são causadas por microrganismos do ambiente como bacilos gram-negativos, *Pseudomonas aeruginosa*, *Nocardia* e fungos demáceos. As infecções em usuários de lentes de contato são causadas principalmente por *P. aeruginosa*, alguns casos de *Fusarium* spp. e *Acanthamoeba* spp. devido à contaminação da solução de limpeza e conservação das lentes.

As ceratites pós-cirúrgicas em geral são causadas por *Cutibacterium (Propionibacterium) acnes* e *Staphylococcus* coagulase-negativa, já as ceratites após transplante de córnea frequentemente é causada por *Candida* spp.

Endoftalmite – são infecções que podem ocorrer por introdução exógena dos microrganismos como após cirurgia de catarata e glaucoma, sendo que os agentes mais comuns são *Staphylococcus* coagulase-negativa em casos agudos e *Cutibacterium* (*Propionibacterium) acnes* em infecções crônicas. Ou podem ocorrer por introdução endógena do microrganismo e, nesse caso, os agentes mais frequentes são *Candida albicans*, *Aspergillus* spp., *S. aureus, S. pneumoniae*, enterobactérias (principalmente *Klebsiella pneumoniae*) e *P. aeruginosa.*

Uveítes – são inflamações na íris, corpo ciliar e coroide e em geral associadas às infecções sistêmicas de origem bacteriana (*Borrelia* spp., *Treponema pallidum*, micobactérias), viral (herpes) ou por parasitas (toxoplasmose e toxocaríase).

Blefarite – é uma inflamação da parte externa das pálpebras e em geral causada por ácaros (*Demodex folliculorum*) ou pela proliferação de bactérias gram-positivas e gram-negativas na raiz dos cílios.

Celulite periorbital – é uma infecção do tecido periorbital em geral como consequência de traumatismo ocular ou após algum procedimento cirúrgico. Os microrganismos mais frequentemente isolados são *Staphylococcus aureus*, *Streptococcus pyogenes* e *Streptococcus pneumoniae*.

Sinonímias: secreção conjuntival, secreção do canal lacrimal, raspado palpebral, raspado de córnea, cultura de material da córnea, cultura de humor vítreo.

MATERIAL CLÍNICO

O termo "cultura de secreção de olho" deve ser evitado. Solicitar ao clínico para que descreva qual o local de coleta da amostra. O pessoal do laboratório deve ter conhecimento da terminologia utilizada pelos oftalmologistas descrita nos pedidos médicos como local anatômico da infecção ou inflamação e condições clínicas. A familiaridade com os termos também é útil para definir os meios de cultura a serem utilizados, quais os prováveis patógenos, assim como o painel de antimicrobianos a ser testado.

As culturas de lentes de contato e soluções de limpeza não são recomendadas devido ao número de resultados falso-positivos.

Coleta

- Orientar o paciente para não lavar os olhos nem utilizar maquiagem, colírios e medicamentos tópicos antes da coleta de material conjuntival.
- Anotar os nomes dos colírios utilizados nos últimos três dias. O uso prévio de antimicrobiano também deve ser informado.
- O método de coleta escolhido depende do tipo e do local da infecção (Quadro 10.1).
- Em infecções oculares mais graves, tais como ceratite ou endoftalmite, a comunicação entre o clínico e o microbiologista é extremamente importante para adequar as técnicas apropriadas de coleta, transporte e meios de cultura e serem utilizados. É aconselhável que determinadas coletas sejam realizadas pelo médico oftalmologista, com orientação do microbiologista.
- É da responsabilidade do laboratório de microbiologia informar os métodos de coleta, assim como fornecer os meios de cultura adequados quando solicitado.
- Quantidade suficiente de material deve ser coletada evitando sempre contaminação com fluidos adjacentes, secreções ou microbiota da pele.
- Coletar o material na fase aguda da infecção e de preferência na ausência de antibioticoterapia (tópica e/ou sistêmica).

QUADRO 10.1 – Agentes etiológicos causadores de infecções oculares nas diferentes amostras clínicas e o método de coleta das amostras.

Diagnóstico	Material clínico	Agentes etiológicos mais frequentes	Métodos de coleta
Conjuntivite (inflamação da conjuntiva)	Secreção ou raspado da conjuntiva	**Conjuntivite purulenta:** *S. aureus*, *Streptococcus pneumoniae*, *Haemophilus influenzae*, *Moraxella* spp., enterobactérias, *Pseudomonas aeruginosa*, *Neisseria gonorrhoeae* e *Chlamydia trachomatis* (recém-nascidos), HSV, VZV, adenovírus	Coletar dois *swabs* (ideal para coleta ocular): um seco para confeccionar os esfregaços (no momento da coleta) e outro para a cultura, contendo meio de transporte com carvão ativado. Não coletar secreções da parte externa do olho Transporte: enviar, no máximo, em até 2 horas à temperatura ambiente (20 a 25°C)
Ceratite (inflamação da córnea)	Raspado/úlcera de córnea	**Bactérias:** *S. aureus*, *Streptococcus pneumoniae*, *Pseudomonas aeruginosa*, enterobactérias, *S. pyogenes*, *Bacillus* spp. (associado a traumatismo ocular), *Mycobacterium fortuitum*, *Mycobacterium chelonei*, *Nocardia* spp. e *Cutibacterium (Propionibacterium) acnes* **Fungos:** *Fusarium* spp., *Aspergillus fumigatus*, *Acremonium* spp., *Curvularia* spp. e *Candida albicans* **Protozoários:** *Acanthamoeba* spp. **Vírus:** HSV e VZV Associados a lente de contato: bactérias gram-negativas, incluindo *P. aeruginosa* e *Serratia* spp., *Bacillus* spp. e *Acanthamoeba* spp.	Procedimento realizado pelo médico assistente Raspar a área de lesão da córnea com o auxílio de cureta oftalmológica ou lâmina de bisturi. Inocular diretamente nos meios de cultura em forma de "C", depositando o material em uma pequena área dos meios, sem esgotamento (Figura 10.2) Confeccionar lâminas para as colorações Transporte: enviar os meios inoculados e os esfregaços em até 2 horas Para *Acanthamoeba* semear em ágar não nutriente e/ou em 0,5ml de solução salina de PAGES

Diagnóstico	Material clínico	Agentes etiológicos mais frequentes	Métodos de coleta
Blefarite (inflamação das margens da pálpebra)	Margem da pálpebra Cílios	*Staphylococcus aureus* *Cutibacterium* (*Propionibacterium*) *acnes* *Demodex folliculorum* (ácaro)	Coletar dois *swabs* (finos), contendo meio de transporte com carvão ativado. Umedecer o *swab* em solução fisiológica estéril para facilitar a coleta da amostra Transporte: enviar no máximo em até 2 horas à temperatura ambiente
Endoftalmite (infecção no interior do olho)	Fluido vítreo/ aquoso	**Bactérias:** *S. aureus*, *S.* coagulase-negativa, *S. pneumoniae*, *Streptococcus do* Grupo Viridans, C. *acnes*, *P. aeruginosa*, *Acinetobacter* spp., enterobactérias (*Klebsiella pneumoniae*), *Bacillus* spp. (após traumatismo) **Fungos:** *Candida* spp., *Fusarium* spp., *Aspergillus* spp., *Acremonium* spp.	Procedimento realizado pelo médico assistente Aspirado de fluido vítreo (0,5ml) ou paracentese da câmara anterior Transportar o material em até 2 horas à temperatura ambiente, na própria seringa, com a ponta protegida, ou inocular nos meios fornecidos pelo laboratório (1 a 2 gotas em cada meio) e preparar uma lâmina. Opcionalmente, pode ser inoculado em frasco de hemocultura
Dacriocistite Dacrioadenite Canaliculite (infecção do canal lacrimal)	**Dacriocistite** (exsudato do saco lacrimal) **Dacrioadenite** (amostra da descarga purulenta da glândula lacrimal) **Canaliculite** (compressão do canal lacrimal para expelir o pus)	*S. aureus*, *Pseudomonas aeruginosa*, *H. influenzae*, *S. pneumoniae*, *Moraxella catarrhalis*, *Actimocyces* spp., *C. albicans*, HSV	**Dacriocistite** – coletar com *swab* o exsudato do saco lacrimal, após compressão **Dacrioadenite** – coletar amostra da descarga purulenta da glândula lacrimal com *swab* **Canaliculite** – coletar com dois *swabs* finos, um para cultura e outro para microscopia, material após compressão do canal lacrimal Transportar o material em *swab* em meio de transporte com carvão ativado, ou inocular nos meios fornecidos pelo laboratório e preparar lâminas

CONTROLE DE QUALIDADE

Finalidade – controlar e comprovar a qualidade dos meios de cultura, dos meios de identificação, dos reagentes, a metodologia e a competência dos colaboradores na realização das várias etapas do exame. Os meios de cultura empregados quando produzidos no laboratório devem ser validados quanto a sua esterilidade, capacidade de permitir o crescimento dos patógenos importantes e capacidade de inibição (meios seletivos) quando aplicável.

Frequência e procedimento – de acordo com o estabelecido para o CIQ de cada insumo/teste utilizado no exame.

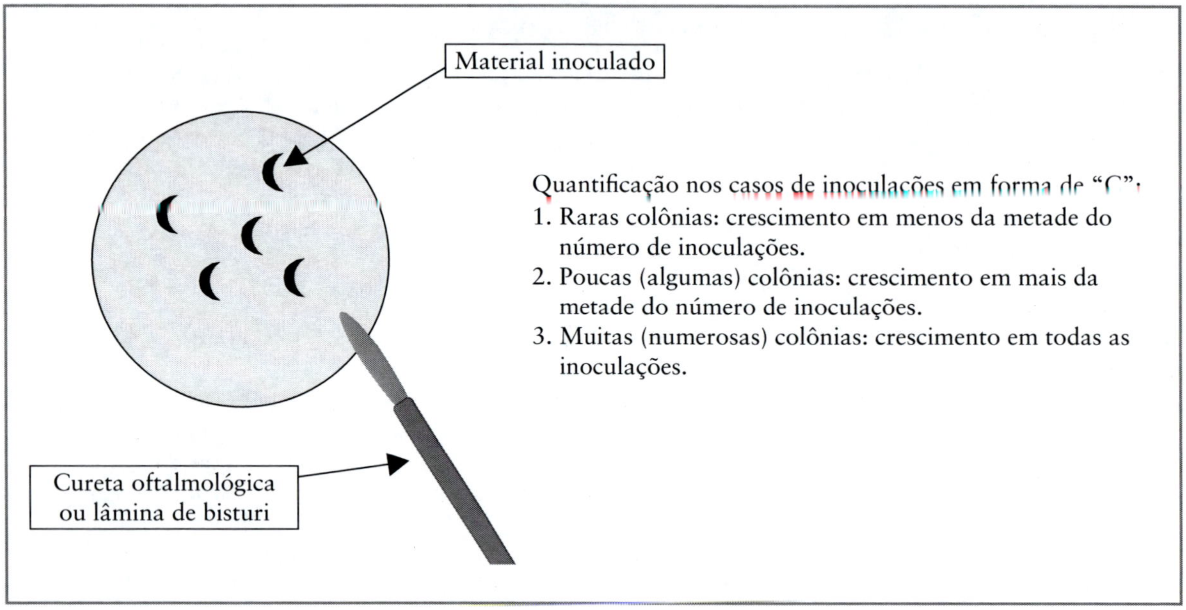

FIGURA 10.2 – Técnica de inoculação de raspado de córnea em AS e interpretação do crescimento.

Controle de qualidade para cultura de *Acanthamoeba* – manter a amostra controle de *Acanthamoeba castellanii* ATCC 30010, ou isolado clínico em solução salina de PAGES à temperatura ambiente (20-25°C). Renovar mensalmente, seguindo o procedimento de cultura para a manutenção do microrganismo.

Indicador de qualidade do método – para melhor avaliar o processo é necessário implantar alguma ferramenta de controle. O quadro 10.2 mostra os indicadores que podem ser definidos e monitorados para controlar a cultura de material ocular.

QUADRO 10.2 – Sugestão de indicadores para controlar as diferentes fases do processo da cultura de material ocular.

Fase do processo	Indicador	Descrição	Objetivo
Pré-analítica	Índice de amostras não aceitáveis	Verificar o percentual de amostras enviadas em condições inadequadas	Monitorar o processo de coleta das amostras
	Índice de contaminação da coleta	Verificar a positividade da cultura para os patógenos considerados contaminantes*	Monitorar a qualidade da coleta
Analítica	Concordância entre a cultura e Gram	Comparar o resultado da microscopia com o verificado na cultura respectiva	Controlar o observador, o método e os meios de cultura empregados

*Microrganismos que podem ser considerados contaminantes: *Staphylococcus* coagulase-negativa, *Corynebacterium* spp. (bacilo tipo difteroide), alguns *Streptococcus* do Grupo Viridans e *Cutibacterium* (*Propionibacterium*) *acnes*.

PROCEDIMENTO

Meios de cultura recomendados para a semeadura dos diferentes materiais clínicos

- Secreção conjuntival – CHOC e AS. É importante confeccionar uma lâmina para o Gram.
- Raspado de córnea – CHOC, AS (Figura 10.2), THIO e lâminas. Acrescentar meios específicos para anaeróbios, fungos ou micobactérias, quando solicitado. Para *Acanthamoeba*, semear em ágar não nutriente e solução salina de PAGES.
- Raspado da pálpebra – CHOC e AS (Figura 10.2).
- Humor vítreo – CHOC, AS, THIO (ou frasco de hemocultura) e lâminas. Acrescentar meios específicos para anaeróbios, fungos ou micobactérias, quando indicado.
- Material obtido do canal lacrimal – CHOC, AS e lâminas. Acrescentar meios específicos para anaeróbios, fungos ou micobactérias, quando solicitado.

Processamento das amostras

- Cultura para microrganismos em geral – após semeadura das amostras nos meios específicos seguir o procedimento descrito na figura 10.3.
- Cultura de amostra conjuntival com crescimento de raras colônias da microbiota conjuntival normal (estafilococos coagulase-negativa, *Propionibacterium* spp., estreptococos alfa-hemolíticos, *Moraxella* spp.), em caso de dúvida na liberação do resultado, consultar o médico solicitante.
- Nas amostras de córnea e conjuntival devem sempre ser colhidas duas lâminas, uma para coloração de Gram e outra para Giemsa. Pode ser que seja necessária uma lâmina para coloração de Ziehl, mas isso irá depender da suspeita clínica.
- A microscopia é muito importante na maioria das amostras, já que pode auxiliar no diagnóstico inicial.
- No caso de amostras de humor vítreo, o volume é sempre pequeno e sugerimos lavar a seringa em que foi colhida com solução fisiológica estéril e centrifugar. O sedimento será então inoculado nos meios de cultura.
- No caso de cílios, esses devem ser cortados e colocados entre duas lâminas ou em um frasco estéril e enviados ao laboratório.

> Sempre correlacionar o resultado da bacterioscopia com a cultura.

Cultura para *Acanthamoeba*

Amostras clínicas

- Raspado de córnea.
- Solução de lente de contato.

Preparo de uma suspensão de *Escherichia coli* ou *Klebsiella* (anteriormente *Enterobacter*) *aerogenes*

– Fazer suspensão densa de *E. coli* ou *K. aerogenes* (acima da escala 3,0 de McFarland) em 0,5ml de solução salina de PAGES.

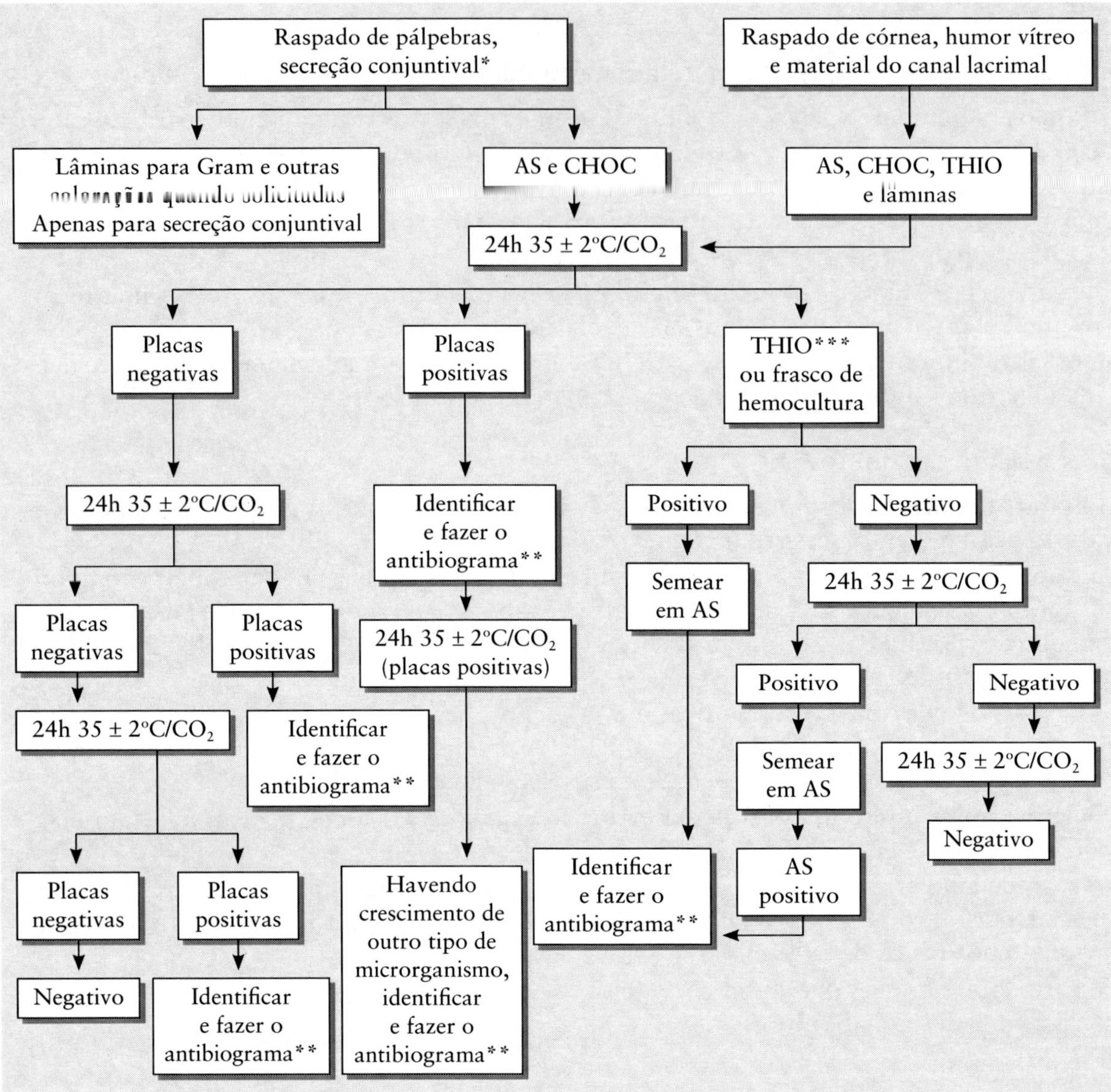

FIGURA 10.3 – Procedimento para cultura e triagem das amostras oculares. *Quando a suspeita clínica for *Chlamydia trachomatis*, realizar a pesquisa pela imunofluorescência direta com anticorpos monoclonais. **Identificar e fazer antibiograma das bactérias importantes para cada material clínico (Quadro 10.1). AS = ágar-sangue; CHOC = ágar-chocolate; THIO = caldo tioglicolato. ***Somente para raspado de córnea e humor vítreo. Se forem utilizados frascos de hemocultura, incubar por até cinco dias.

- As cepas não precisam ser ATCC. Podem ser usadas cepas isoladas na rotina desde que bem identificadas.
- Evitar levar fragmento de ágar para a suspensão.

Preparo do ágar não nutriente para a semeadura do material quando enviado ao laboratório

- Fundir o ágar não nutriente (se estiver em volume de 20ml em tubo de 20 × 150mm) e transferir para uma placa estéril (90mm).

- Deixar solidificar.
- Semear 2 a 3 gotas da suspensão bacteriana no centro da placa contendo o meio.
- Espalhar a suspensão em toda a placa com uma alça de Drigalski (alça em "L") ou bacteriológica, sem danificar a superfície do ágar.
- Deixar secar.
- Demarcar no verso da placa onde será inoculado o material.

Inoculação do material

- Soluções de limpeza de lentes de contato em volumes de 2 a 50ml, centrifugar em baixa rotação (250×*g*/10min). Volumes menores inocular diretamente no meio.
- Com uma pipeta Pasteur, remover todo o sobrenadante e adicionar ao sedimento 0,5ml de salina de PAGES.
- Homogeneizar e inocular uma gota desse preparado na área demarcada no meio de ágar não nutriente.
- Materiais enviados na solução salina de PAGES centrifugar em baixa rotação (250×*g*/10minutos), retirar cuidadosamente o sobrenadante, deixando aproximadamente 0,5ml de sedimento.
- Colocar uma gota do sedimento sobre cada círculo demarcado na placa já inoculada com a bactéria.
- Deixar secar.

Incubação

- Incubar as placas sem inverter (com a tampa para cima) em estufa aeróbia 30 a 35 ± 2°C em câmara úmida ou selar as placas com filme de PVC transparente para evitar desidratação.
- Incubar durante 7 a 10 dias.

Leitura

- Realizar leituras diárias com objetiva de 10× (aumento de 100×) e 40× (aumento de 400×).
- Após quatro a cinco dias de incubação, é possível observar cistos e trofozoítos nos casos positivos.
- A fase trofozoítica apresenta-se caracteristicamente com núcleo único e nucléolo proeminente, vacúolo contrátil, que desaparece e reaparece em intervalos regulares de 45-50 segundos. Em condições desfavoráveis de temperatura e meio de cultura, o parasita se encista.
- O cisto apresenta parede externa dupla, com junções esparsas entre as duas camadas, que lhe confere uma forma poligonal.

EXAMES RELACIONADOS

Exames realizados em outros setores do laboratório são úteis para a interpretação dos achados microbiológicos. No caso das infecções oculares, devemos sempre verificar se foram pesquisados vírus como herpes-vírus 1 e 2, vírus varicela-zoster, CMV e adenovírus. Alguns exames sorológicos para pesquisa de anticorpos para herpes, VZV, CMV e toxoplasma também podem ser solicitados. Os resultados desses exames podem ser positivos, e as culturas para bactérias e fungos, negativas.

COMO REPORTAR O RESULTADO

Microscopia pelo método de Gram

Reportar os microrganismos visualizados e a celularidade se presente.

A microscopia pode guiar o tratamento inicial, por isso é importante a liberação no resultado de bactérias, leveduras, estruturas compatíveis com fungos filamentosos e células, quando presentes.

A bacterioscopia de amostras oculares pode ter baixa sensibilidade devido à antibioticoterapia prévia à coleta do material, porém tem alto valor preditivo positivo.

Se a coloração de Giemsa ou similar for realizada, a presença de neutrófilos polimorfonucleares é indicativa de infecção por bactéria ou fungos, de eosinófilos polinucleares e/ou mastócitos de provável processo alérgico e, se um predomínio de linfócitos for observado, sugere infecção viral ou por *C. trachomatis*.

Cultura

Os resultados podem ser reportados de várias formas e devem garantir que a informação seja entendida de maneira clara e correta pelo médico assistente do paciente.

Os resultados de bacterioscopia e cultura de raspado de córnea positivos são considerados de comunicação imediata ao clínico. Exemplos: *N. gonorrhoeae* em cultura de conjuntiva, *Pseudomonas aeruginosa* em cultura de raspado de córnea ou *Bacillus* spp. em cultura de fluido vítreo.

Exemplo 1: cultura positiva
Material clínico: raspado de córnea
Método: cultura em meios específicos
Resultado: *Pseudomonas aeruginosa.*

Exemplo 2: cultura negativa
Material clínico: raspado de córnea
Método: cultura em meios específicos
Resultado: não houve crescimento de microrganismos na amostra analisada.

Exemplo 3: cultura positiva para microbiota habitual
Material clínico: secreção conjuntival
Método: cultura em meios específicos
Resultado: houve isolamento apenas de microrganismos que fazem parte da microbiota habitual do material clínico analisado.

Exemplo 4: liberado o que cresce sem realizar antibiograma da microbiota habitual desse material clínico
Material clínico: secreção conjuntival
Método: cultura em meios específicos
Resultado: *Staphylococcus* coagulase-negativa (raras colônias), *Corynebacterium* spp. (raras colônias).

Obs.: o teste de avaliação da sensibilidade aos antimicrobianos não foi realizado, uma vez que os microrganismos isolados fazem parte da microbiota habitual do material clínico analisado.

Exemplo 5: ausência de crescimento de provável patógeno e opção de não relatar os microrganismos da microbiota habitual
Material clínico: secreção conjuntival
Método: cultura em meios específicos

Resultado: cultura negativa para microrganismos patogênicos.

Obs.: houve isolamento apenas de microrganismos que fazem parte da microbiota habitual do material clínico analisado.

COMENTÁRIOS

Sempre correlacionar o resultado da cultura (quantidade de bactérias do isolamento primário) com o Gram (presença ou ausência de polimorfonucleares e bactérias). Essa conduta é importante para melhor determinar o significado clínico dos isolados bacterianos que poderiam ser considerados pertencentes à microbiota ocular normal.

REFERÊNCIAS BIBLIOGRÁFICAS

Cornaglia G, Courcol R, Herrmann J-L, Kahlmeter G, Peigue-Lafeuille H, Vila J. Manual of clinical microbiology. 1st ed. Paris: ESCMID; 2012.

Ford M, Ford M (eds). Medical microbiology. 2nd ed. Oxford: Oxford University Press; 2014.

Gray LD, Gilligan PH, Fowler WC. Cumitech 13B, Laboratory diagnosis of ocular infections. Washington DC: ASM Press; 2011.

Leber AL. Clinical microbiology procedures handbook. Vol. 1 e 2. 4th ed. Washington, DC: American Society for Microbiology; 2016.

Miller JM, Binnicker MJ, Campbell S, Carroll KC, Chapin KC, Gilligan PH, et al. A guide to utilization of the microbiology laboratory for diagnosis of infectious diseases: 2018 Update by the Infectious Diseases Society of America and the American Society for Microbiology. Clin Infect Dis. 2018;67(6):e1-e94.

Procop GW, Deirdre LC, Geraldine SH, Willian MJ, Koneman EW, Schreckenberger PC, et al. Koneman's color atlas and textbook of diagnostic microbiology. 7th ed. Philadelphia: Walters Kulwer; 2017.

Cultura de Urina

11

CAPÍTULO

PRINCÍPIO

Infecção do trato urinário (ITU) é uma das infecções bacterianas mais comuns, sendo a urina o material clínico mais frequentemente enviado ao laboratório de microbiologia para análise. O laboratório deve fornecer um resultado rápido ao médico, pois, na maioria das vezes, a terapia empírica é iniciada logo após a coleta da amostra.

Amostras de urina são submetidas à cultura quando existe suspeita de ITU em pacientes assintomáticos com maior risco de infecção ou que irão realizar procedimentos urológicos e em alguns casos para controle pós-tratamento.

As ITUs podem acometer indivíduos de todas as idades, independentemente do seu estado geral de saúde, sendo mais frequente em crianças do sexo feminino, em recém-nascidos do sexo masculino, em mulheres jovens sexualmente ativas e em idosos. ITU é uma infecção hospitalar frequente e em geral está associada ao uso de cateter, sendo que o aumento no tempo de duração da cateterização eleva o risco de infecção. Gestantes, pacientes com lesões na medula, em uso de cateteres, diabéticos, com esclerose múltipla ou com HIV apresentam risco aumentado de desenvolver ITU.

A curta distância até a bexiga nas mulheres (quando comparada aos homens) torna mais fácil que microrganismos que colonizam a uretra alcancem a bexiga. Além disso, a abertura da uretra nas mulheres é muito próxima ao reto, assim, manipulações urogenitais associadas à vida diária ou intervenções médicas facilitam a ascensão de bactérias via uretra, resultando em infecção.

Os agentes etiológicos que mais frequentemente causam esse tipo de infecção são as enterobactérias, como *Escherichia coli*, *Klebsiella pneumoniae*, *Proteus* spp. e *Enterobacter* spp. Entre os cocos gram-positivos, os mais frequentes são os estafilococos, destacando-se *Staphylococcus saprophyticus* além de *Enterococcus* spp. Nas infecções urinárias de pacientes da comunidade, *E. coli* é o principal agente, sendo responsável por aproximadamente 70% dos casos. As infecções urinárias por *Candida* spp. são mais frequentemente causadas por *Candida albicans* e acometem recém-nascidos e pacientes imunocomprometidos. O isolamento de *Candida* spp. em urocultura pode ser indicativo de disseminação hematológica, e esse tipo de infecção tem alta morbidade e mortalidade.

A grande maioria das infecções urinárias é caracterizada pela presença de um número elevado de leucócitos na amostra (piúria), sendo importante correlacionar o crescimento bacteriano na cultura com a contagem de leucócitos e a presença de microrganismos no exame do sedimento urinário (bacteriúria). A leucocitúria é uma resposta inflamatória e, em algumas situações, não está relacionada com infecção urinária, além disso, existem situações em que as infecções urinárias podem apresentar contagem normal (ou pouco elevada) de leucócitos, ou seja, bacteriúria sem leucocitúria. É importante realizar a quantificação de leucócitos e não somente verificar presença ou ausência, apesar de esse parâmetro não ser específico de ITU.

As infecções do trato urinário são classificadas em bacteriúria assintomática, cistite, pielonefrite, piúria assintomática, ITU complicada e não complicada. Algumas definições:

- Bacteriúria assintomática – presença de grande quantidade de bactéria uropatogênica na urina sem sintomatologia, sendo esse um achado importante em crianças com refluxo vesicureteral e em grávidas. Em gestantes há indicação de tratamento para diminuir o risco de nascimento prematuro. Em idosas é muito frequente e não tem significado clínico. Para definir bacteriúria assintomática em mulheres é necessária a coleta adequada de duas uroculturas consecutivas com o isolamento do mesmo patógeno, em homens uma amostra é suficiente.
- Cistite – a aderência da bactéria à bexiga leva ao quadro de cistite bacteriana ou infecção do trato urinário "baixo", 95% das ITU são cistites agudas resultantes da ascensão do microrganismo pela uretra e/ou outros locais próximos até a bexiga. *E. coli* é o microrganismo mais frequente e as principais sintomatologias são disúria e polaciúria.
- Pielonefrite – infecção que acomete os rins e a pélvis, ou infecção do trato urinário "alto". Em geral, é decorrente da ascensão do microrganismo da bexiga (cistite). Normalmente associada à infecção sistêmica e geralmente com presença de febre, dores nos flancos, náuseas e vômitos.
- ITU complicada – infecção que acomete um indivíduo que tenha alguma anormalidade do sistema urinário que impede o fluxo normal de urina ou paciente com as defesas comprometidas que predispõem a falhas de tratamento. Infecções urinárias que ocorrem em pacientes cateterizados em geral são consideradas ITU complicadas.
- ITU não complicada – infecção, principalmente em mulheres saudáveis, que não apresentam anormalidades estruturais ou funcionais.
- Piúria assintomática – infecção em pacientes diabéticos e idosos, em especial naqueles que apresentam incontinência urinária. É observada com frequência nos casos de nefropatia diabética.
- Piúria sem bacteriúria – ocorre em uretrites por clamídia e em tuberculose renal.

Apesar de os agentes etiológicos da ITU serem praticamente os mesmos em todo o mundo, cabe destacar que o perfil de resistência aos antimicrobianos mudou muito nos últimos tempos. Assim, cada região geográfica pode apresentar diferenças significativas em seus perfis de sensibilidade. No Brasil, por exemplo, não é raro isolar enterobactérias produtoras de ESBL (betalactamase de espectro ampliado) fora do ambiente hospitalar.

Sinonímias: cultura de urina de jato médio, cultura de urina com contagem de colônias, cultura de urina, urocultura.

MATERIAL CLÍNICO

O sucesso de um bom exame de urocultura está diretamente relacionado à coleta e ao transporte adequados. Para isso se faz necessário orientar corretamente o paciente que irá realizar o procedimento de coleta. O ideal é ter orientações escritas, preferencialmente com gravuras disponíveis que possam auxiliar no entendimento do processo de coleta.

A urina pode ser facilmente contaminada no momento da coleta com a microbiota presente na uretra distal, vagina, lábios e pele periuretral.

Coleta

O ideal é a coleta da primeira urina da manhã ou a retenção da urina na bexiga durante pelo menos 2 a 3 horas antes de realizar o exame. A retenção por 4 horas ou mais diminui o número de resultados falso-negativos. Colher a amostra de urina em frasco estéril, com tampa de rosca e de boca larga, sempre que possível antes da antibioticoterapia.

O paciente não deve ingerir líquido em excesso, a fim de não diluir a urina, o que pode interferir no resultado, diminuindo a contagem de colônias ou fornecendo resultado falso-negativo.

A coleta deve ser orientada por profissionais capacitados que devem identificar no frasco o horário e como a coleta foi realizada (urina de jato médio, urina colhida com saco coletor, colhida com sonda de alívio).

A urina para urocultura deve ser preferencialmente coletada na unidade de atendimento do laboratório, evitando atrasos no processamento da amostra, com consequente multiplicação bacteriana e resultados falso-positivos ou de difícil interpretação. O ideal é que a amostra não permaneça à temperatura ambiente **por mais que 30 minutos**, assim, caso a urocultura não possa ser processada nesse período, a urina deverá ser refrigerada imediatamente após a coleta, sendo que o transporte ao laboratório também deverá ser feito sob refrigeração. A recomendação das autoras é que as amostras que não possam ser processadas em até 1 hora devam ser mantidas refrigeradas (2 a 8°C) para prevenir o crescimento bacteriano. Para laboratórios que realizam coleta de urina domiciliar ou em postos de coleta, uma alternativa à refrigeração é a utilização de conservante bacteriostático ou laminocultivo.

Amostra de urina de jato médio – é a amostra mais comum submetida à cultura. Para minimizar a contaminação recomenda-se que o paciente realize higiene prévia da região genital com água e sabonete neutro, ou lenços para higiene disponíveis comercialmente, desprezando o primeiro jato de urina, e colhendo o jato médio em frasco apropriado.

Urina de jato médio no sexo feminino – retirar toda roupa da cintura para baixo para facilitar a higiene prévia e a coleta da amostra de urina de jato médio. Lavar as mãos, separar os grandes lábios, limpar a área genital de frente para trás com gaze embebida em água e sabonete ou clorexidina aquosa 0,2% e, a seguir, limpar com outra gaze umedecida com água para retirar o sabonete neutro, sempre de frente para trás. O mesmo processo pode ser realizado com os lenços para higiene. Manter os lábios afastados, desprezar o primeiro jato e, sem interromper a micção, posicionar o frasco de coleta no caminho do jato urinário, recolhendo o jato médio da urina, aproximadamente até a metade do frasco. O restante da micção deve ser desprezado no vaso sanitário. Fechar bem o frasco e, se houver respingos de urina na parte externa, limpar cuidadosamente e entregar ao atendente.

Urina de jato médio no sexo masculino – retrair o prepúcio e proceder à higienização da genitália externa com gaze embebida em água e sabonete neutro e com outra gaze umedecida em água retirar o sabonete ou clorexidina aquosa 0,2%. O mesmo processo pode ser realizado com os lenços para higiene. Desprezar o primeiro jato e sem interromper a micção posicionar o frasco de coleta no caminho do jato urinário, recolhendo o jato médio da urina, aproximadamente até a metade do frasco. Desprezar o restante da micção no vaso sanitário. Fechar bem o frasco e, se houver respingos de urina na parte externa, limpar cuidadosamente e entregar ao atendente.

Amostra de urina de qualquer jato – é a amostra obtida de pessoas de idade que não conseguem fazer retenção urinária para a micção. Fazer higiene conforme descrito na coleta de urina de jato médio.

Amostra de urina com uso de saco coletor – é a amostra obtida de crianças que não têm controle esfincteriano. Fazer higiene prévia da região genital, coxas e nádegas com gaze embebida em água e sabonete neutro e com outra gaze embebida em água retirar o sabonete. Colocar o saco coletor de forma asséptica. Trocar o coletor a cada intervalo de 45 minutos a 1 hora para evitar assaduras, repetindo a higiene em cada troca. É fundamental evitar contaminação fecal. O laboratório deve receber o próprio coletor fechado.

A literatura internacional não recomenda a utilização de saco coletor para o diagnóstico de ITU em crianças. Uma alternativa para coleta de urina em crianças sem controle esfincteriano é a técnica de estimulação da bexiga, que elimina o desconforto e o tempo associados ao uso do coletor. Os primeiros estudos mostraram diminuição na contaminação das amostras com a utilização dessa técnica. A criança deve ter recebido alimentação recentemente e não deve ter urinado nos últimos 30 minutos. Após proceder à higiene da região genital, manter a criança com os pés suspensos, segurando embaixo dos braços, estimular a região suprapúbica com delicadas batidinhas durante 30 segundos e em seguida massagear a área lombar paravertebral durante 30 segundos com movimentos circulares leves, repetindo as manobras até a criança iniciar a micção. Posicionar o frasco para recolher a urina.

Urina de paciente com cateterismo vesical – essa amostra não é a ideal para cultura, pacientes com cateter de longa duração sempre apresentarão bacteriúria por uma ampla variedade de microrganismos, devido à formação de biofilme. Se houver a solicitação, recomenda-se a substituição do cateter antes da coleta de urina para cultura, principalmente se estiver presente por duas semanas ou mais, para reduzir a influência do biofilme. Recomenda-se fechar o sistema ou pinçar a cânula e aguardar aproximadamente 1 hora para proporcionar retenção de urina na bexiga. Realizar desinfecção do local apropriado no circuito coletor ou da cânula com álcool a 70%, e com seringa e agulha estéreis aspirar de forma asséptica aproximadamente 10ml de urina. Colocar a amostra em frasco apropriado e enviar imediatamente ao laboratório. Nunca coletar a amostra da bolsa coletora.

Urina coletada por sonda de alívio – é um procedimento realizado com técnica asséptica para evitar o risco de introdução de microrganismos na bexiga. Nesse tipo de coleta é recomendado desprezar o fluxo inicial (15 a 30ml de urina em adultos e as primeiras gotas em crianças), pois pode ser contaminado por bactérias da uretra distal, e, a seguir, proceder à coleta da amostra. A decisão de passar sonda de alívio é do médico assistente e não do laboratório. A sonda deve ser passada pela equipe preparada de enfermagem. É um dos métodos recomendados para o diagnóstico de ITU em crianças sem controle esfincteriano em substituição à coleta por saco coletor.

Urina coletada por punção suprapúbica – essa metodologia atualmente é pouco utilizada e indicada principalmente em crianças com idade inferior a 2 anos. A amostra é colhida com agulha e seringa, diretamente por punção da bexiga, evitando, com isso, a contaminação da amostra que é comum nos métodos tradicionais de coleta. Esse tipo de coleta é recomendado para a detecção de infecções por anaeróbios e nos casos de exames anteriores de cultura de urina com interpretações duvidosas. Esse procedimento é realizado apenas pelo médico.

Amostra de urina de primeiro jato – deve ser realizada higiene prévia da região genital com água e sabonete, clorexidina aquosa a 0,2% ou lenços higiênicos, conforme descrito para urina de jato médio. Coletar os primeiros 10ml de urina. Esse tipo de amostra pode ser utilizado como substituto da secreção uretral para a pesquisa de agentes etiológicos de uretrites (ver Capítulo 13) quando a secreção é escassa ou não pode ser obtida.

> Não devem ser obtidas amostras de recipientes coletores utilizados em hospitais (comadres, papagaio) ou diretamente da bolsa coletora de pacientes cateterizados.

Transporte

O ideal é que as amostras de urina sejam sempre transportadas refrigeradas ou em no máximo 1 hora à temperatura ambiente (20 a 25°C) e processadas rapidamente ao chegar no laboratório. Amostras não processadas devem ser mantidas refrigeradas (2 a 8°C), podendo ser processadas em até 24 horas. É importante ressaltar que *Escherichia coli*, por exemplo, duplica-se a cada 20 minutos e o transporte inadequado pode alterar significativamente a contagem bacteriana, resultando em uroculturas falso-positivas.

Para coletas de amostras domiciliares ou em unidades de internação hospitalar, sempre que não for possível assegurar a refrigeração e o processamento em até 1 hora, é recomendada a utilização de tubo contendo conservante bacteriostático (ácido bórico) no momento da coleta. Diferentes sistemas comerciais com conservantes, que mantêm o pH e a contagem de colônias próximos ao que ocorre no momento da coleta, quando mantidos à temperatura ambiente durante 24 a 48h, estão disponíveis.

Alguns laboratórios optam por semear a amostra de urina em meios de cultura nas unidades ou postos de atendimento. Nesses casos, encaminhar para o setor de microbiologia os meios com a amostra de urina já semeada, em temperatura ambiente.

Volume

O volume mínimo de urina que pode ser recebido vai depender do método de cultura empregado. Em geral, para cultura, 2ml são suficientes. Para realizar o exame de urinálise, geralmente são necessários 10ml de urina, mas o volume pode variar dependendo do método empregado para a análise.

Se a amostra for encaminhada com conservante, seguir atentamente as instruções do fabricante. Em volumes menores que o indicado pelo fabricante, o ácido bórico utilizado como conservante pode ter ação inibitória sobre algumas bactérias.

CONTROLE DE QUALIDADE

Finalidade – controlar e comprovar os meios de cultura, de identificação e reagentes empregados, a metodologia e a competência dos colaboradores na realização das várias etapas do exame. Os meios de cultura empregados devem ser controlados quanto a sua esterilidade e capacidade de permitir o crescimento dos patógenos importantes.

Frequência e procedimento – de acordo com o estabelecido para o CIQ de cada insumo/teste utilizado no exame.

As alças calibradas não descartáveis utilizadas para a semeadura do material clínico devem ter a calibração aferida no mínimo mensalmente. Inspecionar as alças não descartáveis a cada uso, elas devem estar redondas, livres de dobras, amassados, corrosão ou material incinerado. Para alças descartáveis, verificar e arquivar o certificado de calibração do fabricante a cada lote.

Calibração das alças – método colorimétrico

1. Solução estoque de azul de Evans:
   - Adicionar 0,75g de azul de Evans em 100ml de água destilada.
   - Filtrar a solução com papel-filtro.
   - Estocar à temperatura ambiente em frasco âmbar.
   - Prazo de validade: 6 meses.
2. Preparar diluições da solução-estoque de azul de Evans em água destilada equivalentes a 1:500, 1:1.000, 1:2.000, 1:4.000. As diluições podem ser estocadas durante até 6 meses.
3. Medir cada diluição em espectrofotômetro (A_{600}).
4. Plotar um gráfico das densidades ópticas *vs.* diluição e traçar o gráfico de calibração. Preparar novas diluições quando houver uma diferença de 3% em cada leitura.
5. Com a alça a ser calibrada de 0,001ml, transferir 10 alçadas da solução-estoque de azul de Evans para um tubo contendo 10ml de água destilada.
6. Com a alça a ser calibrada de 0,01ml, transferir 1 alçada da solução-estoque de azul de Evans para um tubo contendo 10ml de água destilada.
7. Homogeneizar e fazer a leitura da absorbância dessa diluição que deve corresponder à diluição de 1:1.000 do gráfico de calibração.
8. Descartar a alça que tiver uma leitura 20% acima ou abaixo da diluição 1:1.000.

Indicador de qualidade do método – para melhor avaliar o processo é necessário implantar alguma ferramenta de controle. O quadro 11.1 mostra alguns indicadores que podem ser definidos e monitorados para controlar a cultura de urina.

PROCEDIMENTO

Microscopia pelo método de Gram

- Homogeneizar bem a amostra de urina não centrifugada.
- Retirar 10µl da urina e colocar em uma lâmina, sem espalhar.
- Deixar secar ao ar.
- Fixar no calor brando antes de corar.
- Reportar o número de microrganismos observados e suas características morfotintoriais por campo de imersão (raros, alguns ou numerosos).

> A presença de um ou mais microrganismos por campo correlaciona geralmente com crescimento ≥ 10^5UFC/ml. A presença de muitas células epiteliais e de mais de um tipo de microrganismo no Gram sugere contaminação da amostra de urina em decorrência da coleta.

QUADRO 11.1 – Sugestão de indicadores para controlar as diferentes fases do processo da cultura de urina.

Fase do processo	Indicador	Descrição	Objetivo
Pré-analítica	Índice de amostras não aceitáveis	Verificar o percentual de amostras enviadas em condições inadequadas	Monitorar o processo de coleta das amostras
	Índice de contaminação da coleta	Verificar a positividade da cultura para os patógenos prováveis contaminantes*	Monitorar a qualidade da coleta
Analítica	Positividade da cultura	Verificar o percentual de amostras positivas	Verificar a prevalência de microrganismos causadores de infecção do trato urinário e o perfil de resistência aos antimicrobianos

*Microrganismos que podem ser considerados contaminantes: enterobactérias em contagens baixas e sem outro achado relevante na sedimentoscopia, *Staphylococcus* coagulase-negativa (exceto *S. saprophyticus*), *Corynebacterium* spp. (bacilo tipo difteroide) e alguns *Streptococcus* do Grupo Viridans. Geralmente, o isolamento de três ou mais microrganismos diferentes sugere contaminação em decorrência da coleta.

Cultura

Processamento

A semeadura da amostra de urina pode ser realizada por metodologia quantitativa, feita com alça calibrada de platina ou descartável, ou semiquantitativa, utilizando o sistema de laminocultivo.

Recomenda-se refrigerar uma alíquota da amostra para exames complementares.

O sistema de laminocultivo consiste de uma embalagem plástica cilíndrica, transparente e na tampa está conectado um suporte plástico com duas faces, que contém dois ou três diferentes meios próprios para urocultura.

Para semeadura em placas, o laboratório pode utilizar os meios clássicos como ágar CLED, ágar MacConkey, ou meios cromogênicos que possuem na sua composição, além de triptofano e fenilalanina, substratos cromogênicos para a detecção da produção de enzimas como β-glucuronidase, β-galactosidase e β-glucosidase. Esses meios estão disponíveis comercialmente em placas e no sistema de laminocultivo, possibilitam uma identificação rápida e facilitam o reconhecimento de culturas mistas, diminuindo o fluxo de trabalho e custos para o laboratório.

1. Semeadura quantitativa em placa
   - Homogeneizar a urina não centrifugada.
   - Imergir a alça calibrada de 0,01 ou 0,001ml na urina de forma vertical duas a três vezes para neutralizar o efeito da tensão superficial, retirar a alça certificando-se de que ela contém a amostra de urina.
   - Semear em placa de ágar CLED, MacConkey ou meio cromogênico, por técnica quantitativa (ver Figura 4.5).
   - Incubar em estufa a 35 ± 2°C durante 18 a 24 horas.
   - Se o resultado da cultura for negativo após 18 a 24 horas e na sedimentoscopia foi observada a presença de microrganismos ou número elevado de leucócitos, incubar por mais 18 a 24 horas e sempre correlacionar com a leitura do Gram.
   - Leitura das placas – interpretar o crescimento das colônias de acordo com a quantidade de urina semeada nas placas (Quadro 11.2).

> Para amostras de urina de jato médio (coleta não invasiva), recomenda-se a utilização da alça de 0,001ml ou 1µl (1:1.000). Para amostras obtidas por coleta invasiva (punção suprapúbica e sonda de alívio) ou de paciente com suspeita de síndrome uretral aguda e transplantados, recomenda-se semear com alça calibrada de 0,01ml ou 10µl (1:100), se não houver crescimento, incubar por mais 48 horas antes de liberar o resultado. Para amostras de punção suprapúbica semear em AS. A sensibilidade do método é de 10^3 e 10^2UFC/ml, respectivamente.

QUADRO 11.2 – **Interpretação da contagem do crescimento após semeadura com alça calibrada.**

Alça calibrada	Diluição	Colônias na placa	Contagem
1µl	1:1.000	50	50.000UFC/ml
10µl	1:100	50	5.000UFC/ml

2. Laminocultivo
   - Homogeneizar bem a urina não centrifugada.
   - Colocar pequena quantidade de urina sobre uma das lâminas do laminocultivo (aproximadamente 1ml), em seguida virar a lâmina e colocar igual volume de urina sobre a outra superfície do meio. Com movimentos delicados, fazer com que esse volume de aproximadamente 1ml entre em contato com toda a superfície da lâmina.
   - Outra opção seria mergulhar a lâmina dentro do frasco de urina após homogeneização (ver Figura 4.6).
   - Incubar em estufa a 35 ± 2°C durante 18 a 24 horas.
   - Se o resultado da cultura for negativo após 18 a 24 horas de incubação e na sedimentoscopia, foi observada a presença de microrganismos ou número elevado de leucócitos, incubar por mais 18 a 24 horas e sempre correlacionar com a leitura do Gram.

> Alguns microrganismos gram-positivos (*Streptococcus agalactiae*, *Aerococcus urinae*, *Corynebacterium urealyticum*) são de crescimento mais lento ou podem não crescer no laminocultivo ou em ágar CLED. Nesse caso, faz-se necessário semear a amostra em AS.

Interpretação das culturas

– Para uma interpretação mais adequada da cultura de urina, devemos considerar não só a contagem do microrganismo, mas também a contagem de leucócitos, células epiteliais, a presença de bactérias na uroanálise, a idade e as características do paciente, o método de coleta da amostra e, sempre que possível, a sintomatologia clínica e histórico do paciente (verificar resultado de culturas de urina realizadas no laboratório, com datas anteriores).

- Bacteriúrias assintomáticas em geral não devem ser tratadas. Segundo consenso recente sobre gerenciamento de bacteriúria assintomática, a realização de urocultura não é recomendada para pacientes pediátricos, mulheres não gestantes, idosos, diabéticos ou transplantados renais que não apresentem sintomas, pois esses pacientes não possuem indicação de tratamento. A indicação de tratamento para bacteriúria assintomática é específica para gestantes ou pacientes que serão submetidos a procedimentos urológicos, portanto, somente nessas situações é recomendada a realização de uroculturas na ausência de sintomas. Nos casos de contagens elevadas ou intermediárias de bactérias nas placas, sem sintomatologia, o laboratório não deveria realizar/liberar o antibiograma para evitar o uso inadequado de antimicrobianos. No entanto, devido à dificuldade do laboratório de obter informação sobre sintomatologia, nem sempre essa prática é possível.
- Piúria associada à bacteriúria, geralmente, é um bom indicador de infecção bacteriana, no entanto, pode não estar presente em infecções associadas a cateter, em pacientes neutropênicos e naqueles com incontinência urinária. É comum em pacientes idosos a presença de bacteriúria e piúria sem sintomas, por essa razão piúria não deve ser considerada nesses pacientes.
- Suspeitar de contaminação durante o processo de coleta sempre que múltiplos organismos forem isolados de urina de jato médio, ou quando forem isolados microrganismos não patogê**nicos**. Microrganismos da microbiota urogenital e da pele como *Streptococcus* do Grupo Viridans, estafilococo coagulase-negativa (exceto *S. saprophyticus*), bacilos gram-positivos difteroides (exceto *Corynebacterium urealyticum*), *Neisseria* spp. e *Lactobacillus* spp. devem ser considerados contaminantes em decorrência do processo de coleta. O crescimento dessa microbiota em quantidade 10 vezes menor do que o crescimento de uropatógenos não deve ser levado em consideração. Para um crescimento igual ou superior ao de uropatógenos, recomenda-se liberar como provável contaminação ou solicitar nova coleta, dependendo do resultado do sedimento urinário e do histórico do paciente. O crescimento de um único microrganismo da microbiota urogenital, como *Streptococcus* do Grupo Viridans ou estafilococos coagulase-negativa, deve ser avaliado criteriosamente. Recomenda-se solicitar nova coleta para confirmar o crescimento, especialmente em pacientes imunocomprometidos, nos quais esses microrganismos podem causar ITU. *Staphylococcus epidermidis*, por exemplo, apresenta capacidade de permanecer viável em tecidos necróticos com infarto renal e em enxerto não funcionante, levando a ITU de difícil tratamento, nesses casos **é importante a comunicação entre o laboratório e o médico assistente**.
- Por outro lado, o crescimento de enterobactérias em amostras de urina de jato médio geralmente é reflexo de bacteriúria na bexiga e sua presença não deve ser descartada, devendo ser avaliada com critério.
- Contagens de $\geq 10^5$UFC/ml são preditivas de bacteriúria assintomática, sintomática e pielonefrite em mulheres, no entanto, mulheres com cistite não complicada podem apresentar contagens tão baixas como 10^2UFC/ml. O laboratório deve estabelecer os critérios para considerar uma cultura positiva baseada na idade do paciente, sexo e a forma em que a amostra foi coletada.
- Contagens baixas, entre 10^2 e 10^4UFC/ml para amostras de urina de jato médio, devem ser avaliadas com muito critério, especialmente se o laboratório não possui informação sobre

a clínica do paciente, pois muitas vezes as amostras não foram bem coletadas e/ou permaneceram à temperatura ambiente durante muito tempo. O cuidado na avaliação desse tipo de crescimento tem o objetivo de evitar o uso desnecessário de antimicrobianos.

– A figura 11.1 apresenta uma sugestão das autoras para auxiliar na interpretação do resultado das culturas de urina.

Urina de crianças (até 24 meses)

- A interpretação de culturas colhidas com saco coletor é difícil, principalmente em meninas e meninos não circuncisados.
- Essa metodologia de coleta apresenta grande quantidade de resultados falso-positivos, sendo validada somente quando apresenta resultados negativos (alto valor preditivo negativo), por isso a avaliação deve ser feita com critério. O quadro clínico de ITU em crianças jovens e lactentes (até 24 meses) não é específico, o que faz com que o exame de urina negativo tenha alto valor. A contaminação da coleta com saco coletor pode ser minimizada se forem realizadas boas técnicas de antissepsia antes da colocação e da troca.
- Atualmente é recomendado que o diagnóstico de ITU em crianças de até 24 meses compreenda resultados do sedimento urinário sugestivo de infecção (piúria/bacteriúria) e presença de pelo menos 50.000UFC/ml de um único uropatógeno em urina coletada por sonda de alívio. No entanto, evidências mais recentes sugerem que contagens ≥ 10.000UFC/ml com detecção confiável de piúria podem diagnosticar uma proporção significativamente maior de crianças com ITU verdadeira. Para amostras obtidas por punção suprapúbica, deve ser considerado qualquer crescimento.

Urina de pacientes cateterizados

- No paciente cateterizado a presença de piúria não diferencia bacteriúria assintomática de ITU e a urocultura deve ser solicitada somente ao paciente sintomático.
- Amostra com contagem entre 10^3 e 10^5UFC/ml de 1 único uropatógeno, realizar identificação e antibiograma.
- Amostras com contagem ≥ 10^5UFC/ml com 2 tipos de uropatógenos (mesma contagem dos dois microrganismos), leucócitos alterados, realizar identificação e antibiograma.
- Amostras com contagem ≥ 10^5UFC/ml com 3 ou mais tipos de uropatógenos em mesma contagem, solicitar coleta de nova amostra, sendo recomendada a substituição do cateter devido à formação de biofilme.

Urina de idosos

Amostras desses pacientes que apresentem leucocitúria e hematúria, realizar Gram e, se for observada presença de bacilos gram-positivos, sugerimos semear também em AS e identificar o microrganismo. Em geral, *Corynebacterium urealyticum* pode estar envolvido em infecções em idosos com a sedimentoscopia mencionada acima, além de apresentar, ao exame químico de urina, pH elevado (acima de 7,5) e possibilidade de aparecimento de cristais de fosfato (estruvita). Além disso, idosos podem ter sintomas atípicos como alterações cognitivas, letargia, anorexia ou outros sintomas generalizados associados a ITU, sendo que a bacteriúria assintomática deve ser valorizada nesses pacientes. Temos que considerar que a piúria assintomática pode ocorrer nos idosos, portanto não devemos utilizar esse parâmetro como auxílio para interpretar possível infecção.

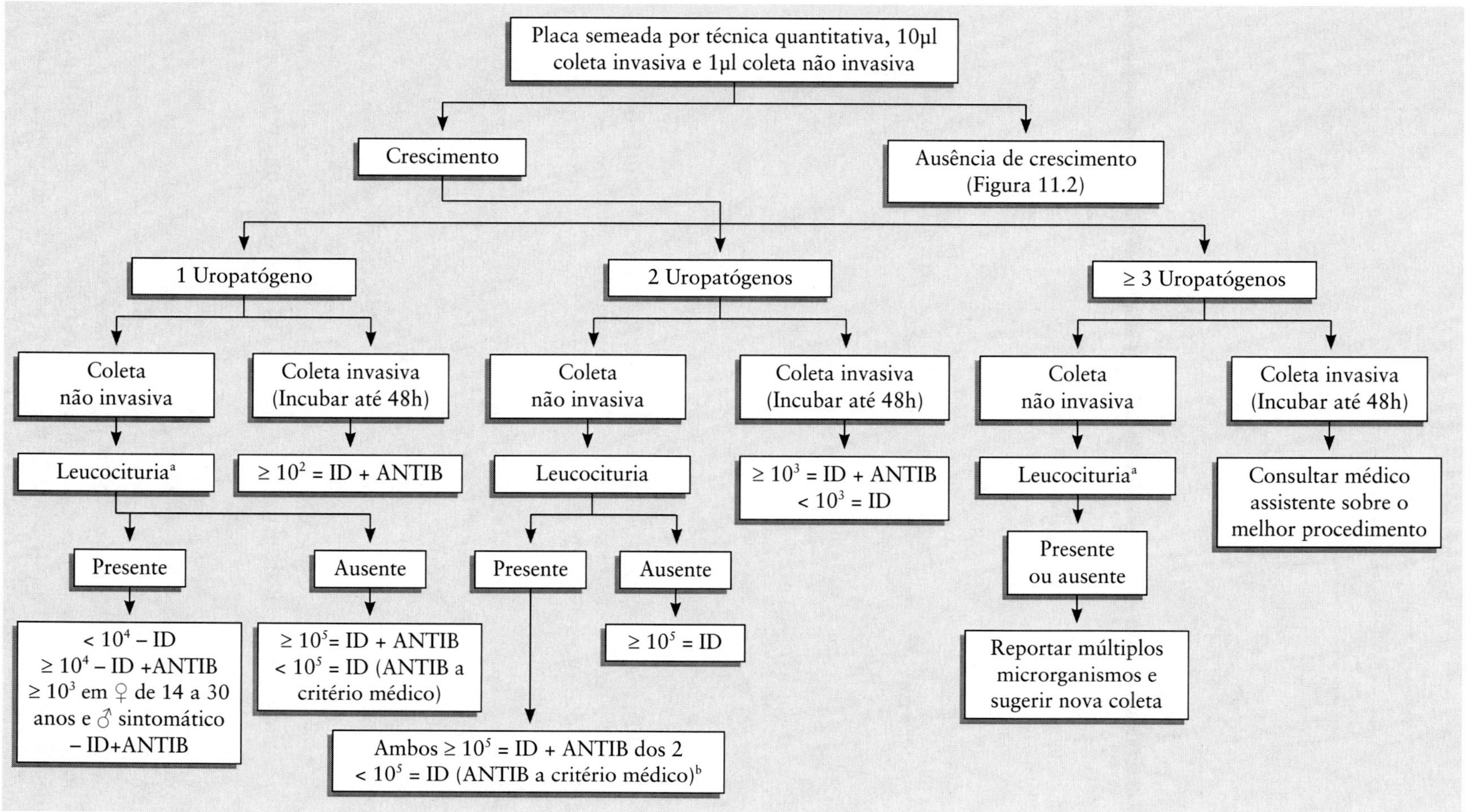

FIGURA 11.1 – Interpretação das culturas de urina com crescimento. Coleta invasiva refere-se à coleta realizada por punção ou sondagem vesical de alívio, e coleta não invasiva, à urina colhida por micção espontânea ou com saco coletor. ID = Identificação; ANTIB = teste de sensibilidade aos antimicrobianos; [a]presença de leucócitos com contagem ≥ 30.000 leucócitos/ml ou ≥ 10 leucócitos/campo pela sedimentoscopia; [b]não podemos ter certeza que a bactéria que está em maior número é o patógeno. Na dúvida, realizar Gram da amostra de urina.

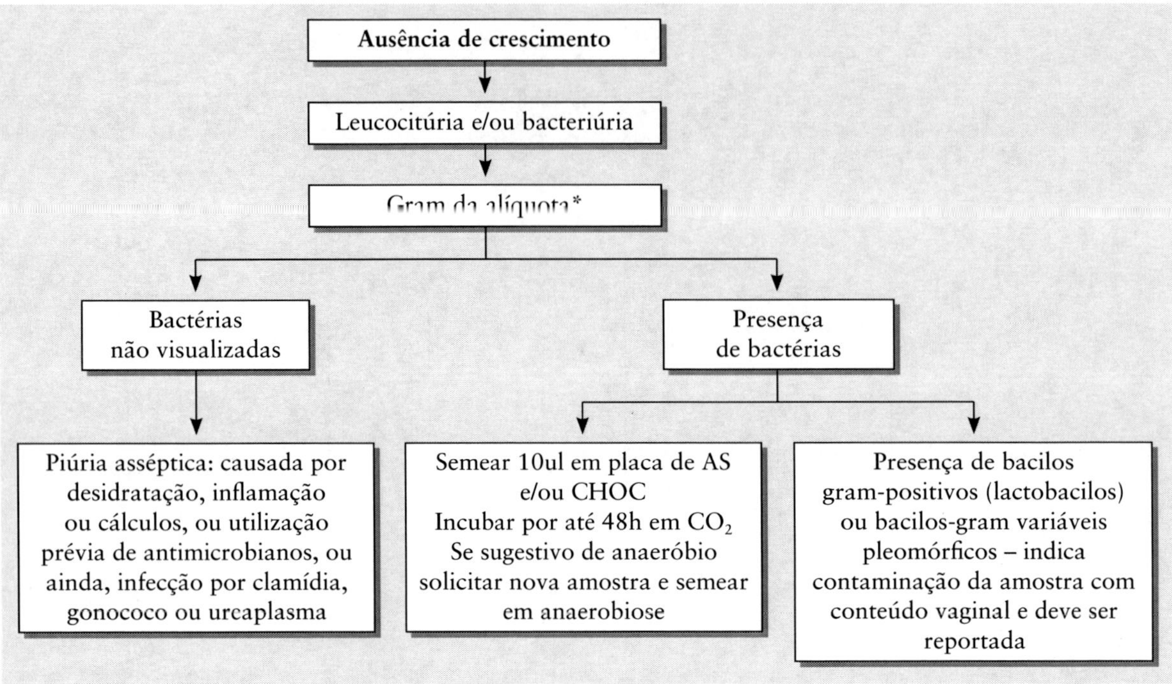

FIGURA 11.2 – Interpretação das culturas de urina sem crescimento. *Gram deve ser realizado da urina não centrifugada.

Urina de grávidas

Novas diretrizes para a interpretação de isolamento de *Streptococcus* do grupo B em urina de grávidas foram publicadas recentemente pela Sociedade Americana de Ginecologia e Obstetrícia (2019), substituindo as normas descritas pelo CDC de 2010. Os pontos-chaves a serem observados na cultura de urina são:

1. Presença de *S. agalactiae* em qualquer contagem, detectada em qualquer período da gestação, representa elevada colonização materna e deve ser reportada.
2. Bacteriúria $\geq 10^5$UFC/ml deve ser reportada com antibiograma, pois deve ser tratada, e no parto deverá ser realizada profilaxia com antimicrobiano.
3. Solicitar que sempre seja informado ao laboratório de microbiologia que a paciente é gestante.
4. No antibiograma deve ser testada clindamicina somente com a intenção de realizar o D-teste já que é um antimicrobiano utilizado no intraparto em casos de mulheres com alergia à penicilina.

NOVAS TECNOLOGIAS

Novas plataformas têm sido testadas e aprovadas para uso clínico para reduzir o tempo de diagnóstico e a acurácia na identificação de patógenos em amostras de urina. Enquanto os métodos de imunoensaio de fluxo lateral (RapidBac – AMT Scientific) e citometria de fluxo (UF-1000i – Sysmex) têm sido utilizados para triagem de bacteriúria, outros sistemas podem detectar o crescimento bacteriano por nefelometria medindo a intensidade de dispersão da luz, permitindo a quantificação do microrganismo (Alfred 60 – Alifax).

Metodologias como amplificação de ácidos nucleicos (PCR), hibridização *in situ* por fluorescência (FISH) e espectrometria de massa (MALDI-TOF) têm sido utilizadas para a identificação de uropatógenos diretamente da amostra clínica. Foram desenvolvidos sistemas de microscopia em tempo real, que possibilitam a realização do teste de sensibilidade mediante monitoramento de imagens do crescimento bacteriano em diferentes concentrações do antimicrobiano. O sistema ACCELERATE (Accelerate Diagnostic), por exemplo, proporciona a identificação bacteriana por FISH e o antibiograma por microscopia em tempo real, diretamente da amostra de urina.

EXAMES RELACIONADOS

O exame bioquímico da urina e a análise do sedimento urinário detectam diferentes compostos químicos como nitrato e esterase leucocitária, hemoglobina, pH, entre outros. A análise do sedimento detecta a presença de leucócitos, hemácias, células epiteliais e bactérias. Todos esses parâmetros são importantes e devem ser avaliados em conjunto com a cultura de urina. Se a urina não for mantida refrigerada durante todo o processo, desde a coleta até o processamento do exame bioquímico, da sedimentoscopia e da cultura, resultados falso-positivos e falso-negativos vão ser evidenciados, dificultando ainda mais a interpretação do exame.

A densidade da urina é outro parâmetro que deve ser observado porque em urinas muito diluídas a contagem bacteriana pode ser afetada, assim como em urinas muito concentradas, levando a resultados equivocados.

COMO REPORTAR O RESULTADO

Independentemente do tipo de coleta realizado, ou método utilizado para a semeadura, o resultado da cultura de urina deve sempre ser quantitativo, em unidades formadoras de colônias por mililitro de urina (UFC/ml).

No sistema semiquantitativo, verificar o diagrama que acompanha o produto para melhor interpretação da contagem de colônias presentes no laminocultivo. É sempre importante informar o método utilizado na coleta de urina para melhor avaliação do resultado.

Exemplo 1: cultura negativa
Material clínico: urina de jato médio
Método: cultura quantitativa
Resultado: negativa.

Exemplo 2: cultura negativa
Material clínico: urina de jato médio
Método: cultura semiquantitativa
Resultado: ausência de crescimento de uropatógenos em contagem $\geq 10^3$UFC/ml.
Não houve crescimento de microrganismos na amostra analisada.

Exemplo 3: cultura positiva
Material clínico: urina colhida com saco coletor
Método: cultura quantitativa
Resultado: 100.000UFC/ml de *Escherichia coli*.

Exemplo 4: cultura positiva com 3 ou mais microrganismos
Material clínico: urina de jato médio
Método: cultura semiquantitativa
Resultado: contagem de colônias > 100.000UFC/ml.

Houve crescimento de 3 diferentes microrganismos (gram-positivos e gram--negativos) sugestivos de contaminação de coleta. Sugere-se coleta de nova amostra, a critério clínico.

Exemplo 5:
Material: urina de jato médio
Método: cultura quantitativa
Resultado: desenvolvimento de diferentes espécies de bactérias gram-positivas (microbiota urogenital), provável contaminação da amostra em decorrência da coleta.
Contagem de colônias: 50.000UFC/ml.
Bacterioscopia: muitos bacilos gram-positivos próprios da microbiota vaginal (lactobacilos).

COMENTÁRIOS

- A coleta e o transporte inadequado da amostra podem levar a resultado de difícil interpretação. Portanto, a medida mais importante para realizar uma cultura de urina é estabelecer critérios rígidos de coleta e dar treinamento constante aos profissionais envolvidos no processo de coleta do exame.
- Para melhor interpretação da cultura de urina é necessário realizar a análise conjunta do sedimento urinário, verificando o número de leucócitos e a presença ou não de microrganismos.
- O Gram é um recurso útil e pode viabilizar um resultado rápido. Em caso de cultura negativa, amostra com piúria e presença de bactérias observadas ao Gram, podemos suspeitar de bactérias anaeróbias, apesar de ser um evento muito raro, ou de microrganismos nutricionalmente exigentes (como, por exemplo, *Haemophilus influenzae*, mais frequente em urinas de crianças). A visualização no Gram de bactérias com parede celular deficiente ou forma-L bacteriana pode indicar a utilização prévia de antimicrobianos que atuam na parede celular, que em pH ácido inibem a síntese de peptidoglicano, mas não conseguem lisar a bactéria, que permanece viável no trato urinário, mas não cresce ou apresenta crescimento escasso nos meios de cultura.

- A cultura de ponta de Foley não deve ser realizada, uma vez que o crescimento de microrganismos representa a microbiota da uretra distal.
- Em pacientes cateterizados a urocultura deve ser coletada somente na presença de sintomas, como febre de origem desconhecida, dor no flanco, hematúria aguda, desconforto pélvico ou alteração no estado mental, pois cateteres de longa duração sempre apresentarão bacteriúria devido à formação de biofilme.
- Se houver solicitação para pesquisa de fungos, semear em meios específicos que favoreçam o crescimento e incubar a urina durante 48 a 72 horas. Meios cromogênicos para leveduras são recomendados.
- Não existe critério padronizado para o diagnóstico de ITU por *Candida* spp. e a quantificação do número de colônias não auxilia no diagnóstico. A presença de leveduras na urina pode estar associada a um quadro de candidíase disseminada, especialmente em recém-nascidos, neutropênicos ou pacientes submetidos a procedimentos urológicos, mas também pode somente refletir colonização da bexiga, períneo ou do cateter vesical. A solicitação de nova coleta de amostra para confirmar o resultado pode auxiliar na diferenciação entre contaminação, colonização e infecção.
- Estudos recentes recomendam atenção especial nas culturas de jato médio de mulheres pré-menopausa com cistite não complicada, nas quais o crescimento de *Enterococcus* spp. e *Streptococcus agalactiae* isolados ou em conjunto com *E. coli* é frequentemente associado à colonização de trato urinário e raramente a causa da cistite.
- *Streptococcus agalactiae* em gestantes, reportar qualquer contagem, mesmo em crescimento misto.
- O isolamento de *P. aeruginosa* em amostras de criança sem controle esfincteriano usualmente representa colonização vaginal ou do prepúcio e deve ser discutido com o clínico.
- Para casos de isolamento de *S. aureus* em uroculturas de pacientes febris é aconselhável investigação de endocardite, usualmente por uso de cateter venoso central.
- Em pacientes com *stents* urinários (cateter duplo J) o isolamento de *Staphylococcus* spp. coagulase-negativa ou múltiplos microrganismos pode ser relevante, e a comunicação entre o médico assistente e o microbiologista é essencial nessas situações.
- Em pacientes sintomáticas com urocultura convencional repetidamente negativa, a semeadura de 100µl de amostra em AS e a incubação em CO_2 durante 48 horas têm possibilitado o isolamento de microrganismos fastidiosos como *Aerococcus urinae*, *Alloscardovia omnicolens* e *Streptococcus anginosus*.
- Cultura para anaeróbios está indicada somente quando solicitada em amostras obtidas por punção, ou quando se observam bactérias sugestivas na microscopia, associadas a piúria, e que não crescem na cultura aeróbia.
- Algumas publicações referem que o uso de clorexidina para antissepsia pode levar a uma diminuição da contagem de microrganismos.

REFERÊNCIAS BIBLIOGÁFICAS

Albini CA, Souza HAPHM, Silveira ACO. Infecções urinárias – uma abordagem multidisciplinar. 1ª ed. Curitiba: CRV; 2012.

Andriolo A. Manual de residência de medicina laboratorial. 1ª ed. Barueri: Manole; 2019.

Brasil. Ministério da Saúde. Agência Nacional de Vigilância Sanitária. Critérios Diagnósticos de Infecção do Trato Urinário. In Critérios Diagnósticos de Infecção Relacionada à Assistência à Saúde. 2ª ed. Brasília; 2017. p. 99-111.

Burd EM, Kehl KS. A critical appraisal of the role of the clinical microbiology laboratory in the diagnosis of urinary tract infections. J Clin Microbiol. 2011;49(9): S34-8.

Cornaglia G, Courcol R, Herrmann JL, Kahlmeter G, Peigue-Lafeuille H, Vila J. European manual of clinical microbiology. Paris: ESCMID; 2012.

Chu C, Lowder JL. Diagnosis and treatment of urinary tract infections across age groups. Am J Obstet Ginecol. 2018;219(1):40-51.

Committee on Obstretic Pratice. Prevention of grup B Streptococcal earl-onset disease in newborns. ACOG Committee Opinion. Number 782. Obstet Gynecol. 2019;134(1): e19-e40.

Davenport M, Mach KE, Shortliffe LMD, Banaei N, Wang T, Liao JC. New and developing diagnostic technologies for urinary tract infections. Nat Rev Urol. 2017;14(5):296-310.

Doern CD, Richardson SE. Diagnosis of urinary tract infections in children. J Clin Microbiol. 2016;54(9):2233-42.

Ford M. Medical microbiology. 2nd ed. Oxford: Oxford University Press; 2014.

Herreros FML, González MN, Tagarro GA, Pérez SB, de La Serna MM, Contreras Abad MT, et al. A new technique for fast and safe collection of urine in newborns. Arch Dis Child. 2013;98(1):27-9.

Hooton TM, Bradley SF, Cardenas DD, Colgan R, Geerlings SE, James C, et al. Diagnosis, prevention, and treatment of catheter-associated urinary tract infection in adults: 209 International Clinical Practice Guidelines from the Infectious Diseases Society of America. Clin Infect Dis. 2010;50:625-3.

Hooton TM, Pacita MD, Roberts MS, Marsha E, Cox BS, Stapleton AE MD. Voided midstream urine culture and acute cystitis in premenopausal women. N Engl J Med. 2013;369 (20):1883-91.

Jorgensen JH, Pfaller MA. Manual of clinical microbiology. 11th ed. Washington, DC: American Society for Microbiology; 2015.

Larocco MT, Franek J, Leibach EK, Weissfeld AS, Kraft CS, Sautter RL, et al. Effectiveness of Preanalytic Practices on Contamination and Diagnostic Accuracy of Urine Cultures: Laboratory Medicine Best Practices Systematic Review and Meta-analysis. Clin Microbiol Rev. 2016;29(1):105-46.

McCarter YS, Brud EM, Hall GS, Zervos M. Cumitech 2C, Laboratory diagnosis of urinary tract infections. Weissfeld AS (coord). Washington, DC: American Society for Microbiology; 2009.

Mendes CM, Oplustil CP, Zoccoli CM, Sinto SI. Microbiologia clínica: 156 perguntas e respostas. São Paulo: Sarvier; 2005.

Miller JM, Binnicker MJ, Campbell S, Carroll KC, Chapin KC, Gilligan PH, et al. A Guide to Utilization of the Microbiology Laboratory for Diagnosis of Infectious Diseases: 2018 Update by the Infectious Diseases Society of America and the American Society for Microbiology. Clin Infect Dis. 2018;67(6)e1-e94.

Mulvey MA, Klump DJ, Tapleton AE. Urinary tract infections: molecular pathogenesis and clinical management. 2nd ed. Washington, DC: ASM Press; 2017.

Leber AL. Clinical microbiology procedures handbook. Vols. 1 e 2. 4th ed. Washington DC: American Society for Microbiology; 2016.

Oplustil CP, Zoccoli CM, Barberino MG. Microbiologia clínica: 156 perguntas e respostas. Vol 2. São Paulo: Sarvier; 2012.

Patterson JE, Andriole VT. Bacterial urinary tract infections. Infect Dis Clin North Am. 1997; 11(3):735-50.

Price TK, Dune T, Hilt EE, Thomas-Whit KJ, Kliethermes S, Brincat C, et al. The Clinical Urine Culture: Enhanced Techniques Improve Detection of Clinically Relevant Microorganisms. J Clin Microbiol. 2016;54(5):1216-22.

SBPC – Urocultura. In Recomendações da Sociedade Brasileira de Patologia Clínica e Medicina Laboratorial: Boas Práticas em Microbiologia Clínica. 1ª ed. São Paulo: Manole; 2015. p. 39-52.

SBPC – Recomendações da Sociedade Brasileira de Patologia Clínica e Medicina Laboratorial: Realização de exames em urina. 1ª ed. São Paulo: Manole; 2017.

Struthers JK, Westran RP. Clinical bacteriology. Washington, DC: ASM Press; 2003.

Subcommittee on Urinary Tract Infection, Steering Committee on Quality Improvement and Management, Roberts KB, et al. Urinary tract infection: clinical practice guideline for the diagnosis and management of the initial UTI in febrile infants and children 2 to 4 months. Pediatrics. 2011;128(3): 595-610.

Cultura de Fezes

12
CAPÍTULO

PRINCÍPIO

O trato gastrintestinal é um tubo único e longo que comunica a boca ao ânus, passando pela faringe, esôfago, estômago, intestino delgado e grosso. Cada segmento possui um mecanismo específico para evitar infecções, sendo estas causadas por agentes específicos. A boca é a porta de entrada de agentes causadores de infecções do trato gastrintestinal, como a gastroenterite, uma das infecções mais comuns. A infecção é caracterizada por diarreia e/ou vômitos e, em alguns casos, febre. Diversos são os agentes que podem causar gastroenterites e entre eles estão algumas bactérias, vírus como *Rotavirus*, *Adenovirus*, *Noravirus* e alguns parasitas como *Giardia intestinalis*, *Cryptoporidium* spp. e *Entamoeba histolytica*.

Na cultura de fezes, habitualmente, são pesquisados os agentes bacterianos mais comuns em nosso meio: *Salmonella* spp., *Shigella* spp., alguns sorotipos de *Escherichia coli* e *Campylobacter* spp. Outros agentes também podem ser pesquisados, mas é importante que sejam mencionados na solicitação médica, como, por exemplo, *Yersinia* spp. e *Vibrio* spp., *Clostridioides difficile* (anteriormente *Clostridium difficile*). A pesquisa de toxina para *C. difficile* é indicada para pacientes apresentando diarreia, com suspeita clínica de colite pseudomembranosa, com história de antibioticoterapia prévia e após investigação de outros patógenos entéricos causadores de diarreia.

Cada microrganismo possui mecanismos próprios de patogenicidade pelos quais causam sintomas específicos. O quadro 12.1 mostra a associação entre mecanismos de patogenicidade e algumas bactérias que causam diarreia. O quadro 12.2 apresenta sinais e sintomas associados a esses mecanismos, e o quadro 12.3, a associação dos enteropatógenos mais comuns e os sintomas clínicos.

Sinonímia: coprocultura.

MATERIAL CLÍNICO

Coleta

- Para a pesquisa de agente etiológico causador de gastroenterite, as amostras de fezes com aspecto normal (moldadas) não são recomendadas para o exame de cultura de fezes, exceto para cultura e pesquisa de portadores de *Salmonella* spp.
- Fornecer ao paciente frasco com meio conservante e folheto com instruções claras de como coletar a amostra de fezes.

QUADRO 12.1 – Mecanismos de patogenicidade dos microrganismos que mais frequentemente causam diarreia.

Produção de toxina	Invasão tecidual	Aderência
Aeromonas spp.	*Campylobacter jejuni*	*E. coli* enteropatogênica (EPEC)
Bacillus cereus	*Edwarsiella tarda*	*E. coli* enteroaderente (EAEC)
Clostridium botulinum	*E. coli* invasiva (EIEC)	*E. coli* enterohemorrágica (EHEC/STEC)
Clostridioides difficile	*Salmonella* spp.	
E. coli enterotoxigênica (ETEC)	*Shigella* spp.	
E. coli enterohemorrágica (EHEC/STEC)	*Yersinia enterocolitica*	
Staphylococcus aureus		
Vibrio cholerae		
Vibrio parahaemolyticus		

STEC = *Shiga toxin (ST) producing E. coli*, também referida como EHEC. Sorotipos *E. coli* enterohemorrágica podem ser O157:H7 e O157 STEC.

QUADRO 12.2 – Sinais e sintomas associados a mecanismos de patogenicidade das diarreias.

Parâmetro	Sintomas com	
	Produção de toxina	Invasão tecidual
Consistência das fezes	Aquosa	Pastosa
Evacuações	Inúmeras	Poucas
Vômitos	Sim*	Não
Febre	Não	Sim
Desidratação	Sim	Pouca
Tempo para o início dos sintomas	Poucas horas a 2 dias	1 a 3 dias
Leucócitos nas fezes	Não	Sim
Sangue nas fezes	Não**	Sim
Muco nas fezes	Não	Sim

*Quando produz também neurotoxina. ** Presente na colite hemorrágica causada por EHEC/STEC.

- A coleta deve ser realizada no início dos episódios de diarreia (geralmente em até 7 dias), uma vez que a positividade da cultura diminui com o tempo devido à redução do número de bactérias eliminadas.
- Um a 2g de fezes (equivalente a 1 colher das de sobremesa ou 5ml de fezes líquidas) no início do quadro diarreico antes da antibioticoterapia representa a amostra ideal.
- Coletar as fezes em recipiente limpo e seco. Não utilizar papel higiênico para coletar as fezes, pois podem estar impregnados de sais de bário, inibidores de alguns patógenos fecais.

QUADRO 12.3 – Sintomas clínicos e outros fatores associados aos enteropatógenos que mais frequentemente causam diarreia.

Bactéria	Período de incubação	Principais características clínicas	Duração dos sintomas	Fonte de infecção
Salmonella spp. (excluindo *S.*Typhi/Paratyphi)	12h-3 dias	Diarreia, vômitos, febre	2-7 dias	Alimento contaminado, pessoa a pessoa, contato com animais
Campylobacter spp.	2-5 dias	Diarreia, dor abdominal, febre, sangue nas fezes	2-7 dias	Alimento e água contaminados, contato com animais
Shigella spp.	1-7 dias	Diarreia, sangue nas fezes	> 2 semanas	Alimento e água contaminados, contato pessoa a pessoa
Salmonella Typhi	1-3 semanas	Febre, mal-estar geral	10-14 dias	Alimento contaminado, contato pessoa a pessoa
Aeromonas spp. e *Plesiomonas shigelloides*	1-2 dias	Diarreia aquosa, dor abdominal e sangue nas fezes	Variável, prolongada em imunossuprimido	Alimento e água contaminados
Yersinia spp.	3-7 dias	Diarreia, dor abdominal, febre	1-3 semanas	Alimento contaminado, contato com animais
Escherichia coli (EHEC)/O157	1-6 dias	Diarreia, sangue nas fezes, insuficiência renal	4-6 dias	Alimento e água contaminados, contato com animais, pessoa a pessoa
Vibrio cholerae	2-3 dias	Diarreia aquosa	1-7dias	Alimento e água contaminados
Outros *Vibrio* spp.	12-18 horas	Diarreia	1-7 dias	Alimento contaminado
Clostridioides difficile	1-7 dias	Diarreia, sangue nas fezes	Variável	Contato pessoa a pessoa, ambiente contaminado, associado ao uso prévio de antimicrobiano
Clostridium perfringens	12-18 horas	Diarreia, dor abdominal	24 horas	Alimento contaminado
Bacillus cereus – Doença entérica	1-5 horas	Vômitos, náuseas (diarreia, dor abdominal)	24 horas	Alimento contaminado
Bacillus cereus – Doença diarreica	8-16 horas	Diarreia, náuseas (vômitos, dor abdominal)	24 horas	Alimento contaminado, principalmente cereais
Staphylococcus aureus	2-4 horas	Vômitos, dor abdominal, febre	12-48 horas	Alimento contaminado

- Transferir a amostra para frasco com conservante e homogeneizar. É importante informar ao paciente que a quantidade de fezes não deve exceder a quantidade recomendada, respeitando a diluição da amostra no conservante. Quantidade excessiva de fezes resulta em conservação inadequada da amostra.
- Meios de transporte líquidos associados ao uso de *swab* estão disponíveis comercialmente para aumentar a praticidade da coleta e do processamento da amostra. Utilizar o *swab* que acompanha o meio de transporte – mergulhar nas fezes recém-colhidas, inserir o *swab* no meio de transporte e encaminhar ao laboratório à temperatura ambiente (20 a 25°C).
- Coleta com *swabs* retais são aceitáveis somente em casos especiais, como, por exemplo, recém-nascidos. Verificar após a coleta se a ponta do *swab* contém amostra fecal e inserir imediatamente no meio conservante.

Transporte

- **Fezes sem conservante** – devem ser armazenadas e transportadas à temperatura ambiente (20 a 25°C) e processadas no máximo em 1 hora após a coleta. *Shigella* spp., uma bactéria bastante sensível às condições desfavoráveis, não resiste por muito tempo sem meio conservante.
- **Fezes com conservante** – podem ser encaminhadas ao laboratório à temperatura ambiente (20 a 25°C) ou mantidas refrigeradas de 2 a 8°C durante até 24 horas.
- As amostras de fezes para a pesquisa de *Clostridioides difficile* devem ser mantidas sem conservante, refrigeradas (2 a 8°C) até 12 horas após a coleta e congeladas se a realização do teste exceder esse período.
- Para a pesquisa de *Vibrio* spp., a amostra de fezes ou *swab* retal deve ser encaminhada em meio de Cary-Blair à temperatura ambiente (20 a 25°C).

Os meios conservantes e de transporte mais comuns são:

- Solução salina glicerinada tamponada – recomendada para *Salmonella* spp. e *Shigella* spp., mas não para *Campylobacter* spp. ou *Vibrio* spp., a não ser se suplementada com $CaCl_2$ (100mg/l).
- Cary-Blair – é o melhor meio de transporte, apesar de ser um pouco inferior à solução salina glicerinada tamponada para a preservação de *Shigella* spp. e não é indicado para a pesquisa de toxina de *Clostridioides difficile.*

> A coleta de apenas uma amostra de fezes diarreica (na fase aguda da infecção) tem sensibilidade > 95% para detectar os patógenos mais frequentes de gastroenterites.

Amostras inadequadas

- Amostras sem conservante coletadas há mais de 1 hora e armazenadas à temperatura ambiente.
- Amostras com conservante coletadas há mais de 24 horas e mantidas de 2 a 8°C ou à temperatura ambiente (20-25°C).
- Amostras de fezes em meio conservante com quantidade acima da recomendada.
- Mistura de várias amostras colhidas no mesmo dia.
- Fezes líquidas colhidas ou enviadas em fraldas.

- Amostras de fezes contaminadas com urina.
- Fezes sólidas, moldadas para pesquisa de *Clostridioides difficile.*
- Amostra colhida em *swab* para pesquisa de *Clostridioides difficile.*
- Solicitação de mais de 2 amostras/pacientes para cultura de fezes
- *Swab* seco, sem meio de transporte.

CONTROLE DE QUALIDADE

Finalidade – controlar e comprovar a qualidade dos meios de cultura, dos meios de identificação, dos reagentes, a metodologia e a competência dos colaboradores na realização das várias etapas do exame. Os meios de cultura empregados devem ser avaliados quanto a sua esterilidade, capacidade de permitir o crescimento de patógenos importantes e capacidade de inibição (meios seletivos) quando aplicável.

Qualquer *kit* ou antissoro utilizado para a identificação das bactérias deve ser controlado com cepas de referência.

Frequência e procedimento – de acordo com o estabelecido para o CIQ de cada insumo/teste utilizado no exame. Também devem ser controlados:

Atmosfera de microaerofilia – a cada nova incubação e preparo da jarra de microaerofilia repicar uma cepa controle de *Campylobacter* conhecida, em conjunto com as placas de cultura dos pacientes.

Antissoros – devem ser avaliados com microrganismos conhecidos (reação de aglutinação positiva e negativa) a cada novo lote e/ou nova remessa e a cada 6 meses se ainda em uso.

Anotar todos os resultados dos controles de qualidade em formulários próprios.

Indicador de qualidade – para melhor avaliar o processo é necessário implantar alguma ferramenta de controle. O quadro 12.4 mostra os indicadores que podem ser definidos e monitorados para controlar etapas do exame cultura de fezes.

QUADRO 12.4 – **Sugestão de indicadores para controlar as diferentes fases do processo de cultura de fezes.**

Fase do processo	Indicador	Descrição	Objetivo
Pré-analítica	Índice de amostras não aceitáveis	Verificar o percentual de amostras não aceitáveis	Monitorar o procedimento de orientação do paciente para a coleta
Analítica	Percentual de positividade e prevalência de microrganismos isolados	Verificar a positividade do exame de cultura e a prevalência dos microrganismos causadores de diarreia na população da sua região	Monitorar as etapas do processo de coprocultura e a competência dos colaboradores. Conhecer e acompanhar a prevalência regional

PROCEDIMENTO

A detecção de patógenos causadores de gastroenterites pode ser realizada utilizando os métodos tradicionais de cultura ou métodos moleculares. Os métodos moleculares permitem identificar rapidamente as principais bactérias, vírus e parasitas diretamente das amostras clínicas.

O monitoramento contínuo da fase pré-analítica, assim como as etapas do processamento inicial da coprocultura são fatores essenciais para a detecção de patógenos intestinais já no primeiro isolamento.

Método tradicional para a detecção de enteropatógenos

O desafio do exame de coprocultura é a recuperação de enteropatógenos a partir de uma amostra que contém microbiota abundante, como é o material fecal. Para isso, utilizamos meios de cultura específicos que selecionam e diferenciam as bactérias de interesse.

Meios utilizados

A rotina de coprocultura compreende a utilização de vários meios de cultivo, seletivos, diferenciais, cromogênicos e/ou caldos enriquecedores, não necessariamente utilizados todos ao mesmo tempo. Grande parte da rotina de identificação ainda é demorada, geralmente entre 2 e 5 dias, para identificação e antibiograma quando indicado.

Para selecionar os meios de cultura a serem utilizados na rotina de coprocultura é importante conhecer suas principais características e quais bactérias de interesse crescem em cada meio.

As bactérias apresentam características bem diferentes, dependendo do meio de cultura empregado (Quadro 12.5), por isso é importante saber reconhecer quais colônias suspeitas devem ser identificadas nos meios escolhidos.

Os meios comumente empregados na rotina estão descritos a seguir:

- **Meios diferenciais** – utilizados para diferenciar bactérias fermentadoras e não fermentadoras da lactose:
  - MC (MacConkey).
  - EMB (eosina-azul de metileno).
- **Meios seletivos** – utilizados para permitir crescimento de *Shigella* spp. e *Salmonella* spp., inibindo a maioria das outras enterobactérias:
  - SS (*Salmonella-Shigella*): seleciona *Salmonella* spp., algumas vezes pode ser inibitório para *Shigella* spp.
  - HE (Hektoen Enteric): recomendado para o isolamento de *Salmonella* spp. e *Shigella* spp., além de poder ser utilizado para o isolamento de *Vibrio* spp.
  - XLD (xilose-lisina-desoxicolato): meio recomendado para o isolamento de *Salmonella* spp. e *Shigella* spp.
- **Meios altamente seletivos** – meios não recomendados para utilização de rotina, já que não apresentam melhor custo/benefício em relação aos outros. São recomendados para uso em investigação de surtos de *Salmonella* spp., mas não para o isolamento de *Shigella* spp.:
  - VB (verde-brilhante): isolamento de *Salmonella* spp., exceto *S.* Typhi e *S.* Paratyphi.
- **Meio cromogênico para identificação presuntiva de *Salmonella* spp.** – meio de cultura seletivo e diferencial que possui em sua formulação compostos cromogênicos e/ou fluorogênicos que detectam características fenotípicos favorecendo a identificação presuntiva de *Salmonella* spp., incluindo *S. enterica*, S. Typhi e S. Paratyphi. Esses meios estão disponíveis no mercado brasileiro e são específicos apenas para *Salmonella* spp. e não aplicáveis para *Shigella* spp. A utilização de meio cromogênico proporciona uma identificação presuntiva mais rápida.
- **Caldo de enriquecimento** – utilizado para inibir ou diminuir a quantidade de microrganismos da microbiota intestinal habitual das fezes e favorecer o desenvolvimento dos patógenos

entéricos. É utilizado na etapa de processamento inicial, como pré-enriquecimento e em conjunto com os meios em placas, necessitando de subcultivo posterior.

- **Caldo GN** – melhor meio de pré-enriquecimento para o isolamento de *Shigella* spp. e *Salmonella* spp. Inocular apenas uma pequena porção de fezes. O meio deve ser incubado a 35 ± 2°C de 6 a 8 horas antes de repicar em meios específicos (SS, Hektoen, XLD ou cromogênico para *Salmonella* spp.). A capacidade inibitória do caldo GN se perde após 8 horas de incubação, favorecendo o isolamento da microbiota intestinal habitual.
- **Caldo selenito** – melhor para *Salmonella* spp. e *Shigella* spp. (algumas espécies de *Shigella* podem ser inibidas).
- **Caldo tetrationato** – melhor para *Salmonella* spp., exceto *S.* Typhi e *S.* Paratyphi.
- **Meios para isolamento de *Campylobacter*:**
  - Meio de Skirrow: base de ágar-sangue, soro lisado de cavalo e solução de antibióticos.
  - AS Campy: base de ágar *Brucella* com sangue de carneiro e solução de antibióticos.
  - Ágar Karmali: meio contendo carvão ativado e solução de antibióticos.

Método de Gram

A análise microscópica direta da amostra de fezes recentes é pouco solicitada e não realizada de rotina. Utilizada para indicar a presença de *Staphylococcus* spp. e leveduras na amostra, já que esses agentes não são recuperados nos meios empregados na rotina habitual de coprocultura.

Avalia a condição da microbiota intestinal, ausência ou diminuição da microbiota entérica gram-positiva e gram-negativa e presença de leucócitos. No preparo da lâmina, selecionar a porção mucopurulenta das fezes (se presente) e preparar um esfregaço delgado.

> Amostras em meio de transporte não permitem a visualização correta, por exame microscópico direto, de leucócitos e eritrócitos.

Pesquisa de *Salmonella* spp., *Shigella* spp., *E. coli* (EPEC, EIEC)

Procedimento geral (Figura 12.1)

1. Semear uma alçada de fezes em meio diferencial, em meio seletivo, e 3 a 4 alçadas em caldo de enriquecimento.

> Para utilizar caldo tetrationato, é necessário adicionar ao caldo 4 gotas de solução de iodo a 30% e homogeneizar bem antes de inocular a amostra.

2. Incubar as placas, por exemplo, de MC e SS ou XLD e MC a 35 ± 2°C por 18 a 24 horas e o caldo de enriquecimento a 35 ± 2°C por 12 a 18 horas ou por 6 a 8 horas se for utilizado o caldo GN.

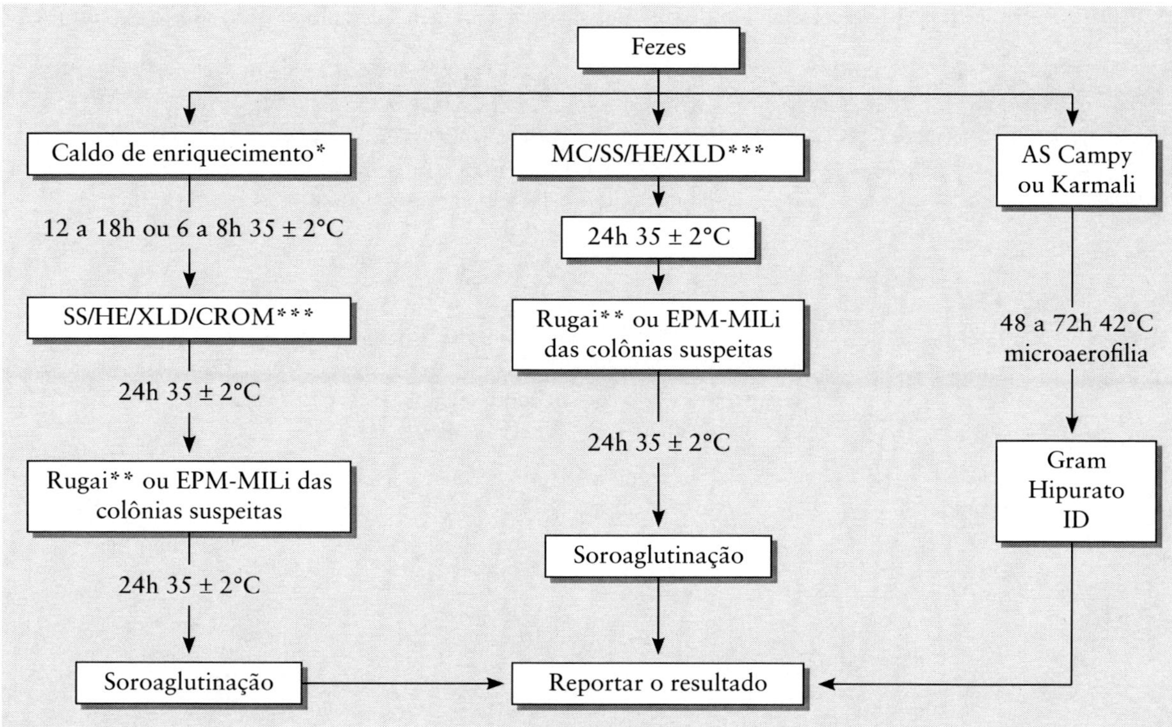

FIGURA 12.1 – Rotina de coprocultura sugerida pelas autoras. ID = provas de identificação; MC = ágar MacConkey; SS = ágar *Salmonella-Shigella*; HE = ágar Hektoen Enteric; XLD = ágar xilose-lisina-desoxicolato. AS Campy = ágar-sangue *Campylobacter*; CROM = meios cromogênicos. *Caldo GN, incubar 6 a 8 horas. Caldo selenito e tetrationato, incubar 12 a 18 horas. **Rugai = IAL modificado. ***Selecionar um ou dois entre os meios seletivos e cromogênico para se utilizar na rotina.

- O uso do caldo de enriquecimento é recomendado para aumentar a possibilidade de isolar patógenos bacterianos presentes em baixo número. Cada laboratório deve decidir pelo uso ou não do caldo de enriquecimento baseado em estudos periódicos de seus dados estatísticos. Esses dados incluem análise da população de pacientes atendida, prevalência de microrganismos causadores de diarreia e em particular metodologias de coleta, transporte e conservação das amostras. Verificar também qual o percentual de *Salmonella* isolado apenas de subcultivos do caldo de enriquecimento, por exemplo, nos últimos 2 anos, antes de descontinuar o uso do caldo. O caldo de enriquecimento deve ser sempre utilizado na pesquisa de *Salmonella* em pessoas que trabalham com processamento de alimentos. Nesse caso, a amostra de fezes deve ser colocada diretamente no caldo, sem necessidade de fazer a semeadura direta em placas no momento do recebimento.

3. Após 12 a 18 horas de incubação do caldo de enriquecimento, semear uma amostra da superfície do caldo em uma placa de meio seletivo e/ou cromogênico. Se for caldo GN, semear após 6 a 8 horas de incubação.
4. As colônias suspeitas do primeiro plaqueamento devem ser repicadas no meio de identificação: Rugai (IAL modificado) ou EPM-MILi (Quadro 12.5).

   Recomendamos selecionar em cada placa 3 a 5 colônias com morfologias diferentes, dentro das características específicas do respectivo meio de cultura (Quadro 12.5), para identificação.

QUADRO 12.5 – Interpretação do crescimento de colônias suspeitas em meios de cultura utilizados para cultura de fezes.

Meio de cultura	Finalidade do meio	Aspectos das colônias suspeitas	Procedimento de identificação
MC	Isolamento de enterobactérias	Lactose negativa (transparente ou sem cor) – suspeita de *Salmonella* spp., *Shigella* spp. e algumas *E. coli* invasoras Lactose positiva (cor-de-rosa) – suspeita de *E. coli*	Rugai/IAL ou EPM- MILi e sorotipagem
EMB	Isolamento de enterobactérias	Transparente ou roxo-claro – suspeita de *Salmonella* spp. Roxo-escuro com brilho metálico – suspeita de *E. coli*	Rugai ou EPM-MILi e sorotipagem
HE	Seletivo para *Salmonella* e *Shigella* (melhor para *Shigella*). Contém indicador da produção de sulfito de hidrogênio (H_2S)	Azul ou verde-azulado – suspeita de *Salmonella* spp. (com ou sem centro negro) Verde – *Shigella* spp. Amarela – suspeita de *E. coli*	Rugai ou EPM-MILi e sorotipagem
SS	Seletivo para *Salmonella* spp. Pode inibir *Shigella sonnei* Contém indicador da produção de sulfito de hidrogênio (H_2S)	Incolor, com ou sem centro negro – suspeita de *Salmonella* spp. Incolor pequena – suspeita de *Shigella* spp. Colônias negras – suspeita de *Salmonella* spp. Colônias cor-de-rosa – suspeita de *E. coli*	Rugai ou EPM-MILi e sorotipagem
VB	Seletivo para *Salmonella* spp.	Vermelha, rosa forte ou translúcida circundadas de vermelho – suspeita de *Salmonella* spp. *E. coli* é inibida nesse meio *Klebsiella* spp. cresce como colônia amarela	Rugai ou EPM-MILi e sorotipagem
XLD	Seletivo para *Salmonella* spp. e *Shigella* spp.	Vermelha, *Salmonella* spp. e *Edwardsiella* spp., vermelha com centro enegrecido	Rugai ou EPM-MILi e sorotipagem
AS Campy ou Karmali	Seletivo para *Campylobacter*	Acinzentada, brilhante, achatada e irregular, côncavas	Identificação bioquímica Coloração com fucsina de Ziehl-Neelsen ou safranina (1min)
MC Sorbitol	Seletivo para *E. coli* O157	Colônias pálidas porque não fermentam sorbitol do meio	Identificação bioquímica e sorotipagem
CHROMagar™ *Salmonella*	Específico para *Salmonella* spp., incluindo *S.* Typhi e *S.* Paratyphi	*Salmonella* spp. colônia rosa ou malva. Outras enterobactérias podem ser inibidas ou apresentar colônias azuis ou incolores. *Citrobacter freundii* colônia azul-esverdeada	Sorotipagem

Meio de cultura	Finalidade do meio	Aspectos das colônias suspeitas	Procedimento de identificação
CHROMagar™ O157	Específico para *E. coli* O157	*E. coli* O157, colônia média malva Outras *E. coli* são inibidas ou parcialmente inibidas. Coliformes apresentam colônias azuis *Proteus* spp., colônias incolores ou com crescimento inibido	Sorotipagem

MC = ágar MacConkey; EMB = *eosin methylene blue*; SS = *Salmonella-Shigella*; VB = verde-brilhante; HE = ágar Hektoen Enteric; XLD = ágar xilose, lisina, desoxicolato. CHROMagar™ = ágar cromogênico.

Exemplos de colônias suspeitas no MC e SS que devem ser identificadas:

MC – colônias lactose positiva e lactose negativa.

SS – colônias incolores pequenas e colônias negras, produtoras de H_2S.

5. Incubar a placa semeada do caldo de enriquecimento e os meios de identificação a 35 ± 2°C durante 18 a 24 horas.
6. Quando na leitura do meio de identificação houver suspeita de algum patógeno entérico, realizar provas bioquímicas complementares (se necessário) e soroaglutinação.
   - *E. coli* – identificar o sorogrupo a que pertence (Quadro 12.6).
   - *Salmonella* spp. – deve ser feita aglutinação conforme figura 12.2.
   - *Shigella* spp. – deve ser feita aglutinação para identificar as diferentes espécies, *S. dysenteriae*, *S. boydii*, *S. sonnei* e *S. flexneri* (ver Tabela 12.2).
   - Todas as aglutinações podem ser realizadas adicionando 0,5ml de solução fisiológica diretamente ao meio de identificação (meio Rugai ou tubo EPM) e seguir a recomendação do fabricante dos antissoros. Preparar suspensão densa e homogeneizar bem. A suspensão bacteriana, preparada em solução fisiológica, deve ser suficientemente espessa e apresentar aspecto leitoso. Qualquer que seja o antígeno, esse e o soro devem ser bem homogeneizados. Reações de aglutinação positivas ocorrem em 2 minutos, reações mais demoradas devem ser consideradas negativas. Seguir sempre a recomendação do fabricante, conforme descrito na bula que acompanha os antissoros para aglutinação.

> Em caso de forte suspeita de *Salmonella* spp. ou *Shigella* spp. no meio de identificação e não houver aglutinação com nenhum antissoro, transferir a suspensão para um outro tubo e aquecer em banho-maria fervente durante 10 minutos, deixar esfriar e repetir novamente o teste de aglutinação.

> Meios cromogênicos podem variar de acordo com o fabricante. Verificar na bula a morfologia e a coloração das colônias que cada bactéria irá desenvolver no meio antes de iniciar seu uso.

QUADRO 12.6 – Principais sorogrupos de *Escherichia coli* de importância médica que podem ser identificados.

Organismo	Sintomas mais frequentes	Sorotipos polivalente/ monovalente*	Observações
EPEC – *E. coli* enteropatogênica	Vômitos, febre, diarreia, fezes com muco	A (O111, O119, O55) B (O114, O125, O142, O158) C (O86, O126, O127, O128)	Pesquisar somente em crianças de até 1 ano de idade
EIEC – *E. coli* enteroinvasora	Diarreia com sangue e muco	A (O28ac, O29, O136, O144, O152) B (O112ac, O124, O143, O164, O167)	
EHEC/STEC – *E. coli* produtora de toxina Shiga (M), referido também como enterohemorrágica	Diarreia aquosa, sanguinolenta, febre, dor abdominal	Existem aproximadamente 52** sorotipos envolvidos, sendo o mais pesquisado o grupo O157:H7	
EAEC – *E. coli* enteroaderente ou enteroagregativa	Diarreia	Estão envolvidos neste grupo 11** sorotipos	Apresenta aderência a células HEp-2 e HeLa
ETEC – *E. coli* enterotoxigênica	Diarreia aquosa, náuseas, vômitos e febre	Estão envolvidos neste grupo 23** sorotipos – mais frequentes	Pesquisa de produção de enterotoxina LT e ST

*As autoras recomendam, para os laboratórios que fazem pesquisa e sorotipagem para EIEC e EPEC, realizar a aglutinação apenas com os antissoros polivalentes, uma vez que o número de sorotipos monovalentes disponíveis no mercado não engloba todos os sorotipos descritos até o momento. **Fonte: Jorgensen JH, Pfaller MA. Manual of clinical microbiology. 11th ed. Washington, DC: American Society for Microbiology; 2015.

7. Da placa semeada a partir do caldo de enriquecimento, repicar no meio de identificação as colônias suspeitas e incubar a 35 ± 2°C por mais 18 a 24 horas.
8. Liberar o resultado das bactérias confirmadas com a soroaglutinação.
9. Fazer a leitura das reações nos meios de identificação repicados da placa proveniente da semeadura do caldo de enriquecimento e proceder à soroaglutinação quando necessário para confirmar a identificação.

> Os laboratórios que dispõem de equipamento MALDI-TOF podem realizar a identificação rápida de todas as colônias suspeitas pela espectrometria de massa. A metodologia não discrimina *E. coli* de *Shigella* spp. A diferenciação pode ser feita pela lactose (positiva – *E. coli* e negativa – *Shigella*) e/ou sorotipagem para *Shigella*.

Pesquisa de *Campylobacter* spp. (ver Figura 12.1)

O meio para o isolamento de *Campylobacter* spp. deve ser incubado em jarra com atmosfera de microaerofilia (cerca de 5% de O_2, 10% de CO_2 e 85% de N_2) obtida com geradores específicos, a 42ºC, para haver inibição do crescimento de outras bactérias.

Após 48 horas abrir a jarra de microaerofilia e verificar se há crescimento de colônias suspeitas (Quadro 12.5) de *Campylobacter* spp. Fazer um esfregaço em lâmina da colônia suspeita e corar apenas com fucsina de Ziehl-Neelsen diluída 1/10 (0,1%) ou safranina durante 1 minuto.

Morfologia sugestiva de *Campylobacter* – bacilos corados em rosa, delicados, em forma de vírgula ou "asa de gaivota". Proceder à identificação conforme descrito no quadro 12.7.

O teste de hipurato deve ser incubado a 35 ± 2ºC em estufa comum e lido após 2 horas. O teste de sensibilidade aos discos de ácido nalidíxico e cefalotina para auxiliar na identificação deve ser realizado em ágar-sangue de carneiro (base TSA) e incubado em microaerofilia a 35 ± 2ºC durante 48 horas (Quadro 12.7).

> O resultado do disco de ácido nalidíxico não pode ser utilizado para fins de identificação em caso de cepa de *Campylobacter* resistente ao ciprofloxacino

Para o teste de sensibilidade aos antimicrobianos, seguir as recomendações de padronização para as metodologias de disco-difusão ou microdiluição em caldo disponíveis pelo CLSI e EUCAST/BrCAST. Os antimicrobianos que devem ser testados são os recomendados para tratamento – ciprofloxacino, eritromicina e tetraciclina.

QUADRO 12.7 – Provas para a identificação das espécies mais frequentemente isoladas de *Campylobacter* spp.

Espécie	Hipurato	Sensibilidade a	
		Cefalotina	Ácido nalidíxico
Campylobacter jejuni subsp. *jejuni*	+*	R	S**
Campylobacter jejuni subsp. *dolyei*	V	V	S
Campylobacter lari	–	R	R
Campylobacter coli	–	R	S**

*90% ou mais das cepas são hipurato positivo.**Cepas resistentes têm sido relatadas. R = resistente; S = sensível; V = variável (qualquer halo de inibição).

Testes comerciais de ELISA podem ser utilizados para a detecção de antígenos diretamente das amostras de fezes, sem diferenciar as espécies de *C. jejuni* e *C. coli*.

Pesquisa de *Salmonella*

A nomenclatura e a classificação das salmonelas passaram por várias modificações e ainda não há um consenso. Atualmente é aceita a subdivisão em duas espécies: *Salmonella enterica* e *Sal-*

monella bongori, com mais de 2.400 sorotipos descritos. A *S. enterica* engloba sete subespécies, que, por sua vez, são classificadas em sorotipos ou sorovar, sendo a *S. enterica* subsp. *enterica* (subsp. I) a que contém os sorovares de maior importância em amostras humanas. De acordo com a Organização Mundial da Saúde, os sorotipos ou sorovares não devem ser escritos em itálico e a primeira letra deve ser maiúscula. Assim, podemos reportar como *Salmonella enterica*, sorovar Typhi ou, de maneira mais simples e objetiva, como *Salmonella* Typhi.

Após o isolamento de uma colônia suspeita de *Salmonella* nos meios de cultivo, deve-se realizar a identificação bioquímica (Tabela 12.1) seguida da aglutinação com soros polivalentes (somático e flagelar) para confirmar a presença de *Salmonella*.

Estão disponíveis comercialmente sorotipos para identificação específica de antígenos somáticos e flagelar. Esse tipo de teste não necessita ser realizado pelo laboratório clínico. A recomendação do Ministério da Saúde é que os isolados sejam encaminhados para o Laboratório de Referência Nacional (IOC/Fiocruz), via LACEN, para identificação antigênica conclusiva. Apenas em casos de *Salmonella* Typhi recomenda-se a utilização dos soros D (somático) e d (flagelar) para confirmação (Figura 12.2).

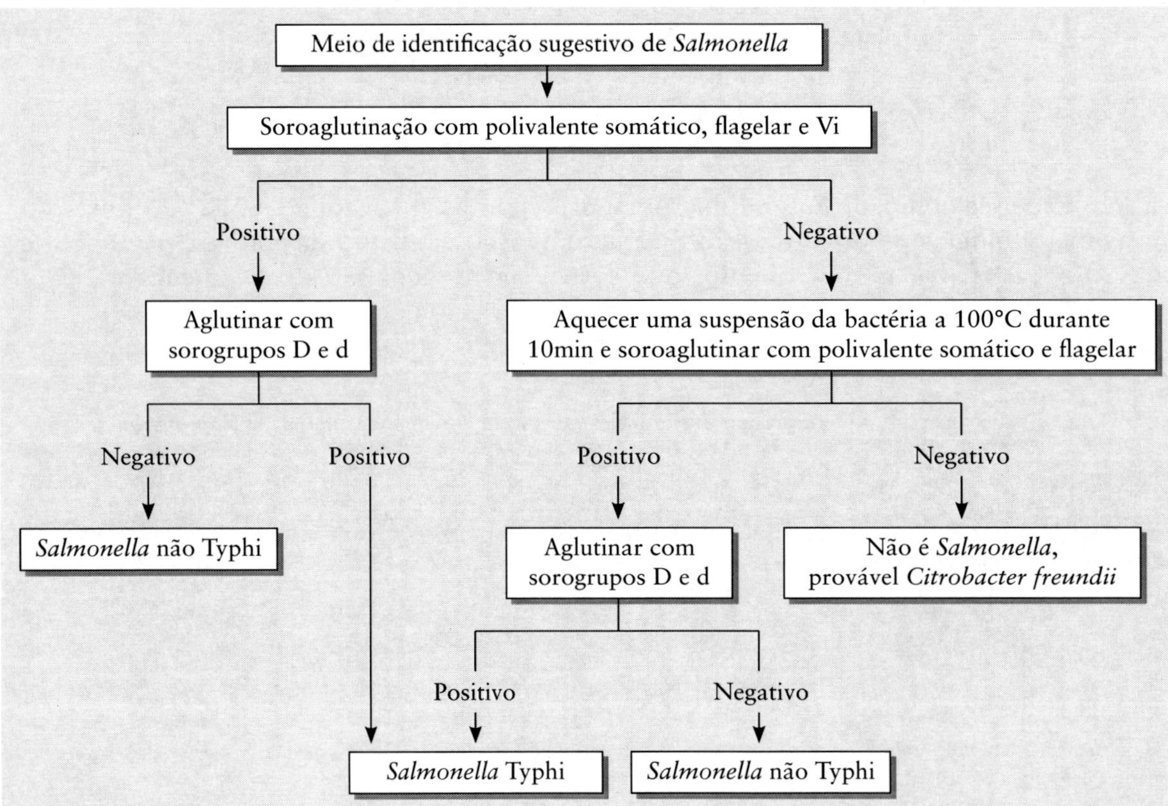

FIGURA 12.2 – Esquema de soroaglutinação para a diferenciação de *Salmonella* Typhi. Amostras do grupo D: devem ser testadas com soro flagelar d. Se a amostra soroaglutina nesse soro, não produz gás, produz pouco ou nenhum H_2S e é citrato negativa, a amostra será *Salmonella* Typhi. Essa amostra deve ser testada também com soro Vi, o resultado pode ser positivo (amostras ricas em Vi) ou negativo (amostras pobres em Vi). É interessante lembrar que amostras ricas em antígeno Vi podem deixar de aglutinar no soro do grupo D. Entretanto, após destruição do Vi por calor (100ºC durante 10min) a amostra passa a aglutinar nesse soro. Algumas amostras de *S.* Typhi, quando recém-isoladas, são pouco móveis e podem deixar de aglutinar no soro flagelar d. Porém, se apresentarem características bioquímicas e aglutinarem nos soros D e/ou Vi, podem ser identificadas como *S.* Typhi. Referência: bula do *kit* Sorokit *Salmonella* – PROBAC do Brasil.

- Soro *Salmonella* Polivalente – contém anticorpos contra os antígenos O dos grupos A, B, C, D e E, contra o antígeno Vi e também contra os antígenos flagelares a; b; c; d; i; 1, 2, 5.
- Soro *Salmonella* Polivalente Somático – contém apenas anticorpos contra os antígenos O dos grupos A, B, C, D, E e antígeno Vi.
- Soro *Salmonella* Polivalente Flagelar – contém apenas anticorpos contra os antígenos H: a; b; c; d; i; 1, 2, 5.

Na tabela 12.1 estão listadas as reações bioquímicas que diferenciam as espécies em *Salmonella* Typhi e não Typhi. Algumas cepas de *Salmonella* Paratyphi A não produzem H_2S e podem ser confundidas com *Enterobacter* spp.

TABELA 12.1 – Características bioquímicas de *Salmonella* Typhi e não Typhi observadas em isolados de rotina.

Testes	*Salmonella* não Typhi	*Salmonella* Typhi	*Salmonella* Paratyphi A
Indol	–	–	–
Citrato	+	–	–
H_2S	+	Mais bem observado após 48 horas, em forma de anel	+ (10%)
Lactose	–	–	–
Sacarose	–	–	–
Lisina descarboxilase	+	+	–
Arginina descarboxilase	–	–	+ (15%)
Ornitina descarboxilase	+	–	+ (95%)
Ureia	–	–	–
Motilidade	+	+	+
Gás de glicose	+	–	+

(–) = resultado negativo; (+) = resultado positivo; (%) = percentual de positividade.

Pesquisa de *Shigella* spp.

Espécies de *Shigella* spp. indol positivo podem, eventualmente, ser confundidas com EIEC, pois a maioria das EIECs também são lisina descarboxilase negativa e motilidade negativa. A diferenciação entre os gêneros é realizada de forma mais adequada por testes de aglutinação com soros específicos, mas, como triagem, pode ser feita pelos testes de utilização do acetato como única fonte de carbono e motilidade, que são positivos para *E. coli* e negativos para *Shigella* spp. Na tabela 12.2 estão listados os perfis bioquímicos de *Shigella* spp.

Para confirmar a identificação de *Shigella* devem ser utilizados quatro soros específicos: sorogrupo A (*S. dysenteriae*), sorogrupo B (*S. flexneri*), sorogrupo C (*S. boydii*) e sorogrupo D (*S. sonnei*).

Pesquisa de *Yersinia*

As infecções por *Yersinia* são todas zoonóticas (são transmitidas ao homem pelos animais), sendo que o homem se infecta por acidente. Em geral, a bactéria contamina ratos ou outros

TABELA 12.2 – Provas bioquímicas para a diferenciação de espécies de *Shigella* spp.

Teste	*S. flexneri*	*S. sonnei*	*S. boydii*	*S. dysenteriae*
Sorogrupo	B	D	C	A
Indol	+ (42%)	– (0%)	+ (23%)	+ (40%)
Motilidade	– (0%)	– (0%)	– (0%)	– (0%)
Lisina descarboxilase	– (0%)	– (0%)	– (0%)	– (0%)
Ornitina descarboxilase	– (0%)	+ (98%)	– (0%)	– (0%)
D-manitol	+ (91%)	+ (99%)	+ (7%)	– (0%)

(–) = resultado negativo; (+) = resultado positivo; (%) = percentual de positividade.

roedores e cães do campo. *Yersinia pestis* dizimou 30 a 40% da população da Europa em 1320, conhecida como peste negra. É transmitida ao homem, na grande maioria das vezes, pela pulga do rato que se contamina com o sangue do animal infectado.

No gênero *Yersinia* existem atualmente 17 espécies descritas. As espécies mais importantes e que afetam o homem são: *Yersinia pestis*, *Yersinia enterocolitica* e *Yersinia pseudotuberculosis*.

A espécie que mais frequentemente causa gastroenterocolite é a *Yersinia enterocolitica* e está associada à ingestão de carnes, leite ou água contaminada.

Para o isolamento de *Y. enterocolitica* semear as fezes no meio específico CIN (*cefsulodin-irgasan-novobiocin*) e incubar durante 48 horas de 25 a 30°C em estufa aeróbia. Esse microrganismo também pode crescer em MC e SS.

Características da colônia nos meios semeados:

- CIN – colônias transparentes com centro vermelho-escuro (olho de touro).
- MC – colônias pequenas (1 a 2mm) puntiformes, com bordas incolores com ou sem o centro cor-de-rosa.

Para confirmar a suspeita de *Yersinia*, inocular um meio de Rugai (IAL modificado), preparado sem sacarose. Nesse novo Rugai, a reação da ureia é fortemente positiva. Para identificar a espécie, aglutinar com soros específicos para *Y. enterocolitica*.

> O meio EMB não é recomendado para o isolamento de *Yersinia*, uma vez que as colônias de *Y. enterocolitica* são sacarose positivas, assim como outros coliformes fecais.

Pesquisa de *Vibrio* spp.

O gênero *Vibrio* possui mais de 30 espécies, mas apenas algumas têm sido envolvidas em infecções no homem. A espécie mais importante é o *Vibrio cholerae*, causadora da doença conhecida como cólera, seguida do *Vibrio parahaemolyticus* que causa também diarreia grave, mas não está associado ao sorogrupo O1. Esses agentes são em geral encontrados em reservatórios de água, inclusive em água salgada, e em frutos do mar. O *Vibrio* é um bacilo gram-negativo curvo quando observado ao exame microscópico direto do material clínico (coloração pelo método de Gram) e após o isolamento em cultura é um bacilo reto. Apresenta reação de oxidase positiva e reduz nitrato a nitrito. Pode ser diferenciado de *Aeromonas* e *Plesiomonas* pela habilidade que tem em crescer em NaCl a 6,5% (Quadro 12.8).

QUADRO 12.8 – Provas de diferenciação para *Vibrio*, *Aeromonas* e *Plesiomonas*.

Microrganismo	Aspecto da colônia no TCBS	Oxidase	Teste de *string*	Esculina	DNase	Indol
Vibrio cholerae	Amarelo	+	+	–	+**	+
Vibrio parahaemolyticus	Azul-esverdeado	+	+	–	+**	+
Plesiomonas	–*	+	–	–	–	+
Aeromonas	–*	+	–	V	+	+

*Eventualmente podem crescer no meio de TCBS formando colônias azul-esverdeadas; teste de *string*: preparar solução de desoxicolato de sódio a 0,5% em solução fisiológica, colocar 1 gota da solução sobre uma lâmina e emulsionar a colônia com uma alça. Se ao suspender a alça houver a formação de um fio, a prova é positiva; **a 25°C; V = variável.

Procedimento geral (Figura 12.3)

As placas de TCBS devem ser incubadas por até 48 horas antes de liberar o resultado como negativo.

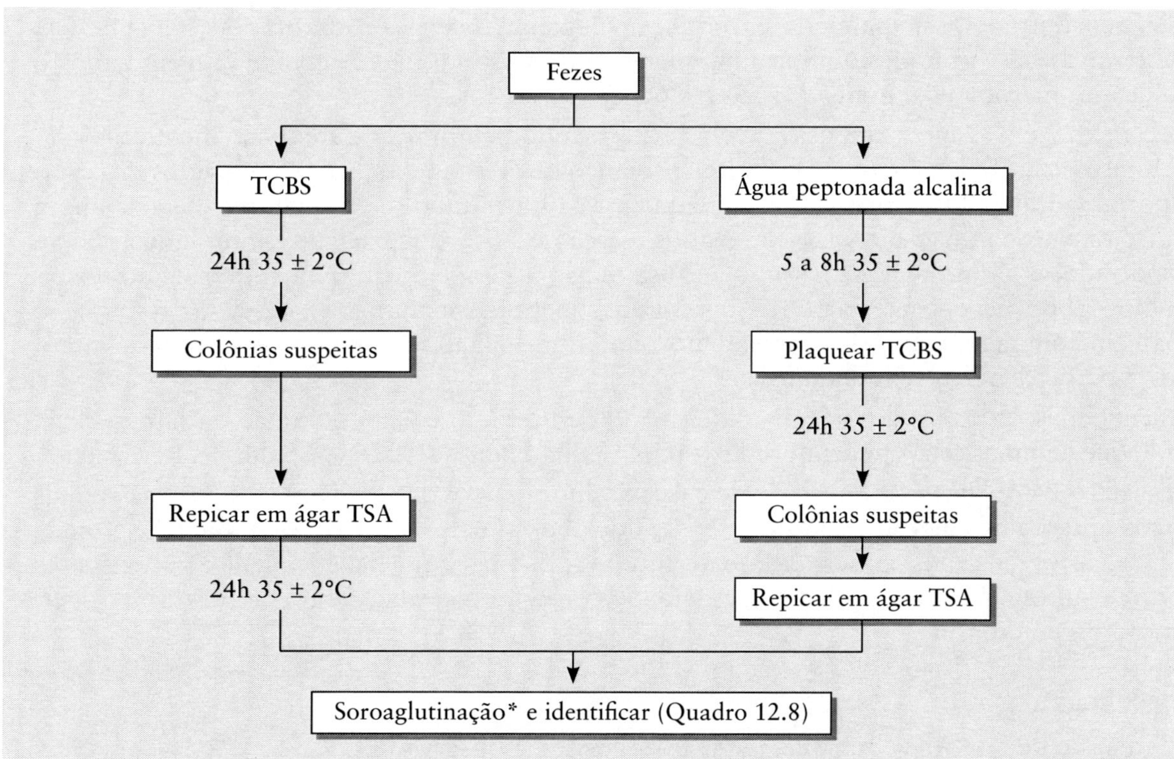

FIGURA 12.3 – Rotina para o isolamento de *Vibrio* spp. *Na suspeita de *Vibrio cholerae* e após soroaglutinação com soro O1 e O139, enviar para laboratório de referência para confirmação. TSA = *tryptic soy agar*; TCBS = ágar tiossulfato citrato bile-sacarose.

Pesquisa de *Aeromonas* spp. e *Plesiomonas* spp.

Os membros do gênero *Aeromonas* e *Plesiomonas* são bacilos gram-negativos oxidase positiva que sobrevivem em diversas condições ambientais.

Aeromonas é uma bactéria que tem como *habitat* natural a água, incluindo água do mar, água fresca e água destilada utilizada em hospitais, podendo estar associada a infecções hospitalares. Podem causar infecções intestinais (diarreia aquosa aguda, sem presença de leucócitos e eritrócitos nas fezes) após ingestão de água, produtos lácteos ou frutos do mar contaminados. São associadas a infecções extraintestinais, principalmente bacteriemias e infecções de feridas causadas por traumatismo com exposição à água contaminada. As espécies mais comuns são *Aeromonas hydrophila*, *A. caviae* e *A. veronii*.

Plesiomonas podem causar 3 tipos de gastroenterites: aquosa, invasiva tipo disenteria e subaguda ou crônica, que pode levar de 2 semanas a 3 meses para resolver. A única espécie do gênero *Plesiomonas* é *P. shigelloide*. A infecção ocorre por ingestão de água ou frutos do mar contaminados.

As colônias em ágar-sangue não têm hemólise e no MC crescem como colônias lactose negativa que podem ser confundidas com *Shigella*. *Plesiomonas* são diferenciadas de *Aeromonas* pelas provas de DNase (negativa), fermentação do inositol (positiva) e manitol (negativa) (Quadro 12.8).

Pesquisa de *Clostridioides difficile*

Clostridioides difficile (anteriormente *Clostridium difficile*) é um bacilo gram-positivo anaeróbio estrito que pertence à microbiota intestinal humana, normalmente em pequena quantidade, e encontrado principalmente em crianças e idosos. As cepas produtoras de toxina podem proliferar devido a um desiquilíbrio na microbiota intestinal, que ocorre geralmente após o uso de antimicrobianos, podendo causar doença.

O *C. difficile* é o agente responsável pela colite pseudomembranosa, frequentemente associado ao uso de antimicrobianos. Os antimicrobianos mais frequentemente envolvidos são cefalosporinas, ampicilina, amoxicilina, clindamicina e fluoroquinolonas. É relativamente comum seu isolamento em pacientes hospitalizados (cerca de 20% dos pacientes internados podem ser portadores assintomáticos), sendo a causa mais frequente de diarreia adquirida no hospital. Os esporos dessa bactéria podem resistir em superfícies inanimadas, o que faz com que se espalhem com facilidade pelo ambiente hospitalar, propagando-se rapidamente pelo contato com superfícies ou entre indivíduos.

Somente os isolados produtores de toxinas A (enterotoxina) e B (citotoxina) causam doença, sendo que algumas cepas podem produzir uma toxina binária (O27/NAP) altamente virulenta.

O espectro da doença é variável, desde casos assintomáticos até casos graves. Os casos mais típicos apresentam diarreia aquosa intensa, dor abdominal e o quadro geralmente se inicia quatro a nove dias após o início do uso de antimicrobianos. Pode haver sangue e pus nas fezes e outros sintomas correlacionados à gravidade como taquicardia, febre, desidratação e perfuração do cólon.

Procedimento geral

- A amostra de fezes deve ser coletada em frascos sem conservantes.
- O teste não deve ser realizado em amostras sólidas, moldadas.
- Não se recomenda repetir o teste após o tratamento para verificar a cura. O teste só deve ser repetido se o paciente apresentar sintomas novamente.

- Devido à presença de portadores assintomáticos e com alta colonização, o teste não é recomendado em crianças com idade inferior a 2 anos, particularmente naqueles menores de 1 ano (lactentes). Os resultados devem ser interpretados no contexto clínico para evitar antibioticoterapia desnecessária.
- Os testes laboratoriais disponíveis atualmente não diferenciam o estado de portador assintomático de infecção ativa.

O método considerado padrão-ouro é a cultura toxigênica, porém é demorada, podendo levar de três a seis dias para a liberação do resultado. A cultura isoladamente, sem o teste toxigênico, não é um exame conclusivo para o diagnóstico de infecção por *C. difficile*. O método ideal para o diagnóstico é a pesquisa das toxinas A, B e binária (O27/NAP) produzidas por esse organismo.

Segundo as recomendações atuais, o diagnóstico deve ser baseado em sinais e sintomas clínicos combinados com testes laboratoriais e podem seguir dois algoritmos:

- Testes moleculares ou ELISA para a detecção de GDH (glutamato desidrogenase, antígeno de *C. difficile*) – se positivos devem ser confirmados com a pesquisa das toxinas A e B.
- Testes para GDH e toxinas A e B por metodologia de ELISA/imunocromatográfico. São consideradas critério diagnóstico a positividade para GDH e a pesquisa de toxinas A e B. Quando existe positividade para o teste de GDH e negatividade para a pesquisa das toxinas, com clínica compatível com a infecção por *C. difficile*, recomenda-se realizar o teste molecular para confirmar.

  Métodos moleculares para a pesquisa de toxinas A, B e O27 mostram sensibilidade maior do que as metodologias de ELISA/imunocromatográfica.

Bactérias emergentes

Algumas bactérias podem estar associadas, em menor frequência, a gastroenterites, portanto devemos ficar atentos ao seu isolamento. São elas *Edwardsiella tarda*, *Escherichia albertii*, *Klebisella oxytoca* e *Providencia alcalifaciens*.

E. tarda tem sido associada à diarreia por ingestão de peixe ou frutos do mar contaminados; *K. oxytoca*, à colite hemorrágica associada ao uso de antibióticos e diarreia; e *P. alcalifaciens*, a diarreias após ingestão de comida contaminada pelo agente.

A observação desses microrganismos como isolado único nas placas de coprocultura deve ser comunicada ao médico, após identificação apropriada das espécies. É fundamental a comunicação com o médico antes de liberar o resultado, e o crescimento não deve ser ignorado.

Métodos moleculares para a detecção de enteropatógenos

As plataformas moleculares atuais detectam vários patógenos diretamente das amostras clínicas.

Os métodos moleculares na sua maioria estão baseados na técnica de PCR multiplex, pesquisando em reação única diferentes alvos (DNA ou RNA) de bactérias, vírus e parasitas mais frequentemente associados às gastroenterites. Isso diminui muito o tempo para o diagnóstico e o trabalho envolvido na sua detecção por métodos tradicionais.

O quadro 12.9 descreve as plataformas disponíveis no mercado atualmente.

Testes de sensibilidade aos antimicrobianos

A maioria dos casos de gastroenterites é autolimitada, não sendo necessário tratamento com antimicrobianos. Em crianças menores de 6 meses, idosos e pacientes imunocomprometidos pode ser necessário realizar os testes.

QUADRO 12.9. **Alguns testes multiplex disponíveis no mercado (2019) e suas especificações.**

Nome do teste	Plataforma	Patógenos detectados
Luminex xTAG Gastrintestinal Pathogen Panel	MAGPIX ou Luminex 100/200	*Campylobacter*, toxinas A e B de *Clostridioides difficile*, *E. coli* O157, *E. coli* STEC e ETEC, *Vibrio cholera*, *Yersinia enterocolitica*, *Salmonella*, *Shigella*, norovírus GI/GII, rotavírus A, adenovírus, *Giardia*, *Crystosporidium*, *Entamoeba histolytica*
Prodesse Progasto SSCS	SmartCycler II	*Salmonella*, *Shigella*, *Campylobacter*, *E. coli* STEC
Biofire	FilmArray	*Campylobacter*, *C. difficile*, *Pleisomonas shigeloides*, *Salmonella*, *Vibrio*, *Vibrio cholerae*, *Y. enterocolitica*, *E. coli* EHEC, EAEC, EIEC, ETEC, STEC, *E. coli* O157, *Shigella*, adenovírus, astrovírus, norovírus GI/GII, rotavírus A, sapovírus, *Cryptosporidium*, *Cyclospora cayetanensis*, *E. histolytica*, *G. lamblia*
Nanosphere Verigene enteric Pathogens Test	Verigene	*Campylobacter* spp., *Salmonella* sp., *Shigella* sp., *Vibrio* spp., *Y. enterocolitica*, toxina Shiga 1 e 2, norovírus, rotavírus
BD MAX enteric Bacterial Panel	BD MAX™ Enteric Bacterial Panel	*Salmonella*, *Shigella*, *Campylobacter*, *E. coli* STEC, EIEC
	BD MAX™ Extended Enteric Bacterial Panel	*Salmonella* spp., *Sihigella* spp., *Yersinia enterocolitica*, *E. coli* (ETEC), *Campylobacter* spp., (*C. jejuni* e *C. coli*), *Plesiomonas shigelloides*, *Escherichia coli* (STEC), *Vibrio* (*V. vulnuficus/V. parahaemolyticus/V. cholerae*)
	BD MAX™ Entercis Parasit Panel	*Giardia lamblia*, *Cryptosporidium* spp., (*C. parvum* e *C. hominis*) e *Entamoeba histolytica*

Em alguns casos, o uso de antibióticos por ser prejudicial e o laboratório não deve reportar o teste de sensibilidade para não induzir a tratamento. No caso de isolamento de *E. coli* STEC, o uso de antibióticos pode levar o paciente à síndrome hemolítico-urêmica.

O tratamento de gastroenterite por *Salmonella* pode levar o paciente a uma recidiva da infecção ou mesmo prolongar a situação de portador.

Para os testes de sensibilidade existem padronizações tanto pelo CLSI quanto pelo EUCAST/BrCAST, com interpretação dos resultados, inclusive de bactérias como *Campylobacter*, *Aeromonas* e *Vibrio*.

Para isolados de *Shigella*, *Salmonella*, *Aeromonas*, *Plesiomonas*, *Edwardsiella*, *Vibrio* e *Yersinia* é recomendado liberar apenas ampicilina, sulfametoxazol/trimetoprima e uma quinolona.

Para pacientes com infecção invasiva (hemoculturas positivas) ou isolados multirresistentes, cefalosporinas de terceira geração também podem ser reportadas. Aminoglicosídeos e cefalosporinas de segunda geração não são ativos para *Salmonella* e *Shigella* e são, portanto, inadequados para o tratamento e não devem ser testados.

EXAMES RELACIONADOS

Para o diagnóstico de gastroenterite infecciosa, além da coprocultura, podem ser realizados parasitológico de fezes e pesquisa de rotavírus e adenovírus, alguns deles realizados pelo setor de parasitologia. É importante avaliar em uma amostra diarreica se estamos encontrando o agente, seja bactéria, vírus ou parasita.

COMO REPORTAR O RESULTADO

Cultura de fezes

Resultado negativo

Exemplo 1:
Método: cultura em meios específicos.
Resultado: não houve crescimento de enteropatógenos na amostra analisada.

Obs.: nessa amostra foram pesquisados *Salmonella* spp., *Shigella* spp., *Escherichia coli* enteropatogênica (citar os sorogrupos pesquisados) e *Escherichia coli* enteroinvasiva (citar os sorogrupos pesquisados).

Exemplo 2:
Método: cultura em meios específicos.
Resultado: não houve crescimento de *Salmonella* spp., *Shigella* spp., *Escherichia coli* enteropatogênica (citar os sorogrupos pesquisados), *Escherichia coli* enteroinvasiva (citar os sorogrupos pesquisados) na amostra analisada.

Resultado positivo

Exemplo 1:
Método: cultura em meios específicos.
Resultado: houve crescimento de *Salmonella* Typhi.

Obs.: nessa amostra foram pesquisados *Salmonella* spp., *Shigella* spp., *Escherichia coli* enteropatogênica (citar os sorogrupos pesquisados) e *E. coli* enteroinvasiva (citar os sorogrupos pesquisados).

Exemplo 2:
Método: cultura em meios específicos.
Resultado: houve crescimento de *Salmonella* entérica (não *S.* Typhi).

Obs.: nessa amostra foram pesquisados *Salmonella* spp., *Shigella* spp., *Escherichia coli* enteropatogênica (citar os sorogrupos pesquisados) e *Escherichia coli* enteroinvasiva (citar os sorogrupos pesquisados).

Cultura de fezes para agentes específicos

Nossa sugestão é elaborar um exame para as pesquisas diferenciadas, assim podem ser feitos os exames de forma adequada e os resultados são emitidos de forma específica.

Resultado negativo

> **Exemplo 1**: pesquisa de *Yersinia* ou *Campylobacter* ou *Aeromonas* e *Plesiomonas* spp.
> Material: fezes
> Método: cultura em meios específicos.
> Resultado: não houve crescimento de *Yersinia* spp. **ou**
> não houve crescimento de *Campylobacter* spp. **ou**
> não houve crescimento de *Aeromonas* spp. e *Plesiomonas* spp.

Resultado positivo

> **Exemplo 1**: pesquisa de *Yersinia* ou *Campylobacter* ou *Aeromonas* e *Plesiomonas* spp.
> Material: fezes
> Método: cultura em meios específicos.
> Resultado: houve crescimento de *Yersinia* spp. **ou**
> houve crescimento de *Campylobacter* spp.

Cultura para *Vibrio* spp.

Resultado negativo

> **Exemplo 1**: cultura para *Vibrio* spp.
> Método: cultura em meios específicos.
> Resultado: não houve crescimento de *Vibrio cholerae* ou *Vibrio parahaemolyticus*.

Resultado positivo

> **Exemplo 1**: Cultura para *Vibrio* spp.
> Método: cultura em meios específicos.
> Resultado: *Vibrio cholerae*.

Pesquisa de *Clostridioides difficile*, antígeno GDH e toxinas A e B

Resultado indeterminado

Exemplo 1: pesquisa de antígeno GDH e toxinas A e B de *Clostridioides difficile*

Método: imunoenzimático

Resultado:

Pesquisa de antígeno GDH: positivo.

Pesquisa de toxinas A e B: negativo.

Conclusão: esse resultado pode indicar presença de antígeno de *C. difficile* não toxigênico ou com produção de toxina abaixo do limite de detecção do método. Prosseguir, a critério clínico, com a pesquisa de *C. difficile* por métodos moleculares.

Obs.:

1. Os resultados devem ser interpretados em conjunto com a clínica do paciente. Os ensaios diagnósticos disponíveis atualmente não diferenciam o estado de portador assintomático de infecção ativa.
2. Desempenho do teste para toxinas A e B: sensibilidade 87,8% e especificidade de 99,7%.

Obs.: GDH (glutamato desidrogenase).

Resultado negativo

Exemplo 1: pesquisa de antígeno GDH e toxinas A e B de *Clostridioides difficile*

Método: imunoenzimático

Resultado:

Antígeno GDH: negativo.

Toxinas A e B: negativo.

Conclusão: não foram detectados antígeno GDH e toxinas A, B de *Clostridioides difficile* (anteriormente *Clostridium difficile*).

Obs.: GDH (glutamato desidrogenase).

Resultado positivo

Exemplo 1: pesquisa de antígeno GDH e toxinas A e B de *Clostridioides difficile*.

Método: imunoenzimático

Resultado:

Antígeno GDH: positivo.

Toxinas A e B: positivo.

Obs.: GDH (glutamato desidrogenase).

Testes moleculares

Resultado positivo

> **Exemplo 1:** *Clostridioides difficile* toxigênico, pesquisa do DNA
> Método: PCR em tempo real
> Resultado: não detectado.
> Deleção na posição 117 do gene tcdC (O27/NAP): não detectada.
>
> Obs.: a avaliação da deleção na posição 117 do gene tcdC tem como objetivo a detecção de cepas hipervirulentas.

Resultado positivo

> **Exemplo 1:** pesquisa de patógenos causadores de gastroenterites
> Método: PCR em tempo real
> Resultado: positivo para *Adenovirus* e *Campylobacter*.
>
> Obs.: nesse teste são pesquisados (colocar o nome de todos os patógenos pesquisados no teste utilizado).

COMENTÁRIOS

- Não é possível, muitas vezes, isolar e identificar todos os patógenos entéricos presentes nas fezes, por isso é necessário informar no laudo o que foi pesquisado. Mesmo nos casos de uso de PCR multiplex, sempre informar o que está sendo pesquisado.
- Na rotina de coprocultura, devem ser pesquisados os agentes mais frequentes na sua população. Não tem sentido pesquisar agentes raros, a não ser que haja suspeita clínica ou um surto. Nesse último caso, deve ser adicionado um meio mais seletivo para o isolamento desse agente em questão.
- Se o médico ou paciente referir alguma viagem recente a países onde há risco maior de infecções por determinados agentes, incluir meios específicos para a pesquisa.
- Após infecção por *Salmonella*, a bactéria pode continuar sendo excretada nas fezes por várias semanas ou meses, mesmo após a melhora clínica. Isso é descrito como estado de portador, essas pessoas são fonte potencial de infecção e devem cuidar da sua higiene pessoal com maior rigor, principalmente pessoas que trabalham com manipulação e alimentos.
- Apesar de os painéis multiplex poderem detectar muitos patógenos diferentes, não existe um que permita detectar todos que são relevantes, por isso um resultado negativo não exclui gastroenterite. Essa informação deve ficar clara para o médico.

REFERÊNCIAS BIBLIOGRÁFICAS

CLSI. Methods for Antimicrobial Dilution and Disk Susceptibility Testing of Infrequently Isolated or Fastidious Bacteria. 3rd ed. M45-A. Wayne, Pa.: CLSI; 2015.

Cornaglia G, Courcol R, Herrmann J-L, Kahlmeter G, Peigue-Lafeuille H, Vila J. Manual of clinical microbiology. Paris: ESCMID; 2012.

European Committee on Antimicrobial Susceptibility Testing Breakpoint. EUCAST. Tables for interpretation of MICs and zone diameters. Version 8.1, 2018.

Ford M. Medical microbiology. 2nd ed. Oxford: Oxford University Press; 2014.

Gal-Mor O. Persistent infection and long-term carriage of typhoidal and nontyphoidal Salmonellae. Clin Microbiol Rev. 2019;32:1-31.

Humphries RM, Linscott AJ. Laboratory diagnosis of bacterial gastroenteritis. Clin Microbiol Rev. 2015;28(1):3-31.

Jorgensen JH, Pfaller MA, Carroll KC, Funke G, Landry ML, Richter SS, et al. Manual of clinical microbiology. 11th ed. Washington, DC: American Society for Microbiology; 2015.

Leber AL. Clinical microbiology procedures handbook. Vols. 1 e 2. 4th ed. Washington, DC: American Society for Microbiology; 2016.

Murray P, Rosenthal K, Pfaller M. Medical microbiology. 8th ed. Philadelphia, Elsevier; 2016.

Nye KJ, Fallon D, Frodsham D, Gee B, Graham C, Howe S, et al. An evaluation of the performance of XLD, DCA, MLCB, and ABC agars as direct plating media for the isolation of Salmonella enterica from faeces. J Clin Pathol. 2002;55(4):286-8.

Procop GW, Church DL, Hall GS, Janda WM, Koneman EW, Schreckenberger PC, Woods GL. Koneman's color atlas and textbook of diagnostic microbiology. 7th ed. Philadelphia: Walter Kluwer, 2017.

Cultura do Trato Genital

13

CAPÍTULO

PRINCÍPIO

As doenças infecciosas que acometem os tratos genitais masculino e feminino geralmente são de etiologias bacteriana, fúngica, parasitária ou viral. Grande parte dessas infecções pode ser assintomática ou causar sintomas muito discretos, passando despercebidos pelo paciente. Devido à grande variedade de agentes possíveis de serem pesquisados, é muito importante que a suspeita clínica seja bem direcionada para que os exames laboratoriais mais indicados sejam realizados.

De todos os microrganismos pesquisados nas infecções genitais apenas alguns são agentes causadores de doenças sexualmente transmissíveis (DST). São eles *Neisseria gonorrhoeae* (gonorreia), *Trichomonas vaginalis* (tricomoníase), herpes-vírus simples (HSV – herpes genital), *Chlamydia trachomatis* (cervicite, uretrite, orquite, epididimite, linfogranuloma venéreo), *Treponema pallidum* (sífilis), *Mycoplasma genitalis* (uretrite e cervicite), *Haemophilus ducreyi* (cancro mole), *Klebsiella granulomatis* (donovanose) e HPV – papilomavírus (condiloma). Essas infecções têm um impacto social importante e algumas são de notificação compulsória (como sífilis).

A microbiota vaginal normal de uma mulher em idade fértil é constituída por ampla variedade de microrganismos, incluindo espécies de *Lactobacillus*, estreptococos, enterococos, *Staphylococcus* coagulase-negativa, ocasionalmente coagulase-positiva, anaeróbios (*Bacteroides* spp. e cocos anaeróbios), *Gardnerella vaginalis*, leveduras e enterobactérias, principalmente *Escherichia coli*. Espécies de *Ureaplasma urealiticum*/*parvum* e *Mycoplasma hominis* também podem estar presentes como parte da microbiota vaginal normal. No entanto, quando existe desequilíbrio hormonal e do pH vaginal, alguns microrganismos da microbiota normal podem vir a ser considerados patógenos importantes, como *Gardnerella vaginalis* e leveduras. Tanto a *G. vaginalis* como as leveduras podem estar presentes em pequena quantidade em mulheres assintomáticas.

A quantidade e os diferentes microrganismos que colonizam a vagina estão em constante equilíbrio com o meio ambiente e podem ter flutuações diárias, dependendo da idade da paciente (Quadro 13.1), estado imune e hormonal, atividade sexual, uso de medicamentos, presença de sangue no canal vaginal, tipo de contraceptivo adotado e utilização de produtos vaginais.

O recém-nascido não apresenta microbiota genital habitual, porém, após 24 horas, gradualmente, adquire uma microbiota variada de microrganismos saprófitas constituída por difteroides, micrococos e estreptococos não hemolíticos. Em torno do terceiro dia após o nascimento, devido aos estrógenos maternos circulantes, existe depósito de glicogênio na parede vaginal, o que favorece o crescimento de lactobacilos, resultando em microbiota semelhante à apresentada na puberdade. Após esse período, o estrógeno é excretado levando à diminuição de lactobacilos com aumento do pH, favorecendo o desenvolvimento de uma microbiota normal mista composta de microrganismos derivados da pele e do trato digestório.

Na pré-puberdade existe predomínio de difteroides e *Staphylococcus* coagulase-negativa.

Na puberdade até a pré-menopausa, o glicogênio reaparece no epitélio vaginal, diminuindo o pH e estabelecendo uma microbiota adulta normal.

Na gravidez há predomínio de uma microbiota anaeróbia com aumento no número de lactobacilos. Na pós-menopausa, devido à queda de estrógeno, os lactobacilos diminuem com predomínio de difteroides (*Bifidobacterium* sp.). Nas mulheres que fazem reposição hormonal, o número de lactobacilos não diminui e pode haver aumento das enterobactérias.

QUADRO 13.1 – Microbiota habitual da vagina de acordo com a faixa etária.

Faixa etária	Microbiota esperada
Recém-nascido	Estéril
Após 24 horas do nascimento	Difteroides, micrococos, estreptococos não hemolíticos
Primeiros dias de vida	Lactobacilos
Primeiros meses de vida	Enterobactérias
Pré-puberdade	Difteroides, estafilococos, *Streptococcus* do Grupo Viridans
Puberdade à idade adulta	Predomínio de lactobacilos, bactérias anaeróbias (estreptococos e bacilos gram-negativos), difteroides, micrococos, *Staphylococcus* coagulase-negativa, *S. aureus*, *E. faecalis*, enterobactérias, *G. vaginalis* (sem *clue cells*), estreptococos microaerófilos, micoplasmas, ureaplasmas e leveduras (sem filamentos)
Pós-menopausa	Difteroides (*Bifidobacterium* sp.), raros lactobacilos e enterobactérias
Gravidez	Anaeróbios, *Staphylococcus* coagulase-negativa e lactobacilos

A microbiota normal da uretra feminina é constituída por vários membros da família *Enterobacterales*, principalmente *Escherichia coli*, e por lactobacilos, difteroides, estreptococos, *Enterococcus* spp., *Neisseria* spp. (não patogênica), *Staphylococcus* coagulase-negativa, ocasionalmente coagulase-positiva e anaeróbios (estreptococos e bacilos gram-negativos). Existem relatos de isolamento de *Mycoplasma hominis*, *Ureaplasma urealyticum/parvum*, *Gardnerella vaginalis* e leveduras em pacientes sem sintomatologia.

Na uretra masculina são encontrados microrganismos da microbiota da pele, como *Staphylococcus* coagulase-negativa, *Streptococcus* do Grupo Viridans, *Corynebacterium* spp. e *Micrococcus* spp.

Na mulher, as doenças mais comuns são vulvovaginite, vaginose bacteriana, cervicite, doença inflamatória pélvica e lesões genitais. No homem, destacam-se uretrite, epididimite, prostatite e lesões genitais (Quadros 13.2 e 13.3).

Muitas infecções do trato genital feminino são de origem endógena; a patogenicidade é ativada por fatores do hospedeiro ou por outros microrganismos. As viroses, incluindo herpes simples (HSV), papilomavírus (HPV) e HIV, também podem favorecer a proliferação de alguns microrganismos causando infecções. Na suspeita de patógenos como *Chlamydia trachomatis*, *Haemophilus ducreyi*, *Treponema pallidum*, *Ureaplasma urealyticum/parvum* e *Mycoplasma hominis*, meios e/ou técnicas especiais são necessários para a detecção e/ou isolamento.

O *Streptococcus* beta-hemolítico do grupo B (SGB) é a principal causa de sepse e meningite em recém-nascidos e causa frequente de pneumonia, sendo essa última mais comum que outras doenças mais conhecidas, tais como rubéola, sífilis e espinha bífida. Essa bactéria é encontrada na vagina da mulher como saprófita e tem sido isolada em culturas do trato genital e/ou gastrintestinal em 10 a 40% das mulheres grávidas. O principal fator de risco para infecção de início precoce pelo recém-nascido é a contaminação no momento do parto de mãe colonizada pelo SGB. Essa contaminação pode ser prevenida realizando a pesquisa de SGB entre a 36ª e 37ª semana de gestação e profilaxia antimicrobiana no momento do parto. Segundo publicação recente (ACOG – Committee Opinion, 2019), também deve ser considerada a profilaxia no momento do parto se a gestante apresentar, durante o período de gravidez, independente da semana de gestação, qualquer contagem de SGB em cultura de urina, mesmo sem sintomalogia.

QUADRO 13.2 – Infecções do trato genital, principais manifestações clínicas, agentes etiológicos mais comuns, material clínico que deve ser coletado e método diagnóstico.

Infecções/manifestações clínicas	Agentes etiológicos	Material coletado	Método diagnóstico
Vaginite (inflamação da mucosa vaginal)/secreção espessa com aparência de leite coalhado e prurido Ou secreção abundante amarelo-esverdeada	*Candida albicans* (ou outras espécies de *Candida*)	*Swab* vaginal	Gram, exame a fresco e cultura
	Haemophilus influenzae (em meninas pré-puberdade)	*Swab* vaginal	Gram e cultura
	Trichomonas vaginalis	*Swab* vaginal	Exame a fresco e Gram
Vaginose bacteriana (VB)/ inflamação e irritação perivaginal com corrimento, pH > 4,5, odor de peixe, pontuação de 7 a 10 no critério de Nugent	*Gardnerella vaginalis* associada a anaeróbios, principalmente *Mobiluncus* spp., *Prevotella* spp., *Peptostreptococcus* spp. e outros microrganismos facultativos	*Swab* vaginal	Gram
	Mycoplasma hominis		Cultura em meios específicos
Vaginose citolítica/ inflamação sem infiltração leucocitária	*Lactobacillus* spp. (crescimento exacerbado)	*Swab* vaginal	Gram
Cervicite/corrimento	*Neisseria gonorrhoeae* *Chlamydia trachomatis*	*Swab* endocervical	Gram e cultura
	Mycoplasma genitalium	*Swab* cérvico/ vaginal	Métodos moleculares
Salpingite/alteração da cor do corrimento, dor ao urinar e durante as relações	*Neisseria gonorrhoeae* *Chlamydia trachomatis* *Mycoplasma genitalium*		Gram e cultura Métodos moleculares

Infecções/manifestações clínicas	Agentes etiológicos	Material coletado	Método diagnóstico
Bartolinite/dor	*Neisseria gonorrhoeae*, anaeróbios e microrganismos diversos provenientes da microbiota vaginal normal, *Staphylococcus aureus*	Aspirado da glândula/material de abscesso	Gram e cultura
	Chlamydia trachomatis		Métodos moleculares
	Ureaplasma urealyticum/parvum		Cultura em meios específicos
Doença inflamatória pélvica (DIP)/ sintomatologia variada dependendo do estágio da doença e agente etiológico	*Neisseria gonorrhoeae*, anaeróbios, bacilos gram-negativos e estreptococos.	Material de drenagem cirúrgica	Gram e cultura
	Chlamydia trachomatis		Métodos moleculares
	Micoplasmas		Cultura em meios específicos
	Actinomyces e *Eubacterium nodatum* têm sido associados ao uso de dispositivos intrauterinos (DIU)	DIU ou secreção	Gram e cultura em meios específicos
Uretrite/corrimento uretral, disúria	*Neisseria gonorrhoeae**, *Chlamydia trachomatis**	*Swab* uretral Urina de 1º jato*	Métodos moleculares
	Trichomonas vaginalis (menos frequente)		Exame a fresco
	Mycoplasma hominis, *Ureaplasma urealyticum/parvum*, outras bactérias		Cultura em meios específicos
Epididimite (inflamação do epidídimo)/dor	*Neisseria gonorrhoeae**, *Chlamydia trachomatis**	*Swab* uretral Urina de 1º jato*	Métodos moleculares
	Bactérias enterais (enterobactérias, *Enterococcus* spp.), *Pseudomonas* spp., *Mycobacterium tuberculosis*, estafilococos		Gram e culturas em meios específicos
Orquite/dor, edema e inflamação dos testículos	*Chlamydia trachomatis**	*Swab* uretral Urina de 1º jato*	Métodos moleculares
	Enterobactérias, *Mycobacterium tuberculosis*		Gram e cultura em meios específicos
Balanopostite/dor, edema e secreção no prepúcio e glande	Enterobactérias, *Staphylococcus aureus*, *Candida* spp. e *Streptococcus pyogenes*	*Swab* da região entre o prepúcio e a glande	Gram e cultura
Prostatite – pode ser infecciosa ou não infecciosa. Pacientes com prostatite bacteriana aguda geralmente apresentam disúria e polaciúria. Prostatite bacteriana crônica pode ser causa de bacteriúria persistente	Bactérias enterais (enterobactérias, *Enterococcus* spp.), *Pseudomonas* spp., *Neisseria gonorrhoeae*, estafilococos, estreptococos	Urina de 1º jato, jato médio e urina pós-massagem prostática *Swab* uretral Secreção prostática	Gram e cultura

*Pesquisa de *Neisseria gonorrhoeae* e *Chlamydia trachomatis* em urina de 1º jato é recomendada por metodologias de amplificação de ácidos nucleicos (métodos moleculares).

QUADRO 13.3 – Principais patógenos associados à lesão genital e métodos diagnósticos.

Doença	Microrganismo	Tipo de lesão	Sinais e sintomas associados	Métodos diagnósticos
Cancro mole	*Haemophilus ducreyi*	Pápula que evolui para pústula e úlcera (cancroide ou cancro mole) com fundo raso, borda amolecida e bem definida. Pode ser única ou múltipla	A lesão se apresenta sensível e dolorosa	Gram, cultura e métodos moleculares (não comerciais)
Sífilis primária	*Treponema pallidum*	Úlcera genital (cancro duro). Lesão ulcerada de fundo limpo, com borda endurecida	Geralmente indolor, representa o primeiro estágio da sífilis	Microscopia de campo escuro, coloração de Fontana, IFD e métodos moleculares (não comerciais)
Linfogranuloma venéreo	*Chlamydia trachomatis* Sorotipos L1, L2 e L3	Úlcera ou vesícula pequena que se resolve espontaneamente, geralmente sem deixar cicatriz	Após o desaparecimento da úlcera, de 2 a 6 semanas, ocorre o aumento dos linfonodos inguinais, podendo haver dor, febre e até mesmo obstrução linfática grave	IFD, sorologia e métodos moleculares (comerciais)
Granuloma inguinal (donovanose)	*Klebsiella granulomatis* (anteriormente denominada *Calymmatobacterium granulomatis*)	Presença de nódulo único ou múltiplo	Tem curso crônico e indolente. O nódulo aumenta e causa erosão cutânea, produzindo úlcera profunda avermelhada e indolor	Coloração de Giemsa ou Wright
Herpes genital	Herpes simples tipos 2 e 1 (HSV-2 e HSV-1, respectivamente)	Pápulas, vesículas (bolhas), pústulas ou úlceras	Apresenta múltiplas lesões que são normalmente dolorosas e sensíveis, geralmente recidivantes	Cultura celular, IFD e métodos moleculares (comerciais)
Condiloma acuminado	Papilomavírus humano (HPV)	Verruga genital	Pode apresentar-se de diferentes formas, sendo uma delas em forma de verruga única ou múltipla, de coloração escura com formações espiculadas	Métodos moleculares (comerciais)

IFD = imunofluorescência direta.

Várias infecções podem acometer a mulher durante o parto, no pós-parto e no pós-aborto. O quadro 13.4 descreve as principais infecções, os agentes mais frequentemente envolvidos e os materiais clínicos que devem ser obtidos para análise.

QUADRO 13.4 – Infecções mais frequentes observadas em mulheres no intraparto, pós-parto, pós-aborto e métodos diagnósticos.

Infecção	Manifestação clínica	Microrganismos	Material coletado	Método diagnóstico
Infecção intra-amniótica	Febre, leucocitose, dor abdominal, inflamação do útero, ruptura prematura da membrana, bacteriemia. Pode causar parto prematuro	Enterobactérias (*E. coli*, *Proteus* spp.) associadas a anaeróbios, *Listeria monocytogenes*, *S. pyogenes*, *S. agalactiae*, *N. gonorrhoeae*, *Mycoplasma* e *Ureaplasma*	Líquido amniótico Hemocultura	Gram, cultura e métodos moleculares
Endometrite pós-parto, endomiometrite	Febre, leucocitose, dor abdominal, inflamação do útero, secreção, bacteriemia	*Chlamydia trachomatis*, *Gardnerella vaginalis*, enterobactérias (*E. coli*, *Proteus* spp.) associadas a anaeróbios, *S. pyogenes*, *S. agalactiae*	Aspirado transcervical do endométrio Hemocultura	Gram, cultura e métodos moleculares
Sepse puerperal	Febre, leucocitose, dor abdominal, inflamação do útero, secreção, hipotensão, bacteriemia	*Clostridium perfringens*, enterobactérias (*E. coli*, *Proteus* spp.) associadas a anaeróbios, *S. pyogenes*, *S. agalactiae*	Aspirado transcervical do endométrio Hemocultura	Gram e cultura
Tromboflebite pélvica séptica	Febre refratária pós-parto, leucocitose	Enterobactérias (*E. coli*, *Proteus* spp.) associadas a anaeróbios, *S. pyogenes*, *S. agalactiae*	Hemocultura	Cultura

A coleta adequada das amostras e seu processamento laboratorial são fundamentais para o diagnóstico preciso. A avaliação dos resultados obtidos deve ser feita com bastante critério, pois é comum nessas amostras a presença de determinados microrganismos que, muitas vezes, são somente colonizadores do trato genital, porém em situações especiais podem ser patogênicos.

Assim, a interpretação dos resultados microbiológicos deve ser realizada com cautela, certeza de ausência de outros patógenos potenciais e com ênfase no quadro clínico e na sintomatologia do paciente.

Principais microrganismos patogênicos:

Chlamydia trachomatis – bactéria intracelular obrigatória que infecta o homem e é transmitida por contato sexual. A infecção por esse agente é altamente prevalente e acomete principalmente os adultos jovens e sexualmente ativos. Frequentemente, apresentam infecções simultâneas com *N. gonorrhoeae*.

No homem, a manifestação clínica mais frequente é a uretrite que normalmente se apresenta com secreção uretral clara, disúria e dor testicular. As complicações mais comuns são epididimite e prostatite. Na mulher as manifestações clínicas são cervicite mucopurulenta, síndrome uretral e salpingite. Embora na maioria das mulheres a cervicite por clamídia seja assintomática, o não tratamento pode levar a complicações sérias como doença inflamatória pélvica, gravidez ectópica e infertilidade. O quadro 13.5 mostra as principais síndromes causadas por *Chlamydia trachomatis*.

QUADRO 13.5 – Principais infecções causadas pelos diferentes sorotipos de *Chlamydia trachomatis*.

Sorotipo	Sexo	Síndrome
A, B, Ba, C	Ambos Mulher	Tracoma, conjuntivite, ceratite Uretrite não gonocócica, cervicite, endometrite, salpingite
D, E, F, G, H, I, J, K	Homem Ambos Recém-nascidos	Uretrite não gonocócica, prostatite, epididimite Conjuntivite, proctite, síndrome de Reiter Inflamação ocular, pneumonia
L1, L2, L3	Ambos	Linfogranuloma venéreo

***Candida* spp.** – candidíase vulvovaginal é geralmente causada por *C. albicans* (85%) ou *C. glabrata* (15%) e muito raramente por outras espécies. Alterações na microbiota vaginal, como mudanças nos níveis de hormônios reprodutivos associados a períodos pré-menstruais, gestação e anticoncepcionais, bem como o uso de antimicrobianos, geralmente predispõem à inflamação, e o microrganismo da microbiota endógena pode produzir efeitos patogênicos ocasionando infecção.

Neisseria gonorrhoeae – a gonorreia, causada por *N. gonorrhoeae*, é uma doença ancestral transmitida quase exclusivamente por contato sexual. O desenvolvimento de resistência a quase todos os antimicrobianos utilizados no tratamento tem gerado preocupação mundial; teme-se que a gonorreia possa se tornar intratável. Estima-se que 50% das mulheres infectadas sejam assintomáticas. Assim como a clamídia, a infecção não tratada ou tratada inapropriadamente pode levar a sequelas como gravidez ectópica e infertilidade.

Trichomonas vaginalis – a tricomoníase é uma infecção sexualmente transmissível não viral mais prevalente no mundo, segundo a OMS. Além disso, aumenta a transmissão e aquisição do HIV e a probabilidade de desfechos adversos na gravidez. A infecção pode ser assintomática em 50% das mulheres e em 70-80% dos homens, por isso o diagnóstico laboratorial é essencial. Diferente das infecções por neisseria ou clamídia que costumam acometer mulheres mais jovens (15-25 anos), a tricomoníase é predominante em fase mais tardia (40-50 anos), sendo mais frequente em mulheres do que em homens (4:1). *T. vaginalis* adere-se às membranas mucosas associado a células escamosas, mas não invade a mucosa, por essa razão é mais difícil que o protozoário se mantenha na uretra masculina.

Gardnerella vaginalis – a vaginose é caracterizada pelo aumento da microbiota anaeróbia e diminuição de *Lactobacillus*. Anteriormente considerada uma anormalidade inofensiva, atualmente tem sido associada a uma variedade de infecções e complicações como amnionite, febre e endometrite pós-parto, trabalho de parto prematuro, sepse após histerectomia, doença inflamatória pélvica e infecção do trato urinário. Um grupo bem diversificado de microrganismo está envolvido na vaginose bacteriana, entre eles *Prevotella* spp., *G. vaginalis*, espécies de *Mobiluncus* spp., *Peptostreptococcus* spp. e *Mycoplasma hominis*. Como *G. vaginalis* está presente em mulheres assintomáticas, a bacterioscopia da secreção vaginal é mais relevante para o diagnóstico da vaginose bacteriana do que a cultura.

Sinonímias (dependendo do material clínico analisado): cultura de secreção vaginal, cultura de conteúdo vaginal, cultura de secreção uretral, cultura de urina de 1º jato, cultura de líquido seminal, cultura de esperma, cultura endocervical, cultura de lesão genital, pesquisa de donovanose, pesquisa de *Haemophilus ducreyi*, pesquisa de treponema etc.

MATERIAL CLÍNICO

• Coleta

Diversos são os materiais clínicos do trato genital feminino e masculino que podem ser submetidos a exames microbiológicos. O quadro 13.6 apresenta os materiais clínicos mais frequentes, o sítio anatômico de onde são coletados e como a amostra do material clínico pode ser recebida para análise.

QUADRO 13.6 – **Coleta de amostras dos tratos genitais feminino e masculino por sítio e espécime clínico.**

Sítio	Espécime clínico
Amostras do trato genital feminino	
Vagina	*Swab* da vagina posterior ou parede vaginal
Cérvix	*Swab* do canal endocervical
Uretra	*Swab* da secreção do canal uretral
Glândula de Bartholin	Aspirado com seringa
Líquido amniótico	Aspirado com seringa
Endométrio	Aspirado transcervical
Trompa de Falópio	Aspirado ou *swab* obtido durante procedimento cirúrgico
Lesão genital	Raspado ou *swab* do líquido seroso obtido da base e das bordas da lesão
Introito vaginal e anorretal	*Swab* para cada amostra
DIU	DIU em tubo estéril
Amostras do trato genital masculino	
Uretra	*Swab* da secreção da uretra anterior e/ou urina de 1º jato ($\leq$ 10ml)
Próstata	Secreção prostática, urina antes e após massagem prostática
Epidídimo	Esperma

Informações para a coleta e preparo do paciente:

Pacientes adultas

- Preferencialmente, a coleta não deve ser realizada durante o período menstrual.
- As pacientes em uso de óvulos ou cremes vaginais só devem fazer a coleta após 48 horas (dois dias) do término do tratamento.
- A paciente não deve submeter-se a exame ultrassonográfico transvaginal nas 24 horas anteriores à coleta.

- Não deve manter relações sexuais nas 24 horas anteriores à coleta.
- Banhar-se normalmente pela manhã, sem uso de ducha interna.

Crianças

- O paciente deve comparecer ao laboratório pela manhã (período com maior quantidade de secreção), sem tomar banho.
- Se a criança urinar, somente tocar de leve a área genital com papel higiênico para retirar o excesso de urina.

Observar no momento da coleta quanto ao tipo de *swab* a ser utilizado. O *swab* com ponta de algodão, com alginato de cálcio e Dacron deve ser utilizado seletivamente. Podem ser utilizados *swabs* que no meio de transporte contêm carvão ativado ou meios tradicionais, como, por exemplo, Amies. A função do carvão é inibir as substâncias contidas na própria amostra clínica que não permitem o crescimento de patógenos importantes (*N. gonorrhoeae*). *Swabs* flocados com meio de transporte líquido facilitam muito o processamento no laboratório e possuem composições específicas para alguns microrganismos como micoplasmas e clamídia.

Culturas para *N. gonorrhoeae* necessitam do microrganismo vivo e por isso devem ser coletadas de sítios que contenham células epiteliais (endocervice e uretra), utilizando *swab* estéril de Dacron, Rayon ou flocado e devem ser semeadas diretamente nos meios de culturas ou utilizar meio de transporte apropriado. Para o diagnóstico por métodos moleculares, o material utilizado para coleta e transporte da amostra deve seguir rigorosamente as instruções do fabricante do *kit* utilizado.

Secreção vaginal e endocervical (cérvix)

Secreção vaginal

Essa amostra pode ser coletada com ou sem o uso de espéculo.

Coleta sem espéculo – com o auxílio de uma gaze retirar a secreção externa do introito vaginal antes de proceder à coleta do material. Inserir um *swab* no introito vaginal e fazer movimentos de rotação para coletar o material. Confeccionar uma lâmina para microscopia e, se for solicitada a pesquisa de tricomonas e leveduras, lavar esse mesmo *swab* em um tubo contendo solução fisiológica estéril. Com outro *swab,* acompanhado de meio de transporte (Amies ou Stuart com ou sem carvão), coletar mais material, conforme descrito acima, e enviar ao laboratório.

Coleta com espéculo – com o auxílio de uma gaze retirar a secreção externa, se presente, antes de introduzir o espéculo. Inserir o espéculo e com um *swab* coletar material do fundo de saco e da parede vaginal. Retirar o excesso de muco com o auxílio de uma gaze estéril ou *swab*. Confeccionar uma lâmina para microscopia e, se for solicitada a pesquisa de tricomonas e leveduras, lavar esse mesmo *swab* em tubo contendo solução fisiológica estéril. Com outro *swab* com meio de transporte apropriado (Amies ou Stuart com ou sem carvão, ou meio de transporte para testes moleculares) coletar mais material, conforme descrito acima, e enviar ao laboratório.

Secreção endocervical

Sempre coletar separadamente o material vaginal e endocervical, utilizando *swabs* diferentes, bem como confeccionar lâminas dos dois sítios anatômicos.

Após inserir o espéculo, localizar o colo uterino e retirar o excesso de muco da região cervical com o auxílio de uma gaze estéril ou *swab*. Se houver secreção externa retirar com uma gaze antes de introduzir o espéculo. Inserir o *swab* 1 a 3cm dentro do canal cervical e fazer rotação de 180° gentilmente, para coletar o material. Confeccionar uma lâmina para microscopia. Com outro *swab* coletar mais material, conforme descrito acima, e colocar em meio de transporte apropriado, conforme os exames solicitados, para envio ao laboratório. Se metodologias diferentes forem utilizadas para pesquisa de neisseria e clamídia, coletar primeiro o *swab* para neisseria e depois outro para clamídia.

Os microrganismos mais prevalentes em infecções cervicais são *N. gonorrhoeae*, *Mycoplasma*, *Chlamydia* e vírus HPV, por essa razão é importante fazer a coleta das duas regiões na solicitação de cultura de conteúdo vaginal.

Secreção uretral

- O paciente não deve urinar por no mínimo 2 horas antes de realizar a coleta.
- Remover o excesso de secreção do meato uretral.
- Para reduzir o desconforto do paciente durante a coleta pode-se umedecer o *swab* em solução fisiológica estéril antes de inseri-lo na uretra.
- Inserir um *swab* fino com haste flexível cerca de 2 a 4cm do canal uretral, fazer movimentos rotatórios, remover o *swab* e preparar um esfregaço da amostra em lâmina para o exame microscópico (Gram). Se for solicitada a pesquisa de tricomonas e leveduras, lavar o mesmo *swab* em um tubo contendo solução fisiológica estéril.
- Com outro *swab* fino de haste flexível em meio de transporte apropriado (Amies com carvão para cultura de *N. gonorrhoeae* ou conforme especificações do fabricante para demais testes) coletar mais material, conforme descrito acima, e enviar ao laboratório.
- Coletar primeiro o *swab* para neisseria e depois outro *swab* para clamídia se forem utilizadas diferentes metodologias, como cultura, imunofluorescência direta ou métodos moleculares.

Secreção prostática

A coleta de secreção prostática utilizando a técnica de "Meares and Stamey" é útil para o diagnóstico de prostatite crônica e avaliação de infecção urinária de repetição (Figura 13.1).

Amostra para pesquisa de estreptococo beta-hemolítico do grupo B (SGB)

- Coletar amostra do introito vaginal e anorretal entre a 36ª e 37ª semanas de gestação.
- Amostras cervical, perianal, perirretal ou perineal não devem ser coletadas.
- Para a coleta desse tipo de amostra não deve ser feita limpeza externa prévia.
- Não é necessário fazer esfregaço para exame microscópico (Gram).
  a) Coleta de amostra vaginal – sem utilizar espéculo, introduzir um *swab* no introito vaginal e com movimentos rotatórios coletar a amostra no terço distal da vagina.
  b) Coleta de amostra anorretal – introduzir o *swab* (toda a ponta contendo o algodão) atravessando o esfíncter anal, fazendo movimentos rotatórios.
- Enviar os *swabs* em meio de transporte (Amies ou Stuart, com ou sem carvão ativado) ao laboratório.
- Recomendamos utilizar *swabs* diferentes para cada região a ser coletada.

No processamento inicial, as duas amostras podem ser inseridas em um mesmo meio específico de cultivo em caldo.

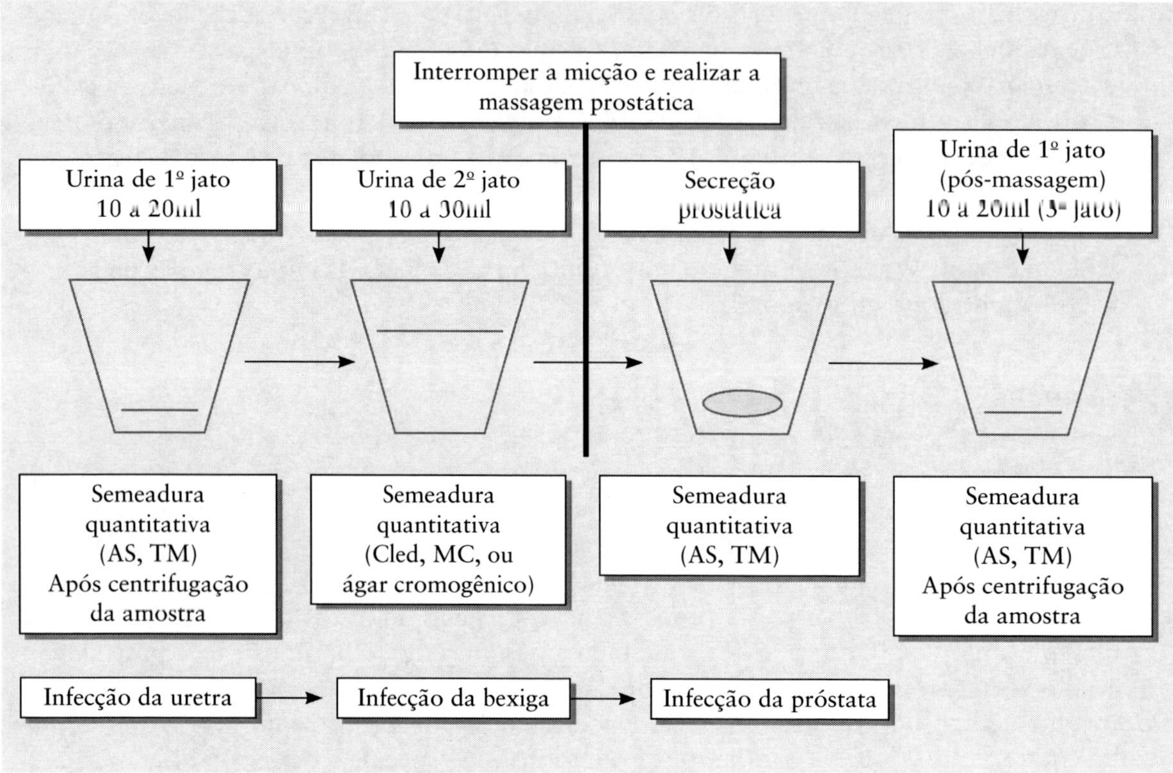

FIGURA 13.1 – Coleta e processamento inicial de urina e secreção prostática para o diagnóstico de infecção (metodologia de "Meares and Stamey").

Lesão genital (vulvar ou peniana)

Limpar a superfície da lesão com solução fisiológica estéril e coletar por um dos métodos descritos a seguir e conforme a solicitação médica:

- Coletar o exsudato ou área do eritema com *swab* para cultura de fungos.
- Se houver vesícula, coletar para cultura de HSV:
  a) Vesícula não rompida – coletar o fluido com *swab* ou aspirar com seringa e agulha.
  b) Raspar a base da vesícula e coletar a amostra com *swab* de Dacron friccionando bem a base da vesícula.
- Para pesquisa de *H. ducreyi*:
  a) Com um *swab* umedecido em solução fisiológica estéril, coletar friccionando bem a base da lesão ou raspar a lesão delicadamente com escalpe ou agulha até emergir um fluido seroso. Irrigar com solução fisiológica estéril e aspirar o fluido com seringa para cultura de *H. ducreyi*. Fazer também uma lâmina para Gram colocando uma gota do fluido sobre uma lâmina.
  b) Para cultura o material pode ser coletado com *swab* contendo meio de transporte Amies. A refrigeração do *swab* imediatamente após a coleta melhora a recuperação.
- Para pesquisa de *T. pallidum*:
  Limpar a superfície da lesão com gaze estéril. Aplicar pressão na base da lesão até o surgimento de um fluido claro. Com o auxílio de uma alça descartável estéril ou seringa,

coletar o fluido e depositar uma gota sobre uma lâmina de microscopia, cobrir com lamínula e vedar as bordas com esmalte, para microscopia de campo escuro. Fazer um esfregaço em outra lâmina para coloração de Fontana.

- Para pesquisa de HSV:
  a) Vesícula não rompida – coletar o fluido com *swab* ou aspirar com seringa e agulha.
  b) Raspar a base da vesícula e coletar a amostra com *swab* de Dacron friccionando bem a base da vesícula.
- Para pesquisa de Donovanose:
  a) Após a limpeza da superfície, rolar um *swab* em toda base da úlcera, garantindo uma boa amostra das bordas da úlcera onde os corpos de Donovan são mais frequentemente encontrados.
  b) Rolar o *swab* com o material coletado uniformemente na superfície da lâmina, deixar secar antes de transportar ao laboratório.
- Amostra retal para pesquisa de *N. gonorrhoeae*:
  a) Introduzir o *swab* através do esfíncter anal (2 a 3cm) e fazer movimentos rotatórios durante 10 a 30 segundos para a absorção ou pressionar lateralmente para obter células epiteliais.
  b) O *swab* não deve estar contaminado com fezes, nesse caso, coletar nova amostra. Essa amostra pode ser utilizada para cultura ou testes moleculares. Sempre consultar e seguir as recomendações do fabricante do teste antes de realizar a coleta.

> Não processar cultura para anaeróbios de conteúdo vaginal. Bactérias anaeróbias fazem parte da microbiota vaginal normal.

- **Amostras inadequadas**
  - *Swabs* secos e sem meios de transporte adequado.
  - Amostras vaginais coletadas de pacientes em uso de pomadas ou cremes vaginais.

- **Transporte**

Amostras coletadas por punção ou em frascos estéreis devem ser transportadas para o laboratório em temperatura ambiente (20 a 25°C) em até 2 horas, e as amostras coletadas em *swab* com meio de transporte, em até 12 horas após a coleta, em temperatura ambiente (20 a 25°C). Para *N. gonorrhoeae*, a recuperação do microrganismo a partir de *swab* em meio de transporte com carvão é de aproximadamente 100% quando semeado em até 6 horas e de 90% em até 12 horas após a coleta.

Pode-se fazer a semeadura diretamente nos meios de cultura no momento da coleta. Observar que *N. gonorrhoeae* é uma bactéria nutricionalmente fastidiosa, exigente quanto à temperatura e presença de CO_2.

CONTROLE DE QUALIDADE

Finalidade – controlar e comprovar a qualidade dos meios de cultura, de identificação e reagentes empregados, a metodologia e a competência dos colaboradores na realização das várias etapas do exame. Os meios de cultura empregados devem ser controlados quanto a sua esterilidade, capacidade de permitir o crescimento dos patógenos importantes e capacidade de inibição, quando aplicável.

Frequência e procedimento – de acordo com o estabelecido para o CIQ de cada insumo/teste utilizado no exame.

Indicador de qualidade – para melhor avaliar o processo é necessário implantar alguma ferramenta de controle. O quadro 13.7 mostra os indicadores que podem ser definidos e monitorados para controlar a cultura de amostras genitais.

Controle de qualidade para a microscopia de Gram conforme critérios de Nugent

O controle de qualidade pode ser utilizado para avaliar se a microscopia está sendo analisada corretamente pelos analistas (treinamentos e avaliação de competência técnica). Utilizar esfregaços de Gram para determinar a precisão da leitura quando comparada com as culturas, conforme segue.

- Separar lâminas coletadas das pacientes mostrando várias pontuações de Nugent entre 0 e 10.
- Realizar cultura das amostras em CHOC que apresentarem predomínio de lactobacilos (pontuação de 0 a 3) e outra de *Gardnerella* (pontuação de 7 a 10) com base na leitura das lâminas.
- Incubar durante 48 horas em estufa de CO_2 a 35 ± 2°C.
- Interpretação:
  a) Culturas com crescimento de muitas colônias (até o terceiro quadrante) de lactobacilos (catalase negativa, colônias esverdeadas) – deve correlacionar com os esfregaços com pontuações de 0 a 3.
  b) Culturas com crescimento de muitas colônias (até o terceiro quadrante) de *Gardnerella* (bacilos gram-variáveis pequenos, catalase negativa) – deve correlacionar com pontuações de 7 a 10.

QUADRO 13.7 – Sugestão de indicadores para controlar as diferentes fases do processo de cultura de amostras genitais.

Fase do processo	Indicador	Descrição	Objetivo
Pré-analítica	Positividade dos exames	Verificar a positividade da cultura ou das pesquisas para os patógenos importantes	Monitorar a qualidade da coleta e verificar a prevalência dos patógenos
Analítica	Concordância da cultura e o Gram	Comparar o resultado da microscopia com o verificado na cultura respectiva	Controlar o observador, o método e os meios de cultura empregados
Pós-analítica	TAT do resultado final	Tempo para informar o resultado final do exame	Verificar a metodologia, o treinamento dos colaboradores e o sistema de informação de resultados críticos ou importantes

TAT = *Turnaround time* – tempo de entrega do resultado.

PROCEDIMENTO

Microscopia

- Exame direto a fresco – colocar 1 gota da amostra sobre uma lâmina, cobrir com lamínula e observar no microscópio. Avaliar presença de leveduras e tricomonas com objetiva de 10× e confirmar a morfologia em objetiva de 40×. O ideal é que a microscopia a fresco seja realizada em até 10 minutos após a coleta para maior sensibilidade, já que as tricomonas perdem rapidamente a motilidade e a quantidade de parasitas muitas vezes é baixa, resultando em teste falso-negativo.
- Pesquisa de treponema em campo escuro e coloração de Fontana, ver Capítulo 5.
- Método de Gram (Capítulo 5) – deve ser realizado para todas as amostras e seu resultado pode sugerir a inclusão de algum outro meio de cultura específico, além de ser um exame extremamente importante para o diagnóstico de diversas infecções. O quadro 13.8 apresenta algumas sugestões úteis para a leitura e interpretação do Gram de amostras de material vaginal. O método de Gram é considerado superior à cultura para o diagnóstico de cancro mole (*H. ducreyi*).

QUADRO 13.8 – Sugestão para leitura e interpretação do Gram de secreção vaginal.

Celularidade	Microrganismos	Patógeno provável
Numerosas células epiteliais (com ou sem *clue cells*) Raros leucócitos	Numerosos cocobacilos gram-variáveis Presença ou não de bacilos gram-variáveis curvos (*Mobiluncus*) Raros ou ausência de lactobacilos (Döderlein)	*Gardnerella vaginalis*
Raras células epiteliais Numerosos leucócitos	Numerosos bacilos gram-negativos e gram-positivos Alguns cocos gram-positivos	Tricomonas (células com núcleo excêntrico, ligeiramente maiores que um leucócito, podendo ou não apresentar flagelos)
Numerosos leucócitos	Não observado tricomonas	Investigar *Chlamydia trachomatis* e *Neisseria gonorrhoeae*
Algumas células epiteliais Numerosos leucócitos	Numerosos lactobacilos (Döderlein) ou numerosos difteroides Leveduras (com ou sem filamentos)	*Candida* spp.

O critério de Nugent et al. é muito utilizado para o diagnóstico de vaginose bacteriana e consiste em avaliar as proporções relativas de três morfotipos bacterianos visualizados na coloração de Gram, criando um sistema de pontuação de 0 a 10. É utilizado para avaliar esfregaços de mulheres em idade fértil, pós-menopausa e mulheres em terapia de reposição de estrogênio. Pontuação de 7 a 10 é indicativa de vaginose bacteriana (Quadro 13.9).

A quantificação de cada um dos três morfotipos bacterianos é observada com aumento de 1.000×, (objetiva de imersão em óleo), conforme segue:

- 0-1 = 1+
- 1-4 = 2+
- 5-30 = 3+
- > 30 = 4+

Observar cinco (5) campos não consecutivos e calcular a média de cada morfotipo. Sinalizar o número que corresponde à quantificação de cada morfotipo bacteriano visualizado no esfregaço de Gram e somar os números (Quadro 13.9) para a pontuação total.

A coloração pelo método de Gram é mais sensível e específica para o diagnóstico de vaginose causada por *G. vaginalis* que os preparados a fresco para a visualização das células indicadoras (*clue cells*), sugestivas de infecção por esse agente.

QUADRO 13.9 – Critério de Nugent para o diagnóstico da vaginose bacteriana de esfregaço vaginal pela coloração de Gram.

Morfotipo bacteriano	Pontuação conforme a quantidade de microrganismos observados (1.000× de aumento)				
	Nenhum	1+	2+	3+	4+
Bacilos longos gram-positivos (lactobacilos)	4	③	2	1	0
Cocobacilos/bacilos pequenos gram-negativos e gram-variáveis	0	1	②	3	4
Bacilos curvos gram-negativos e gram-variáveis	0	1	1	2	②

Modificado de Nunget et al. Interpretação conforme a pontuação: 0-3 normal (microbiota vaginal normal); 4-6 intermediário (transição da microbiota vaginal normal); 7-10 indicativo de vaginose bacteriana.

No exemplo sinalizado no quadro 13.9, a soma das pontuações conforme as quantificações observadas de cada um dos três morfotipos de microrganismos (3 + 2 + 2) é 7, indicativo de vaginose bacteriana. Com base na pontuação, uma das seguintes opções pode ser reportada no laudo:

- 0 a 3 – Presença de morfotipos bacterianos consistente com a microbiota vaginal normal.
- 4 a 6 – Presença de morfotipos bacterianos misto consistente com transição da microbiota vaginal normal.
- 7 a 10 – Presença de morfotipos bacterianos misto consistente com vaginose bacteriana.

Observar e reportar também a presença de *clue cells* (células-guia), leveduras, tricomonas e leucócitos, quando presentes.

Cultura

A figura 13.2 mostra um fluxograma sugerido pelas autoras para a semeadura dos diferentes materiais genitais.

- **Semeadura de amostras coletadas em *swab***
  - Rolar o *swab* em uma pequena área das placas CHOC, AS e TM e devolvê-lo no mesmo meio de transporte. Esse *swab* pode ser mantido refrigerado durante 24 horas ou até a

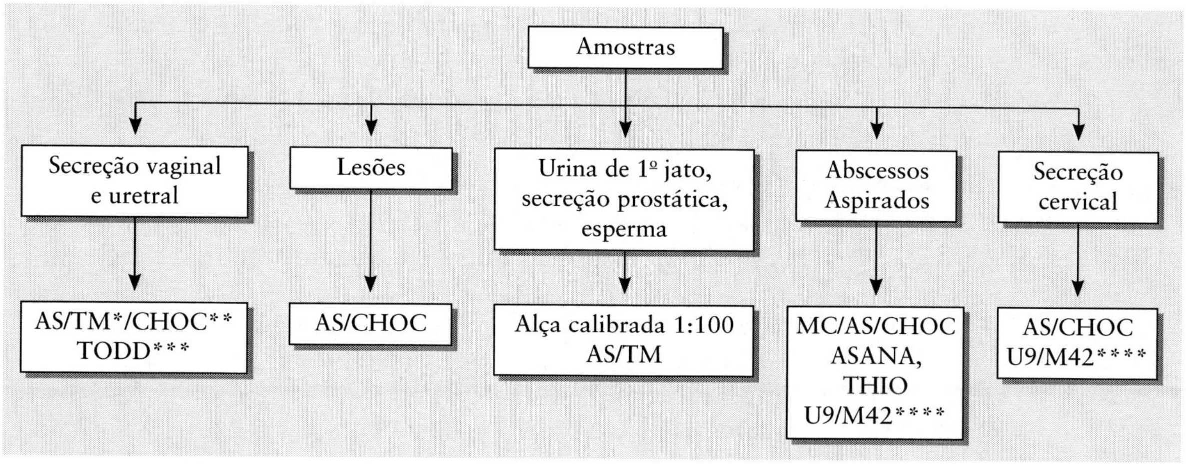

FIGURA 13.2 – Fluxograma de semeadura de materiais genitais. AS = ágar-sangue; TM = ágar Thayer-Martin; CHOC = ágar-chocolate; THIO = caldo tioglicolato; U9/M42 = meio para cultura de micoplasma. *Utilizado apenas em amostra de conteúdo vaginal. **Utilizar em crianças para isolamento de *Haemophilus*. As autoras sugerem que seja utilizado em todas as amostras, já que algumas cepas de *Neisseria gonorrhoeae* são inibidas por algumas marcas comerciais de meios de TM, dependendo da formulação e antibióticos utilizados. ***Para estreptococos do grupo B em grávidas. ****Se solicitada cultura para micoplasma.

liberação do resultado. O TM pode ser utilizado em amostras de conteúdo vaginal/endocervical, já que o objetivo é inibir a microbiota normal do material analisado, lembrando que algumas marcas de meio podem inibir *N. gonorrhoeae*.

- Estriar as placas com alça bacteriológica em três direções, iniciando sempre pelo meio não seletivo (ver Capítulo 4).
- Placas de CHOC semeadas para isolamento de *H. ducreyi* devem ser incubadas a 33°C em estufa de CO_2.

• **Semeadura de amostras coletadas em *swab* para a pesquisa de estreptococos do grupo B**

Método 1: semeadura em caldo TODD-Hewitt (com colistina e ácido nalidíxico, que tem demonstrado superioridade na recuperação de SGB).

Colocar os *swabs* (amostras do introito vaginal e anorretal) em um único caldo. Incubar durante 18 a 24 horas em estufa a 35 ± 2°C. Após esse período, subcultivar uma amostra do caldo em uma placa de AS ou meio cromogênico para estreptococos do grupo B. Incubar a placa durante 18 a 24 horas em estufa de CO_2 a 35 ± 2°C.

Opcionalmente, pode-se semear o *swab* em AS antes de inocular no caldo. Estudo demonstrou que a semeadura do material direto em placa de AS aumentou em 15% a detecção de estreptococos do grupo B. *Enterococcus faecalis* pode apresentar supercrescimento nas culturas em caldo, inibindo o crescimento de estreptococo do grupo B.

Método 2: semeadura em caldo Carrot ou Granada.

Inserir os *swabs* em um único tubo contendo o caldo. Incubar durante 18 a 24 horas em estufa a 35 ± 2°C. Se não houver mudança de cor, ou seja, teste negativo, subcultivar a amostra do caldo em uma placa de AS e incubar durante 18 a 24 horas em estufa de CO_2 a 35 ± 2°C.

Método 3: semeadura em meio cromogênico seletivo e diferencial para estreptococo do grupo B.

Semear os *swabs* no meio cromogênico pela técnica de esgotamento. Pode ser utilizada meia placa para cada *swab* (amostra de introito vaginal e anorretal). Incubar a 35 ± 2°C durante 18 a 24 horas. Estudos demonstraram que incubar o *swab* em caldo seletivo (Todd-Hewitt) antes da semeadura no meio cromogênico aumenta significativamente a sensibilidade do teste.

- **Semeadura das amostras coletadas por punção**
  - Colocar primeiro 1 gota da amostra em meio líquido (THIO) e, a seguir, 1 gota nas placas de MC, AS, ASANA e CHOC. Por último, confeccionar um esfregaço para o exame microscópico.
  - Iniciar a semeadura a partir do meio não seletivo por esgotamento (ver Capítulo 4).
  - Incubar as placas de AS e CHOC em estufa de CO_2, os meios líquidos e o MC em estufa aeróbia a 35 ± 2°C por até 72 horas, com leitura diária.
  - Incubar a placa de ASANA em atmosfera de anaerobiose. Ver Capítulo 21.

- **Semeadura das amostras para resultados quantitativos**
  - Esperma ou líquido prostático
    a) Homogeneizar a amostra.
    b) Imergir a alça calibrada de 0,01ml (1:100) na amostra, de forma vertical.
    c) Semear em AS e CHOC pela técnica quantitativa descrita no Capítulo 4.
    d) Interpretação: alça de 0,01ml (1:100) – 1 colônia = 100 ou 10^2UFC/ml.
  - Urina de 1º jato
    a) Centrifugar 10ml de urina a 1.500rpm durante 5 minutos.
    b) Desprezar o sobrenadante deixando 1ml e semear o sedimento com a alça calibrada de 0,01ml em AS e CHOC pela técnica descrita no Capítulo 4.
    c) Interpretação: alça de 0,01ml (1:100) – 1 colônia = 100/10 (concentração da amostra por centrifugação) = 10UFC/ml.

- **Pesquisas específicas**
  - *Mycoplasma* e *Ureaplasma* (ver Capítulo 24).
  - *Chlamydia trachomatis*: várias são as metodologias que podem ser utilizadas para a pesquisa do agente. As mais comuns são:
    Pesquisa de antígeno: a partir de amostras de raspado de mucosa cervical, pelo método da imunofluorescência direta (ID) ou por técnica imunoenzimática (EIA). Esses testes apresentam baixa sensibilidade.
    Testes sorológicos: reação de fixação do complemento (RFC), imunofluorescência para IgG e IgM. Os testes sorológicos são recomendados para o diagnóstico de linfogranuloma venéreo. Pesquisa de IgM é útil no diagnóstico de pneumonia em crianças com menos de 3 meses. Não devem ser utilizados para o diagnóstico de infecção urogenital não complicada.
    Testes moleculares de amplificação de ácido nucleico: a amplificação de DNA ou RNA-alvo, com detecção do produto amplificado por uma variedade de formas, leva a diferentes testes com características e desempenhos únicos. Devido a sua especificidade e sensibilidade superiores, possibilidade de automação, o fato de não necessitar do microrganismo viável e possibilidade de combinação com testes para a detecção de *N. gonorrhoeae*, a Organização Mundial da Saúde recomenda a utilização desses métodos para o diagnóstico de infecções por clamídia.
    Técnicas de coleta, acondicionamento, armazenamento e transporte devem ser seguidas conforme recomendações do fabricante do *kit* utilizado. A coleta deve ser de material endocervical, sendo que a paciente deve receber orientações prévias, conforme descrito anteriormente.

- *Gardnerella vaginalis*: para diagnóstico de vaginose bacteriana a coloração de Gram é mais específica e a cultura não é recomendada.
- *Haemophilus ducreyi*: a cultura requer meios frescos (com até 7 dias de fabricação), incubação em umidade e estufa de CO_2 e temperaturas entre 32 e 34°C. O uso de CHOC pode ser considerado, mas a recuperação do microrganismo é melhor com a adição de 5% de soro fetal bovino e 1% de fatores VX. A OMS recomenda a utilização de meio Mueller-Hinton com sangue de cavalo, suplementado com fatores VX e vancomicina (3μg/ml), sendo que o uso de dois meios seletivos aumenta a possibilidade de isolamento do microrganismo.

  Se a placa de CHOC com a amostra de lesão genital não apresentar crescimento nas 72 horas de incubação, liberar o resultado parcial e incubar até completar cinco dias antes de reportar o resultado como negativo para *H. ducreyi*. É um microrganismo de difícil isolamento e, na maioria das vezes, o diagnóstico é feito pelo exame microscópico após coloração pelo método de Gram (pequenos bacilos gram-negativos tipicamente agrupados em cadeias de "cardumes de peixes" ou "via férrea"). Além disso, a maioria das úlceras genitais abriga uma microbiota polimicrobiana devido à contaminação secundária e contribui para o fraco desempenho da microscopia como ferramenta de diagnóstico devido à baixa sensibilidade e especificidade.
- Donovanose: utilizar a coloração de Giemsa e examinar em imersão. Os corpos de Donavan aparecem como cocobacilos dentro de grandes vacúolos no citoplasma de grandes histiócitos e ocasionalmente em células plasmáticas e neutrófilos, de coloração azulada a roxa.

Avaliação das placas ou triagem

- O resultado da bacterioscopia (Gram), mesmo que não tenha sido solicitado pelo clínico, e o exame a fresco (quando solicitado) devem estar disponíveis no momento da avaliação das placas.
- Correlacionar sempre o número de células epiteliais/leucócitos com a quantidade de crescimento e o tipo de microrganismos (ver Quadro 13.8). O quadro 13.10 apresenta os principais microrganismos a serem considerados no momento da observação da cultura.
- Iniciar a triagem das placas após 24 horas, verificar primeiramente as placas de TM e CHOC; se não houver crescimento, incubar novamente na estufa de CO_2. Esse procedimento deve ser feito durante todo o período de observação da cultura (72 horas).
- A identificação dos microrganismos de culturas do trato genital pode ser feita por métodos fenotípico, automatizados ou MALDI-TOF.
- Em material vaginal de crianças, *Shigella* spp., *S. aureus*, *Streptococcus pyogenes*, *Haemophilus* spp. e *Streptococcus pneumoniae* devem ser considerados e reportados, além dos outros microrganismos associados a infecções do trato genital feminino.
- Identificar os seguintes microrganismos se houver crescimento abundante e forem predominantes na cultura de material vaginal em mulheres: *Haemophilus* spp., *Pseudomonas* spp. e outros não fermentadores de glicose, *S. aureus*, S. *pneumoniae* e *G. vaginalis*. Esses microrganismos, quando presentes em quantidade menor que a microbiota normal, devem ser considerados microbiota normal. Enterobactérias fazem parte da microbiota normal e não devem ser reportadas sem antes avaliar outros parâmetros (uso de antibióticos, paciente imunocomprometido e infecção do trato urinário de repetição pelo mesmo agente) para se considerar significativo o crescimento de muitas colônias.

QUADRO 13.10 – Microrganismos a serem sempre considerados na triagem dos meios de culturas de materiais dos tratos genitais feminino e masculino.

Microrganismo	Material clínico
Anaeróbios	Líquido amniótico, aspirado da glândula de Bartholin, material de endométrio
Candida spp.	Secreções vaginal, endocervical e uretral (desde que a bacterioscopia tenha evidenciado a presença de algumas células leveduriformes com ou sem filamentação)
Enterobactérias	Aspirado da glândula de Bartholin, urina de 1º jato (contagens elevadas), esperma, secreção prostática
Gardnerella vaginalis	Urina de 1º jato, secreção uretral, secreção vaginal (associada a *clue cells*)
Haemophilus ducreyi	Lesão genital
Listeria monocytogenes	Secreção vaginal
Neisseria gonorrhoeae	Qualquer material clínico genital. Em mulheres pode ser detectada em material endocervical e em raras vezes em material vaginal
Streptococcus agalactiae	Líquido amniótico, urina de 1º jato, secreção vaginal e *swab* anorretal (em grávidas), secreção uretral
Mycoplasma e *Ureaplasma*	Líquido prostático, líquido amniótico, aspirado da glândula de Bartholin, secreção uretral, secreção endocervical, secreção vaginal, urina de 1º jato, esperma
Capnocytophaga spp.	Pode estar associado a infecções genitais: bacilo gram-negativo, fermentador da glicose, catalase e oxidase-negativas, ausência de crescimento em MC

Cultura de secreção prostática

A interpretação do crescimento bacteriano nas amostras de urina de primeiro jato, pré e pós-massagem prostática, jato médio e secreção prostática, segundo "Meares and Stamey", identifica o local da infecção. Indicação de infecção prostática crônica é definida quando a contagem de colônias na amostra de secreção prostática ou urina de 1º jato pós-massagem (urina de 3º jato) for pelo menos 10 vezes maior que o crescimento bacteriano na amostra de urina de 1º jato (pré-massagem prostática) (Figura 13.1).

Patógenos primários que devem ser considerados e identificados são: enterobactérias, *P. aeruginosa*, *Enterococcus* spp., *S. aureus*, estreptococos dos grupos A, B, C e G, *Candida* spp., *Staphylococcus* coagulase-negativa, *Corynebacterium* spp. e outros microrganismos da microbiota da pele devem ser identificados se houver isolamento puro.

Cultura de esperma

- Avaliar o crescimento nas placas de AS, CHOC após 24 e 48 horas de incubação.
- Se a amostra de esperma apresentar leucócitos (processo inflamatório), o crescimento de qualquer quantidade de microrganismo considerado patogênico deve ser identificado e reportado.
- Na ausência de processo inflamatório, crescimento > 10^3UFC/ml de microrganismos considerados patogênicos pode ser significativo. Algumas literaturas consideram superior a 5.000UFC/ml. Os patógenos primários são os mesmos citados acima, para secreção prostática.

- Lembrar que a cultura de esperma acompanhada de cultura de urina primeiro jato, coletadas no mesmo momento, auxilia na avaliação e interpretação do resultado.

Cultura para *Streptococcus agalactiae* (SGB)

- Colônias suspeitas de SGB, às vezes, não apresentam beta-hemólise e devemos sempre realizar testes para a identificação (teste de CAMP e aglutinação em látex).

Método 1: caldo TODD – crescimento em AS de SGB são colônias grandes, cinzas, translúcidas com pequena zona de beta-hemólise ao redor da colônia. Realizar teste de CAMP tradicional ou CAMP rápido.

Método 2: caldo Carrot ou Granada – SGB produz pigmento laranja no meio ou caldo, após o período de incubação recomendado. Como o caldo não detecta colônias não hemolíticas, é recomendado subcultivar em placas de AS os caldos sem alteração de cor, realizando testes para a identificação de colônias suspeitas.

Método 3: meio cromogênico – SGB apresenta colônias de coloração malva, azul esverdeadas, laranja, dependendo do fabricante do meio. Para a confirmação fazer aglutinação em látex ou teste de CAMP tradicional ou CAMP rápido. Outras espécies bacterianas apresentam colônias azuis, incolores ou são inibidas.

Para isolados beta-hemolíticos, com teste de CAMP negativo, fazer PYR e bile-esculina, pode ser *S. pyogenes,* e deve ser reportado no pré-natal devido ao risco de desenvolvimento de sepse puerperal.

- Colônias de *Listeria monocytogenes* são semelhantes às de *S. agalactiae*, mas são catalase positiva. Se o teste de CAMP não for típico, realizar o teste de motilidade em meio de *Cystine Triptic Agar* (CTA) ou meio de SIM, em temperatura ambiente (20 a 25°C), o microrganismo caracteriza-se por motilidade em forma de "guarda-chuva".
- Colônias de *Gardnerella vaginalis* são mais bem visualizadas quando semeadas em meio de V ágar, após 48 horas de incubação. Nesse meio, aparecem como colônias pequenas, com beta-hemólise difusa, e no AS, como colônias muito pequenas, opacas e não hemolíticas. Confirmar a identificação com o teste da hidrólise do hipurato.

Cultura de *Haemophilus ducreyi*

Colônias de *H. ducreyi* apresentam-se de tamanhos variáveis, são lisas, convexas, amarelo-acinzentadas e deslizam sobre o ágar CHOC, quando tocadas com uma alça bacteriológica. As colônias são muito pequenas em 48 horas, atingindo até 2mm com mais tempo de incubação. No Gram, são cocobacilos gram-negativos, não crescem em ágar MacConkey e são catalase negativa, indol negativo, oxidase positiva tardia (requer de 15 a 20 segundos), beta-lactamase positiva e apresentam halo $\geq$ 12mm em teste com disco de SPS. Outros *Haemophilus* spp. não apresentam halo ao redor do disco de SPS.

Cultura de *Neisseria gonorrhoeae*

Colônias de *N. gonorrhoeae* são pequenas após 24 horas de incubação tanto em AS quanto em CHOC e TM, quando incubadas a 35 ± 2°C em estufa de CO_2. Após 48 horas, as colônias em AS são pequenas e no CHOC/TM são maiores (0,5 a 1mm). No Gram, são diplococos gram-negativos, oxidase positiva rápida. No quadro 13.11 estão citadas as reações bioquímicas para diferenciação das espécies de *Neisseria*. A identificação pode ser realizada por MALDI-TOF ou por sistemas automatizados disponíveis comercialmente.

QUADRO 13.11 – Características bioquímicas para a diferenciação de *Neisseria* spp.

Microrganismos	CAT	TM 35°C, CO_2	Cresc. ágar* 35°C, ar ambiente	Disco Colistina 10mg	CTA GLI	CTA MAL	CTA LAC	CTA SAC
N. gonorrhoeae	+	+	–	R	+	–	–	–
N. meningitidis	+	+	V	R	+	+	–	–
N. lactamica	+	+	+	R	+	+	+	–
N. cinerea	+	V	+	V	+	–	–	–
N. flavescens	+	–	+	S	–	–	–	–
N. elongata	+	–	+	S	–	–	–	–

*Ágar nutriente, Mueller-Hinton ou ágar tríptico de soja sem sangue. (+) = maioria positiva; (–) = maioria negativa; CAT = catalase; TM = ágar Thayer-Martin; S = sensível; R = resistente; CTA = ágar tríptico de cistina; GLI = glicose; MAL = maltose; LAC = lactose; SAC = sacarose. Nota: outras bactérias podem crescer em TM; colônia de *Kingella denitrificans* é parecida com *N. gonorrhoeae*, porém é catalase negativa e apresenta forma bacilar no Gram; *Acinetobacter* spp. no Gram podem aparecer como diplococos gram-negativos, mas são oxidase negativa.

Testes moleculares

Os testes moleculares para pesquisa dos microrganismos causadores de doenças sexualmente transmissíveis têm evoluído e alguns estão disponíveis comercialmente e se destacam os métodos de PCR multiplex que pesquisam simultaneamente diversos microrganismos em uma única amostra.

EXAMES RELACIONADOS

Os exames relacionados que o laboratório de microbiologia deve verificar e correlacionar quando da liberação do resultado são poucos no que se refere a esse tipo de amostra clínica, porém alguns são extremamente importantes.

No caso de coloração de Gram para amostras de conteúdo vaginal, é importante observar os exames de citologia oncótica, uma vez que nessas análises são também observadas células leveduriformes e tricomonas, devendo haver concordância entre os resultados.

No caso de pesquisa de treponema, lembrar que as sorologias e o VDRL são exames muito comuns, mas serão positivos depois que a lesão sifilítica, na qual podemos observar o treponema ao microscópio, já desapareceu. Ou seja, o exame direto da lesão pode ser positivo, mas a sorologia e VDRL negativos.

Os testes moleculares que utilizam a detecção/amplificação de DNA ou RNA de microrganismos também devem ser acompanhados e comparados com os resultados dos exames tradicionais realizados pelo setor de microbiologia.

COMO REPORTAR O RESULTADO

Culturas de secreções vaginal, endocervical e uretral

Exemplo 1:
Material clínico: conteúdo vaginal e/ou cervical
Método: cultivo em meios apropriados para diferentes microrganismos
Resultado: houve crescimento da microbiota vaginal normal.

Obs.: *Candida albicans* (poucas colônias).

Exemplo 2:
Material clínico: secreção uretral
Método: cultivo em meios apropriados para diferentes microrganismos
Resultado: *Neisseria gonorrhoeae*.

É indicado fazer o teste da produção de betalactamase para a *Neisseria* spp. e informar no laudo se positivo ou negativo. Fazer o antibiograma se houver a solicitação do clínico.

Exemplo 3:
Material clínico: introito vaginal e anorretal
Método: cultivo em caldo de enriquecimento (Todd-Hewitt) e meios específicos
Resultado: *Streptococcus agalactiae* (beta-hemolítico do grupo B).

Obs.: exame realizado entre a 36ª e a 37ª semana de gravidez.

Exemplo 4: amostra de conteúdo vaginal e cervical em que foram isolados *Corynebacterium* spp., lactobacilos e *Staphylococcus* coagulase-negativa, com bacterioscopia normal
Material clínico: conteúdo vaginal e cervical
Método: cultivo em meios apropriados para diferentes microrganismos
Resultado: crescimento apenas de microrganismos compatíveis com a microbiota vaginal normal.

Cultura de secreção prostática, urina de jato médio e urina de 1º jato (pré e pós-massagem prostática)

Exemplo 1:
Material clínico: urina de 1º jato pré-massagem prostática
Método: quantitativo em meios apropriados para diferentes microrganismos
Resultado: *Escherichia coli* – contagem: 200UFC/ml.
Corynebacterium spp. – contagem: 300UFC/ml.

Exemplo 2:
Material clínico: urina de jato médio
Método: quantitativo em meio apropriado para diferentes microrganismos
Resultado: não houve crescimento de microrganismos na amostra analisada.

Exemplo 3:
Material clínico: secreção prostática
Método: quantitativo em meio apropriado para diferentes microrganismos
Contagem: 5.000UFC/ml
Resultado: *Escherichia coli*.

Exemplo 4:
Material clínico: urina de 1º jato pós-massagem prostática (urina de 3º jato).
Método: quantitativo em meios apropriados para diferentes microrganismos.
Contagem: 3×10^3UFC/ml.
Microrganismos isolados: *Escherichia coli*.

Exemplo 5:
Material clínico: esperma
Contagem = $1{,}5 \times 10^4$UFC/ml
Método: quantitativo em meios apropriados para diferentes microrganismos
Resultado: *Escherichia coli* – 70%.
Corynebacterium spp. – 30%.

Exemplo 6:
Material clínico: urina de 1º jato
Método: quantitativo em meios apropriados para diferentes microrganismos
Resultado: *Escherichia coli* – $1{,}5 \times 10^3$UFC/ml.
Corynebacterium spp. – 5×10^2UFC/ml.

A cultura de esperma, preferencialmente, deve vir acompanhada de uma cultura de urina de 1º jato para melhor avaliação do resultado.

COMENTÁRIOS

- A presença de qualquer microrganismo oriundo de sítio estéril deve ser considerada significativa e reportada.
- O isolamento de certos microrganismos, tais como *Streptococcus pyogenes* e *Clostridium perfringens*, de amostras de tecidos moles, endometrial e amostras de fluido transvaginal deve ser considerado, identificado e reportado.
- Alguns agentes são de difícil cultivo, o que não significa ausência da infecção.
- A presença de microrganismos gram-negativos fastidiosos em material genital pode ou não indicar infecção. Alguns casos têm sido relatados e reportados, mas são incomuns.
- A comunicação entre o laboratório e o clínico é de grande importância para o direcionamento das investigações na cultura (indicações clínicas mais precisas).
- Nas pesquisas de SGB, o antibiograma deve ser realizado de rotina para pacientes alérgicas à penicilina. Testar a resistência induzível a clindamicina (teste D), eritromicina e vancomicina.
- Cultura para leveduras podem ser realizadas se há histórico de vaginite recorrente ou falha no tratamento, sendo importante a realização do teste de sensibilidade aos antifúngicos.
- Em culturas de secreção vaginal, identificar e relatar a presença de *S. pyogenes*, *S. agalactiae*, *Listeria monocytogenes*, *Candida albicans* e *N. gonorrhoeae*. Identificar e relatar somente se crescimento abundante e/ou se predominante na cultura: bacilos gram-negativos, *S. aureus*, *Haemophilus* spp., *S. pneumoniae*, *N. meningitidis* e *G. vaginalis*.
- O diagnóstico laboratorial de *Chlamydia trachomatis* e *Neisseria gonorrhoeae* deve ser realizado preferencialmente por testes moleculares devido ao aumento da sensibilidade e especificidade, facilidade de transportar a amostra, além de possibilitar a utilização de amostras de urina de primeiro jato.
- A microscopia pelo Gram de secreção uretral masculina que apresentar muitos leucócitos polimorfonucleares com diplococos gram-negativos intracelulares é considerada diagnóstico de uretrite gonocócica para homens sintomáticos (95% de sensibilidade e 97% de especificidade), mas não é apropriada para homens assintomáticos.
- O CDC não recomenda a utilização somente de métodos moleculares em casos de abuso sexual envolvendo meninos em infecções retais ou de orofaringe em meninas pré-púberes e em caso de falência de tratamento da gonorreia por necessidade de realização do antibiograma. Nesses casos a cultura é recomendada.
- Geralmente, realizar novo teste em pacientes para seguimento de infecções por neisseria e clamídia (controle de cura) não é recomendado, só tem indicação em situações especiais como gestação ou persistência de sintomatologia. No entanto, pacientes com alto risco de infecção sexualmente transmissível devem repetir o teste entre 3 e 12 meses para verificar possível reinfecção, pois esses pacientes têm alto risco de desenvolvimento de doença inflamatória pélvica.

- *Actimomyces* spp. pode ser causa de infecção associada a uso de DIU. As amostras devem ser cultivadas em anaerobiose, incluindo THIO, por no mínimo 7 dias.
- Ao utilizar jarra com vela para geração de CO_2, devem-se utilizar sempre velas brancas; velas coloridas produzem substâncias tóxicas, principalmente para neisserias.
- A cultura de urina de primeiro jato não é o método mais indicado para o diagnóstico de uretrite por *Neisseria gonorrhoeae*.

REFERÊNCIAS BIBLIOGRÁFICAS

Barcelos F, Aquino LJ. Tratado de análises clínicas. 1ª ed. Rio de Janeiro: Atheneu; 2018. p.1-208.

Centers for Disease Control and Prevention. Recommendations for the laboratory-based detection of Chlamydia trachomatis and Nesseira gonorrhoeae – 2014. MMWR Recomm Rep. 2014;63(RR-02):1-19.

Cornaglia G, Courcol R, Herrmann J-L, Kahlmeter G, Peigue Lafeuille H, Vila J. European manual of clinical microbiology. 1st ed. Paris: ESCMID and SFM; 2012.

Ford M. Medical microbiology. 2nd ed. Oxford: Oxford University Press; 2014.

Jorgensen JH, Pfaller MA. Manual of clinical microbiology. 11th ed. Washington, DC: American Society for Microbiology; 2015.

Leber. Clinical microbiology procedures handbook. Vols. 1 e 2. 4th ed. Washington, DC: American Society for Microbiology; 2016.

Ledger WJ, Witkin SS. Vulvovaginal infections. Washington, DC: ASM Press; 2007.

Miller JM, Binnicker MJ, Campbell S, Carroll KC, Chapin KC, et al. A guide to utilization of the microbiology laboratory for diagnosis of infectious diseases: 2018. Update by the Infectious Diseases Society of America and the American Society for Microbiology. Clin Infect Dis. 2018;67(6): e1-e94.

Munson E. Molecular diagnostics update for the emerging (if not already widespread) sexually transmitted infection agent Mycoplasma genitalium: just about ready for prime time. J Clin Microbiol. 2017;55(10):2894-902.

Murray P, Rosenthal K, Pfaller M. Medical microbiology. 8ª ed., Philadelphia: Elsevier; 2016.

Nugent RP, Krohn MA, Hillier SL. Reliability of diagnosing bacterial vaginosis is improved by a standardized method of Gram stain interpretation. J Clin Microbiol. 1991;29(2):297-301.

Public Health Agency of Canada. Canadian Guidelines on Sexually Transmitted Infections: Laboratory Diagnosis of Sexually Transmitted. p. 8-16. Ottawa, 2016. Disponível em: https://www.canada.ca/en/public-health/services/infectious-diseases/sexual-health-sexually-transmitted-infections/canadian-guidelines/sexually-transmitted-infections.html. Acessado em 18 de janeiro de 2019.

World Health Organization – Laboratory diagnosis of sexually transmitted infections, including human immunodeficiency virus. WHO, Genebra, 2013. Disponível em: http://www.who.int/reproductivehealth/publications/rtis/9789241505840/en/. Acessado em 18 de janeiro de 2018.

14

CAPÍTULO

Cultura de Líquidos (pleural, peritoneal, ascítico, diálise, pericárdico, sinovial e amniótico) e Medula Óssea

PRINCÍPIO

Qualquer região ou fluido estéril do corpo humano pode ser infectado por bactérias, fungos, vírus ou parasitas. Apesar de esses materiais clínicos serem de diferentes áreas do corpo humano, são tratados de forma semelhante e serão abordados em conjunto neste capítulo.

A detecção de microrganismos nessas amostras sugere infecção e, por esse motivo, deve-se ter cuidado com os procedimentos de coleta, transporte e processamentos iniciais das amostras de líquidos, a fim de garantir a qualidade da análise. Em caso de realização de exame microbiológico em materiais de sítio estéril, qualquer quantidade de colônias (UFC) isoladas de um determinado patógeno deve ser considerada significativa. O quadro 14.1 mostra os principais agentes que podem ser isolados nos diferentes líquidos corporais e as condições clínicas que eles causam.

Líquido ascítico/peritoneal

A cavidade peritoneal engloba os órgãos da região abdominal e pélvica. Em condições normais, o líquido peritoneal está presente em pequena quantidade e apresenta pequeno número de leucócitos e baixo nível de proteínas.

A ascite caracteriza-se por aumento do volume de líquidos na cavidade abdominal e pode ser decorrente de inúmeras etiologias. Quando a causa é de origem infecciosa ou inflamatória, geralmente se observa aumento da celularidade e níveis elevados de proteínas. Alguns patógenos podem então ganhar acesso a esse líquido ocasionando infecção abdominal.

Na **peritonite primária** ou peritonite bacteriana espontânea, a fonte da infecção é desconhecida e pode ser encontrada em pacientes com fatores de risco preexistentes, como, por exemplo, cirrose com ascite. Ocorre espontaneamente sem evidência de perfuração intra-abdominal, tende a ser monomicrobiana e normalmente causada por microrganismos aeróbios do trato intestinal e por esse motivo a cultura para microrganismos anaeróbios não é recomendada. Em alguns casos, é necessário incluir a pesquisa de micobactérias, fungos e *Chlamydia trachomatis*.

Na **peritonite secundária**, a fonte da infecção pode ser de origem geniturinária ou gastrintestinal. Inúmeras são as causas de peritonite secundária e incluem trauma pós-acidente ou pós-cirurgia, perfuração do apêndice, diverticulite ou abscesso intra-abdominal. Complicação após cirurgia bariátrica também pode ser causa de peritonite secundária. Ao contrário da peritonite bacteriana espontânea, essa infecção tende a ser polimicrobiana, podendo incluir bactérias anaeróbias. Nesse caso, os agentes são bacilos gram-negativos aeróbios e anaeróbios (*Bacteroides* spp., *Parabacteroides* spp., *E. coli*, *Klebsiella* spp.) e gram-positivos (*Clostridium* spp., *Enterococcus* spp., *Bifidobacterium* spp., *Peptostreptococcus* spp.). Na infecção por complicação após cirurgia bariátrica, os agentes mais frequentes são os cocos gram-positivos e leveduras (*Candida* spp.).

Líquido de diálise peritoneal

O líquido de diálise peritoneal é obtido após a introdução de uma quantidade de solução hidroeletrolítica na cavidade peritoneal conhecida como CAPD (diálise peritoneal ambulatorial contínua). Esse procedimento é comum em pacientes com insuficiência renal e substitui o rim na sua função de troca de íons e sais, assim como a remoção de substâncias tóxicas. A solução é infundida através de um cateter, o que potencialmente aumenta o risco de infecção nesses pacientes.

A peritonite após diálise peritoneal é uma complicação da CAPD e geralmente ocorre por contaminação direta do cateter e em raras ocasiões pode ser de origem intra-abdominal. A avaliação deve ser a mesma usada para peritonite bacteriana espontânea. A infecção geralmente é monomicrobiana e raramente causada por bactérias anaeróbias. As bactérias gram-positivas são responsáveis por 60% das infecções (principalmente *Staphylococcus* spp.), as gram-negativas menos de 30% (principalmente *E. coli*, *Klebsiella* spp. e *Enterobacter* spp.) e menos de 3% são causadas por bactérias anaeróbias. Culturas negativas ocorrem em mais de 20% dos casos de peritonite após diálise peritoneal.

Líquido pleural

O pulmão é circundado por duas membranas e o líquido pleural é encontrado entre as duas. O aumento desse líquido pode ser devido a pneumonia, câncer, tuberculose (exsudato) ou outras condições como insuficiências cardíaca, hepática ou renal (transudato). Os agentes causadores dessas infecções são diferentes quando a doença é adquirida na comunidade ou no hospital. Os patógenos mais frequentemente isolados em pacientes hospitalizados são *S. aureus* e *Enterococcus*, já pacientes ambulatoriais podem apresentar estreptococos, *S. aureus*, *S. pneumoniae* como agentes mais frequentes. Define-se empiema quando há coleção de pus na cavidade pleural, normalmente secundário à pneumonia bacteriana.

Líquido amniótico

O líquido amniótico está circundado pelo saco embrionário; é o fluido que envolve o feto durante a gestação. Esse líquido pode ser contaminado por via ascendente (canal vaginal) em caso de ruptura prolongada ou via hematogênica causando a corioamionite, que é uma inflamação das membranas fetais. Normalmente a cultura é de origem polimicrobiana.

Em algumas ocasiões, pode ser contaminado durante o processo de amniocentese para a realização de testes laboratoriais.

Líquido sinovial

As articulações são lubrificadas com o líquido sinovial, de aspecto viscoso, amarelo-claro e límpido. Podem apresentar sinais inflamatórios, com ou sem infecção. A artrite séptica é uma infecção que ocorre por via hematogênica ou por via direta oriunda de outras lesões do corpo. O líquido sinovial, quando infectado, normalmente apresenta aspecto turvo ou purulento com presença de mais de 75% de polimorfonucleares. O agente bacteriano mais frequente em qualquer faixa etária é *Staphylococcus aureus*.

Líquido pericárdico

A área entre o epicárdio e o pericárdio (membrana que envolve o coração) possui pequena quantidade de líquido (15 a 20ml) e a pericardite é o processo inflamatório que resulta em aumento desse fluido na cavidade do pericárdio que compromete a função cardíaca e deve ser aspirado rapidamente. Pericardite purulenta de origem bacteriana pode ser fatal se não tratada correta e rapidamente.

Medula óssea

A medula óssea é um material importante utilizado para o diagnóstico de certas doenças, entre elas algumas infecções fúngicas (blastomicose e histoplasmose, entre outras) ou causadas por micobactérias. O exame microbiológico da medula óssea é realizado por meio de técnica invasiva e também utilizado para investigação de febre de origem desconhecida.

QUADRO 14.1 – Agentes etiológicos mais comumente isolados nos diferentes líquidos corporais.

Material clínico	Condição clínica	Agente etiológico mais frequente
Líquido pleural	Empiema	*Streptococcus pneumoniae*, *Staphylococcus aureus*, bacilos gram-negativos, *Legionella* spp.
Líquido peritoneal	Peritonite primária (peritonite bacteriana espontânea – SBP)	Enterobactérias, cocos gram-positivos, fungos, leveduras, micobactérias, *Neisseria gonorrhoeae*
	Peritonite secundária	Anaeróbios (em especial *Bacteroides* spp., *Clostridium* spp., *Bifidobacterium* spp., *Peptostreptococcus* spp.) *E. coli*, *Klebsiella* spp., *Enterococcus* spp., *Streptococcus* spp. *Neisseria gonorrhoeae* e *Chlamydia trachomatis* (após doença inflamatória pélvica) Em paciente com cirurgia bariátrica pode ser isolada *Candida* spp.
Líquido de diálise	Peritonite pós-diálise peritoneal	*Staphylococcus* coagulase-negativa, *Staphylococcus aureus*, *Enterococcus* spp., *Streptococcus* spp., *Corynebacterium* spp., *Pseudomonas aeruginosa*, *Acinetobacter* spp., enterobactérias, *Candida* spp.
Líquido pericárdico	Pericardite	*Staphylococcus aureus*, *S. pneumoniae*, *Haemophilus* spp., *Streptococcus* spp., *Mycobacterium tuberculosis*, enterobactérias e outros bacilos gram-negativos, fungos e vírus
Líquido sinovial	Artrite séptica	*Staphylococcus aureus*, *Streptococcus* spp., *N. gonorrhoeae*, *H. influenzae*, *Streptococcus pyogenes*, *Kingella kingae* em crianças < 4 anos; *Brucella* spp. Próteses: *Staphylococcus* coagulase-negativa, *Cutibacterium* spp., *Corynebacterium* spp.
Líquido amniótico	Corioamnionites	*Streptococcus agalactiae*, *Ureaplasma urealyticum/parvum*, *Mycoplasma hominis*, *Gardnerella vaginalis*, *Escherichia coli*, *Peptostreptococcus* spp., *Enterococcus* spp., *Staphylococcus aureus*, *Fusobacterium* spp., *Bacteroides* spp, *Neisseria gonorrhoeae*

Sinonímia: cultura de líquidos corporais.

MATERIAL CLÍNICO

Como podemos observar, diversos são os líquidos corporais que podem ser enviados ao laboratório para a realização de exames microbiológicos.

> Em nossa experiência, as amostras de líquidos *in natura* devem ser processadas em até 2 horas após a coleta, mantendo-se estável por até 24 horas refrigeradas caso necessite de testes adicionais.

Líquido peritoneal/ascítico

A coleta é realizada por meio de um procedimento chamado de paracentese. Os locais normalmente indicados para a incisão da agulha são na linha média, 2cm abaixo do umbigo, ou no quadrante inferior esquerdo, lateralmente ao músculo reto abdominal.

O líquido é obtido por punção, deve ser colocado em um tubo ou frasco estéril e encaminhado ao laboratório à temperatura ambiente até 2 horas após a coleta. Em algumas situações, quando o volume obtido for maior que 1ml, a amostra pode ser inoculada diretamente em frascos de hemocultura (aeróbio e anaeróbio), respeitando o volume máximo permitido de cada frasco. Devemos lembrar que quanto maior o volume utilizado para cultura, maior a possibilidade de recuperar o agente.

Nos casos de peritonite secundária é recomendado somente o uso de frasco de hemocultura anaeróbio respeitando o volume máximo aceitável.

Líquido de diálise peritoneal (CAPD)

Na suspeita de infecção, o líquido removido pode ser encaminhado para cultura em frasco estéril à temperatura ambiente até 2 horas após a coleta. Existe a possibilidade de, no momento da coleta, inocular o material em frascos de hemocultura aeróbio e anaeróbio, respeitando o volume máximo de cada frasco e enviá-los ao laboratório. Quanto maior o volume cultivado, maior a probabilidade de se isolar um patógeno de importância, já que o número de organismos presentes causadores de infecção pode ser muito baixo, daí a recomendação de se inocular cerca de 40ml de líquido em 4 frascos de hemocultura (2 aeróbios e 2 anaeróbios). Inoculação em frasco de hemocultura tem-se mostrado bastante efetiva.

Para culturas negativas com forte suspeita de infecção, considerar microrganismo de crescimento lento ou fastidioso como micobactéria, *Nocardia* ou fungo filamentoso.

> Em algumas situações, o laboratório é solicitado a receber a bolsa de diálise, nesse caso homogeneizar várias vezes a amostra contida na bolsa, fazer assepsia prévia com álcool a 70% no local que será aspirado (deixar secar durante 30 segundos). Puncionar a bolsa, de preferência em local próximo à cânula. É importante realizar apenas uma punção na bolsa para reduzir o risco de contaminação durante a manipulação.

Líquido pleural

O líquido localizado no espaço pleural (entre o pulmão e a pleura) é colhido por procedimento invasivo e deve ser colocado em um tubo ou frasco estéril e encaminhado ao laboratório à temperatura ambiente no máximo até 2 horas após a coleta. Em casos quando o volume for superior a 1ml, pode ser inoculado diretamente em frasco de hemocultura e transportado à temperatura ambiente até 12 horas após a coleta.

Líquido pericárdico

Se houver suspeita de infecção no local, uma pequena amostra (1 a 2ml) deve ser enviada para cultura em tubo estéril. O material deve ser encaminhado até 2 horas após a coleta, em temperatura ambiente. Em alguns casos, quando o volume for maior que 1ml, pode ser inoculado diretamente em frasco de hemocultura aeróbio e transportado à temperatura ambiente até 12 horas após a coleta.

O uso de frasco de hemocultura tem mostrado um aumento na sensibilidade. Recomenda-se que, se o frasco de hemocultura for utilizado, uma amostra *in natura* deve ser também enviada em um tubo estéril ao laboratório para realizar um Gram e pesquisa de outros patógenos.

Líquido sinovial

O material obtido após punção da articulação pode ser enviado na própria seringa heparinizada ou inoculado diretamente no frasco de hemocultura (aeróbio e anaeróbio), este último é recomendado para pacientes em uso de antibióticos. Transportar os frascos à temperatura ambiente até 12 horas após a coleta. A seringa contendo o material aspirado deve ter a ponta bloqueada e ser transportado à temperatura ambiente o mais rápido possível.

Líquido amniótico

O material para análise é obtido por punção aspirativa do saco embrionário. Colocar a amostra em frasco estéril ou inocular diretamente em frasco de hemocultura (aeróbio e anaeróbio). Enviar ao laboratório em até 2 horas após a coleta à temperatura ambiente ou se colhido em frascos de hemocultura até 12 horas à temperatura ambiente. Se solicitada cultura para micoplasmas, colher em meio de transporte específico (meio A3). Nesse tipo de material clínico, é mais frequente a presença de microrganismos anaeróbios, por essa razão nossa sugestão é que a amostra seja inoculada diretamente em frasco de hemocultura anaeróbio.

Medula óssea

O recomendado é que a coleta do aspirado de medula óssea (geralmente volumes de 1 a 5ml) seja colocada diretamente em frascos de hemocultura específicos de equipamentos automatizados que têm frascos disponíveis para bactérias, fungos e micobactérias. Existem alguns frascos manuais no mercado específicos para micobactérias que podem ser utilizados. Na falta desses, utilizar frascos de hemocultura convencionais que possam suportar o crescimento dos agentes citados. Após a coleta, encaminhar ao laboratório à temperatura ambiente (20 a 25ºC) em até no máximo 12 horas.

CONTROLE DE QUALIDADE

Finalidade – controlar e comprovar a qualidade dos meios de cultura, de identificação e reagentes empregados, a metodologia e a competência dos colaboradores na realização das várias etapas do exame. Os meios de cultura empregados devem ser avaliados quanto a sua esterilidade, capacidade de permitir o crescimento dos patógenos importantes e capacidade de inibição (quando meios seletivos são utilizados) quando aplicável.

Frequência e procedimento – de acordo com o estabelecido para o CIQ de cada insumo/teste utilizado no exame.

Indicador de qualidade – para melhor avaliar o processo e necessário implantar alguma ferramenta de controle. O quadro 14.2 mostra os indicadores que podem ser definidos e monitorados para controlar a cultura de líquidos.

QUADRO 14.2 – **Sugestão de indicadores para controlar as diferentes fases do processo de cultura de líquidos.**

Fase do processo	Indicador	Descrição	Objetivo
Pré-analítica	Índice de amostras consideradas inaceitáveis	Verificar o percentual de amostras não conformes no momento do recebimento	Monitorar a qualidade da coleta, armazenamento e transporte
Analítica	Concordância da cultura e Gram	Comparar o resultado da microscopia com o verificado na cultura respectiva	Controlar o observador, o método e os meios de cultura empregados
Pós-analítica	TAT do resultado parcial e final	Tempo para informar o resultado parcial e final do exame	Verificar a metodologia, o treinamento dos colaboradores e o sistema de informação de resultados críticos

PROCEDIMENTO

A rotina microbiológica de líquidos orgânicos é muito simples, mas requer, em algumas situações, um tempo maior de observação das culturas para a obtenção de melhores resultados. O grande desafio é determinar se é clinicamente significativo o isolamento de um microrganismo da microbiota cutânea em pequena quantidade. Atualmente, com o aumento do uso de próteses, regimes terapêuticos com imunossupressores e doenças crônicas, as infecções com bactérias oportunistas têm-se tornado comuns, dificultando a interpretação das análises microbiológicas. Por isso, é importante garantir que durante o processo de coleta a amostra não tenha sido contaminada.

Microscopia

Método do Gram (ver Capítulo 5) – após centrifugação do material colocar uma gota do sedimento em uma lâmina, fazer um esfregaço delgado. Se a amostra estiver coagulada, triturar uma porção da amostra e realizar o esfregaço o mais fino possível.

Cultura

A figura 14.1 apresenta uma sugestão de como realizar a rotina de processamento desses materiais no laboratório. Podem ser realizados os dois procedimentos ou apenas um deles. Em nossa experiência, a rotina de coleta e a inoculação diretamente em frascos de hemocultura automatizada apresentam bons resultados.

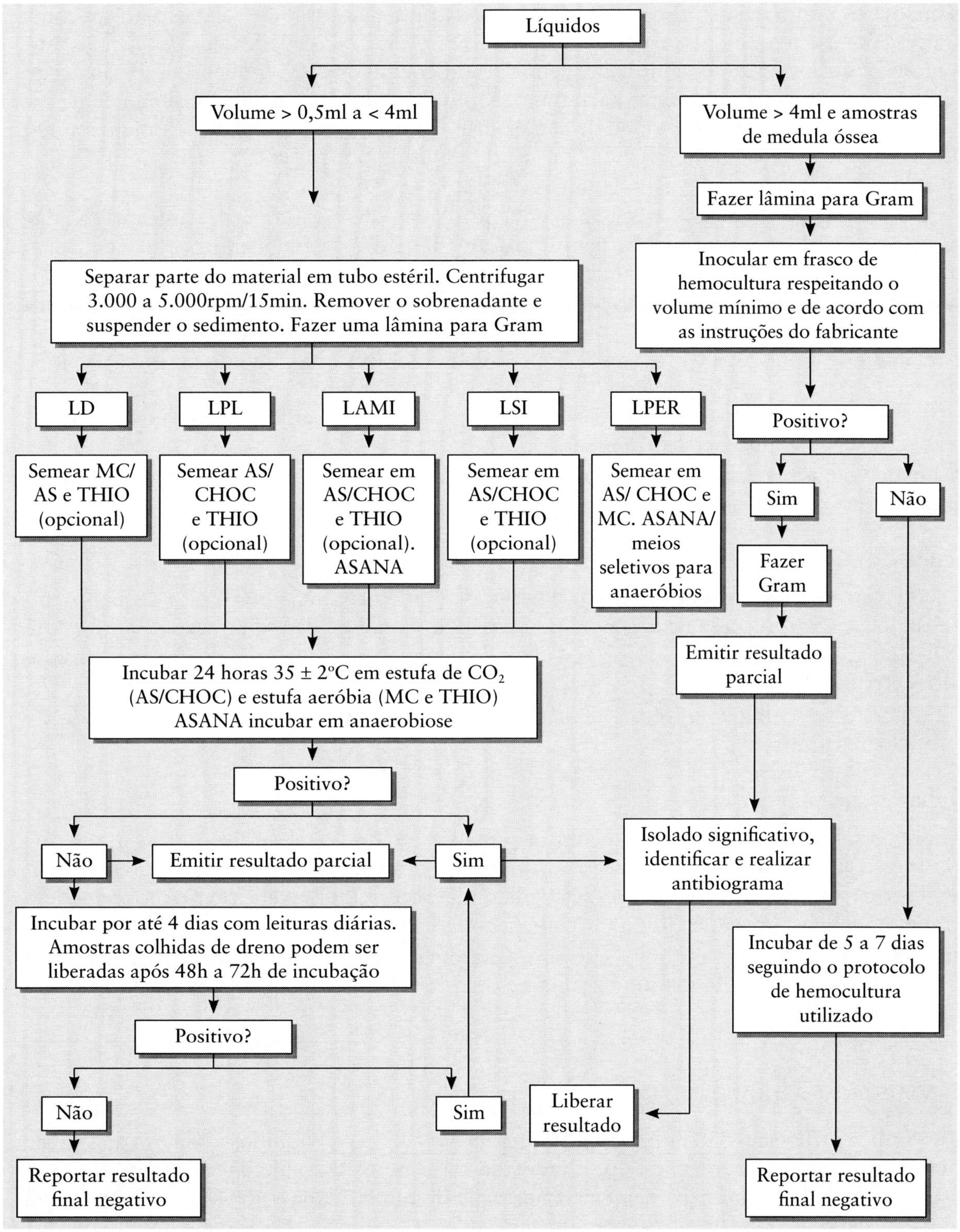

FIGURA 14.1 – Esquema de processamento de amostras de líquidos corporais para isolamento dos agentes mais frequentes. Volumes menores que 0,5ml – fazer lâmina para Gram e semear o material diretamente nas placas. CHOC = ágar-chocolate; THIO = caldo tioglicolato; MC = ágar MacConkey; ASANA = ágar-sangue anaeróbio; AS = ágar-sangue; LD = líquido de diálise; LPL = líquido pleural; LPER = líquido peritoneal; LAMI = líquido amniótico; LSI = líquido sinovial.

Os meios de cultura de métodos automatizados mostram maior rapidez de detecção em comparação com as metodologias tradicionais de cultivo. A utilização de frascos pediátricos tem a vantagem de conter uma quantidade menor de anticoagulante SPS (polietanol sulfonato de sódio), favorecendo o crescimento bacteriano. Muitos estudos têm demonstrado que, quanto maior o volume inoculado no frasco de hemocultura, maior a possibilidade de isolamento de microrganismos, respeitando o volume máximo permitido por frasco.

- Avaliar o aspecto da amostra e o volume recebido.
- Para amostras coaguladas – adicionar pequeno volume de caldo estéril, triturar delicadamente o coágulo e homogeneizar bem a mistura. Inocular os fragmentos do coágulo nos meios em placa e caldo THIO. Para cultura de fungos, não se recomenda triturar o coágulo, pois pode prejudicar o crescimento de fungos filamentosos. Com o auxílio de bisturi estéril, cortar o coágulo em várias partes.
- Para a amostra que sugere infecção polimicrobiana (por exemplo, líquido peritoneal), utilizar também meios seletivos, como MC e CNA. Na cultura para anaeróbios usar meios seletivos específicos para isolamento de anaeróbio. Não se recomenda utilizar caldo THIO ou frasco de hemocultura nessas amostras.
- É importante armazenar a amostra refrigerada por uma semana caso haja necessidade de realizar outras pesquisas.

Incubação

Se a amostra foi coletada por aspiração, liberar resultado negativo após 4 dias de incubação e, se a amostra foi coletada de dreno, liberar em 48 a 72 horas. Essa diferença de período de incubação se deve à natureza do material clínico, uma vez que o material de dreno é considerado secreção.

Se a amostra for colhida em frasco de hemocultura, incubar de 5 a 7 dias, dependendo da metodologia empregada.

Avaliação das placas e caldo

Sempre correlacionar o resultado da cultura com o resultado do Gram. Identificar os microrganismos considerados patogênicos e realizar antibiograma. As amostras que apresentarem crescimento somente em caldo devem ser avaliadas e interpretadas com critério, já que podem ser contaminantes, dependendo do microrganismo identificado.

Para amostras de líquido peritoneal que apresentarem mais de um tipo de microrganismo, em geral, só deve ser realizado o antibiograma na suspeita de microrganismo resistente ao tratamento instituído.

EXAMES RELACIONADOS

- Os exames citológicos são muito importantes na avaliação dos líquidos e sempre devem ser observados em conjunto com os resultados do setor de Microbiologia. É preferível que o laboratório de Microbiologia não faça a liberação da celularidade pelo Gram, deixando que o exame citológico descreva e quantifique as células. O exame citológico em líquido pleural é extremamente importante, já que diversos carcinomas podem causar empiema.
- Uma das causas mais frequente de inflamação das articulações é a gota, que é caracterizada pela presença de níveis elevados de ácido úrico no sangue. Acompanhar o resultado da pesquisa de cristais de ácido úrico no líquido sinovial se o exame foi solicitado.

• Na análise do líquido pleural, alguns parâmetros bioquímicos importantes auxiliam na diferenciação do acúmulo anormal do líquido, entre transudato e exsudato, já que possuem causas diferentes, sendo o exsudato relacionado a infecções (Quadro 14.3). Os exames que devemos verificar são proteínas no soro e no líquido, DHL no líquido e no soro, pH, colesterol e glicose. O acúmulo desses no líquido pode indicar provável infecção bacteriana. No quadro 14.4 mostramos os critérios para diferenciar um exsudato de um transudato com base nos diferentes testes.

QUADRO 14.3 – Diagnóstico diferencial de pacientes com derrames pleurais.

Transudato	Exsudato
Insuficiência cardíaca	Pneumonia
Cirrose hepática	Tuberculose
Síndrome nefrótica	Infecções fúngicas e virais
Diálise peritoneal	Embolia pulmonar
Hipoalbuminemia	Pancreatite
Atelectasia	Doenças do colágeno
	Pericardite construtiva
	Hipertireoidismo

QUADRO 14.4 – Critérios bioquímicos e celulares para a classificação de transudato e exsudato.

Critério	Transudato	Exsudato
Aspecto	Claro	Turvo
Contagem celular	< 1.000	> 1.000
Tipo celular	Linfócitos e monócitos	Polimorfonucleares
DHL	< 200U/l	> 200U/l
Relação DHL pleural/sérica	< 0,6	> 0,6
Proteína	Incomum	Comum
Relação proteína pleural/sérica	< 0,5	> 0,5
pH	7,4-7,6	7,2-7,4
Bacterioscopia	Negativa	Comum – positiva

COMO REPORTAR O RESULTADO

Microscopia pelo método de Gram

Reportar os microrganismos visualizados com a quantidade e a celularidade (se não houver exame citológico).

Exemplo 1:
Material clínico: líquido ascítico
Método: microscópico após coloração (Gram)
Resultado: alguns leucócitos e raros cocos gram-positivos sugestivos de *Staphylococcus* spp.

Cultura

Os resultados podem ser liberados de várias formas, e o laboratório deve considerar a prática médica regional para poder garantir que a informação seja entendida de maneira clara e correta.

Resultado parcial negativo deve ser liberado em 24 horas e enquanto negativo, até completar 4 dias para o resultado final.

Exemplo 1: cultura positiva
Material clínico: líquido ascítico
Método: cultura em meios específicos
Resultado: *Staphylococcus aureus*.

Exemplo 2: cultura negativa
Material clínico: líquido ascítico
Método: cultura em meios específicos
Resultado: não houve crescimento de microrganismos na amostra examinada.

COMENTÁRIOS

- A semeadura diretamente nos frascos de hemocultura, sem centrifugação, pode ser utilizada, respeitando o volume mínimo e máximo aceitável de cada frasco. Esse procedimento aumenta a positividade e inibe a ação dos antibióticos (no caso de pacientes em antibioticoterapia). Reservar uma parte do líquido para a realização do exame microscópico pelo método de Gram ou exames citológicos.
- A utilização de citocentrífuga para a preparação do material aumenta a sensibilidade do método de Gram.
- Amostras colhidas em frascos ou tubos **não estéreis** não devem ser processadas.
- Alguns líquidos orgânicos podem ser enviados ao laboratório em frascos contendo anticoagulantes, tais como EDTA, citrato de sódio e heparina. É importante sempre lembrar que esses anticoagulantes podem inibir certos microrganismos (*Neisseria gonorrhoeae*), podendo interferir no resultado da cultura. O ideal é utilizar o anticoagulante SPS quando da coleta dessas amostras, apesar de inibir alguns poucos microrganismos.

- Resultado falso-positivo pode ocorrer por contaminação da amostra com a microbiota da pele.
- Resultado falso-negativo pode ocorrer pela pouca quantidade de organismo presente na amostra ou uso prévio de antimicrobiano.

REFERÊNCIAS BIBLIOGRÁFICAS

Barcelos LF, Aquino JL. Tratado de análises clínicas. 1st ed. Rio de Janeiro: Atheneu; 2018.

CLSI. Body fluid analysis for cellular composition; Approved Guideline. H56-A. Pennsylvania: Clinical and Laboratory Standards Institute; 2006.

Cornaglia G, Courcol R, Herrmann JL, Kahlmeter G, Peigue-Lafeuille H, Vila J. European manual of clinical microbiology. Paris: ESCMID; 2012.

Ford M. Medical microbiology. 2nd ed. Oxford: Oxford University Press; 2014.

Leber AL. Clinical microbiology procedures handbook. Vols. 1 e 2. 4th ed. Washington, DC: American Society for Microbiology; 2016.

Miller JM, Binnicker MJ, Campbell S, Carroll KC, Chapin KC, Gilligan PH, et al. A guide to utilization of the microbiology laboratory for diagnosis of infectious diseases: 2018. Update by the Infectious Diseases Society of America and the American Society for Microbiology. Clin Infect Dis. 2018;67(6):813-6.

Recomendações da Sociedade Brasileira de Patologia Clínica/Medicina Laboratorial (SBPC/ML): Boas práticas em microbiologia clínica. Barueri, SP: Manole; 2015.

UK Standards for Microbiology Investigations. Issued by the Standards Unit, Public Health England. Investigation of Fluid from Normally Sterile Sites; 2017.

15
CAPÍTULO

Cultura de Líquido Cefalorraquidiano

PRINCÍPIO

As meninges são um sistema de membranas que revestem e protegem o cérebro e a medula espinhal. São compostas por três membranas: dura-máter, pia-máter e aracnoide. O líquido cefalorraquidiano (liquor) se localiza entre a pia-máter e a aracnoide, nos ventrículos cerebrais e ao redor da medula espinhal. A função principal do líquido cefalorraquidiano é de proteger o cérebro atuando como amortecedor contra possíveis choques.

A meningite é uma inflamação das meninges que pode ser causada por vírus, bactérias e fungos. Outras síndromes meníngeas que se assemelham com a meningite são os derrames e hemorragia subaracnóidea, que devem ser diferenciados, já que o manejo do paciente é diferenciado.

A meningite aguda é uma das infecções mais comuns do sistema nervoso central (SNC) e representa importante emergência médica. As meningites agudas são mais frequentemente causadas por bactérias (meningite bacteriana aguda) ou por vírus (meningites agudas virais ou assépticas). Associada à meningite, pode ocorrer sepse meningocócica e o sintoma mais comum são as manchas arroxeadas na pele. No quadro 15.1 estão relacionados os microrganismos que mais comumente causam meningites agudas.

Indivíduos saudáveis podem estar com a orofaringe colonizada com *Neisseria meningitidis* e transmitir o microrganismo de pessoa a pessoa pelas vias respiratórias. Os casos de meningite por pneumococo, em geral, são decorrentes de infecção prévia da orelha (otites). A meningite por *Streptococcus agalactiae* em recém-nascidos é adquirida no momento do parto por colonização da vagina da mãe.

Nos últimos anos, têm sido observadas relativas alterações na epidemiologia das meningites bacterianas agudas devido à vacinação contra *Haemophilus influenzae* Tipo b, vacinas polivalentes contra *Streptococcus pneumoniae*, além do aumento de *Streptococcus pneumoniae* não sensíveis à penicilina (resistência intermediária ou total).

Bactérias anaeróbias podem estar presentes em abscessos na meninge, em processos infecciosos por traumatismo ou por uso de próteses, porém não é recomendada cultura de anaeróbios de rotina na suspeita de meningite adquirida na comunidade.

QUADRO 15.1 – Microrganismos que mais comumente causam meningite aguda.

Microrganismo	Faixa etária
Escherichia coli K1, *Streptococcus agalactiae, Listeria monocytogenes*, herpes simples vírus (SHV)	Recém-nascido
Vírus, *S. agalactiae, Listeria monocytogenes, E. coli* K1	< 2 meses
Vírus, *Haemophilus influenzae, Streptococcus pneumoniae, Neisseria meningitidis, Mycobacterium tuberculosis*	< 10 anos
Vírus, *Neisseria meningitidis*	Adulto jovem
Vírus, *S. pneumoniae, N. meningitidis*	Adulto
S. pneumoniae, L. monocytogenes, N. meningitidis	Idoso
Vírus, *S. pneumoniae, E. coli, Cryptococcus neoformans/gattii, Listeria monocytogenes*	Pacientes imunodeprimidos
S. aureus, Staphycococcus coagulase-negativa, bacilos gram-negativos, *Corynebacterium* spp., *Cutibacterium (Propionebacterium) acnes* e outros anaeróbios	Pacientes com derivação ventricular

As meningites virais são em geral benignas e mais frequentes que as meningites bacterianas. Os enterovírus e o vírus da caxumba são os mais prevalentes.

A meningite causada por *Cryptococcus* spp. está mais relacionada a pacientes imunodeprimidos (HIV positivos).

Entre os protozoários causadores de meningoencefalites podemos citar as amebas de vida livre (*Acantamoeba* spp., *Naegleria fowleri, Balamuthia mandrillaris* e *Sappinia* spp.), *Toxoplasma gondii* e *Plasmodium falciparum*.

Devido à gravidade dessas infecções, o laboratório deve estar preparado para realizar o diagnóstico de modo rápido e preciso.

Geralmente, a concentração dos microrganismos presentes no liquor é baixa (< 10^3UFC/ml), daí a importância da centrifugação da amostra para obtermos uma concentração mais adequada. A citocentrifugação é de grande auxílio para aumentar a sensibilidade da microscopia pelo método de Gram e fornecer um resultado rápido, auxiliando no diagnóstico inicial. Por se tratar de material estéril em condições habituais, qualquer achado no exame bacterioscópico ou na cultura deve ser considerado e reportado.

O isolamento de *Staphylococcus* coagulase-negativa e *Corynebacterium* spp. pode ser considerado provável contaminação quando a suspeita for de meningite adquirida na comunidade, porém podem ser agentes causadores de infecção quando for amostra coletada de derivação ou proveniente de paciente com traumatismo craniano.

As meningites também podem ocorrer em pacientes hospitalizados e com frequência ocorrem em paciente que tiveram algum procedimento neurocirúrgico e neste processo é colocado um *shunt* cerebral para poder remover o liquido. As infecções ocorrem geralmente pela contaminação deste dispositivo. Em geral as meningites em pacientes neurológicos ocorrem por *Pseudomonas aeruginosa, Staphylococcus aureus, Staphylococcus* coagulase-negativa e enterobactérias.

Sinonímia: cultura de liquor.

MATERIAL CLÍNICO

Coleta

A amostra de líquido cefalorraquidiano pode ser obtida de diferentes formas: colhido por punção lombar ou obtido de derivações ventriculares. A informação de como a amostra foi obtida é importante para a melhor interpretação do resultado uma vez que bactérias diferentes podem estar presentes no material dependendo do tipo da coleta.

A coleta deve ser realizada em tubos estéreis, após rigorosa antissepsia da pele/local da punção e encaminhada ao laboratório à temperatura ambiente (20 a 25°C) o mais rápido possível. Dependendo do microrganismo presente, prazos superiores a 1 hora podem ser prejudiciais ao exame. O volume mínimo recomendável para o isolamento de bactérias é de 2 a 3mL, e para fungos e micobactérias de 3 a 5ml, porém, volumes menores podem ser aceitos. Para o diagnóstico de meningite por *Mycobacterium tuberculosis* a pesquisa direta apresenta baixa sensibilidade, em geral em torno de 30%, e a cultura para este agente apresenta sensibilidade ao redor de 50%. Quanto maior o volume enviado maior a sensibilidade da cultura.

O ideal é coletar 3 a 4 tubos distribuídos entre os setores de bioquímica (primeiro tubo), microbiologia (segundo e/ou terceiro tubo, dependendo do volume coletado), e hematologia (quarto tubo). Encaminhar para o laboratório de microbiologia o segundo e/ou terceiro tubo coletado já que o primeiro tubo tem maior possibilidade de estar contaminado com microbiota da pele. Tubos adicionais podem ser colhidos se houver a necessidade de realização de outros testes (pesquisa de protozoários e/ou testes moleculares) ou que eventualmente devam ser encaminhados para um laboratório de referência. A coleta dos diferentes tubos tem importância para diferenciar um trauma de punção de uma hemorragia subaracnóidea.

Amostras de hemoculturas também devem ser solicitadas em conjunto com a amostra de liquor, principalmente quando colhido das derivações ventrículo atrial. A hemocultura pode ser positiva em 50 a 75% dos casos de meningite bacteriana causada por meningococo ou pneumococo, mesmo nos casos de cultura de liquor negativa.

CONTROLE DE QUALIDADE

Finalidade – controlar e comprovar a qualidade dos meios de cultura, dos meios de identificação, dos reagentes, a metodologia e a competência dos colaboradores na realização das várias etapas do exame. Os meios de cultura empregados devem ser controlados quanto a sua esterilidade e capacidade de permitir o crescimento dos patógenos importantes quando aplicável.

Frequência e procedimento – de acordo com o estabelecido para o CIQ de cada insumo/teste utilizado no exame.

Indicador de qualidade – para melhor avaliar o processo é necessário implantar alguma ferramenta de controle. O quadro 15.2 mostra os indicadores que podem ser definidos e monitorados para controlar a cultura de liquor.

PROCEDIMENTO

Por se tratar de amostra considerada nobre, de difícil obtenção e devido à urgência no diagnóstico, a amostra de liquor deve ser processada imediatamente após o recebimento.

QUADRO 15.2 – Sugestão de indicadores para controlar as diferentes fases do processo da cultura de liquor.

Fase do processo	Indicador	Descrição	Objetivo
Pré-analítica	Índice de amostras não aceitáveis	Verificar o percentual de amostras com volume inadequado ou enviado em condições inadequadas	Monitorar o processo de coleta e o envio das amostras
	Índice de contaminação da coleta	Verificar a positividade da cultura para os patógenos considerados contaminantes*	Monitorar a qualidade da coleta, principalmente em hospitais onde não é possível fazer um bom controle do processo de coleta.
Analítica	Concordância entre a cultura, o Gram e a citologia	Comparar o resultado da microscopia com o verificado na cultura respectiva	Avaliar o observador, o método e os meios de cultura empregados
Pós-analítica	TAT do resultado parcial e final Gram: TAT ideal em 1 hora após recebimento	Tempo para informar o resultado parcial e final do exame	Verificar a metodologia, o treinamento dos colaboradores e o sistema de informação de resultados críticos

*Microrganismos que podem ser considerados contaminantes de pele: *Staphylococcus* coagulase-negativa e *Corynebacterium* spp. (exceto para pacientes com derivação).

Realizar os exames de microbiologia utilizando o segundo e/ou terceiro tubo, evitar o primeiro tubo. Quando essa rotina não é seguida, é mandatório que um tubo seja incialmente processado de forma estéril pelo setor de microbiologia.

Todo processamento da amostra deve ser realizado em uma cabine de segurança biológica, já que aerossóis contendo *N. meningitidis* podem ser inalados e infectar os colaboradores.

A amostra deve ser processada imediatamente após o recebimento. Volume e aspecto (turvo, purulento, hemorrágico, xantocrômico e presença de coágulo) de cada tubo recebido do paciente devem ser observados e reportados no laudo. Amostras turvas em geral são indicativas de infecção e as que apresentam coágulo com aspecto de fina teia de aranha pode ser indicativo de meningite tuberculosa. Em casos de suspeita de hemorragia subaracnoidea, todos os tubos se apresentam vermelhos e se a amostra for colhida vários dias após o episódio todos os tubos aparecem amarelados (células vermelhas lisadas). Se apenas um tubo aparecer vermelho é provável que tenha ocorrido trauma de punção.

Procedimento inicial

- Centrifugar a amostra (volumes maiores que 1ml) em centrífugas com caçapas protegidas, a 3.000×*g* durante 15 minutos; essa velocidade é muito importante para a sedimentação das bactérias, principalmente micobactérias.
- O sedimento deve ser ressuspendido com o próprio sobrenadante que restou e deve ser utilizado para fazer os exames microscópicos e cultura.
- **Gram**
  - O ideal é preparar as lâminas por citocentrifugação, mas se não disponível utilizar centrífuga que atinja a velocidade acima citada.

- Marcar a lâmina antes de depositar o material para facilitar a visualização do local do esfregaço. Como esse material é estéril, qualquer bactéria ou fungo visualizado na microscopia pelo Gram deve ser reportado imediatamente, independente da cultura em andamento.
- A sensibilidade do Gram em amostras de pacientes que não estão em uso de antibióticos é de 60 a 80% e nos pacientes em uso de antibióticos é de 40 a 60%.

• **Pesquisa de *Cryptococcus***

A pesquisa de *Cryptococcus neoformans* é realizada diretamente da amostra de liquor entre lâmina e lamínula e possui cerca de 50% de sensibilidade. Colocar uma gota do liquor na lâmina e em seguida uma gota de tinta nanquim (tinta da China à base de água) cobrindo a mistura com a lamínula. A tinta, de coloração preta, auxilia a visualização da cápsula da estrutura fúngica que se apresenta em forma de levedura com brotamentos que se assemelham a orelhas de rato (*Mickey Mouse*).

> A microscopia direta de amostra de liquor é considerada um resultado crítico, deve ser reportada ao clínico no prazo de 1 hora e realizada por analista experiente.

• **Cultura**

- Colocar 2 a 3 gotas da amostra centrifugada em cada placa (AS e CHOC).
- Semear a amostra por esgotamento (ver Figura 4.2, Capítulo 4) e de preferência flambar ou trocar a alça bacteriológica (se for descartável) entre as semeaduras de cada meio para evitar contaminação.
- Em alguns casos, se no Gram forem visualizados cocos gram-positivos lanceolados, pode-se colocar na placa de AS um disco de optoquina, onde o material foi semeado. No dia seguinte, podemos ter uma identificação rápida presuntiva de *Streptococcus pneumoniae*.
- Incubar as placas em atmosfera adequada e após 18 a 24 horas fazer a primeira leitura. Liberar o resultado preliminar. Se não houver crescimento, incubar durante cinco dias.
- Resultado positivo de cultura deve ser liberado assim que se tem conhecimento do microrganismo isolado.

As figuras 15.1 e 15.2 descrevem o fluxo de processamento laboratorial do liquor e os meios de cultura utilizados na rotina para amostras de liquor ambulatorial e hospitalar.

> É importante observar se o motivo do exame se deve a traumatismo ou abscessos para saber se há necessidade ou não da pesquisa de bactérias anaeróbias.

O quadro 15.3 mostra as principais características dos microrganismos frequentemente isolados em amostras de liquor e sua morfologia pelo método de Gram.

Quando a amostra de liquor é obtida de derivação, os microrganismos isolados podem ser característicos do ambiente hospitalar, como bacilos gram-negativos não fermentadores, enterobactérias, estafilococos e até *Bacillus* spp., e devem ser considerados.

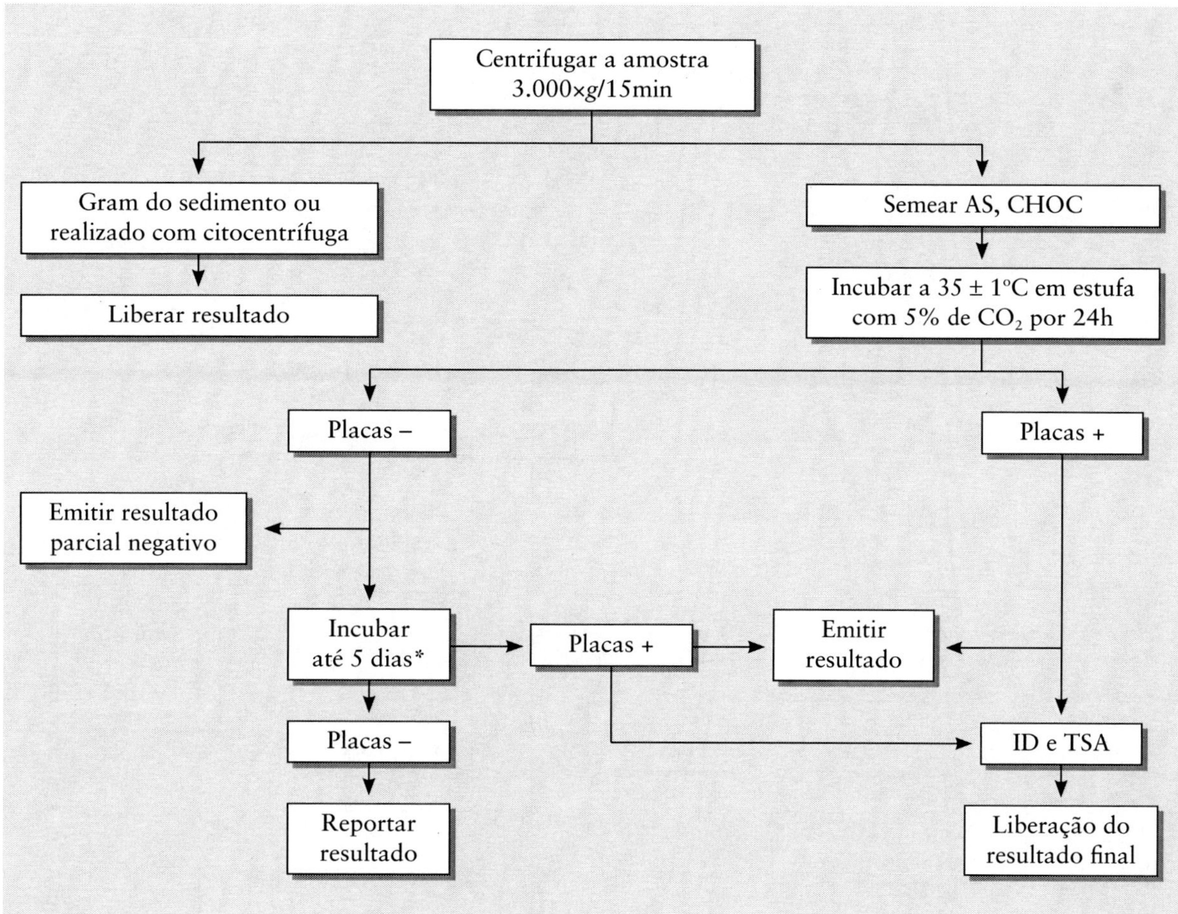

FIGURA 15.1 – Esquema para o processamento das amostras de liquor. AS = ágar-sangue; CHOC = ágar-chocolate; ID = identificação; TSA = teste de sensibilidade aos antimicrobianos. *Incubação é realizada sempre em incubadora de CO_2. Para cultura de fungos e micobactérias, inocular em meios específicos e seguir as orientações específicas para incubação e avaliação do crescimento nos meios.

As cepas isoladas de *N. meningitidis* devem ser encaminhadas ao laboratório de referência para a sorotipagem. O isolamento desse agente é de notificação compulsória para a vigilância sanitária, assim como outros agentes causadores de meningite.

- **Pesquisa de antígenos**

A pesquisa direta de antígenos bacterianos no liquor não é mais recomendada para o diagnóstico de meningite bacteriana devido à baixa sensibilidade do método que pode variar entre 59 e 100% para *Streptococcus pneumoniae*, 78 e 100% para *Haemophilus influenzae*, 97% para *Streptococcus agalactiae* e 22 e 93% para *Neisseria meningitidis*, dependendo da bactéria presente e do *kit* empregado.

Esse método ainda é utilizado por alguns laboratórios para a identificação de bactérias crescidas em meios de cultura.

Os antígenos mais comumente pesquisados são os de *Neisseria meningitidis* A, B, C, Y, W135, *E. coli* K1, *Streptococcus pneumoniae, Haemophilus influenzae* tipo b, *Streptococcus agalactiae*.

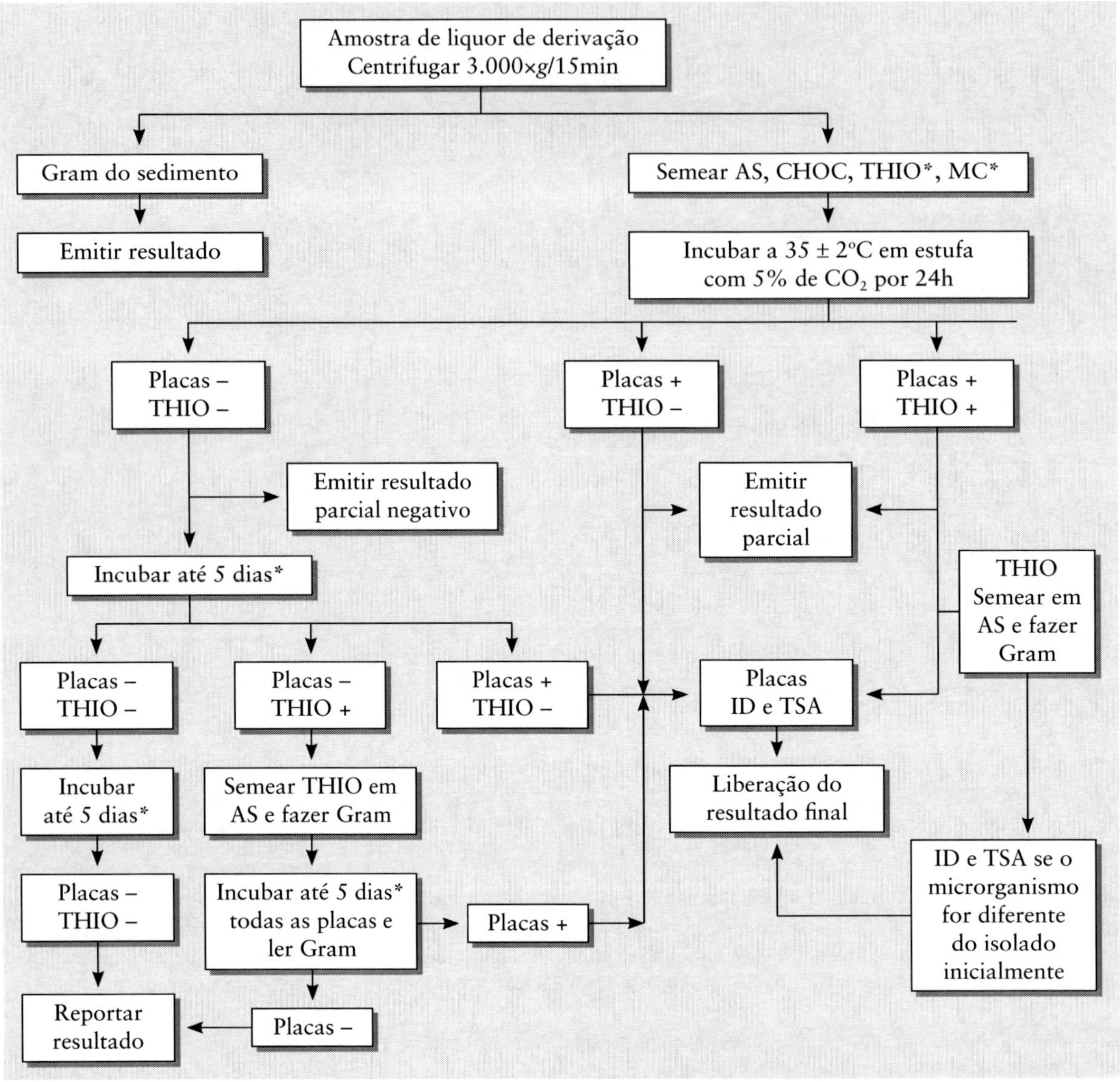

FIGURA 15.2 – Esquema para o processamento das amostras de liquor de derivação. THIO = caldo tioglicolato; AS = ágar-sangue; CHOC = ágar-chocolate; ID = identificação; TSA = teste de sensibilidade aos antimicrobianos. *Incubação é realizada sempre em incubadora de CO_2. Para cultura de fungos e micobactérias, inocular em meios específicos e seguir as orientações específicas para incubação e avaliação do crescimento nos meios.

A pesquisa de antígenos no liquor deve ser utilizada para a detecção de meningite por *Cryptococcus neoformans/gattii*, onde apresenta boa sensibilidade (> 90%) e substitui o exame de tinta da China.

> Ao semear a amostra de liquor em placa de ágar-chocolate não utilizar a mesma alça para obter mais amostra de liquor e fazer o teste de pesquisa de antígenos, porque ocorre reação cruzada e a prova aparece positiva. Sempre trocar a alça.

QUADRO 15.3 – Principais características das bactérias patogênicas isoladas das amostras de liquor.

Microrganismo	Microscopia	Crescimento em meios de cultura	Morfologia na placa (AS e CHOC)	Catalase	Oxidase	Motilidade	Características específicas
N. meningitidis	Diplococos gram-negativos	AS, CHOC Não cresce em AS e CHOC quando incubado a 22°C	Colônias médias, convexas, lisas, brilhantes, acinzentadas Sem pigmento no AS	+	+	–	DNAse negativa, fermentação de glicose e maltose
S. agalactiae	Cocos gram-positivos agrupados em cadeias	AS e CHOC	Colônias médias, circulares, convexas cinzas e cremosas com beta-hemólise	–	ND	–	CAMP positivo
S. pneumoniae	Cocos gram-positivos aos pares lanceolados	AS e CHOC	Colônias pequenas, circulares, umbilicadas, brilhantes, cinzas com alfa-hemólise Podem ser mucoides	–	ND	–	Bile solubilidade positiva Sensibilidade à optoquina
H. influenzae	Cocobacilos gram-negativos	CHOC	Colônias pequenas, circulares, elevadas, incolores, brilhantes	+	+ (lento ou tardio)	ND	Cresce na presença de fatores X e V
E. coli K1	Bacilos gram-negativos	MC, AS, CHOC	Colônias médias, circulares, achatadas, lactose positiva no MC e podem apresentar hemólise no AS	+	–	+	Indol positivo, fermenta a glicose
Listeria monocytogenes	Bacilos gram-positivos	AS, CHOC	Colônias médias acinzentadas, achatadas com beta-hemólise em AS visualizadas quando a colônia é removida	+	ND	+*	CAMP +, hidrólise do hipurato +, não reduz nitrato, fermentação de glicose, bile-esculina positiva

*Motilidade verificada em meio semissólido (SIM ou nitrato) a 25°C. A motilidade aparece em forma de guarda-chuva (*umbrella motility*) e não mostra positividade a 35 ± 2°C. ND = não determinado.

• **Método moleculares**

Métodos rápidos que utilizam a metodologia de PCR multiplex para o diagnóstico de infecções do sistema nervoso central estão disponíveis comercialmente. Além de pesquisar bactérias, podem detectar vírus e fungos em um único teste, em cerca de 1 hora, e direto da amostra clínica. O sistema mais amplamente utilizado no momento é o FilmArray® System (bioMérieux), que detecta em um único teste os herpes simplex vírus 1 e 2 (HSV 1 e HSV 2), enterovírus, parechovírus humano, varicela-zoster, citomegalovírus e herpes-vírus humano 6; as bactérias *Escherichia coli* K1, *Haemophilus influenzae*, *Listeria monocytogenes*, *Neisseria meningitidis*, *Streptococcus pneumoniae* e *Streptococcus agalactiae*; e o fungo *Cryptococcus neoformans/gattii*.

O método também é muito útil para os pacientes que já estão em uso de alguma terapia antimicrobiana.

Esse método não substitui a cultura, já que existe ainda a necessidade de se isolar o microrganismo para fazer o teste de sensibilidade aos antimicrobianos e no caso de *N. meningitidis* é necessário encaminhar ao centro de referência para tipagem.

EXAMES RELACIONADOS

Quando da realização da cultura de liquor, outros parâmetros devem ser avaliados para uma interpretação correta do achado microbiológico. O quadro 15.4 mostra os parâmetros da análise do liquor que auxiliam no momento da interpretação e liberação do resultado.

A cor do sobrenadante após a centrifugação do liquor deve ser relatada. Nos casos de hemorragia subaracnóidea, o sobrenadante apresenta-se xantocrômico (amarelo), afastando a hipótese de meningite bacteriana.

COMO REPORTAR O RESULTADO

Microscopia pelo método de Gram

Exemplo 1:
Material clínico: liquor
Método: microscopia após coloração de Gram
Resultado: presença de cocos gram-positivos aos pares sugestivos de *Streptococcus pneumoniae*.

Exemplo 2:
Material clínico: liquor
Método: microscopia após coloração de Gram
Resultado: não foram observados microrganismos corados pelo método de Gram na amostra analisada.

QUADRO 15.4 – Parâmetros que auxiliam na interpretação da cultura do liquor.

Diagnóstico laboratorial	Aparência do liquor	Leucócitos (mm^3)	Células predominantes	Proteínas	Glicose	Lactato
Normal	Clara, sem cor	0-4 (10 a 30 em recém-nascidos)	Nenhuma ou linfomonocitária	15-40mg/dl (adulto) Até 120mg/dl (recém-nascidos)	2/3 da glicemia	Até 20mg/dl
Provável etiologia viral	Clara	0-500	Linfócitos mononucleares (em 20 a 75% dos casos, no início da infecção, sobretudo em enterovírus, podem predominar os polimorfonucleares)	Normais ou um pouco aumentadas (50-100mg/dl)	Normal	Normal
Provável infecção bacteriana	Turva, purulenta	> 500	Polimorfonucleares	> 100mg/dl	Diminuída	Aumentado
Provável tuberculose ou infecção fúngica	Levemente coagulada (tuberculose); levemente turva (fungo)	Até 500	Perfil misto	> 50mg/dl	Normal ou diminuída	Aumentado
Provável hemorragia subaracnóidea	Vermelha ou amarela em todos os tubos	0-4	Alto número de hemácias	Normais ou pouco aumentadas (50-100mg/dl)	Diminuída	–

Cultura

Existem várias formas de liberar o resultado. A forma escolhida pelo seu laboratório deve ser simples e objetiva, de modo a garantir que a informação seja compreendida de maneira clara pelo médico assistente do paciente.

Exemplo 1: cultura positiva
Cultura de líquido cefalorraquidiano
Material clínico: liquor
Método: cultivo em meios específicos
Resultado: *Streptococcus pneumoniae*.

Exemplo 2: cultura negativa
Cultura de liquor
Material clínico: liquor
Método: cultivo em meios específicos
Resultado: não houve crescimento de microrganismos na amostra analisada.

Exemplo 3: cultura positiva
Cultura de liquor
Material clínico: liquor de derivação
Método: cultivo em meios específicos
Resultado: *Escherichia coli.*

Pesquisa de antígenos

Exemplo:
Pesquisa de antígeno criptocócico
Material clínico: liquor
Método: imunocromatográfico
Resultado: pesquisa positiva para antígenos de *Cryptococcus neoformans/ gattii.*
Comentários: sensibilidade do teste utilizado e de 96 a 100% e a especificidade de 97 a 100%.

COMENTÁRIOS

- Amostras refrigeradas (2° a 8°C) podem inibir ou até mesmo impedir o isolamento de alguns microrganismos importantes como *Neisseria meningitidis* e *Streptococcus pneumoniae.* Já para a cultura de micobactérias e fungos, amostras mantidas refrigeradas de 2° a 8°C podem ser processadas.
- Em caso de isolamento de enterococo no liquor, suspeitar de estrongiloidíase.
- Resultados falso-negativos podem ocorrer devido ao baixo número de microrganismos na amostra coletada, antibioticoterapia prévia ou procedimento laboratorial inadequado.
- Se houver crescimento apenas no ágar CHOC de bacilo gram-positivo, catalase positiva, repicar uma colônia em AS para avaliar hemólise e descartar a possibilidade de *Listeria monocytogenes.*
- Amostras de liquor sem presença de leucócitos não descarta a possibilidade de infecção, principalmente em casos de listeriose.
- Amostras de liquor de pacientes imunossuprimidos que apresentem contagens de leucócitos elevadas devem ser cultivadas em ágar Sabouraud, independente do resultado do exame direto.

- Recomenda-se utilizar métodos moleculares para o diagnóstico de meningite causada por *Mycobacterium tuberculosis*, pois o método é mais sensível, o volume necessário é menor (0,5ml) e o resultado é mais rápido do que os métodos tradicionais.

Sabemos que a epidemiologia das meningites bacterianas tem mudado devido à vacinação, mas nestes últimos tempos temos visto novamente casos de meningites por essas bactérias após o surgimento de grupos contrários à vacinação de crianças e adultos.

REFERÊNCIAS BIBLIOGRÁFICAS

CLSI. Body Fluid Analysis for Cellular Composition, H56-A. Wayne, Pa: CLSI; 2006.

Cornaglia G, Courcol R, Herrmann J-L, Kahlmeter G, Peigue-Lafeuille H, Vila J. European manual of clinical microbiology. Paris; ESCMID: 2012.

Ford M. Medical microbiology. 2nd ed. Oxford: Oxford University Press; 2014.

Jorgensen JH, Pfaller MA. Manual of clinical microbiology. 11th ed. Washington DC: American Society for Microbiology; 2015.

Leber AL. Clinical microbiology procedures handbook. Vols. 1 e 2. 4th ed. Washington, DC: American Society for Microbiology; 2016.

Miller JM, Binnicker MJ, Campbell S, Carroll KC, Chapin KC, Gilligan PH, et al. A Guide to utilization of the microbiology laboratory for diagnosis of infectious diseases: 2018 Update by the Infectious Diseases Society of America and the American Society for Microbiology. Clin Infect Dis. 2018;67(6):e1-94.

Portaria MS Nº 204, de 17 de Fevereiro de 2016. Lista nacional de notificação compulsória.

Procop GW, Deidre LC, Geraldine SH, William MJ, Koneman EW, Schreckenberger PC, et al. Koneman's color atlas and textbook of diagnostic microbiology. 7th ed. Philadelphia: Walters Kluwer; 2017.

Rosenthal MP, Pfaller KM. Medical microbiology. 8th ed. Philadelphia. Elsevier; 2016

Sullivan KV. Rapid Molecular Panels: What Is in the Best Interest of the Patient? A Review of Patient Outcome Studies for Multiplex Panels Used in Bloodstream, Respiratory, and Neurological Infections. Clin Microbiol Newsletter. 2017; v.16.

Winn W Jr, Allen SD, Janda WM, Koneman E, Procop G, Schreckenberger PC, et al. Koneman's color atlas and textbook of diagnostic microbiology. 7th ed. Philadelphia: Walters Kulwer; 2017.

Hemocultura

16
CAPÍTULO

PRINCÍPIO

Quando bactérias ou fungos superam os mecanismos de defesa do hospedeiro e invadem a corrente sanguínea podem disseminar-se rapidamente por todo o organismo causando doenças graves.

A sepse pode ser definida como a presença de disfunção orgânica ameaçadora à vida em decorrência da resposta desregulada do organismo na presença de infecção, seja ela causada por bactérias, vírus, fungos ou protozoários. O quadro pode evoluir para choque séptico, uma condição grave em decorrência da sepse em que anormalidades circulatórias, celulares e metabólicas são associadas a maior risco de mortalidade.

O reconhecimento rápido e a terapia inicial adequada são essenciais, o que torna a cultura para bactérias e fungos em amostra de sangue um exame crítico e de grande importância para o tratamento e sobrevida desses pacientes. Para aumentar a utilidade clínica do resultado da hemocultura em pacientes com sepse, a coleta das amostras e a comunicação dos resultados devem ocorrer no menor tempo possível, permitindo que a identificação e o antibiograma do microrganismo auxiliem na orientação da terapia antimicrobiana e redução significativa na mortalidade.

Bacteriemia é definida como a presença de microrganismos viáveis na corrente sanguínea, e sepse, a presença de bacteriemia com sinais e sintomas de resposta inflamatória sistêmica. A bacteriemia geralmente ocorre por um dos seguintes mecanismos:

- Entrada direta da bactéria na corrente sanguínea, via agulhas, infusões contaminadas ou outros equipamentos vasculares, como, por exemplo, cateteres, ou de origem no próprio sistema circulatório (bacteriemia primária).
- Drenagem de microrganismos a partir de um foco primário de infecção através de pequenos vasos linfáticos e daí até a corrente sanguínea (bacteriemia secundária).

Conceitualmente, as bacteriemias se classificam em **transitórias**, **intermitentes**, **contínuas** ou de **escape**.

Bacteriemia do tipo **transitória** em geral é rápida, com duração de alguns minutos a poucas horas. É a mais comum e ocorre após manipulação de algum tecido infectado (abscessos ou furúnculos), durante algum procedimento cirúrgico que envolve tecido contaminado ou colonizado, tais como procedimentos odontológicos, cistoscopia, endoscopia, manipulações geniturinárias e desbridamento de queimadura, ou em algumas infecções agudas como pneumonia, meningite, artrite e osteomielite. Geralmente, as bacteriemias são causadas por um único microrganismo, porém em raras situações são de etiologia polimicrobiana. Os microrganismos mais frequentemente isolados são cocos gram-positivos.

Quando a bacteriemia transitória é recorrente, manifestando-se em intervalos variáveis de tempo e com o mesmo microrganismo, é denominada **intermitente**. Geralmente, esse tipo de bacteriemia ocorre em processos infecciosos relacionados a abscessos intra-abdominais, pélvicos, hepáticos, prostáticos, pneumonias, entre outros, sendo causa frequente de febre de origem indeterminada. Os microrganismos mais frequentemente isolados são cocos gram-positivos, bacilos gram-negativos e, em alguns casos, anaeróbios.

A bacteriemia **contínua** é característica da endocardite infecciosa aguda e subaguda e de outras infecções intravasculares, sendo causada, na maioria das vezes, por cocos gram-positivos (estreptococos e estafilococos) e bacilos gram-negativos.

A bacteriemia de **escape** é definida como um episódio de bacteriemia em paciente recebendo antibioticoterapia supostamente apropriada para o microrganismo recuperado na hemocultura. O uso de antimicrobiano inadequado (microrganismo resistente), concentração subótima do fármaco no sítio da infecção, o controle inadequado da fonte de infecção e a imunidade do hospedeiro são fatores que podem explicar a bacteriemia de escape. São mais frequentes em infecções por estafilococos e bacilos gram-negativos multirresistentes. Há dados de literatura que mostram que uma troca imediata do tratamento antimicrobiano pode melhorar o prognóstico desses pacientes.

A coleta de hemoculturas deve ser realizada preferencialmente antes do início da antibioticoterapia em pacientes com quadro clínico sugestivo de infecção (sepse), que apresentem febre (> 38,3°C) ou hipotermia (< 34°C), leucocitose (> 12.000/mm^3, especialmente com desvio à esquerda) ou leucopenia (< 4.000/mm^3). Hemoculturas são indicadas em crianças com queda no estado geral e em idosos quando acompanhada de mal-estar, mialgia ou sinais de acidente vascular cerebral. É desejável que se colete em conjunto amostras de focos suspeitos de infecção quando presentes como urina, liquor, secreções, abscessos, entre outros.

O uso prévio de antimicrobianos diminui a possibilidade de isolamento do microrganismo causador da infecção. Em alguns casos, não se consegue chegar à documentação laboratorial de um processo infeccioso, embora os critérios clínicos sejam todos indicativos de infecção.

Microrganismos mais frequentes em hemoculturas

Entre os microrganismos gram-positivos se destacam: *Staphylococcus aureus*, *Staphylococcus* coagulase-negativa, *Enterococcus* spp. e *Streptococcus* spp. Entre os gram-negativos os mais frequentes são: *Escherichia coli*, *Klebsiella pneumoniae*, *Enterobacter* spp., *Pseudomonas aeruginosa* e *Acinetobacter* spp.

Nos últimos anos, nota-se aumento significativo na incidência de hemoculturas positivas devido a *Staphylococcus* coagulase-negativa, o que, às vezes, provoca dificuldade na interpretação dos resultados microbiológicos, pois parte desses isolamentos pode representar contaminação em vez de uma bacteriemia verdadeira. Entre os outros agentes importantes que a partir da década de 1990 se tornaram também prevalentes, destacamos os enterococos, os fungos e as micobactérias. As bacteriemias por bactérias anaeróbias são menos frequentes e incluem, principalmente, *Bacteroides fragilis*, *Fusobacterium* spp., *Peptostreptococcus* spp. e *Clostridium* spp. Entre os fungos, destaca-se o aumento crescente no isolamento de *Candida* spp., lembrando que outros fungos podem também ser isolados, como, por exemplo, *Cryptococcus neoformans* e *Fusarium* spp.

Os agentes etiológicos mais comuns de endocardite com cultura negativa, *Bartonella* spp. e *Coxiella burnetii*, muitas vezes podem ser detectados por testes sorológicos convencionais. No entanto, os métodos de amplificação molecular podem ser necessários na detecção desses organismos.

Sinonímia: cultura de sangue, cultura de sangue periférico, cultura de sangue de cateter venoso.

MATERIAL CLÍNICO

Na fase pré-analítica do exame de hemocultura alguns pontos são importantes e devem ser observados antes de o processo de coleta ser realizado, são eles: número de amostras colhidas, intervalo entre coletas, volume de sangue colhido, e tipo de frascos que serão utilizados.

Número de amostras e intervalo entre as coletas

Uma hemocultura é definida como sendo **uma amostra** de sangue obtida de **uma punção** venosa que é inoculada **em um ou mais frascos** (geralmente um par de frascos, sendo um aeróbio e outro anaeróbio). O uso de mais que uma formulação (tipo) de meio para cada hemocultura melhora a recuperação de todos os possíveis agentes.

Normalmente no paciente adulto, a coleta de duas ou no máximo três hemoculturas (4 a 6 frascos de duas a três punções venosas diferentes) é suficiente para isolar a grande maioria dos agentes causais de bacteriemia, além de auxiliar na interpretação do resultado. Dependendo do número total de frascos coletados e o número de frascos positivos, podemos interpretar com maior segurança se o microrganismo isolado é um provável contaminante ou agente etiológico da bacteriemia.

Além disso, estudos mostram que as chances de recuperação do microrganismo com uma única amostra (punção venosa-dois frascos) são de aproximadamente 70%, com duas amostras (4 frascos de duas punções) aumentam para 80 a 90%, três amostras (6 frascos de três punções) entre 96 e 98%, chegando a > 99% com quatro amostras (8 frascos). Não há indicação de melhora na positividade ao se coletar mais de quatro hemoculturas.

Em geral, duas coletas de hemocultura são suficientes, porém, se houver solicitação médica de uma terceira amostra, podemos repetir o procedimento após 30 minutos a 1 hora ou em 24 a 48 horas, dependendo da urgência, do estado clínico do paciente e/ou da necessidade de introdução de antibioticoterapia imediata (Quadro 16.1).

> Os frascos devem ser apropriados para receber volumes de 10ml cada, respeitando a proporção volume de sangue/volume de meio de cultura e quantidade de anticoagulante.

Volume de sangue

O volume de sangue adequado é o ponto mais importante para a detecção de microrganismos na hemocultura.

Como a densidade de microrganismos no sangue é em geral muito baixa nos pacientes com infecção de corrente sanguínea, o volume de sangue coletado é uma das variáveis mais críticas,

QUADRO 16.1 – Sugestão para o número de amostras coletadas de hemocultura* em adultos e intervalo de coleta, dependendo da situação clínica.

Condição clínica	Protocolo (adulto)
Bacteriemia, fungemia, osteomielite, meningite, artrite, pneumonia e pielonefrite (necessita de antibioticoterapia empírica urgente)	Coletar 2 a 3 amostras de hemoculturas consecutivas, antes do início da terapia (40 a 60ml de volume total/4 a 6 frascos/por episódio infeccioso). Coletar as amostras sem necessidade de intervalo, intercalando os sítios da punção
Febre de origem indeterminada (por exemplo, abscessos ocultos, febre tifoide, brucelose) e endocardite subaguda	Coletar 2 a 3 amostras consecutivas de sítios anatômicos diferentes com 30 minutos a 1 hora de intervalo. Se forem negativas nas primeiras 24 a 48 horas, obter mais 2 hemoculturas consecutivas de diferentes sítios de punção
Endocardite	Coletar pelo menos 3 amostras consecutivas antes do início da antibioticoterapia. Coletar as amostras sem necessidade de intervalo, intercalando os sítios da punção
Paciente em uso de terapia antimicrobiana	De preferência, utilizar frasco com inibidores de antibióticos e colher antes da próxima dose do antimicrobiano. Coletar conforme condições clínicas descritas acima
Bacteriemia ou fungemia com hemoculturas negativas	Coletar 2 a 3 amostras com intervalos de um dia entre elas. Considerar métodos alternativos para isolamento de micobactérias, fungos dimórficos ou filamentosos (coletar 5 a 10 ml por frasco, conforme o tipo de frasco utilizado) e microrganismos fastidiosos

*Hemocultura = uma amostra de sangue obtida de uma punção venosa que é inoculada em dois frascos (geralmente um aeróbio e um anaeróbio). Pacientes pediátricos, apenas um frasco. Pacientes com suspeita de fungemia por levedura coletar pelo menos um par de frascos aeróbios de uma das punções.

interferindo diretamente na sensibilidade da metodologia utilizada e na positividade da hemocultura. Essa particularidade deve ser entendida tanto pela equipe médica que solicita o exame, pela equipe de coleta, como também pelas fontes pagadoras que remuneram os laboratórios e as instituições de saúde. Cada laboratório deve desenvolver seu próprio protocolo baseado na metodologia utilizada para realizar o exame (manual ou automatizada), o volume de sangue recomendado pelo fabricante para cada frasco, a idade (adulto, criança ou recém-nascido) e o estado clínico do paciente. A coleta de uma única amostra de sangue deve ser desencorajada, por exemplo, em pacientes adultos devido à baixa sensibilidade quando comparada com 2 ou 3 amostras. A proporção recomendada entre o volume de sangue/meio de cultivo para os sistemas convencionais é de 1:5 a 1:10. Para os sistemas automatizados essa regra não é aplicável, já que alguns frascos contêm 25ml de meio de cultivo e aceitam 10ml de sangue (inferior a 1:5).

> Sendo o volume de sangue coletado um dos mais importantes fatores para a detecção de microrganismos no sangue, devemos, na escolha do método, levar sempre em consideração aquele que permita a coleta de maiores volumes de sangue por frasco, respeitando a proporção de sangue/meio de cultura.

Adultos – em cada punção, é indicada a coleta de 20ml de sangue, geralmente 10ml de sangue em frasco aeróbio e 10ml em frasco anaeróbio. Dependendo da indicação clínica, o volume de sangue coletado pode ser distribuído em dois frascos aeróbios. Recomenda-se a coleta de 2 a 3 hemoculturas (amostras ou punções), totalizando 40 a 60ml de volume de sangue por episódio infeccioso/solicitação médica.

Crianças (1 ano até 6 anos de idade) – coletar de 1 a 5ml de sangue em frascos pediátricos, de acordo com o volume indicado pelo fabricante. Devido à dificuldade na coleta, recomenda-se coletar não mais do que 1% da volemia – relação entre volemia e peso da criança (Quadro 16.2). Alguns autores citam até 4% da volemia como um volume seguro. Recomendam-se duas punções venosas diferentes, sempre que possível.

Recém-nascidos – coletar 0,5 a 1ml de sangue de uma única punção venosa e inocular em frasco pediátrico.

QUADRO 16.2 – Sugestão do volume de sangue a ser coletado de lactentes e crianças.

Peso (kg)	Volemia (ml)	Volume por punção (ml)		Volume total de sangue (ml)
		1ª punção	2ª punção	
≤ 1	50-99	2*	–	2
1,1-2	100-200	2*	2*	4
2,1-12,7	> 200	4*	2*	6
12,8-36	> 800	10	10	20
> 36	> 2,200	20-30	20-30	40-60

*Utilizar frascos pediátricos. Quando ≤ 10ml de sangue é coletado, inocular em um único frasco aeróbio.

O sucesso do isolamento bacteriano depende de um volume coletado adequado. Deve-se, então, monitorar o volume de amostra coletado a fim de garantir a qualidade do exame. Falha na proporção entre amostra coletada e meio de cultura pode resultar em culturas falso-negativas.

> O volume de sangue coletado é uma das variáveis mais críticas para a positividade do exame tanto para adultos quanto para crianças. Quanto maior o volume coletado, maior será sua probabilidade de positividade. Cada mililitro de sangue a mais coletado aumenta em média 3% a positividade.

Frascos de hemocultura

Atualmente, os laboratórios que ainda possuem metodologias manuais utilizam os meios de cultura comerciais disponíveis, aeróbios e anaeróbios, para a realização de hemoculturas. Os frascos geralmente contêm meios enriquecidos para favorecer o crescimento da maioria dos microrganismos, inclusive dos considerados fastidiosos. Em geral, esses meios contêm em sua composição o anticoagulante SPS (0,025 a 0,05%), o qual apresenta ação inibitória diante de determinadas concentrações de aminoglicosídeos e polimixinas, bem como fatores antimicrobianos do sangue, ação inibitória para algumas frações do complemento e inibe parcialmente a fagocitose. Por outro lado, esse anticoagulante pode inibir o isolamento de determinados microrganismos, como, por exemplo, *N. meningitidis*, *N. gonorrhoeae*, *Gardnerella vaginalis*, *Peptostreptococcus* spp. e *Moraxella catarrhalis*.

Para os laboratórios que dispõem de métodos automatizados, há possibilidade do uso de meios de cultura com aditivos para neutralizar e inativar vários agentes antimicrobianos. O frasco de hemocultura utilizado no sistema Bactec (Becton Dickinson) contém resinas que se ligam aos antibimicrobianos agindo como neutralizantes e também realizam lise mecânica de células permitindo a liberação de possíveis bactérias fagocitadas levando, a aumento da recuperação de microrganismos (*Staphylococcus* spp., *Enterobacterales* e leveduras) e, em contrapartida, a recuperação de mais contaminantes, como *Staphylococcus* coagulase-negativa. O frasco FAN do equipamento BacT/Alert (bioMérieux) contém substância que neutraliza os antibióticos.

Em nossa experiência, recomendamos o uso desses frascos em pacientes que receberam antibioticoterapia prévia ou naqueles hospitalizados.

Coleta de sangue periférico

Importante destacar que as amostras de sangue devem ser coletadas por punções venosas separadas e de sítios anatômicos diferentes.

Amostras coletadas sem a antissepsia adequada podem levar ao isolamento de microrganismos contaminantes, não relacionados ao processo infeccioso. Portanto, o método de coleta utilizado é crítico para a obtenção de resultados confiáveis, devendo ser controlado periodicamente. A coleta pode ser efetuada durante a ascensão da temperatura em pacientes estáveis e, de preferência, antes da antibioticoterapia. Caso o paciente esteja em uso de antimicrobiano, coletar no momento anterior à administração do medicamento. Eventualmente, hemoculturas podem ser realizadas em pacientes afebris. No paciente com febre constante, a amostra pode ser coletada em qualquer horário. Alguns trabalhos mostram não haver diferenças significativas entre os índices de positividade das hemoculturas coletadas em diferentes horários, antes, durante e após o pico febril nesse perfil de paciente.

Não é recomendada a coleta por meio de cateteres, exceto para diagnóstico de infecção relacionada ao cateter, devido ao maior risco de contaminação. Punções arteriais não trazem benefícios na recuperação dos microrganismos e não são recomendadas. Não devem ser colhidas as amostras de veias onde está correndo alguma solução intravenosa.

Atualmente está disponível um sistema fechado para a coleta de hemocultura constituído de dispositivo acoplado no circuito de coleta (SteriPath – Magnolia Medical Technologies), com o objetivo de mecanicamente separar e desviar a primeira porção inicial de sangue coletado (1,5 a 2,0ml) para diminuir as taxas de contaminação. Esse método é baseado na hipótese de que o tampão de pele aspirado durante a punção venosa é a maior fonte de contaminação bacteriana na hemocultura.

A implementação de uma equipe de coleta treinada constantemente e o monitoramento do índice de contaminação reduzem as taxas de contaminação.

- **Antissepsia**

Uma antissepsia mal realizada ou uso de antisséptico inadequado poderá comprometer o exame de hemocultura. Tintura de iodo (1-2%) e clorexidina alcoólica (0,5 a 2%) possuem atividade antisséptica equivalente e apresentam menores taxas de contaminação. A clorexidina tem a vantagem de ser incolor e menos irritante para a pele, eliminando, dessa forma, a etapa de retirar a tintura de iodo com álcool após a punção. Em crianças com menos de 2 meses de idade deve-se realizar a antissepsia com álcool a 70% duas vezes, pois a clorexidina pode ser tóxica.

> A antissepsia deve ser rigorosa, evitando os contaminantes da pele. O índice de contaminação deve ser mínimo (< 3%).

- **Técnica de coleta e antissepsia com clorexidina**
  - Lavar as mãos com água e sabão.
  - Identificar cada frasco com etiqueta contendo nome completo do paciente, data e hora da coleta, número da amostra segundo a ordem da punção (1ª, 2ª ou 3ª amostra), tipo de amostra (SP = sangue periférico; SC = sangue de cateter) e identificação do coletador. Não colar a etiqueta de identificação sobre o código de barras do frasco de hemocultura.
  - Preparar os frascos de hemocultura. Remover o lacre, limpar a tampa dos frascos com álcool a 70%, deixar secar.
  - Selecionar o braço no qual será feita a punção.
  - Colocar luvas.
  - Garrotear o braço do paciente e selecionar uma veia adequada.
  - Afrouxar o garrote temporariamente.
  - Limpar o local da punção com algodão ou gaze esterilizada contendo álcool a 70% friccionando vigorosamente o local da punção durante 30 segundos para remover a sujeira da superfície da pele. Repetir, caso necessário.
  - Em seguida, fazer a antissepsia com solução de clorexidina alcoólica a 0,5 a 2% friccionando a pele com movimentos circulares de dentro para fora, a partir do ponto a ser puncionado. Deixar secar durante 30 segundos.
  - Repetir o procedimento e aguardar secar durante 30 segundos.
  - Apertar o garrote.
  - Não tocar ou apalpar novamente o local da coleta, caso necessitar apalpar, fazer antissepsia dos dedos enluvados com álcool a 70% antes do procedimento.
  - Colher a amostra com seringa e agulha descartáveis e transferir para o frasco ou tubo apropriado, sem trocar a agulha. Ou utilizar sistema fechado constituído por escalpe e adaptador próprio para coleta de hemocultura, que facilita o preenchimento do volume de sangue recomendado para cada frasco. Importante lembrar que, nesse caso, os frascos de hemocultura devem **permanecer em pé** durante toda a etapa de coleta para evitar refluxo para a veia do paciente.
  - Fazer compressão ao retirar a agulha utilizando algodão seco, sem flexionar o braço do paciente.
  - Homogeneizar os frascos por inversão.
  - Selecionar um sítio diferente para a próxima punção (braço direito e depois braço esquerdo).
  - Utilizar uma nova agulha quando não conseguir êxito na primeira tentativa de uma punção venosa.

- Novo conjunto de agulha e seringa ou sistema próprio de coleta a vácuo deve ser utilizado para cada amostra/punção venosa realizada.
- Descartar o material utilizado em caixa descartadora de perfurocortantes.

> Estudos mostram que não há aumento significativo da contaminação quando se utiliza a mesma agulha para coleta e inoculação no frasco de hemocultura, ou quando se efetua a troca da agulha. O ato de não trocar as agulhas evita o risco de acidente de trabalho.

A **ordem de inoculação** dos frascos anaeróbios e aeróbios deve ser diferente para a coleta utilizando agulha e seringa ou sistema fechado a vácuo. Com **agulha e seringa**, inocular a amostra de sangue primeiramente no **frasco anaeróbio** e depois no **frasco aeróbio.** Para **sistemas fechados**, o primeiro deve ser o **frasco aeróbio**, seguido pelo **anaeróbio.** Para situações nas quais se opta somente pela coleta de frascos aeróbios, sugere-se coletar 2 frascos por amostra, garantindo, dessa forma, volume adequado para o exame. Quando o volume coletado for menor do que o recomendado, inocular a amostra de sangue primeiro no frasco aeróbio, para que não ocorra perda na detecção de microrganismos aeróbios estritos como *Pseudomonas aeruginosa*, *Stenotrophomonas maltophilia* ou leveduras, e o restante do volume no frasco anaeróbio.

Para inoculação direta nos frascos por sistema fechado, marcar na guia de marcação de volume no frasco o volume recomendado pelo fabricante, para evitar colocar amostra em excesso, pois a maioria dos frascos não tem volume de aspiração a vácuo calibrado. Se estiver utilizando seringa e agulha, utilizar as marcas de volume na seringa para observar o volume de amostra inoculado e segurar o êmbolo durante a transferência para evitar excesso de amostra, pois no interior dos frascos há muito vácuo.

Transporte

Quando os frascos colhidos forem colocados em equipamentos automatizados, é recomendado que as amostras sejam enviadas ao laboratório à temperatura ambiente (20 a 25°C) em até 4 horas após a coleta. Os frascos podem ser transportados até 12 horas. Verificar a recomendação do fabricante com relação à estabilidade dos frascos após a coleta.

Se os frascos colhidos forem processados pela metodologia manual, devem permanecer na estufa até serem encaminhados ao laboratório.

O resultado da hemocultura depende também da rapidez do transporte ao laboratório, principalmente quando a metodologia utilizada é a automatizada. A demora na incubação dos frascos acarreta maior tempo para a positividade, por isso, logo após a coleta os frascos devem ser encaminhados ao laboratório e/ou inseridos no equipamento.

CONTROLE DE QUALIDADE

Finalidade – controlar e comprovar a qualidade dos meios de identificação e reagentes empregados, a metodologia e a competência dos colaboradores na realização das várias etapas do exame.

Frequência e procedimento – de acordo com o estabelecido para o CIQ de cada insumo/teste utilizado no exame. Os frascos de hemocultura comerciais utilizados não requerem controle de qualidade. Solicitar ao fabricante dos meios de cultura que envie o certificado de qualidade juntamente com os meios de cultura.

Indicador de qualidade do método – para melhor avaliar o processo é necessário implantar alguma ferramenta de controle. O quadro 16.3 mostra os indicadores que podem ser definidos e monitorados para o controle de qualidade da hemocultura.

Periodicamente, o laboratório deve determinar o índice de contaminação das hemoculturas, assim como monitorar o número de frascos e volume de sangue coletado.

QUADRO 16.3 – Sugestão de indicadores para controlar as diferentes fases do processo da hemocultura.

Fase do processo	Indicador	Descrição	Objetivo
Pré-analítica	Número de hemoculturas* solicitadas por requisição médica	Determinar o número e a razão de coletas isoladas e excessivas	Solicitação médica adequada. Solicitação inadequada seria apenas uma amostra* isolada ou > 3 amostras em 24 horas
	Índice de contaminação da coleta	Verificar a positividade da cultura para os patógenos considerados contaminantes**. Percentual (%) de contaminação = número de frascos ou punções venosas contaminadas/ número de total de frascos coletados × 100.	Monitorar a qualidade da coleta. Meta ≤ 3%. Algumas literaturas sugerem < 2%
Analítica	Concordância da cultura e Gram	Comparar o resultado da microscopia com o verificado na cultura respectiva	Controlar o observador, o método e os meios de cultura empregados
Pós-analítica	Taxas de positividade	Determinar o número de hemoculturas positivas (verdadeiras) dividido pelo número total de hemoculturas recebidas	Monitorar se a quantidade de amostras coletadas está sendo satisfatória (entre 6 e 12%)
	TAT do resultado parcial e final	Tempo para informar o resultado parcial e final do exame	Verificar a metodologia, o treinamento dos colaboradores e o sistema de informação de resultados críticos

*Uma hemocultura ou amostra é definida como sendo o volume de sangue obtido de uma punção venosa que é inoculado em dois frascos (paciente adulto). **Microrganismos que podem ser considerados contaminantes: *Staphylococcus* coagulase-negativa e *Streptococcus* do Grupo Viridans; em algumas situações *Corynebacterium* spp., *Propionibacterium* spp., *Bacillus* spp. ou *Micrococcus* spp. TAT = *turnaround time*.

PROCEDIMENTO

Método manual

Atualmente, não é o método indicado, por apresentar uma série de limitações, além de favorecer a contaminação das amostras examinadas. Um mínimo de sete dias de incubação e agitação moderada dos frascos são fatores importantes para maior positividade das amostras e pelo menos três subcultivos em meios de cultura enriquecidos devem ser realizados durante esse prazo. Tanto os frascos de hemocultura como os subcultivos devem ser mantidos à temperatura de 35 ± 2°C. A grande maioria dos microrganismos significativos é isolada nas primeiras 48 a 72 horas de incubação quando utilizada a técnica manual.

Deve ser realizada diariamente a inspeção dos frascos até o 7º dia, observando no caldo de hemocultura a presença de colônias, hemólise, turbidez, produção de gás, bolhas ou grumos, que são sinais que podem indicar positividade da hemocultura.

- **Frascos**

Frascos convencionais

Existem diversos meios de cultura líquidos disponíveis no mercado para a realização de hemoculturas pelo método manual: Hemobac (Probac, São Paulo, SP), Hemoprov (Newprov, Pinhais, PR), Hemocult (Laborclin, São Paulo, SP).

– Frascos com dispositivos acoplados para isolamento de microrganismos

Entre os frascos com dispositivos para o isolamento direto de microrganismos podemos citar BBL Septi check™ (Becton Dickinson Microbiology Systems), Signal™ (Thermo Scientific) e Hemobac Trifásico (Probac, São Paulo, SP). A característica desses frascos é apresentar uma combinação de meios líquidos com meios sólidos (em geral laminocultivos), exceto o meio Signal™, que possui um dispositivo plástico acoplado ao frasco que permite a ascensão do meio/amostra se houver crescimento de microrganismos.

– Processamento das hemoculturas

Os repiques ou subcultivos dos frascos de hemoculturas positivas devem ser realizados em cabine de segurança biológica. As figuras 16.1 e 16.2 descrevem a técnica empregada para o processamento de hemoculturas utilizando frascos convencionais.

Lise-centrifugação

Esse método pode ser utilizado para a detecção das bactérias mais frequentemente isoladas de rotina em amostras de sangue. É indicado para a detecção de fungos dimórficos, micobactérias, *Legionella* e *Bartonella* spp. O sistema Isolator® (Abbott) é constituído por um tubo a vácuo contendo agentes anticoagulantes e lisantes. O princípio baseia-se na utilização das substâncias líticas para hemolisar as células do sangue, permitindo a liberação de microrganismos fagocitados, seguida de centrifugação. Após a lise, a amostra de sangue é centrifugada no próprio tubo e o sedimento é semeado em meios de cultura específicos para os agentes a serem pesquisados.

Existe maior risco de contaminação durante as etapas do procedimento quando se utiliza essa técnica.

- **Incubação**

Recomenda-se um total de sete dias de incubação e se suspeitar de microrganismos fastidiosos (*Bartonella* spp., *Legionella* spp., *Brucella* spp., *Nocardia* spp.) é necessário incubar mais tempo. Para suspeitas de *Cryptococcus* spp., recomendam-se três semanas, e para *Histoplasma* spp., seis semanas.

- **Agitação**

A agitação dos frascos manuais é importante para melhorar a recuperação dos microrganismos, há estudos que mostram que agitar os frascos manuais nas primeiras 24 horas favorece o crescimento bacteriano devido à oxigenação do meio.

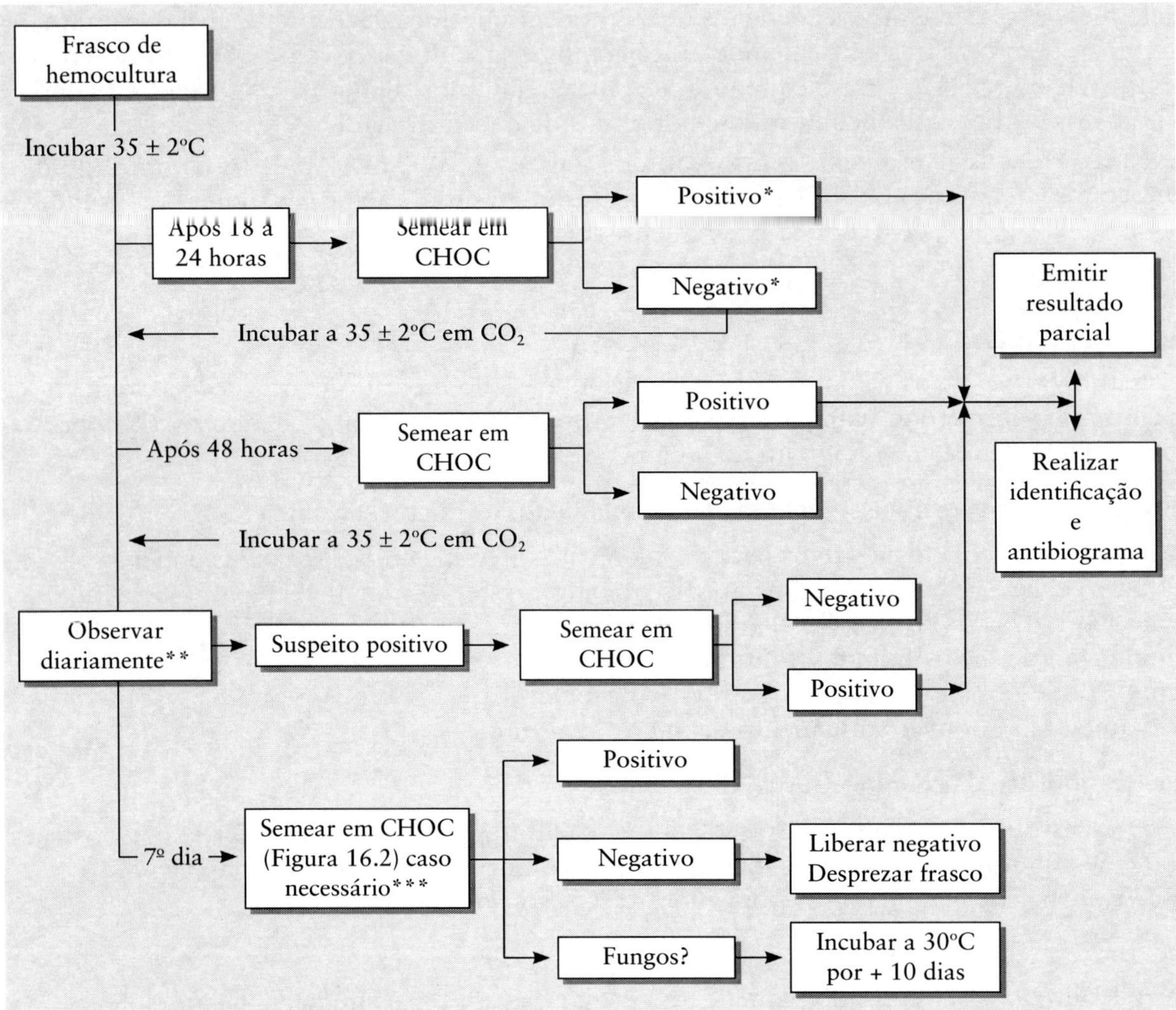

FIGURA 16.1 – Descrição da técnica de processamento de hemoculturas pelo método manual. *Resultados preliminares das hemoculturas negativas e positivas devem ser emitidos após 24 horas; AS = ágar-sangue; CHOC = ágar-chocolate (incubar durante 24-48 horas). **Observar diariamente, no meio de hemocultura, a presença de colônias, hemólise, bolhas, turbidez, produção de gás ou grumos. * Subcultivo cego terminal (7º dia) não é necessário, desde que o conteúdo do frasco esteja sedimentado com a parte superior límpida e tenha sido inspecionado diariamente.**

Métodos automatizados

Para processar as hemoculturas de modo mais eficiente, foram desenvolvidos sistemas automatizados de monitoração contínua para a execução desses exames. Atualmente existem no mercado diversos aparelhos automatizados que apresentam grande vantagem em relação aos métodos manuais, principalmente no que se refere à rapidez dos resultados e à diminuição do trabalho técnico, além do menor risco de contaminação, já que os subcultivos serão realizados apenas das amostras positivas (Quadro 16.4). Geralmente, os protocolos são de cinco dias de incubação, sendo que a grande maioria dos resultados positivos ocorre nas primeiras 24 horas. A figura 16.3 apresenta uma sugestão do procedimento para hemoculturas com sistemas automatizados. Realizar os procedimentos em cabine de segurança biológica.

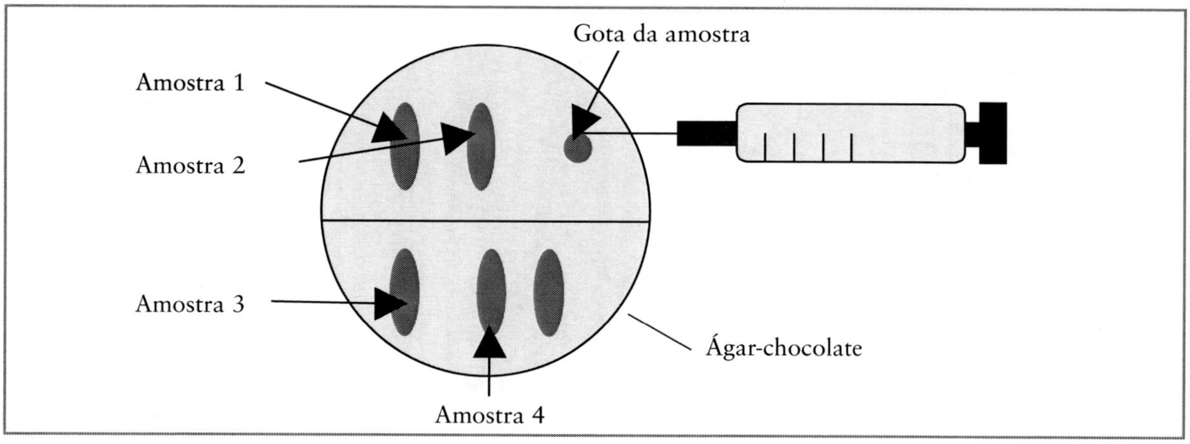

FIGURA 16.2 – Técnica de semeadura de amostras de sangue após sete dias de incubação, se necessário – método manual.

QUADRO 16.4 – Principais sistemas automatizados para hemocultura comercialmente disponíveis.

Sistema automatizado	Principais características dos meios de hemocultura	Sistema de detecção de positividade
Bactec (BD Diagnostics)	Frascos aeróbios e anaeróbios com ou sem resinas (minimizam a ação dos antimicrobianos) Frasco lítico para micobactérias e fungos Volume: adultos até 10ml, pediátrico até 3ml, lítico até 5ml Frascos em agitação constante Monitoramento contínuo a cada 10min	Sensor fluorescente para a detecção da produção de CO_2 pelo microrganismo
BacT/ALERT ou Virtuo (bioMérieux)	Frascos aeróbios e anaeróbios com neutralizantes (minimizam a ação dos antimicrobianos) Volume: adultos até 10ml, pediátrico até 5ml Frascos em agitação constante Monitoramento contínuo: 10min	Sensor colorimétrico para detecção da produção de CO_2 pelo microrganismo
VersaTREK (ThermoFisher,)	Frascos aeróbios e anaeróbios otimizados para minimizar o impacto de antimicrobianos Frascos específicos para micobactérias Volumes: 0,1 a 10ml A agitação ocorre individualmente, dentro de cada frasco Monitoramento contínuo: 12min	Monitoramento da variação do consumo e produção de gases pelo microrganismo (redox)
BacTime (Laborclin)	Frascos aeróbios, anaeróbios e pediátricos Volumes: adultos até 10ml, pediátrico até 3ml Frascos sob agitação constante	Sensor colorimétrico para detecção da produção de CO_2 pelo microrganismo

Para sistemas automatizados, a incubação monitorada durante 5 dias é adequada, não havendo necessidade de prolongar o tempo de incubação para o isolamento de microrganismos fastidiosos do grupo HACEK e de *Candida* spp. Hemoculturas de pacientes com suspeita de endocardite em prótese valvar podem necessitar de 14 dias de incubação para a recuperação de *Cutibacterium acnes*.

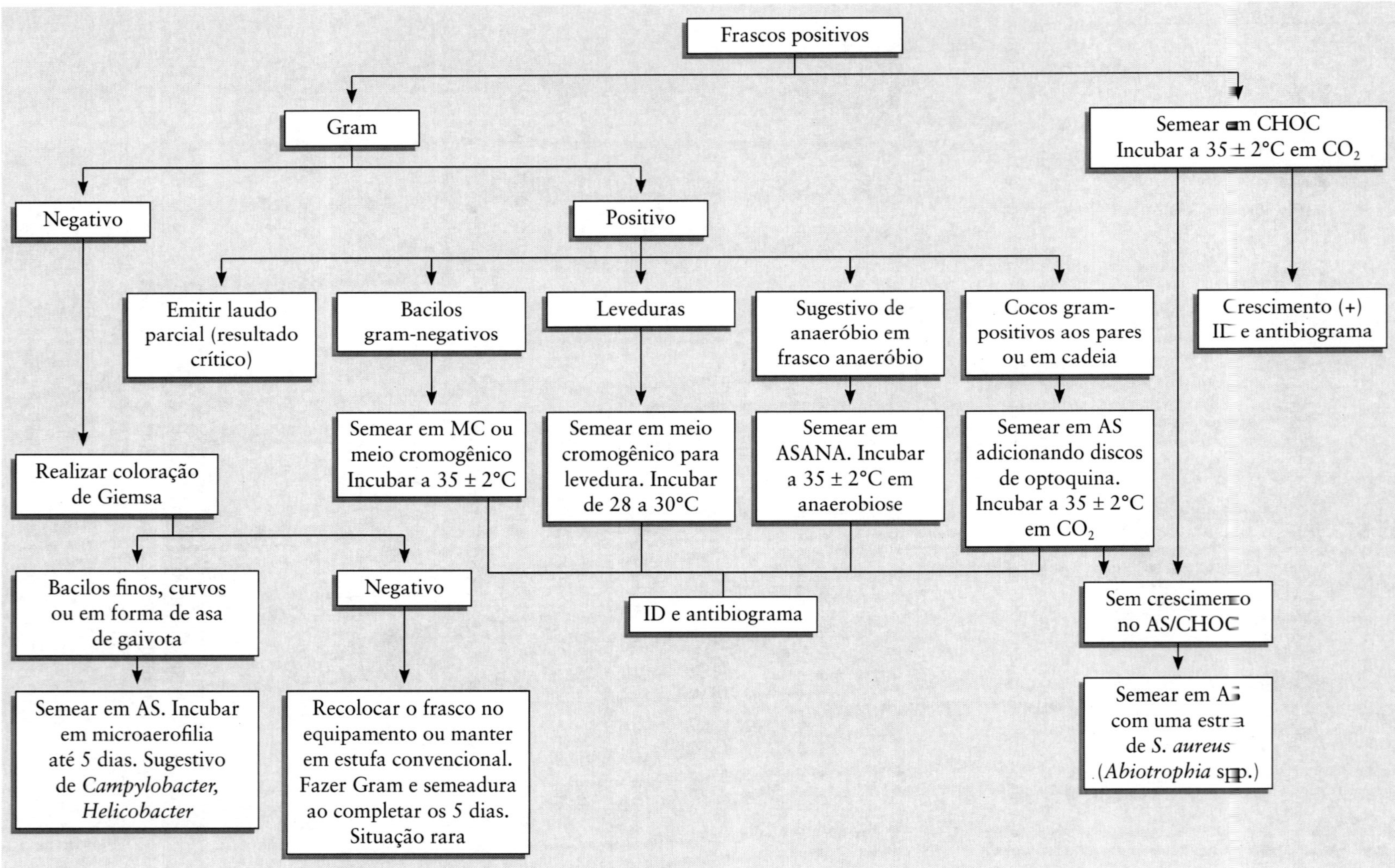

FIGURA 16.3 – Sugestão de processamento de frascos de hemocultura positivos por métodos automatizados. MC = ágar MacConkey; AS = ágar-sangue; CHOC = ágar-chocolate; ASANA = ágar-sangue anaeróbio; ID = identificação. A manipulação de hemoculturas positivas deve ser em cabine de segurança biológica.

Resultados inconsistentes em hemoculturas automatizadas

- Equipamento indicando frasco positivo com bacterioscopia positiva, mas subcultura negativa: pode ocorrer com espécies de *Abiotrophia* (*Streptococcus* nutricionalmente exigente), *S. pneumoniae* que sofreu autólise e microrganismos fastidiosos incapazes de crescer nos meios de cultura convencionais (por exemplo: espécies de *Campylobacter*, *Helicobacter*, organismos capnofílicos ou anaeróbios de crescimento lento). Nesses casos, meios suplementados, incubação prolongada ou atmosfera de crescimento alternativo devem ser considerados.
- Equipamento indicando frasco positivo com bacterioscopia negativa e subcultura negativa: nesses casos é importante avaliar a curva de crescimento do sistema para excluir a possibilidade de cultura falso-negativa antes de considerar um resultado/frasco falso-positivo. Se a curva indicar crescimento microbiano (pico de sinal), colorações alternativas devem ser realizadas como Giemsa ou carbolfucsina que demonstrarão a presença e morfologia do microrganismo envolvido, servindo de guia para a seleção de meio e atmosfera apropriada para subcultura.

  Causas de verdadeiros falso-positivos incluem: problemas com o sistema automatizado como picos de energia, volume de sangue inoculado maior do que o recomendado pelo fabricante, ou sangue com elevadas contagens de leucócitos.
- Equipamento indicando frasco negativo pelo sistema, embora contendo bactérias ou fungos. O principal parâmetro associado ao sinal falso-negativo é o atraso pré-incubação, sendo também dependente da temperatura em que o frasco é mantido antes de ser colocado no equipamento, do microrganismo envolvido e do tipo de frasco utilizado. Frascos falso-negativos são mais frequentes quando a temperatura de pré-incubação for de 35°C, mais de 24 horas, para *Streptococcus* spp., *Candida* spp. ou *Pseudomonas* spp. Os frascos devem ser colocados no equipamento o mais rápido possível e não devem ser incubados em estufas, antes da entrada nos equipamentos.

Sistema Hemobac trifásico e incubadora com agitação e semeadura automatizada (Probac, São Paulo, SP)

O sistema não é totalmente automatizado, pois não há monitoramento contínuo automático do crescimento nos frascos. Hemobac trifásico é baseado na detecção de microrganismos pela produção de CO_2 e crescimento nos meios de cultura acoplados ao frasco. O frasco possui um laminocultivo com CHOC, ágar MacConkey, ágar Sabouraud e um indicador de CO_2. O sistema permite a incubação e a agitação de todos os frascos com inversão para semeadura no laminocultivo diariamente ou conforme padronização do usuário. A detecção de crescimento pode ser visualizada pelo crescimento no laminocultivo e/ou pela mudança de cor no indicador para rosa forte ou vermelho. Os frascos utilizados comportam 10ml de sangue no frasco adulto e até 5ml no frasco pediátrico.

HEMOCULTURAS PARA AGENTES ESPECÍFICOS

Brucella

O agente causador da brucelose é um bacilo gram-negativo, oxidase negativa e ureia rápida positiva. A bactéria é de crescimento lento e pode ser isolada em amostras de sangue coletadas em meios convencionais ou meios de equipamentos automatizados.

- Métodos automatizados – incubar até 10 dias: se positivo, no período, semear em ágar--sangue e incubar a 35 ± 2°C/24 horas.
- Métodos manuais – incubar até 21 dias: fazer repiques iniciais com 48 horas e posteriormente a cada cinco dias em ágar-sangue e incubar as placas a 35 ± 2°C/24 horas.

Todo processo de manipulação deve ser realizado em cabine de segurança biológica.

Fungos

Ultimamente, tem-se registrado um aumento no isolamento de fungos dimórficos e filamentosos em pacientes com HIV, doenças hematológicas, transplantados e outros pacientes imunodeprimidos. Também tem sido documentada fungemia em pacientes traumatizados ou com úlcera da mucosa intestinal, pacientes em uso de cateter venoso e sob terapia antimicrobiana de amplo espectro. O aumento na incidência de fungemia fez com que as metodologias de detecção desses organismos em amostras de sangue e o manejo no tratamento desses pacientes fossem melhorados.

Alguns sistemas automatizados possuem frascos específicos para fungos dimórficos e filamentosos (líticos), no entanto, a metodologia de lise-centrifugação tem apresentado melhores resultados na recuperação desses microrganismos.

Leveduras mais frequentemente isoladas – *C. albicans*, *C. glabrata*, *C. tropicalis*, *C. parapsilosis*, *Cryptococcus neoformans*; outras espécies como *C. krusei*, *C. lusitaniae*, *C. guilliermondii*, *Malassezia furfur*, *Rhodotorula* spp. e *Trichosporon* spp. podem ser isoladas, mas são menos frequentes.

Fungos dimórficos – *Histoplasma capsulatum* (mais comum), *Blastomyces dermatitidis* e *Coccidioides immitis*.

Fungos filamentosos – *Fusarium* spp., *Scedosporium* spp. (mais comum), *Exophiala* spp., *Rhinocladiella* spp. e *Aspergillus* spp.

- Métodos automatizados – embora alguns fungos possam crescer em até cinco dias, é recomendado incubar no mínimo quatro semanas (30 dias), principalmente para fungos dimórficos e filamentosos.
- Métodos manuais – incubar até quatro semanas (30 dias), fazer repiques iniciais com 48 horas e posteriormente a cada semana em ágar-sangue e meio específico para isolamento de fungos.

Leptospira – ver procedimento descrito no Capítulo 23.

Micobactérias – ver procedimento descrito no Capítulo 24.

BACTERIEMIA RELACIONADA A CATETER VASCULAR

As infecções de corrente sanguínea relacionadas ao cateter (ICS-RC), umas das formas mais comuns de infecção nosocomial, aumentam o tempo de permanência, a morbidade e os custos relacionados à internação. Para um diagnóstico definitivo de ICS-RC é necessária a remoção do cateter, sendo que amostras de hemocultura e a cultura da ponta do cateter devem ser positivas para o mesmo patógeno. No entanto, estima-se que 75 a 85% dos cateteres são removidos desnecessariamente. A fim de evitar a retirada desnecessária do cateter venoso, é importante buscar metodologias alternativas que permitam o diagnóstico de ICS-RC, como a diferença de tempo de positividade ou cultura quantitativa.

As técnicas sem remoção do cateter são baseadas na presunção que, se a infecção é originada a partir do cateter, o sangue coletado por meio do cateter terá carga bacteriana maior que o sangue periférico. A comparação de resultados de hemoculturas de amostras coletadas via cateter com amostras de veia periférica pode auxiliar no diagnóstico de ICS-RC.

- **Paciente com cateter implantado de curta permanência**

Com remoção do cateter

- Coletar dois pares de hemocultura de sangue periférico (duas coletas de punções venosas diferentes com um par de frascos para cada punção, aeróbio e anaeróbio).
- Realizar cultura semiquantitativa da ponta de cateter removido de modo asséptico (técnica de Maki – ver Capítulo 9).

Interpretação

- Cultura da ponta de cateter positiva (independentemente do número de colônias) e hemoculturas negativas: sugestivo de colonização e não infecção da corrente sanguínea relacionada ao cateter (ICS-RC).
- Cultura da ponta de cateter positiva > 15UFC e um ou mais frascos positivos com o mesmo microrganismo: sugestivo de infecção da corrente sanguínea relacionada ao cateter (ICS-RC).
- Cultura de ponta de cateter negativa e hemoculturas negativas: improvável infecção da corrente sanguínea relacionada ao cateter (ICS-RC).
- Cultura de ponta de cateter negativa e um ou mais frascos positivos: inconclusivo, porém pode ser sugestivo de infecção da corrente sanguínea relacionada ao cateter (ICS-RC) se for isolado *Staphylococcus aureus* ou *Candida* spp. e não houver outro foco de infecção.

> Não há significado clínico estabelecido para a cultura de ponta de cateter na ausência de hemocultura concomitante em 24 horas.

- **Sem remoção do cateter**

1. **Diferença no tempo de positividade** (**somente para métodos automatizados**) – coleta realizada por equipe capacitada nesse procedimento. Utilizando álcool a 70% realizar antissepsia na conexão do cateter durante 15 a 30 segundos, deixar secar; calçar as luvas, desconectar e encaixar uma seringa para retirar o volume de sangue para hemoculturas. Coletar pelo menos dois pares de hemocultura, um via cateter e um de sangue periférico (aeróbio e anaeróbio). A coleta da amostra periférica e a do cateter devem ser realizadas simultaneamente ou sequenciais, utilizando os mesmos tipos de frascos de hemocultura automatizada e o mesmo volume de amostra. Os frascos devem ser devidamente identificados com data, horário e local da retirada do sangue (sangue periférico ou sangue via cateter). Essa metodologia apresenta alto valor preditivo negativo, o que pode evitar, em muitos casos, a retirada desnecessária do cateter.
2. **Cultura quantitativa** (**método de lise-centrifugação**) – realizar antissepsia conforme descrito anteriormente e coletar utilizando tubos Isolator (Abbott) do cateter e da veia periférica.

Proceder a lise-centrifugação conforme descrito pelo fabricante e semear 10µl do sedimento em ágar- sangue previamente identificado como sangue de cateter e sangue periférico por metodologia quantitativa manual.

> Não há necessidade de desprezar o volume inicial de sangue antes da coleta de hemocultura pelo cateter ou lavar com solução salina a fim de eliminar a heparina residual ou outro anticoagulante do cateter.

Interpretação

- O significado clínico de hemocultura coletada via cateter ou da cultura de ponta de cateter positivas, na ausência de outras hemoculturas positivas, é desconhecido. O componente essencial para o diagnóstico é demonstrar que a infecção é causada pelo cateter, isso normalmente requer a exclusão de outro potencial foco de infecção.
- Tempo de positividade de coleta de sangue via cateter e coleta periférica, utilizando o mesmo tipo de frasco, obtidos ao mesmo tempo, e processados em sistemas de monitoramento contínuo: sempre que o frasco coletado via cateter positivar antes do frasco periférico, com uma diferença maior ou igual a 2 horas e com o mesmo microrganismo, existe alta probabilidade de infecção de corrente sanguínea relacionada ao cateter.
- Cultura quantitativa: uma coleta via cateter e outra de sangue periférico, obtidas ao mesmo tempo, utilizando sistema de lise-centrifugação (Isolator, Abbott). Sempre que na amostra de sangue coletada via cateter houver crescimento do mesmo microrganismo em quantidade cinco vezes maior que na coleta periférica, existe alta probabilidade de infecção de corrente sanguínea relacionada ao cateter.

> A coleta inadequada de hemocultura de cateter está associada a potencial registro excessivo de ICS-RC.

- **Paciente com cateteres de duplo ou triplo lúmen**

Os cateteres podem ser de duplo ou triplo lúmen, ou seja, são constituídos por dois ou três tubos separados. Nesse caso, recomenda-se a coleta de 1 frasco aeróbio (10ml) para cada lúmen separadamente e uma amostra de veia periférica fracionada em frasco anaeróbio e aeróbio.

IDENTIFICAÇÃO DOS MICRORGANISMOS NAS AMOSTRAS POSITIVAS

O exame de hemocultura tem várias formas de ser realizado, mas um fator importante a ser considerado é a rapidez na entrega do resultado, já que é um exame considerado crítico. Com os métodos automatizados para hemocultura, uma parte desse problema pode ser resolvida, mas precisamos ter em mente que o equipamento, por melhor que seja, apenas o detecta, sendo necessário identificar o microrganismo presente na amostra.

O primeiro procedimento a ser realizado quando uma hemocultura é detectada como positiva, tanto pelo método manual, quanto pelo automatizado, é o Gram. A leitura da bacterioscopia de hemoculturas positivas deve ser imediata e a comunicação do resultado ao médico também, lembrando que esse é um resultado crítico.

Se a leitura do Gram excluir a presença de infecção polimicrobiana, métodos rápidos podem ser utilizados para a identificação do patógeno (Figura 16.4).

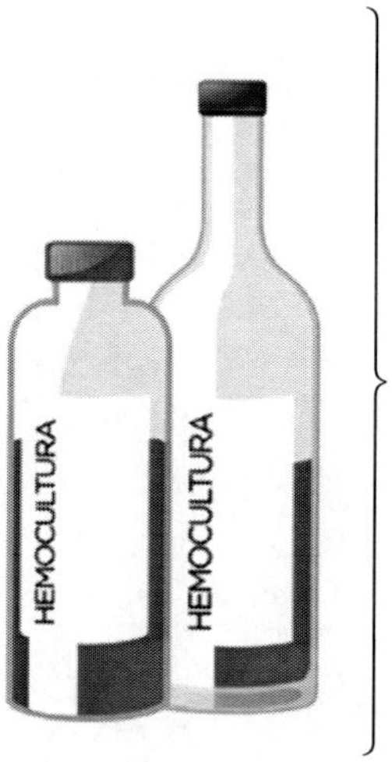

Gram

Direto da hemocultura
FISH (1 a 2h) – ID
PCR (2h) – ID + genes de resistência
Microarranjo ou chip de DNA – ID + genes de resistência

Subcultura curta – semeadura em placa e incubação de 3-12h
MALDI-TOF (< 1h) – ID
Automação (4 a 24h) – ID + antibiograma
Teste de hidrólise/imunocromatográfico (< 2h) – para a pesquisa de carbapenemases

Concentração e purificação (*pellet*)
MALDI-TOF (< 1h) – ID
Automação (4 a 24h) – ID + antibiograma
Teste de hidrólise/imunocromatográfico (< 2h) – pesquisa de carbapenemases

FIGURA 16.4 – Métodos rápidos para identificar microrganismos a partir de frascos de hemocultura positivos. ID = identificação; FISH = hibridização *in situ* por fluorescência; PCR = reação em cadeia da polimerase. Ilustração de Lívia Scheffer Santos.

Diretamente do caldo de hemocultura positiva podem ser realizadas metodologias baseadas em:

- Amplificação de DNA (PCR).
- Probes de hibridização – FISH: ligação específica de uma probe fluorescente na sequência de DNA complementar do patógeno presente na hemocultura positiva.
- Microarranjo ou *chip* de DNA – geralmente contendo sondas para a detecção dos principais patógenos e de genes de resistência.

Métodos baseados em ácidos nucleicos reduzem significativamente o tempo de liberação do resultado, no entanto tem custo mais elevado.

O crescimento em placas de subcultivo, semeadas a partir do caldo de hemocultura positivo, também pode ser utilizado para identificação e antibiogramas rápidos, as placas devem ser examinadas após 3 a 12 horas de incubação. Nesse caso, métodos fenotípicos automatizados podem ser realizados diretamente do crescimento bacteriano inicial em placa, acelerando a liberação do resultado da hemocultura. Estudo demonstrou que resultados confiáveis podem ser obtidos com sistemas de automação para identificação e teste de sensibilidade realizados após curtos períodos de incubação, a partir do subcultivo do frasco de hemocultura (2 a 4 horas para gram-negativos e 3 a 8 horas para gram-positivos). Para laboratórios hospitalares, recomendamos a realização de leituras das placas de subcultivo de hemocultura no mínimo duas vezes por dia.

Por meio de concentração e purificação do caldo de hemocultura positiva é possível realizar a identificação do microrganismo presente no pelete por metodologia de espectrometria de massa (MALDI-TOF), com identificação do patógeno em menos de 1 hora após a positivação da hemocultura. A identificação correta do microrganismo no pelete é dependente da metodologia utilizada para a purificação. Estudos mostram variação entre 78,7% e 98,4% de concordância na identificação.

Antibiograma automatizado e testes rápidos para a detecção de carbapenemases também podem ser realizados a partir do pelete purificado. Diferentes protocolos podem ser utilizados para a preparação do pelete e posterior utilização diretamente nos sistemas automatizados (identificação e teste de sensibilidade), assim como para a utilização direta no MALDI-TOF.

Todos os isolados clinicamente significativos devem ser identificados até espécie, já microrganismos considerados contaminantes não requerem identificação completa.

O quadro 16.5 mostra testes rápidos manuais que podem ser realizados diretamente do frasco positivo (confirmado com o Gram) que auxiliam de forma importante ao médico assistente a tomar alguma conduta.

QUADRO 16.5 – Sugestão de testes manuais para identificação rápida, realizados a partir do frasco de hemocultura positivo.

Gram	Teste	Resultado parcial
Cocos gram-positivos agrupados em cachos. Provável *Staphylococcus* spp.	2 gotas do caldo de hemocultura em 0,5ml de plasma de coelho – incubar durante 4 horas a 35 ± 2°C, depois a 25°C por até 24h. Se negativo, fazer PYR e ornitina	Coagulase-positiva: *S. aureus*. Coagulase-negativa, PYR e orinitina positivas: *S. lugdunensis*
Cocos gram-positivos em cadeia. Provável *Streptococcus* spp.	2 gotas em tubo contendo bile-esculina, incubar a 35 ± 2°C e observar em 2, 4 e 24 horas	Bile-esculina positiva: *Enterococcus* spp.
Bacilo gram-positivo (informar se tipo difteroide)	2 gotas em bile-esculina, incubar a 35 ± 2°C, observar em 2, 4 e 24 horas	Bile positiva e crescimento de colônias pequenas e hemolíticas em AS, provável *Listeria* spp.
Leveduras	2 gotas em meio ureia, incubar a 35 ± 2°C, observar em 4 e 24 horas	Ureia positiva: provável *Cryptococcus* spp.

AS = ágar-sangue.

INTERPRETAÇÃO DAS HEMOCULTURAS POSITIVAS

Embora seja conceitualmente aprovado por médicos e microbiologistas que o exame de hemocultura é um dos mais importantes testes realizados em microbiologia, principalmente para o diagnóstico de infecções graves, por outro lado sabemos que hemoculturas podem apresentar resultados falso-positivos devido à contaminação em decorrência da coleta, fato esse relativamente comum, acarretando frequente confusão na interpretação do resultado.

Vários estudos clínicos já foram realizados para diferenciar patógenos verdadeiros de contaminantes. Entretanto, um verdadeiro *gold standard* para diferenciar patógenos de contaminantes não existe. Para dificultar, sabe-se também que os *Staphylococcus* coagulase-negativa, que durante décadas foram considerados quase sempre contaminantes, são atualmente patógenos bastante frequentes. Os cuidados com a antissepsia na coleta e o monitoramento do índice de contaminação são importantes aliados para minimizar o isolamento de contaminantes da pele.

A identificação do microrganismo isolado fornece um valor preditivo importante. Alguns microrganismos sugerem infecção verdadeira (> 90% dos casos), como, por exemplo, *Staphylococcus aureus*, *Escherichia coli*, *Klebsiella pneumoniae*, outras enterobactérias, *Pseudomonas aeruginosa*, *Streptococcus pneumoniae*, *Streptococcus pyogenes*, *Streptococcus agalactiae*, *Listeria monocytogenes*, *Neisseria meningitidis*, *Haemophilus influenzae*, *Bacteroides fragilis*, *Fusobacterium* spp., *Peptostreptococcus* spp., *Clostridium* spp., *Campylobacter* spp., *Candida* spp., *Fusarium* spp., *Cryptococcus* spp. e grupo HACEK que inclui *Haemophilus* (*Aggregatibacter*) *aphrophilus, Haemophilus parainfluenzae*, *Aggregatibacter* (anteriormente *Actinobacillus*) *actinomycetemcomitans*, *Cardiobacterium hominis*, *Eikenella corrodens* e *Kingella kingae.*

Outros microrganismos, como, por exemplo, *Corynebacterium* spp., *Micrococcus* spp, *Bacillus* spp. e *Cutibacterium acnes*, raramente representam uma verdadeira bacteriemia (somente 5% dos casos são bacteriemias verdadeiras). O significado clínico de isolados de *Streptococcus* do Grupo Viridans na grande maioria dos casos pode estar associado a contaminante da microbiota da pele. O crescimento em mais de um frasco de hemocultura fortalece o valor clínico do achado, como, por exemplo, em pacientes oncológicos.

Quando isolamos um microrganismo que raramente representa uma bacteriemia verdadeira e seu significado clínico não é claro, temos que utilizar outros dados para interpretar o resultado. Uma combinação de fatores pode ser utilizada para auxiliar na diferenciação entre hemocultura clinicamente significativa (microrganismo identificado está envolvido nos sintomas apresentados pelo paciente). Três fatores que podem auxiliar nessa tarefa:

- Número de amostras positivas do total de amostras colhidas.
- Tempo de positivação dos frascos.
- Informação clínica.

- **Número de frascos positivos**: a probabilidade de uma bacteriemia verdadeira em oposição à contaminação aumenta com o número de frascos positivos para o mesmo microrganismo. Quando há crescimento de microrganismos que raramente representam verdadeira bacteriemia, o crescimento em múltiplas amostras pode indicar sua associação com processo infeccioso (bacteriemia verdadeira). Quando apenas um frasco ou um par de frascos de uma única punção venosa é coletado, a interpretação torna-se mais difícil, especialmente no caso de hemoculturas pediátricas e de recém-nascidos. Nesses casos, sugere-se entrar em contato com o médico assistente, e nos demais casos, reportar como provável contaminante. Quando apenas um frasco do par for positivo para *Staphylococcus* coagulase-negativa, fazer a identificação mínima e reportar como provável contaminante. Quando três ou mais frascos forem positivos, recomenda-se identificar e realizar antibiograma, liberando uma observação: microrganismo de microbiota de pele, possível contaminação, antibiograma para uso a critério clínico. Se dois frascos de punções diferentes positivarem, é importante a realizar o antibiograma dos dois frascos separadamente, para verificar a possibilidade de contaminação por isolados diferentes nas diferentes punções. A figura 16.5 mostra, de forma esquemática, como podemos interpretar o crescimento de microrganismos considerados contaminantes de acordo com o número de hemoculturas colhidas.
- **Tempo de positivação** também pode auxiliar, quanto maior o tempo de positivação dos frascos (3 a 5 dias), menor a probabilidade de o microrganismo isolado ser um patógeno

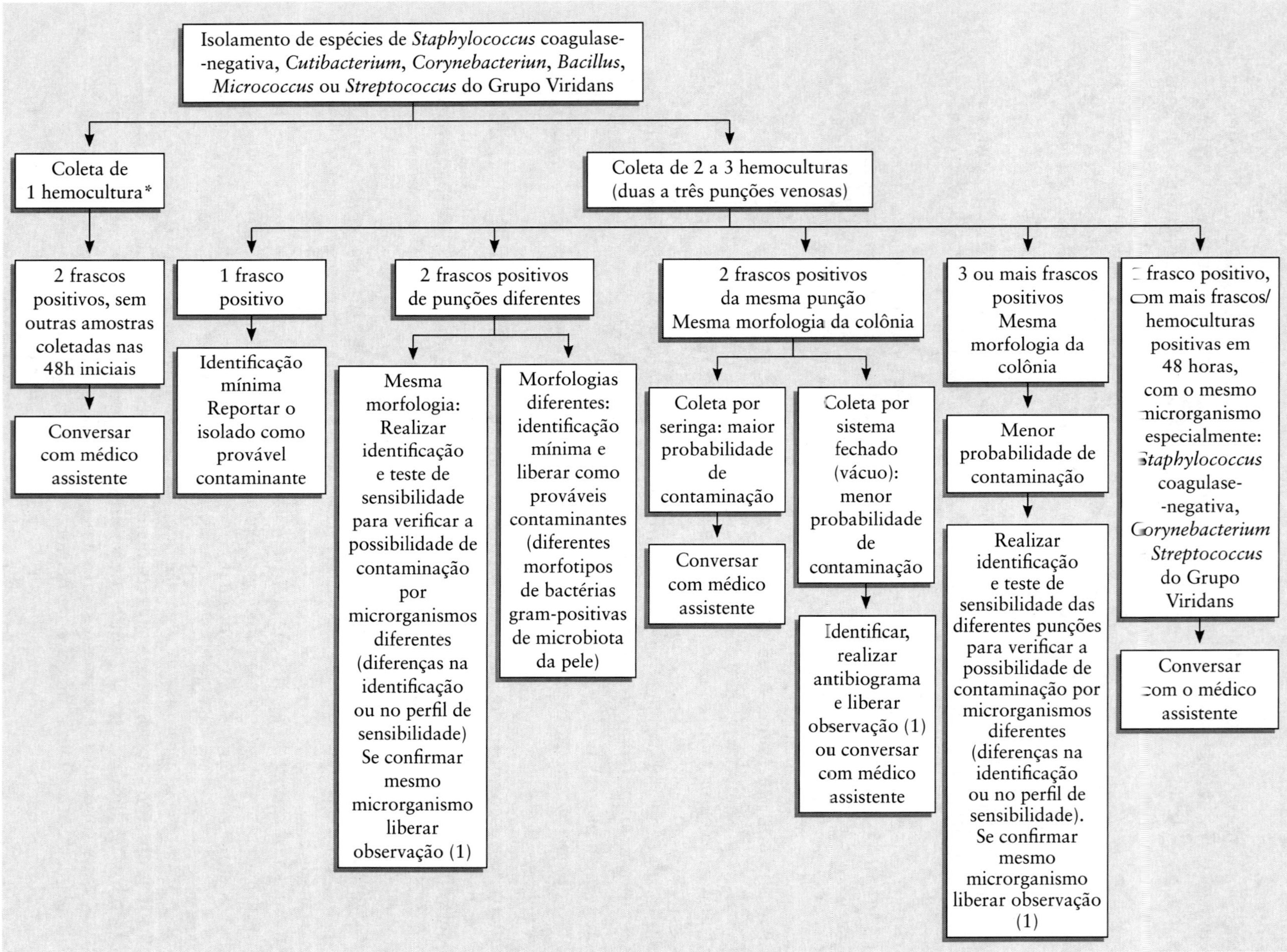

FIGURA 16.5 – Fluxograma para interpretação do crescimento em hemoculturas de prováveis microrganismos contaminantes. *Uma hemocultura ou amostra é definida como sendo o volume de sangue obtido de uma punção venosa que é inoculado em dois frascos – paciente adulto.; (1) = antibiograma para uso a critério clínico, possível contaminação de coleta (microganismo de microbiota de pele)

verdadeiro. Em hemoculturas positivas nas primeiras 48 horas, a possibilidade de o microrganismo ser um patógeno significativo é alta. Nos casos de bacteriemia verdadeira, os microrganismos presentes no sangue superam os 100 microrganismos/ml e essa carga bacteriana alta se multiplica rapidamente. Em contraste com microrganismos contaminantes que em geral estão presentes em quantidades menores, e aumenta o tempo para detecção da positividade.

- **Informações clínicas**: quando disponíveis, informações como presença de sepse, hipotermia, febre, contagem de leucócitos e PCR elevadas, associadas ao isolamento de provável contaminante podem levar à coleta de mais amostras. Por outro lado, se isolamos um microrganismo raramente associado à bacteriemia verdadeira e o paciente não apresenta os sintomas descritos acima, em geral o isolado deve ser considerado um contaminante.

EXAMES RELACIONADOS

Os níveis séricos de PCR (proteína C-reativa) e leucócitos no hemograma mostram-se aumentados em casos de infecção e devem ser analisados em conjunto com a hemocultura. Lembrando que, por serem inespecíficos, o fato de estarem alterados não significa que a hemocultura será sempre positiva.

O exame de procalcitonina tem sido amplamente utilizado como marcador de sepse e também pode ser avaliado pelo microbiologista.

COMO REPORTAR O RESULTADO

Bacterioscopia pelo método de Gram (de frasco de hemocultura positiva)

Os resultados de Gram de hemoculturas positivas devem ser reportados o mais breve possível – considerado resultado crítico e de comunicação imediata ao clínico.

Não é recomendado realizar coloração pelo método de Gram das amostras de sangue recém-coletadas devido à baixa sensibilidade nesse tipo de material clínico. Também não é recomendado realizar somente a bacterioscopia de amostras colhidas em frascos manuais para o controle de crescimento sem subcultivos.

No caso de cocos gram-positivos, é importante observar o agrupamento e relatar cocos gram-positivos em cadeias, sugestivos de estreptococo ou cocos gram-positivos agrupados em cachos, sugestivos de estafilococo.

Cultura

Resultado parcial – se não for observado crescimento após 24 horas de incubação, emitir um resultado preliminar das amostras.

> **Exemplo 1**: hemocultura, resultado parcial positivo
>
> Material clínico: 1ª amostra de sangue periférico
>
> Método: cultura manual
>
> Resultado: cocos gram-positivos agrupados sugestivos de *Staphylococcus* spp. Resultado preliminar.

Exemplo 2: hemoculturas negativas nas primeiras 24 horas
Material clínico: sangue de veia periférica – 2 amostras para aeróbios e anaeróbios
Exame: hemocultura
Método: cultura automatizada
Resultado: ausência de crescimento. Resultado preliminar.
Horário da coleta: 14:50.

Exemplo 3: após crescimento nas primeiras 24 horas
Material clínico: sangue 1ª e 2ª amostras de veia periférica
Exame: hemocultura
Método: cultura automatizada
Resultado: bacilo gram-negativo em identificação. Resultado preliminar.
Positivo após 12 horas de incubação.

Exemplo 4: após crescimento nas primeiras 24-48 horas (subcultivos em AS e MC)
Material clínico: sangue de cateter
Exame: hemocultura
Método: cultura automatizada
Resultado: bacilo gram-negativo compatível com *Pseudomonas aeruginosa*. Resultado preliminar.
Positivo após 15 horas de incubação.

Resultado final

Reportar o resultado de cada hemocultura coletada. Reportar o microrganismo isolado (gênero e espécie) e o sítio da coleta (sangue periférico, cateter etc.). Se houver a informação do horário da coleta, esse dado também pode ser relatado. No caso da utilização de métodos automatizados em que foram coletadas simultaneamente amostras de sangue periférico e via cateter, informar o intervalo de tempo para a detecção da positividade das hemoculturas, separadamente.

Exemplo 1: resultado final positivo
Material clínico: sangue de veia periférica 2 amostras
Exame: hemocultura
Método: cultura automatizada
Resultado: *Escherichia coli.*
Horário da coleta: 14:30.
Positivo após 12 horas de incubação.

Exemplo 2: resultado final negativo
Material clínico: sangue de veia periférica 2 amostras (para aeróbios e anaeróbios)
Exame: hemocultura
Método: cultura automatizada
Resultados:
Hemocultura 1ª amostra: não houve crescimento de microrganismos (aeróbio e anaeróbio).
Hemocultura 2ª. amostra: não houve crescimento de microrganismos (aeróbio e anaeróbio).
Data da coleta: 15/09/2019. Horário da coleta: 13:30.

COMENTÁRIOS

- Alguns microrganismos podem crescer melhor ou mais rapidamente em frascos anaeróbios (exemplo, *Staphylococcus* spp., alguns *Streptococcus* spp., *Enterococcus* spp. e enterobactérias).
- Amostras coletadas em frascos de equipamentos automatizados que tenham sido acondicionados em estufa ou geladeira até serem transportadas para o laboratório podem gerar resultados falso-negativos.
- Amostras coletadas em frascos para métodos manuais que tenham sido refrigeradas de 2 a 8°C podem gerar resultados falso-negativos.
- Sempre incluir cultura para anaeróbios para pacientes neutropênicos febris, pacientes diabéticos ou com infecções de feridas.
- As leveduras são aeróbicas, por essa razão, quando há suspeita de fungemia por leveduras, pode ser interessante inocular pelo menos uma hemocultura (uma punção) em dois frascos aeróbios em vez do habitual aeróbio e anaeróbio. Alternativamente, podem-se utilizar frascos específicos para fungos (líticos) e/ou o método de lise-centrifugação.
- A bacteriemia e a endocardite infecciosa por *Streptococcus gallolyticus* (*Streptococcus bovis* I) podem estar relacionadas à presença de lesões neoplásicas do intestino grosso e à doença hepática, especialmente em idosos.
- Uma das principais causas de falha no diagnóstico de infecções de corrente sanguínea é o preenchimento insuficiente dos frascos, que leva à diminuição da sensibilidade. Atualmente, os sistemas automatizados podem estimar o nível de enchimento dos frascos por lote no momento de colocar no equipamento baseado no metabolismo dos glóbulos vermelhos (Bactec FX Becton Dickinson) ou estimar o volume de cada frasco com base na detecção fotométrica do nível de líquido (Virtuo, bioMeriéux).
- A implementação de uma equipe de coletadores treinada e dedicada tem grande impacto na redução das taxas de contaminação de hemocultura.

Pontos-chaves para o laboratório realizar uma detecção apropriada de bacteriemia e fungemia:

- O volume de sangue coletado é crítico e o tempo entre as coletas é menos importante.
- Realizar a antissepsia correta com clorexidina ou tintura de iodo em adultos e crianças > 2 meses. Para crianças < 2 meses utilizar álcool a 70%.
- Coletar a amostra antes da administração de antimicrobianos.
- Amostras colhidas de cateter têm maior risco de contaminação (resultados falso-positivos).
- Receber com restrição cultura de ponta de cateter sem coleta concomitante de sangue periférico.
- Coletar 2 a 3 hemoculturas (4 a 6 frascos) de adultos, sendo ao menos um par aeróbio e anaeróbio.
- Coletar 1 a 2 frascos aeróbios de crianças. Coletar anaeróbio somente se for clinicamente indicado.
- A incubação dos frascos deve ser no menor tempo possível.

REFERÊNCIAS BIBLIOGRÁFICAS

Araujo MRE. Hemocultura: recomendações de coleta, processamento e interpretação dos resultados. J infect Control. 2012;1(1):8-19.

Baron EJ, Miller JM, Weinstein MP, Richter SS, Gilligan PH, Thomson RB Jr, et al. A guide to utilization of the microbiology laboratory for diagnosis of infectious diseases: Clin Infect Dis. 2013;57(4)e22-e121.

Baron EJ, Weinstein MP, Dunne WM Jr, Yagupsky P, Welch DFE, Wilson DM. Cumitech 1C. Blood cultures IV. Coordinating ed., EJ. Baron, Washington, DC: American Society for Microbiology; 2005.

Binkhamis K, Forward, K. Effect of the initial specimen diversion technique on blood culture contamination rates. J Clin Microbiol. 2014;52(3):980-1.

CLSI. Principles and Procedures for Blood Culture. Approved Guideline, M47-A. Wayne, PA: Clinical and Laboratory Standards Institute; 2007.

Cornaglia G, Courcol R, Herrmann JL, Kahlmeter G, Peigue-Lafeuille H, Vila J. European manual of clinical microbiology. Paris: ESCMID; 2012.

Ford M. Medical microbiology. 2nd ed. Oxford: Oxford University Press; 2014.

Idelevich EA, Schüle I, Grünastel B, Wüllenweber J, Peters G, Becker K. Acceleration of antimicrobial susceptibility testing of positive blood cultures by inoculation of VITEK 2 cards with briefly incubated solid médium cultures. J Clin Microbiol. 2014;52(11):4058-62.

Lamy B, Dargere S, Arendrup M, Parienti JJ, Tattevin P. How to optimize the use of blood cultures for diagnosis of bloodstream infections? A state-of-the art. Front Microbiol. 2016; 7:697.

Leber AL. Clinical microbiology procedures handbook. Vols. 1 e 2. 4th ed. Washington, DC: American Society for Microbiology; 2016.

Lee JY, Kang C, Song JH. Clinical features and risk factors for development of breakthrough Gram-negative bacteremia during carbapenem therapy. Antmicrob Agents Chemother. 2016;60(11):6673-78.

Li J, Plorde JJ, Carlson LC. Effects of volume and periodicity on blood cultures. J Clin Microbiol. 1994;32(11):2829-31.

Lindell F, Soderquis B, Sundaman K, Olaison L, Kallman J. Prosthetic valve endocarditis caused by *Propionibacterium* species: a national registry-based study of 51 Swedish cases. Eur J Clin Microbiol Infect Dis. 2018;37(4):765-71.

Lopez DM, Martinez JA, Vidal F, Almeida M, Lopez J, Marco F, et al. Clinical characterization of breakthrough bacteremia: a survey of 392 episodes. J Intern Med. 2005;258(2):172-80.

Mendes CM, Oplustil CP, Zoccoli CM, Sinto SI. Microbiologia clínica: 156 perguntas e respostas. São Paulo: Sarvier; 2005.

Mermel LA, Farr BM, Sherertz RJ, O'Grady NO, Marris JS, Craven DE, et al. Guidelines for the management of intravascular catheter-related infections. Clin Infect Dis. 2001;32(9):1249-72.

Miller JM, Binnicker MJ, Campbell S, Carroll KC, Chapin KC, Gilligan PH, et al. Guide to utilization of the microbiology laboratory for diagnosis of infectious diseases: 2018 Update by the Infectious Diseases Society of America and the American Society for Microbiology. Clin Infect Dis. 2018;67(6):e1-e94.

Miller JM, Miller SA. A guide to specimen management in clinical microbiology. 3nd ed. Washington, DC: American Society for Microbiology; 2017.

Oplustil CP, Zoccoli CM, Barberino MG. Microbiologia clínica: 156 perguntas e respostas. Vol 2. São Paulo: Sarvier; 2012.

Opota O, Croxatto A, Prod'hom G, Greun G. Blood culture-based diagnosis of bacteremia: state of the art. Clin Microbiol Infect. 2015;21(4):313-22.

Patton RG, Sschimitt T. Innovation for reducing blood culture contamination: initial specimen diversion technique. J Clin Microbiol. 2010;48(12):4501-3.

Public Health England. Investigation of Blood Cultures (for Organisms other than *Mycobacterium* species). UK Standards for Microbiology Investigations. B 37 Issue 8. Disponível em: https://www.gov.uk/uk-standards-for-microbiology-investigations-smi-quality-and-consistency-in-clinical-laboratories. Acessado em 08 de agosto 2019.

Richter SS. Strategies for minimizing the impact of blood culture contaminants. Clin Microbiol. 2002;24(7):49-53.

Sabatier C, Garcia X, Ferrer R, Duarte M, Colomina M, Alcaráz D, et al. Blood culture differential time to positivity enables safe cateter retention in suspected cateter-related bloodstream infection: a randomized controlled trial. Med Intensiva. 2015;39(3):135-41.

SBPC. Recomendações da Sociedade Brasileira de Patologia Clínica e Medicina Laboratorial: Boas Práticas em Microbiologia Clínica. 1ª ed. São Paulo: Manole; 2015.

Shankar-Hari M, Phillips GS, Levy ML, Seymour CW, Liu VX, Deutschman CS, et al. Developing a new definition and assessing new clinical criteria for septic shock: for the Third International Consensus Definitions for Sepsis and Septic Shock (Sepsis-3). JAMA. 2016;315(8)775-87.

Sohail MR, Gary AL, Baddour LM, Tleyteh IM, Virk A. Infective endocarditis due to *Propionibacterium* species. Clin Microbiol Infect. 2009;15(14):387-94.

Struthers JK, Westran RP. Clinical bacteriology. Washington, DC: ASM Press; 2003.

17

CAPÍTULO

Cultura de Amostras do Trato Respiratório Superior

PRINCÍPIO

Cultura de orofaringe, tonsila (amígdala) e faringe são os exames do trato respiratório superior frequentemente solicitados ao laboratório de microbiologia clínica.

Outras culturas do trato respiratório superior incluem: amostras de seios maxilares para o diagnóstico de sinusite, amostras da mucosa oral para o diagnóstico de candidíase oral, amostras de secreção nasal para pesquisa de portadores de *Staphylococcus aureus* MRSA, entre outras. Culturas de amostras de seios maxilares para a detecção de *Aspergillus* spp., *Mucor* spp, ou outros fungos, podem ser realizadas em pacientes imunocomprometidos ou diabéticos descontrolados com suspeita de infecção invasiva. As infecções de orelha são consideradas infecções do trato respiratório superior, mas são tratadas em capítulo à parte (Capítulo 19).

A orofaringe contém uma microbiota mista, constituída de bactérias aeróbias, anaeróbias facultativas como estreptococos alfa-hemolíticos e não hemolíticos, estreptococos beta-hemolíticos não pertencentes ao grupo A, neisserias não patogênicas, *Haemophilus* spp., *Staphylococcus* spp., *Micrococcus* spp., *Corynebacterium* spp. e anaeróbios estritos como *Bacteroides* spp., *Fusobacterium* spp., *Peptostreptococcus* spp., *Veillonella* spp. e *Actinomyces* spp. Culturas de nasofaringe/orofaringe para pesquisa de portadores de *Neisseria meningitidis*, *Haemophilus influenzae* e *S. pneumoniae* não devem ser realizadas, uma vez que fazem parte de microbiota normal da maioria das pessoas. Estima-se que 60% das crianças sejam portadoras esporádicas de *S. pneumoniae* em orofaringe.

Faringite – a faringite aguda é uma das infecções mais comuns e a maioria é causada por vírus e não é feito nenhum exame diagnóstico. O principal patógeno da faringite bacteriana é o *Streptococcus pyogenes* (*S.* do grupo A), acometendo principalmente crianças na faixa etária de 5 a 15 anos, em que representa 15 a 30% de todos os casos, e em adultos está associado a aproximadamente 10 a 15% dos casos. As principais complicações da faringite bacteriana por *S. pyogenes* são febre reumática, glomerulonefrite e abscesso peritonsilar. Outros agentes de faringite bacteriana incluem estreptococos beta-hemolíticos dos grupos C e G, *Neisseria gonorrhoeae*, *Corynebacterium diphtheriae* e *Arcanobacterium haemolyticum*, sendo que os últimos três acometem pacientes em situações epidemiológicas específicas (Quadro 17.1). *Haemophilus influenzae*, *Staphylococcus aureus*, *Neisseria meningitidis* e *Streptococcus pneu-*

QUADRO 17.1 – Diagnóstico laboratorial de faringite bacteriana.

Quadro clínico	Agente etiológico	Procedimento diagnóstico	Amostra
Faringite aguda	*Streptococcus pyogenes*	Teste rápido para a detecção direta de antígeno[a] Cultura de orofaringe Testes moleculares[b]	Dois *swabs* de orofaringe *Swab* de orofaringe *Swab* de orofaringe
	Streptococcus beta-hemolítico grupos C e G[c]	Cultura de orofaringe	*Swab* de orofaringe
Faringite e erupção cutânea	*Arcanobacterium haemolyticum*[d]	Cultura de orofaringe	*Swab* de orofaringe
Avaliação de infecção sexualmente transmissível	*Neisseria gonorrhoeae*[d]	Cultura para *N. gonorrhoeae*[e]	*Swab* de orofaringe
Faringite com pseudomembrana	*Corynebacterium diphtheriae*[d]	Coloração e cultura para *C. diphteriae*	Pseudomembrana
Abscesso nas tonsilas	*Fusobacterium necrophorum*, *Bacteroides fragilis*, *Prevotella* spp.	Cultura para anaeróbio[f]	Biópsia, aspiração ou irrigação da lesão
Pacientes transplantados ou com doença hematológica	*Pseudomonas* spp., enterobactérias e *C. albicans*	Cultura	*Swab* de orofaringe

[a]Coletar dois *swabs* para realizar cultura em casos de teste rápido negativo, o segundo *swab* pode ser descartado em casos de teste rápido positivo. [b]Testes moleculares para *S. pyogenes* são mais sensíveis do que os testes rápidos e alguns utilizam meio de transporte específico. [c]Somente colônias beta-hemolíticas grandes devem ser identificadas, colônias puntiformes que aglutinam com antigenos C e G são *S.* do grupo *anginosus* e não causam faringite. [d]Se houver suspeita clínica dessa bactéria, o laboratório deve ser notificado, pois causa faringite em situações epidemiológicas específicas e o laboratório não deve se preocupar em realizar a busca por esses patógenos nos exames de rotinas. [e]Utilizar meio de transporte com carvão ativado. [f]Utilização de meio seletivo auxilia na recuperação de *F. necrophorum*. O laboratório deve ser notificado se houver suspeita clínica, não deve realizar cultura para anaeróbio de rotina, sugerir a coleta de hemocultura.

moniae não são agentes etiológicos de faringite e não devem ser pesquisados e reportados em cultura de orofaringe. O papel do *Streptococcus* do grupo C e G como agente de faringite ainda é controverso, a sugestão é que seja feita a identificação apenas das colônias beta-hemolíticas grandes.

Laringite – normalmente de etiologia viral. A cultura bacteriana é raramente indicada, exceto para descartar difteria ou infecção estreptocócica.

Epiglotite – frequentemente causada por *H. influenzae*, acometendo principalmente crianças entre 2 e 6 anos de idade. O diagnóstico dessa infecção é feito clinicamente. Bacteriemia ocorre na maioria das vezes, sendo a hemocultura importante método de diagnóstico.

Sinusite – frequentemente de origem endógena causada pelos organismos presentes no trato respiratório superior. Os agentes comuns em sinusite aguda são *S. pneumoniae*, *H. influenzae* outro que não do Tipo b e *Moraxella catarrhalis*. Em sinusite subaguda, crônica ou nosocomial é mais frequente encontrar anaeróbios, estreptococos, bacilos gram-negativos e *S. aureus*. A amostra mais adequada é o aspirado da cavidade sinusal. Em crianças, é recomendada a aspiração direta do *sinus*, e em adultos, uma alternativa pode ser a cultura do meato médio guiada por endoscópio. Geralmente a cultura é realizada em pacientes que não responderam bem à terapia empírica. Amostras para cultura de nasofaringe (*swab* ou lavado) não são confiáveis nem recomendadas para diagnóstico de sinusite bacteriana. Sinusite causada por fungos filamentosos em pacientes imunocomprometidos e hospitalizados são infecções potencialmente fatais. As espécies mais comuns são *Aspergillus* (especialmente *A. flavus*), espécies de *Rhizopus* e *Mucor*, ou *Fusarium* spp., a coleta deve ser realizada por aspiração do *sinus* ou preferencialmente por biopsia.

Muitos microrganismos isolados nas amostras do trato respiratório superior podem ser considerados agentes causadores de infecção em pacientes sintomáticos, como também estar presentes colonizando pacientes assintomáticos.

MATERIAL CLÍNICO

Secreção de orofaringe, nasofaringe e nasal, punção de seios maxilares, raspado de lesão da boca, tonsilas, entre outros.

Coleta e transporte

Coletar sempre que possível as amostras antes de iniciar antibioticoterapia. Os *swabs* desenvolvidos recentemente, denominados de flocados, possuem *performance* muito melhor do que os tradicionais de *rayon*, pois esse tipo de *swab* retém e libera uma quantidade maior de amostra e consequentemente de microrganismos contidos no material coletado.

- **Secreção de orofaringe**

Usar abaixador de língua, solicitar ao paciente para dizer "A" (facilita a coleta e evita o reflexo de engasgar), pressionar e rolar o *swab* sobre as tonsilas e faringe posterior, principalmente na área hiperemiada e exsudativa nos pontos com pus ou placas, evitando tocar na língua, bochechas ou úvula. Colocar o *swab* no meio de transporte específico e encaminhar ao laboratório em até 12 horas à temperatura ambiente (20 a 25°C). Os meios de transporte indicados para cultura são Stuart ou Amies. Se houver necessidade de pesquisar *N. gonorrhoeae*, recomenda-se a utilização do meio de transporte com carvão ativado. Se forem realizadas detecção direta de antígeno e cultura para *Streptococcus* do grupo A, dois *swabs* devem ser coletados.

- **Amostra nasal (para estudo de portadores de MRSA)**

Inserir um *swab* pelo menos 1cm dentro das narinas. Fazer movimentos rotatórios na mucosa nasal durante 10 a 15 segundos. Colocar o *swab* no meio de transporte específico (Stuart ou Amies) e encaminhar ao laboratório em até 2 horas à temperatura ambiente (20 a 25°C).

- **Amostra da nasofaringe**

Remover o excesso de secreção ou exsudato nasal. Inserir, delicadamente, um *swab* fino com haste flexível através do nariz até a nasofaringe. Fazer movimentos rotatórios durante 10 a 15 segundos. Remover o *swab* cuidadosamente e colocá-lo no meio de transporte específico e encaminhar ao laboratório em até 12 horas à temperatura ambiente (20 a 25°C).

- **Punção de seio maxilar e aspirado sinusal**

O procedimento é realizado pelo médico assistente e o material deve ser encaminhando ao laboratório em seringa, com ponta bloqueada ou em tubo estéril até 2 horas à temperatura ambiente (20 a 25°C). Antes de rejeitar amostras de fluido de lavagem sinusal ou *swab* da nasofaringe ou nasal, conversar com o médico assistente e explicar que a amostra não é adequada.

CONTROLE DE QUALIDADE

Finalidade – controlar e comprovar a qualidade dos meios de cultura, de identificação e reagentes empregados, a metodologia e a competência dos colaboradores na realização das várias etapas do exame. Os meios de cultura empregados devem ser controlados quanto a sua esterilidade e capacidade de permitir o crescimento dos patógenos importantes, quando aplicável. Qualquer *kit* utilizado para a identificação das bactérias deve ser controlado a cada lote com cepas de referência.

Frequência e procedimento – de acordo com o estabelecido para cada insumo/teste utilizado no exame.

Indicador de qualidade do método – para melhor controlar o processo é necessário implantar alguma ferramenta de controle. O quadro 17.2 mostra os indicadores que podem ser implantados para controlar a cultura do trato respiratório superior.

QUADRO 17.2 – **Sugestão de indicadores para controlar as diferentes fases do processo da cultura do trato respiratório superior.**

Fase do processo	Indicador	Descrição	Objetivo
Pré-analítica	Índice de amostras não aceitáveis	Verificar o percentual de amostras enviadas em condições inadequadas	Monitorar o processo de coleta e envio das amostras
Analítica	Percentual de positividade e prevalência de microrganismos isolados	Verificar a positividade do exame de cultura e a prevalência dos microrganismos	Monitorar as etapas do processo e a competência dos colaboradores
	Concordância da cultura e Gram	Comparar o resultado da microscopia com o verificado na cultura respectiva	Controlar o observador, o método e os meios de cultura empregados
Pós-analítica	TAT do resultado parcial e final	Tempo para informar os resultados parcial e final do exame	Verificar a metodologia, o treinamento dos colaboradores e o sistema de informação de resultados críticos

PROCEDIMENTO

Testes rápidos – detecção direta de antígenos de estreptococo do grupo A (*S. pyogenes*)

Provas rápidas para a detecção de antígenos de estreptococo do grupo A, diretamente de amostras de orofaringe, são disponíveis comercialmente, e o resultado pode ser liberado rapidamente após a chegada do material ao laboratório.

Na maioria dos *kits*, o procedimento é baseado na extração de antígenos do estreptococo do grupo A a partir da amostra colhida em *swab* especial, por métodos enzimáticos ou químicos. A detecção é realizada usando técnica de coaglutinação, enzimaimunoensaio ou aglutinação com partículas de látex.

- Vantagem do teste – rapidez e possibilidade de fazer o diagnóstico da infecção, mesmo em pacientes em uso de antimicrobianos.
- Desvantagem do teste – o teste pode ser negativo quando há um número reduzido de bactérias. É recomendável que testes negativos sejam confirmados com a cultura.

Exames microscópicos

O exame é indicado para avaliar a contaminação com a microbiota orofaríngea (células escamosas) ou nasofaríngea, presença de leucócitos e predomínio de algum microrganismo (provável patógeno) em amostras obtidas por aspiração ou colhidas em *swab*. Em algumas situações, o exame bacterioscópico pode ter maior importância, como, por exemplo, na visualização de cocos gram-positivos aos pares sugestivos de pneumococo, detecção de associação fusoespirilar ou presença de leveduras em filamentação.

- **Para o diagnóstico de candidíase oral**

A infecção por levedura da mucosa oral é geralmente causada por *Candida albicans*, principalmente em recém-nascidos e adultos imunocomprometidos. Outras espécies de *Candida* também podem estar envolvidas. O diagnóstico pode ser realizado por exame direto da amostra clínica.

- Coletar a amostra com *swab* e introduzi-lo em 0,5ml de solução fisiológica estéril.
- Preparar uma lâmina a partir da solução homogeneizada e cobrir com lamínula. Observar ao microscópio com objetiva de 10× a presença de células leveduriformes.
- O exame bacterioscópico pelo método de Gram também pode ser utilizado.

- **Para o diagnóstico de angina de Plaut Vincent**

A angina de Plaut Vincent é caracterizada pela ulceração da faringe ou gengiva e é causada pela associação entre espiroquetas (*Borrelia* spp.) e bacilos fusiformes (*Fusobacterium* spp.). O diagnóstico laboratorial é feito por exame direto da amostra em lâmina corada pelo método de Gram.

- Coletar a amostra da região ulcerada com *swab* e confeccionar uma lâmina para coloração.
- A presença de numerosos leucócitos polimorfonucleares, espiroquetas e bacilos fusiformes confirma essa infecção.

Cultura

Semeadura

- Rolar o *swab* em uma pequena área de uma placa de AS e CHOC.
- Em caso de amostras líquidas, como aspirados, depositar 3 a 4 gotas sobre uma pequena área da placa do meio de cultivo selecionado. Podem ser incluídos meios específicos para isolamento de anaeróbios nesse tipo de amostra.
- Estriar com o auxílio de uma alça bacteriológica em três ou quatro direções próximas uma da outra para obter colônias isoladas e para, se necessário, semiquantificar (ver Capítulo 4).
- Para melhorar a detecção da hemólise em AS, após estriar, utilizar a mesma alça bacteriológica e fazer pequenos cortes no ágar, sobre a área estriada e não estriada.
- Alternativamente, podem ser utilizados meios seletivos para estreptococos, em geral AS com antimicrobianos.

Incubação

- Colocar as placas em estufa com 5 a 10% de CO_2 a 35 ± 2°C durante 24 a 48 horas.

No caso de suspeita de *Arcanobacterium haemolyticus* e *N. gonorrhoeae*, as placas devem ser incubadas até 72 horas.

Avaliação das culturas

Após 18 a 24 horas de incubação, realizar a primeira leitura das placas para verificar a presença dos microrganismos considerando os mais importantes naquele material clínico e suspeita diagnóstica (Quadro 17.3). O Capítulo 6 descreve de forma detalhada a característica de cada colônia para auxiliar a identificação de cada microrganismo.

QUADRO 17.3 – Microrganismos mais frequentemente encontrados no trato respiratório superior de importância clínica.

Doença/portadores	Microrganismos
Faringite, tonsilite	Estreptococos beta-hemolíticos dos grupos A (*Streptococcus pyogenes*), C e G
Sinusite aguda*	Em crianças: *Moraxella catarrhalis, Streptococcus pneumoniae, Haemophilus influenzae* Em adultos: *Moraxella catarrhalis, Streptococcus pneumoniae, Haemophilus influenzae, S. aureus,* anaeróbios e *S. pyogenes*
Sinusite crônica*	Agentes citados na sinusite aguda mais bacilos gram-negativos, incluindo *Pseudomonas aeruginosa*, bactérias anaeróbias (menos frequentes) e fungos (pacientes diabéticos e imunodeprimidos)
Faringite gonocócica	*Neisseria gonorrhoeae*
Pesquisa de portadores	*Staphylococcus aureus* (incluindo MRSA)
Candidíase oral	*Candida* spp.

MRSA = *S. aureus* resistentes à oxacilina; *material biológico de aspirado sinusal.

> Em pacientes imunodeprimidos, bacilos gram-negativos devem ser considerados. Apesar de não haver documentação científica adequada, podem existir situações em que o isolamento de bacilos gram-negativos em grande quantidade deve ser valorizado, mesmo em pacientes imunocompetentes.

Ao avaliar o material de seios maxilares, devemos considerar que o crescimento de grande quantidade de bacilos gram-negativos ou *S. aureus* pode ou não ser indicativo de infecção causada por esses agentes. Essas amostras contêm população da microbiota do trato respiratório dificultando a diferenciação dos agentes que estão causando a infecção.

- **Estreptococos beta-hemolíticos**
  - Se não houver colônias isoladas em quantidade suficiente para a realização dos testes, reisolar uma única colônia em um novo AS. Incubar em estufa a 35 ± 2°C com 5 a 10%

de CO_2 durante 24 horas. A identificação dos estreptococos beta-hemolíticos pode ser feita por aglutinação utilizando *kit* comercial para identificação dos grupos específicos (A, B, C, F e G).

- Outra alternativa seria realizar o teste de PYR (pirrolidonil arilamidase), uma enzima produzida pelo *S. pyogenes* (PYR+), mas não por outros estreptococos beta-hemolíticos.
- O teste com o disco da bacitracina não é recomendado, já que não é específico para *Streptococcus pyogenes*.
- Realizar o teste do CAMP para excluir estreptococo do grupo B (*Streptococcus agalactiae:* PYR negativo e CAMP positivo).
- No caso de não haver disponibilidade do *kit* para a identificação das demais espécies, reportar como "estreptococo beta-hemolítico não pertencente aos grupos A e B".

> Se o Gram da colônia beta-hemolítica revelar bacilo gram-positivo, fazer o teste de CAMP. *A. haemolyticum* é catalase negativa, CAMP reverso positivo e cresce lentamente em AS.

- **Estreptococos alfa-hemolíticos (suspeito de pneumococo)**
  - Repicar uma colônia em novo AS fazendo estrias bem próximas umas das outras em três direções, colocar um disco de optoquina de 5mg sobre estas estrias e incubar em estufa a 35 ± 2°C com 5 a 10% de CO_2 por 24 horas.
  - Na presença de halo de inibição > 14mm, o isolado é identificado como *Streptococcus pneumoniae*. Na dúvida, fazer o teste de bile-solubilidade convencional ou rápido (*S. pneumoniae* é positivo).

Existem casos relatados de *S. pneumoniae* resistentes à optoquina, o que reforça a necessidade de se fazer o teste de bile-solubilidade.

- ***Haemophilus* spp.**
  - Suspender algumas colônias em solução fisiológica estéril até obter uma turvação na escala 0,5 de McFarland.
  - Semear em uma placa de ágar Mueller-Hinton em três direções diferentes e colocar os discos contendo os fatores V e X em uma distância de aproximadamente 2,5cm centro-centro.
  - *Haemophilus influenzae* cresce na presença dos fatores V e X, e *Haemophilus parainfluenzae,* na presença do fator V (ver Capítulo 6).

- ***Moraxella catarrhalis***
  - Inocular densamente diversas colônias iguais em uma placa de ágar DNase (com azul de toluidina) e reisolar em uma nova placa de AS para testes complementares.
  - Incubar durante 24 a 48 horas na estufa a 35 ± 2°C.
  - *M. catarrhalis* apresenta coloração rósea discreta no ponto em que foi inoculada a colônia no ágar DNase após 24 horas de incubação. Com mais tempo de incubação, o halo cor-de-rosa se intensifica.

Outras bactérias presentes na microbiota oral normal podem ser identificadas usando o Gram e o aspecto morfológico da colônia, sendo reportadas no laudo com semiquantificação quando apropriado.

> Se houver solicitação médica de cultura para pesquisar *Neisseria gonorrhoeae*, incluir uma placa com meio de Thayer-Martin na semeadura inicial de amostras de nasofaringe.

Cultura para detecção de portadores de *Staphylococcus aureus*

Para vigilância e controle de infecção hospitalar de *S. aureus,* culturas de amostras do trato respiratório para esses microrganismos são coletadas e enviadas ao laboratório (ver Capítulo 30).

Geralmente, o material coletado para a pesquisa desses microrganismos é *swab* nasal.

EXAMES RELACIONADOS

Os exames que podem ser acompanhados são os que pesquisam vírus, uma vez que várias infecções que acometem o trato respiratório superior são causadas por esses agentes. Atualmente, os métodos moleculares associam a pesquisa simultânea de diversos vírus.

COMO REPORTAR O RESULTADO

Microscopia

> **Exemplo 1:**
> Material clínico: lesão ulcerada – faringe
> Método: coloração de Gram
> Resultado: presença de muitos bacilos fusiformes e espirilares compatíveis com associação fusoespiralar (provável angina de Plaut Vincent).

Testes rápidos

> **Exemplo 1:** pesquisa rápida de *Streptococcus* do grupo A
> Material clínico: orofaringe
> Método: imunocromatográfico – Lote: 2sd43, Fabricante: “marca”
> Resultado: negativo.

Cultura

Exemplo 1: cultura positiva
Material clínico: orofaringe
Método: cultura em meios específicos
Resultado: houve crescimento de muitas colônias de *Streptococcus pyogenes* e poucas colônias de microrganismos da microbiota habitual.

Exemplo 2: cultura negativa
Material clínico: orofaringe
Método: cultura em meios específicos
Resultado: houve crescimento apenas de microrganismos da microbiota habitual. Cultura para estreptococo beta-hemolítico dos grupos A, C e G – NEGATIVA.

COMENTÁRIOS

- Estreptococos dos grupos C e G podem causar faringite e febre, mas não causam as complicações de faringite por *S. pyogenes*.
- *Streptococcus* do grupo *anginosus* são beta-hemolíticos e fazem parte da microbiota normal do trato respiratório, eles são PYR negativo e podem aglutinar com os antígenos A, C, F e/ou G, por isso é importante realizar o teste de PYR de colônias pequenas hemolíticas.
- Se *Arcanobacterium haemolyticum* for identificado, deve ser reportado.
- Todos os *Streptococcus pyogenes* são sensíveis à penicilina, agente de escolha para essa infecção. Se o paciente for alérgico à penicilina, testar eritromicina e clindamicina, fazendo o teste de indução (D teste).
- Estudos recentes têm mostrado uma relação entre *Fusobacterium necrophorum* e faringite em alguns pacientes. Havendo suspeita diagnóstica, é importante que o clínico notifique o laboratório para que seja realizada cultura para anaeróbio em meio seletivo. A coleta de hemocultura para anaeróbio é altamente recomendada nessa situação. Se não tratados, os pacientes podem desenvolver bacteriemia e infecção metastática característica da síndrome de Lemierre, que pode ser fatal.
- *Haemophilus influenzae*, *Staphylococcus aureus*, *Neisseria meningitidis* e *Streptococcus pneumoniae* não são agentes etiológicos de faringite aguda e não devem ser identificados ou relatados em culturas de orofaringe.

REFERÊNCIAS BIBLIOGRÁFICAS

Chow AW, Benniger MS, Brozek JL, Goldstein EJ, Pankey G, Seleznick M, et al. IDSA clinical practice guideline for acute bacterial rhiosinusitis in children and adults. Clin Infect Dis. 2012;54(8): e72-e112.

Cornaglia G, Courcol R, Herrmann JL, Kahlmeter G, Peigue-Lafeuille H, Vila J. European manual of clinical microbiology. Paris: ESCMID; 2012.

Ford M. Medical microbiology. 2nd ed. Oxford: Oxford University Press; 2014.

Kimberlin DW, Brady, MT, Jackson MA, Long SS, eds. Red Book: 2018 Report of the Committee on Infectious Diseases. 31st ed. Itasca, IL: American Academy of Pediatrics; 2018.

Leber AL. Clinical microbiology procedures handbook. Vols. 1 e 2. 4th ed. Washington, DC: American Society for Microbiology; 2016.

Miller JM, Binnicker MJ, Campbell S, Carroll KC, Chapin KC, Gilligan PH, et al. A guide to utilization of the microbiology laboratory for diagnosis of infectious diseases: 2018. Update by the Infectious Diseases Society of America and the American Society for Microbiology. Clin Infect Dis. 2018;67(6)813-6.

Public Health England-Investigation of Nasal Samples. UK Standards for Microbiology Investigations. B 5 Issue 7.1. 2015. Disponível em: https://www.gov.uk/uk-standards-for-microbiology-investigations-smi-quality-and-consistency-in-clinical-laboratories. Acessado em junho de 2019.

Public Health England-Investigation of Throat Related Specimens. UK Standards for Microbiology Investigations. B 9 Issue 9. 2015. Disponível em: https://www.gov.uk/uk-standards-for-microbiology-investigations-smi-quality-and-consistency-in-clinical-laboratories. Acessado em junho de 2019.

Waites KB, Saubolle MA, Talkington DF, Moser SA, Basilski V. Cumitech 10A, Laboratory Diagnosis of Upper Respiratory Tract Infections. Washington, DC: ASM Press; 2006.

Cultura de Amostras do Trato Respiratório Inferior

18
CAPÍTULO

PRINCÍPIO

As infecções do trato respiratório inferior (TRI) incluem um número grande de etiologias, principalmente virais e bacterianas, variando clinicamente de bronquites e bronquiolites até quadros graves de pneumonias, que podem ser de origem hospitalar e relacionadas à ventilação mecânica. Há também as infecções do espaço pleural e infecções broncopulmonares em pacientes com fibrose cística.

A pneumonia pode ser adquirida na comunidade (PAC) ou em ambientes hospitalares, sendo a última classificada ainda como pneumonia adquirida no hospital não associada à ventilação mecânica ou pneumonia associada à ventilação mecânica (PAV). As pneumonias da comunidade são mais comuns e o prognóstico depende do agente etiológico envolvido e das condições basais do paciente. Podem evoluir para cura completa em poucos dias ou para quadros graves, inclusive óbito. As pneumonias adquiridas no ambiente hospitalar são geralmente graves, representam a segunda causa mais comum de infecção hospitalar e a principal causa de morbidade e mortalidade relacionadas às infecções hospitalares.

Entre os agentes etiológicos bacterianos mais frequentemente isolados em pacientes com PAC, destacamos *Streptococcus pneumoniae*, *Haemophilus influenzae*, *Staphylococcus aureus*, *Moraxella catarrhalis*, *Klebsiella pneumoniae*, *Legionella* spp., *Mycoplasma pneumoniae* e *Chlamydophila pneumoniae* (anteriormente denominada *Chlamydia pneumoniae*).

As pneumonias adquiridas em hospital são frequentemente causadas por microrganismos resistentes a uma ou mais classes de antimicrobianos comumente utilizados na rotina, incluindo isolados multirresistentes. Por esse motivo, a cultura é essencial para direcionar a terapia apropriada. Entre os agentes frequentes destacam-se *Klebsiella pneumoniae*, *Pseudomonas aeruginosa*, *Escherichia coli*, *Enterobacter* spp., *Acinetobacter baumannii*, *Stenotrophomonas maltophilia* e *Staphylococcus aureus*.

Outros agentes como *Legionella pneumophila*, vírus sincicial respiratório (VSR), *Aspergillus* spp., *Mycobacterium avium* e *Pneumocystis jiroveci* (*P. carinii*) podem ser isolados em pacientes imunocomprometidos. As bactérias anaeróbias, quando presentes no trato respiratório inferior, estão associadas à pneumonia por aspiração (anaeróbios da cavidade oral).

A bronquite aguda é uma condição inflamatória da árvore traqueobrônquica que ocorre com maior frequência nos meses de inverno, ocasião também em que as infecções virais e bacterianas são mais comuns. Bronquites agudas são na grande maioria devido a patógenos virais e em menor proporção causadas por *Mycoplasma pneumoniae* e *Chlamydophila pneumonaie*. Em casos de exacerbação da bronquite aguda ou casos de bronquite crônica destacam-se *S. pneumoniae*, *H. influenzae* e *M. catarrhalis*.

A fibrose cística (FC ou mucoviscidose) é uma doença genética autossômica recessiva altamente letal e comum entre caucasoides. A doença caracteriza-se por insuficiência pancreática, concentração anormal de eletrólitos no suor e produção de secreção brônquica muito viscosa. A secreção brônquica viscosa paralisa os cílios do trato respiratório, ocasionando estase pulmonar, não permitindo a eliminação de microrganismos, com consequente predisposição à infecção. O organismo responde com um processo inflamatório que causa dilatação das vias aéreas denominado de bronquiectasia. Estudos de microbioma demonstraram um complexo sinergismo entre microrganismos cultiváveis e não cultiváveis associados com essa doença. No início da infância, as infecções são frequentemente causadas por *S. pneumoniae*, *H. influenzae* e *S. aureus*. Mais tardiamente na infância ou na adolescência, *P. aeruginosa* torna-se o patógeno mais importante na infecção pulmonar crônica, os isolados se adaptam à hipóxia causada pelas secreções retidas, convertendo-se em cepas mucoides, associadas à formação de biofilmes. O complexo *Burkholderia cepacia* também é muito importante nesses pacientes e é responsável por um declínio rápido, que pode levar a óbito geralmente por aquisição de clones virulentos. Patógenos nosocomiais como *Stenotrophomonas maltophilia* e *Achromobacter xylosoxidans*, além de outros bacilos gram-negativos não fermentadores da glicose, também são frequentes.

O diagnóstico microbiológico das infecções do TRI é frequentemente prejudicado pela contaminação da amostra durante a coleta com microrganismos que colonizam o trato respiratório superior, os quais podem inibir o isolamento do verdadeiro patógeno envolvido na infecção. O laboratório deve assegurar que a amostra seja apropriadamente coletada, transportada e processada para minimizar os problemas associados a esse tipo de contaminação. Antes de processar a cultura de escarro, o laboratório deve examinar microscopicamente a amostra para avaliar sua aceitabilidade (qualidade), excluindo aquelas que estão fortemente contaminadas com microbiota orofaríngea e não são representativas de expectoração profunda. Amostras de baixa qualidade fornecem resultados equivocados e devem ser rejeitadas, pois comprometem a interpretação. Escarro induzido ou amostras invasivas obtidas por broncoscopia podem ser necessários se o paciente for incapaz de produzir uma amostra de escarro adequada.

Atualmente, a coleta de amostras não invasivas é recomendada para o diagnóstico de pneumonia adquirida no hospital, como aspirado traqueal para pacientes em ventilação mecânica, e expectoração espontânea, escarro induzido ou sucção nasotraqueal para pacientes não ventilados. Nos portadores de fibrose cística (FC) com dificuldade de expectoração espontânea, a cultura de *swab* de orofaringe pode ser o método de escolha, não devendo ser tratada como amostra inadequada para cultura.

Para estabelecer a etiologia da infecção do trato respiratório inferior, com identificação de um patógeno e consequente adequação do tratamento, principalmente em pacientes graves, a coleta de hemoculturas antes do início da antibioticoterapia, em conjunto com o Gram, e cultura de amostra expectorada de boa qualidade são essenciais. Outros exames laboratoriais disponíveis são os testes rápidos para a detecção de antígenos, testes moleculares e/ou testes sorológicos, utilizados para a detecção de *S. pneumoniae*, *Legionella pneumophi-*

lia, *Mycoplasma pneumoniae*, *Chlamydophila pneumoniae* e agentes virais. Detecção de antígenos urinários para *S. pneumoniae* não é recomendada para crianças devido à baixa especificidade.

Sinonímias: cultura de escarro, cultura de LBA, cultura de aspirado brônquico, cultura de aspirado traqueal, cultura de escovado brônquico.

MATERIAL CLÍNICO

Coleta

- **Coletas não invasivas**

Escarro

A coleta de escarro expectorado para o diagnóstico microbiológico das pneumonias, embora controverso, mostra que em inúmeras situações é possível isolar o patógeno causador da infecção, desde que a amostra seja de boa qualidade.

Escarro expectorado – colher, de preferência, a primeira amostra da manhã (material mais concentrado). Orientar o paciente para enxaguar previamente a boca com água, várias vezes, para remover a microbiota superficial dessa região e colher a amostra obtida após tosse profunda, diretamente em um frasco de boca larga e tampa de rosca. Explicar ao paciente a diferença de uma amostra obtida por tosse profunda e saliva ou secreções nasais, para se obter um material de melhor qualidade. O frasco deve ser bem fechado antes de transportar e estar identificado com dados do paciente, data e hora da coleta.

A coleta de hemocultura, em conjunto com o escarro, é recomendada particularmente em pacientes de alto risco com PAC.

Escarro induzido – esse tipo de amostra é indicado na suspeita de infecção por *M. tuberculosis* ou em pacientes HIV positivos com suspeita de infecção por *P. jiroveci*. Também é a amostra recomendada para o diagnóstico de pneumonia hospitalar de pacientes sem ventilação mecânica. Nos casos de coleta de escarro induzido, o laboratório deve ser informado que esse método de coleta foi utilizado e os critérios para aceitabilidade das amostras não são aplicados.

Procedimento de coleta de escarro induzido

- Lavar bem a boca, de preferência, com escova de dente e água destilada ou soro fisiológico estéreis. Não utilizar creme dental e água da torneira, uma vez que a água da torneira pode conter micobactérias que podem interferir no exame.
- Com um nebulizador fazer o paciente inalar 20 a 30ml de uma solução de NaCl a 3%.
- Coletar o escarro expectorado após esse processo em um frasco estéril de boca larga com tampa de rosca. Fechar bem o frasco antes do transporte. Identificar, com os dados do paciente, data e hora da coleta.

Aspirado traqueal – a amostra é obtida por meio de sonda de aspiração de pacientes intubados e em uso de aparelhos de respiração mecânica. A coleta é realizada em frasco estéril acoplado a um sistema de sucção. O frasco deve ser bem fechado, identificado com dados do paciente, data e hora da coleta antes do transporte. Esse tipo de amostra pode ser difícil de avaliar, em consequência da colonização endotraqueal, que ocorre logo após a intubação e ventilação mecânica (alta sensibilidade e baixa especificidade).

- **Coletas por broncoscopia (coletas invasivas)**

Lavado brônquico – esse tipo de amostra é obtida do brônquio principal na bifurcação e nos brônquios direito e esquerdo. É considerada semelhante a um escarro ou aspirado endotraqueal e indicado para pacientes pediátricos. O procedimento consiste em injetar um volume de NaCl a 0,85% estéril (20 a 30ml em adultos e 5ml em crianças) e suavemente aspirar de volta o líquido injetado. Coletar o material, após a lavagem, em um frasco estéril. As amostras obtidas da lavagem do brônquio esquerdo e direito não devem ser colocadas no mesmo frasco. Em geral, a quantidade de amostra obtida é bem menor do que a obtida após um procedimento para a coleta de lavado broncoalveolar. O procedimento é normalmente realizado para o diagnóstico de câncer em pacientes com lesões ou massas brônquicas. Nesses casos, a amostra pode ser encaminhada para cultura para descartar infecção, principalmente se houve obstrução brônquica e pneumonia secundária. Em outras situações, lavados brônquicos não são apropriados para culturas de rotina.

Lavado broncoalveolar – as amostras obtidas vêm diretamente dos bronquíolos e alvéolos pulmonares. Esse procedimento consiste em injetar um volume, tão grande quanto possível, de NaCl a 0,85% estéril, em alíquotas de 25 a 30ml em adultos e 5 a 10ml em crianças. Várias alíquotas podem ser instiladas no mesmo alvéolo ou em alvéolos diferentes. Aspirar o material após cada lavagem em um frasco estéril, antes de instilar a próxima alíquota. Manter as diferentes alíquotas separadas durante o processo de coleta. O fluido inicial deve ser descartado como contaminado e o restante encaminhado ao laboratório. Alíquotas coletadas do mesmo sítio podem ser acondicionadas e processadas como amostra única, mas alíquotas de diferentes sítios, como, por exemplo, lobo superior direito e lobo inferior direito, devem ser acondicionadas e processadas separadamente, com a respectiva identificação. O procedimento deve ser realizado antes que sejam feitas biópsias ou escovados devido a eventual sangramento. O processo é realizado por equipe médica especializada.

Escovado brônquico protegido – o material obtido é a própria escova, colocada em um tubo contendo 1ml de solução fisiológica estéril e enviada para análise imediatamente após a coleta. Esse tipo de amostra é mais indicada para pesquisa de vírus e citologias, é a única amostra aceitável para a cultura anaeróbia.

Biópsia transbrônquica – esse tipo de amostra é obtida durante a broncoscopia. A biópsia coletada deve ser colocada logo após a coleta em um frasco com solução fisiológica estéril.

Outras amostras que podem ser coletadas são biópsia de pulmão, aspirado pulmonar e líquido pleural.

Amostras inadequadas

- Amostras de escarro e aspirado traqueal de baixa qualidade, altamente contaminadas com microbiota orofaríngea, não devem ser enviadas para cultura.
- Escarro e aspirado traqueal, coletados há mais de 2 horas e mantidos sem refrigeração (4 a 8°C).
- *Swabs* (exceto *swab* de orofaringe de pacientes com fibrose cística).
- Escarro coletado durante 24 horas.
- Lavado nasal.
- Amostra de escarro, aspirado traqueal, lavado brônquico e lavado broncoalveolar para cultura de anaeróbios.
- Mais de uma amostra de escarro e/ou aspirado traqueal coletada no mesmo dia, a menos que a primeira amostra estivesse inadequada na avaliação microscópica.

- Biópsias e material de escovados brônquicos enviados em formol.

> Amostras de escarro de pacientes com FC, imunodeprimidos ou para detecção de micobactérias e fungos não devem ser rejeitadas.

Transporte

- Amostras de escarro e aspirado traqueal – enviar o material para o laboratório à temperatura ambiente (20 a 25°C) logo após a coleta, a amostra deve ser processada em no máximo 2 horas. Para períodos maiores, refrigerar (2 a 8°C) a amostra.
- Amostras de escovado e lavado broncoalveolar – enviar o material o mais breve possível para o laboratório em temperatura ambiente (20 a 25°C) e, se não for possível enviar ao laboratório imediatamente, a amostra deve ser refrigerada (2 a 8°C).

> Demora superior a 2 horas para o processamento inicial das amostras do trato respiratório inferior diminui a viabilidade de microrganismos fastidiosos como *S. pneumoniae* e *H. influenzae*. Além de permitir a proliferação da microbiota do trato respiratório superior e de bacilos gram-negativos que podem colonizar a orofaringe, principalmente em pacientes hospitalizados. Caso não seja possível o processamento em 2 horas, manter a amostra refrigerada (2 a 8°C).

CONTROLE DE QUALIDADE

Finalidade – controlar e comprovar os meios de cultura, de identificação e reagentes empregados, a metodologia e a competência dos colaboradores na realização das várias etapas do exame. Os meios de cultura empregados devem ser controlados quanto a sua esterilidade, capacidade de permitir o crescimento dos patógenos importantes e capacidade de inibição (meios seletivos), quando aplicável. Qualquer *kit* utilizado para a identificação das bactérias deve ser controlado a cada lote com cepas de referência.

Frequência e procedimento – de acordo com o estabelecido para cada insumo/teste utilizado no exame. Todas as amostras de escarro e aspirado traqueal recebidas devem ser avaliadas quanto à qualidade (critérios de aceitabilidade/amostra adequada) antes de serem processadas para cultura. Amostras de pacientes com fibrose cística, com suspeita de legionelose ou infecção por micobactérias não necessitam ser avaliadas quanto à qualidade e devem ser sempre processadas.

Para verificar a qualidade das amostras de escarro ou secreção traqueal, realizar exame microscópico após coloração pelo método de Gram. Observar com objetiva de 10× (aumento de 100×) pelo menos 10 campos microscópicos. Um dos critérios que podemos utilizar é o de avaliar células epiteliais e leucócitos e outro método aceitável é o de avaliar apenas as células epiteliais (Quadro 18.1).

QUADRO 18.1 – Critérios de triagem pelo Gram para assegurar a qualidade da amostra.

Amostra	Resultado da triagem (aumento de 10×)	
	Critério 1	
	Aceitável	Inaceitável
Escarro e aspirado traqueal	< 10 células epiteliais/campo e ≥ 25 leucócitos/campo	≥ 10 células epiteliais/campo e < 25 leucócitos/campo
	Critério 2	
Escarro	< 10 células epiteliais/campo	≥ 10 células epiteliais/campo
Aspirado traqueal	< 10 células epiteliais/campo Detecção de bactéria em 1 a 20 campos (aumento de 100×)	≥ 10 células epiteliais/campo Ausência de bactéria em 20 campos (aumento de 100×)

Indicador de qualidade do método – para melhor controlar o processo é necessário implantar alguma ferramenta de controle. O quadro 18.2 mostra os indicadores que podem ser implantados para controlar as diferentes fases do processo da cultura de amostras do trato respiratório inferior.

QUADRO 18.2 – Sugestão de indicadores para controlar as diferentes fases do processo da cultura de amostras do trato respiratório inferior.

Fase do processo	Indicador	Descrição	Objetivo
Pré-analítica	Índice de amostras não aceitáveis	Verificar o percentual de amostras coletadas de forma inadequada ou enviadas em condições inadequadas	Monitorar o processo de coleta e envio das amostras
Analítica	Percentual de positividade e prevalência de microrganismos isolados	Verificar a positividade do exame de cultura e a prevalência dos microrganismos	Monitorar as etapas do processo de cultura e a competência dos colaboradores
Analítica	Concordância entre a cultura e o Gram	Comparar o resultado da microscopia com o verificado na cultura respectiva	Controlar o observador, o método e os meios de cultura empregados
Pós-analítica	TAT do resultado parcial e final	Tempo para informar o resultado parcial e final do exame	Verificar a metodologia, o treinamento dos colaboradores e o sistema de informação de resultados críticos

PROCEDIMENTO

Microscopia pelo método de Gram

- O esfregaço corado pelo Gram serve como guia inicial para a terapia apropriada. Portanto, na microscopia, após verificar que a amostra é de boa qualidade, o resultado do Gram deve ser reportado de forma interpretativa, fornecendo informações claras, tais como celularidade (leucócitos e células epiteliais), descrição dos grupamentos bacterianos, sugerindo, sempre que possível, o provável agente da infecção (por exemplo, compatível com pneumococo, *Haemophilus* spp., *Moraxella* spp.).
- Preparar um esfregaço delgado e do tamanho aproximado de uma moeda de 25 centavos da porção purulenta da amostra. Para a coloração de Gram, ver Capítulo 5.
- Observar com objetiva de imersão relatando a quantidade de microrganismos presentes na amostra e celularidade.

Leitura do Gram

- Observar em objetiva de 10× estruturas como células, leucócitos (polimorfonucleares – PMN), fungos e outros.
- Concentrar em áreas com predomínio de PMN.
- Evitar áreas com contaminação orofaríngea.
- Passar para a objetiva de imersão (100×) e verificar os microrganismos predominantes.

Observações importantes

- Numerosas células epiteliais, ausência de microrganismo predominante = requisitar nova amostra.
- Transplantados de medula óssea ou imunodeprimidos podem não apresentar leucócitos, mas células epiteliais ciliadas que são representativas da traqueia (TRI).
- Não é recomendada a aplicação dos critérios de rejeição para as amostras de escarro e aspirado endotraqueal (Quadro 18.1) destinadas à cultura de *Legionella* e micobactérias e de pacientes com FC.
- Em amostras respiratórias com muitos leucócitos e *debris* celulares, a visualização de bacilos gram-negativos delgados e curtos, como espécies de *Pseudomonas* e *Haemophilus*, torna-se bastante difícil. Avaliar um número maior de campos, especialmente áreas bem finas do esfregaço e com leucócitos íntegros, para visualização de bactérias fagocitadas.

Cultura

Cultura de escarro e aspirado traqueal – semiquantitativa

- A porção mais purulenta da amostra de escarro/aspirado traqueal deve ser semeada nos meios de AS, CHOC e MC por esgotamento em três direções diferentes (ver Capítulo 4), a partir de meios não seletivos para meios seletivos.
- Incubar AS e CHOC em estufa de CO_2 a 35 ± 2°C e a placa de MC em estufa aeróbia durante 24 a 48 horas, com leituras diárias.

Escarro de pacientes com FC

- Nessas amostras é indicado o uso de meios como CHOC, CHOC para *Haemophilus* com 20.000U de bacitracina, CNA e BCSA (*Burkolderia cepacia seletive agar*), além de MacConkey e manitol.

- Amostras com grumos e saliva – semear os grumos nos meios recomendados.
- Pode-se quantificar ou não e identificar todos os patógenos isolados, dependendo da metodologia utilizada. Recomenda-se fazer uma diluição de 1:1 com agente mucolítico para dissolver a amostra e favorecer o isolamento daqueles microrganismos presentes em menor quantidade e agentes importantes em pacientes com FC.
- Incubar as placas de MC, manitol, BCSA em estufa aeróbia a 35 ± 2°C durante 24 a 72 horas, exceto BCSA, que deve ser incubado até 5 dias. As placas de AS, CHOC, CHOC para *Haemophilus* e CNA, incubar em estufa com 5 a 10% de CO_2 a 35 ± 2°C, durante 24 a 48 horas.

Cultura de lavado broncoalveolar e escovado brônquico – cultura quantitativa

- A cultura de lavado broncoalveolar e escovado brônquico deve ser processada utilizando metodologia quantitativa. A cultura quantitativa pode ser realizada pelo método da alça calibrada e/ou da diluição (Figuras 18.1 e 18.2).
- Para amostras de lavado broncoalveolar, em geral são coletados três frascos – o primeiro frasco pode ser utilizado somente para cultura de *Mycobacterium* spp. ou *Legionella* spp., e o segundo e/ou terceiro, para cultura de microrganismos em geral. Frascos coletados de sítios diferentes devidamente identificados devem ser processados separadamente, conforme a solicitação médica. Para frascos coletados do mesmo sítio deve-se fazer um *pool*, homogeneizar e semear a cultura por metodologia quantitativa.

Processamento pelo método quantitativo (Figuras 18.1 e 18.2)

Método da alça calibrada

- Homogeneizar o material em agitador tipo vórtex.
- Semear conforme técnica quantitativa (ver Capítulo 4) uma placa de AS, CHOC e MC com a alça de 10µl e/ou de 1µl direto da amostra clínica ou com uma pipeta automática inocular 100µl na placa (Figuras 18.1 e 18.2).
- Após homogeneizar a amostra, imergir a alça calibrada de forma vertical duas a três vezes para neutralizar o efeito da tensão superficial. Retirar a alça certificando-se de que ela contém a amostra.
- Incubar AS e CHOC em estufa de CO_2 a 35 ± 2°C e a placa de MC em estufa aeróbia a 35 ± 2°C durante 24 a 48 horas, com leituras diárias.

Método da diluição. Recomendamos para lavado brônquico.

- Homogeneizar o material em agitador tipo vórtex.
- Utilizar pipeta automática de 100µl para realizar a diluição inicial e depois utilizar alça calibrada para realizar a semeadura da diluição em placas, conforme ilustrado na figura 18.1.

Avaliação das placas ou triagem

Cultura de escarro e aspirado traqueal

O Gram da amostra deve ser utilizado como guia para análise do crescimento em placa.

- Considerar e reportar os patógenos conforme descrito no quadro 18.3.
- Identificar os microrganismos isolados de acordo com a metodologia descrita no Capítulo 6.
- Semiquantificar os microrganismos isolados (ver Capítulo 4).
- Fazer antibiograma do microrganismo que estiver presente em quantidade significativa e que seja representativo de provável patógeno (Quadro 18.3).

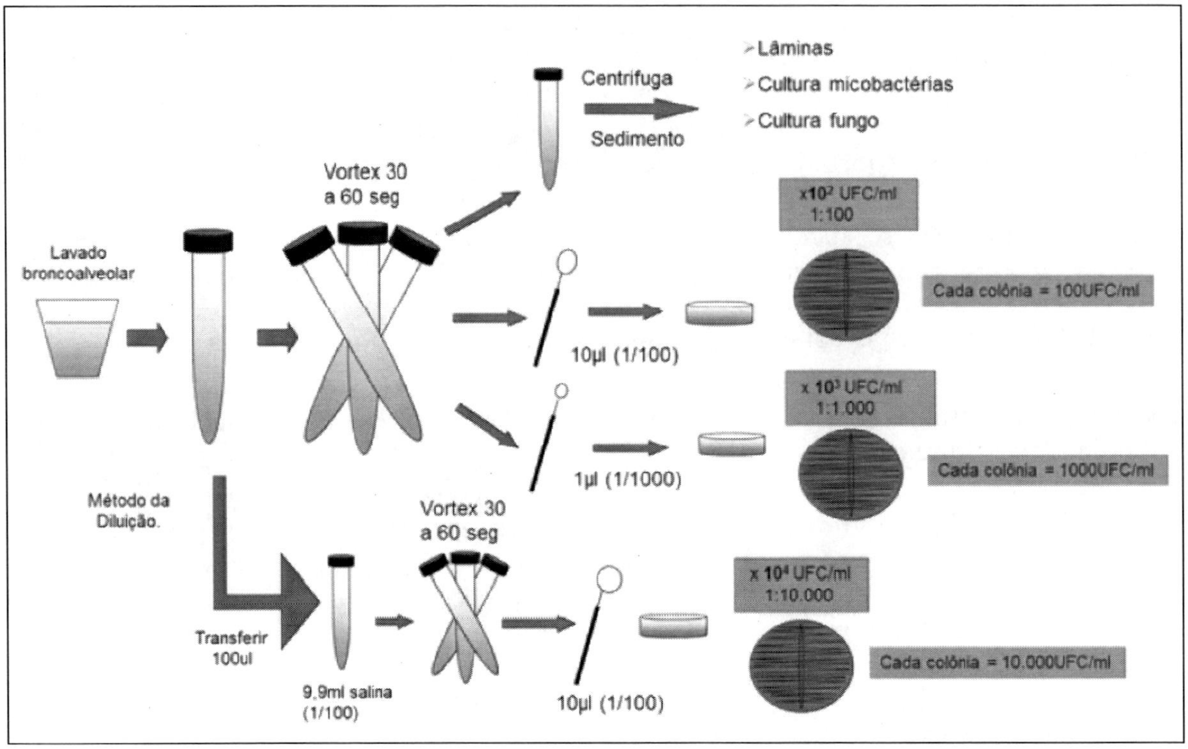

FIGURA 18.1 – Fluxograma para a realização da cultura quantitativa para lavado broncoalveolar pelo método da diluição e/ou da alça calibrada. Ilustração de Lívia Scheffer Santos.

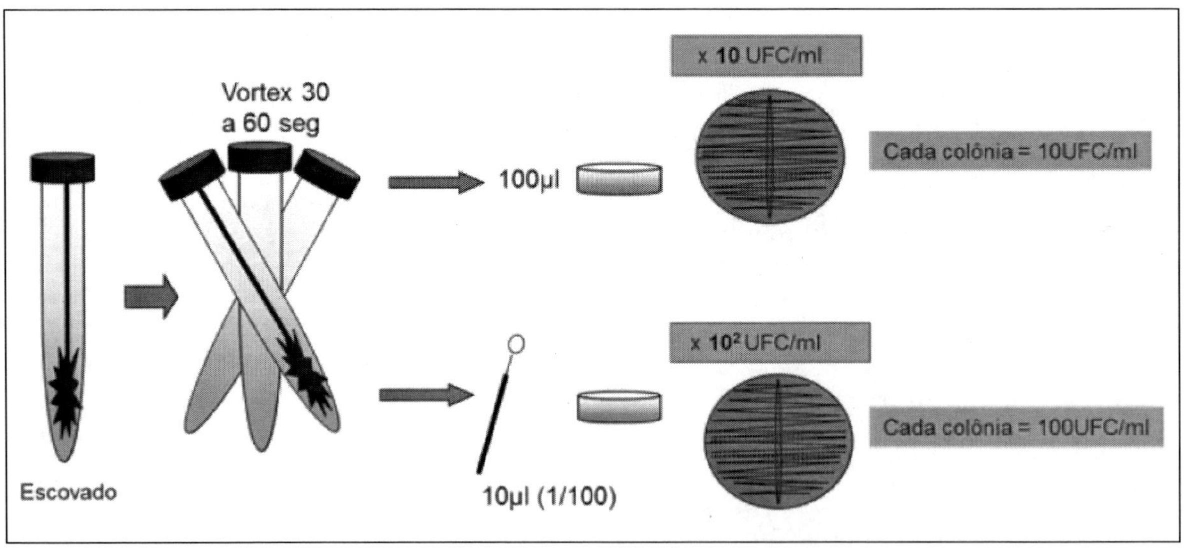

FIGURA 18.2 – Fluxograma para a realização da cultura quantitativa de escovado brônquico protegido. Ilustração de Lívia Scheffer Santos.

QUADRO 18.3 – Guia para reportar microrganismos patogênicos em amostras do TRI.

Procedimento	Microrganismos
Pesquisar e reportar sempre	*Streptococcus pyogenes*, *Streptococcus agalactiae* em amostras pediátricas, *Francisella tulariensis*, *Bordetella* spp., *Yersinia pestis*, *Neisseria gonorrhoeae*, *Nocardia*, *Bacillus anthracis*, *Cryptococcus neoformans* e fungos filamentosos (não considerar contaminantes ambientais como *Penicillium*)
Sempre reportar, mas não fazer esforço para encontrar pequenas quantidades, a menos que tenham sido visualizados no Gram	*Streptococcus pneumoniae* (realizar antibiograma) *Haemophilus influenzae* (realizar betalactamase)
Reportar se presente em quantidade significativa[a], mesmo se não forem predominantes	*Moraxella catarrhalis*, *Neisseria meningitidis*
Em pacientes internados, reportar se presente em quantidade significativa[a], mesmo se não forem predominantes	*Pseudomonas aeruginosa* (realizar antibiograma), *Stenotrophomonas maltophilia*, *Acinetobacter* spp. (realizar antibiograma), *Burkholderia* (realizar antibiograma)
Reportar se presente em quantidade significativa[a] e se for o microrganismo predominante na cultura, principalmente se o Gram sugerir infecção com morfologia consistente com o isolado	*Staphylococcus aureus* (realizar antibiograma) *Streptococcus* beta-hemolítico dos grupos B (adultos), C e G Único morfotipo de bacilo gram-negativo (especialmente *K. pneumoniae*) (realizar antibiograma) *Corynebacterium* se ureia positiva ou em pacientes de UTI *Rhodococcus equi* em pacientes imunocomprometidos
Reportar como "desenvolvimento de bacilos gram-negativos entéricos"	Mais que uma morfologia de bacilo gram-negativo em MC, oxidase negativa e/ou indol positivo, ou lactose positiva, ou fazendo *swarming*
Reportar como "desenvolvimento de bacilos gram-negativos não fermentadores de glicose"	Mais que uma morfologia de bacilo gram-negativo oxidase positiva, crescendo em MC, ou não fermentam a glicose (exceções acima)
Reportar como "desenvolvimento de microrganismo do trato respiratório superior (microbiota oral)"	*Streptococcus* do Grupo Viridans, *Neisseria* spp. não patogênicas; bacilo gram-positivo tipo difteróides, *Staphylococcus* coagulase-negativa; *Rothia* spp., *Streptococcus* do grupo F; anaeróbios; *Haemophilus* spp. (não *H. influenzae*); *Eikenella; Actinobacillus*; *Capnocytophaga*; *Moraxella*; enterococos; leveduras Quantidades não significativas de *S. aureus*, bacilos gram-negativos e *N. meningitidis*
Reportar como colonizante	Crescimento de espécies de *Candida* é considerado microbiota normal da boca e não deve ser valorizado como agentes de pneumonia nesse tipo de amostra, não identificar as espécies

[a]Quantidade significativa é definida como grande crescimento em placa a partir do segundo quadrante da semeadura semiquantitativa, ou > 10^3UFC/ml para amostras de escovado brônquico protegido, ou > 10^4UFC/ml para amostras de lavado broncoalveolar; pequenas quantidades de uma espécie bacteriana, se for consistente com o visualizado no Gram, associadas a células inflamatórias; ou colônias no primeiro quadrante da placa somente se houver pouca ou nenhuma microbiota na placa (90% pura) e o Gram sugerir inflamação. Esses critérios não devem ser utilizados para pacientes com fibrose cística.

Cultura quantitativa de lavado broncoalveolar e escovado brônquico protegido

O Gram da amostra deve ser utilizado como guia para análise do crescimento em placa.

- Considerar e reportar os patógenos conforme descrito no quadro 18.3.
- Das placas semeadas, multiplicar o número de microrganismos pela diluição correspondente.

Interpretação do lavado broncoalveolar

- Placa semeada com alça de 0,01ml (10µl) – 1 colônia = 100 ou 10^2UFC/ml.
- Placa semeada com alça de 0,001ml (1000µl) – 1 colônia = 1.000 ou 10^3UFC/ml.
- Placa semeada da diluição 1:100 com alça de 0,01ml(10µl) – 1 colônia = 10.000 ou 10^4UFC/ml.

Interpretação do escovado brônquico protegido

- Placa semeada com micropipeta: 100µl – 1 colônia = 10 UFC/ml.
- Placa semeada com alça de 10µl – 1 colônia = 100 ou 10^2UFC/ml.

Nas culturas quantitativas todos os microrganismos isolados devem ser contados. Reportar e realizar o antibiograma dos patógenos, conforme descrito no quadro 18.3, se a contagem dos microrganismos isolados for ≥ 10^3UFC/ml para escovado brônquico e ≥ 10^4UFC/ml em amostras de lavado broncoalveolar.

Detecção de antígenos de *S. pneumoniae* na urina

S. pneumoniae é o agente bacteriano mais importante do TRI e a principal causa de pneumonia adquirida na comunidade. O teste rápido de detecção de antígenos da urina (Alere Binax-NOW *Streptococcus pneumoniae* Urinary Antigen Test, Abbott) apresenta vantagens práticas e teóricas sobre os testes microbiológicos aplicados no escarro, entre eles a rapidez (cerca de 15 a 20 minutos para o resultado) e a não interferência do uso prévio de antimicrobianos. Alguns estudos mostram que esse teste apresenta sensibilidade inferior a 80%, sendo somente superior a 90% nos casos de pacientes com bacteriemia. No que se refere à especificidade, estudos prévios sugerem que a detecção de antígenos na urina não é útil para se distinguir entre crianças com pneumonia pneumocócica daquelas meramente colonizadas em nasofaringe. Esse fato é menos frequente na população adulta. Deve ser enfatizado que o uso simultâneo do teste urinário e do Gram de escarro detecta mais de 90% dos casos de pneumonia pneumocócica.

Métodos moleculares

Existem testes de PCR multiplex para a detecção dos principais patógenos causadores de pneumonia, que incluem bactérias e vírus. Um exemplo é o BIOFIRE® FILMARRAY® Pneumonia Panel *plus* (BioMérieux), que detecta 18 bactérias e 7 vírus e pode ser utilizado direto de amostras de escarro e lavado broncoalveolar. O teste também permite detectar 7 marcadores de resistência a antibióticos e todo o processo é realizado em aproximadamente 1 hora.

FIBROSE CÍSTICA (FC)

Pseudomonas aeruginosa pode produzir um polímero polissacarídeo denominado alginato, o qual confere uma aparência mucoide à sua colônia. Essas cepas crescem no tecido respiratório na forma de uma matriz de biofilme, a qual protege as células mais internas de *Pseudomonas aeruginosa* da ação do sistema imune. A presença dessa forma mucoide no material respiratório dos pacientes fibrocísticos indica o início da fase crônica. Foi demonstrado também que os resultados dos testes de avaliação da sensibilidade convencionais aos antimicrobianos podem subestimar a resistência de cepas mucoides de *Pseudomonas aeruginosa*.

É, portanto, muito importante que o laboratório relate no resultado do exame bacteriológico de material respiratório de paciente com FC quando as colônias de *Pseudomonas aeruginosa* apresentarem aspecto mucoide.

Bactérias do complexo *Burkholderia cepacia* são bacilos gram-negativos móveis, aeróbios e oxidase positiva encontrados em reservatórios líquidos no meio ambiente, e consideradas um importante patógeno oportunista que causa infecção pulmonar entre os portadores de FC. Os microrganismos do complexo, em pacientes com FC, muitas vezes apresentam multirresistência aos antimicrobianos. O meio BCSA mostra-se superior para o crescimento do complexo *Burkholderia cepacia* após 48 horas de incubação quando comparado com o ágar MacConkey. O crescimento lento das bactérias do complexo *Burkholderia cepacia* pode passar despercebido nos meios convencionais, tais como AS ou MC, devido ao crescimento excessivo dos microrganismos encontrados no trato respiratório desses pacientes como *Klebsiella* spp., *Pseudomonas aeruginosa* e *Staphylococcus* spp.

Para identificação dos microrganismos isolados de pacientes com FC, ver Capítulo 6.

EXAMES RELACIONADOS

Os exames relacionados que devem ser verificados pelo analista no momento da interpretação da cultura de amostras do TRI são PCR (proteína C-reativa) e radiografia de tórax, quando existentes. Resultado de PCR >100mg/l é fortemente sugestivo de pneumonia e o laboratório de microbiologia deve buscar o agente etiológico.

COMENTÁRIOS

- Amostras coletadas por técnicas invasivas devem ser processadas o mais rápido possível.
- Lavado brônquico não é recomendado para cultura de rotina, a não ser em crianças.
- Para o diagnóstico de pneumonia hospitalar e por ventilação mecânica, o recomendando é fazer culturas não invasivas como escarro ou aspirado traqueal.
- Culturas bacterianas falso-negativas geralmente resultam de coleta inadequada, terapia antimicrobiana prévia e/ou atraso no transporte de amostras do TRI para o laboratório.
- Uma cultura bacteriana negativa não exclui a infecção do TRI. A infecção pode ser causada por outro tipo de organismo (por exemplo, vírus, parasita, fungo, micoplasma ou micobactéria).
- Os resultados falso-positivos são geralmente causados pela contaminação da amostra com a microbiota normal do trato respiratório superior, seu subsequente crescimento na cultura e valorização excessiva pelo laboratório.

COMO REPORTAR O RESULTADO

Escarro

- **Microscopia**

Exemplo 1:
Material clínico: escarro
Método: coloração de Gram
Resultado: células epiteliais: < 10/campo.
Leucócitos: > 25/campo.
Cocos gram-positivos em cadeia: alguns.
Diplococos gram-negativos: raros.
Cocobacilos gram-negativos: muitos, compatíveis com *Haemophilus* spp.

Exemplo 2:
Material clínico: escarro
Método: coloração de Gram
Resultado: células epiteliais: > 10/campo; leucócitos: < 25/campo.
Amostra não representativa do trato respiratório inferior (saliva).

Exemplo 3:
Material clínico: lavado broncoalveolar
Método: coloração de Gram
Resultado: não foram observados microrganismos na amostra analisada.

Exemplo 4:
Material clínico: aspirado traqueal
Método: coloração de Gram
Resultado: células epiteliais: > 10/campo/100×; leucócitos: < 25/campo/100×.
Presença de aglomerados bacterianos da mucosa oral em moderada quantidade.

Obs.: amostra inadequada para realizar a cultura.

Exemplo 5:
Material clínico: escarro
Método: coloração de Gram
Resultado: células epiteliais: > 10/campo/100×; leucócitos: < 25/campo/100×.

Obs.: a microscopia sugere contaminação com material do trato respiratório superior.

Exemplo 6:
Material clínico: escarro
Método: coloração de Gram
Resultado: células epiteliais: < 10/campo/100×; leucócitos: > 25/campo/100×.
Presença de bacilos gram-negativos pleomórficos, cocos gram-positivos em cadeias, agrupados e bacilos gram-positivos.

- **Cultura**

O resultado da cultura de escarro deve ser reportado semiquantitativamente (ver Capítulo 4) e sempre correlacionado com o Gram.

Exemplo 1:
Material clínico: escarro
Método: cultura semiquantitativa em meios específicos
Resultado: *Haemophilus influenzae* (muitas colônias).
Neisseria spp. (raras colônias).
Streptococcus do Grupo Viridans (poucas colônias).

Exemplo 2:
Material clínico: escarro
Método: cultura semiquantitativa em meios específicos
Resultado: *Haemophilus influenzae* – 50%.
Microbiota normal do trato respiratório superior – 50% (moderado).

- **Cultura quantitativa**

Liberar em todos os laudos uma nota referente aos valores a serem considerados significativos (ver Quadro 18.3). Ao liberar o resultado, sempre verificar o resultado do Gram da amostra.

> **Exemplo 1:**
> Material clínico: lavado broncoalveolar
> Método: cultura quantitativa em meios específicos
> Resultado: *Klebsiella pneumoniae* – 10^4UFC/ml
> *Pseudomonas aeruginosa* – 10^5UFC/ml.
>
> Obs.: são consideradas significativas contagens $\geq 10^4$UFC/ml.

> **Exemplo 2:**
> Material clínico: lavado broncoalveolar
> Resultado: *Neisseria* spp. – 10^2UFC/ml
> *Streptococcus* do Grupo Viridans – 10^3UFC/ml
> *Enterobacter cloacae* – 10^2UFC/ml.
>
> Obs.: são consideradas significativas contagens $\geq 10^4$UFC/ml

> **Exemplo 3:**
> Material: lavado broncoalveolar
> Resultado: contagem $< 10^3$UFC/ml de isolados da microbiota normal do trato respiratório superior.
>
> Obs.: são consideradas significativas contagens $\geq 10^4$UFC/ml.

- **Pesquisa de antígenos**

> **Exemplo 1:**
> Material clínico: urina
> Método: imunocromatográfico
> Resultado: pesquisa positiva/negativa de antígenos de *Streptococcus pneumoniae* na urina.

REFERÊNCIAS BIBLIOGRÁFICAS

American Thoracic Society; Infectious Diseases Society of America. Guidelines for the management of adult with hospital acquired ventilator-associated, and healthcare-associated pneumonia. Am J Respir Crit Care Med. 2005;171(4):388-416.

Caserta R, Martino MD, Pasternak J, Knobel E. Ventilator associated pneumonia: comparison between quantitative and qualitative cultures of tracheal aspirates. Crit Care. 2004;8(6):422-30.

Cornaglia G, Courcol R, Herrmann J-L, Kahlmeter G, Peigue-Lafeuille H, Vila J. European Manual of clinical microbiology. Paris: ESCMID; 2012.

Ford M. Medical microbiology. 2nd ed. Oxford: Oxford University Press; 2014.

Francesco GR, Craven DE. Ventilator-associated pneumonia: current management strategies. Infect Med. 2003;20(5):248-59.

Kalil AC, Metersky ML, Klompas M, Muscedere J, Sweeney DA, Palmer LB, et al. Management of adults with hospital-acquired and ventilator-associate pneumonia: 2016 Clinical Practice Guidelines by the Infectious Diseases Society of America and the American Thoracic Society. Clin Infect Dis. 2016;63(11):e61-e111.

Leber AL. Clinical microbiology procedures handbook. Vols. 1 e 2. 4th ed. Washington, DC: American Society for Microbiology; 2016.

Mendes CM, Oplustil CP, Zoccoli CM, Sinto SI. Microbiologia clínica: 156 perguntas e respostas. São Paulo: Sarvier; 2005.

Miller JM, Binnicker MJ, Campbell S, Carroll KC, Chapin KC, Gilligan PH, et al. A guide to utilization of the microbiology laboratory for diagnosis of infectious diseases: 2018 Update by the Infectious Diseases Society of America and the American Society for Microbiology. Clin Infect Dis. 2018;67(6):813-6.

Oplustil CP, Zoccoli CM, Barberino MG. Microbiologia clínica: 156 perguntas e respostas vol 2. São Paulo: Sarvier; 2012.

Procop GW, Church, DL, Hall GS, Janda WM, Koneman EW, Schreckenberger PC, Woods GL. Koneman's color atlas and textbook of diagnostic microbiology. 7th ed. Philadelphia: 7th ed. Philadelphia: Walter Kluver; 2017.

Sharp SE, Robinson A, Saubolle M, Santa Cruz M, Carrol K, Baselski V. Cumitech 7B. Lower Respiratory Tract Infections. Coordinating ed., SE. Sharp. Washington, DC: ASM Press; 2004.

Cultura de Material de Orelha

19
CAPÍTULO

PRINCÍPIO

A otite média, aguda ou crônica é uma infecção da região da orelha média, comum em recém-nascidos, crianças até o início da idade escolar e mais rara em adultos. Pode ser causada por bactérias e vírus, em geral logo após infecções do trato respiratório superior. Os agentes mais frequentemente isolados de otites agudas são *Streptococcus pneumoniae*, *Haemophilus influenzae* e, menos frequentemente, *Moraxella catarrhalis*, *Alloiococcus otitidis*, *Staphylococcus aureus* e *Streptococcus pyogenes,* embora este último seja um agente sazonal. *Turicella otitidis* e *Staphylococcus auricularis* são considerados patógenos emergentes que podem causar otite média, mas estudos adicionais ainda são necessários para determinar o verdadeiro significado desses agentes. Nas otites crônicas, além de *Pseudomonas* spp., *S. aureus* também tem sido isolado.

O diagnóstico microbiológico recomendado é a coleta de material para cultura utilizando procedimentos mais invasivos, por meio de timpanocentese. Essa técnica é mais indicada para casos de infecções persistentes, tratamentos sem boa resposta clínica ou mesmo para protocolos de pesquisa. Assim, o diagnóstico dessas infecções geralmente é clínico. Bactérias anaeróbias raramente são responsáveis por esse tipo de infecção e devem ser pesquisadas somente em amostras obtidas por timpanocentese e quando solicitada pelo clínico. Mais recentemente, os métodos moleculares como PCR multiplex que detectam simultaneamente os agentes mais frequentes, têm sido utilizados para melhorar a sensibilidade no diagnóstico. Culturas de amostras de nasofaringe, drenagem nasal e orofaringe não são recomendadas, uma vez que os patógenos encontrados nesses sítios não indicam que estejam presentes na orelha média.

Em otite externa (infecção na região da orelha externa), a infecção pode ser classificada como aguda (localizada e difusa), crônica ou invasiva, apesar que clinicamente apenas a invasiva consegue ser diferenciada das outras. Infecção aguda difusa refere-se à infecção comumente adquirida nas águas de piscinas, do mar ou rios, sendo *Pseudomonas aeruginosa* o agente mais frequentemente isolado. *Vibrio alginolyticus* é o agente mais encontrado em nadadores de águas do mar, embora outras bactérias aeróbias também possam estar envolvidas. A otite externa aguda localizada, em geral é devido a um furúnculo ou pústula, resultado de infecção de folículo piloso. A otite crônica normalmente é causada por bactérias e, embora a *P. aeruginosa* seja o agente mais frequente, as bactérias anaeróbias também podem estar envolvidas. Devido à colonização da parte externa da orelha por diversas bactérias, o resultado do exame microbiológico necessita ser avaliado com cautela para se valorizar o real patógeno causador da infecção. A infecção denominada de otite externa maligna é uma infecção necrotizante que se dissemina das células escamosas do canal auricular até a cartilagem e ossos. Os pacientes de risco para esse tipo de infecção são os diabéticos, pacientes idosos e imunocomprometidos. Em geral, o agente responsável por essa infecção é *P. aeruginosa*, mas também devem ser pesquisados fungos, *Nocardia* spp. e micobactérias.

Potenciais agentes etiológicos

O quadro 19.1 mostra os principais agentes causais de infecções da região da orelha (interna, média e externa), classificados pelo tipo de infecção.

QUADRO 19.1 – **Principais agentes causais de infecções da região da orelha (interna, média e externa) e quadro infeccioso.**

Quadro infeccioso	Agentes etiológicos
Otite média aguda	*S. pneumoniae*, *H. influenzae*, *S. pyogenes*, *S. aureus*, *M. catarrhalis*, *P. aeruginosa*, *Alloiococcus otitidis*, *Turicella otitidis** *Staphylococcus auricularis**
Otite média crônica	*P. aeruginosa* *S. aureus*
Otite externa aguda localizada	*S. aureus*, *S. pyogenes*
Otite externa aguda difusa	*P. aeruginosa*, *Vibrio alginolyticus*, *S. aureus* e anaeróbios
Otite externa crônica	Enterobactérias e fungos
Otite externa maligna	*P. aeruginosa*

*Microrganismos emergentes cuja implicação ainda não está bem estabelecida.

Sinonímias: secreção otológica, secreção de orelha média, secreção de conduto auditivo.

MATERIAL CLÍNICO

Coleta

Secreção de orelha média – antes do procedimento de coleta, limpar a região da orelha externa com antisséptico seguido de limpeza com solução fisiológica estéril. A amostra ideal é aquela obtida por aspiração do líquido do interior da tuba auditiva, através do tímpano (timpanocentese), procedimento realizado pelo médico assistente. O procedimento é doloroso e geralmente realizado em pacientes com otite média crônica sem resposta à terapia utilizada.

A amostra deve ser enviada em tubo estéril ou em seringa com a ponta bloqueada. Amostras coletadas por aspiração não devem ser enviadas ao laboratório como secreção de orelha ou de ouvido e sim como secreção obtida por timpanocentese.

Amostras coletadas com *swab* de orelha externa são menos recomendadas para o diagnóstico de otite média. O material obtido não é representativo do sítio infectado, além da contaminação com a microbiota do canal auditivo externo. Em caso de rompimento da membrana do tímpano, o fluido que drena da orelha pode ser coletado com *swab* fino.

Secreção de orelha externa – limpar o pavilhão da orelha com solução fisiológica estéril e, para se obter a amostra, inserir um *swab* no conduto auditivo até onde encontrar resistência, fazendo movimentos rotatórios. Realizar a coleta utilizando dois *swab*, um para confeccionar lâmina para a coloração de Gram e outro, inserido em meio de transporte, para a cultura.

Transporte

Amostras coletadas por aspiração devem ser enviadas ao laboratório em até 2 horas, à temperatura ambiente (20 a 25°C), e as coletadas em *swab* com meio de transporte, até 8 horas à temperatura ambiente.

CONTROLE DE QUALIDADE

Finalidade – controlar e comprovar a qualidade dos meios de cultura, dos meios de identificação, dos reagentes, a metodologia e a competência dos colaboradores na realização das várias etapas do exame. Os meios de cultura empregados devem ser avaliados quanto a sua esterilidade, capacidade de permitir o crescimento de patógenos importantes e capacidade de inibição, quando aplicável.

Frequência e procedimento – de acordo com o estabelecido para cada insumo/teste utilizado no exame.

Indicador de qualidade – para melhor controlar o processo é necessário implantar alguma ferramenta de controle. O quadro 19.2 mostra os indicadores que podem ser implantados para controlar a cultura de orelha.

QUADRO 19.2 – Sugestão de indicadores para controlar as diferentes fases do processo de cultura de orelha.

Fase do processo	Indicador	Descrição	Objetivo
Pré-analítica	Coleta	Verificar a positividade do exame de cultura	Avaliar a competência dos coletadores
	Índice de contaminação da coleta	Verificar a positividade da cultura para os microrganismos considerados contaminantes*	Monitorar a qualidade da coleta
Analítica	Concordância da cultura e Gram	Comparar o resultado da microscopia com o verificado na cultura respectiva	Avaliar a competência do observador, o método e os meios de cultura empregados

*Microrganismos considerados contaminantes (pertencentes à microbiota habitual do conduto auditivo externo): *Staphylococcus* coagulase-negativa e *Corynebacterium* spp. (atenção para *Turicella otitidis*).

PROCEDIMENTO

Microscopia

Exame microscópico após coloração pelo método de Gram de amostras obtidas de orelha média e externa pode e deve ser feito se houver quantidade suficiente de material. A bacterioscopia é um procedimento importante em determinadas situações, podendo inclusive direcionar a terapia inicial. Observar presença de leucócitos e reportar se presentes.

Cultura

Semeadura de amostras obtidas por aspiração

- Semear a amostra (3 a 4 gotas do fluido coletado) em placas de AS e CHOC.

> *Alloiococcus otitidis* pode crescer em AS com 5% de sangue de carneiro em até 5 dias, mas não cresce em outros meios comumente utilizados de rotina. O meio ideal para isolamento é o ágar BHI com 5% de sangue de coelho e crescimento em 72 horas.

- Estriar por esgotamento em três direções diferentes (ver Capítulo 4).
- Incubar as placas de AS/CHOC em estufa de CO_2 a 35 ± 2°C, durante 24 horas.
- Incubar por mais 24 horas se não houver crescimento de microrganismos ou se as colônias se mostrarem muito pequenas para diferenciação (colônias de *Haemophilus* spp. e *Moraxella catarrhalis* são mais bem visualizadas após 48 horas de incubação).
- Se a cultura continuar negativa após 48 horas, manter a incubação por até 7 dias.
- Semiquantificar o crescimento, proceder à identificação de acordo com as orientações descritas no Capítulo 6 e fazer o antibiograma se houver solicitação médica.

Semeadura de amostras coletadas em *swab*

- Rolar o *swab* em uma pequena área das placas de AS/CHOC.
- Semear por esgotamento em três direções diferentes (ver Capítulo 4).
- Incubar as placas durante 24 horas em estufa de CO_2 a 35 ± 2°C.
- Incubar por mais 24 horas se não houver crescimento de microrganismos.
- Semiquantificar, proceder à identificação de acordo com as orientações descritas no Capítulo 4 e fazer o antibiograma se houver solicitação médica.

Avaliação das placas ou triagem

Otite externa – observar nas placas, após 24 e 48 horas, o crescimento de enterobactérias, *Pseudomonas* spp., *Vibrio* spp., estreptococos e *S. aureus*. *Proteus* spp. produtores de véu são importantes patógenos em pacientes com *diabetes mellitus* e devem ser considerados desde que o crescimento seja predominante. Não há necessidade de incubar as placas por mais de 48 horas.

Leveduras, como *Candida albicans*, e fungos filamentosos, como *Aspergillus* spp., devem ser considerados se o crescimento for predominante ou puro, pois podem estar presentes em pacientes com otite crônica.

Staphylococcus coagulase-negativa e *Corynebacterium* spp., considerados contaminantes, fazem parte da microbiota habitual do canal auditivo externo.

Otite média – observar as placas após 24 horas, até 7 dias de incubação. Por ser uma amostra colhida por procedimento invasivo, qualquer microrganismo isolado deve ser considerado potencial agente infeccioso. Observar a presença de:

- Bacilos gram-negativos não fermentadores, *H. influenzae* e *M. catarrhalis*.
- Cocos gram-positivos – *S. pneumoniae*, *S. pyogenes* ou outro estreptococo beta-hemolítico.
- Organismos da microbiota da pele (*Staphylococcus* coagulase-negativa ou *Corynebacterium* spp.), considerar apenas se for o microrganismo predominante.
- *Turicella otitidis* – microrganismo envolvido em otite média. Bacilo gram-positivo corineiforme longo, assacarolítico, teste de CAMP e catalase, positivos. As colônias em AS são brancas cremosas, não apresentando hemólise.
- *Nocardia* – investigar e considerar em infecções crônicas.
- *Alloiococcus otitidis* – a identificação desse microrganismo não é muito comum, porém a comunicação ao clínico da suspeita desse agente é importante. O quadro 19.3 resume as características que podem ser utilizadas para a identificação desse microrganismo.

QUADRO 19.3 – **Principais características para a identificação de *Alloiococcus otitidis*.**

- Gram: coco gram-positivo agrupado e em tétrades
- Pode crescer em ágar CHOC após 5 a 7 dias de incubação. Cresce bem em BHI com 5% de sangue de coelho
- Não cresce bem em AS com sangue de carneiro
- Colônia puntiforme com aspecto molhado e levemente amarelada, sem hemólise e adere ao meio
- Testes confirmatórios: catalase negativa ou fracamente positiva, PYR positivo, leucina aminopeptidase (LAP) positiva, vancomicina sensível (em BHI com sangue de coelho).

EXAMES RELACIONADOS

Os resultados de exames de PCR (proteína C-reativa) e o hemograma podem ser acompanhados nos casos de otite.

COMO REPORTAR O RESULTADO

Microscopia pelo método de Gram

Reportar os microrganismos visualizados e leucócitos se presentes.

Cultura

Existem várias formas de liberar um resultado, e a forma escolhida pelo laboratório deve ser avaliada em conjunto com os médicos assistentes para poder garantir que a informação correta seja entendida de maneira clara.

Exemplo 1: informar o crescimento de microrganismos na cultura
Material clínico: secreção de orelha média
Método: cultura em meios específicos
Resultado: *Streptococcus pneumoniae* (muitas colônias)
Staphylococcus coagulase-negativa (poucas colônias).

Exemplo 2: informar o que cresce, sem realizar antibiograma do que é microbiota habitual.

Material clínico: secreção otológica (orelha externa)

Método: cultura em meios específicos

Resultado: *Staphylococcus* coagulase-negativa (algumas colônias)
Corynebacterium spp. (muitas colônias).

Obs.: o teste de sensibilidade aos antimicrobianos não foi realizado, uma vez que os microrganismos isolados fazem parte da microbiota habitual do material clínico analisado.

Exemplo 3: não cresce nenhum patógeno e não relata os microrganismos da microbiota habitual

Material clínico: secreção de orelha externa

Método: cultura em meios específicos

Resultado: cultura negativa para microrganismos considerados patogênicos.

Obs.: houve crescimento apenas de microrganismos que fazem parte da microbiota habitual do material clínico analisado.

COMENTÁRIOS

- Uma cultura negativa não exclui otite média. Em infecções crônicas o agente etiológico pode não ser isolado.
- Métodos moleculares (PCR) são mais sensíveis que a cultura. Resultados falso-negativos podem ser devido a crescimento abundante da microbiota normal da pele.
- Resultados falso-positivos podem ocorrer por interpretações inadequadas do crescimento da cultura, supervalorizando a microbiota habitual.

REFERÊNCIAS BIBLIOGRÁFICAS

Leber AL. Clinical microbiology procedures handbook. Vols. 1 e 2. 4th ed. Washington, DC: American Society for Microbiology; 2016.

Miller JM. A guide to specimen management in clinical microbiology. 3rd ed. Washington, DC: American Society for Microbiology; 2017.

Miller JM, Campbell S, Carroll KC, Chapin KC, Gilligan PH, et al. A guide to utilization of the microbiology laboratory for diagnosis of infectious diseases: 2018. Update by the Infectious Diseases Society of America and the American Society for Microbiology. Clin Infect Dis. 2018;67(6): e1-e94.

UK Standards for Microbiology Investigation. Investigation of Ear Infections an Associated Specimens. PHE, 2014. https://www.gov.uk/government/publications/smi-b-1-investigation-of-ear-infections-and-associated-specimens. Acessado em 27/01/2019.

Wolk DM. Microbiology of middle ear infections: Do You Hear What I Hear? Clin Microbiol Newsletter. 2016;38(11):87-93.

20
CAPÍTULO

Cultura para *Corynebacterium diphtheriae*, *Listeria monocytogenes* e *Erysipelothrix rhusiopathiae*

PRINCÍPIO

Os bacilos gram-positivos não esporulados formam um grupo bastante heterogêneo, sendo algumas espécies importantes patógenos para o homem (*Corynebacterium diphtheriae* e *Listeria monocytogenes*), algumas são patógenos de animais mas que causam infecções no homem (*Erysipelothrix rhusiopathiae*), e outras são oportunistas que em geral causam infecções em pacientes hospitalizados ou imunocomprometidos (*Corynebacterium jeikeium*).

Corynebacterium diphtheriae causa uma doença infectocontagiosa, de curto período de incubação, geralmente causando faringite exsudativa, envolvendo o palato e a úvula, denominada difteria. Em poucos dias pode haver formação de uma membrana de consistência mucopurulenta, a qual pode aumentar e envolver a laringe e a traqueia. A doença atualmente é rara, ocorrendo quase que exclusivamente em pacientes não imunizados. *C. diphtheriae* se mantém na população devido a portadores assintomáticos imunizados, que carreiam a bactéria na orofaringe ou na pele. O homem é o único reservatório conhecido desse microrganismo. A transmissão se dá por meio de gotículas do trato respiratório ou contato com pele contaminada de pessoa a pessoa. Mesmo em pacientes com difteria, o microrganismo não invade os tecidos adjacentes nem causa destruição tecidual se a pele não estiver íntegra. Sua virulência é decorrente da produção de uma potente exotoxina por algumas cepas. Nessas situações, quadros graves podem ocorrer, pois essa toxina tem ação sistêmica, inclusive no sistema cardiorrespiratório e sistema nervoso central. Existem relatos de casos de infecções como endocardite e artrite séptica, entre outras doenças sistêmicas causadas por cepas de *C. diphtheriae* não produtoras de exotoxina.

Listeria monocytogenes é o agente causal da listeriose, doença associada ao consumo de alimentos contaminados, tais como carnes malcozidas, leite ou queijos não pasteurizados. A bactéria cresce bem em baixas temperaturas, assim, alimentos contaminados e conservados em geladeira por muito tempo podem ter altos índices desse microrganismo. Embora a bactéria esteja amplamente distribuída na natureza, a listeriose não é uma doença muito frequente. Pacientes idosos, imunossuprimidos e recém-nascidos são os mais vulneráveis. Mulheres grávidas são infectadas devido ao consumo de alimentos contaminados, podendo transmitir a doença ao feto. A infecção pode ocorrer por passagem do microrganismo através da placenta ou por contaminação no momento do parto. As meningites em recém-nascidos também são causadas por *Streptococcus agalactiae*, que tem características morfológicas muito semelhantes a *L. monocytogenes*, devendo ser rapidamente diferenciadas. Na bacterioscopia pelo Gram, outro importante agente de meningites, *Streptococcus pneumoniae*, pode ser confundido com *L. monocytogenes*, visto que, em olhos menos experientes, os cocos lanceolados podem ser confundidos com bacilos gram-positivos curtos. A meningite por esse microrganismo é a infecção mais comum entre adultos e acomete principalmente idosos. A bactéria resiste bem às enzimas do estômago e aos sais biliares, aderindo às células do hospedeiro, causando infecção.

Erysipelothrix rhusiopathiae causa uma infecção de pele bem localizada, não supurativa, diferente da erisipela causada por estreptococos, denominada erisipeloide. Em geral, ocorre nos dedos ou nas mãos, como uma lesão arroxeada com bordas elevadas. As lesões são doloridas e o paciente tem a sensação de queimação com coceira. A infecção é autolimitada, mas o uso de antimicrobianos permite recuperação mais rápida. Esse tipo de infecção está relacionado a pessoas que lidam com animais, como açougueiros, veterinários, fazendeiros e pescadores. A infecção se dá pela entrada da bactéria após uma lesão na pele derivada da manipulação de animais contaminados.

A detecção e a identificação laboratorial desses microrganismos nem sempre são fáceis, sendo o Gram o teste inicial mais útil para verificar as características morfotintoriais e suspeitar da presença dessas bactérias nas amostras analisadas.

Sinonímias: cultura de difteria, pesquisa de listeriose

MATERIAL CLÍNICO

Pesquisa de *Corynebacterium diphtheriae* – material do trato respiratório: secreção de nasofaringe e/ou orofaringe, *swab* da lesão e aspirado de úlcera.

Pesquisa de *Listeria monocytogenes* – amostras de liquor, sangue e líquido amniótico.

Pesquisa de *Erysipelothrix rhusiopathiae* – biópsias de pele ou aspirado profundo das bordas de lesão.

CONTROLE DE QUALIDADE

Finalidade – controlar e comprovar a qualidade dos meios de cultura, dos meios de identificação, dos reagentes, a metodologia e a competência dos colaboradores na realização das várias etapas do exame. Os meios de cultura empregados devem ser controlados quanto a sua esterilidade, capacidade de permitir o crescimento e diferenciação dos patógenos.

Qualquer prova ou teste utilizado para a identificação das bactérias deve ser controlado a cada lote com cepas de referência.

Frequência e procedimento – de acordo com o estabelecido para o CIQ de cada insumo/teste utilizado no exame.

Indicador de qualidade – para melhor avaliar o processo é necessário implantar alguma ferramenta de controle. O quadro 20.1 mostra os indicadores que podem ser definidos e monitorados para controlar a cultura desses microrganismos.

QUADRO 20.1 – Sugestão de indicadores para controlar as diferentes fases do processo da cultura para *C. diphtheriae*, *L. monocytogenes* e *E. rhusiopathiae*.

Fase do processo	Indicador	Descrição	Objetivo
Pré-analítica	Índice de amostras não aceitável	Verificar o percentual de amostras recebidas que estejam dentro dos critérios de aceitabilidade	Monitorar o processo de coleta e envio das amostras
Analítica	Concordância entre a cultura e a microscopia direta	Comparar o resultado da microscopia com o verificado na cultura respectiva Microscopia direta	Avaliar o observador, o método e os meios de cultura empregados
Pós-analítica	TAT do resultado final	Tempo para informar o resultado final do exame	Verificar a metodologia, o treinamento dos colaboradores e o sistema de informação de resultados críticos

PROCEDIMENTO

Corynebacterium diphtheriae

Microscopia

Preparar dois esfregaços em lâmina, corar uma lâmina pelo Gram e outra pela coloração de Albert-Laybourn. O Gram tem um papel importante para diferenciar difteria de angina de Plaut-Vicent, infecção que se assemelha clinicamente à difteria. A presença de bacilos gram-negativos fusiformes e espiroquetas sem a presença de bacilos gram-positivos indica doença de Plaut-Vicent.

Morfologia do *C. diphtheriae* nas colorações de:

- Gram – bacilo gram-positivo pleomórfico, em arranjos angulares (comumente em paliçada ou letra chinesa); as formas cocobacilares são visualizadas em culturas mais velhas.
- Albert-Laybourn – bacilos com granulações metacromáticas. Os bacilos possuem o corpo azul-esverdeado com as extremidades apresentando granulações de cor marrom-escura a preta; arranjos angulares (comumente em paliçadas ou letra chinesa).

A coloração de Albert-Laybourn realizada diretamente da amostra clínica não fornece resultados confiáveis, uma vez que granulações metacromáticas podem ser observadas em outras espécies do gênero. O recomendado é realizar a cultura e posteriormente, da colônia, fazer um esfregaço para coloração.

Cultura

- Semear o *swab* em toda a superfície do AS, CTBA (*cystine tellurite blood agar*) e em toda a superfície inclinada do meio de Loeffler, deixando o *swab* depositado na parte inclinada desse último. A adição de um disco de fosfomicina 50µg no inóculo inicial do AS inibe contaminantes da microbiota oral e permite o crescimento de bactérias corniformes.
- Incubar os meios a 35 ± 2°C em estufa comum (sem CO_2).

Interpretação das culturas

Ágar-sangue

- Incubar a 35 ± 2°C durante 72 horas com leitura diária:
  - Colônias pequenas, cinzas, achatadas, translúcidas e não hemolíticas: *C. diphtheriae* biótipo *intermedius*.
  - Colônias grandes, brancas, opacas, convexas com pequeno halo de hemólise beta: *C. diphtheriae* biótipo *mitis* e *gravis*.

As colônias devem ser bacilos gram-positivos, catalase positiva, teste de Camp reverso negativo e motilidade negativa.

- Verificar a presença de colônias beta-hemolíticas sugestivas de *Streptococcus pyogenes* para descartar a possibilidade de falso diagnóstico de difteria ou infecção mista.
- Se houver crescimento de *S. pyogenes*, sempre reportar no resultado.

Ágar Loeffler

- Esse meio é utilizado para estimular a produção de grânulos metacromáticos.
- Incubar de 2 a 4 horas, retirar o *swab* recolhendo o crescimento da superfície do meio e preparar dois esfregaços.
- Corar pelo método de coloração de Albert-Laybourn (os bacilos sugestivos de *Corynebacterium* ficam corados em verde com granulações metacromáticas em azul) e de Gram (bacilos gram-positivos em forma de letras chinesas).
- Reincubar o meio de Loeffler durante 18 a 24 horas e subcultivar em uma placa de CTBA.

Ágar CTBA (ágar telurito ou *cystine tellurite blood agar*)

- Esse meio é inibitório para a microbiota nasal/oral habitual e corinebactérias. Estafilococos e leveduras crescem como colônias pretas.
- Incubar de 24 a 72 horas e verificar se há crescimento de colônias típicas: colônias de tamanho médio (1 a 3mm), cor cinza-metálica a preta, com odor semelhante ao do alho.
- Fazer o teste da catalase, motilidade e coloração pelo método de Gram das colônias suspeitas.
- Se as colônias suspeitas são catalase positiva, imóveis e bacilos gram-positivos tipo difteroide, subcultivar em AS para obter crescimento suficiente para realizar as provas de identificação.

Testes de identificação

O Gram, a catalase e a motilidade são as primeiras provas que devem ser realizadas para a identificação das colônias isoladas nos meios específicos.

Identificar as colônias utilizando o quadro 20.2. Incubar as provas bioquímicas por até 72 horas a 35 ± 2°C.

Teste de sensibilidade

A antibioticoterapia mais comum é o uso de penicilina ou eritromicina. O teste de sensibilidade pode ser realizado pela metodologia de microdiluição (documentos CLSI e EUCAST/BrCAST) e difusão do disco (documento do EUCAST/BrCAST) para penicilina, eritromicina, gentamicina, vancomicina, ciprofloxacino, clindamicina, tetraciclina, cefepime, cefotaxima e imipenem, conforme recomendado em cada documento.

QUADRO 20.2 – Identificação de C. *diphtheriae* e espécies correlacionadas.

Microrganismo	Teste					
	Glicose	Amido	Nitrato	Ureia	Hemólise	Camp reverso
C. *diphtheriae* biótipo:						
intermedius	A		+	–	–	–
*mitis***	A	–	+	–	+*	–
belfani	A	–	–	–	SI	–
gravis	A	A	+	–	+*	–
C. *ulcerans*	A	A	–	+	+	+
C. *pseudotuberculosis*	A	–	V	+	+	+

A = produção de ácido; V = reação variável; SI = sem informação. *Halo pequeno de hemólise beta. **A maioria das infecções é causada por esse biótipo. A utilização da glicose pode ser observada em meio de CTA (*cistina triptic agar*).

Listeria monocytogenes

Microscopia

Os bacilos gram-positivos característicos de *L. monocytogenes* (curtos não esporulados) dificilmente são visualizados em esfregaços corados pelo Gram de amostras de liquor, devido ao baixo número de microrganismos presente nesse tipo de amostra. Outros patógenos, como *S. pneumoniae* e *S. agalactiae,* normalmente estão presentes em grande quantidade (100 a 1.000 vezes mais).

Cultura

A amostra clínica deve ser semeada em ágar-sangue e ágar-chocolate e os meios incubados a 35 ± 2°C durante até 48 horas.

Interpretação das culturas

Listeria monocytogenes cresce bem em ágar-sangue incubado a 35°C em estufa comum. Formam colônias pequenas redondas, branco acinzentadas, achatadas e com discreta beta-hemólise, essa última não visualizada nas primeiras 24 horas de incubação. Muitas vezes precisamos remover a colônia do ágar para visualizar a hemólise.

Testes de identificação

Os testes para a identificação são:

- Gram: bacilos gram-positivos curtos.
- Colônias: beta-hemolíticas no ágar-sangue, catalase positiva, teste de Camp positivo e bile-esculina positiva.
- Motilidade: positiva à temperatura ambiente (22 a 25°C). Se incubada a 35°C são imóveis. Essa prova deve ser realizada preferencialmente em meio semissólido para verificar a motilidade típica de um guarda-chuva. Os meios recomendados são o ágar nitrato motilidade

ou MIO (motilidade, indol, ornitina ou lisina). A motilidade pode também ser observada ao microscópio; nesse caso, crescer a bactéria em um caldo, incubar a 22 a 25°C durante 6 horas e observar entre lâmina e lamínula ao microscópio. As bactérias se movimentam em tombos. É fundamental que a incubação ocorra entre 22 e 25°C.

Teste de sensibilidade

O tratamento recomendado é a combinação de gentamicina com penicilina ou ampicilina. Podem ser testados penicilina, ampicilina, meropenem, eritromicina e sulfametoxazol-trimetoprima. Tanto o CLSI quanto o EUCAST/BrCAST preconizam a utilização de Mueller-Hinton com sangue lisado de cavalo para realizar o teste. O EUCAST/BrCAST possui critérios interpretativos para as metodologias de microdiluição (CIM) e disco-difusão, já o CLSI possui apenas para CIM.

Importante mencionar que a *L. monocytogenes* é naturalmente resistente a cefalosporinas e que tem sido observada resistência a macrolídeos, fluoroquinolonas e tetraciclinas.

Erysipelothrix rhusiopathiae

Microscopia

O Gram direto da amostra clínica muitas vezes não permite visualizar os bacilos gram-positivos delgados, parecendo fios de cabelos. Os bacilos descoram facilmente e podem aparecer como gram-negativos.

Cultura

A amostra clínica deve ser semeada em ágar-sangue e ágar-chocolate e os meios incubados a 35 ± 2°C em estufa com 5% de CO_2 durante até 3 dias. As colônias crescem como uma mistura de colônias bem pequenas e suaves e de colônias maiores rugosas e em geral são alfa-hemolíticas.

Interpretação das culturas

As colônias são catalase negativa, imóveis, produzem H_2S, são vancomicina resistente e esculina negativa.

Testes de sensibilidade

Erysipelothrix é sensível à penicilina, sendo o antimicrobiano recomendado para o tratamento. Em pacientes alérgicos à penicilina, recomendam-se ciprofloxacino ou clindamicina para infecções cutâneas e ceftriaxona ou imipenem para infecções sistêmicas. O CLSI possui critérios interpretativos para alguns antimicrobianos para a determinação da CIM e o teste deve ser realizado com Mueller-Hinton em sangue lisado de cavalo incubado a 35°C em ar ambiente.

EXAMES RELACIONADOS

Para meningite por *Listeria monocytogenes* o exame de liquor revela pleocitose em geral com predominância de neutrófilos e presença de bactérias intra e extracelulares. Os testes sorológicos disponíveis detectam apenas anticorpos e são, em geral, realizados em laboratórios de referência.

COMO REPORTAR O RESULTADO

Microscopia

> **Exemplo 1:** pesquisa de *Corynebacterium diphtheriae*
> Material clínico: secreção de nasofaringe
> Método: coloração de Albert-Laybourn
> Resultado: presença/ausência de bacilos com granulações metacromáticas sugestivas de *Corynebacterium* spp.
>
> Obs.: para pesquisa de *Corynebacterium diphtheriae* a cultura é o exame mais adequado.

Cultura

> **Exemplo 1:** cultura para *Corynebacterium diphtheriae*
> Material clínico: secreção de nasofaringe
> Método: cultura em meios específicos
> Resultado: negativo.

> **Exemplo 2:** cultura para *Corynebacterium diphtheriae*
> Material clínico: secreção de orofaringe e/ou nasofaringe
> Método: cultura em meios específicos
> Resultado: provável *Corynebacterium diphtheriae.*
>
> Obs.: a cepa será encaminhada para laboratório de referência para confirmação e teste de toxicidade – prova de Elek.

> **Exemplo 3:** cultura de liquor
> Material clínico: liquor ou líquido cefalorraquidiano
> Método: cultura em meios específicos
> Resultado: *Listeria monocytogenes.*

COMENTÁRIOS

- Outros microrganismos, entre eles estafilococos e alguns estreptococos, produzem colônias negras no meio CTBA, sendo necessário sempre realizar o Gram para verificar a morfologia do microrganismo isolado.
- Se a bacterioscopia direta do material pela coloração de Gram sugerir associação fusoespiralar, reportar o resultado compatível com angina de Plaut-Vincent.

- A coloração de Albert-Laybourn realizada diretamente da amostra clínica não fornece resultados confiáveis, uma vez que granulações metacromáticas podem ser observadas em outras espécies do gênero.
- Para o diagnóstico adequado de difteria, é sempre necessário verificar se o isolado é produtor ou não de toxina, o que pode ser feito pelo teste de imunodifusão (Elek). Enviar a cepa isolada para laboratório de referência onde possa ser realizado o teste (cepas de *C. ulcerans* e *C. pseudotuberculosis* também podem produzir toxina).

REFERÊNCIAS BIBLIOGRÁFICAS

BrCAST. 2019. Tabelas de pontos de corte para interpretação de CIMs e diâmetros de halos. [Internet][Acessado em 25 de julho de 2019]. Disponível em: http://brcast.org.br/documentos/

CLSI. Methods for antimicrobial dilution and disk susceptibility testing of infrequently isolated or fastidious bacteria. M45. 3rd ed. Wayne, Pa: CLSI; 2015.

CLSI. Methods for dilution antimicrobial susceptibility tests for bacteria that grow aerobically; M07-A9. Wayne, Pa: CLSI; 2012.

Ford M. Medical microbiology. 2nd ed. Oxford: Oxford University Press; 2014.

Jorgensen JH, Pfaller MA, Carroll KC, Funke G, Landry ML, Richter SS, et al. Manual of clinical microbiology. 11th ed. Washington DC: ASM Press; 2015.

Leber AL. Clinical microbiology procedures handbook. Vols. 1 e 2. 4th ed. Washington, DC: American Society for Microbiology; 2016.

Murray P, Rosenthal K, Phaller M. Medical microbiology. 8th ed. Philadelphia: Elsevier; 2016.

Cultura para Anaeróbios

21

CAPÍTULO

PRINCÍPIO

As bactérias anaeróbias são definidas como microrganismos capazes de sobreviver e multiplicar-se na ausência de oxigênio.

A maioria dos microrganismos causadores de infecções anaeróbias no homem é de origem endógena (bactérias pertencentes à microbiota normal do hospedeiro). Entretanto, apesar da variedade de diferentes gêneros e espécies pertencentes à microbiota anaeróbia normal, as infecções anaeróbias são causadas principalmente por *Bacteroides fragilis*, *Bacteroides thetaiotaomicron*, *Parabacteroides distasonis*, *Peptostreptococcus* spp., bacilos gram-negativos pigmentados (*Prevotella* spp. e *Porphyromonas* spp.) e *Fusobacterium* spp.

Esse grupo de bactérias pode causar uma diversidade de infecções no homem, incluindo peritonite, apendicite, colecistite, endocardite, osteomielite, empiema, salpingite, artrite séptica, abscessos, bacteriemia, otite média, sinusite e infecções pós-cirúrgicas.

As infecções causadas por uma fonte de origem exógena são:

- Botulismo alimentar – *Clostridium botulinum.*
- Gastroenterites por *Clostridium perfringens.*
- Tétano – *Clostridium tetani.*
- Celulite crepitante.
- Infecções superficiais benignas.
- Infecções por mordidas humanas ou de animais.
- Aborto séptico.

Algumas características que fortemente indicam infecção por anaeróbios:

- Sítio anatômico da infecção localizado próximo à superfície mucosa (local de colonização bacteriana).
- Surgimento da infecção após mordida de animal ou humana.
- Infecção associada a tumores.
- Odor fétido.
- Presença de gás no local da infecção.
- Presença de grânulos de enxofre no material clínico.

- Presença de bactérias na bacterioscopia pelo Gram e cultura para aeróbios negativa.
- Ausência de resposta à terapia antimicrobiana vigente e sem cobertura para anaeróbios.

> Toda cultura de anaeróbios deve preferencialmente ser acompanhada de uma solicitação de cultura para microrganismos aeróbios.

Sinonímia: pesquisa de anaeróbios, cultura para *Clostridium*, cultura para *Clostridioides*.

MATERIAL CLÍNICO

Coleta

O sucesso da cultura para anaeróbio depende da coleta apropriada e do rápido transporte da amostra para o laboratório.

A amostra deve ser coletada preferencialmente antes do uso de antimicrobianos ou comunicar ao laboratório se o paciente estiver na sua vigência.

Um aspecto importante para uma boa rotina anaeróbia é cultivar apenas aqueles materiais que foram coletados e transportados adequadamente.

A amostra ideal é aquela coletada por meio de aspirado com agulha e seringa ou fragmento do tecido infectado, evitando a contaminação com a microbiota endógena (Quadro 21.1).

A coleta com *swab* pode ser aceita em situações especiais, mas não é recomendada pelas seguintes razões:

- O material pode ser facilmente contaminado com microrganismos da pele ou superfície da mucosa durante a coleta.
- Os anaeróbios ficam mais expostos ao oxigênio, sendo difícil sua recuperação.
- Pela dificuldade na preparação de esfregaços utilizados para análise microscópica, assim como para a execução do exame direto macroscópico (por exemplo, pesquisa de grânulos de enxofre – típico de infecção por *Actinomyces*).

Amostras biológicas mais frequentes para pesquisa de anaeróbios

- Líquidos orgânicos de sítios anatômicos normalmente estéreis – encaminhados em tubos estéreis, seringas com ponta bloqueada ou frasco de hemocultura para anaeróbio. Ao inocular o material no frasco de hemocultura anaeróbio, tomar cuidado, pois a pressão negativa do frasco poderá aspirar todo o material contido na seringa.
- Sangue – coletado em frascos de hemocultura para anaeróbios.
- Medula óssea – coletada em frasco de hemocultura específico para anaeróbios.
- Biópsia e fragmento de tecido – coletados em tubos estéreis.
- Fragmento ósseo – coletado em frasco ou tubo estéril.
- Secreção aspirada após descontaminação da pele – coletada com seringa com tampa bloqueada (*luer lock*).
- Material coletado por meio de broncoscopia com cateter protegido – coletado em tubo estéril.

QUADRO 21.1 – Amostras aceitáveis e inadequadas para cultura anaeróbia.

Sitio	Amostra aceitável	Amostra inadequada
Cabeça e pescoço	Amostra de abscesso obtido por aspiração (seringa) após antissepsia da pele Biópsia obtida de material cirúrgico	*Swab* do trato respiratório, nasofaringe e orofaringe *Swab* de gengiva *Swab* de amostra coletado de superfície de lesão ou ferida
Pulmão	Punção percutânea do pulmão Biópsia do pulmão Amostra obtida por broncoscopia (escova protegida) Amostra de toracotomia	Escarro Secreção traqueal Aspirado endotraqueal Lavado broncoalveolar
Sistema nervoso central	Aspirado de abscesso Biópsia obtida de material cirúrgico	Amostras coletada com *swab*
Abdome	Fluido peritoneal Aspirado de abscesso Bile Biópsia obtida de material cirúrgico	Amostras coletada com *swab*
Trato urinário	Aspirado suprapúbico	Urina – coleta espontânea Urina – coletada com cateter
Trato genital feminino	Amostra de culdoscopia Aspirado do endométrio obtido por coletor protegido ou sucção Aspirado de abscesso DIU para pesquisa de *Actinomyces* spp.*	*Swab* de amostra vaginal, cervical, endocervical e perineal
Trato genital masculino	Abscesso de saco escrotal	Amostra uretral Esperma Secreção prostática
Amostras ortopédicas	Aspirado Biópsia obtida de material cirúrgico	Amostra superficial coletada com *swab*
Tecido mole	Aspirado obtido com agulha e seringa Biópsia obtida de material cirúrgico Aspirado profundo de ferida aberta após descontaminação da pele Aspirado profundo de úlcera de superfície obtido após descontaminação da pele	Amostra superficial coletada da superfície ou bordas da ferida

*Cultura de DIU para *Actinomyces* é controversa. *Actinomyces* spp. são organismos da microbiota normal do trato geniturinário, e seu isolamento pode não representar infecção. O resultado deve ser correlacionado com achados no tecido patológico. DIU = dispositivo intrauterino.

- Urina coletada por punção suprapúbica – encaminhada na própria seringa com ponta bloqueada.
- Aspirado profundo de ferida aberta obtido após descontaminação da superfície da ferida – coletado com seringa e encaminhado para análise com ponta bloqueada.

- Material obtido durante o procedimento cirúrgico, quando não for possível obter aspirado do material ou quando o volume do material for pequeno – coletar com *swab* (menos recomendado).
- Material de laparoscopia, aspirado endometrial obtido por aspiração ou curetagem após descontaminação, material de biópsia obtido cirurgicamente e DIU (dispositivo intrauterino) somente para cultura de *Actinomyces* spp. e *Eubacterium nodatum* – encaminhar em tubo ou frasco estéril.
- Fezes, somente para pesquisa de toxinas de *Clostridioides* (*Clostridium*) *difficile* ou cultura para *Clostridium botulinum* – encaminhar em frasco seco sem conservante.

Amostras inadequadas

- *Swab* de orofaringe, nasofaringe e gengiva (ver exceções abaixo).
- Material de ferida superficial (escara, úlcera de pé diabético) coletado com *swab* ou das bordas da ferida.
- Escarro expectorado, escarro induzido, aspirado endotraqueal, secreção traqueal, material de broncoscopia não coletado com cateter protegido.
- Urina coletada espontaneamente ou por meio de cateter.
- Fezes ou *swab* retal (exceto pesquisa/cultura para *Clostridiodes difficile*).
- *Swab* de materiais vaginal, cervical, endocervical, perineal e uretral.
- Esperma e secreção prostática.

> O laboratório não deverá realizar cultura para anaeróbios das amostras não aceitáveis listadas acima, já que alguns desses materiais podem apresentar bactérias anaeróbias pertencentes à microbiota habitual, ocasionando resultados de difícil interpretação, muitas vezes não compatíveis com a clínica do paciente.

Coleta de materiais de abscessos da cavidade oral e gengiva

A microbiota oral está geralmente envolvida em infecções causando abscessos da cavidade oral. Esses microrganismos anaeróbios são bastante sensíveis ao oxigênio, fazendo com que as etapas de coleta, transporte e processamento inicial sejam determinantes para o isolamento do agente infeccioso.

Geralmente esse procedimento é efetuado no consultório odontológico com instruções prévias e/ou acompanhamento do laboratório de microbiologia. Amostras solicitadas e que podem ser cultivadas são:

- **Aspirado de abscesso da cavidade oral**
  - Isolar a área a ser puncionada com pequenos rolos de algodão.
  - Secar bem o local.
  - Fazer antissepsia do local com *swab* embebido em clorexidina a 0,2% aquosa.
  - Deixar agir durante 1 minuto e puncionar.

- **Amostras de área periodontal**
  - Para amostras coletadas de áreas periodontais, o ideal é inocular o material coletado diretamente em meios de transporte para anaeróbios.
  - Isolar a área a ser coletada com pequenos rolos de algodão.
  - Desinfetar e secar bem o local utilizando *swab* embebido em clorexidina a 0,2% aquosa.
  - Remover a placa supragengival e transferir para o meio de transporte para anaeróbios.
- **Amostras de canal dentário**
  - Após o isolamento e antissepsia do local, inserir profundamente dois a três cones de papel-filtro no canal dentário. Deixar em contato por 10 segundos.
  - Transferir imediatamente o cone para o meio de transporte específico para anaeróbios.

Transporte

- As amostras biológicas devem ser transportadas rapidamente ao laboratório, ideal é em até 2 horas após a coleta.
- O transporte depende do volume e tipo de amostra. Grandes volumes de material purulento ou pedaço grande de tecido podem manter a viabilidade dos anaeróbios por mais horas.
- As amostras deverão ser transportadas e armazenadas à temperatura ambiente (20 a 25°C). O armazenamento em estufa ocasionará o desenvolvimento rápido das bactérias facultativas. Já a refrigeração aumentará a difusão do oxigênio, ocasionando perda de algumas bactérias anaeróbias presentes no material. Evitar extremos de calor ou frio.

> O frasco de hemocultura para anaeróbios pode ser utilizado como meio de recuperação de anaeróbios, mas tem o inconveniente de permitir o crescimento de bactérias facultativas, que o fazem mais rapidamente quando presentes na amostra. Sempre que possível, além de coletar o material em frasco de hemocultura anaeróbio, o médico assistente deve também coletar o material em seringa.

Tipos de tubos e meios para transporte de anaeróbios:

- *Swab* com meio de transporte Amies com carvão ativado contendo atmosfera adequada para o transporte de anaeróbios.
- Amostras em frasco de hemocultura para anaeróbios – enviar em temperatura ambiente (estabilidade de até 24 horas).
- Frasco com caldo tioglicolato anaeróbio – transportar na posição vertical, em temperatura ambiente (estabilidade de até 24 horas).
- Amostras com volume > 1ml acondicionadas em seringa com tampa bloqueada – transportar em temperatura ambiente (estabilidade de até 3 horas).

> Evitar, sempre que possível, o transporte de seringa e agulha devido ao risco de acidente. Utilizar seringa com ponta bloqueada.

CONTROLE DE QUALIDADE

Finalidade – controlar e comprovar os meios de cultura, de identificação e reagentes empregados, a metodologia e a competência dos colaboradores na realização das várias etapas do exame. Os meios de cultura empregados devem ser controlados quanto a sua esterilidade, capacidade de permitir o crescimento dos patógenos importantes e capacidade de inibição (meios seletivos), quando aplicáveis.

Frequência e procedimento – de acordo com o estabelecido para cada insumo/teste utilizado no exame. Qualquer *kit* utilizado para a identificação das bactérias deve ser controlado a cada lote com cepas de referência.

Controle da anaerobiose

Para o controle da anaerobiose gerada nas jarras ou sacos plásticos apropriados, utilizar uma tira de papel-filtro contendo azul de metileno como indicador da presença de oxigênio. O desenvolvimento de cor azul na fita indica falha no sistema de geração de anaerobiose.

A coloração pelo método de Gram é também utilizada como controle de qualidade da metodologia anaeróbia empregada pelo laboratório. Todas as bactérias visualizadas na bacterioscopia direta do material clínico devem ser isoladas nas placas e/ou caldo para enriquecimento.

Indicador de qualidade do método – para melhor controlar o processo é necessário implantar alguma ferramenta de controle. O quadro 21.2 mostra os indicadores que podem ser implantados para controlar a cultura para anaeróbios.

QUADRO 21.2 – **Sugestão de indicadores para controlar as diferentes fases do processo da cultura para anaeróbios.**

Fase do processo	Indicador	Descrição	Objetivo
Pré-analítica	Índice de amostras não aceitáveis	Verificar o percentual de amostras com volume inadequado ou enviado em condições inadequadas	Monitorar o processo de coleta e envio das amostras
Analítica	Percentual de positividade e prevalência de microrganismos isolados	Verificar a positividade do exame de cultura e a prevalência dos microrganismos	Monitorar as etapas do processo de cultura de anaeróbios e a competência dos colaboradores
	Concordância da cultura e Gram	Comparar o resultado da microscopia com o verificado na cultura respectiva	Controlar o observador, o método e os meios de cultura empregados
Pós-analítica	TAT do resultado parcial e final	Tempo para informar o resultado parcial e final do exame	Verificar a metodologia, o treinamento dos colaboradores e o sistema de informação de resultados críticos

TAT = *turnaround time.*

PROCEDIMENTO

O processamento inicial é uma das etapas mais importantes da rotina anaeróbia, devendo ser realizado preferencialmente em câmara anaeróbia para minimizar a aeração. A câmara anaeróbia consiste de uma cabine fechada com atmosfera livre de oxigênio (geralmente uma mistura de dióxido de carbono, hidrogênio e nitrogênio) apropriada para laboratórios de pesquisa ou laboratórios clínicos que processam grande volume de culturas anaeróbias.

Esse tipo de equipamento raramente está disponível nos laboratórios de microbiologia. Na ausência desse equipamento, todo o processamento inicial deve ser realizado e incubado em atmosfera anaeróbia em até 20 minutos após a semeadura.

A realização da microscopia pelo Gram é necessária para uma análise rápida da amostra e a correlação com a cultura.

As informações sobre o local da amostra, a suspeita diagnóstica, o estado clínico do paciente (imunossuprimido ou em uso de antibióticos etc.) e se há suspeita de um determinado microrganismo é de grande auxílio na análise da cultura anaeróbia.

O processamento inicial inclui:

- Exame direto macroscópico (em algumas amostras) e microscópico do material clínico.
- Preparo do material e inoculação nos meios de cultura apropriados comprados prontos para uso ou preparados pelo laboratório (meios de cultivo preparados no dia do uso ou até 48 horas após o preparo ou mantidos em condições de anaerobiose).
- Incubação em atmosfera de anaerobiose.
- Avaliação do crescimento e identificação dos microrganismos.

> Para manter as placas de ASANA em condições de anaerobiose, sempre que necessário, colocá-las em uma jarra ou saco plástico apropriado e gerador de anaerobiose. Manter a jarra ou saco plástico com as placas em geladeira até o momento do uso.

Exame macroscópico da amostra

Quando possível, realizar o exame macroscópico das amostras.

Algumas características que fortemente sugerem a presença de anaeróbios na amostra clínica:

- Odor fétido.
- Presença de gás.
- Cor vermelho-tijolo após exposição do material clínico à luz ultravioleta (360nm), sugerindo presença dos gêneros pigmentados de *Prevotella* ou *Porphyromonas*.
- Grânulos de enxofre – sugestivo de *Actinomyces* spp.
- Presença de tecido necrosado.

Exame microscópico da amostra

Coloração pelo método de Gram:

- Fornece uma avaliação direta dos microrganismos eventualmente presentes na amostra e deve sempre ser realizado, sendo muitas vezes de morfologia polimicrobiana (anaeróbios e anaeróbios facultativos). Essa informação é importante para a terapia inicial, já que o resultado da cultura não ficará definido nos primeiros dias de cultivo.

- É também um indicador da necessidade de utilização de meios de cultivos adicionais. Todos os morfotipos bacterianos observados no Gram deverão crescer nos meios de cultura utilizados.

> O contracorante utilizado na coloração pelo método de Gram deve ser a fucsina básica a 0,1%.

Características de algumas bactérias anaeróbias na coloração pelo método de Gram das amostras clínicas:

- Bacilos gram-positivos grandes com presença de esporos – sugestivos de *Clostridium* spp. A presença de bacilos gram-positivos largos, sem a presença de esporos, sugere *Clostridium perfringens*. É comum algumas células se corarem como gram-negativas, sem visualização de esporos.
- Bacilos gram-positivos longos, finos e ramificados (podem ser visualizados em material aspirado de abscesso de mandíbula ou pulmão) – sugestivos de *Actinomyces* spp. ou *Nocardia* spp. A coloração de Kinyoun para bacilos álcool-ácido resistentes diferencia os dois gêneros.
- Cocos gram-negativos pequenos – sugestivos de *Veillonella* spp.
- Bacilos gram-negativos finos com as extremidades afiladas – sugestivos de *Fusobacterium* spp.
- Cocobacilos gram-negativos – sugerem a presença dos gêneros que produzem pigmento: *Prevotella* ou *Porphyromonas*.

Preparo do material e inoculação nos meios de cultura (Figura 21.1)

Processar as amostras o mais breve possível após o recebimento ou manter em câmara anaeróbia (se disponível) até o processamento. Todo o processamento (preparo e semeadura inicial nos meios de cultura) deve ser realizado e incubado em atmosfera anaeróbia em 20 minutos.

- Amostras purulentas – homogeneizar o material no próprio frasco de transporte, para assegurar uma distribuição adequada dos microrganismos e semear em placas ou em frasco de hemocultura anaeróbio.
- Amostras de tecido – triturar a amostra em aproximadamente 1ml de caldo tioglicolato anaeróbio (THIOA) e inoculá-la triturada em placas e em novo caldo THIOA.
- Amostra de líquidos orgânicos – semear em placas e caldo THIOA ou em frasco de hemocultura anaeróbia.
- Medula óssea – semear em frasco de hemocultura anaeróbia ou em placas e caldo THIOA.
- Amostras colhidas em *swab*:
  - Mergulhar o *swab* em 0,5ml de THIOA e comprimi-lo contra as paredes do tubo. Tratar o material como amostra líquida ou
  - Semear o *swab* diretamente nas placas contendo meios de cultura apropriados e mergulhar no THIOA.

As infecções por microrganismos anaeróbios são usualmente mistas, compostas por microrganismos aeróbios, anaeróbios e anaeróbios facultativos (crescem tanto em anaerobiose quanto em aerobiose).

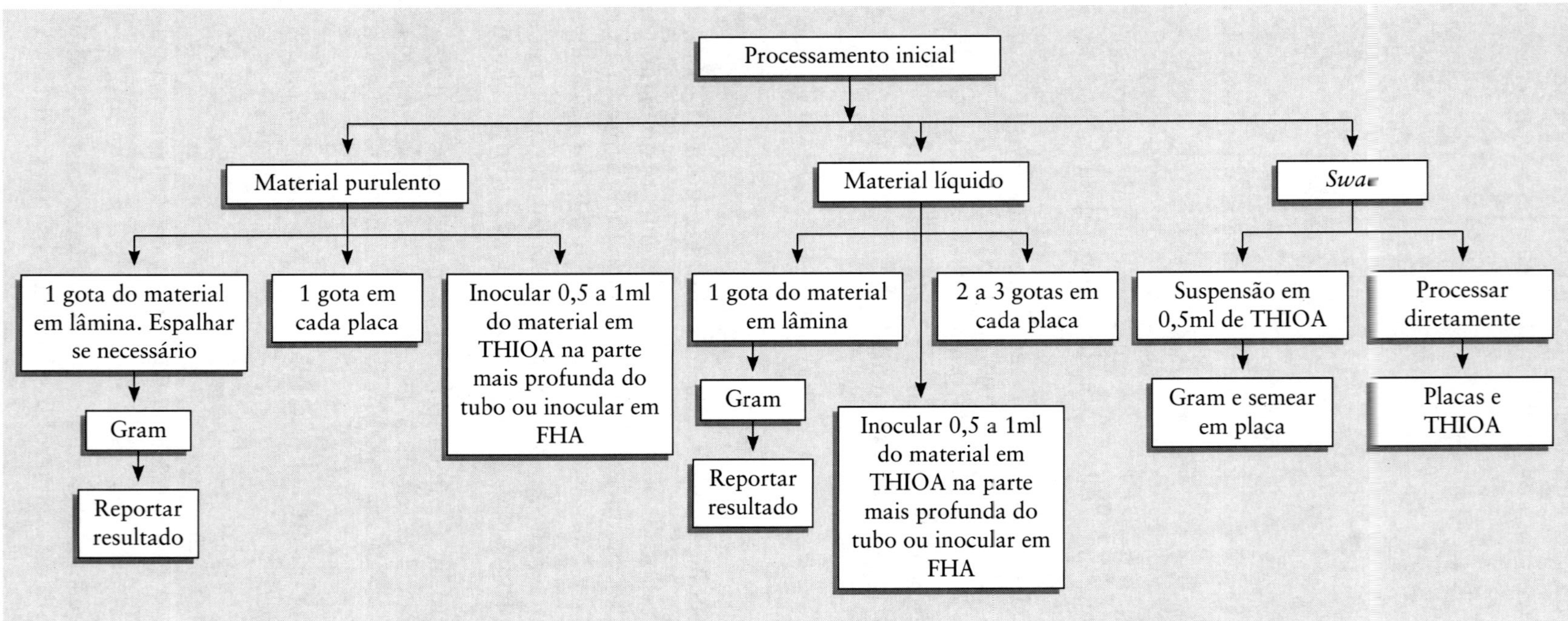

FIGURA 21.1 – Esquema de procedimento inicial das amostras para cultura de anaeróbios. THIOA = caldo tioglicolato anaeróbio; FHA = frasco de hemocultura para anaeróbios.

Os meios de cultura utilizados pelo laboratório devem ser uma combinação de meios enriquecidos, diferenciais, seletivos e não seletivos, favorecendo, assim, o isolamento e a identificação presuntiva da maioria dos anaeróbios envolvidos nas doenças infecciosas humanas (Quadro 21.3).

QUADRO 21.3 – Meios de cultura utilizados para o isolamento primário de microrganismos anaeróbios.

Meios*	Componentes	Finalidade
ASANA (ágar-sangue anaeróbio)	*Brucella* ágar contendo 5% de sangue de carneiro, suplementado com vitamina K1 e hemina	Meio não seletivo para isolamento primário de bactérias anaeróbias e anaeróbias facultativas
BBE (*Bacteroides* bile-esculina ágar)	Ágar-base TSA contendo citrato de ferro amoniacal, hemina e inibidores (bile e gentamicina)	Meio seletivo que inibe a maioria dos microrganismos anaeróbios facultativos Inibe o crescimento de *Prevotella* spp. e de outros anaeróbios Favorece o crescimento rápido do grupo *Bacteroides fragilis*, *Parabacteroides* spp., alguns *Fusobacterium* spp., *Bilophila sutterella* e *Bilophila wadsworthia* (as colônias são claras com centro preto pela produção de H_2S similar a olho de peixe). Fornece identificação presuntiva de *Bacteroides* sp. (*Bacteroides fragilis* – colônias > 1mm com pigmento marrom ou preto)
KVLB (ágar-sangue lisado com canamicina e vancomicina)	Ágar brucella com canamicina, vancomicina, vitamina K1, hemina e 5% de sangue lisado de carneiro	Meio seletivo para o isolamento de *Prevotella* spp. e *Bacteroides* spp. Favorece a visualização de pigmento produzido pelos bacilos gram-negativos anaeróbios. A canamicina inibe vários bacilos gram-negativos facultativos, e a vancomicina, os gram-positivos (aeróbios e anaeróbios facultativos). A vancomicina pode inibir o crescimento de *Porphyromonas* spp.
PEA (ágar feniletanol)	Ágar nutriente contendo 5% de sangue de carneiro e feniletanol	Inibe os bacilos gram-negativos facultativos (por exemplo, enterobactérias) e *Clostridium septicum*. Pode ser adicionado como meio seletivo para o isolamento de anaeróbios de materiais purulentos de infecções polimicrobianas
EYA (ágar gema de ovo)	Meio contendo nutrientes, como proteose peptona e gema de ovo	Meio não seletivo utilizado para a identificação de bactérias anaeróbias produtoras de enzimas proteolíticas (lecitinase e lipase), por exemplo, *Clostridium* spp.
THIOA (caldo tioglicolato anaeróbio)	Contém pequena quantidade de ágar que reduz a oxigenação, suplementado com vitamina K1 e hemina	Meio enriquecedor. Suporta o crescimento da maioria das bactérias anaeróbias. Utilizado como reserva do material clínico que poderá ser usado em caso de ausência de crescimento nos meios de isolamento primário ou falha no sistema de geração de anaerobiose

*Preparo dos meios e concentrações dos componentes estão descritos no Capítulo 32.

Incubação

As placas devem ser incubadas imediatamente após a semeadura, a 35 ± 2°C, durante 48 a 72 horas em atmosfera de anaerobiose para realizar a primeira leitura. As bactérias anaeróbias são mais sensíveis ao oxigênio durante sua fase *log* de crescimento e a morfologia da colônia muda drasticamente, entre 24 e 48 horas.

A atmosfera de anaerobiose pode ser obtida pela câmara anaeróbia, jarras ou sacos plásticos apropriados contendo geradores de anaerobiose.

Na suspeita de *Actinomyces* spp., *Cutibacterium acnes* (em material de próteses e válvulas cardíacas) ou *Prophyromonas* spp. incubar as placas de ASANA e THIOA durante pelo menos 7 dias.

Jarra, caixa ou saco plástico para atmosfera de anaerobiose

A jarra ou a caixa é de plástico com fechamento hermético, de diferentes tamanhos, para acondicionar as placas e caldo e posteriormente ser colocada em incubadora apropriada. O saco plástico é de material resistente e com fechamento hermético que mantém a atmosfera adequada. Os sacos são úteis para incubar um número pequeno de placas.

A atmosfera de anaerobiose é produzida adicionando, no interior da jarra, caixa ou saco plástico, um gerador de CO_2 que pode ser um envelope (Anaerogen, Oxoid, Thermo Fischer Scientific, Inc., ou Gaspak EZ, BD-Diagnostic Systems, MD) ou uma placa plástica (Anaerobac, Probac do Brasil).

No caso da placa plástica, o sistema de anaerobiose é gerado a partir de uma mistura em pó contida no interior da placa após a adição de água. Junto com o gerador deve ser colocada uma fita indicadora de anaerobiose que acompanha o *kit* de anaerobiose. Após 4 a 6 horas de incubação, verificar a cor da fita indicadora, que deve estar branca, indicando ausência de O_2 no interior da jarra. Caso a fita indicadora apresente cor azulada, abrir a jarra e trocar o gerador de anaerobiose por um novo. A fita deverá permanecer branca até o final do período de incubação (em geral até 48 horas).

Para os envelopes geradores, o sistema é muito semelhante à placa plástica, havendo necessidade apenas de adicionar água e colocar uma fita indicadora de anaerobiose.

Interpretação do crescimento na cultura primária pelos métodos convencionais

Ao examinar os meios de cultura anaeróbios, correlacionar o crescimento bacteriano com o Gram realizado no material original e o crescimento obtido nas placas de AS, CHOC e MC incubadas em aerobiose.

A figura 21.2 mostra sugestão de triagem das placas de cultura de anaeróbio semeadas após 48 ou 72 horas de incubação.

Descrever e reisolar todas as colônias com morfologias diferentes que crescerem nos meios anaeróbios e realizar Gram, catalase e teste de aerotolerância (Figura 21.3).

As colônias que não crescerem em aerobiose mas cresceram em anaerobiose no teste de aerotolerância, proceder à identificação conforme descrito nos quadros 21.4 a 21.6 e figura 21.4.

Identificação

No laboratório de microbiologia clínica, nem sempre é possível identificar completamente todas as bactérias anaeróbias (gênero e espécie) pelos métodos de identificação fenotípicos

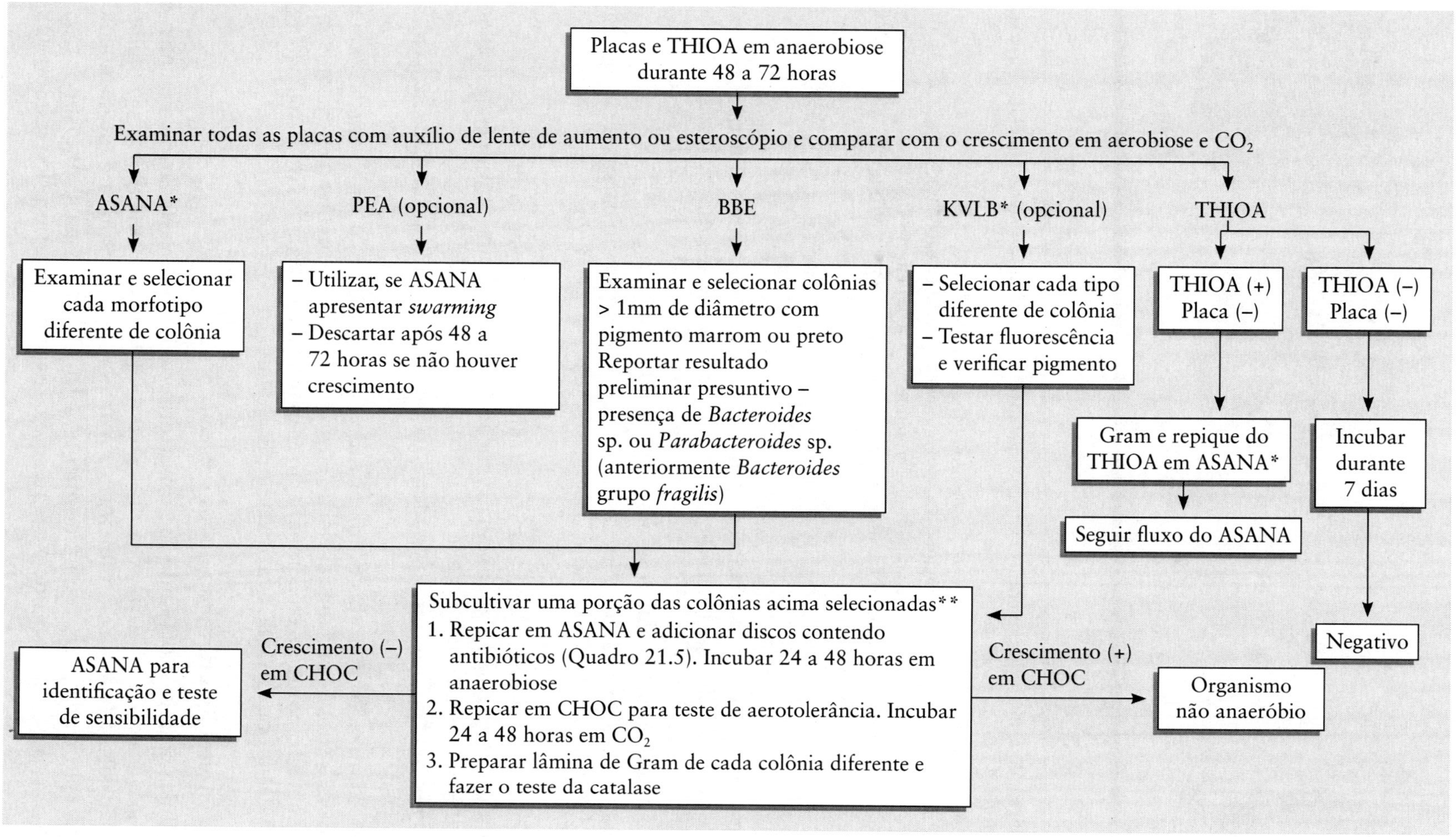

FIGURA 21.2 – Esquema de triagem das placas de cultura anaeróbia após 48 a 72 horas de incubação em anaerobiose. *No caso de placas positivas em que não houve crescimento de todos os microrganismos observados no Gram direto da amostra, incubar as placas por cinco dias; subcultivar e identificar os diferentes microrganismos, assim como verificar a produção de pigmento no meio KVLB; **sempre que possível, utilizar somente uma colônia isolada para fazer todos os repiques e os testes citados nos itens 1, 2 e 3; THIOA = caldo tioglicolato anaeróbio.

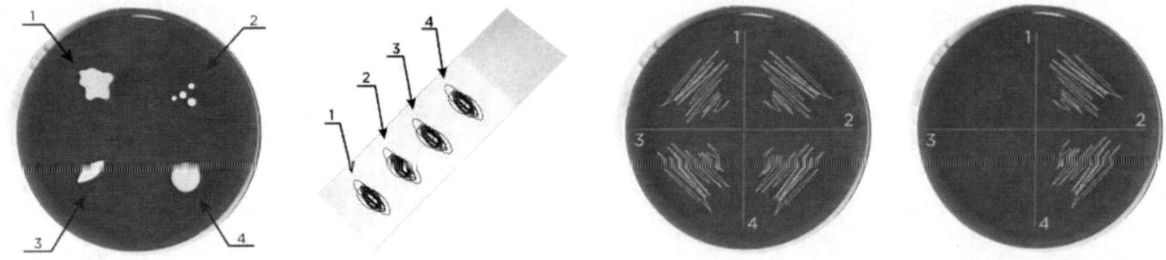

Placa de ASANA com crescimento de quatro colônias distintas após 48h de incubação em anaerobiose

Gram das colônicas
Colônia 1 – BGN
Colônia 2 – CGP
Colônia 3 – BGN fusiforme
Colônia 4 – BGN

Placa de ASANA incubado em anaerobiose

Placa de CHOC incubado em CO_2

FIGURA 21.3 – Esquema do teste de aerotolerância após 48h de incubação. CHOC = ágar chocolate. Ilustração de Lívia Scheffer Santos.
COLÔNIA 1 = bacilo gram-negativo anaeróbio – crescimento apenas em ASANA.
COLÔNIA 2 = coco gram-positivo anaeróbio facultativo – crescimento em ASANA e CHOC.
COLÔNIA 3 = bacilo gram-negativo fusiforme anaeróbio – crescimento apenas em ASANA.
COLÔNIA 4 = bacilo gram-negativo anaeróbio facultativo – crescimento em ASANA e CHOC.

convencionais devido ao alto custo e à necessidade de metodologias mais sofisticadas, além da demora para a liberação do resultado. No entanto, com alguns testes, o laboratório pode facilmente identificar o gênero e até algumas espécies da maioria das bactérias anaeróbias, sendo de grande auxílio para direcionar a terapia mais adequada.

Na ausência de câmara anaeróbia, ao abrir as jarras, sacos plásticos ou caixas de anaerobiose, todo o procedimento de identificação e subcultivos necessários devem ser realizados em até 20 minutos.

A identificação das bactérias anaeróbias pode ser realizada com provas rápidas que utilizam discos de antibióticos, tais como canamicina, vancomicina e colistina, produção de indol, pigmento e crescimento na presença de bile (Quadros 21.4, 21.5 e 21.6).

A identificação de bacilos gram-positivos pode ser realizada seguindo o fluxo descrito na figura 21.4.

Podem também ser utilizados métodos automatizados ou semiautomatizados que testam ao mesmo tempo diversos substratos com revelação enzimática e a interpretação é realizada pelo *software* do equipamento por meio da comparação com um banco de dados do sistema (Vitek, bioMérieux; DxM MicroScan WalkAway System, Beckman).

- **Identificação de anaeróbios utilizando discos especiais**

Selecionar uma única colônia isolada de cada morfotipo diferente e semear pela técnica de esgotamento em placa de ASANA. Discos de vancomicina (5µg), canamicina (1.000µg) e colistina (10µg) são colocados sobre a primeira estria da placa (maior quantidade de inóculo).

Essa metodologia é utilizada para, preliminarmente, agrupar certos anaeróbios (por exemplo, gram-negativos) e não significa que o organismo é sensível ao antibiótico testado (Quadro 21.5).

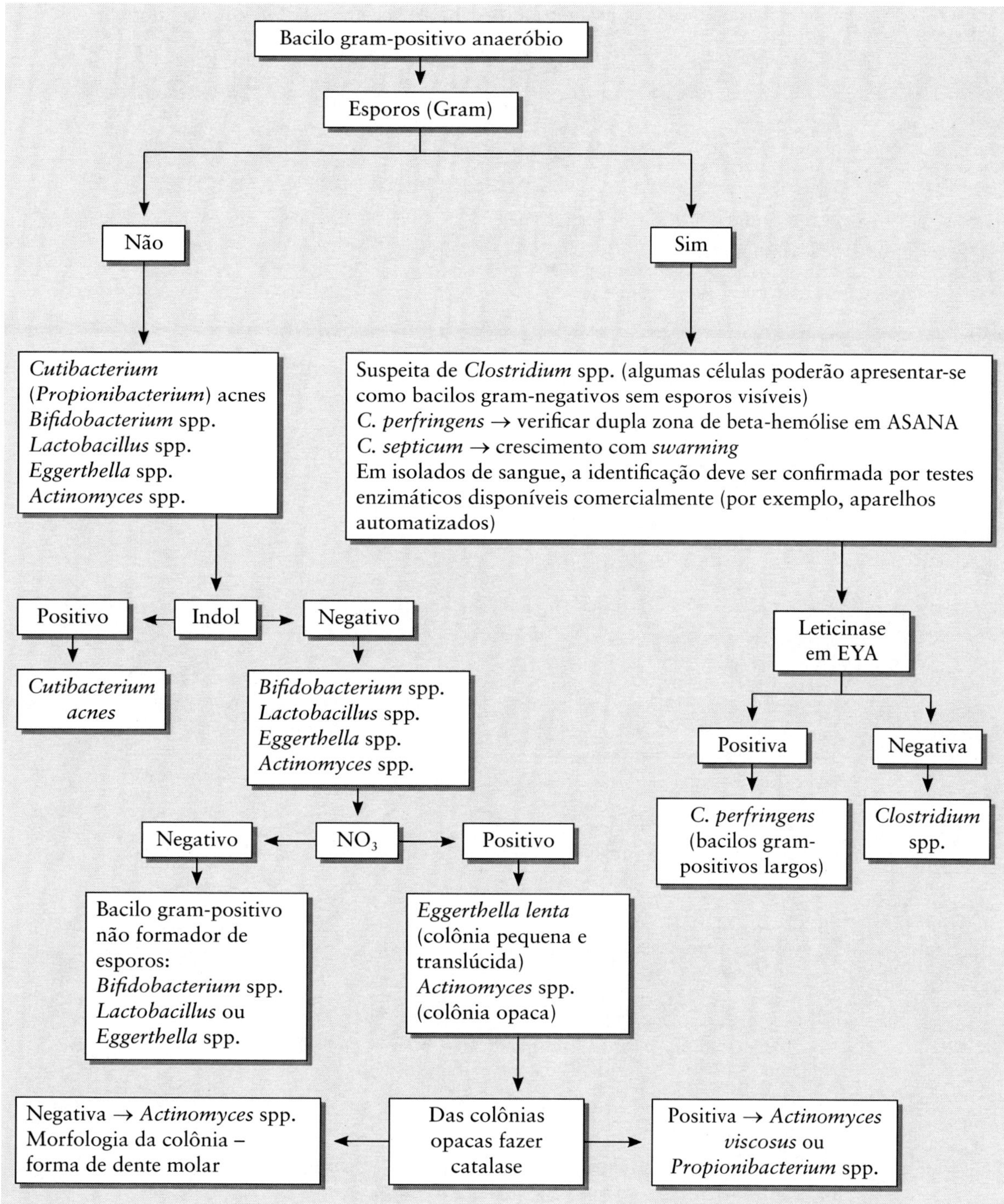

FIGURA 21.4 – Identificação de bacilos gram-positivos anaeróbios. EYA = ágar gema de ovo; NO_3 = nitrato.

QUADRO 21.4 – Identificação simplificada de gram-negativos anaeróbios nos meios de cultura utilizados.

Identificação	Gram	Morfologia das colônias no ASANA/KVLB	Morfologia das colônias em BBE	Prova do indol*
Bacteroides fragilis	Bacilo médio pleomórfico	Grandes (2 a 3mm), convexas, brilhantes, acinzentadas	Grandes (> 1mm), convexas, pretas	Variável
Bacteroides ureolyticus	Bacilos muito pequenos, cocobacilos	Translúcidas que corroem o ágar (catalase negativa com 15% de H_2O_2)	Sem crescimento	Negativa
Bilophilia wadsworthia	Bacilo médio a filamentoso	Muito pequenas, translúcidas (catalase fortemente positiva com 15% de H_2O_2)	Translúcidas com centro preto em 72 horas	Negativa
Fusobacterium nucleatum	Bacilo fusiforme, fino, com extremidades afiladas	Opacas e esfareladas achatadas, cinza-claro, colônias de 0,5 a 2mm, halo esverdeado ao redor da colônia (no ASANA) quando exposta ao ar	Sem crescimento	Positiva
Fusobacterium necrophorum	Bacilo longo, pleomórfico, com extremidades arredondadas	Umbilicado, halo esverdeado quando exposto ao ar	Sem crescimento	Positiva
F. mortiferum	Formas bizarras arredondadas com coloração irregular	Forma de ovo frito, translúcidas, centro opacas e bordas irregulares	Com crescimento	Negativa
F. varium	Largas com extremidades arredondadas	Forma de ovo frito, translúcidas, centro opacas e bordas irregulares	Com crescimento	Variável
Porphyromonas spp.	Cocobacilo muito pequeno	Pequenas, translúcidas, opacas, fluorescência vermelho-tijolo em ágar brucella	Sem crescimento	Positiva
Prevotella intermedia/ nigrescens P. pellens	Cocobacilo muito pequeno	Pequenas, translúcidas, opacas, fluorescência vermelho-tijolo no KVLB ou no ágar brucella, pigmentadas**	Sem crescimento	Positiva
Veillonella spp.	Diplococo muito pequeno	Pequenas, transparentes ou opacas, fluorescência vermelha em ágar brucella	Sem crescimento	Negativa

*A prova de indol para anaeróbios deve ser feita com o reagente paradimetilaminocinamaldeído (ver Capítulo 32).

**O pigmento produzido aparece em geral após 4 dias de incubação e vai desde uma leve cor marrom até uma marrom-escura, e dependendo do tempo de incubação, pode ficar mais escura.

QUADRO 21.5 – Provas rápidas para a identificação presuntiva de gram-negativos anaeróbios mais frequentemente isolados.

Morfologia no Gram	Crescimento em ágar BBE*	Vancomicina (5μg)	Canamicina (1.000μg)	Colistina (10μg)	Pigmento (no ASANA)	Nitrato	Catalase	Indol	Microrganismos
Bacilo ou cocobacilo	+	R	R	R	–	–	V	V	*Bacteroides* sp. (incluindo *B. fragilis)* e *Parabacteroides*-
	-**	S	R	R	+	–	–	+	*Porphyromonas* spp.
		R	R	V	+	–	–	V	*Prevotella* spp.
		R	S	S	ND	–	–	V	*Fusobacterium* spp.
		R	S	S	ND	+	+	–	*Bilophia wadsworthia*
Cocos		R	S	S	–	+	V	–	*Veillonella* spp.

R = resistente, halo < 10mm; S = sensível, halo > 10mm. *Crescimento em ágar BBE: colônias com centro negro devido à produção de H_2S; **a maioria das cepas negativas, porém algumas positivas; ND = não determinado.

Disco de vancomicina – (5μg) pode ser utilizada para diferenciar *Clostridium* spp. que podem se apresentar corados como gram-negativos sem visualização de esporos (sensíveis à vancomicina) dos verdadeiros bacilos gram-negativos (a maioria resistente à vancomicina).

Esse procedimento deve ser feito em até 20 minutos depois de aberta a jarra. Incubar 48 horas em anaerobiose.

QUADRO 21.6 – **Identificação simplificada de alguns anaeróbios gram-positivos.**

Identificação	Gram	Morfologia das colônias em ASANA	Prova do indol
C. perfringens	Bacilos grandes com extremidades em ângulo reto	Grandes, formato irregular com dupla zona de beta-hemólise	Negativa
C. septicum	Bacilos finos, com esporos subterminais	Achatadas, irregulares, *swarming*	Negativa
C. sordelli	Bacilos finos com esporos subterminais	Bem grandes, lobuladas, irregulares e achatadas	Positiva
C. bifermentans	Bacilos grandes em cadeias	Grandes, bordas irregulares, com pequeno halo de hemólise	Positiva
C. tetani	Esporos terminais redondos	Pequenas, com *swarming*, e crescimento lento	Variável
Peptostreptococcus anaerobius	Cocos aos pares alongados e em cadeia	Médias, circulares, com centro elevado, odor adocicado	Negativa
Finegoldia magna	Cocos aos pares, tétrades e em cachos	Pequenas, convexas, esbranquiçadas ou achatadas e translúcidas	Negativa
Peptoniphilus asaccharolyticus	Cocos, agrupados descoram com facilidade	Pequenas, brilhantes, achatadas verde-amareladas, odor ácido	Positiva
Cutibacterium (Propionibacterium) acnes	Bacilos corniformes	Pequenas, branco-esmaltadas, opacas	Positiva

As bactérias anaeróbias mais frequentes de interesse médico são:

- Bacilos gram-negativos – *Bacteroides fragilis*, *Parabacteroides* spp., *Fusobacterium*, *Prevotella* e *Porphyromonas* (Quadros 21.4 e 21.5).
- Cocos gram-negativos – *Veillonella* (Quadros 21.4 e 21.5).
- Cocos gram-positivos – *Peptostreptococcus*, *Peptoniphilus* e *Finegoldia* (Quadro 21.6).
- Bacilos gram-positivos – *Clostridium*, *Actinomyces*, *Bifidobacterium*, *Eggerthella* e *Cutibacterium* (*Propionibacterium*) *acnes* (Figura 21.3).

- **Identificação de anaeróbios pela espectrometria de massa (MALDI-TOF)**

A identificação das bactérias anaeróbias por métodos fenotípicos convencionais utilizados é trabalhosa, além do longo tempo necessário para obter uma resposta. A espectrometria de massa por ionização e dessorção a laser assistida por matriz (MALDI-TOF) é uma técnica precisa, rápida e com custo baixo, apresentando resultados muito bons na identificação de anaeróbios e alta taxas de correlação quando comparado com técnicas moleculares de referência.

A acurácia da identificação de anaeróbios gram-positivos e gram-negativos foi estudada por diversos autores, sendo encontrada concordância de espécie entre 90 e 97% quando comparada a técnicas moleculares. Várias etapas no processo de identificação tradicional não são necessárias como subclutivos para teste de aerotolerância, testes rápidos, entre outros. Vale ressaltar que a redução do tempo de liberação do resultado de culturas de anaeróbios é fundamental para o auxílio diagnóstico e resolução clínica com sucesso.

ASPECTOS IMPORTANTES SOBRE ALGUNS ANAERÓBIOS

Clostridium spp.

Entre os bacilos gram-positivos, a espécie mais frequentemente isolada é *C. perfringens* que produz uma variedade de proteínas biologicamente ativas (alfa, beta, épsilon e iota). A toxina alfa está associada a lise de leucócitos, eritrócitos, plaquetas e células endoteliais que leva a uma massiva permeabilidade vascular e sangramento, destruição tecidual, toxicidade hepática e disfunção do miocárdio. A toxina beta é responsável por perda de mucosa intestinal que evolui para enterite necrotizante. As toxinas épsilon e iota produzem aumento da permeabilidade vascular.

A gangrena gasosa é uma lise do tecido muscular mediada por toxina histotóxica associada ao crescimento do microrganismo. O quadro é rapidamente progressivo e grave, podendo ter origem na contaminação de uma ferida traumática.

Outro quadro é a celulite anaeróbia, na qual, em contraste com a mionecrose por *Clostridium*, não há envolvimento significativo do plano muscular. O material coletado dessas lesões pode conter numerosos leucócitos polimorfonucleares ou esses podem estar ausentes em função de lise por ação da toxina.

O quadro de celulite crepitante pode progredir dissecando o plano da fáscia, levando a sepse, choque, hemólise intravascular, insuficiência renal e óbito.

O tipo morfológico característico visualizado ao exame direto é de bacilos gram-positivos ou gram-lábeis, com extremidades em ângulo reto, dando à célula a morfologia de um tijolo, permitindo, portanto, rápido diagnóstico presuntivo.

A bacteriemia por *Clostridium septicum* usualmente está associada a doenças malignas, especialmente neoplasias da região ileocecal, leucemia e linfoma. Pode ser causa de bacteriemia em diabéticos ou em casos de gangrena gasosa.

Clostridioides (anteriormente *Clostridium*) *difficile* é a causa mais frequente de diarreia associada ao uso de antimicrobianos e de colite pseudomembranosa. O diagnóstico é feito pela detecção das enterotoxinas A e B e mais recentemente sabemos que duas outras toxinas (NAP/O27 e CDT) podem ser produzidas pelo microrganismo e estar envolvidas na infecção.

C. botulinum é o agente etiológico do botulismo que possui como característica clínica a paralisia flácida aguda, que se inicia nos pares cranianos bilateralmente e, portanto, envolve músculos da face, faringe e desce simetricamente para o tórax e extremidades. A morte ocorre por insuficiência respiratória. O botulismo infantil está associado à ingestão de alguns alimentos, entre eles o mel de abelhas, que pode conter as bactérias, levando à colonização e à produção da toxina *in vivo*. O diagnóstico é realizado pela detecção da toxina nas fezes, uma vez que o isolamento do agente etiológico não basta para realizar o diagnóstico. Por ser um exame raramente solicitado, somente laboratórios de referência realizam esse teste.

Peptostreptococcus

As espécies do gênero *Peptostreptococcus* são frequentemente isoladas nos casos de infecções puerperais. Podem ainda ser isoladas de infecções de cabeça e pescoço, sinusite crônica, otite média crônica e abscessos cerebrais. Os abscessos cerebrais usualmente têm como via a manipulação dentária. Esses microrganismos podem causar ainda pneumonia necrotizante, abscesso pulmonar e empiema. Usualmente, essas infecções são mistas por decorrerem de aspiração da microbiota da cavidade oral.

Propionibacterium e *Cutibacterium*

Propionibacterium propionicus também pode ser o agente etiológico de actinomicose, além de ser um agente de canaliculite lacrimal. *Cutibacterium* (anteriormente *Propionibacterium*) *acnes* está associado à acne vulgar, mas pode estar envolvido em infecções protéticas.

Eubacterium

Eubacterium spp. não são encontrados frequentemente em materiais clínicos. A espécie prevalente é *Eggerthella lenta* (anteriormente *Eubacterium lentum*) e normalmente são encontrados em infecções mistas.

Bacteroides e *Parabacteroides*

Os bacilos gram-negativos são os mais frequentemente isolados em materiais clínicos e, entre eles, o gênero *Bacteroides* spp. e *Parabacteroides* spp. (anteriormente pertencentes ao grupo *Bacteroides fragilis*). Usualmente são isolados de infecções intra-abdominais, sendo importantes por seu perfil de resistência antimicrobiana, principalmente *Bacteroides fragilis*.

Prevotella e *Porphyromonas*

Prevotella bivia e *P. disiensis* são encontradas em infecções orais. Essas cepas são, usualmente, resistentes aos betalactâmicos. *Prevotella oris* e *Prevotella bucae* são encontradas em infecções orais e pleuropulmonares. *Prevotella corporis*, *P. denticola*, *P. intermedia*, *P. loescheii*, *P. melaninogenica*, *P. nigrescens*, *Porphyromonas endodontalis* e *Porphyromonas gingivalis* são encontradas na cavidade oral humana, podendo produzir infecções da cabeça, pescoço e trato respiratório inferior.

Bilophila

Bilophila wadsworthia é usualmente isolada em pacientes com apendicite e abscessos relacionados, mas pode ser isolada de sangue, líquido pleural, vagina e cavidade oral.

Fusobacterium

Fusobacterium nucleatum é a espécie mais frequentemente isolada do gênero, sendo encontrado na cavidade oral, trato genital e trato gastrintestinal. *Fusobacterium necrophorum* apresenta grande virulência, causando infecções graves em crianças e adultos jovens. É o anaeróbio mais frequentemente isolado em abscessos peritonsilares em adultos jovens. Além desse quadro, pode haver infecção do pescoço e tromboflebite séptica da veia jugular. Esse quadro é denominado síndrome de Lemierre, sendo isolado em hemoculturas e associado a abscessos metastáticos em pulmões, fígado e grandes articulações.

EXAMES RELACIONADOS

Exames específicos de outros setores de análises clínicas não são tão importantes para serem acompanhados pela microbiologia, como a cultura do material em atmosfera aeróbia.

COMO REPORTAR O RESULTADO

Microscopia pelo método de Gram

Reportar os microrganismos visualizados com quantidade e a celularidade, se presente. Se a bacterioscopia sugerir microrganismo anaeróbio, reportar a morfologia do microrganismo e uma nota: "Bacterioscopia compatível com microrganismos anaeróbios".

Cultura

O resultado deve ser liberado de forma simples e objetiva, de modo a ser compreendida pelo médico assistente, para garantir que a informação correta seja entendida de maneira clara.

Exemplo 1:
Cultura para anaeróbios
Método: cultivo em meios específicos em anaerobiose
Material clínico: aspirado de sítio cirúrgico (abdominal)
Resultado: *Bacteroides fragilis*.

Exemplo 2:
Cultura para anaeróbios
Método: cultivo em meios específicos em anaerobiose
Material clínico: líquido ascítico
Resultado: não houve crescimento de microrganismos anaeróbios.

COMENTÁRIOS

Resultados preliminares (positivos ou negativos) devem ser encaminhados ao médico durante todo o processamento da cultura, principalmente quando forem isolados *Fusobacterium necrophorum* (bactéria de alta virulência que causa infecções graves), *Clostridium perfringens* (associado à grangrena e à celulite) e *Clostridium septicum* (às vezes associado a quadros neoplásicos da região ileocecal).

Recomenda-se que a solicitação médica de cultura para anaeróbios seja rotineira em abscessos profundos, em infecções intra-abdominais, de sítios profundos e contíguos a mucosas ou em infecções secundárias a mordeduras.

Erros comuns que afetam a qualidade do resultado

- Antibioticoterapia prévia antes da coleta da amostra.
- Falha em evitar a contaminação da amostra com microbiota habitual durante a coleta.
- Demora no transporte ou na semeadura inicial, levando a uma exposição ao oxigênio superior a 20 minutos.
- Falha em minimizar a exposição ao ar durante o processamento no laboratório.

- Jarra de anaerobiose com defeito, o não uso de indicador de anaerobiose ou a mistura gasosa utilizada não contém CO_2.
- Uso de apenas caldo THIOA ou frasco de hemocultura para anaeróbios.
- Não utilização de suplemento (vitamina K e hemina) nos meios de cultura.
- Não utilização de meios seletivos em amostras polimicrobianas.
- Falha em determinar a morfologia no Gram.
- Refrigeração da amostra.

REFERÊNCIAS BIBLIOGRÁFICAS

CLSI. Principles and Procedures for Detection of Anaerobes in Clinical Specimens. Approved Guideline. M56-A. Wayne, PA: Clinical and Laboratory Standards Institute; 2014.

Jorgensen JH, Pfaller MA. Manual of clinical microbiology. 11th ed. Washington, DC: ASM; 2015.

Leber AL. Clinical microbiology procedures handbook. Vols. 1 e 2. 4th ed. Washington, DC: American Society for Microbiology; 2016.

Mendes CM, Oplustil CP, Zoccoli CM, Sinto SI. Microbiologia clínica: 156 perguntas e respostas. São Paulo: Sarvier; 2005.

Murray P, Rosenthal K, Pfaller M. Medical microbiology. 8th ed. Elsevier, Inc.; 2016.

Oplustil CP, Zoccoli CM, Barberino MG. Microbiologia clínica: 156 perguntas e respostas. Vol 2. São Paulo: Sarvier; 2012.

Procop GW, Church DL, Hall GS, Janda WM, Koneman EW, Schreckenberger PC, et al. Koneman's color atlas and textbook of diagnostic microbiology. 7th ed. Philadelphia: Walter Kluwer; 2016.

Summanen P, Baron EJ, Citron DM, Strong CA, Wexler HM, Finegold SM. Wadsworth anaerobic bacteriology manual. 6th ed. Belmont, California: Star Publishing Company; 2002.

CAPÍTULO 22

Pesquisa e Cultura para *Helicobacter pylori*

PRINCÍPIO

Helicobacter pylori, inicialmente classificado como *Campylobacter*, é descrito como o principal responsável por gastrite crônica e tem sido associado a patogênese da doença ulcerosa duodenal e gástrica, dispepsia e adenocarcinoma gástrico. Acredita-se que o *H. pylori* contribua diretamente na destruição da célula gástrica por produção de uma citotoxina vacuolizante, bem como enzimas tóxicas, especialmente lipase, urease e proteases, desregulando os fatores defensivos do epitélio.

Estudos sorológicos têm mostrado que esse microrganismo é extremamente comum na população geral. A prevalência de *H. pylori* nos países em desenvolvimento e desenvolvidos é de aproximadamente 70% a 90% e de 25% a 50%, respectivamente, sendo essa prevalência relacionada ao aumento da sobrevida, bem como às condições socioeconômicas.

Segundo CDC, estima-se que dois terços da população mundial esteja infectada por *H. pylori* e acredita-se que a transmissão ocorra principalmente por via fecal-oral ou possivelmente oral-oral.

O diagnóstico correto de gastrite ou úlcera péptica causadas por *H. pylori* é muito importante para o tratamento adequado e sua erradicação.

Vários métodos estão disponíveis para a detecção desse agente. A análise de fragmentos de biópsias, obtidos por endoscopia, é um dos métodos realizados com maior frequência, nos quais fragmentos são avaliados pelo teste rápido da ureia, pela cultura em meios específicos, exame microscópico após coloração pelo método de Gram ou análise histológica com colorações específicas. Métodos moleculares como sondas de DNA e PCR para a detecção do agente também podem ser realizados de fragmentos de biópsias.

Os métodos não invasivos disponíveis são: os testes sorológicos, a pesquisa de antígenos nas fezes e o teste respiratório que utiliza ureia com carbono marcado [^{13}C]. O teste respiratório tem alta sensibilidade e pode ser utilizado para a detecção de infecção inicial ou controle de tratamento.

A pesquisa do antígeno do *H. pylori* nas fezes é uma ferramenta útil tanto no diagnóstico da infecção pelo agente, em população de risco para câncer gástrico, como no controle pós-tratamento.

Sinonímias: cultura de *Helicobacter*, pesquisa de *H. pylori*.

MATERIAL CLÍNICO

Biópsias do corpo e antrogástrica

- Coletar, de preferência, quatro a cinco fragmentos. Um a dois fragmentos devem ser colocados em tubo contendo caldo ureia e os demais em um frasco com solução fisiológica estéril ou caldo brucella com 20% de glicerol para a pesquisa direta pelo método de Gram e cultura.
- Amostras coletadas em solução fisiológica (0,9%): transportar ao laboratório e processar em até 3 horas ou até 5 horas se mantidas refrigeradas (2 a 8°C).
- Amostras coletadas em caldo brucella com 20% de glicerol: transportar ao laboratório e processar em até 4 horas em temperatura ambiente ou em até 12 horas se mantidas refrigeradas (2 a 8°C). Se não for processada em 24 horas, é recomendado congelar a biópsia a –70°C em caldo brucella com glicerol.
- Amostras de fezes para a pesquisa de antígenos devem ser refrigeradas a 4°C após a coleta e processadas em no máximo 3 dias.

Amostras inadequadas

- Amostra conservada em formalina para exame de cultura e teste rápido da ureia.
- Amostra de aspirado gástrico.
- Amostra de biópsia coletada em frasco seco com mais de 3 horas da coleta.
- Fezes para cultura de *Helicobacter pylori*. O microrganismo normalmente não pode ser isolado em amostras de fezes, portanto a cultura de fezes não é recomendada.

CONTROLE DE QUALIDADE

Finalidade – controlar e comprovar a qualidade dos meios de cultura, de identificação e reagentes empregados, a metodologia e a competência dos colaboradores na realização das várias etapas do exame. Os meios de cultura empregados devem ser controlados quanto a sua esterilidade, capacidade de permitir o crescimento dos patógenos importantes e capacidade de inibição (meios seletivos). Antes de cada uso, verificar se há sinais de contaminação ou deterioração (descolamento, rachaduras, descoloração, hemólise, congelamento ou liquefação), assim como o prazo de validade.

Qualquer reagente utilizado para a identificação das bactérias deve ser controlado a cada novo lote e/ou nova remessa com cepas de referência.

Frequência e procedimento – de acordo com o estabelecido para o CIQ de cada insumo/teste utilizado no exame.

Avaliar o desempenho do meio de cultura a cada novo lote e/ou nova remessa utilizando cepa de referência, como, por exemplo, *H. pylori* ATCC 43504. Para o controle de qualidade da atmosfera de microaerofilia, a cada jarra utilizada, em conjunto com as amostras de pacientes, incluir uma placa de cultura com cepa de referência de *H. pylori*.

Indicador de qualidade – para melhor avaliar o processo é necessário implantar alguma ferramenta de controle. O quadro 22.1 mostra os indicadores que podem ser definidos e monitorados para controlar o exame.

QUADRO 22.1 – Sugestão de indicadores para controlar as diferentes fases do processo de cultura de *Helicobacter pylori*.

Fase do processo	Indicador	Descrição	Objetivo
Pré-analítica	Índice de amostras não aceitáveis	Verificar o percentual de amostras não aceitáveis	Monitorar o procedimento de orientação para a coleta
Analítica	Concordância da cultura, Gram e prova da urease	Comparar o resultado da microscopia com o verificado na cultura respectiva	Avaliar o observador, o método e os meios de cultura empregados
	Percentual de positividade	Verificar a positividade do exame de cultura	Monitorar as etapas do processo e a competência dos colaboradores

PROCEDIMENTO

Cultura

- **Semeadura**
  - Retirar todos os fragmentos do frasco como auxílio de alça e semear pressionando-os em toda a extensão da superfície do meio de BHM (ágar Belo Horizonte Medium). Melhor crescimento é obtido quando os fragmentos são triturados levemente antes da semeadura.

> Não utilizar meio BHM preparado com sangue de carneiro recém-coletado, já que substâncias inibitórias no sangue podem prejudicar o isolamento dessa bactéria. Após alguns dias, essas substâncias inibitórias perdem sua atividade e, portanto, não prejudicam a cultura. No caso de o meio ser preparado com sangue de carneiro que tenha sido coletado há mais de 3 dias, o meio pode ser utilizado imediatamente.

  - Incubar em jarra com gerador de microaerofilia a 35-37°C. A microaerofilia é obtida por gerador comercial próprio para esse tipo de atmosfera ou utilizar uma placa de Petri aberta no interior da jarra contendo palha de aço como Bombril® embebida em solução de sulfato de cobre a 7,8% acidificado e meia pastilha efervescente (como Alka-Seltzer®) em um frasco contendo 10ml de água. O excesso de palha de aço utilizada pode interferir no crescimento de *H. pylori*. A quantidade ideal seria dividir uma palha de aço inteira em 5 partes iguais, com o auxílio de uma tesoura, que daria aproximadamente 4g.

– As placas devem ser incubadas por no mínimo três dias antes de realizar a primeira observação, sendo que o crescimento geralmente ocorre entre o 3º e 5º dia.
– Se houver crescimento de colônias pequenas de cor metálica, fazer o teste de oxidase, ureia (positiva em minutos) e um esfregaço em lâmina da colônia suspeita. Deixar a lâmina secar e depois fixar e corar com fucsina diluída 1:10 ou coloração de Gram. *H. pylori* apresenta-se em forma de bacilos gram-negativos corados em rosa (fucsina diluída), curvos em forma de asa de gaivota ou "S".

> Em culturas cultivadas por longo período, a morfologia da bactéria pelo método de Gram pode apresentar-se pleomórfica, como bacilos gram-negativos retos ou em forma cocoide.

– Se não houver crescimento de colônias suspeitas, as placas devem ser reincubadas em microaerofilia, por no mínimo mais sete dias, antes de o resultado ser liberado como negativo. Pela nossa experiência, algumas culturas positivam após 10 dias de incubação em microaerofilia.
– A sensibilidade da cultura é de 95% se as etapas da fase pré-analítica, incluindo o processamento inicial, forem realizadas corretamente.

• **Identificação das colônias**

Helicobacter pylori produz urease em altos níveis, é móvel, produz catalase e é oxidase positiva.

A identificação pela espectrometria de massa (MALDI-TOF) apresenta bons resultados na identificação desse microrganismo após o crescimento em placa.

Pesquisa direta de *Helicobacter* por microscopia

• Após a semeadura de todos os fragmentos no meio de Belo Horizonte, recolher os fragmentos que sobraram com a própria alça utilizada para semeadura e preparar o esfregaço pressionando-os sobre a superfície da lâmina várias vezes.
• Fixar a lâmina e corar pela coloração de Gram ou somente com fucsina diluída 1:10.
• Observar, em objetiva de imersão, a presença de bacilos gram-negativos curvos, e por vezes em forma de "S" ou em formato de asa de gaivota.
• A sensibilidade desse método com microscopistas experientes pode chegar a 100%, mas em geral está em torno de 75%.

> É imprescindível observar vários campos microscópicos com muita atenção antes de reportar um resultado negativo, já que essa bactéria muitas vezes se localiza entre as fibrinas do tecido e não está uniformemente distribuída no esfregaço.

Teste da ureia

- Esse teste geralmente é processado no momento da realização da endoscopia pelo médico assistente. A sensibilidade dos testes comerciais é de 80%, e a especificidade, de 95%.
- Colocar fragmentos de biópsia em um tubo contendo 0,5ml de caldo ureia e marcar o horário.
- Deixar à temperatura ambiente (20 a 25°C), ler após a primeira hora e após 4 horas, se negativo ler em até 24 horas completas, podendo variar dependendo do fabricante do teste.
- A mudança de cor no tubo de amarelo para rosa indica teste positivo.
- Esse teste tem sensibilidade menor que a cultura, mas tem a vantagem de rapidamente indicar a presença de *Helicobacter pylori.*

Pesquisa de antígenos nas fezes

A pesquisa de antígenos em amostras de fezes é um método não invasivo para a detecção de *H. pylori.* Além de diagnosticar infecção por esse agente, o teste pode ser utilizado para monitorar a erradicação pós-tratamento, quando os testes de respiração com ureia marcada não estão disponíveis. Utilizado especialmente em crianças, porém várias publicações demonstram bons resultados em todas as faixas etárias. A maioria dos testes disponíveis comercialmente são imunoenzimáticos ou imunocromatográficos, de custo mais acessível e alguns têm sensibilidade de até 95%. Apresentam maior especificidade que as versões de primeira geração, diminuindo muito os resultados falso-positivos.

Teste de sensibilidade

Devido à ocorrência de isolados resistentes à claritromicina, em alguns países é comum a realização do teste de sensibilidade, antes do início da terapia.

EUCAST/BrCAST e CLSI possuem padronização para o teste de sensibilidade para *H. pylori* pela metodologia da microdiluição. Critérios para realizar o teste pela metodologia de difusão do disco ainda não foram definidos, porém, o método epsilométrico (E-test®, bioMérieux Inc., Durham, NC) apresenta bons resultados e pode ser utilizado.

O meio recomendado é Mueller-Hinton com sangue de cavalo lisado e a incubação deve ser realizada em microaerofilia. Os antimicrobianos que podem ser testados são: claritromicina (CLSI) e amoxicilina, levofloxacino, claritromicina, tetraciclina, metronidazol e rifampicina (EUCAST/BrCAST).

Testes moleculares

As técnicas moleculares (PCR) para o diagnóstico de infecções por *H. pylori* diretamente de amostras clínicas mostram-se promissoras, sendo que algumas, além de detectar o agente, também detectam o gene de resistência à claritromicina.

EXAMES RELACIONADOS

Antes da liberação dos resultados devemos consultar exames relacionados, alguns realizados em outros setores do laboratório e que são úteis para a interpretação dos resultados, como o teste rápido da ureia realizado no momento da endoscopia e sorologia (ELISA) para *H. pylori.* Devemos lembrar que a sorologia não distingue uma infecção passada de uma recente, o que pode explicar resultados negativos nos testes citados acima.

COMO REPORTAR O RESULTADO

Gram

Exemplo 1: resultado positivo
Bacterioscopia
Método: coloração de Gram
Material clínico: biópsia antrogástrica
Resultado: presença de bacilos gram-negativos curvos e em espiral sugestivos de *Helicobacter* spp.

Exemplo 2: resultado negativo
Bacterioscopia
Método: coloração de Gram
Material clínico: biópsia antrogástrica
Resultado: ausência de bacilos gram-negativos curvos e em espiral sugestivos de *Helicobacter* spp.

Cultura

Exemplo 1:
Cultura para *Helicobacter pylori*
Método: cultura em meios específicos
Material clínico: biópsia antrogástrica
Resultado: positiva/negativa.

Exemplo 2:
Cultura para *Helicobacter pylori*
Método: cultura em meios específicos
Material clínico: biópsia antrogástrica
Resultado: cultura negativa/positiva para *Helicobacter pylori*.

Teste da ureia

Exemplo 1:
Teste da ureia para pesquisa de *Helicobacter pylori*
Método: pesquisa de urease em caldo específico
Material clínico: biópsia antrogástrica
Resultado: positivo/negativo.

Pesquisa de antígenos nas fezes

> **Exemplo 1:**
> Pesquisa de antígenos de *Helicobacter pylori*
> Material clínico: fezes
> Método: imunoenzimático
> *Kit*/lote (nome do fabricante), lote 223333.
> Resultado: positiva/negativa.

> **Exemplo 2:**
> Pesquisa de antígenos de *Helicobacter pylori* nas fezes
> Método: imunocromatográfico
> *Kit*/lote (nome do fabricante), lote 223333.
> Resultado: positiva/negativa.

COMENTÁRIOS

- O resultado negativo das provas citadas anteriormente não descarta a possibilidade de infecção ou colonização por *Helicobacter pylori,* uma vez que a mucosa gástrica geralmente não é colonizada de forma homogênea.
- Teste de urease e cultura são métodos menos sensíveis se o paciente esteve em tratamento recente com agentes antimicrobianos ou bismuto.

REFERÊNCIAS BIBLIOGRÁFICAS

BrCAST. 2019. Tabelas de pontos de corte para interpretação de CIMs e diâmetros de halos. [Internet][Acesso em 25 de agosto de 2019]. Disponível em: http://brcast.org.br/documentos/

CLSI. Methods for Antimicrobial Dilution and Disk Susceptibility Testing of Infrequently Isolated of Fastidious Bacteria. M45, 3rd ed. Wayne, Pa: CLSI; 2015.

Cornaglia G, Courcol R, Herrmann J-L, KahlmeteR G, Peigue-Lafeuille H, Vila J. European manual of clinical microbiology. Paris: ESCMID; 2012.

EUCAST. European Committee on Antimicrobial Susceptibility Testing Breakpoint. Tables for interpretation of MICs and zone diameters. Version. 2019.

Ford M. Medical microbiology. 2nd ed. Oxford: University Press; 2014.

https://wwwnc.cdc.gov/travel/yellowbook/2018/infectious-diseases-related-to-travel/helicobacter-pylori. Acessado em 17/05/2019.

Leber AL. Clinical microbiology procedures handbook. Vol. 1 e 2. 4th ed. Washington, DC: American Society for Microbiology; 2016.

Murray P, Rosenthal K, Pfaller M. Medical microbiology. 8th ed. Philadelphia. Elsevier, 2016.

Nevoa JC, Rodrigues RL, Menezes GL, Lopes AR, Nascimento HF, Santiago SB, et al. Molecular technique for detection and identification of Helicobacter pylori in clinical specimens: a comparison with the classical diagnostic method. J Bras Patol Med Lab. 2017;53(1): 13-9.

Procop GW, Deirdre LC, Geraldine SH, William MJ, Koneman EW, Schreckenberger PC, et al. Koneman's color atlas and textbook of diagnostic microbiology. 7th ed. Philadelphia: Walters Kulwer; 2017.

Redondo JJ, Keller PM, Zbinden R, Wagner K. A novel RT-PCR for the detection of Helicobacter pylori and identification of clarithromycin resistance mediated by mutations in the 23S rRNA gene. Diagn Microbiol Infect Dis. 2018;90(1):90,1-6.

23

CAPÍTULO

Cultura e Métodos Diretos para a Detecção de *Legionella* spp.

PRINCÍPIO

No verão de 1976, na Filadélfia, houve um surto de pneumonia de origem desconhecida acometendo 182 pessoas que estavam participando de uma convenção de Legionários dos EUA. Por esse motivo, a doença ficou conhecida como **doença dos legionários** (LD). No início de 1977, o microrganismo causador da pneumonia foi identificado e uma nova família, a Legionellaceae, foi então descrita. A família Legionellaceae é composta por 4 gêneros: *Legionella*, *Fkuoribacter*, *Tatlockia* e *Sarcobium*. *Legionella* é o gênero mais importante, com 58 espécies e 3 subespécies identificadas, em que cerca da metade tem sido associada a infecções humanas. A espécie mais frequentemente isolada é a *Legionella pneumophila*, sorogrupos 1 e 6.

Além da *L. pneumophila*, responsável por mais de 90% dos casos de LD, *L. longbeachae*, *L. bozemanii*, *L. micdadei* e *L. dumoffii* são espécies igualmente importantes do ponto de vista clínico.

A manifestação clínica mais comum e grave causada por esse microrganismo é a pneumonia. Essa infecção não é contagiosa e em geral a transmissão ocorre por aerossóis provenientes da água contaminada de chuveiros, banheiras de hidromassagem, torneiras, equipamentos de terapia respiratória, nebulizadores, torres de resfriamento de sistemas de ar condicionado e de fontes. Esse microrganismo é encontrado em ambientes aquáticos, naturais ou construídos pelo homem e pode permanecer viável em temperaturas superiores a 50°C durante várias horas. Sobrevive e multiplica-se em ambiente nutricionalmente deficiente como o aquático, por parasitar intracelularmente protozoários de vida livre que formam cistos. Uma vez intracelular, a legionela está protegida dos efeitos do cloro presente na água potável. O mecanismo pelo qual a legionela coloniza e se multiplica no protozoário é similar ao utilizado para infectar as células humanas, especialmente macrófagos, tornando o homem um hospedeiro acidental. O sistema de distribuição de água potável tem sido associado como fonte importante na transmissão de legionela.

A **febre de Pontiac** é uma doença febril aguda, similar à gripe, normalmente autolimitada e sem envolvimento pulmonar. Ocorre 24-48 horas após exposição a aerossóis ambientais que contêm toxinas e microrganismos, inclusive *Legionella*.

Em pacientes imunocomprometidos com pneumonia progressiva, é comum a infecção ser devido a *Legionella* ou de causa não bacteriana.

A cultura de amostras respiratórias é um dos métodos utilizados para o diagnóstico de infecção por *Legionella*, especialmente em pacientes com LD grave e pacientes imunocomprometidos (sensibilidade de 60 a 95%). A sensibilidade da cultura é baixa (< 10%) para pacientes com LD não severa. A cultura não é positiva de amostras de escarro ou outro material biológico em paciente com febre de Pontiac.

A família Legionellaceae são bacilos gram-negativos, aeróbios, pleomórficos de tamanhos variáveis que se coram fracamente pelo Gram. Necessitam de meios de cultura especiais para seu crescimento. Normalmente são visualizados como cocobacilos em tecidos ou secreções, mas em culturas podem se apresentar em forma de filamentos. São aeróbios, nutricionalmente, exigentes e não crescem em ágar-sangue. A presença de cisteína e ferro solúvel no meio de cultura pode ajudar no seu crescimento. São catalase positiva, oxidase variável e possuem flagelos polares.

Para diagnóstico rápido da *Legionella*, a pesquisa de antígeno urinário tem superado a pesquisa de anticorpo por imunofluorescência direta de amostra de escarro. A pesquisa de antígeno urinário detecta somente infecções causadas por *L. pneumophila*, sorogrupo 1.

A pesquisa de anticorpos para *Legionella* não é útil para pacientes com doença aguda e não é recomendado para uso de rotina. A maioria dos pacientes com legionelose confirmada por cultura não desenvolve anticorpos detectáveis até mais de 3 semanas após a infecção e em torno de 25% dos pacientes com LD comprovada por cultura nunca desenvolverão soroconversão.

A detecção molecular utilizando técnica de amplificação é um método considerado mais sensível do que a cultura.

Sinonímia: pesquisa de legionelose.

MATERIAL CLÍNICO

Os materiais do trato respiratório são os mais indicados para o exame, entre eles destacamos: escarro, aspirado traqueal, lavado broncoalveolar, escovado brônquico, biópsia pulmonar e líquidos pericárdico, peritoneal e pleural. Outros materiais, como amostras de ferida ou abscesso, prótese de válvula cardíaca, urina e água (controle ambiental), também podem ser analisados.

A pesquisa de antígenos em amostras de urina deve ser considerada para o diagnóstico desse tipo de infecção, uma vez que muitos pacientes não produzem escarro.

Coleta

Recomenda-se evitar o uso de solução salina como meio de transporte e armazenamento, uma vez que algumas cepas de *L. pneumophila* sobrevivem pobremente nessa solução. A intolerância ao sal é uma característica das cepas virulentas.

- **Amostra do trato respiratório**
  - Coletar as amostras em frasco estéril com tampa de rosca.
  - Aspirado traqueal: coletar ao menos 3ml de amostra.
  - Lavado broncoalveolar: coletar no mínimo 1ml de amostra em frasco com tampa de rosca estéril. São inibitórios para legionela anestésicos locais usados em broncoscopias, como a lidocaína. Por esse motivo, as amostras de escarro, em geral, apresentam maior positi-

vidade do que as obtidas por meio de broncoscopia. Recomenda-se centrifugar as amostras obtidas por lavagem broncoalveolar o mais breve possível e ressuspender o sedimento em água destilada estéril.

- Escovado brônquico: cortar a escova cerca de 3-4cm e enviar em frasco com no máximo 0,5ml de água destilada estéril.
- Biópsia de pulmão: enviar em frasco estéril com pequena quantidade de água destilada estéril, apenas para manter o fragmento úmido.

• **Amostra de líquidos estéreis (pleural, pericárdico e peritoneal)**
Enviar pelo menos 1ml em tubo estéril ou na própria seringa com ponta bloqueada.

• **Tecido de pulmão e outros tecidos (inclui válvula cardíaca)**
Enviar em frasco estéril com pequena quantidade de água destilada estéril com a finalidade de manter a amostra úmida.

A *Legionella*, quando estocada em refrigerador, pode sobreviver nas amostras biológicas por longos períodos.

Transporte

Transportar para o laboratório imediatamente após a coleta. As amostras não processadas em 2 horas devem ser refrigeradas de 2 a 8°C por até 48 horas.

Legionella spp. pode sobreviver por longos períodos quando mantida refrigerada, porém sua viabilidade pode ficar comprometida pelo crescimento da microbiota habitual presente na amostra.

Se a amostra for enviada para outro laboratório, transportá-la com gelo.

Se o transporte ultrapassar 24 horas, a amostra deve ser congelada a –70°C e transportada em gelo seco.

Alguns tecidos, especialmente o baço, contêm substâncias que impedem o crescimento da *Legionella*, por esse motivo devem ser processados imediatamente; mesmo se conservado a 5°C, há redução drástica no crescimento. O mesmo não acontece para amostras pulmonares.

Critérios de rejeição de amostras

- Amostras de lavado broncoalveolar em solução salina, não devem ser rejeitadas, já que foram obtidas por procedimentos invasivos.
- Não é recomendável processar culturas com a finalidade de avaliar a cura ou monitorar a resposta à antibioticoterapia.
- Não rejeitar amostra de escarro e aspirado endotraqueal para cultura de paciente com fibrose cística.

CONTROLE DE QUALIDADE

Finalidade – controlar e comprovar a qualidade dos meios de cultura, de identificação e reagentes empregados, a metodologia e a competência dos colaboradores na realização das várias etapas do exame. Os meios de cultura empregados devem ser controlados quanto a sua esterilidade, capacidade de permitir o crescimento dos patógenos importantes, além da capacidade de inibição.

Qualquer *kit* comercial utilizado para a identificação ou detecção deve ser avaliado a cada lote/nova remessa com cepas de referência.

Frequência e procedimento – de acordo com o estabelecido para cada insumo/teste utilizado no exame.

Indicador de qualidade – para melhor avaliação dos processos, é necessário implantar alguma ferramenta de controle. O quadro 23.1 mostra os indicadores que podem ser implantados para controlar as etapas do processo de cultura para legionela.

QUADRO 23.1 – **Sugestão de indicadores para controlar as diferentes fases do processo da cultura de *Legionella*.**

Fase do processo	Indicador	Descrição	Objetivo
Pré-analítica	Índice de amostras inadequadas	Verificar o percentual de amostras enviadas em condições inadequadas	Monitorar o processo de coleta e envio das amostras
Analítica	Percentual de positividade e prevalência do microrganismo	Verificar a positividade do exame de cultura e a prevalência do microrganismo	Monitorar as etapas do processo da cultura e a competência dos colaboradores
Pós-analítica	TAT do resultado final	Tempo para informar o resultado dos exames	Verificar a metodologia, o treinamento dos colaboradores e o sistema de informação de resultados críticos

PROCEDIMENTO

Amostras de escarro para a detecção de *Legionella* não necessitam ser avaliadas pelo Gram quanto à qualidade e à aceitabilidade da amostra porque, geralmente, pacientes com legionelose produzem escarro mais límpido e aquoso e a presença de leucócitos pode ser pequena.

A microscopia não é um exame útil para a pesquisa desse agente, já que a bactéria se cora fracamente pelo Gram.

Cultura

Os meios de cultura utilizados para o isolamento de legionela devem conter na composição cisteína e pirofosfato de ferro. Os meios utilizados com maior frequência são o ágar extrato de levedura-carvão (BCYE) seletivo, o qual contém antibióticos para inibir a microbiota habitual do trato respiratório, e o BCYE não seletivo. Esse último deve ser utilizado em conjunto, uma vez que algumas espécies de legionela podem ser inibidas pelos antibióticos contidos no meio.

Um sistema de laminocultivo, contendo os meios BYCE seletivo e não seletivo, encontra-se disponível no mercado nacional (Probac do Brasil, São Paulo, SP).

Semeadura

- **Semeadura de amostras de fluidos estéreis**
  - Centrifugar 5ml a 1.500×*g* durante 20 minutos.
  - Desprezar o sobrenadante, homogeneizar o sedimento e semear com o auxílio de uma alça bacteriológica ou pipeta de Pasteur nos meios de BCYE seletivo e não seletivo.
  - Amostras com volumes inferiores a 1ml: homogeneizar e semear diretamente com o auxílio de alça bacteriológica ou pipeta de Pasteur nos meios de BCYE seletivo e não seletivo.

- **Biópsias de pulmão**
  - Em uma placa de Petri, com bisturi, cortar a amostra em vários pedaços. Colocar as amostras de tecido em 1ml de caldo TSB. Homogeneizar bem e semear.
  - Semear 0,1 ml do homogeneizado do material em meios de BCYE seletivo e não seletivo.

- **Semeadura de amostras habitualmente contaminadas**

  Escarro e aspirado traqueal
  - Homogeneizar a amostra e semear uma parte diretamente nos meios de BCYE seletivo e não seletivo.
  - Retirar 0,1ml do restante da amostra e diluir em 0,9ml da solução de descontaminação de KCl pH 2,2 (ver Capítulo 32).
  - Homogeneizar em vórtex, deixar 4 minutos (no máximo 5 minutos) à temperatura ambiente (20 a 25°C).
  - Semear nos meios de BCYE seletivo e não seletivo.
  - Identificar corretamente os meios de semeadura direta e após descontaminação.

  Lavado broncoalveolar
  - Centrifugar o volume enviado a 2.000x*g* por 15min.
  - Decantar o sobrenadante. Utilizar o sedimento como inóculo.
  - Semear em placas de BCYE seletivo e não seletivo.
  - Não realizar cultura quantitativa do lavado broncoalveolar para a detecção de legionela, uma vez que o número de microrganismos presentes na amostra é sempre pequeno.

- **Semeadura de amostras ambientais (água de chuveiro, água de condensação de sistema de ar condicionado, água de torneira)**
  - Centrifugar 5.000rpm (3.000x*g*) durante 15 minutos, desprezar o sobrenadante e homogeneizar o sedimento.
  - Semear nos meios de BCYE seletivo e não seletivo.
  - No restante do sedimento, adicionar o mesmo volume da solução de descontaminação, homogeneizar e deixar 4 minutos em temperatura ambiente.
  - Após esse período, semear imediatamente nos meios de BCYE seletivo e não seletivo.

Incubação

- Incubar as placas durante até 14 dias em estufa aeróbia a 35°C em câmara úmida (50 a 70% umidade), para evitar desidratação do meio. Algumas espécies de *Legionella* crescem pobremente a 37°C. *L. pneumophila* cresce bem entre 35 e 37°C.
- A incubação em 2-5% de CO_2 pode melhorar o crescimento de algumas espécies de *Legionella* (*L. sainthelensi* e *L. oakridgensis*).
- Baixos níveis de CO_2 não afetam o crescimento da *L. pneumophila*, no entanto, concentração acima de 5% de CO_2 pode ter efeito inibitório.

Leitura e identificação

- A primeira leitura é realizada após 48 horas de incubação e, a seguir, diariamente, até completar o período de 14 dias.
- Colônias de legionela não crescem antes do terceiro dia de incubação. Examinar as placas em 24 e 48 horas para observar crescimento de outros microrganismos **não** sugestivos de *Legionella*.

- Cada colônia suspeita com tamanho médio, brilhante, acinzentada, com bordas regulares com aspecto de vidro moído deve ser repicada em uma nova placa de BCYE não seletivo e ágar-sangue. Para esse procedimento, pode-se dividir ambas as placas em quatro ou mais quadrantes.
- Incubar a placa de ágar-sangue em estufa de CO_2 a 35°C e a placa de BCYE em estufa aeróbia a 35°C durante 48 a 72 horas.
- Toda colônia que crescer no meio de BCYE, não crescer em ágar-sangue de carneiro e na coloração pelo Gram apresentar tamanho variável em forma de cocobacilos a longos bacilos filamentosos pleomórficos sugere *Legionella* spp.

> Na coloração de Gram das colônias suspeitas, utilizar fucsina básica a 0,1%, pois a *Legionella* não se cora bem com safranina.

- Realizar a leitura das placas, preferencialmente, utilizando estereoscópio. Colônias não visíveis a olho nu podem ser sugestivas de *Legionella*.
- A identificação definitiva e em nível de espécie pode ser realizada pelo método da espectrometria de massa (MALDI-TOF) ou técnicas moleculares.
- A confirmação da espécie pode ser feita pelo teste de imunofluorescência direta para *Legionella pneumophila* utilizando anticorpos monoclonais.
- Se nos meios de cultura houver crescimento de grande quantidade de bactérias **não** *Legionella*, tratar novamente a amostra com KCl e realizar nova semeadura nos meios recomendados, isso se os microrganismos isolados não forem os patógenos eventualmente envolvidos no processo infeccioso do paciente.

Métodos diretos

- **Pesquisa de antígenos solúveis de *Legionella pneumophila* soroprupo 1 em amostras de urina**

Existem diversos testes rápidos baseados em ensaio imunocromatográfico para a pesquisa de antígenos de *Legionella* na urina. O ensaio é qualitativo e pesquisa o antígeno de *Legionella pneumophila* sorogrupo 1, grupo mais prevalente (70% dos casos), em pacientes com hipótese diagnóstica de pneumonia por esse microrganismo nas amostras de urina. Pacientes com outras espécies e sorogrupos raramente apresentam teste positivo.

A eliminação do antígeno pela urina pode surgir a partir do terceiro dia após o início da sintomatologia e sua excreção pode persistir, em alguns casos, por longos períodos, de até meses. A sensibilidade e a especificidade do método são de 95% para a doença dos legionários adquirida na comunidade e aproximadamente de 30% para pacientes imunocomprometidos e hospitalizados (pneumonia nosocomial). Resultado do teste negativo não exclui a infecção por legionela, fazendo com que a cultura seja necessária nesses casos. Para um diagnóstico preciso da doença, cultura em meios específicos, teste de antígeno na urina e métodos moleculares podem ser utilizados.

Coleta da amostra

- Colher a urina em frasco estéril, manter à temperatura ambiente durante 24 horas ou até 14 dias refrigerado (2-8°C).
- Alternativamente, as amostras podem ser mantidas congeladas (–20°C) por períodos maiores.
- Sistemas de coleta contendo ácido bórico como conservante também podem ser utilizados.

Procedimento

- Seguir as orientações descritas pelo fabricante do *kit*.
- Tempo de processamento – aproximadamente 15 minutos.

- **Imunofluorescência direta (IFD)**

A IFD realizada diretamente em amostras do trato respiratório inferior é raramente utilizada devido à baixa sensibilidade (25-70%) da metodologia.

Esse teste pode ser realizado diretamente da colônia suspeita para a identificação.

Proceder à coloração conforme as recomendações do fabricante.

A presença de *Legionella* spp. pode ser demonstrada diretamente a partir de um esfregaço usando a técnica de imunofluorescência direta. A amostra clínica ou a suspensão de microrganismos é fixada em uma lâmina, e o anticorpo marcado com isotiocianato de fluoresceína é aplicado. Após incubação apropriada e lavagem, a lâmina é observada em microscópio de fluorescência. Se a bactéria estiver presente, haverá ligação ao anticorpo marcado e o corante associado fluoresce quando estimulado com certo comprimento de luz ultravioleta. A sensibilidade do método varia de 25 a 75% e a especificidade é superior a 95%.

Preparo do material na lâmina

No preparo de esfregaço a partir de cultura:

- Suspender as colônias em formalina neutra a 10% esterilizada por filtração, até atingir a densidade correspondente à escala 1 de McFarland.
- Colocar uma gota dessa suspensão dentro da área demarcada na lâmina.
- Secar ao ar e fixar no calor.

Leitura das lâminas

- Examinar as lâminas coradas imediatamente; na impossibilidade, guardar as lâminas em uma placa de Petri com algodão umedecido em água e envolvida em papel-alumínio na geladeira a 2 a 8°C.
- Proceder à leitura em até 24 horas.
- No exame microscópico, ler toda a área demarcada usando uma objetiva de 40×.
- A legionela é observada em forma de cocobacilo com fluorescência esverdeada intensa.

MÉTODOS MOLECULARES

Os testes por PCR multiplex disponíveis podem detectar os principais patógenos causadores de pneumonia, tais como *L. pneumophila*, *Mycoplasma pneumoniae*, *Chlamydophila pneumoniae*, *Bordetella pertussis* e *B. parapertusis*, com melhor sensibilidade quando comparados com os métodos tradicionais. Podem ser realizados de amostras de lavado broncoalveolar, escovado brônquico protegido, secreção traqueal ou escarro.

A PCR é mais sensível (90%) e específica (acima de 90%), além de fornecer os resultados em até 24 horas após o recebimento da amostra pelo laboratório. A metodologia detecta exclusivamente a espécie *L. pneumophila*, razão pela qual um resultado negativo não exclui o diagnóstico de doença por outro agente do gênero.

EXAMES RELACIONADOS

Não existem exames específicos para serem acompanhados pela microbiologia que possam auxiliar na interpretação da cultura. Mesmo o exame de raios X é muito inespecífico para esse tipo de pneumonia. Os testes de pesquisa de anticorpos por imunofluorescência são considerados métodos de referência, mas devem ser testadas as imunoglobulinas totais e não apenas IgG ou IgM. Os anticorpos aparecem semanas a meses depois da infecção e a IgM permanece por anos após a infecção, fazendo desse teste mais para fins epidemiológicos do que para diagnóstico, mas deve ser acompanhado pela microbiologia se for pedido.

COMO REPORTAR O RESULTADO

Cultura

Exemplo 1:
Cultura para *Legionella*
Material clínico: escarro
Método: cultura em meios específicos
Resultado: positivo para *Legionella* spp. ou *L. pneumophila* sorogrupo 1.

Exemplo 2:
Cultura para *Legionella*
Material clínico: escarro
Método: cultura em meios específicos
Resultado: ausência de crescimento de *Legionella* spp. na amostra analisada.

Métodos diretos

Exemplo 1:
Pesquisa de antígeno de ***Legionella pneumophila*** **sorogrupo 1**
Material clínico: urina
Resultado: positivo para *Legionella pneumophila* sorogrupo 1.
Método: imunocromatográfico
Lote: A345C Fabricante: (marca)

COMENTÁRIOS

- A cultura apresenta sensibilidade superior a 80% para a detecção de *Legionella* spp.
- Cultura negativa não exclui a possibilidade de infecção por *Legionella* spp.
- Não há um único teste laboratorial totalmente satisfatório para o diagnóstico de legionelose. Assim, a cultura associada à pesquisa de antígenos de *Legionella* na urina seriam os testes mais recomendados. Lembrar que atualmente os métodos moleculares têm um papel importante e podem ser realizados diretamente do material clínico, com a vantagem de, em um mesmo painel, detectar outros patógenos que causam pneumonia.
- Pesquisa de anticorpos para *Legionella* não é um método útil na doença aguda, por esse motivo não é recomendado para uso de rotina. A maioria dos pacientes com cultura positiva não desenvolve anticorpos detectáveis antes de três semanas da doença e mais de 25% dos pacientes com cultura positiva nunca desenvolvem soroconversão. O diagnóstico sorológico, quando utilizado, requer a análise de amostras pareadas.
- Cultura para *Legionella* não deve ser usada como método para monitorar resposta terapêutica, sendo o melhor indicador para o tratamento a resposta clínica do paciente.
- O antibiograma não tem utilidade para fins de tratamento.

REFERÊNCIAS BIBLIOGRÁFICAS

Correa RA, Lundgren FLC, Pereira-Silva JL, Frare E Silva RL. Diretrizes brasileiras para pneumonia adquirida na comunidade em adultos imunocompetentes – 2009. J Bras Pneumol. 2009;35(6):573-601.

Ford M. Medical microbiology. 2nd ed. Oxford: Oxford University Press; 2014.

Jorgensen JH, Pfaller MA. Manual of clinical microbiology. 11th ed. Washington, DC: American Society for Microbiology; 2015.

Kimberlin DW, Brady MT, Jackson MA, Long SS (eds). Legionella pneumophila infections. Red Book: 2018 Report of the Committee on Infectious Diseases. 31st ed. Itasca, IL: American Academy of Pediatrics; 2018.

Leber AM. Clinical microbiology procedures handbook. Vols. 1 e 2. 4th ed. Washington DC: American Society for Microbiology; 2016.

Mercante JW, Winchell JM. Current and emerging Legionella diagnostics for laboratory and outbreak investigations. Clin Microbiol Rev. 2015;28(1):90-133.

Microbiologia Clínica para o Controle de Infecção Relacionada à Assistência à Saúde. Módulo 4: Procedimentos Laboratoriais: da requisição do exame a análise microbiológica e laudo final/Agência Nacional de Vigilância Sanitária. Brasília: Anvisa; 2013.

Miller JM, Binnicker MJ, Campbell S, Carroll KC, Chapin KC, Gilligan PH, et al. A guide to utilization of the microbiology laboratory for diagnosis of infectious diseases: 2018 Update by the Infectious Diseases Society of America and the American Society for Microbiology. Clin Infect Dis. 2018;67(6):e1-94.

Murray P, Rosenthal K, Pfaller M. Medical microbiology. 8th ed. Philadelphia: Elsevier; 2016.

UK Standards for Microbiology Investigations. Identification of Legionella species. Public Health England; 2015.

UK Standards for Microbiology Investigations. Investigation of bronchoalveolar lavage, sputum and associated specimens. Public Health England; 2018.

Cultura para *Mycoplasma* e *Ureaplasma* Urogenitais

24

CAPÍTULO

PRINCÍPIO

Micoplasmas e ureaplasmas são bactérias desprovidas de parede celular, o que confere certas características importantes ao microrganismo. Não se coram pelo Gram, possuem uma morfologia pleomórfica e são extremamente sensíveis à desidratação. São capazes de crescer em meios de cultura artificiais e apresentam sensibilidade a poucos antimicrobianos.

A família Mycoplasmataceae possui os gêneros *Mycoplasma* e *Ureaplasma*. O gênero *Ureaplasma* inclui atualmente as espécies *U. urealyticum* e *U. parvum* e são diferenciadas apenas por métodos moleculares. O gênero *Mycoplasma* inclui várias espécies, mas as relacionadas a infecções do trato genital são *M. hominis* e *M. genitalium*.

As espécies *M. hominis* e *U. urealyticum/parvum* podem ser isoladas do trato genital na maioria dos adultos sexualmente ativos, colonizam a superfície das membranas mucosas, podendo ser comensais ou em alguns casos patogênicas. O quadro 24.1 descreve a associação desses micoplasmas (*M. hominis*, *M. genitalium* e *Ureaplasma* spp.) com as infecções do trato urogenital.

Mycoplasma genitalium é um reconhecido patógeno associado à uretrite não gonocócica em homens, e endometrites, doença inflamatória pélvica, cervicites e salpingites, em mulheres. É transmitido sexualmente e o espectro da doença em homens e mulheres é semelhante ao causado por *C. trachomatis* e *N. gonorrhoeae*. Devido a suas características de crescimento, os melhores métodos para a detecção de *M. genitalium* são os moleculares, já disponíveis comercialmente.

M. hominis e *U. urealyticum/parvum* geralmente não são agentes primários de vaginites ou uretrites, mas estão entre os vários microrganismos que proliferam em pacientes com vaginose bacteriana e contribuem para essa condição. Em homens, o isolamento de *M. hominis* não tem sido associado à infecção, provavelmente é um reflexo da vaginose bacteriana em suas parceiras sexuais. Assim como não há evidências da presença de *U. parvum* em casos de uretrite ou infertilidade masculina. *U. urealiticum* pode causar uretrite não gonocócica no homem, particularmente em jovens, com poucos parceiros sexuais e sempre associado a alta carga da bactéria. Em mulheres, atualmente não há evidências suficientes que indiquem que *M. hominis* e *U. urealyticum/parvum* causem vulvovaginitis inflamatórias, cervicites, uretrites, doença inflamatória pélvica ou infertilidade. Especialistas afirmam que os estudos que demonstraram essas associações apresentavam importantes fatores confundidores.

QUADRO 24.1 – Infecções do trato urogenital associadas a *Mycoplasma hominis, Mycoplasma genitalium* e *Ureaplasma* spp.

Infecção	*Ureaplasma* spp.	*M. hominis*	*M. genitalium*
Uretrite masculina	+/–	–	+
Prostatite	+/–	–	+/–
Epididimite	+/–	–	–
Presença de cálculo urinário	+	–	–
Pielonefrite	+/–	+	–
Vaginose bacteriana	+/–	+/–	–
Cervicite	–	–	+
Doença inflamatória pélvica	–	+/–	+
Infertilidade	+/–	–	+/–
Corioamnionite	+	+/–	–
Salpingite	–	–	+
Aborto espontâneo	+	+/–	–
Parto prematuro	+	–	–

M. hominis foi associado à infecção neonatal, principalmente em recém-nascidos de baixo peso, e tem sido isolado do trato urinário em pacientes com sintomas de pielonefrite aguda, muitas vezes com resposta imune.

M. hominis e *U. urealyticum/parvum* foram isolados também em infecções extragenitais, envolvendo pulmões e sítios estéreis como articulações ou sistema nervoso central, mais comum em recém-nascidos, crianças e adultos imunocomprometidos.

Sinonímias: pesquisa de micoplasma e ureaplasma, cultura de *Mycoplasma* genital.

MATERIAL CLÍNICO

Coleta

Os micoplasmas apresentam grande afinidade por membranas mucosas; assim, é importante que a coleta do material para exame forneça o maior número possível de células epiteliais.

Esses microrganismos são extremamente sensíveis às condições ambientais adversas, como dessecação, altas temperaturas e meio hipotônico, sendo necessário utilizar meio de transporte específico. O meio mais indicado para o transporte é o caldo A3.

Para a coleta em material vaginal e/ou cervical, são recomendados os seguintes cuidados 48 horas anteriores à coleta:

- Não usar lubrificante ou antisséptico vaginal.
- Não manter relações sexuais, com ou sem uso de preservativos.
- Não usar creme e/ou óvulo vaginal.
- Não utilizar ducha ou lavagem interna vaginal.

– Não realizar exame ginecológico com toque e/ou ultrassonografia transvaginal.
– Evitar a coleta durante o período menstrual.

- **Coleta de secreções cervical, vaginal e uretral** – usar *swab* de Dacron, poliéster ou náilon, com haste de metal ou plástica. Não usar *swab* de algodão com haste de madeira devido ao efeito inibitório.
  Raspar vigorosamente a mucosa do local coletado de maneira a obter o maior número de células possível.

> Não usar *swab* de algodão com haste de madeira devido ao efeito inibitório. Não usar lubrificante e antisséptico vaginal antes da coleta.

- **Coleta de secreção uretral** – coletar a amostra introduzindo um *swab* apropriado na uretra do paciente, 1cm para a uretra feminina e 2 a 4cm para a uretra masculina, fazendo movimentos rotatórios suaves.
- **Coleta de material cervicovaginal** – recomenda-se introduzir o *swab* 1cm no canal endocervical, fazendo movimentos rotatórios, e coletar também material do fundo de saco posterior. Lavar bem o *swab* após a coleta no meio A3 e comprimir contra a parede interna do tubo. Desprezar o *swab* e enviar o meio A3 ao laboratório.

> *Swab* de material vaginal (fundo de saco posterior) costuma conter um pouco mais de micoplasmas e ureaplasmas do que *swab* cervical ou uretral feminino.

- **Urina de primeiro jato** – orientar o paciente para coletar os primeiros 10ml de urina em frasco fornecido pelo laboratório. Centrifugar (1.500rpm/5min) e colocar 0,1ml do sedimento em 0,9ml de meio de transporte A3 (esse procedimento deve ser realizado imediatamente após a coleta). Dependendo do *kit* comercial utilizado, as especificações de centrifugação e a quantidade a ser colocada no meio de transporte podem variar.
- **Fragmentos de biópsia** – colocar diretamente no meio de transporte A3.
- **Líquidos e abscessos coletados por punção** – inocular 0,1ml do material em 0,9ml de meio de transporte A3. Transferir o restante do material para um tubo estéril e enviar ao laboratório.
- **Esperma e secreção prostática** – homogeneizar o material e inocular 0,1ml da amostra em 0,9ml do meio de transporte A3.

Transporte

Os micoplasmas são extremamente sensíveis ao ressecamento; por isso, as amostras, após a coleta, devem ser imediatamente inoculadas em meio de transporte ou no próprio meio de cultura.

Existem vários tipos de meios de transporte específicos para micoplasmas, tais como *Trypticase Soy Broth* (TSB) com 0,5% de albumina bovina, caldo A3, meio de transporte Universal Copan®, entre outros.

Amostras líquidas não requerem meio de transporte se a semeadura for processada em até 1 hora após a coleta, tendo o cuidado para que amostras com pequenos volumes não evaporem.

Transportar o meio refrigerado de 2 a 8°C ao laboratório.

Após a coleta, a amostra pode ser mantida de 2 a 5 horas em temperatura ambiente (20 a 25°C) ou mantida refrigerada de 2 a 8°C, desde que processada no máximo entre 24 e 48 horas, dependendo do *kit*/metodologia utilizada. Se não for possível o processamento em 24 horas, manter as amostras em *freezer* –70°C ou em nitrogênio líquido em tubos de polipropileno estéreis com tampa protegida internamente com anel de borracha. A perda de viabilidade dos micoplasmas ocorre rapidamente, quando guardados em *freezer* –20°C. Se houver necessidade de transporte para centros de referência distantes, transportar as amostras em tubos tipo *biofreezer*, em gelo seco.

Amostras inadequadas

- Amostras coletadas há mais de 24 horas e não mantidas a –70°C.
- Amostras enviadas sem meio de transporte ou meio de cultura apropriado.

CONTROLE DE QUALIDADE

Finalidade – controlar e comprovar a qualidade dos meios de cultura, dos meios de identificação, dos reagentes, a metodologia e a competência dos colaboradores na realização das várias etapas do exame. Os meios de cultura empregados devem ser avaliados quanto a sua esterilidade, capacidade de permitir o crescimento dos patógenos importantes e capacidade de diferenciação.

Frequência e procedimento – de acordo com o estabelecido para o CIQ de cada insumo/teste utilizado no exame.

- Todos os lotes de meios preparados devem ser controlados com as cepas de referência ou, na sua ausência, avaliar com cepas conhecidas, isoladas na rotina. Cepas de referência para o controle do meio produzido pelo laboratório – *Ureaplasma urealyticum* ATCC 27815 e *Mycoplasma hominis* ATCC 23114.
- *Ureaplasma* spp. – são sensíveis a alguns inibidores presentes em determinados lotes de soro de cavalo, extrato de levedura e o próprio meio base para micoplasma.

Manutenção das cepas para o controle de qualidade

- Demarcar o fundo da placa de A7 em vários quadrados ou círculos.
- Dentro do círculo ou quadrado colocar uma gota do meio A3 contendo uma suspensão de *U. urealyticum*/*parvum* ou *M. hominis*. Deixar o inóculo ser completamente absorvido pelo meio e incubar em atmosfera de microaerofilia por até cinco dias a 35 ± 2°C.
- A partir do terceiro dia de incubação, observar se há crescimento de colônias típicas. Se houver crescimento, cortar o ágar no qual há crescimento das colônias com o auxílio de uma alça bacteriológica e colocá-lo em caldo A3. Homogeneizar bem e aliquotar em tubos de polipropileno estéreis, com tampa protegida internamente com anel de borracha, devidamente identificados com o número da cepa e data. Guardar em *freezer* a –70°C.

Indicador de qualidade – para melhor avaliar o processo é necessário implantar alguma ferramenta de controle. O quadro 24.2 mostra os indicadores que podem ser definidos e monitorados para controlar a cultura de micoplasmas.

QUADRO 24.2 – Sugestão de indicadores para controlar as diferentes fases do processo da cultura de micoplasmas.

Fase do processo	Indicador	Descrição	Objetivo
Pré-analítica	Índice de amostras não aceitáveis	Verificar o percentual de amostras enviadas em condições inadequadas	Monitorar o processo de coleta das amostras
Analítica	Percentual de positividade e prevalência de microrganismos isolados	Verificar a positividade do exame de cultura e a prevalência dos microrganismos na população da sua região	Monitorar as etapas do processo do exame, a competência dos colaboradores. Estudo da prevalência regional

PROCEDIMENTO

Cultura

A cultura para a detecção e identificação de *Mycoplasma hominis* e *Ureaplasma urealyticum/parvum* pode ser realizada por metodologias padronizadas internamente no laboratório (*in house*) ou utilizando *kits* comerciais.

• **Detecção (método *in house*)**

Os materiais clínicos coletados em meio A3 são semeados e titulados em meios líquidos apropriados, M42 e U9, para a detecção de *Mycoplasma hominis* e *Ureaplasma urealyticum/parvum*, respectivamente. Para a visualização da morfologia típica, semear também no meio de ágar A7.

- Usar uma placa de microtitulação e identificar a amostra na sua lateral. Colocar em cada orifício 200µl do meio U9 e, na outra fileira, o mesmo volume do meio M42 (Figura 24.1).
- Dividir a placa de A7 em vários quadrantes e identificar cada um com o número correspondente de cada amostra (Figura 24.1).
- Inocular 20µl da amostra do meio A3 no primeiro poço da placa de microtitulação e 20µl no ágar A7.
- Com o auxílio de uma pipeta multicanal, proceder à diluição, homogeneizando bem em cada passagem até chegar ao quinto poço. Desprezar os 20µl restantes.

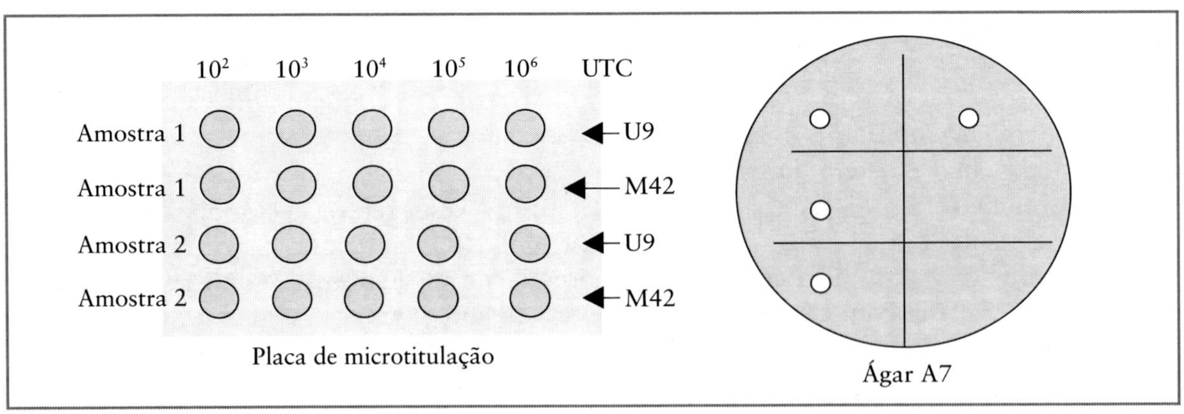

FIGURA 24.1 – Representação esquemática da placa de microtitulação e da placa de ágar A7. UTC = unidades trocadoras de cor.

– Após a titulação, colocar uma gota de óleo mineral estéril em cada poço, para evitar dessecação durante o período de incubação.
– Colocar as placas de microtitulação em uma câmara úmida e incubar em estufa comum a 35 ± 2°C durante cinco dias.
– Verificar se o inóculo colocado no ágar A7 foi completamente absorvido no meio e incubar em jarra com atmosfera de microaerofilia a 35 ± 2°C durante cinco dias. A microaerofilia pode ser obtida usando geradores específicos, disponíveis comercialmente (Probac, Oxoid etc.), ou solução de sulfato de cobre ácido com esponja de aço e pastilha efervescente como Alka-Seltzer® (descrito no Capítulo 22).

Interpretação dos resultados

Meios líquidos (U9 e M42)

- Após 24 a 48 horas de incubação, realizar a primeira leitura.
- A alteração da cor do meio U9 de amarelo-clara para a cor rósea indica presença de *U. urealyticum/parvum.*
- Alteração da cor do meio M42 (48 a 72 horas) de amarelo-clara para a cor âmbar indica presença de *M. hominis*.
- Incubar por até cinco dias com leitura diária para obter o resultado da titulação.
- O resultado é expresso em UTC (unidades trocadoras de cor), identificando a maior diluição da amostra em que houve a mudança de cor. A alteração de cor se deve à alcalinização do meio devido à utilização da arginina pelo *M. hominis* ou da ureia pelo *Ureaplasma* spp.
- Por essa metodologia são considerados significativos títulos $\geq 10^3$UTC (*in house*).

> Alteração de cor do meio com turbidez indica provável contaminação com outros microrganismos. Considerar resultado positivo apenas quando houver mudança de cor e o meio permanecer límpido. Em caso de dúvida, realizar exame microscópico pelo método de Gram, para verificar a presença de algum microrganismo contaminante.

Morfologia das colônias em meio sólido A7 (Figura 24.2)

As placas de ágar A7 são visualizadas ao microscópio com objetiva de 20× no quinto dia de incubação.

M. hominis – aparência semelhante a um ovo frito, apresentando na parte central estrutura granular densa de cor marrom e nas bordas estruturas granulares mais claras.

U. urealyticum/parvum – colônias granulares de cor marrom-escura ou preta, sem bordas definidas, geralmente próximas às células epiteliais.

> A ausência de colônias no ágar A7 não invalida um resultado positivo observado na placa de microtitulação. Recomenda-se subcultivar 20µl do caldo positivo em novo ágar A7, sempre que não houver crescimento no ágar da inoculação primária e a microtitulação for positiva.

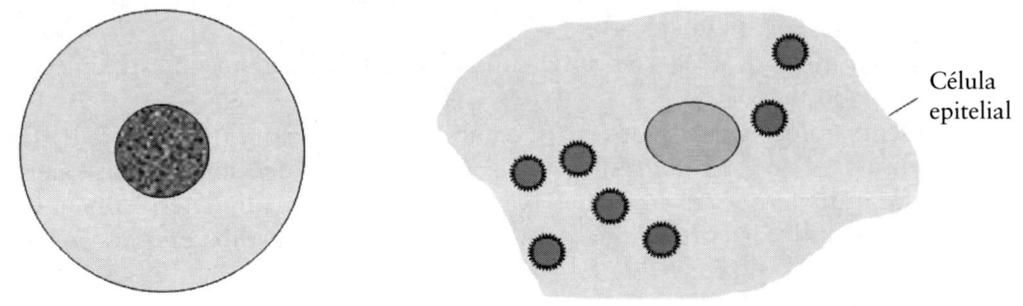

FIGURA 24.2 – Representação esquemática das colônias de *M. hominis* e *U. urealyticum/parvum* em ágar A7.

- **Detecção com *kits* comerciais**

Os *kits* comerciais disponíveis associam detecção, identificação, quantificação e posterior teste de avaliação da sensibilidade aos antimicrobianos. Alguns exemplos de *kits* estão citados a seguir.

– *Kit Mycofast International Microbio* (França), composto pelo *Mycofast Screening Evolution* e *Mycofast Evolution Tray*. O *Mycofast Screening Evolution* contém ureia e arginina que após 24 horas de incubação, na presença de micoplasmas na amostra, ocorre mudança na cor do meio de amarela para alaranjada ou vermelha. Se ocorrer mudança de cor (teste positivo), a amostra é inoculada no *Mycofast Evolution Tray*, que faz a diferenciação entre *M. hominis* ou *Ureaplasma urealyticum/parvum*. Também quantifica o microrganismo na amostra (10^3, 10^4, $\geq 10^5$) e realiza o teste de avaliação da sensibilidade a seis diferentes antimicrobianos. Esse *kit* é validado para urina e sêmen.

– O *kit* Mycoplasma Duo (Bio-Rad) é um sistema simples que detecta, identifica e quantifica *Mycoplasma hominis* e *Ureaplasma urealyticum/parvum* em amostras do trato genital. Esse *kit* tem um poço de crescimento que, quando a amostra for positiva, deve ser utilizada para inocular o *kit* SIR Mycoplasma, para fazer a avaliação da sensibilidade a oito diferentes antimicrobianos.

– O *kit* Mycoplasma IST2 (bioMérieux) é composto por um meio para detecção, identificação e quantificação de *Mycoplasma hominis* e *Ureaplasma urealyticum/parvum* em amostras do trato genital (amostras uretrais, cervicovaginais e esperma). Na mesma galeria onde é feita a identificação e a quantificação estão nove antimicrobianos para avaliação da sensibilidade.

– Em caso de utilização de *kits* comerciais, seguir as recomendações do fabricante com relação ao preparo das amostras, inoculação, incubação, interpretação e liberação do resultado.

Teste de avaliação da sensibilidade aos antimicrobianos para os micoplasmas

Os testes para avaliar a sensibilidade dos micoplasmas aos antimicrobianos podem ser realizados pelo método da microdiluição em caldo ou pelo uso de *kits* comerciais.

- Os micoplasmas, por serem desprovidos de parede celular, são resistentes a todos os antimicrobianos que interferem na síntese da parede celular, como penicilinas, cefalosporinas, carbapenens, além de sulfametoxazol/trimetoprima, polimixina, rifampicina, nitrofurantoína e vancomicina.

- A sensibilidade a macrolídeos e lincosaminas é variável, de acordo com a espécie. *M. hominis* é resistente à eritromicina e sensível à clindamicina. *U. urealyticum* pode apresentar sensibilidade à eritromicina e à clindamicina.
- As fluoroquinolonas são os únicos antimicrobianos que podem apresentar efeito bactericida para os micoplasmas, enquanto os outros antimicrobianos indicados apresentam efeito bacteriostático.
- Os aminoglicosídeos podem apresentar atividade *in vitro*, mas não são eficazes *in vivo*.

Métodos moleculares

Testes moleculares de PCR multiplex de diversas origens já estão disponíveis comercialmente em alguns países. Além de pesquisar *M. genitalium* pesquisam *M. hominis* e *U. urealyticum*. Existem outros *kits* comerciais que pesquisam *M. genitalium* em associação com outros microrganismos causadores de DST (doenças sexualmente transmissíveis).

EXAMES RELACIONADOS

Tendo em vista que esses microrganismos podem estar associados a diversas infecções do trato genital (Quadro 24.1), os exames relacionados que devemos consultar são aqueles que pesquisam outros agentes e que auxiliam na interpretação, tais como urocultura, cultura de primeiro jato urinário, Gram e cultura de secreção uretral ou vaginal/cervical e pesquisa de clamídia. Geralmente esses exames são solicitados em conjunto quando a suspeita clínica é infecção do trato geniturinário, auxiliando na interpretação.

COMO REPORTAR O RESULTADO

Exemplo 1: método (*in house*)
Material clínico: cervicovaginal
Método: cultura em meios específicos
Resultado: *Mycoplasma hominis* – título: 10^5UTC.
Ureaplasma urealyticum/parvum – título: 10^4UTC.

Obs.: são considerados significativos títulos $\geq 10^3$UTC (unidades trocadoras de cor).

Exemplo 2: *kit* comercial
Material clínico: cervicovaginal
Método (citar metodologia do *kit*)
Resultado: cultura negativa para *Mycoplasma hominis* e *Ureaplasma urealyticum/parvum*.

Obs.: são considerados significativos títulos $\geq 10^4$UTC (unidades trocadoras de cor).

Exemplo 3: método molecular
Material clínico: secreção uretral
Método: PCR multiplex
Resultado: positivo para *Mycoplasma genitalium*.
negativo para *Mycoplasma hominis e Ureaplasma urealyticum/parvum*.
(citar os microrganismos que são pesquisados no método utilizado)

COMENTÁRIOS

- *Mycoplasma genitalium* apresenta um tempo de geração muito longo (em torno de 16 horas), o que dificulta o isolamento pelas técnicas tradicionais utilizadas para o isolamento de *M. homins* e *U. urealyticum/parvum*, sendo os métodos moleculares mais rápidos para detecção.
- Ainda não existe consenso sobre qual é a melhor amostra para a pesquisa de *M. genitalium*. Estudos indicam que em homens a urina de primeiro jato tem apresentado sensibilidade diagnóstica melhor do que o *swab* uretral, já em mulheres o *swab* vaginal parece conter maior carga bacteriana. A coleta de mais que um tipo de amostra para o diagnóstico molecular aumenta a sensibilidade.
- Além dos meios U9 e M42 utilizados para a titulação de ureaplasma e micoplasma, há disponível no mercado o caldo B10 e ágar A7 com suplemento para a visualização de colônias típicas desses agentes. A amostra pode ser semeada diretamente no meio B10 e incubada em estufa a 35 ± 2°C, para verificar a presença ou ausência do microrganismo.
- Os *kits* comerciais permitem realizar cultura, quantificação e testes de sensibilidade aos antimicrobianos simultaneamente.
- Em geral, *M. hominis* e *Ureaplasma urealyticum/parvum* podem ser difíceis de erradicar em muitos indivíduos, não somente devido à verdadeira resistência antimicrobiana, mas também devido à menor atividade dos antimicrobianos em pH baixo e ausência da atividade bactericida.
- Testes de amplificação de ácidos nucleicos (NAATs) não são recomendados para *M. hominis* e espécies de *Ureaplasma* devido à alta prevalência de colonização em pessoas assintomáticas, sexualmente ativas.
- O excesso de diagnóstico e tratamentos associados a *M. hominis* e *Ureaplasma urealyticum/parvum* pode resultar em seleção de resistência antimicrobiana, não só nesses microrganismos, como também em outros "verdadeiros" agentes de infecções sexualmente transmissíveis do trato geniturinário e na microbiota geral, especialmente após a inclusão desses microrganismos em testes de PCR multiplex para DST.
- Especialistas não recomendam triagem de rotina para *M. hominis* e *Ureaplasma urealyticum/parvum* em homens e mulheres assintomáticos. Em mulheres sintomáticas, recomendam pesquisar e tratar primeiramente vaginose bacteriana. Em homens sintomáticos, recomendam excluir infecção por agentes tradicionais causadores de uretrites (*N. gonorrhoeae*, *C. trachomatis*, *M. genitalium* e *T. vaginalis*), antes de realizar testes para *U. urealyticum* e tratar somente pacientes com alta carga da bactéria.

REFERÊNCIAS BIBLIOGRÁFICAS

Horner P, Donders G, Cusini M, Gomberg M, Jensen JS, Unemo M. Should we be testing for urogenital Mycoplasma hominis, Ureaplasma parvum and U. urealyticum in men and women? – a Position Statement from the European STI Guidelines Editorial Board. J Eur Acad Dermatol Venereol. 2018;32(11):1845-51.

Leber AL. Clinical microbiology procedures handbook. Vols. 1 e 2. 4th ed. Washington, DC: American Society for Microbiology; 2016.

Miller JM, Binnicker MJ, Campbell S, Carroll KC, Chapin KC, Gilligan PH, et al. A guide to utilization of the microbiology laboratory for diagnosis of infectious diseases: 2018 Update by the Infectious Diseases Society of America and the American Society for Microbiology. Clin Infect Dis. 2018;67(6):e1-e94.

Munson E. Molecular diagnostics update for the emerging (if not already widespread) sexually transmitted infection agent Mycoplasma genitalium: just about ready for prime time. J Clin Microbiol. 2017;55(10):2894-903.

Murray P, Rosenthal K, Phaller M. Medical microbiology. 8th ed. Philadelphia: Elsevier; 2016.

Shipitsyna E, Savicheva A, Solokovskiy E, Ballard RC, Domeika M, Unemo M, et al. Guidelines for the laboratory diagnosis of *Mycoplasma genitalium* infections in East European countries. Acta Dermatol Venereol. 2010;90(5):461-7.

Waites KB, Bébéar CM, Robertson JA, Talkington DF, Kenny GE. Cumitech 34. Laboratory diagnosis of mycoplasma infections. Coordinating ed., FS. Nolte. Washington, DC: ASM; 2001.

Waites KB, Katz B, Schelonka RL. Mycoplasmas and ureaplasmas as neonatal pathogens. Clin Microbiol Rev. 2005;18(4):757-89.

World Health Organization – Laboratory diagnosis of sexually transmitted infections, including human immunodeficiency virus. WHO, Genebra, 2013. Disponível em: http://www.who.int/reproductivehealth/publications/rtis/9789241505840/en/. Acessado em 01 de abril de 2019.

Cultura para Leptospira

25

CAPÍTULO

PRINCÍPIO

A leptospirose é uma infecção de distribuição mundial, causando desde casos subclínicos até casos fatais. Alguns pacientes podem desenvolver um quadro mais grave, na forma ictérica, conhecida como síndrome de Weil. As leptospiras disseminam-se por via hematogênica para outros órgãos, podendo causar insuficiências renal e hepática, doença pulmonar hemorrágica, distúrbios cardiopulmonares, meningite etc. A doença instala-se, em média, após 3 a 14 dias do contato. Os principais sintomas incluem febre, dores musculares e cefaleia, o que pode confundir com dengue, encefalite, gastroenterite, hepatite, influenza e meningite asséptica.

As leptospiras podem penetrar no corpo por fissuras na pele, através das mucosas intactas, cavidade oral, trato respiratório superior ou conjuntiva. Esse tipo de microrganismo pode penetrar diretamente pela pele quando essa permanece em contato por longo período em água contaminada com o agente. O contágio de pessoa a pessoa é raro. A doença está relacionada, em nosso país, com épocas de enchentes, em que a urina de ratos contendo leptospiras contamina as águas pluviais.

Os animais infectados podem eliminar a leptospira através da urina durante meses, anos ou por toda a vida, segundo a espécie animal e o sorovar envolvido.

A nomenclatura atual divide o gênero em 2 espécies: *Leptospira interrogans* (patogênica) e *Leptospira biflexa* (saprófita do meio ambiente).

A doença tem duas fases típicas: precoce (fase leptospirêmica) e tardia (fase imune).

A fase precoce é aquela em que a leptospira se dissemina quatro a sete dias após a infecção e pode ser detectada no sangue ou liquor, já a fase tardia, quando se inicia a resposta imune à infecção, ocorre após uma semana de infecção e se caracteriza pela presença de leptospiras na urina. Nessa fase, os testes sorológicos tornam-se positivos.

O diagnóstico laboratorial depende da fase evolutiva da doença. Na fase precoce, nos primeiros 4 a 7 dias, da infecção os testes que podem ser realizados são a cultura de sangue e liquor em meio específico, porém é uma metodologia trabalhosa e demorada. A microscopia direta do material clínico não fornece resultados confiáveis pela baixa sensibilidade e especificidade, já que são necessárias pelo menos 10^4 células/ml do agente para que possa ser visualizado ao exame microscópio. Na fase tardia pode ser realizada a cultura de urina em meio específico, além de testes sorológicos. As leptospiras apresentam-se na forma de espiroqueta, são estritamente aeróbias e têm ótimo crescimento a 28-30°C.

Segundo o Guia da Vigilância Sanitária, os métodos sorológicos são recomendados para o diagnóstico da leptospirose. Um resultado negativo de qualquer exame sorológico específico para leptospirose, coletado antes do sétimo dia do início dos sintomas, não descarta a doença. Uma segunda amostra deverá ser coletada, a partir do sétimo dia do início dos sintomas, para auxiliar na interpretação do diagnóstico.

Não existem métodos moleculares comerciais disponíveis. Alguns laboratórios de referência possuem a técnica de PCR clássico. O teste proporciona um diagnóstico precoce, ainda na fase leptospirêmica, antes do aparecimento dos anticorpos, com sensibilidade superior à cultura.

Sinonímias: pesquisa para leptospirose, pesquisa de leptospira, cultura de leptospiras, doença de Weil.

MATERIAL CLÍNICO

Sangue e liquor

O sucesso do isolamento depende da fase da doença em que se faz a pesquisa. Esse tipo de material clínico deve ser obtido durante a primeira semana da doença até o 10º dia de início da febre, antes do início da antibioticoterapia e de preferência enquanto o paciente está febril. Aproximadamente 50% dos pacientes com leptospirose apresentam resultados positivos do agente na primeira semana da doença.

Coletar no mínimo 5ml de sangue total, com heparina, EDTA ou oxalato de cálcio e encaminhar refrigerado (2 a 8°C) ao laboratório. Amostras colhidas em tubos com citrato podem inibir as leptospiras. As amostras podem permanecer refrigeradas de 2 a 8°C por até uma semana antes de serem inoculadas no meio de cultura, procedimento que deve ser evitado devido à importância de um resultado mais urgente.

A coleta de mais de uma amostra com intervalos de um dia aumenta a positividade.

Os frascos de hemocultura de equipamentos automatizados permitem o crescimento das leptospiras direto de amostras clínicas, mas o subcultivo deve ser realizado em meios específicos.

> Não utilizar citrato como anticoagulante, pois pode inibir o crescimento das leptospiras.

Urina

Para finalidade diagnóstica, a amostra de urina pode ser obtida a partir da segunda semana da doença, permanecendo positiva até 30 dias após a cura clínica do paciente.

Realizar boa higiene prévia antes da coleta da amostra, para evitar contaminantes da uretra e região vulvar. Coletar no mínimo 20ml de urina em frasco de boca larga com tampa de rosca e em seguida neutralizar a amostra.

Para neutralizar a amostra, imediatamente após a coleta, acrescentar uma solução de bicarbonato de sódio a 8,4% (2ml) para 20ml de urina coletada. Proteger a amostra da luz com papel de alumínio e encaminhar ao laboratório, refrigerada (2 a 8°C) em até 1 hora. Esse procedimento é necessário porque as leptospiras não sobrevivem em urina ácida, perdendo a viabilidade após 1 hora.

Amostras inadequadas

- Amostra de urina com tempo superior a 1 hora entre a coleta e a entrega no laboratório.
- Amostra de urina sem estar neutralizada.
- Amostra de sangue e liquor de pacientes com sintomatologia superior a 10 dias.

CONTROLE DE QUALIDADE

Finalidade – controlar e comprovar a qualidade dos meios de cultura e reagentes empregados, a metodologia e a competência dos colaboradores na realização das várias etapas do exame. Os meios de cultura empregados devem ser controlados quanto a sua esterilidade e capacidade de permitir o crescimento dos patógenos importantes.

Controle dos meios – verificar o desempenho do meio a cada novo lote.

Cepas-controle – *Leptospira interrogans serovar* Canicola (ATCC 23470); *Leptospira interrogans serovar* grippotphosa (ATCC 23604).

Procedimento

a) Teste de esterilidade do meio – verificar a ausência de contaminantes no meio, inclusive leptospiras saprófitas. Incubar dois tubos do meio de cultura, um a 30°C e outro a 37°C durante 1 semana e posteriormente à temperatura ambiente por 2 semanas. Qualquer crescimento em um dos tubos deve ser subcultivado em ágar-sangue e realizada microscopia em campo escuro. Descartar se houver crescimento de contaminantes.
b) Teste de desempenho do meio – inocular a cepa de *Leptospira interrogans serovar*. Canicola em um meio de cultura e *Leptospira interrogans* serovar. grippotyphosa em outro meio. Incubar em estufa de 28 a 30°C (ou temperatura ambiente) e observar o crescimento no meio e morfologia típica na microscopia em até 7 dias.

Frequência e procedimento – quando produzido e for utilizado ou a cada 6 meses. Também pode ser controlado repicando as cepas (0,5ml)-controle mensalmente em novo meio.

Indicador de qualidade – para melhor avaliar o processo é necessário implantar alguma ferramenta de controle. O quadro 25.1 mostra os indicadores que podem ser definidos e monitorados para controlar a cultura de leptospira.

QUADRO 25.1 – **Sugestão de indicadores para controlar as diferentes fases do processo da cultura de leptospira.**

Fase do processo	Indicador	Descrição	Objetivo
Pré-analítica	Índice de amostras não aceitáveis	Verificar o percentual de amostras coletadas inadequadamente e entregues no prazo correto	Monitorar a qualidade das instruções de coleta
Pós-analítica	TAT do resultado final	Tempo para informar o resultado final do exame	Verificar a metodologia, o treinamento dos colaboradores e o sistema de informação de resultados críticos

PROCEDIMENTO

Amostras de sangue e liquor

O meio de cultura recomendado é o de Fletcher.

Procedimento

a) Separar três tubos contendo meio Fletcher.
b) Inocular uma gota da amostra de sangue no tubo I, 2 gotas no tubo II e 3 gotas no tubo III. Não é necessário homogeneizar. No caso de liquor, inocular 0,5ml em um tubo de meio de Fletcher. Se um volume maior estiver disponível, inocular volumes maiores em mais tubos (tubo II, 1ml, tubo III, 2ml).
c) Incubar em estufa a 28°C a 30°C ou em temperatura ambiente, protegido da luz, durante até seis semanas.
d) Examinar as culturas semanalmente quanto a turvação, nuvem ou um anel de crescimento na superfície. Retirar, de todos os tubos, uma pequena gota da cultura a partir de 1cm abaixo da superfície do meio e colocar entre lâmina e lamínula. Vedar a lamínula.
e) Examinar em microscópio de campo escuro com objetiva de 40×. Observar os movimentos típicos de rotação do microrganismo e as extremidades em forma de gancho.
f) Havendo crescimento de espiroquetas, retirar 0,5ml da fase superior do meio e transferir para um novo meio Fletcher.
g) Encaminhar para um centro de referência para identificação.
h) Se negativo, manter a incubação durante 6 semanas para liberar cultura negativa.

> As culturas de espiroquetas podem ser mantidas transferindo 0,5ml de uma amostra positiva para um novo meio mensalmente.

Amostras de urina

Procedimento

a) Separar oito tubos de meio Fletcher.
b) Aspirar 2ml da urina homogeneizada em uma seringa.
c) Inocular 1 gota da amostra em dois tubos contendo 5ml de meio Fletcher (1 gota em cada tubo).
d) Desprezar todo o conteúdo da amostra da seringa deixando apenas 0,1ml de urina.
e) Com essa mesma seringa aspirar 0,9ml de solução fisiológica estéril.
f) Desprezar algumas gotas e inocular 1 gota em outros dois tubos com meio Fletcher.
g) Repetir os passos d, e, f por mais duas vezes, até obter oito tubos semeados.
h) Adicionar um disco de neomicina (30µg) em cada tubo semeado.
i) Incubar os quatro pares de tubos (um par não diluído, três pares diluídos) durante seis semanas em estufa a 28 a 30°C ou temperatura ambiente protegidos da luz.
j) Examinar as culturas semanalmente quanto a turvação, nuvem ou um anel de crescimento na superfície. Retirar 1 gota da parte superior da cultura (até 1cm abaixo da superfície) e colocar entre lâmina e lamínula. Vedar a lamínula antes de examinar.

l) Examinar em microscópio de campo escuro com objetiva de 40×. Observar os movimentos típicos de rotação e as extremidades em forma de gancho apresentados pelo microrganismo.
m) Havendo crescimento de espiroquetas, retirar 0,5ml da fase superior do meio e transferir para um novo meio Fletcher.
n) Encaminhar para um centro de referência para identificação.
o) Se negativo, manter a incubação por 6 semanas para liberar cultura negativa.

EXAMES RELACIONADOS

Testes sorológicos realizados pela metodologia ELISA para a detecção de IgM a partir do sexto dia de infecção e o método de microaglutinação (MAT), considerado o método padrão-ouro, é positivo entre o quinto e sétimo dia. O método de MAT é um exame microscópico de aglutinação que mede a habilidade do soro do paciente em aglutinar com leptospiras vivas e é realizado em geral por laboratórios de referência. Em regiões endêmicas, é necessário fazer a sorologia em amostras sucessivas para um diagnóstico correto. Resultados positivos de teste de ELISA devem ser confirmados pelo MAT.

COMO REPORTAR O RESULTADO

Exemplo 1: cultura negativa
Cultura para leptospira
Método: identificação por microscopia em campo escuro após crescimento em meio específico
Material clínico: urina
Resultado: ausência de crescimento de leptospira após 6 semanas de cultivo.

Exemplo 2: cultura positiva
Cultura para leptospiras
Método: identificação por microscopia em campo escuro após crescimento em meio específico
Material clínico: sangue
Resultado: cultura positiva para leptospira.

Exemplo 3: cultura contaminada
Cultura para leptospiras
Método: identificação por microscopia em campo escuro após crescimento em meio específico
Material clínico: urina
Resultado: cultura contaminada. Não é possível dar continuidade ao exame.

COMENTÁRIOS

- A leptospirose constitui um problema sanitário de importância mundial.
- A cultura é muito trabalhosa e demorada, necessita de meios específicos para o isolamento e apresenta baixa sensibilidade.
- Um resultado negativo não exclui infecção por esse agente.
- Antibiograma não é realizado, sendo penicilina, doxiciclina ou ceftriaxona os antimicrobianos utilizados para tratamento.
- Pode haver resultados falso-negativos em amostras de urina devido à contaminação da amostra com microbiota local.
- Normalmente métodos sorológicos são os mais utilizados para o diagnóstico de leptospirose. A sorologia pode ser positiva no final da primeira semana da doença, o que pode ser útil para seu diagnóstico definitivo.
- Os anticorpos na leptospirose se desenvolvem entre 3 e 10 dias após o início dos sintomas. Sorologia negativa em amostra coletada na primeira semana da doença não exclui a doença. A sorologia deve ser repetida 7-14 dias após a primeira coleta.
- A leptospirose no Brasil é uma doença de notificação compulsória.

REFERÊNCIAS BIBLIOGRÁFICAS

Brasil. Ministério da Saúde. Secretaria de Vigilância em Saúde. Sistema Nacional de Agravos de Notificação (Sinan). Brasília; 2013.

Cornaglia G, Courcol R, Herrmann J-L, Kahlmeter G, Peigue-Lafeuille H, Vila J. Manual of clinical microbiology. Paris: ESCMID; 2012.

Ford M. Medical microbiology fundamentos of biomedical science. 2nd ed. Oxford: Oxford University Press; 2014.

Guia de Vigilância em Saúde: Volume 3. Ministério da Saúde, Secretaria de Vigilância em Saúde, Coordenação-Geral de Desenvolvimento da Epidemiologia em Serviços. 1ª ed. atual. Brasília: Ministério da Saúde; 2017. p. 477-751.

Jorgensen JH, Pfaller MA, Carroll KC, Funke G, Landry ML, Richter SS, et al. Manual of clinical microbiology. 11th ed. Washington, DC: American Society for Microbiology; 2015.

Kimberlin DW, Brady MT, Jackson MA, Long SS, Red Book: Report of the Committee on Infectious Diseases. 31st ed. Itasca, IL: American Academy of Pediatrics; 2018.

Leber AL. Clinical microbiology procedures handbook. Vols. 1 e 2. 4th ed. Washington, DC: American Society for Microbiology; 2016.

Leptospirose: diagnóstico e manejo clínico. Ministério da Saúde, Secretaria de Vigilância em Saúde. Departamento de Vigilância das Doenças Transmissíveis. Brasília: Ministério da Saúde; 2014.

Leptospirosis. Fact Sheet for Clinicians. CDC (Center for Disease Control). Jan, 2018.

Levett PN. Leptospirosis. Clin Microbiol Rev. 2001;14(2):296-326.

Microbiologia Clínica para o Controle de Infecção Relacionada à Assistência à Saúde. Módulo 4: Procedimentos Laboratoriais: da requisição do exame a análise microbiológica e laudo final. Agência Nacional de Vigilância Sanitária. Brasília: Anvisa; 2013.

Miller JM, Binnicker MJ, Campbell S, Carroll KC, Chapin KC, Gilligan PH, et al. A guide to utilization of the microbiology laboratory for diagnosis of infectious diseases: 2018. Update by the Infectious Diseases Society of America and the American Society for Microbiology. Clin Infect Dis. 2018;6(67):e1-e94.

Murray YP, Rosenthal K, Pfaller M. Medical microbiology. 8th ed. Philadelphia. Elsevier; 2016.

26
CAPÍTULO

Cultura para *Bordetella pertussis*

PRINCÍPIO

A coqueluche é uma doença infecciosa aguda, de alta transmissibilidade e importante causa de morbimortalidade infantil, principalmente em lactantes. Compromete o aparelho respiratório (traqueia e brônquios) ocasionando tosse seca, convulsa, também conhecida como tosse comprida.

O diagnóstico clínico da coqueluche (*pertussis*) é na maioria das vezes inconclusivo, pois os sintomas são inespecíficos, podendo ser confundidos com viroses ou até mesmo com outras infecções bacterianas do trato respiratório superior.

O diagnóstico laboratorial rápido e acurado é necessário para o controle, início da terapia adequada e prevenção da doença. A doença é causada primariamente pela *Bordetella pertussis*, ocasionalmente por *B. parapertussis* e mais raramente por *B. bronchiseptica*, *B. holmesii* e *B. hinzii*.

A confirmação de coqueluche usando o método da cultura é demorado e pouco sensível (12 a 60%) por depender da qualidade da coleta e transporte da amostra. Atualmente, PCR é o método de escolha para o diagnóstico, uma vez que o teste por imunofluorescência direta com anticorpos monoclonais, mesmo positivo, requer a confirmação por cultura ou PCR.

A cultura, embora demorada, é importante para a confirmação da doença e das espécies envolvidas em casos de falha terapêutica e é onde o teste de sensibilidade aos antimicrobianos se faz necessário. Resultados de cultura falso-negativos podem ser devidos a possíveis falhas no pré-analítico (coleta e transporte da amostra), natureza fastidiosa do microrganismo, além da interferência da microbiota local.

Sinonímias: cultura para coqueluche, pesquisa de coqueluche.

MATERIAL CLÍNICO

Material de nasofaringe, aspirado ou lavagem de nasofaringe.

> *Swab* de orofaringe, *swab* nasal e "cultura da tosse" diretamente na placa são inadequados para o diagnóstico de coqueluche.

Coleta e transporte

- A qualidade da coleta da amostra é essencial para uma boa sensibilidade da cultura. É fundamental fornecer treinamento aos responsáveis pela coleta sobre a técnica correta de coleta de amostra de nasofaringe.
- Coletar antes da antibioticoterapia, logo após o início dos sintomas, não ultrapassando de quatro semanas. Depois desse período, é mais difícil o isolamento de *B. pertussis* em cultura.
- A amostra de nasofaringe deve ser coletada com *swab* fino de haste flexível e com meio de transporte Amies contendo carvão ou meio Regan-Lowe.
- A bactéria tem tropismo pelas células epiteliais ciliadas do trato respiratório, sendo a nasofaringe o local correto de coleta. O ideal é coletar um *swab* de cada cavidade nasal, mas o processamento da amostra pode ser conjunto.
- Inserir o *swab* pela narina. Não forçar a entrada e quando houver resistência é porque alcançou a nasofaringe posterior, local ideal de coleta (Figura 26.1). Girar o *swab*, permanecendo no local por 10 a 30s ou até o paciente tossir.
- Inserir o *swab* coletado no meio de transporte, identificar corretamente incluindo data e hora da coleta.
- As amostras devem ser semeadas em meios específicos em, no máximo, 24 horas após a coleta. Manter a amostra refrigerada (2 a 8°C).
- Os melhores resultados de cultura são obtidos quando as amostras são coletadas e semeadas diretamente no meio de cultura, mas nem sempre é possível.
- Amostras de aspirado ou lavagem nasal em geral são colhidas após injetar uma quantidade específica de solução fisiológica estéril na cavidade nasal. Essas podem ser guardadas em *freezer* –70°C por longos períodos para outros procedimentos que não de cultura, se necessário.

> *Swabs* finos com alginato de cálcio ou *swabs* de Dacron com haste flexível são adequados para cultura; os *swabs* de algodão devem ser evitados. Os de Dacron, rayon e nylon são os recomendados para metodologias diagnósticas por PCR.

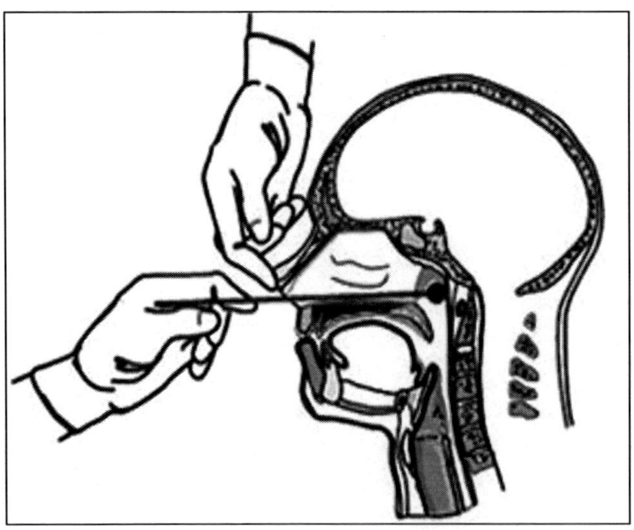

FIGURA 26.1 – Técnica adequada de coleta para a obtenção da amostra de nasofaringe para cultura de *B. pertussis*.

Amostras não aceitáveis

- *Swab* nasal, escarro, amostra de tosse e amostra de orofaringe.
- Amostras coletadas com *swab* com alginato para a técnica de PCR ou algodão para cultura.

CONTROLE DE QUALIDADE

Finalidade – controlar e comprovar a qualidade dos meios de cultura, dos meios de identificação, dos reagentes, a metodologia e a competência dos colaboradores na realização das várias etapas do exame. Os meios de cultura empregados devem ser controlados quanto a sua esterilidade, capacidade de permitir o crescimento dos patógenos importantes e capacidade de inibição (meios seletivos).

Frequência e procedimento – de acordo com o estabelecido para o CIQ de cada insumo/teste utilizado no exame.

Indicador de qualidade – para melhor avaliar o processo é necessário implantar alguma ferramenta de controle. O quadro 26.1 mostra os indicadores que podem ser definidos e monitorados para controlar a cultura de *Bordetella pertussis*.

QUADRO 26.1 – Sugestão de indicadores para controlar as diferentes fases do processo da cultura de *B. pertussis*.

Fase do processo	Indicador	Descrição	Objetivo
Pré-analítica	Índice de amostras não aceitáveis	Verificar o percentual de amostras com volume inadequado ou enviado em condições inadequadas	Monitorar o processo de coleta e envio das amostras
Analítica	Percentual de positividade e prevalência do microrganismo	Verificar a positividade do exame de cultura e a prevalência do microrganismo na população da sua região	Monitorar as etapas do processo e a competência dos colaboradores. Estudo da prevalência regional
Pós-analítica	TAT do resultado final	Tempo para informar o resultado final do exame	Verificar a metodologia, o treinamento dos colaboradores e o sistema de informação de resultados críticos

PROCEDIMENTO

Semeadura

- Rolar firmemente o *swab* em um terço da superfície do AS e em ágar específico Bordet-Gengou ou Regan-Lowe sem e com inibidores (nesta ordem).
- Estriar com alça bacteriológica em quatro direções para a obtenção de colônias bem isoladas, pois a presença de *S. aureus* na amostra pode liberar substâncias inibitórias que impedem o crescimento da *Bordetella*.

- Incubar a 35ºC em estufa aeróbia (sem atmosfera de CO_2), colocando as placas em uma embalagem de plástico fechada ou em câmara úmida, para evitar dessecação. A 37ºC e em estufa de CO_2 diversas cepas de *B. pertussis* podem não crescer.
- Os meios específicos devem ser avaliados após 48 horas de incubação e depois diariamente, até completar sete dias, podendo ser estendida por até 12 dias. Utilizar lente de aumento ou microscópio estereoscópio para facilitar a visualização das colônias.
- O ágar-sangue deve ser lido após 24 horas de incubação em estufa aeróbia e depois diariamente, até completar 72 horas.

> Os meios de cultura específicos para *Bordetella* podem ser preparados pelo laboratório no momento do uso ou adquiridos comercialmente (armazenar conforme instruções do fabricante).

Avaliação das culturas – triagem

Bordetella spp. são cocobacilos gram-negativos pequenos, imóveis, aeróbios obrigatórios, assacarolíticos e de crescimento lento. A maioria das colônias de *B. pertussis* e *B. parapertussis* é visualizada em 5 a 7 dias, podendo estender-se por até 12 dias. Manter a incubação em câmera úmida, uma vez que o microrganismo é sensível à dessecação.

- **Meio de Bordet-Gengou**
  - As colônias de *B. pertussis* são pequenas, lisas, transparentes, brilhantes, convexas e com bordas regulares; podem apresentar pequeno halo de beta-hemólise e são mais bem observadas após quatro dias de incubação. Não crescem em AS.
  - As colônias de *B. parapertussis* são similares às de *B. pertussis*, porém são maiores e menos brilhantes, com hemólise e crescem mais rapidamente que *B. pertussis*.
  - As colônias de *B. bronchiseptica* são bem pequenas, acinzentadas, menos convexas que *B. pertussis* e crescem mais rápido, após 48 horas de incubação.
- **Meio de Regan-Lowe**
  - Esse meio é recomendado por estar disponível comercialmente e possuir estabilidade de até 8 semanas, quando mantido a 4ºC devidamente embalado.
  - As colônias de *B. pertussis* nesse meio são pequenas, convexas, acinzentadas, lisas e muito brilhantes, semelhantes a uma gota de mercúrio, e requerem mais de três dias de incubação para serem visualizadas.
  - As colônias de *B. parapertussis* são similares às de *B. pertussis*, porém mais acinzentadas e achatadas, com crescimento mais rápido.
  - As colônias de *B. bronchiseptica* são visualizadas 48 horas após incubação e apresentam tamanho e aparência variáveis, geralmente com odor pútrido.
- **Ágar-sangue**
  - *B. pertussis:* não cresce.
  - *B. parapertussis*: as colônias são lisas, opacas e geralmente hemolíticas.
  - *B. bronchiseptica*: as colônias crescem após 48 horas de incubação, são de cor cinza ou branca, achatadas e opacas e raramente apresentam hemólise.

Identificação

• Coloração

Fazer um esfregaço das colônias suspeitas, principalmente daquelas provenientes dos meios seletivos e não do AS. Deixar secar ao ar, fixar e corar pelo método de Gram. Preferencialmente usar fucsina no lugar da safranina (1 a 2 minutos) como corante de fundo. Observar em microscópio com objetiva de imersão. A *Bordetella pertussis* é um cocobacilo ou bacilo curto, gram-negativo que cresce nos meios seletivos, não crescendo em AS.

• Provas para identificação

Métodos bioquímicos comerciais identificam de forma satisfatória as diferentes espécies, exceto *B. pertussis*. O quadro 26.2 cita as principais provas que podem ser empregadas para a identificação das diferentes espécies de *Bordetella*.

QUADRO 26.2 – **Características diferenciais entre as espécies de *Bordetella*.**

Características	*B. pertussis*	*B. parapertussis*	*B. bronchiseptica*	*B. trematum*	*B. holmesii*	*B. hinzii*
Catalase	+	+	+	+	v	+
Crescimento em ágar-sangue	–	1-3 dias	1-2 dias	2 dias	2 dias	2 dias
Oxidase	+	–	+	–	–	+
Motilidade	–	–	+	+	–	+
Urease	–	+	+*	–	–	–
Crescimento em MC	–	–	+	+	+	+
Redução de nitrato	NA	–	+	–	–	–

*A prova da urease para *B. bronchiseptica* é positiva em menos de 4 horas. v = variável; NA = não aplicável; MC = ágar MacConkey.

• Métodos sorológicos

A aglutinação em lâmina com antissoro para *B. pertussis* deve ser realizada de colônias suspeitas reisoladas em meios específicos sem inibidores. Eventualmente, *Legionella* spp. pode apresentar reação cruzada com *B. pertussis*. Esse antissoro está disponível apenas em laboratórios de referência.

Métodos moleculares

Vários testes multiplex estão disponíveis que detectam diversos patógenos respiratórios, incluindo *B. pertussis* e *B. parapertussis*. Os testes são realizados a partir do material biológico coletado e os resultados disponíveis em poucas horas. A metodologia PCR multiplex permite a detecção não só de bactérias, mas também de vírus, o que auxilia muito no diagnóstico.

Testes de sensibilidade aos antimicrobianos

Não é necessário realizar o teste de avaliação da sensibilidade aos antimicrobianos de rotina, uma vez que os de escolha para o tratamento são os macrolídeos, mas nos últimos anos têm sido isoladas cepas de *Bordetella pertussis* resistentes à eritromicina. A prevalência dessas cepas não é conhecida, mas as evidências existentes sugerem que seja baixa.

O teste pode ser realizado pelo método da difusão em disco ou epsilométrico (Etest®, Liofilchem®), com eritromicina em meio de Regan-Lowe sem cefalexina. A incubação é a 35°C em ambiente úmido por três a quatro dias.

EXAMES RELACIONADOS

Os exames relacionados que devemos pesquisar quando for solicitada uma cultura para *Bordetella* são os de PCR para vírus respiratórios e hemograma que apresenta linfocitose marcante.

COMO REPORTAR O RESULTADO

Cultura

Considerar o isolamento de *Bordetella* resultado crítico que deverá ser imediatamente reportado ao médico, pois o paciente deverá ser isolado.

Exemplo 1: cultura para *Bordetella pertussis*
Material clínico: nasofaringe
Método: cultura em meios específicos
Resultado: negativo.

Obs.: nesse exame são pesquisados *B. pertussis*, *B. parapertussis* e *B. bronchiseptica.*

Exemplo 2: cultura para *Bordetella* spp.
Material clínico: nasofaringe
Método: cultura em meios específicos
Resultado: negativo para *B. pertussis*, *B. parapertussis* e *B. bronchiseptica*

Exemplo 3: cultura para *Bordetella* spp.
Material clínico: *swab* de nasofaringe
Método: cultura em meios específicos
Resultado: crescimento de *Bordetella pertussis*.

Exemplo 4: cultura para *Bordetella pertussis*
Material clínico: nasofaringe
Resultado: crescimento de *B. pertussis*.

Obs.: nesse exame são pesquisados *B. pertussis*, *B. parapertussis* e *B. bronchiseptica.*

COMENTÁRIOS

Devemos lembrar que o isolamento desse microrganismo é de notificação compulsória imediata (até 24 horas) e o laboratório deve informar rapidamente ao médico e à Secretaria Estadual e Municipal de Saúde (Portaria Nº 204, de 17 de fevereiro de 2016).

REFERÊNCIAS BIBLIOGRÁFICAS

Ford M. Medical microbiology. 2nd ed. Oxford: Oxford University Press; 2014.

Leber AL. Clinical microbiology procedures handbook. Vols. 1 e 2. 4th ed. Washington, DC: American Society for Microbiology; 2016.

Miller JM, Binnicker MJ, Campbell S, Carroll KC, Chapin KC, Gilligan PH, et al. A guide to utilization of the microbiology laboratory for diagnosis of infectious diseases: 2018 Update by the Infectious Diseases Society of America and the American Society for Microbiology. Clin Infect Dis. 2018;67(6):e1-94.

Murray P, Rosenthal K, Pfaller M. Medical microbiology. 8th ed. Philadelphia. Elsevier; 2016.

Van der Zee A, Schellenkens JF, Mooic FR. Laboratory diagnosis of pertussis. Clin Microbiol Rev. 2015;28(4):1005-26.

CDC Manual for the Surveillance of Vaccine-Preventable Diseases (http://www.cdc.gov/vaccines/pubs/surv-manual/chpt10-pertussis.html.). Acessado em 02/06/2019.

27
CAPÍTULO

Testes de Sensibilidade aos Antimicrobianos e Detecção Fenotípica de Mecanismos de Resistência

PRINCÍPIO

A realização e a interpretação do teste de sensibilidade aos antimicrobianos (TSA) ou antibiograma é uma das principais e mais desafiadoras tarefas do laboratório de microbiologia, tanto pelas limitações das metodologias utilizadas, quanto pela detecção crescente de novos mecanismos de resistência.

A conduta terapêutica é guiada ou ajustada conforme o resultado do TSA, portanto, a acurácia na realização do teste é um fator determinante para o sucesso terapêutico e os métodos padronizados devem ser rigorosamente seguidos para garantir resultados reprodutíveis.

Neste capítulo abordaremos as metodologias utilizadas para testes de sensibilidade aos antimicrobianos de bactérias aeróbias e facultativas e de algumas bactérias fastidiosas.

Os métodos mais utilizadas na rotina laboratorial para o TSA são disco-difusão (Kirby e Bauer), métodos quantitativos como o epsilométrico ou gradiente de concentração em fita (Etest®, M.I.C.Evaluator®, Liofilchem®MIC Test Strip), microdiluição em caldo e em ágar, macrodiluição e métodos automatizados, sendo esses últimos considerados semiquantitativos.

Um dos princípios básicos, comum a todas as metodologias, é a realização do teste em bactérias isoladas de amostras clínicas representativas de um processo infeccioso, no qual a sensibilidade aos antimicrobianos não é previsível.

Fatores determinantes para a realização dos testes de sensibilidade aos antimicrobianos

- Local de isolamento do microrganismo (material clínico e sítio anatômico) – não é indicada a realização do antibiograma de microrganismos considerados pertencentes à microbiota normal de determinado sítio anatômico.

  Exemplos: *Staphylococcus* coagulase-negativa isolado em secreção nasal ou *Streptococcus* do Grupo Viridans isolados de orofaringe.

- Qualidade da amostra clínica – realizar, sempre que possível, exame microscópico da amostra após coloração pelo método de Gram. A presença de muitos leucócitos e poucas células epiteliais é indicativa de amostra representativa de provável processo infeccioso. Essa avaliação é extremamente importante em amostras como trato respiratório inferior e amostras de infecções de sítio cirúrgico.

Seleção dos antimicrobianos a serem testados e critérios de interpretação

- O laboratório tem a responsabilidade de testar os antimicrobianos mais apropriados para o microrganismo isolado e o sítio da infecção.
- Os antimicrobianos testados e reportados pelo laboratório devem ser adequados ao tipo de hospital ou instituição. A seleção dos antimicrobianos deve partir de uma decisão conjunta entre o laboratório de microbiologia, o corpo clínico, a farmácia e a comissão de controle de infecção hospitalar (CCIH). Nos anexos 27.1 a 27.5 estão descritos, a título de sugestão, os antimicrobianos que podem ser testados para diferentes materiais clínicos de acordo com o tipo de microrganismo isolado.

Padronização do método

As orientações sobre os antimicrobianos mais adequados para cada grupo de microrganismos (aeróbios/facultativos e fastidiosos), as recomendações detalhadas de como realizar a metodologia e a interpretação dos testes são publicadas e atualizadas periodicamente por comitês que representam organizações especializadas na padronização do antibiograma.

Os comitês CLSI (*Clinical and Laboratory Standards Institute* – USA, http://www.clsi.org) e EUCAST (*European Committee on Animicrobial Susceptibility Testing*, http://www.eucast.org) possuem metodologias semelhantes, diferindo quanto à potência de alguns discos, temperatura de incubação, meios recomendados para testes de microrganismos fastidiosos e alguns critérios interpretativos.

Em 2013 foi criado o BrCAST (*Brazilian Committee on Antimicrobial Susceptibility Testing*, www.brcast.org.br), por meio de um acordo de cooperação técnica entre as sociedades SBAC (Sociedade Brasileira de Análises Clínicas), SBI (Sociedade Brasileira de Infectologia), SBM (Sociedade Brasileira de Microbiologia) e SBPC-ML (Sociedade Brasileira de Patologia Clínica e Medicina Laboratorial), para a padronização dos testes de sensibilidade antimicrobiana no Brasil. O BrCAST é reconhecido pelo EUCAST como comitê oficial de testes de sensibilidade, tendo autorização para traduzir todos os seus documentos para o português. Os documentos do BrCAST, assim como os documentos do EUCAST, estão disponíveis para consulta e impressão gratuitamente nos respectivos *sites*. Recentemente, o Ministério da Saúde publicou a Portaria nº 64/2018, que determina aos laboratórios de todo o País a utilização das normas de interpretação para os testes de sensibilidade aos antimicrobianos (TSA), tendo como base os documentos o BrCAST (versão brasileira do EUCAST).

Os critérios interpretativos padronizados pelos comitês são formulados a partir de resultados de estudos microbiológicos, de farmacocinética/farmacodinâmica e clínicos, obtidos antes que o antimicrobiano seja aprovado para comercialização pelos órgãos reguladores, e devem seguir os métodos e o controle de qualidade padronizados, classificando os antimicrobianos como sensível, intermediário (CLSI), sensível aumentando a exposição (EUCAST/BrCAST) ou resistente.

O laboratório de microbiologia deve estar atento às mudanças na taxonomia dos microrganismos, pois, eventualmente, essas mudanças podem afetar a escolha do antimicrobiano apropriado.

Recentemente, alguns membros da família Enterobacteriaceae foram separados em novas famílias, todos pertencentes à ordem *Enterobacterales* (Enterobacteriaceae, Erwiniaceae fam. nov., Pectobacteriaceae fam. nov., Yersiniaceae fam. nov., Hafniaceae fam. nov., Morganellaceae fam. nov. e Budviciaceae fam. nov.). Neste caso, os pontos de corte dos comitês de padronização são aplicáveis a todos os membros da ordem.

Mudança também na taxonomia do gênero *Enterobacter* espécies *aerogenes*, atualmente classificado como gênero *Klebsiella* (*K. aerogenes*), no entanto, mantendo as mesmas resistências intrínsecas descritas para a espécie.

S. aureus, atualmente, é considerado um complexo, sendo *S. aureus*, *S. argenteus* (isolado em infecções humanas) e *S. schweitzeri* (frequentemente isolado em animais). Outras espécies que apresentam teste da coagulase-positiva não pertencem ao complexo *S. aureus*, são elas: *S. intermedius*, *S. pseudintermedius* e *S. schleiferi* subespécie *coagulans*. Entre os estafilococos classificados como coagulase-negativa podemos citar *S. capitis*, *S. cohnii*, *S. epidermidis*, *S. haemolyticus*, *S. hominis*, *S. hyicus*, *S. lugdunensis*, *S. saprophyticus*, *S. schleiferi* subespécie *schleiferi*, *S. sciuri*, *S. simulans*, *S. warneri* e *S. xylosus*. Os pontos de corte dos comitês se aplicam a todos os membros do gênero *Staphylococcus*, salvo quando pontos de corte específicos são fornecidos.

Definições

- Sensível (**S**) – um microrganismo é considerado sensível quando há grande probabilidade de sucesso terapêutico utilizando o regime de doses habituais do antimicrobiano testado (CLSI e EUCAST/BrCAST).
- Resistente (**R**) – há grande probabilidade de falha terapêutica mesmo quando há aumento da exposição* (CLSI e EUCAST/BrCAST).

> *A exposição depende do modo como a via de administração, a dose, o intervalo entre as doses, o tempo de infusão, assim como a distribuição, o metabolismo e a excreção do antimicrobiano influenciam o microrganismo no local da infecção (EUCAST/BrCAST, 2019).

- Intermediário (**I**) – atividade associada a efeito terapêutico incerto, menor do que para isolados sensíveis, correspondente à eficácia clínica em sítios nos quais o antimicrobiano é fisiologicamente concentrado ou quando utilizada dosagem maior do que a habitual (CLSI).
- Sensível aumentando exposição (**I**) – há alta probabilidade de sucesso terapêutico devido ao aumento da exposição, ajustando-se o regime de dosagem ou sua concentração no local da infecção (EUCAST/BrCAST).
- Sensível dose-dependente (**SDD**) – a sensibilidade é dependente da dose utilizada no tratamento. Para atingir níveis clinicamente eficazes, é necessário utilizar doses mais altas e/ou mais frequentes, resultando em maior exposição ao antimicrobiano (CLSI).
- Não sensível (**NS**) – essa categoria foi criada para incluir microrganismos cuja resistência a um determinado antimicrobiano é rara ou ausente (CLSI).

Este capítulo abordará, de maneira resumida, as etapas e seus cuidados na realização do TSA, especialmente pelo método disco-difusão, desde a seleção dos antimicrobianos a serem testados, até à leitura e interpretação dos resultados, conforme as recomendações padronizadas pelos comitês (CLSI e EUCAST/BrCAST).

Principais classes de antimicrobianos

Os antimicrobianos são agrupados em classes e subclasses de acordo com a estrutura molecular principal e seu mecanismo de ação (Quadro 27.1).

QUADRO 27.1 – Principais classes de antimicrobianos e vias de administração.

Classes	Subclasses	Exemplos	Apresentação (via de administração)
Penicilinas (betalactâmicos)	Penicilinas lábeis	Penicilina G	VO, IM, IV
	Penicilinas estáveis	Oxacilina Nafcilina Dicloxacilina Cloxacilina	VO, IM, IV IM, IV VO VO
	Aminopenicilinas	Ampicilina Amoxicilina	VO, IM, IV VO
	Carboxipenicilinas	Carbenicilina, ticarcilina	IM, IV
	Ureidopenicilinas	Piperacilina, azlocilina	IM, IV
	Amidinopenicilina	Mecilinam	VO
Betalactâmicos + agentes combinados		Amoxicilina-clavulanato Ampicilina-sulbactam Ceftarolina-avibactam Ceftazidima-avibactam Ceftolozana-tazobactam Meropenem-varbobactam Piperacilina-tazobactam Ticarcilina-clavulanato	VO IV IV IV IV IV IV IV
Cefens (betalactâmicos)	Cefalosporinas de 1ª geração	Cefalotina, Cefapirina, cefazolina Cefalexina, cefadroxil Cefradina	IV IM, IV VO VO
Cefens (betalactâmicos) *(continuação)*	Cefamicinas	Cefoxitina Cefotetan, cefmetazol	IM, IV IM, IV
	Cefalosporinas de 2ª geração	Cefaclor, cefetamet, cefprozil, cefuroxima oral, Cefuroxima parenteral Cefamandol	VO IM, IV IM, IV
	Cefalosporinas de 3ª geração	Cefoperazona, cefotaxima, ceftriaxona Ceftazidima, ceftizoxima Cefpodoxima, cefdinir, cefditorem Cefixima, ceftibutem	IM, IV IM, IV IM, IV VO
	Cefalosporinas de 4ª geração	Cefepima	IM, IV
	Cefalosporinas com atividade anti -MRSA	Ceftarolina, ceftobiprole	IV
	Oxacefem	Moxalactam	IM, IV
	Carbacefem	Loracarbef	VO

(Continua)

QUADRO 27.1 – Principais classes de antimicrobianos e vias de administração. *(Continuação)*.

Classes	Subclasses	Exemplos	Apresentação (via de administração)
Monobactam (betalactâmico)		Aztreonam	IV
Penems (betalactâmico)	Carbapenens	Imipenem, meropenem, doripenem Ertapenem Razupenem Tebipenem	IV IM, IV IV VO
	Penens	Faropenem Sulopenem	VO VO, IV
Ácido pseudomônico		Mupirocina	Tópico
Aminociclitóis		Espectinomicina, trospectinomicina	IM, IV
Aminoglicosídeos		Amicacina, gentamicina, netilmicina, tobramicina, estreptomicina, canamicina	IM, IV IM, IV IM, IV
Ansamicinas		Rifampicina	VO, IV
Estreptogramina		Quinupristina/dalfopristina	IV
Fenicol		Cloranfenicol	VO, IV
Fosfomicinas		Fosfomicina	VO, IV
Glicopeptídeos	Glicopeptídeo	Vancomicina	VO, IV
	Lipoglicopepídeo	Teicoplanina Telavancina, oritavancina, dalbavancina	IM, IV IM, IV IM, IV
Inibidores do ácido fólico		Sulfametoxazol/trimetoprima Sulfonamidas Trimetoprima Iclaprim	VO, IV VO, IV VO IV
Lincosamidas		Clindamicina	VO, IM, IV
Lipopeptídeo	 Polimixinas	Daptomicina Colistina, polimixina B	IV IV
Macrolídeos		Eritromicina, azitromicina Claritromicina, diritromicina	VO, IV VO
	Cetolídeo	Telitromicina	VO
Nitro-heterocíclicos	Nitrofurans	Nitrofurantoína	VO
Nitroimidazólicos		Metronidazol	VO, IV, tópico
Oxazolidinonas		Linezolida, tedizolida	VO, IV

Classes	Subclasses	Exemplos	Apresentação (via de administração)
Quinolonas	Quinolonas	Ácido nalidíxico, cinoxacina	VO
		Garenoxacina	VO, IV
	Fluoroquinolonas	Ciprofloxacino, levofloxacino	VO, IV
		Gatifloxacino	VO, IV
		Moxifloxacino, clinafloxacino	VO, IV
		Fleroxacino	VO, IV
		Trovafloxacino, delafloxacino	VO, IV
		Ofloxacino	VO, IM, IV
		Norfloxacino, gemifloxacino,	VO
		Grepafloxacino	VO
		Esparfloxacino, lomefloxacino	VO
		Ulifloxacino (prulifloxacino)	VO
		Besifloxacino	Tópico
Tetraciclinas	Glicilciclinas	Tetraciclina, minociclina, doxiciclina	VO, IV
		Tigeciclina	IV

VO = via oral; IV = via intravenosa; IM = via intramuscular.

MATERIAL CLÍNICO

Isolado bacteriano viável, de cultura recente, representativo de um processo infeccioso, para o qual a sensibilidade aos antimicrobianos não seja previsível. Esse microrganismo deve ser testado diante de um grupo de antimicrobianos selecionados de acordo com a espécie bacteriana e o material clínico do qual foi isolado (Anexos 27.1 a 27.5).

Recentemente, o EUCAST padronizou o teste rápido de sensibilidade a antimicrobianos (RTSA) pela metodologia da difusão do disco com tempo de incubação reduzido (4, 6 e 8 horas), diretamente de frascos de hemoculturas positivas, utilizando tabela específica de pontos de corte para interpretação (disponível em www.eucast.com). Até o momento desta publicação, o teste foi validado para os seguintes microrganismos: *Escherichia coli*, *Klebsiella pneumoniae*, *Pseudomonas aeruginosa*, *Staphylococcus aureus*, *Streptococcus pneumoniae*, *Enterococcus faecalis*, *Enterococcus faecium* e *Acinetobacter baumannii*.

CONTROLE DE QUALIDADE (CQ)

FINALIDADE

Monitorar a precisão (reprodutibilidade) e a acurácia dos procedimentos aplicados ao TSA, verificar a qualidade dos materiais e equipamentos utilizados, além da competência dos colaboradores na realização das várias etapas do teste. Para o controle devem ser utilizadas cepas-padrões de procedência reconhecida como da ATCC® – *American Type Culture Collection* (Quadro 27.2), conforme a padronização adotada pelo laboratório.

Algumas considerações sobre os microrganismos utilizados para o controle de qualidade do TSA:

- Para armazenar por longos períodos, as cepas-controle devem ser mantidas em temperatura inferior ou a igual –20°C (recomendado inferior a –60°C ou em nitrogênio líquido).

QUADRO 27.2 – Principais microrganismos (cepas-padrões) utilizados para o CQ do antibiograma.

Microrganismos	Uso primário
Escherichia coli ATCC 25922	Cepa betalactamase negativa para o controle do processo e dos antimicrobianos utilizados para enterobactérias
Klebsiella pneumoniae ATCC 700603	Utilizada para o controle dos antimicrobianos empregados na detecção de ESBL de cepas de *K. pneumoniae*, *K. oxytoca*, *E. coli* e outras enterobactérias
Staphylococcus aureus ATCC 25923	Utilizada para o controle dos antimicrobianos testados para cocos gram-positivos pelo método da difusão (CLSI)
Staphylococcus aureus ATCC 29213	Utilizada para o controle dos antimicrobianos testados para cocos gram-positivos pelo método da diluição (CLSI e EUCAST/ BrCAST) e método da difusão para EUCAST/BrCAST
Pseudomonas aeruginosa ATCC 27853	Controle dos antimicrobianos utilizados para *P. aeruginosa*. Controle dos cátions divalentes no meio de cultura (Ca^{2+}e Mg^{2+}), o aumento resulta em diminuição dos halos dos aminoglicosídeos e a diminuição dos cátions resulta em aumento dos halos
Enterococcus faecalis ATCC 29212	Cepa utilizada para monitorar níveis de timidina no meio de cultura, o excesso inativa a atividade de sulfametoxazol/ trimetoprima. São aceitáveis halos ≥ 20mm
	Controle dos aminoglicosídeos com altas concentrações (gentamicina 120µg (CLSI) ou 30µg (EUCAST-BrCAST) e estreptomicina 300µg, para EUCAST/BrCAST e CLSI
Escherichia coli ATCC 35218	Cepa betalactamase positiva para o controle dos betalactâmicos combinados com inibidores de betalactamases. Por exemplo, AMO/AC, SAM, PIP/TAZ
Haemophilus influenzae ATCC 49247	Para o controle dos antimicrobianos testados para *Haemophilus* spp. em meio HTM
Haemophilus influenzae ATCC 49766	Controle de algumas cefalosporinas (por exemplo, cefaclor e cefuroxima) testadas para *Haemophilus* spp. e meio HTM e MH-F
Neisseria gonorrhoeae ATCC 29226	Controle dos antimicrobianos testados para *Neisseria gonorrhoeae*
Staphylococcus aureus BAA-977	Contém o gene de resistência induzível *erm*A para o controle de qualidade do D-teste
Staphylococcus aureus BAA-976	Contém o gene de resistência à eritromicina *msr*A
Streptococcus pneumoniae ATCC 49619	Controle dos antimicrobianos testados para *Streptococcus* spp.
K. pneumoniae ATCC BAA-1705	Controle positivo para o teste de inibição com ácido fenilborônico (KPC) e testes de hidrólise de carbapenêmicos
K. pneumoniae ATCC BAA-1706	Controle negativo para o teste de inibição com ácido fenilborônico (KPC) e testes de hidrólise de carbapenêmicos
Enterococcus faecalis ATCC 51299	Cepa resistente à vancomicina. Para o controle dos meios contendo 6µg/ml de vancomicina

AMO/AC = amoxicilina/ácido clavulânico; SAM = ampicilina/sulbactam; PIP/TAZ = piperacilina/tazobactam; ESBL = *extended spectrum betalactamase* (betalactamase de espectro ampliado); HTM = *Haemophilus test medium*; MH-F = Mueller-Hinton F.

- *Escherichia coli* ATCC 35218 e *Klebsiella pneumoniae* ATCC 700603, por exemplo, se não armazenadas em temperaturas inferiores a –60°C, podem perder plasmídeos de produção de betalactamase, ocasionando resultados fora do limite esperado de aceitabilidade, tais como aumento da zona de diâmetro das penicilinas lábeis e combinadas com inibidores de betalactamases para *E. coli* ATCC 35218 e o grupo das cefalosporinas e aztreonam para *K. pneumoniae* ATCC 700603.
- É recomendado que o limite de uso e de repiques/passagens de cepas ATCC® para CQ não deve ultrapassar a 5ª geração, portanto, a origem das cepas de referência adquiridas pelo laboratório para teste deve ser acompanhada de certificado informando qual a geração adquirida.

O Capítulo 33 descreve detalhadamente o procedimento para reconstituir e manter as cepas ATCC® para estocagem por longos períodos e para a utilização para o controle de qualidade.

- **Verificação e validação das metodologias utilizadas para o teste de sensibilidade aos antimicrobianos (TSA)**
  - A verificação de uma metodologia escolhida para o teste de sensibilidade, seja manual, seja automatizada, é realizada para avaliar e confirmar o desempenho do teste antes da sua utilização na rotina. Deve ser realizada para novos equipamentos, painéis, meios de cultura e discos de antimicrobianos. Também tem a finalidade de avaliar o desempenho para a redução da frequência do controle de qualidade de diário para semanal.
  - Documentar os testes colocando o número de lote e fabricante de cada antimicrobiano, o número de lote do meio de cultura, suplementos, se aplicáveis, data de realização do teste e a cepa ATCC® utilizada.

- **Verificação segundo BrCAST**
  - Realizar 20 testes – 5 replicatas com 5 inóculos diferentes, durante 4 dias (Figura 27.1).
  - Se entre os 20 testes for observado ≤ 1 resultado fora do intervalo aceitável, prosseguir com CQ semanal e a cada novo lote/remessa de insumos.
  - Se for observado ≥ 2 resultados fora do intervalo aceitável (antimicrobiano/cepa), iniciar investigação (ver principais causas de erros conforme descritas abaixo), repetir mais 10 testes (5 replicatas em 2 dias).
  - Se não forem observados resultados fora do limite, prosseguir com CQ semanal e a cada novo lote/carregamento.

- **Verificação segundo CLSI**
  - Realizar 15 testes (3 replicatas com 3 inóculos diferentes, durante 5 dias).
  - Se entre os 15 testes for observado ≤ 1 resultado fora do intervalo aceitável, prosseguir com CQ semanal e a cada novo lote/remessa de insumos.
  - Se forem observados 2 a 3 resultados fora do intervalo aceitável (antimicrobiano x cepa), iniciar investigação (ver principais causas de erros conforme descritas abaixo), repetir 3 replicatas com 3 inóculos diferentes, durante 5 dias.
  - Se entre os 30 testes realizados forem observados 2 a 3 resultados no total fora do intervalo aceitável, prosseguir com CQ semanal e a cada novo lote/remessa.

- **Outra opção segundo CLSI**
  - Realizar testes com cepa controle/antimicrobiano durante 20 ou 30 dias consecutivos.
  - Se entre os 20 testes for observado ≤ 1, ou entre os 30 forem observados ≤ 3 resultados fora do intervalo aceitável, prosseguir com CQ semanal e a cada novo lote/remessa.

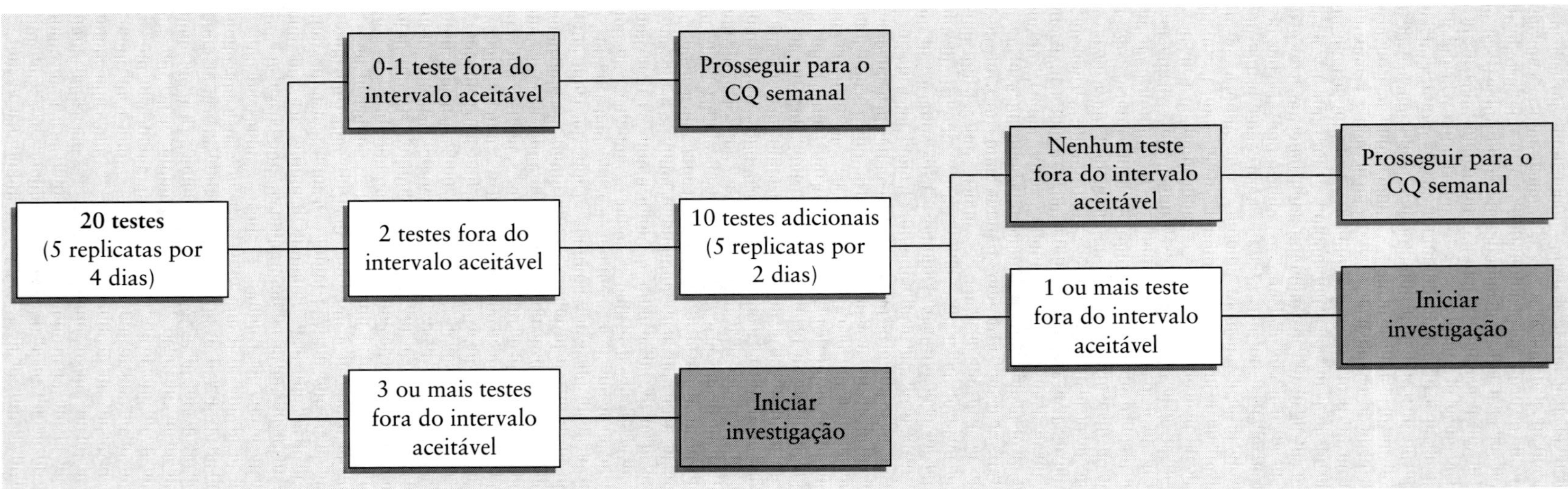

FIGURA 27.1 – Fluxograma para verificação/validação do teste de sensibilidade aos antimicrobianos. Fonte: Teste de Sensibilidade aos Antimicrobianos – Método de difusão do disco BrCAST (disponível em www.brcast.org). Acessado em 30/05/2019.

- Se for observado número maior de resultados fora do intervalo aceitável (antimicrobiano/cepa), iniciar investigação (ver principais causas de erros conforme descritas abaixo), realizar ações corretivas e prosseguir com o controle de qualidade diário até resolução do problema.

- **Validação**

A validação do teste consiste no processo contínuo de monitoramento para assegurar seu desempenho, realizado no controle semanal. Se durante o controle houver algum problema ou desvio, repetir o teste com o antimicrobiano e microrganismo que apresentou resultado fora do limite esperado; se estiver adequado, retornar ao controle semanal. Se o erro persistir, verificar as possíveis causas e monitorar durante 5 dias consecutivos. Se os cinco resultados estiverem dentro dos limites esperados, retornar ao teste semanal. Qualquer resultado fora dos limites implica retornar ao controle inicial (20 ou 30 testes ou 15 ou 20 testes com replicatas), conforme a padronização escolhida.

- Arquivar o resultado do teste de verificação da metodologia (15, 20 ou 30 dias) e histórico de erros indefinidamente.
- Os controles semanais devem ser arquivados de acordo com o período estipulado pelo setor de controle de documentos da sua instituição.
- Análise crítica periódica dos dados deve ser realizada para verificar tendências, assim como as ações tomadas em caso de testes inadequados. Para facilitar a análise dos resultados de CQ, recomenda-se a utilização de gráficos de Levey-Jennings (modelos disponíveis no site www.brcast.org.br). A média dos halos de inibição dos testes com as cepas ATCC® (≥ 10 testes) deve ficar próxima ao valor alvo, com variação de ± 1mm.
- O teste de controle de qualidade é realizado para assegurar que todas as etapas do processo de realização dos testes de sensibilidade estejam dentro dos critérios de aceitabilidade. O teste deve ser realizado para todos os diferentes tipos de antibiogramas/painéis/cartões utilizados na rotina da microbiologia em enterobactérias, *Pseudomonas aeruginosa*, *Acinetobacter* spp., *Staphylococcus* spp., *Streptococcus pneumoniae*, *Haemophilus influenzae* e *Neisseria gonorrhoeae*, entre outros.

FREQUÊNCIA DO TESTE DE CONTROLE DE QUALIDADE

O quadro 27.3 mostra a frequência com que o CQ dos insumos deve ser realizado para a metodologia utilizada para o teste de sensibilidade.

PRINCIPAIS CAUSAS DE ERRO NO TESTE DE CONTROLE DE QUALIDADE DO TSA

- Repiques ou armazenamento inadequados das cepas ATCC® podem ocasionar perda das características originais das cepas-padrões (cepas-controles) .
- Cepa-controle contaminada com outros microrganismos.
- Cepa-controle desenvolveu resistência após repetidas subculturas/passagens.
- Formulação do meio e pH fora do padrão.
- Espessura do meio de Mueller-Hinton.
- Concentração alta de timidina no meio.
- Concentração inadequada de cálcio e magnésio no meio.

QUADRO 27.3 – Guia de referência da frequência do CQ dos insumos para a realização do TSA.

Modificações na metodologia	Nº de testes e frequência do CQ			Comentários
	1 dia	5 dias	Plano de 15 ou 20 replicatas ou 20-30 dias	
Discos				
Novo recebimento/remessa ou lote	X			
Novo fabricante ou novo antimicrobiano			X	Estudo de verificação
Meio (comprado pronto)				
Novo recebimento ou novo lote	X			
Novo fabricante		X		
Leitura do halo				
Mudança do método utilizado para medir o halo de inibição			X	Exemplo: mudança de leitura manual para a automatizada Necessita de estudo de verificação da nova metodologia
Instrumento/*software* (leitura automatizada do halo)				
Atualização de *software* que interfira na leitura e resultado do TSA		X		Monitorar todos os antimicrobianos e não somente aqueles que foram modificados pela atualização do *software*
Reparo no equipamento que interfira na leitura e no resultado do TSA	X			Dependendo da extensão do reparo no equipamento (componentes críticos), testes adicionais podem ser necessários, como, por exemplo, CQ por 5 dias

Adaptado do documento CLSI M100, 2019 e M52, 2015.

- Tempo, temperatura e atmosfera de incubação inadequados (incubação prolongada ou temperatura elevada pode resultar em inativação dos antimicrobianos).
- Inóculo fora do padrão (turbidez recomendada).
- Tempo elevado entre as etapas de preparo do inóculo, inoculação no meio, colocação dos discos e incubação.
- Concentração inadequada do fármaco no disco.
- Armazenamento inadequado dos discos ou uso de discos vencidos ocasionando perda da potência e da atividade inibitória do antimicrobiano.
- Agente antimicrobiano degradado.
- Falha técnica no desempenho do teste, como erro na medida do halo de inibição ou na transcrição do resultado.
- Falha nos equipamentos (geladeira, *freezer*, estufa, densitômetro etc.).
- Discos não pressionados corretamente no ágar.
- Excesso de discos na placa.
- Discos e meios de cultura de má qualidade e não controlados.

Ações corretivas aplicadas quando o CQ está fora do resultado esperado

Um erro óbvio

Disco de antimicrobiano errado, cepa ATCC® errada, contaminação da cepa ou incubação em temperatura inadequada: repetir o teste no mesmo dia e, se o resultado do CQ estiver dentro do esperado, continuar com o controle semanal.

Um erro não óbvio

Correção imediata, no mesmo dia e por mais 4 dias (5 testes no total). Se o resultado do CQ estiver dentro do esperado nos 5 testes, continuar com o controle semanal, caso contrário, fazer novamente controle de 20 testes, conforme a padronização adotada pelo laboratório. Rever as etapas do procedimento buscando a causa raiz do desvio/problema.

- Verificar os materiais (cepas-controles e meio de cultura contendo crioprotetor utilizados).
- Verificar os equipamentos (*freezer*, estufas e autoclave).
- Verificar a competência da equipe técnica que realiza a metodologia.
- A investigação deverá ser registrada em planilha ou em formulário próprio e arquivada em conjunto com os resultados obtidos para aquela rodada de CQ semanal.

Se no CQ semanal o resultado de algum antimicrobiano estiver fora dos limites de aceitabilidade, nos testes dos pacientes realizados concomitantemente esse antimicrobiano também deve ser segregado e repetido após a correção do erro.

PROCEDIMENTO

Os métodos mais frequentemente utilizados para avaliação da sensibilidade aos antimicrobianos são:

- Método da difusão do disco.
- Método da microdiluição.
- Método de gradiente de concentração em fita (Etest®, M.I.C.Evaluator® e Liofilchem®MIC Test Strip).

MÉTODO DA DIFUSÃO DO DISCO

O teste de difusão do disco ou disco-difusão em ágar foi descrito por Bauer e Kirby em 1966 e até os dias de hoje é a metodologia mais empregada pelos laboratórios de microbiologia. O método fornece um resultado qualitativo.

Discos especiais de papel-filtro impregnados com concentração padronizada do antimicrobiano são colocados sobre a superfície do ágar Mueller-Hinton, previamente semeada com uma suspensão padronizada do microrganismo a ser testado. Após incubação de 16 a 24 horas (dependendo da padronização utilizada e do microrganismo testado), o halo de inibição é medido em milímetros e a interpretação e a categorização (sensível, intermediário e sensível aumentando exposição, sensível dose-dependente, resistente ou não sensível) devem ser realizadas seguindo as tabelas atualizadas anualmente pelos comitês (CLSI, EUCAST/BrCAST).

O quadro 27.4 demonstra resumidamente as principais instruções a serem seguidas para realizar o teste da difusão do disco.

QUADRO 27.4 – Guia para a realização do teste de sensibilidade aos antimicrobianos pelo método da difusão do disco de alguns microrganismos.

Microrganismos	Meio	Inóculo 0,5 de McFarland	Incubação, temperatura**, atmosfera e tempo	Cepas para o controle de qualidade
Enterobactérias	MH	Método de suspensão da colônia (direto) ou método de cultura em caldo, de meio não seletivo	35 ± 2°C estufa aeróbia, 16 a 20 horas	*E. coli* ATCC 25922 *E. coli* ATCC 35218 (para betalactâmicos com inibidores de betalactamase) *Pseudomonas aeruginosa* ATCC 27853 (para carbapenêmicos)
Bacilos gram--negativos não enterobactérias (*P. aeruginosa, Acinetobacter* spp., *B. cepacia* e *S. maltophilia*)	MH	Método de suspensão da colônia (direto) ou método de cultura em caldo, de meio não seletivo	35 ± 2°C, estufa aeróbia, 16 a 20 horas *P. aeruginosa*/fibrose cística, 24 horas *S. maltophilia*, Complexo *B. cepacia* (CLSI) e *Acinetobacter* spp., 20 a 24 horas	*P. aeruginosa* ATCC 27853 *E. coli* ATCC 35218 *E. coli* ATCC 25922
Staphylococcus spp.	MH	Método de suspensão da colônia (direto), de meio não seletivo	33 a 35°C, estufa aeróbia, 16 a 18 horas; 24 horas para cefoxitina e SCN; 24 horas para oxacilina e *S. aureus* Temperatura acima de 35°C pode não detectar cepas MRS	*S. aureus* ATCC 25923 (CLSI), *S. aureus* ATCC 25213 (EUCAST/BrCAST) *E. coli* ATCC 35218
Enterococcus spp.	MH	Método de suspensão da colônia (direto) ou método de cultura em caldo, de meio não seletivo	35 ± 2°C, estufa aeróbia, 16 a 20 horas; 24 horas para vancomicina	*S. aureus* ATCC 25923 *E. faecalis* ATCC 20212
Haemophilus influenzae e *Haemophilus parainfluenzae*	HTM ou MH-F	Método de suspensão da colônia (direto) do ágar CHOC	35 ± 2°C, em 5% de CO_2, 16 a 20 horas	*Haemophilus influenzae* ATCC 49247 *Haemophilus influenzae* ATCC 49766 *E. coli* ATCC 35218 (quando testando AMC)

Microrganismos	Meio	Inóculo 0,5 de McFarland	Incubação, temperatura**, atmosfera e tempo	Cepas para o controle de qualidade
Streptococcus pneumoniae e *Streptococcus* beta-hemolíticos e do Grupo Viridans	MH com sangue de carneiro a 5% ou MH-F	Método de suspensão da colônia (direto) do meio de cultivo	35 ± 2°C, em 5% de CO_2, 20 a 24 horas	*Streptococcus pneumoniae* ATCC 49619
Neisseria meningitidis	MH com sangue de carneiro a 5%	Método de suspensão da colônia (direto) do ágar CHOC	35 ± 2°C, em 5% de CO_2, 20 a 24 horas	*Streptoccocus pneumoniae* ATCC 49619 e *E. coli* ATCC 35218*
Neisseria gonorrhoeae	GC suplementado com 1% Isovitalex	Método de suspensão da colônia (direto) do ágar CHOC	36 ± 1°C (não exceder 37°C), em 5% de CO_2, 20 a 24 horas	*Neisseria gonorrheae* ATCC 49226

MH = ágar Mueller-Hinton; HTM = *Haemophilus test medium*; MH-F = ágar Mueller-Hinton suplementado com 5% de sangue de cavalo desfibrinado e 20mg/l de β-NAD; MRS = *Methicillin Resistant Staphylococcus*; AMC = amoxilicina/ácido clavulânico; SCN = *Staphylococcus* coagulase-negativa. *Quando testar ciprofloxacino, ácido nalidíxico e minociclina. **EUCAST/BrCAST considera que todos os antibiogramas devem ser incubados em estufa a 35 ± 1°C.

A) Preparo do inóculo

Consiste em preparar uma suspensão bacteriana-padrão equivalente a 0,5 da escala de McFarland, que corresponde a aproximadamente $1{,}5 \times 10^8$UFC/ml. Utilizar preferencialmente o método de **suspensão da colônia** (suspensão direta), que é apropriado para todos os microrganismos, incluindo os fastidiosos, ou como método alternativo pode-se utilizar o de **cultura em caldo.** Essa etapa é crítica, as recomendações abaixo devem ser seguidas rigorosamente para a obtenção de resultados confiáveis.

Método de suspensão da colônia

Esse método é habitualmente utilizado para bactérias de crescimento rápido (enterobactérias, estafilococos e enterococos), para culturas com crescimento em torno de 24 horas, provenientes de meios não seletivos, tais como AS, CHOC, CLED, e meios cromogênicos utilizados no isolamento primário. É o método recomendado para realizar o TSA de *Haemophilus* spp., *Streptococcus* spp. e *Neisseria gonorrhoeae.* Para *S. pneumoniae* recomenda-se a realização do TSA a partir de colônias recentes (18 a 20 horas) isoladas em AS.

- Com o auxílio da alça bacteriológica ou *swab* estéril tocar na superfície de três a quatro colônias com a morfologia similares (quando possível) e suspender em 3 a 4ml de solução fisiológica estéril. A utilização de várias colônias idênticas (mesmo microrganismo) evita a seleção de variantes atípicas, sendo o resultado mais representativo da população presente no processo infeccioso.
- Ajustar o inóculo de modo a obter turbidez equivalente ao padrão 0,5 da escala de McFarland (ver preparo da escala no Capítulo 32). É recomendada a utilização de dispositivos fotométricos para ajustar a densidade da suspensão, calibrados de acordo com as instruções do fabricante. Alternativamente, a densidade da suspensão pode ser comparada visualmente com o padrão 0,5 da escala de McFarland, colocando os tubos lado a lado contra um cartão com tiras brancas e pretas (Figura 27.2). Os tubos devem ter a mesma dimensão/diâmetro para serem comparados, e o tubo padrão deve ser homogeneizado imediatamente antes do uso.
- Ajustar a densidade da suspensão bacteriana em teste adicionando solução fisiológica estéril se a turbidez ultrapassar 0,5 da escala, ou mais microrganismos devem ser inoculados para turvações menores que o padrão. A suspensão dever ser utilizada preferencialmente em até 15 minutos após a preparação.

Método de cultura em caldo

- Este método é habitualmente utilizado para culturas com mais de 24 horas de crescimento, para bactérias isoladas em meios seletivos e de colônias difíceis de suspender pelo método de suspensão direta.

FIGURA 27.2 – Cartão para ajuste do inóculo na escala de McFarland.

- Com o auxílio de um fio ou alça bacteriológica tocar na superfície de três a quatro colônias com a mesma morfologia e inocular em 3 a 4ml de caldo TSB ou caldo Mueller-Hinton. Não é recomendado caldo BHI para esse procedimento.
- Incubar de 35 ± 2°C até a turbidez atingir a escala 0,5 de McFarland, o que geralmente ocorre entre 2 e 6 horas. Ajustar o inóculo utilizando fotômetro ou por comparação visual, conforme descrito acima (Figura 27.2), e se a turbidez ultrapassar a escala adicionar caldo TSB, Mueller-Hinton ou solução fisiológica estéril, esse ajuste deve ser realizado em no máximo 15 minutos antes do uso da suspensão.

> O método de cultura em caldo não deve ser utilizado para bactérias mais exigentes como *Haemophilus* spp., *Streptococcus pneumoniae* e *Neisseria gonorrhoeae*.

B) Inoculação nas placas

- Deve ser realizada no máximo 15 minutos após o ajuste do inóculo.
- Mergulhar um *swab* de algodão estéril na suspensão padronizada.
- Comprimir o *swab* na parede interna do tubo acima do nível da suspensão, girando-o sobre seu próprio eixo, para retirar o excesso de líquido e evitar a inoculação excessiva das placas.
- Espalhar o inóculo de maneira uniforme sobre a superfície do ágar apropriado, semeando em três direções diferentes, girando a placa aproximadamente 60° entre as estrias para garantir uma distribuição uniforme, por fim, passar o *swab* ao redor das bordas da placa para remover qualquer excesso de umidade.

> Deixar as placas de ágar em temperatura ambiente antes do uso (não expor a temperaturas elevadas). Não utilizar placas que contenham água de condensação. Nesse caso, deixar secar com as tampas semiabertas dentro da cabine de segurança.

- Deixar a placa semeada tampada durante 3 a 5 minutos (não ultrapassar 15 minutos) à temperatura ambiente, para que o inóculo seja completamente absorvido pelo ágar antes de aplicar os discos. Se as placas inoculadas ficarem à temperatura ambiente por períodos prolongados antes da aplicação dos discos, o crescimento do microrganismo na placa pode levar à redução errônea no tamanho dos halos de inibição.

C) Aplicação dos discos

- Os discos devem ser aplicados no ágar inoculado e não podem ser removidos após o contato com a superfície do ágar, pois a difusão do antimicrobiano é imediata.
- Colocar no máximo 12 discos em placas de 150mm e não mais que cinco discos em placas de 90mm. A distância entre um disco e outro deve ser no mínimo de 24mm (centro a centro), para evitar a sobreposição de halos e a interferência entre antimicrobianos, assim como a

distância da borda da placa deve ser de no mínimo 20mm, para garantir a perfeita difusão. Para a detecção da resistência induzível à clindamicina, os discos de eritromicina e clindamicina são posicionados a uma distância (borda a borda) variada conforme o microrganismo a ser testado e a padronização utilizada. Para *Haemophilus* spp. e *Neisseria gonorrhoeae*, colocar no máximo nove discos em placas de 150mm, pois o diâmetro dos halos de alguns antimicrobianos pode ser muito grande, podendo gerar confluência e dificultar a leitura.

- Aplicar os discos na superfície do ágar com um dispensador ou com pinça estéril.
- Após a colocação dos discos, pressionar levemente a superfície de cada disco com o auxílio de uma pinça; o contato com a superfície do ágar deve ser completo.

> Estoques grandes de discos de antimicrobianos devem ser mantidos em geladeira (2 a 8°C) ou em *freezer* (temperatura inferior ou igual a –20°C não do tipo *frost free*), até o uso.

A perda de potência dos antimicrobianos nos discos resulta em redução dos diâmetros dos halos, sendo importante causa de erro. Para minimizar os riscos, o laboratório deve armazenar os discos, incluindo aqueles que estão em dispensadores, em embalagens fechadas com dessecador (sílica gel) e protegidas da luz. Evitar armazenar os discos em refrigeradores com porta de vidro, alguns antimicrobianos são inativados pela exposição prolongada à luz. Os discos em estoque devem ser armazenados a –20°C (ou conforme orientações do fabricante) e os discos em uso devem permanecer refrigerados entre 2 e 8°C. Os antimicrobianos betalactâmicos em uso (cefalosporinas, carbapenens e betalactâmicos combinados com inibidores de betalactamases, como amoxicilina/ácido clavulânico, piperacilina/tazobactam e ampicilina/sulbactam) podem ser mantidos em geladeira durante uma semana. Descartar os discos após expirada a data de validade indicada na embalagem.

Para evitar a condensação e acúmulo de umidade nos discos, deixar os frascos adquirirem temperatura ambiente antes de abri-los (1 a 2 horas antes do uso).

D) Incubação das placas

- Incubar as placas invertidas em, no máximo, 15 minutos após a aplicação dos discos. Se as placas ficarem à temperatura ambiente por períodos prolongados após a aplicação dos discos, a pré-difusão pode resultar em halos de inibição erroneamente aumentados.
- A temperatura da estufa deve estar aferida em 35 ± 2°C (CLSI) ou 35 ± 1°C (EUCAST/BrCAST), e de 33-35°C para testes com disco de oxacilina e cefoxitina para *Staphylococcus* spp.
- O tempo de incubação deve ser de 16 a 20 horas, conforme a padronização adotada, com exceção do teste de cefoxitina para *Staphylococcus* spp. e vancomicina para *Enterococcus* spp. que deve ser de 24 horas. Se após 18 horas de incubação *Staphylococcus* coagulase-negativa (SCN) e *S. aureus* apresentarem resistência à cefoxitina, a leitura pode ser realizada e o resultado reportado.
- *P. aeruginosa* em pacientes com fibrose cística e isolados de *Acinetobacter* spp., *S. maltophilia* e *B. cepacia* devem ser incubados durante 24 horas.

- As bactérias são incubadas em estufa aeróbia, com exceção de *Haemophilus* spp., *Streptococcus* spp., *Neisseria gonorrhoeae*, *Moraxella catarrhalis* e *Listeria monocytogenes*, que devem ser incubados em estufa de CO_2 ou jarra com 5% de CO_2.
- O empilhamento de placas na estufa pode alterar os resultados devido ao aquecimento desigual entre elas. O número apropriado de placas empilhadas deve fazer parte das verificações da garantia de qualidade, devendo ser avaliado para cada estufa, em geral o máximo recomendado é de pilhas com cinco placas.

E) Leitura dos halos de inibição

Antes de realizar a leitura dos halos após o tempo de incubação recomendado, verificar se o crescimento bacteriano é confluente, se a observação de colônias individualizadas é resultante de inóculo insuficiente e o teste deve ser repetido. O crescimento deve ser uniformemente distribuído e os halos de inibição devem ser circulares (não distorcidos).

As bordas devem ser lidas no ponto de completa inibição do crescimento bacteriano, a olho nu, com a placa posicionada a aproximadamente 30cm dos olhos.

Meios translúcidos (Mueller-Hinton não suplementado, ágar HTM e ágar GC)

- As placas devem ser lidas sobre uma superfície escura. Iluminar a placa com luz refletida (luz posicionada sobre a placa). O diâmetro do halo de inibição, incluindo o disco, deve ser medido com o auxílio de régua ou paquímetro, posicionado na circunferência, sobre o fundo da placa.
- Discos de linezolida para *Staphylococcus* spp. e de vancomicina para *Enterococcus* spp. são lidos com luz transmitida (placa entre o olho e a luz). Colônias pequenas dentro dos halos devem ser avaliadas para confirmar se são clones resistentes ou eventual contaminação, antes de serem liberadas como resistentes a esses antimicrobianos.
- Para *Staphylococcus* coagulase-negativa, o disco de cefoxitina necessita de 24 horas de incubação antes de ser reportado como sensível, e a leitura deve ser realizada com luz refletida.
- Desconsiderar o *swarming* (véu) de *Proteus* spp. no interior do halo de inibição, ler a partir do crescimento confluente evidente.
- Halos de inibição duplos – verificar a pureza do isolado, se a colônia não for um contaminante, o halo interno deve ser considerado. Para bordas difusas e mal definidas, deve-se posicionar a placa conforme descrito acima e realizar a leitura a olho nu, com luz refletida, não segurar a placa contraluz (luz transmitida).
- Para *Stenotrophomonas maltophilia* é comum um crescimento dentro do halo de inibição de sulfametoxazol-trimetoprima onde a densidade desse crescimento pode ser substancial. Nestes casos ignorar o crescimento e ler o halo de inibição com bordas mais nítidas.
- Para halos de inibição em enterobactérias com disco de ampicilina, o crescimento interno deve ser ignorado.

Meios opacos (Mueller-Hinton sangue ou Mueller-Hinton F)

- Abrir a placa e ler o diâmetro do halo de inibição com o auxílio de uma régua ou paquímetro, o mais próximo possível do crescimento, utilizando uma fonte de luz sobre a placa (luz refletida).
- Para microrganismos que apresentam hemólise, tomar cuidado para ler o halo de inibição do crescimento e não a hemólise.
- Crescimento de colônias dentro do halo de inibição pode corresponder a mutantes resistentes ou mistura de microrganismos; nesses casos, devem-se subcultivar as colônias, verificar

a pureza do isolado e se necessário repetir o antibiograma. Colônias que não forem consideradas contaminação devem ser levadas em consideração na leitura do halo de inibição.

- Para sulfonamidas e trimetoprima, antagonistas no meio podem permitir um crescimento fraco do microrganismo. Desconsiderar crescimentos leves (20% ou menos) e medir a margem mais óbvia para determinar o diâmetro do halo de inibição.

Imagens disponíveis com os exemplos citados acima podem ser consultados em www.brcast.org.br/documentos/, no documento Guia-Leitura-Disco-Difusão-BrCAST.

F) Critérios interpretativos

Os halos de inibição para cada antimicrobiano testado devem ser interpretados de acordo com os critérios estabelecidos pelos comitês e a padronização utilizada pelo laboratório, publicados em tabelas e revisados anualmente.

O método de disco-difusão foi padronizado para microrganismos de crescimento rápido, como enterobactérias, *Staphylococcus* spp., *Enterococcus* spp., *Pseudomonas aeruginosa*, *Acinetobacter* spp., *Stenotrophomonas maltophilia*, *Burkolderia cepacia* e *Vibrio cholerae*, e para microrganismos fastidiosos como *Haemophilus influenzae* e *parainfluenzae*, *Streptococcus* spp., *Neisseria gonorrhoeae* e *Neisseria meningitidis*.

Os critérios interpretativos do CLSI para esses microrganismos estão disponíveis no formato de tabelas e são revisados anualmente no documento M100. Conforme especificado nesse documento, para microrganismos fastidiosos os critérios publicados são aceitáveis apenas com a utilização dos meios de culturas recomendados (ágar HTM: *Haemophilus Test Medium* para *Haemophilus influenzae* e *parainfluenzae*; ágar GC para *Neisseria gonorrhoeae;* ágar Mueller-Hinton sangue para *Streptococcus* spp. e *Neisseria meningitidis*).

Para *Campylobacter* spp., *Helicobacter* spp., *Corynebacterium* spp., *Moraxella catarrhalis*, *Bacillus* spp., *Listeria* spp., *Pediococcus* spp., *Leuconostoc* spp., grupo HACEK, *Pasteurella* spp., *Lactobacilos* spp., entre outros, o CLSI disponibiliza o documento M42-A, que descreve métodos, meios e condições para a realização do TSA, bem como tabelas para interpretação dos resultados.

Os critérios interpretativos do BrCAST/EUCAST são disponibilizados em um único documento (www.brcast.org.br). O documento recomenda a utilização de MH-F (Mueller-Hinton suplementado com sangue desfibrinado de cavalo e 20mg/l de β-NAD) para a realização de antibiograma de bactérias fastidiosas como *H. influenzae*, *Moraxella catarrhalis*, *Listeria*, *Pasteurella*, *Campylobacter*, *Corynebacterium*, *Aerococcus* e *Kingella*.

G) Interpretação dos resultados

O teste de sensibilidade aos antimicrobianos tem por objetivo avaliar a interação *in vitro* do fármaco com o microrganismo, determinando se o microrganismo tem capacidade de expressar resistência aos antimicrobianos recomendados para o tratamento da infecção.

O teste é indicado para bactérias que apresentam perfil de sensibilidade variável, sendo desnecessário testar algumas combinações para as quais a resistência não tem sido detectada, como *Streptococcus pyogenes* e penicilina. Atualmente, as tabelas de interpretação dos comitês apresentam, para alguns microrganismos, somente a interpretação de sensibilidade, e abaixo desse ponto de corte os isolados devem ser reportados como não sensíveis (NS). Isso ocorre porque isolados com resistência a esses antimicrobianos ainda não foram descritos ou são muito raros. Recomenda-se, na presença de fenótipos raros de resistência, que a identificação e o antibiograma sejam repetidos para a confirmação do resultado. Em caso de confirmação, armazenar o microrganismo em *freezer* (–20°C ou inferior) e enviar o isolado para laboratórios que utilizem metodologias de microdiluição e técnicas moleculares para a confirmação da resistência (Quadro 27.5).

QUADRO 27.5 – Microrganismos em que a identificação e/ou antibiograma devem ser revistos antes de serem liberados como resistentes ou sensíveis.

Microrganismos	Fenótipos observados
Stenotrophomonas maltophilia	Carbapenem S, sulfametoxazol/trimetoprima R
Haemophilus influenzae	Carbapenens, aztreonam, cefalosporinas de 3ª geração, fluoroquinolonas NS; ampicilina, amoxicilina/ácido clavulânico R e betalactamase negativa
Neisseria gonorrhoeae	Cefalosporinas de 3ª geração NS
Neisseria meningitidis	Azitromicina, cefalosporinas de 3ª geração, meropenem, minociclina NS; cloranfenicol, fluoroquinolonas, rifampicina I ou R
Enterococcus faecalis	Ampicilina, linezolida, daptomicina NS, vancomicina R
Enterococcus faecium	Daptomicina NS, linezolida R, vancomicina R
Staphylococcus aureus	Vancomicina I ou R, linezolida, daptomicina NS
Staphylococcus coagulase-negativa	Vancomicina I ou R, linezolida, daptomicina NS
Streptococcus beta-hemolíticos dos grupos A, B, C, F e G	Penicilina, ampicilina e cefalosporinas de 3ª geração, daptomicina, linezolida e vancomicina NS
Streptococcus pneumoniae	Vancomicina, linezolida NS
Streptococcus do Grupo Viridans	Vancomicina, linezolida, daptomicina NS Algumas cepas, como *Leuconostoc*, *Pediococcus* e *Lactobacillus*, apresentam em ágar-sangue de carneiro morfologia semelhante ao *Streptococcus* do Grupo Viridans e são resistentes à vancomicina

S = sensível; R = resistente; I = intermediário; NS = não sensível, microrganismos cuja resistência a um determinado antimicrobiano é rara ou ausente.

Por outro lado, algumas bactérias possuem resistência intrínseca a alguns antimicrobianos (resistência natural), isso as caracteriza e, algumas vezes, pode auxiliar na sua identificação. O quadro 27.6 mostra alguns exemplos de resistências intrínsecas para os microrganismos mais comumente isolados na rotina. Nesses casos, devemos ter cuidado no momento da liberação do resultado, pois na grande maioria das vezes esses antimicrobianos são ineficientes *in vivo*, ou seja, clinicamente, não são eficazes contra aquela bactéria, mesmo ela apresentando resultado de sensibilidade no teste *in vitro*. Por essa razão, esses resultados devem ser reportados ao médico como resistentes ou não incluídos no laudo (dependendo do microrganismo), de forma a evitar que certos antimicrobianos sejam utilizados inadequadamente para o tratamento.

Algumas combinações microrganismo/antimicrobiano podem apresentar resultados de sensibilidade *in vitro,* mas clinicamente não são eficazes e não devem testados e/ou reportados (Quadro 27.7).

QUADRO 27.6 – Resistência intrínseca apresentada por algumas espécies bacterianas.

Gênero ou espécie	Resistência intrínseca[a, b]
Complexo *Acinetobacter baumannii*	Ampicilina, amoxicilina/ácido clavulânico, aztreonam, ertapenem, cloranfenicol, fosfomicina
Complexo *Burkholderia cepacia*	Ampicilina e amoxicilina, amoxicilina/ácido clavulânico, ampicilina/sulbactam, polimixina, colistina, ertapenem, fosfomicina
Citrobacter Grupo *amalonaticus* e *Citrobacter koseri*	Ampicilina
Complexo *Citrobacter freundii*	Ampicilina, amoxicilina, amoxicilina/ácido clavulânico, ampicilina/sulbactam, cefalosporinas de 1ª geração (cefazolina e cefalotina, cefalexina), cefoxitina, cefuroxima
Complexo *Enterobacter cloacae*	Ampicilina, amoxicilina, amoxicilina/ácido clavulânico, ampicilina/sulbactam, cefalosporinas de 1ª geração (cefazolina e cefalotina), cefoxitina, cefuroxima
Escherichia hermannii	Ampicilina
Hafnia alvei	Ampicilina, amoxacilina/ácido clavulânico, ampicilina/sulbactam, cefalotina, cefazolina, cefoxitina.
Klebsiella (anteriormente *Enterobacter*) *aerogenes*	Ampicilina, amoxicilina, amoxicilina/ácido clavulânico, ampicilina/sulbactam, cefalosporinas de 1ª geração (cefazolina e cefalotina), cefoxitina, cefuroxima
Klebsiella pneumoniae e *K. oxytoca*	Ampicilina, amoxicilina
Morganella morganii[c]	Ampicilina, amoxicilina, amoxicilina/ácido clavulânico, ampicilina/sulbactam, cefalosporinas de 1ª geração (cefazolina e cefalotina), polimixina B, colistina, nitrofurantoína
Neisseria gonorrhoeae	Polimixina e colistina
Proteus mirabilis[c]	Polimixina B, colistina, nitrofurantoína, tetraciclinas e tigeciclina
Proteus vulgaris/penneri[c]	Polimixina B, colistina, ampicilina, amoxicilina, cefalosporinas de 1ª geração (cefazolina, cefalotina, cefalexina), cefuroxima, nitrofurantoína, tetraciclinas e tigeciclina
Providencia stuartii e *P. rettgeri*[c]	Polimixina B, colistina, ampicilina, amoxicilina/ácido clavulânico, cefalosporinas de 1ª geração, nitrofurantoína, tetraciclinas e tigeciclina
Pseudomonas aeruginosa	Ampicilina, amoxicilina, amoxicilina/ácido clavulânico, ampicilina/sulbactam, cefalosporinas de 1ª e 2ª gerações, cefotaxima, ceftriaxona, cefoxitina, tetraciclinas, cloranfenicol, ácido nalidíxico, ertapenem, tigeciclina, sulfametoxazol/trimetoprima
Serratia marcescens	Polimixinas, colistina, ampicilina, amoxicilina, amoxicilina/ácido clavulânico, ampicilina/sulbactam, cefalosporinas de 1ª geração, cefuroxima, cefoxitina e nitrofurantoína

Gênero ou espécie	Resistência intrínseca[a, b]
Stenotrophomonas maltophilia	Ampicilina, amoxicilina, amoxicilina/ácido clavulânico, ampicilina/sulbactam, piperacilina/tazobactam, cefalosporinas de 1ª geração, cefuroxima, cefoxitina, ceftriaxona, aztreonam, imipenem, meropenem, ertapenem, aminoglicosídeos e fosfomicina
Enterococcus gallinarum/ E. casseliflavus	Glicopeptídeos
Staphylococcus cohnii *Staphylococcus xylosus*	Novobiocina
Staphylococcus saprophyticus	Fosfomicina e novobiocina

[a]Resistência intrínseca: o microrganismo é naturalmente resistente a determinados antimicrobianos, sem necessidade de indução ou pressão seletiva. [b]Enterobactérias são intrinsecamente resistentes a clindamicina, daptomicina, vancomicina e teicoplanina, linezolida, rifampicina e macrolideos (exceto *Salmonella* spp. e *Shigella* spp. com azitromicina). [c]Podem apresentar elevada concentração inibitória mínima a imipenem por outros mecanismos de resistência diferentes da produção de carbapenemases.

QUADRO 27.7 – Resultados que não devem ser reportados mesmo que a leitura do antibiograma apresente sensibilidade.

Antimicrobianos	Microrganismos
Cefalosporinas de 1ª e 2ª gerações e aminoglicosídeos	*Salmonella* e *Shigella* isoladas de fezes
Betalactâmicos e carbapenens	*Staphylococcus* spp. resistentes à oxacilina (exceção das cefalosporinas anti-MRSA: ceftobiprole e ceftarolina)
Cefalosporinas, aminoglicosídeos (exceto *high-level*)*, clindamicina e sulfametoxazol/trimetoprima	*Enterococcus* spp.
Cefalosporinas e aminoglicosídeos	*Listeria* spp.

**High-level* = gentamicina e estreptomicina testadas em altas concentrações.

H) Fatores que podem afetar o resultado do antibiograma

- Inóculo fora do padrão/turbidez recomendado.
- Inóculo com mais de um microrganismo.
- Formulação do meio e pH fora do padrão.
- Concentração alta de timidina no meio.
- Concentração inadequada de cálcio e magnésio no meio.
- Espessura do Mueller-Hinton menor ou maior que 4mm (aferir no centro e não nas bordas da placa).
- Tempo, temperatura e atmosfera de incubação inadequados (incubação prolongada e temperatura elevada podem resultar em inativação dos antimicrobianos).
- Tempo elevado entre as etapas de preparo do inóculo, inoculação no meio, colocação dos discos e incubação.
- Concentração inadequada do antimicrobiano no disco.

- Armazenamento inadequado dos discos ou uso de discos vencidos ocasionando perda da potência e da atividade inibitória do antimicrobiano.
- Agente antimicrobiano degradado.
- Falha técnica no desempenho do teste, como erro na medida da zona de inibição ou de transcrição do resultado.
- Falha nos equipamentos (geladeira, *freezer*, estufa, densitômetro etc.).
- Discos não pressionados corretamente no ágar.
- Excesso de discos na placa.
- Discos e meios de cultura de má qualidade e não controlados.

MÉTODO DA DILUIÇÃO

O método da diluição é utilizado para determinar quantitativamente a menor concentração do antimicrobiano necessário para inibir o crescimento *in vitro* de um microrganismo, ou seja, a concentração inibitória mínima (CIM ou MIC). A determinação da CIM é considerada o padrão-ouro para testes de sensibilidade aos antimicrobianos.

O **método da diluição em caldo** pode ser realizado na forma macro, ou seja, utilizando tubos com diferentes concentrações do antimicrobiano, ou na forma micro, utilizando placas plásticas estéreis de 96 poços com fundo em formato de "U", sendo a microdiluição em caldo a metodologia utilizada nos laboratórios clínicos.

Normalmente as diluições do antimicrobiano são seriadas e logarítmicas (log2), por exemplo 0,25, 0,5, 1, 2, 4 e 8, e a concentração é expressa em µg/ml. As placas de microdiluição podem conter o antimicrobiano congelado, liofilizado, ou preparado no momento do uso. São inoculadas com suspensão bacteriana na concentração final de aproximadamente 5×10^5 ou 10^4UFC/ml por poço, dependendo da padronização. Geralmente são incubadas durante 16 a 20 horas, a 35 ± 2°C (CLSI) ou 35 ± 1°C (EUCAST), dependendo do microrganismo e do antimicrobiano testado.

A leitura é feita pela observação de turbidez no caldo, ou por utilização de corantes vitais como a resazurina. A CIM é a menor concentração capaz de inibir o crescimento bacteriano, caldo sem turvação ou sem viragem do indicador.

A técnica pode ser realizada também em ágar, a determinação da CIM por **ágar-diluição** é a metodologia padrão-ouro, por exemplo, para *Neisseria gonorrhoeae*, nesse caso, diferentes concentrações do antimicrobiano são incorporadas no ágar em placas individuais. Geralmente 6 a 12 placas podem ser necessárias para avaliar a sensibilidade do microrganismo diante de um antimicrobiano. As amostras são inoculadas simultaneamente na superfície do ágar utilizando um multi-inoculador (32 a 96 pinos), que dispensa aproximadamente 2µl de cada suspensão bacteriana com inóculo de aproximadamente 10^4UFC/ml. As placas são incubadas durante 16 a 20 horas, a 35 ± 2°C (CLSI) ou 35 ± 1°C (EUCAST). A leitura é feita pela presença ou ausência de colônias na superfície de inoculação no ágar. A CIM é a menor concentração capaz de inibir o crescimento bacteriano macroscópico no ágar.

A CIM auxilia o clínico a definir melhor a dose terapêutica a ser administrada ao paciente, para atingir o sítio da infecção e inibir o microrganismo.

Esse método é também utilizado em laboratórios de referência para estudos de novos antimicrobianos.

Atualmente, a microdiluição em caldo é o único método aceito para testar a sensibilidade das polimixinas (polimixina B e colistina), já que os critérios de disco-difusão para o teste de sensibilidade ainda não estão definidos ou apresentam baixa correlação com os resultados de microdiluição e/ou com os ensaios clínicos.

Em nosso meio poucos laboratórios de microbiologia utilizam essas metodologias de rotina, sendo que laboratórios com rotina pequena e com poucos microrganismos isolados devem preferencialmente enviá-los a um laboratório de referência para a realização do teste. A técnica para a realização do teste está descrita detalhadamente nos documentos dos comitês.

Para o controle de qualidade, algumas das cepas ATCC® estão listadas a seguir:

Staphylococcus aureus ATCC 29213, *Enterococcus faecalis* ATCC 29212, *Escherichia coli* ATCC 25922, *Pseudomonas aeruginosa* ATCC 27853, *Haemophilus influenzae* ATCC 49247, *Haemophilus influenzae* ATCC 49766, *Neisseria gonorrhoeae* ATCC 49266, *Streptococcus pneumoniae* ATCC 49619.

MÉTODO EPSILOMÉTRICO OU DE GRADIENTE DE CONCENTRAÇÃO EM FITA (ETEST®-BIOMÉRIEUX, M.I.C.EVALUATOR®-TERMOFISHER E LIOFILCHEM® MIC TEST STRIP-LIOFILCHEM)

Popularmente conhecido como Etest®, o teste epsilométrico ou de gradiente de concentração em fitas é um método quantitativo para avaliar a sensibilidade aos antimicrobianos por difusão em ágar. Atualmente, existem diferentes fitas comercialmente disponíveis (Etest®, M.I.C.Evaluator® e Liofilchem® MIC Test Strip) em material plástico inerte e transparente ou mais recentemente em papel, medindo 5,5mm de largura por 60mm de comprimento.

De um lado da fita está impressa uma escala da CIM em µg/ml, e do outro lado existe um gradiente exponencial do antimicrobiano seco e estabilizado. As concentrações variam, por exemplo, de 0,016 a 256 µg/ml ou de 0,002 a 32 µg/ml, dependendo do antimicrobiano distribuído ao longo da fita (Figura 27.3).

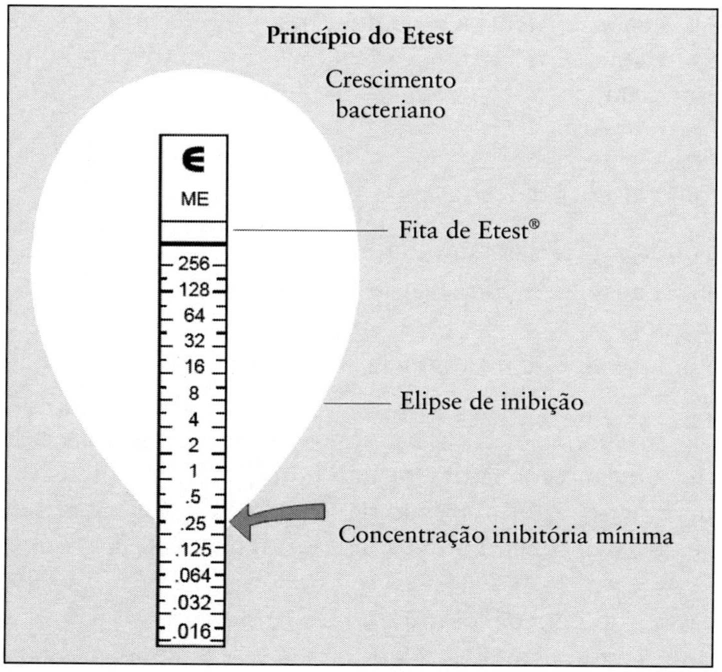

FIGURA 27.3 – Representação esquemática da leitura do teste epsilométrico.

Esse método combina os princípios da difusão do disco e da diluição, baseado na difusão do gradiente antimicrobiano no ágar, e pode ser utilizado para uma grande variedade de microrganismos, incluindo leveduras e anaeróbios, para a determinação da CIM.

A preparação do inóculo é feita da mesma maneira que no teste de disco-difusão. Os critérios interpretativos da CIM utilizados para essa metodologia são os mesmos empregados pelo método da diluição, conforme os documentos e tabelas de intrepretação dos comitês (CLSI, EUCAST/BrCAST).

A) Materiais

Os mesmos meios utilizados para a técnica da difusão são aplicáveis para esse método.

Para anaeróbios, utilizar ágar Brucella.

B) Manutenção das fitas

Todas as fitas devem ser mantidas em geladeira de 2 a 8°C ou a –20°C, seguindo as orientações do fabricante.

C) Procedimentos

Preparo do inóculo e inoculação nas placas – seguir as recomendações citadas no método da difusão do disco.

- **Aplicação das fitas**

Colocar no máximo 6 fitas em placas de 150mm e uma fita em placas de 90mm.

As fitas são colocadas com a menor concentração do antimicrobiano na direção do centro da placa, de forma que a sigla que identifica o antimicrobiano fique sempre nas bordas da placa.

Após a colocação das fitas, pressioná-las com o auxílio de uma pinça, levemente ao longo delas sem movê-las, da menor concentração para a maior concentração, para retirar bolhas que eventualmente se formam. Uma vez colocada a fita, não remover do lugar, pois a difusão do antimicrobiano é imediata.

- **Incubação das placas**

Seguir as mesmas recomendações descritas para o método da difusão.

- **Leitura das placas e interpretação dos resultados**

– Após o período de incubação, proceder à leitura das placas que devem estar com crescimento bacteriano confluente.
– A observação de colônias individualizadas é resultante de inóculo insuficiente e o teste deve ser repetido.
– Remover a tampa da placa e ler a CIM no ponto de intersecção do halo de inibição do crescimento do microrganismo com a fita. Se não houver halo de inibição, reportar o resultado com a CIM superior ao valor marcado na fita (> 256µg/ml ou > 32µg/ml). Se o halo de inibição estiver abaixo da primeira diluição, reportar a CIM < 0,016µg/ml ou < 0,002µg/ml (Figura 27.3).
– Seguir as recomendações do guia de leitura do fabricante.
– Para bactérias que apresentam hemólise, a leitura deve ser da inibição do crescimento e não da hemólise.

- A leitura de vancomicina para *Enterococcus* spp. deve ser feita com luz transmitida.
- Para crescimento de colônias pequenas dentro dos halos, a pureza do inóculo deve ser confirmada, caracterizando resistência heterogênea ou eventual contaminação, antes de liberar o isolado como resistente ao antimicrobiano.
- Antibiograma de *Proteus* spp. pode apresentar pequeno véu dentro do halo de inibição. Ignorar o véu e ler do ponto em que o crescimento do microrganismo encontra a fita.
- Interpretar a CIM de acordo com os critérios estabelecidos nos documentos dos comitês revisados anualmente (CLSI, EUCAST/BrCAST).

D) Controle de qualidade

As mesmas cepas ATCCs utilizadas para o controle de qualidade dos métodos de diluição são aplicáveis para essa metodologia.

E) Limitação do método

Os métodos epsilométricos ou de gradiente de concentração em fitas correlacionam-se com a metodologia da diluição em ágar. Algumas discrepâncias entre o resultado da CIM por fitas de gradiente de concentração, com microdiluição em caldo ou métodos automatizados, podem ocorrer como consequência das diferentes características inerentes a cada método.

MÉTODOS AUTOMATIZADOS

Equipamentos automatizados disponíveis para a realização de testes de sensibilidade aos antimicrobianos são VITEK® 2, bioMérieux; DxM MicroScan WalkAway, Beckman Coulter e BD Phoenix™, BD Diagnostics. Os equipamentos utilizam cartões, placas ou painéis, contendo diferentes concentrações preestabelecidas de diversos antimicrobianos, selecionados para bacilos gram-negativos ou cocos gram-positivos. Essa metodologia geralmente oferece uma CIM aproximada (semiquantitativo), pois avalia de 2 a 4 diluições para cada antimicrobiano, normalmente em concentrações que correspondem aos limites de sensibilidade e resistência estabelecidos para aquele antimicrobiano.

A principal vantagem desses métodos é a rapidez na liberação dos resultados, dependendo do microrganismo testado. Além disso, os equipamentos automatizados possuem *softwares* que auxiliam na interpretação dos resultados, cruzando informações da espécie bacteriana com um banco de dados contendo resistências intrínsecas, regras de interpretação estabelecidas pelos comitês de padronização de antibiograma ou mesmo inseridas pelo próprio usuário. Dessa forma, o resultado emitido pelos sistemas automatizados passa anteriormente por um filtro, correlacionando a espécie bacteriana com os resultados obtidos para cada antimicrobiano, sendo geralmente apresentado ao usuário como resultado aceitável, com ressalvas ou mesmo como incompatível com a espécie identificada. Entre as desvantagens estão o custo elevado e a seleção fixa de antimicrobianos. Além disso, por apresentar curto período de incubação, em algumas situações o tempo pode não ser suficiente para detectar mecanismos de resistência induzíveis (tempo insuficiente para expressão). Cuidado essencial com o antibiograma automatizado é a verificação da pureza do inóculo bacteriano testado, por meio de subcultivos do inóculo utilizando preferencialmente meios cromogênicos.

DETECÇÃO FENOTÍPICA DE MECANISMOS DE RESISTÊNCIA SEGUNDO OS COMITÊS DE PADRONIZAÇÃO (CLSI, EUCAST/BRCAST)

Os mecanismos de resistência aos antimicrobianos podem incluir produção de enzimas inativadoras do fármaco, alterações do sítio-alvo, impermeabilidade, efluxo ou presença de genes de resistência. A seguir, estão descritos métodos para detecção fenotípica dos principais mecanismos de resistência observados em isolados clínicos.

A) Detecção de resistência à oxacilina/meticilina em *Staphylococcus* spp. (ORS/MRS).

B) Detecção de resistência de *Staphylococcus* spp. à vancomicina.

C) Detecção de resistência a macrolídeos, lincosamidas e estreptograminas (MLS).

D) Detecção de resistência à penicilina em *Streptococcus pneumoniae* e *Streptococcus* spp.

E) Detecção de resistência à vancomicina em *Enterococcus* spp. (VRE).

F) Teste de triagem de resistência de alto nível aos aminoglicosídeos para *Enterococcus* spp.

G) Detecção de betalactamases.

H) Detecção de resistência a carbapenêmicos em bacilos gram-negativos.

I) Detecção de resistência as fluoroquinolonas em *Salmonella* spp.

J) Detecção de resistência aos aminoglicosídeos.

K) Detecção de resistência às polimixinas.

A) DETECÇÃO DE RESISTÊNCIA À OXACILINA/METICILINA EM *STAPHYLOCOCCUS* spp. (ORS/MRS)

Staphylococcus aureus pode apresentar uma proteína auxiliar de ligação à penicilina (PBP2a ou PBP2c), codificada pelos genes *mec*A ou *mec*C, para qual os antimicrobianos betalactâmicos possuem baixa afinidade, conferindo resistência à oxacilina (MRSA/ORSA). *Staphylococcus* com resistência de baixo nível à oxacilina, conhecidos como BORSA (*borderline oxacillin-resistant S. aureus*) e MOD-SA (*modified penicillin-binding protein S. aureus*), apresentam resistências tipicamente associadas a mutações de ponto, que levam às alterações nos genes PBP ou à hiperprodução de betalactamases. Esses isolados são raros e não devem ser classificados como verdadeiros MRSA, mas devem ser reportados como resistentes à oxacilina.

A detecção de resistência à oxacilina em *S. aureus* e *S. lugdunensis* deve ser realizada com o disco de cefoxitina 30µg, que detecta de forma mais segura todas as classes de MRSA, mesmo em isolados que apresentam resistência heterogênea à oxacilina e que não são detectados utilizando o disco de oxacilina 1µg (Tabela 27.1).

TABELA 27.1 – Triagem de *Staphylococcus aureus* e *Staphylococcus lugdunensis* para resistência à oxacilina com disco de cefoxitina 30µg segundo CLSI e EUCAST/BrCAST.

Microrganismo	Cefoxitina (disco 30µg/ml)		
	R Halo (mm)	S Halo (mm)	CIM (R, *mec*A +)
Staphylococcus aureus e *Staphylococcus lugdunensis*	≤ 21*	≥ 22**	> 4µg/ml

*Cefoxitina resistente, reportar como oxacilina resistente. **Cefoxitina sensível, reportar como oxacilina sensível. CIM = concentração inibitória mínima.

O disco de oxacilina, no entanto, é a metodologia recomendada atualmente para testar isolados de *Staphylococcus pseudintermedius* e *Staphylococcus schleiferi*, sendo também uma opção para isolados de *Staphylococcus epidermidis* (Tabela 27.2).

TABELA 27.2 – Triagem de *Staphylococcus* spp. para resistência à oxacilina com disco de cefoxitina 30µg segundo CLSI e EUCAST/BrCAST.

Microrganismo	Cefoxitina (disco 30 µg/ml)		Oxacilina		
	R Halo (mm)	S Halo (mm)	R Halo (mm)	S Halo (mm)	CIM (R, *mecA*+)
Staphylococcus schleiferi e *S. pseudintermedius*	–	–	≤ 17	≥ 18	≥ 0,5µg/ml***
S. epidermidis (segundo CLSI)	≤ 24*	≥ 25**	≤ 17	≥ 18	≥ 0,5µg/ml***
Outros SCN	≤ 24*	≥ 25**	–	–	≥ 0,5µg/ml***
Staphylococcus saprophyticus e *S. lugdunensis* (CLSI)	–	–	–	–	≥ 4µg/ml

SCN = *Staphylococcus* coagulase-negativa; R = resistente; S = sensível. *Cefoxitina resistente, reportar como oxacilina resistente. **Cefoxitina sensível, reportar como oxacilina sensível. ***CIM de 0,5µg/ml pode superestimar a resistência em SCN, por isso, em infecções graves por outros SCN com CIM entre 0,5 e 2µg/ml, pode ser apropriado testar *mecA* ou PBP2a, e testes negativos devem ser reportados como oxacilina sensível. O resultado da cefoxitina não deve ser reportado no laudo.

Recomendações para os testes:

- Temperaturas de incubação entre 33 e 35°C. Acima de 35°C podem não detectar resistência à oxacilina.
- Preparar o inóculo pelo método de suspensão da colônia (direto).
- Testes com discos de cefoxitina: *S. aureus/S. lugdunensis*, incubar durante 16-20 horas.
- Outros SCN incubar durante 24 horas.
- A leitura do disco de cefoxitina deve ser realizada por luz refletida.
- Os critérios interpretativos estão descritos nas tabelas 27.1 e 27.2.
- Reportar a resistência a todos os betalactâmicos, exceto às novas cefalosporinas anti-MRSA (ceftarolina e ceftobiprole).

Método de detecção com a incorporação de oxacilina no meio para triagem de *Staphylococcus aureus* com resistência à oxacilina (CLSI)

Fazer a triagem utilizando ágar Mueller-Hinton com NaCl a 4% + 6µg/ml de oxacilina.

- Preparar o inóculo pelo método de suspensão da colônia (direto), ajustado na escala 0,5 de McFarland.
- Mergulhar o *swab* estéril no inóculo, retirar o excesso na parede do tubo e semear na placa contendo oxacilina com movimento circular em uma pequena área da placa (aproximadamente 10 a 15mm de diâmetro).
- Deixar secar, incubar 24 horas na estufa de 33 a 35°C (temperaturas superiores podem não detectar MRSA).
- O crescimento de > 1 colônia significa que o isolado é resistente à oxacilina. Reportar a resistência a todos os betalactâmicos, exceto às novas cefalosporinas anti-MRSA (ceftarolina e ceftobiprole).

- Esse método não deve ser utilizado para SCN.
- Métodos rápidos como os testes de aglutinação em látex, para a detecção do gene *mec*A ou PBP2a/PBP2', podem ser utilizados para *S. aureus* e SCN. Para SCN, o teste requer indução com disco de oxacilina ou cefoxitina (retirar o isolado para o teste, próximo ao halo do disco de oxacilina ou cefoxitina). Esses métodos não detectam *mec*C.

B) DETECÇÃO DE RESISTÊNCIA DE *STAPHYLOCOCCUS* spp. À VANCOMICINA

Os níveis de resistência à vancomicina estão correlacionados a diferenças importantes nos mecanismos dessa resistência, altos níveis de resistência (VRSA: CIM > 8µg/ml) são mediados por VanA, já resistências de baixo nível (VISA: CIM 4-8µg/ml) não são mediadas por VanA. Por outro lado, isolados sensíveis à vancomicina (CIM ≤ 2µg/ml), mas com populações minoritárias (1 a cada 10^6 células) com CIM > 2µg/ml, conforme investigação do perfil por análise populacional, são conhecidos como hVISA, ou *S. aureus* com heterorresistência à vancomicina. O fenótipo VISA/hVISA está associado a espessamento da parede celular bacteriana, com hiperprodução de alvos de ligação de glicopetídeos.

A determinação da sensibilidade de isolados de *Staphylococcus* spp. à vancomicina deve ser realizada por método de diluição (microdiluição em caldo é o padrão-ouro). Testes de gradiente de concentração em fitas podem ser utilizados, mas apresentam resultados que podem ser 0,5 a 1 diluição mais altos que a microdiluição em caldo. Os critérios interpretativos estão nos documentos atualizados anualmente pelos comitês de padronização.

A identificação de isolados de *S. aureus* com CIM para vancomicina ≥ 8µg/ml ou SCN com CIM ≥ 32µg/ml deve ser sempre confirmada e enviada a laboratório de referência. O método da difusão do disco para *Staphylococcus* spp. não deve ser utilizado na rotina para determinar sensibilidade à vancomicina.

Métodos para a detecção de *S. aureus* VISA/hVISA e VRSA

As técnicas utilizadas para a detecção são variadas, algumas muito laboriosas e difíceis de serem realizadas na rotina do laboratório clínico, como o estudo do Perfil de Análise Populacional (PAP/AUC), considerado padrão-ouro para a detecção de hVISA.

Entre as várias metodologias encontradas na literatura, o método do macro Etest®, por exemplo, é simples de ser realizado e apresenta bons resultados (96% sensibilidade e 97% de especificidade).

- **Macro Etest (MET) – macrogradiente**

Esse teste dá uma indicação da sensibilidade reduzida à vancomicina. Notar que as leituras não são concentrações inibitórias mínimas (CIM) e o teste não diferencia hVISA, VISA ou VRSA.

Procedimento

- Cultura recente de *S. aureus* em AS.
- Semear uma colônia isolada em caldo Mueller-Hinton (MH) e incubar durante 18 a 20 horas.
- Ajustar o inóculo na escala 2 de McFarland em um novo caldo MH ou em solução fisiológica estéril, pelo método direto.
- Retirar 200µl do inóculo ajustado e dispensar em uma placa de BHI (90mm).

- Estriar uniformemente com *swab* estéril e deixar o inóculo secar durante 10 minutos.
- Aplicar as fitas Etest® (MET) de vancomicina e teicoplanina (ambas com o gradiente de 0,016 a 256µg/ml).
- Colocar as fitas paralelas, mas com os gradientes invertidos.
- Incubar em estufa comum a 35 ± 2°C durante 24 e 48 horas.
- Realizar a primeira leitura em 24 horas, sendo o melhor resultado observado em 48 horas.

Critérios interpretativos para *S. aureus* hVISA/hGISA

Vancomicina: ≥ 8µg/ml.

Teicoplanina: ≥ 8µg/ml ou ≥ 12µg/ml, se testado isoladamente.

Resultados de Etest® (MET) com CIM de 6µg/ml (não converter para 8µg/ml).

Cepas de referência para controle dos insumos e metodologia

S. aureus ATCC 29213 (sensível aos glicopeptídeos).

S. aureus ATCC 43300 (VSSA).

S. aureus ATCC 700698 (hVISA/Mu3 – hGISA).

S. aureus ATCC 700699 (VISA/Mu50 – GISA).

- **Detecção da resistência aos glicopeptídeos pelo teste de gradiente (GRD)**

O teste deve seguir as instruções do fabricante, é considerado positivo se os resultados com a fita GRD for ≥ 8µg/ml para vancomicina ou teicoplanina.

C) DETECÇÃO DE RESISTÊNCIA A MACROLÍDEOS, LINCOSAMIDAS E ESTREPTOGRAMINAS (MLS)

Staphylococcus spp., *Streptococcus* beta-hemolíticos e *Streptococcus pneumoniae*

Isolados resistentes aos macrolídeos podem expressar resistência constitutiva ou induzível à clindamicina (metilação do RNA ribossomal 23S codificada pelo gene *erm*) ou ser resistentes somente aos macrolídeos (efluxo codificado pelo gene *msr*(A) em *Staphylococcus* spp. ou pelo gene *mef* em *Streptococcus* spp.). Isolados que apresentam a enzima metilase codificada pelo gene *erm* são também chamados de MLS_B (macrolídeos, lincosamidas e estreptogramina B resistentes). Fenotipicamente, essa resistência pode ser induzível (MLS_{Bi}), expressando resistência à eritromicina, mas não à clindamicina nos testes *in vitro*, ou a resistência pode ser constitutiva (MLS_{Bc}), quando ambos os antimicrobianos são resistentes nos testes *in vitro*.

A metodologia de disco-difusão permite detectar a presença da resistência induzível (MBL_{Bi}), com achatamento do halo da clindamicina e resistência à eritromicina (teste D – positivo), da resistência constitutiva (MLS_{Bc}), com resistência tanto à eritromicina quanto à clindamicina, além da resistência mediada por bombas de efluxo, com resistência à eritromicina e clindamicina sensível sem achatamento do halo de inibição. Para observar a presença desses mecanismos é necessário colocar o disco de clindamicina próximo ao de eritromicina (Figura 27.4).

O quadro 27.8 mostra os fenótipos de resistência e o gene envolvido, que são observados após a realização desse teste.

Teste de indução ou teste D – colocar o disco de eritromicina ao lado do disco de clindamicina, sendo que as distâncias entre as bordas dos discos para *Staphylococcus* spp. devem ser de 15 a 26mm (CLSI) ou de 12 a 20mm (EUCAST/BrCAST), conforme a padronização adotada pelo laboratório, e de 12 a 16mm para *Streptococcus* spp. Se houver achatamento do halo da

QUADRO 27.8 – Fenótipos de resistência observados após o teste da indução e como reportar o resultado.

Mecanismo	Gene	Enzima	ERI	CLI	Teste de indução	Como reportar
Alteração ribossômica	*erm*	MLS_{Bi}	R	S	+	Eri R, Cli R
	erm	MLS_{Bc}	R	R	–	Eri R, Cli R
Efluxo	*Msr*(A)/*mef*		R	S	–	Eri R, Cli S

erm = *erythromycin ribosome methylase*; *msr*(A) = *macrolide streptogramin (type B) resistance*; ERI = eritromicina; CLI = clindamicina; R = resistente; S = sensível; + = teste de indução positivo; – = teste de indução negativo.

clindamicina, indica a presença do gene *erm* com fenótipo induzível. Nesse caso, reportar resistência para ambos os antimicrobianos. Se não houver achatamento do halo da clindamicina, reportar o resultado como foi lido no antibiograma (Figura 27.4).

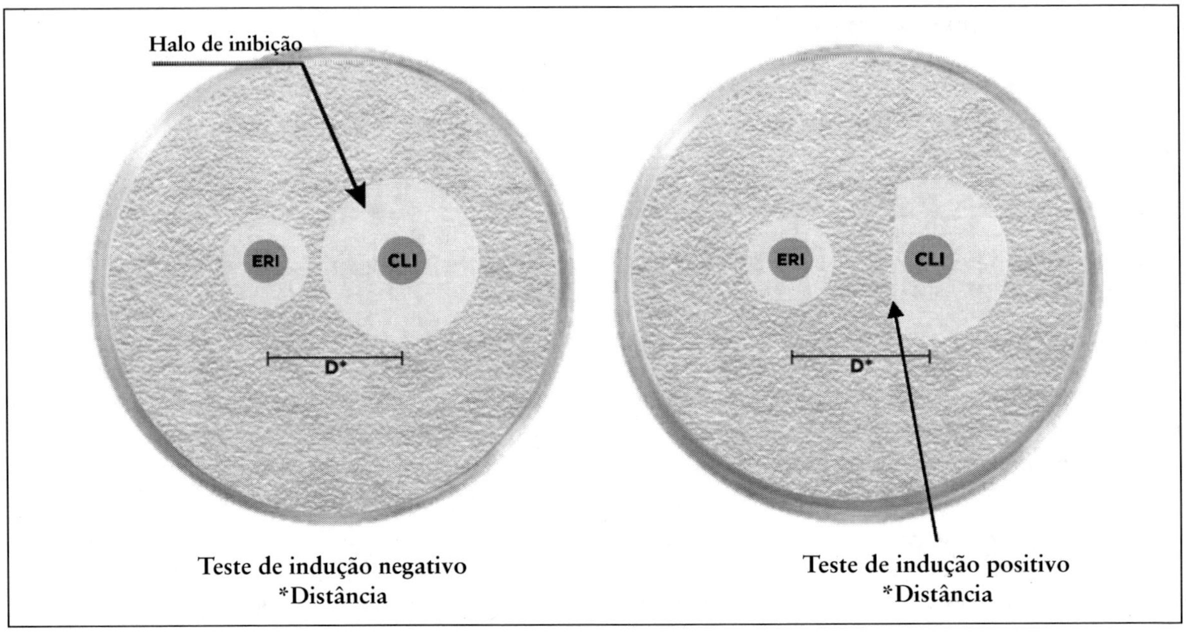

FIGURA 27.4 – Esquema de disposição dos discos de eritromicina (ERI) e clindamicina (CLI) para o teste de indução. * = distância vai variar dependendo do microrganismo e da padronização adotada. ERI = eritromicina; CLI = clindamicina. Ilustração de Lívia Scheffer Santos.

D) DETECÇÃO DE RESISTÊNCIA À PENICILINA EM *STREPTOCOCCUS PNEUMONIAE* E *STREPTOCOCCUS* spp.

Streptococcus pneumoniae

Streptococcus pneumoniae contém seis PBPs, sendo a PBP2x o principal alvo da penicilina. PBPs de baixa afinidade pelo antimicrobiano são codificadas por genes "mosaicos" resultantes de transferência horizontal de genes com *Streptococcus* do Grupo Viridans comensais.

A sensibilidade à penicilina pode ser triada utilizando o disco de oxacilina de 1µg, um método sensível, mas não específico, pois isolados com halo de inibição ≤ 19mm (ou < 20mm) podem apresentar sensibilidade variada à penicilina, sendo necessário determinar a CIM (Figura 27.5).

- Halo ≥ 20mm: isolado sensível à penicilina e a outros betalactâmicos que não precisam ser testados. Todos os antimicrobianos poderão ser reportados como sensíveis.
- Halo ≤ 19mm ou < 20mm: realizar CIM para penicilina, meropenem e ceftriaxona ou cefotaxima e o resultado não deve ser reportado como penicilina resistente sem avaliar a CIM. Os pontos de corte e a interpretação da CIM para penicilina em *S. pneumoniae* são distintos para isolados de liquor e outros materiais biológicos e devem ser interpretados conforme a origem do material clínico (meningite e não meningite). A CIM pode ser determinada por método de gradiente de concentração em fita ou microdiluição em caldo.

Estreptococos beta-hemolíticos e *Streptococcus* do Grupo Viridans

Para o grupo de *Streptococcus* beta-hemolíticos pode ser utilizado o disco da penicilina ou ampicilina, pelo método da difusão. São incluídos no grupo dos *Streptococcus* beta-hemolíticos os estreptococos dos grupos A (*Streptococcus pyogenes*), C ou G e grupo B (*Streptococcus agalactiae*).

Para *Streptococcus* do Grupo Viridans, o disco de penicilina não deve ser utilizado para predizer a sensibilidade; o teste da CIM é o método recomendado para isolados de líquidos orgânicos normalmente estéreis.

Streptococcus do Grupo Viridans inclui várias espécies, agrupadas conforme segue:

- ***Streptococcus anginosus***: *S. anginosus*, *S. constellatus*, *S. intermedius*.
- ***Streptococcus mitis***: *S. australis*, *S. cristatus*, *S. infantis*, *S. mitis*, *S. oligofermentans*, *S. oralis*, *S. peroris*, *S. pseudopneumoniae*, *S. sinensis*.
- ***Streptococcus sanguinis***: *S. sanguinis*, *S. parasanguinis*, *S. gordonii*.
- ***Streptococcus bovis***: *S. equinus*, *S. gallolyticus* (*S. bovis*), *S. infantarius*.
- ***Streptococcus salivarius***: *S. salivarius*, *S. vestibularis*, *S. thermophilus*.
- ***Streptococcus mutans***: *S. mutans*, *S. sobrinus*.

> O número de diluições presentes na fita de Etest®/M.I.C.E é em número maior do que as realizadas pelo método da diluição, por isso pode haver casos em que a fita apresenta um resultado entre duas diluições. Para a leitura e a interpretação dos resultados, considerar um valor acima do que foi lido na fita, como nos exemplos: a leitura na fita de penicilina foi de 0,047µg/ml, considerar o CIM 0,06µg/ml para interpretar o resultado ou 0,094µg/ml para interpretar como 0,12µg/ml.

E) DETECÇÃO DE RESISTÊNCIA À VANCOMICINA EM *ENTEROCOCCUS* spp. (VRE)

Para a detecção de resistência à vancomicina as placas devem ser lidas com 24 horas completas de incubação. Os halos devem ser observados com luz transmitida, ou seja, a placa deve

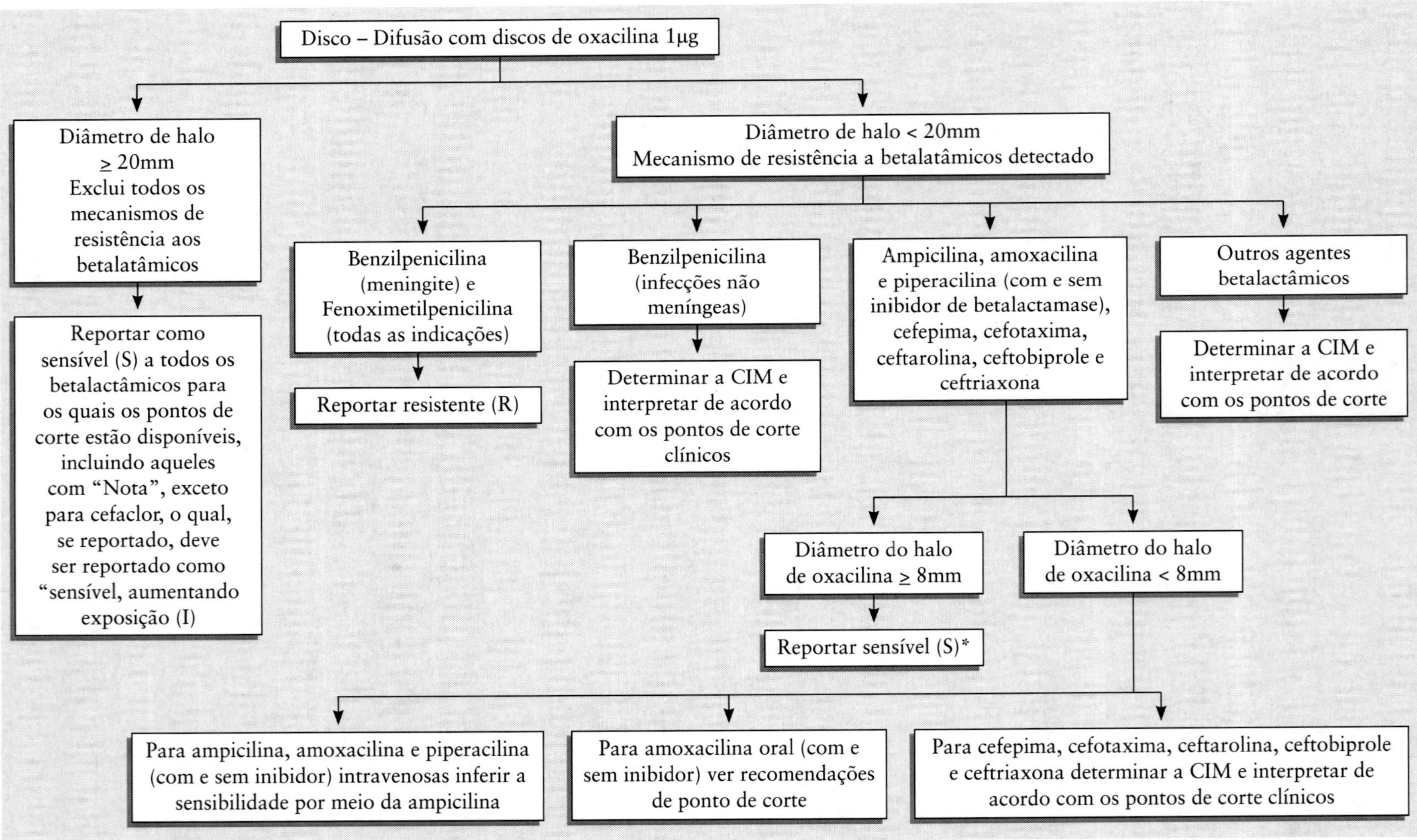

FIGURA 27.5 – Triagem de resistência de *S. pneumoniae* aos betalactâmicos. *Em meningites, confirmar o resultado determinando a CIM para os agentes considerados para uso clínico. Fenoximetilpenicilina (penicilina oral). Fonte: www.brcast.org.br. Tabelas de pontos de corte para interpretação de CIMs e diâmetros de halos versão 9.0, 2019 do EUCAST/BrCAST.

ser posicionada entre o olho e a fonte de luz. A presença de uma névoa ou qualquer crescimento dentro da zona de inibição indica resistência. Microrganismos com halos de inibição intermediários (15-16mm) devem ser confirmados com determinação da CIM.

Métodos de detecção – diluição em ágar, disco-difusão, microdiluição ou gradiente de concentração em fita.

Diluição em ágar – meio de BHI ágar com 6µg/ml de vancomicina.

- Ajustar o inóculo na escala 0,5 de McFarland.
- Depositar 10µl na superfície do meio e deixar o inóculo absorver.
- Incubar a 35 ± 2°C durante 24 horas completas.
- Se houver crescimento > 1 colônia, a resistência deve ser confirmada realizando o teste da CIM e a identificação da espécie.

> Para isolados de *Enterococcus* spp. com CIM intermediário para vancomicina (8-16µg/ml), realizar teste de motilidade e produção de pigmento para distinguir espécies com resistência adquirida (VanA e VanB) de espécies com resistência intrínseca (VanC). Essa diferenciação é importante para o controle de infecção hospitalar.

Para os métodos de disco-difusão, microdiluição ou gradiente de concentração em fita, seguir as orientações descritas anteriormente em cada método.

Fenótipos de resistência (Tabela 27.3)

- Fenótipo Van**A** – resistência à vancomicina e à teicoplanina. Observado em *Enterococcus faecalis* e *E. faecium*.
- Fenótipo Van**B** – resistência à vancomicina e sensibilidade à teicoplanina. Observado em *Enterococcus faecalis* e *E. faecium*.

TABELA 27.3 – Principais fenótipos de resistência dos *Enterococcus* spp. VRE.

Microrganismo	VAN (µg/ml)	TEC (µg/ml)	Fenótipo	Adquirido	Transferível
E. faecalis/faecium	64 a ≥ 1.024	8 a 512	VanA	Sim	Sim
E. faecalis/faecium	4 a 1.024	0,06 a 1	VanB	Sim	Sim
*E. gallinarum** *E. casseliflavus** *E. flavescens**	4 a 16	≤ 0,5	VanC*	Não	Não
E. faecium	128	4,0	VanD	Sim	Não
E. faecalis	16	≤ 0,5	VanE	Sim	Não
E. faecalis	16	≤ 0,5	VanG	Sim	Não

VAN = vancomicina; TEC = teicoplanina. *Geralmente não devem ser considerados importantes do ponto de vista de controle de infecção hospitalar.

- Fenótipo VanC – intermediário à vancomicina e sensibilidade à teicoplanina. Observado em *E. gallinarum* e *E. casseliflavus*, e essas espécies podem ser diferenciadas de *E. faecalis* ou *E. faecium* por apresentar motilidade positiva e/ou pigmento.
- Fenótipo VanD – moderado grau de resistência à vancomicina e sensibilidade ou baixo grau de resistência à teicoplanina. Observado somente em *E. faecium*.
- Fenótipo VanE – intermediário à vancomicina e sensível à teicoplanina.
- Fenótipo VanG – resistente à vancomicina e sensível à teicoplanina. Similar ao fenótipo Van D.

Cepas de referência para controle dos insumos e metodologias

- *E. faecalis* ATCC 51299 (vancomicina resistente – *van*B).
- *E. faecium* NTCC 12202 (vancomicina resistente – *van*B).
- *E. faecalis* ATCC 29212 (vancomicina sensível).

F) TESTE DE TRIAGEM DE RESISTÊNCIA DE ALTO NÍVEL AOS AMINOGLICOSÍDEOS EM *ENTEROCOCCUS* spp.

Método de detecção – a resistência deve ser verificada utilizando discos com altas concentrações de gentamicina 120µg (CLSI) ou 30µg (EUCAST/BrCAST) e estreptomicina 300µg. Outros aminoglicosídeos não devem ser testados, já que sua atividade contra enterococo não é superior à gentamicina e à estreptomicina.

G) DETECÇÃO DE BETALACTAMASES

As betalactamases são enzimas produzidas por uma variedade de bactérias gram-negativas e gram-positivas clinicamente importantes e responsáveis pela inativação dos antimicrobianos denominados betalactâmicos, por meio de hidrólise do anel betalactâmico.

- **Detecção rápida em *Haemophilus influenzae*, *Moraxella catarrhalis*, *Neisseria gonorrhoeae*, *Staphylococcus* spp., *Enterococcus* spp. e anaeróbios**

Os procedimentos mais frequentemente utilizados para detectar a presença de betalactamases incluem os métodos: iodométrico, acidimétrico e da cefalosporina cromogênica.

Os testes iodométrico e acidimétrico são efetuados utilizando a penicilina como substrato, portanto detectam as enzimas que hidrolisam apenas a penicilina. O teste da cefalosporina cromogênica (nitrocefin) é mais eficaz por detectar todas as betalactamases conhecidas, incluindo as penicilinases estafilocócicas. A sensibilidade de cada método está descrita no quadro 27.9.

Método de detecção – iodométrico

- Umedecer a fita com iodo (lugol para Gram) e colocar sobre uma lâmina de vidro ou na parte interna da própria tampa da placa com a bactéria a ser testada.
- Passar a colônia sobre a fita com o auxílio de uma alça descartável.
- Realizar a leitura em até no máximo 10 minutos.
  - Teste positivo: no ponto de inoculação da bactéria na fita altera de cor marrom-escura para branca.
  - Teste negativo: não há alteração de cor.

QUADRO 27.9 – **Sensibilidade dos principais métodos de detecção de betalactamase.**

	Método		
Microrganismo	Acidimétrico	Nitrocefin	Iodométrico
Haemophilus spp.	X	X	
N. gonorrhoeae	X	X	X
Staphylococcus spp.	X	X	X
M. catarrhalis		X	
Enterococcus spp.		X	
Bacteroides spp.		X	

Método de detecção – acidimétrico

- Solução de vermelho de fenol e penicilina G são ajustadas no pH 8,5 (coloração púrpura).
- Mergulhar um tubo capilar na solução acima até preencher aproximadamente 1cm.
- Tocar a colônia bacteriana com a porção do tubo capilar preenchido com a solução e incubar durante 1 hora, à temperatura ambiente.
  - Teste positivo: a alteração do indicador para cor amarela indica a presença de betalactamase.
  - Teste negativo: o indicador mantém a cor púrpura.

Método de detecção – disco de betalactamase cromogênica (nitrocefin/cefinase)

As enzimas betalactamases hidrolisam o anel betalactâmico do substrato cromogênico do disco produzindo ácido cefalosporânico, desenvolvendo coloração rosa/avermelhada.

- Umedecer o disco em água destilada estéril e colocar sobre uma lâmina de vidro ou na parte interna da própria tampa da placa com a bactéria a ser testada.
- Tocar a colônia com a alça descartável estéril e esfregar sobre o disco.
- Realizar a leitura em 5 minutos. Para *Staphylococcus*, a reação positiva pode ocorrer em 60 minutos, e para anaeróbios como *Bacteroides* spp., em 30 minutos.
  - Teste positivo: no ponto de inoculação da bactéria, o disco altera a cor de amarela para vermelha.
  - Teste negativo: não há alteração de cor.
- Resultado negativo nem sempre confirma que a cepa é sensível aos betalactâmicos citados acima, pois outros mecanismos podem estar envolvidos, como, por exemplo, alteração de PBP.
- No resultado positivo, a bactéria testada é produtora de betalactamase e inativa os betalactâmicos, portanto é resistente à penicilina, à ampicilina e à amoxicilina.
- Para *Haemophilus influenzae*, *Moraxella catarrhalis* e *Neisseria gonorrhoeae*, o teste prediz a resistência ou sensibilidade à penicilina, à ampicilina e à amoxicilina.
- Para *Staphylococcus* spp., o teste de deve ser feito somente para isolados sensíveis à oxacilina, determinado de acordo com as metodologias descritas acima, pois a alteração de PBPs como mecanismo de resistência tem maior espectro de ação. Alguns *Staphylococcus* spp. podem requerer indução para aumentar a produção de betalactamases para níveis detectáveis, neste caso o teste deve ser realizado com colônias crescidas na zona periférica de um disco de oxacilina (1µg).

- Para *Enterococcus* spp., a resistência à penicilina ou à ampicilina devido à produção de betalactamases é bastante rara, por isso, o teste para detecção da enzima com disco de nitrocefin (cefalosporina cromogênica) não necessita ser realizado rotineiramente, mas pode ser utilizado em situações especiais, como infecções graves. Esse tipo de resistência não é detectado por metodologia da difusão do disco ou por métodos de diluição para esses microrganismos.
  - Resultados positivos – liberar penicilina e ampicilina como resistentes e as penicilinas associadas a inibidores de betalactamase como sensíveis.
  - Resultado negativo – liberar penicilina, ampicilina, betalactâmicos combinados com inibidores como sensíveis.

> A detecção de betalactamase pelo método da cefalosporina cromogênica (disco de nitrocefin) é a mais indicada para os testes diretos de rotina laboratorial, por ser aplicável a todos os microrganismos citados (Quadro 27.9).

- **Betalactamase de espectro ampliado (ESBL) em enterobactérias**

A partir de 2010, após as primeiras alterações nos critérios interpretativos para cefalosporinas (cefotaxima, ceftazidima, ceftizoxima, ceftriaxona) e aztreonam, baseados em estudos de farmacocinética/farmacodinâmica (PK/PD) e devido à presença de vários mecanismos de resistência envolvidos em um único isolado, houve liberação dos laboratórios da necessidade de realizar triagem e métodos confirmatórios para ESBL para a categorização clínica da sensibilidade. O resultado do antibiograma passou a ser liberado de acordo com a interpretação da leitura obtida no teste, conforme os pontos de corte redefinidos, não mais exclusivamente na produção de ESBL, portanto, não requerendo mais a alteração dos resultados das cefalosporinas, penicilinas e aztreonam de sensível para resistente. No entanto, a pesquisa de ESBL pode ser realizada para estudos de vigilância epidemiológica ou para controle de infecção hospitalar, conforme os testes descritos a seguir.

Método de triagem para ESBL

Escherichia coli, Klebsiella pneumoniae, Klebsiella oxytoca e *Proteus mirabilis*

Os antimicrobianos preconizados como marcadores e os pontos de corte para a realização da triagem para ESBL pelos métodos de difusão do disco ou diluição em caldo (CIM) estão descritos nos documentos dos comitês de padronização. Os antimicrobianos utilizados são cefopodixima, cefotaxima, ceftriaxona, ceftazidima e aztreonam. A cefopodoxima é considerada o marcador mais sensível para a detecção da produção de ESBL, mas a combinação cefotaxima ou ceftriaxona e ceftazidima compõe o marcador fenotípico mais específico.

O inóculo deve estar corretamente ajustado na escala 0,5 de McFarland. Isolados produtores de ESBL em baixos níveis podem não ser detectados pelo método da difusão. O uso de mais de um disco de antimicrobiano para o teste de triagem melhora a sensibilidade na detecção.

Testes confirmatórios para ESBL

Entre as metodologias para confirmar se o isolado é produtor de ESBL, podemos citar fitas de gradiente de concentração, disco-aproximação, disco combinado e métodos automatizados. Para *Escherichia coli, Klebsiella* spp. (com exceção da *Klebsiella aerogenes*), *Proteus mirabilis, Salmonella* spp. e *Shigella* spp., as metodologias fenotípicas confirmatórias devem utilizar, no mínimo, ceftazidima e cefotaxina ou ceftriaxona + clavulanato. Para as enterobactérias que possuem AmpC cromossômica: *Enterobacter* spp., *Citrobacter freundii, Morganella morganii, Providencia stuartii, Serratia* spp. e *Hafnia alvei*, o teste confirmatório deve ser realizado com cefepime + clavulanato.

- **Disco combinado** – esse método consiste na utilização de discos de cefotaxima e ceftazidima associados e não associados ao ácido clavulânico. O teste pode ser realizado por disco-difusão ou diluição.

Os discos associados a ácido clavulânico podem ser obtidos comercialmente ou preparados no laboratório. Para preparar os discos no laboratório, adicionar sobre os discos de 30µg de cefotaxima e ceftazidima 10µl de uma solução de 1.000µg/ml de ácido clavulânico. Deixar os discos secarem durante 1 hora antes de utilizar no teste. Os discos devem ser utilizados imediatamente após o preparo e não podem ser estocados.

Realizar o teste pela metodologia da difusão do disco, conforme descrito acima, com inóculo devidamente ajustado na escala 0,5 de McFarland, incubar durante 18 a 20 horas, de 35 ± 2°C, e medir os halos de inibição dos discos (Figura 27.6). Diferenças ≥ 5mm entre os halos de inibição obtidas com o disco da cefalosporina e o disco combinado com ácido clavulânico são consideradas positivas para ESBL.

Para métodos quantitativos, utilizar o método da diluição em caldo para ceftazidima e cefotaxima isoladamente e associadas com ácido clavulânico na concentração final de 4µg/ml. O microrganismo é produtor de ESBL quando há diminuição de três ou mais diluições do antimicrobiano associado a clavulanato em relação à CIM do antimicrobiano isolado (ceftazidima e cefotaxima).

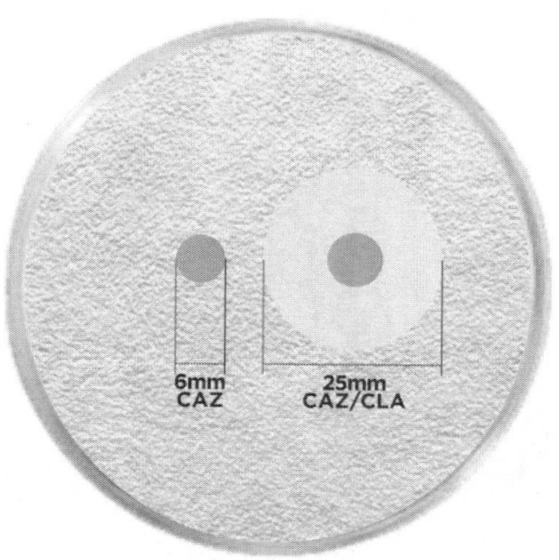

Disco de CAZ sem clavulanato: 6mm
Disco de CAZ combinado com clavulanato: 25mm
Diferença de ≥ 5mm entre o halo do disco de CAZ (6mm) e CAZ/CLA (25mm) – isolado produtor de ESBL

Obs.: o teste do disco combinado deve ser realizado com discos de cefotaxima e de ceftazidima

FIGURA 27.6 – Detecção de ESBL pelo método do disco combinado. CAZ = ceftazidima; CLA = clavulanato. Ilustração de Lívia Scheffer Santos.

- **Etest® ESBL (bioMérieux)** – consiste de uma fita plástica que combina um gradiente exponencial para ceftazidima, cefotaxima ou cefepima em uma das extremidades, e na outra, um gradiente do antimicrobiano combinado com ácido clavulânico.
  Realizar o teste de acordo com as recomendações do fabricante e ler os valores da CIM encontrados em cada uma das extremidades da fita. O microrganismo é produtor de ESBL quando a razão entre a CIM com o antimicrobiano isolado e a CIM com o antimicrobiano combinado for $\geq$ 8µg/ml.
  Fitas de Etest® combinadas de cefotaxima são apropriadas para cepas produtoras de ESBL, cujo substrato preferencial é a cefotaxima (CTX-M), que em geral expressa sensibilidade à ceftazidima. Se na instituição não se sabe qual é o substrato preferencial das cepas produtoras de ESBL, o ideal é sempre testar os dois antimicrobianos, cefotaxima e ceftazidima, com e sem associação ao ácido clavulânico.

- **Disco-aproximação** – também conhecido como sinergismo de disco-duplo (*Double-disc synergism*), pode ser realizado de rotina nos antibiogramas para bacilos gram-negativos. É prática de baixo custo e tem como desvantagem a inexistência de uma distância-padrão ideal para ser aplicada entre os discos.
  Ao realizar o antibiograma de rotina, colocar no centro da placa de Mueller-Hinton o disco de amoxicilina/ácido clavulânico e, ao redor desse, os antimicrobianos marcadores na distância entre 20 e 30mm de centro a centro em relação ao disco central (Figura 27.7). Os demais antimicrobianos são colocados nas bordas da placa conforme os procedimentos do método da difusão.
  Após incubação por 18 a 20 horas a 35 ± 2°C, proceder à leitura. A formação de uma zona fantasma (*ghost zone*) entre qualquer antimicrobiano marcador e o disco contendo ácido clavulânico é positiva para ESBL. A vantagem desse método é que pode ser realizado em conjunto com o antibiograma de rotina economizando tempo na liberação do resultado.
  A dificuldade da técnica consiste em encontrarmos uma distância ideal para a colocação dos discos, que pode variar de acordo com a amostra. Se não houver formação da zona fantas-

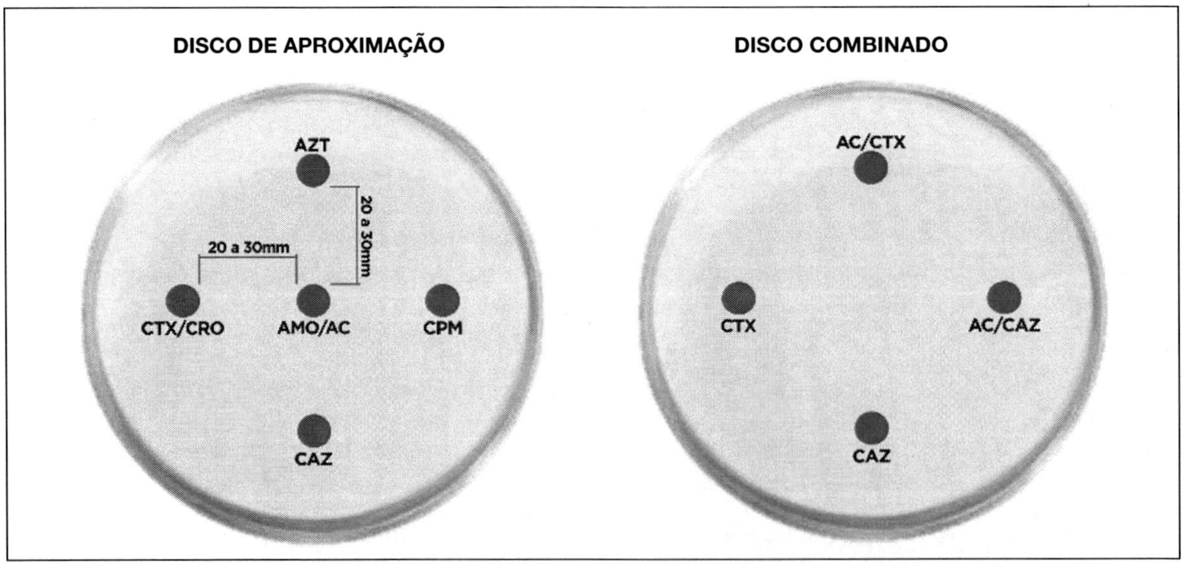

FIGURA 27.7 – Esquema para a colocação dos discos para a detecção de ESBL. AZT = aztreonam; CAZ = ceftazidima; CTX = cefotaxima; AC/CTX = ácido clavulânico/cefotaxima; CRO = ceftriaxona; AC/CAZ = ácido clavulânico/ceftazidima; AMO/AC = amoxicilina/ácido clavulânico. Ilustração de Lívia Scheffer Santos.

ma e se um dos antimicrobianos marcadores apresentarem halos dentro dos padrões considerados sugestivos de ESBL, utilizar outra das metodologias sugeridas neste capítulo para a confirmação do resultado.

A sensibilidade do teste pode variar dependendo do antimicrobiano marcador utilizado, uma vez que cada enzima possui seus substratos preferenciais. O uso de três ou mais antimicrobianos marcadores para a triagem pode aumentar a sensibilidade de detecção (ceftazidima, ceftriaxona ou cefotaxima, cefepime, aztreonam).

- **Sistemas automatizados** – cartões ou placas, específicos para a detecção de ESBL, são disponíveis para *E. coli*, *K. pneumoniae* e *K. oxytoca* e outras enterobactérias, dependendo do sistema e das regras utilizadas. A combinação de antimicrobianos para cada sistema é em geral a mesma citada anteriormente. Esses sistemas possuem alertas para mostrar aos usuários que o isolado produz ESBL.

Cepas de referência para o controle dos insumos e metodologias

– *Klebsiella pneumoniae* ATCC 700603 (controle ESBL+).
– *E. coli* ATCC 25922 (controle negativo).

Betalactamase do tipo AmpC (cromossômica e plasmidial)

Os microrganismos do grupo CESP (*C. freundii, Enterobacter* spp., *Klebsiella aerogenes, Serratia* spp., *Providencia stuartii, Morganella morganii* e *Hafnia alvei*,) e outros (*Aeromonas* spp., *P. aeruginosa* e *Stenotrophomonas maltophilia*) podem expressar um gene cromossômico (*ampC)* constitutivamente em baixos níveis, no entanto, quando induzido por betalactâmicos, desreprimem o gene produzindo grande quantidade de betalactamase tipo AmpC. Na medida em que o indutor é retirado, a produção de betalactamase volta ao nível basal (constitutivo), porém, algumas células continuam a produzir a enzima em concentrações elevadas de forma constante (mutante desreprimido), mesmo na ausência do indutor.

Habitualmente, os isolados do grupo CESP e outras espécies apresentam-se resistentes ou com sensibilidade intermediária à cefoxitina, à amoxicilina/clavulanato e à cefalotina no antibiograma e não requerem testes especiais para a detecção, uma vez que a enzima é produzida de forma constitutiva em concentrações basais suficientes para expressar essa resistência no método da difusão.

Os isolados de *Klebsiella pneumoniae*, *Klebsiella oxytoca*, *Escherichia coli*, *Proteus mirabilis* e *Salmonella* spp. podem apresentar, eventualmente, a produção de AmpC mediada por plasmídios, além da produção de ESBL. Nesse caso, os isolados apresentam-se totalmente resistentes ou intermediários à cefoxitina, cefalosporinas de 3ª geração e penicilinas combinadas com inibidores de betalactamase.

A produção de AmpC pode levar à degradação enzimática de penicilinas lábeis e de amplo espectro com ou sem inibidores de betalactamases (ácido clavulânico, sulbactam e tazobactam), bem como cefalosporinas de 1ª a 3ª gerações e cefamicinas (cefoxitina). Normalmente, não degradam cefalosporinas de 4ª geração (cefepima, 96% sensíveis). Quando associada a outros mecanismos (bombas de efluxo e/ou deficiência de porinas), a sensibilidade intermediária ou resistência a carbapenêmicos pode ser observada.

- **Método de detecção de AmpC cromossômica induzível (CESP e demais)**

Existem alguns testes descritos para a detecção de AmpC cromossômica induzível, porém o princípio de antagonismo de um substrato diante da indução por um outro betalactâmico é comum a todos. Dois deles podem ser facilmente empregados:

1. Colocar um disco de cefoxitina (indutor) próximo ao disco de cefotaxima, ceftriaxona, ceftazidima ou aztreonam distante 20mm borda a borda. Se houver produção induzida dessa enzima, observa-se achatamento nos halos de cefotaxima, ceftriaxona, ceftazidima ou aztreonam.
2. Utilizar outros indutores mais potentes de AmpC como imipenem, com consequente antagonismo à ceftazidima. Igualmente, observa-se achatamento no halo.

Como reportar o resultado

O resultado deve ser liberado exatamente como foi lido no antibiograma. No entanto, deve constar uma nota no laudo informando ao clínico que o isolado é produtor de betalactamase induzível, na qual a terapia com penicilinas de amplo espectro, associadas ou não aos inibidores de betalactamase, cefamicinas, monobactans e cefalosporinas de 1ª a 3ª gerações, está associada à falha terapêutica.

- **Método de detecção de AmpC plasmidial**

Nesses casos, os isolados apresentam-se totalmente resistentes ou intermediários a cefoxitina, cefalosporinas de 3ª geração e penicilinas com inibidores de betalactamases. Vários testes têm sido propostos para a detecção de AmpC plasmidial (pAmpC), porém não há uma metodologia de referência para detecção. Alguns estudos têm proposto o uso da cloxacilina associada a discos de cefamicinas (cefoxitina/cefotetan), similar ao teste confirmatório para ESBL. Halos $\geq$ 5mm nos discos de cefamicinas com cloxacilina em relação aos discos sem a cloxacilina são considerados positivos para pAmpC.

Preparo dos discos com cloxaciclina – solução de cloxacilina: 750mg de cloxacilina sal sódico mono-hidratado + 10ml de água grau reagente, esterilizar por filtração (0,22µm) (estabilidade e conservação: 3 meses a –20°C). Aplicar 10µl da solução preparada de cloxacilina sobre o disco de cefoxitina ou cefotetan. Deixar secar durante 20 minutos e usar imediatamente.

Teste – realizar o antibiograma de acordo com as recomendações do método da difusão do disco, aplicar os discos de cefoxitina ou cefotetan com e sem cloxacilina, incubar durante 16 a 18 horas a 35 ± 2°C em estufa normal.

Leitura – medir o halo de inibição dos discos com e sem cloxacilina. Halos $\geq$ 5mm ao redor do disco de cefoxitina ou cefotetan com cloxacilina em relação ao disco sem cloxacilina significa teste positivo para produção de pAmpC.

É recomendada a verificação/validação da metodologia antes de colocá-la em uso.

Como reportar o resultado

O resultado deve ser liberado exatamente como foi lido no antibiograma, mas o laudo deve conter uma nota informando ao médico assistente que o isolado é produtor de AmpC plasmidial que degrada as cefalosporinas de 3ª geração, mas não de 4ª geração (cefepima). O resultado deve ser informado à CCIH.

- **Diferenciação entre AmpC plasmidial e ESBL**

Além da produção de AmpC mediada por plasmídeos (pAmpC), as amostras de *E. coli*, *K. pneumoniae*, *Salmonella* spp. e *Proteus mirabilis* podem apresentar, eventualmente, a produção simultânea de ESBL. Nesse caso, os isolados apresentam-se totalmente resistentes ou intermediários a cefoxitina, cefalosporinas de 3ª geração e penicilinas com inibidores de betalactamase.

Esses dois mecanismos, embora diferentes, podem apresentar perfis de resistência semelhantes. É importante a diferenciação entre eles para estudos de vigilância epidemiológica ou para controle de infecção hospitalar.

O teste com cloxacilina é útil na detecção de ESBL que pode ser mascarada (resultado falso-negativo) pela produção concomitante de pAmpC, a qual hidrolisa o clavulanato, impedindo sua atuação *in vitro* sobre a ESBL e consequente ausência de formação da zona *ghost* (método do disco-aproximado) ou ausência de aumento do halo entre cefalosporinas e cefalosporinas combinadas com ácido clavulânico (método do disco combinado).

Recomendam-se, para diferenciar se o isolado é produtor de pAmpC e ESBL, testar 4 discos em uma placa de MH. Colocar, por exemplo, ceftazidima (CAZ), ceftazidima com ácido clavulânico (AC/CAZ), ceftazidima com cloxacilina (10µl) e AC/CAZ com solução de cloxacilina (10µl) em uma única placa. O aumento de $\geq$ 5mm no halo do disco de CAZ com solução de cloxacilina quando comparado com o disco de CAZ indica que o isolado é produtor de pAmpC (cloxacilina inibiu a pAmpC). O aumento de $\geq$ 5mm no halo do disco de AC/CAZ com solução de cloxacilina, quando comparado com o disco de CAZ + solução de cloxacilina, indica que o isolado é produtor de ESBL e pAmpC, demonstrando o sinergismo acumulado dos dois inibidores.

Para melhor resolução do teste, utilizar mais de um substrato (ceftazidima, cefotaxima e cefepima), combinados com os inibidores (ácido clavulânico e cloxacilina), conforme descrito acima.

H) DETECÇÃO DE RESISTÊNCIA A CARBAPENÊMICOS EM BACILOS GRAM-NEGATIVOS

A resistência aos carbapenêmicos entre bacilos gram-negativos pode ocorrer devido à hiperprodução de betalactamases tipo AmpC ou ESBL associada à diminuição de permeabilidade da membrana externa (porinas e bombas de efluxo), ou mediada por betalactamases (carbapenemases) capazes de hidrolisar os antimicrobianos dessa classe. Carbapenemases são intrínsecas (encontradas naturalmente) em algumas espécies bacterianas como *Stenotrophomonas maltophilia*, espécies de *Aeromonas* e *Elizabethkingia meningoseptica*. Carbapenemases adquiridas constituem importante problema de saúde pública, devido a sua rápida disseminação, o que as tornou endêmicas em muitas regiões, além das escassas opções de tratamento.

As carbapenemases, assim como outras betalactamases, podem ser agrupadas por suas características moleculares, sendo classificadas conforme a constituição do seu sítio ativo (Quadro 27.10).

Serina-carbapenemases – representadas pelas classes moleculares A e D de Ambler ou Grupos 2be, 2d, 2df e 2f de Bush-Jacoby-Medeiros, pelas enzimas IMI/NMC, SME (cromossômicas) e por KPC, GES-5, OXA (plasmidiais) e têm como sítio ativo a serina. Encontradas principalmente em *Enterobacter* spp., *Serratia marcescens* e *Klebsiella* spp. Hidrolisam carbapenêmicos, cefalosporinas, penicilinas e aztreonam. Os isolados bacterianos, codificando as enzimas IMI/NMC e SME, têm a particularidade de expressarem resistência aos carbapenêmicos e sensibilidade às cefalosporinas de espectro estendido. Ertapenem é o carbapenêmico que demonstra maior sensibilidade para a detecção de carbapenemases, no entanto, apresenta baixa especificidade, especialmente para isolados de *Enterobacter* spp. e outras bactérias do grupo CESP.

Metalobetalactamases – representadas pela classe molecular B de Ambler ou 3 de Bush-Jacoby-Medeiros, são distinguidas de outras enzimas por apresentarem zinco (Zn^{2+}) no sítio ativo, são inibidas por quelantes de íons metálicos, como ácido etilenodiaminotetracético (EDTA). Essas enzimas são capazes de hidrolisar betalactâmicos de todas as classes, inclusive as penicilinas associadas aos inibidores de betalactamases, e podem apresentar sensibilidade a monobactans.

QUADRO 27.10 – Classificação das betalactamases conforme as classes moleculares de Ambler ou grupos funcionais de Bush-Jacoby-Medeiros.

Família Enzima	Grupo funcional	Classe	Sítio ativo	Características
CMY	1	C	Serina	Enzimas de amplo espectro, hidrolisam cefalosporinas subclasses III e IV[c] e cefamicinas
PDC[a]	1	C		
ADC[b]	1	C		
TEM	2b, 2be, 2br, 2ber	A	Serina	Enzimas de amplo espectro, incluindo a maioria das ESBLs e serina-carbapenemases
SHV	2b, 2be, 2br	A		
CTX-M	2be	A		
PER	2be	A		
VEB	2be	A		
GES	2f	A		
NMC	2f	A		
KPC	2f	A		
SME	2f	A		
OXAs	2d	D	Serina	Enzimas que hidrolisam oxacilina, incluem carbapenemases e raras ESBLs
IMP	3	B	Zinco	Metalobetalactamases hidrolisam a maioria dos betalactâmicos, incluindo carbapenêmicos, mas não hidrolisam monobactâmicos
VIM	3	B		
NDM	3	B		
SPM	3	B		

[a]PDC = cefalosporinase derivada de *Pseudomonas*; [b]ADC = cefalosporinase derivada de *Acinetobacter*; [c]cefalosporinas subclasses III e IV incluem cefalosporinas que são algumas vezes referidas como 3ª ou 4ª geração, respectivamente. ESBL = betalactamase de espectro estendido.

Os pontos de corte atuais de ambos os comitês permitem detectar todos os mecanismos de resistência clinicamente relevantes para enterobactérias (incluindo a maioria das carbapenemases). Alguns isolados produtores de carbapenemases podem ser categorizados como sensíveis utilizando esses pontos de cortes, mas, segundo os comitês, devem ser relatados de acordo com o resultado do teste, ou seja, a presença da carbapenemase não influencia na categorização da sensibilidade. A realização de testes para determinar a produção e identificar o tipo de carbapenemases é recomendada para fins de saúde pública e controle de infecções. O resultado do antibiograma deve ser liberado de acordo com a interpretação da leitura obtida no teste, conforme os pontos de corte das tabelas atualizadas para interpretação.

Atualmente, com a aprovação da comercialização pela ANVISA de novos antimicrobianos betalactâmicos com agentes combinados, como ceftalozane-tazobactam recomendados para *P. aeruginosa* (sem atividade contra isolados produtores de carbapenemases-classes A, B ou D) e ceftazidima-avibactam que têm apresentado boa atividade sobre a serina-betalactamases, incluindo KPC, mas sem ação contra metalobetalactamases (incluindo NDM, VIM e IMP), a questão da caracterização das carbapenemases no antibiograma volta a ser discutida. Em breve, novos agentes inibidores de carbapenemases estarão disponíveis (Tabela 27.4). Essas novas opções terapêuticas, com seus diferentes espectros de ação, tornam fundamental a identificação no mínimo da classe da enzima carbapenemase pelos laboratórios de microbiologia.

TABELA 27.4 – Atividade dos agentes combinados sobre algumas enzimas betalactamases.

Classes	Agentes combinados				
	Avibactam- -relebactam	Vaborbactam	Zidebactam	Sulbactam- clavulanato	Tazobactam
Classe A					
TEM	+	+	+	+	+
SHV	+	+	+	+	+
CTX-M	+	+	+	+	+
KPC	+	+	+	–	–
Classe B					
MBL (NDM, VIM, IMP, SPM	–	–	+	–	–
Classe C					
AmpC	+	+	+	–/+[a]	+
Classe D					
OXAs	± (OXA48)	[b]	+	–	–

+ = Agente ativo para a enzima; – = agente não ativo para a enzima; –/+[a]enterobactérias resistem à inibição por sulbactam, embora *Klebsiella* spp., *Salmonella* spp. e *Proteus* spp. normalmente não carreiam gene AmpC; [b]dados limitados.

Métodos de detecção fenotípica de carbapenemases

- **Teste com inibidores enzimáticos para detecção de carbapenemases (Nota Técnica nº 01/2013 /ANVISA)**

Preparo dos discos – para preparar os discos combinados de AFB (ácido fenilborônico), CLOXA (cloxacilina) e EDTA, devem-se utilizar discos do mesmo lote e fabricante, e no mesmo dia, não armazenar. Depositar sobre a face interna de uma placa de Petri estéril três discos de imipenem e três de meropenem, a seguir dispensar sobre cada disco 10µl de solução de AFB, CLOXA ou EDTA, esperar 20 minutos para evaporar o excesso de umidade.

- Solução de AFB 40mg/ml: 240mg de ácido fenilborônico + 3ml de DMSO + 3ml de água grau reagente estéril (estabilidade e conservação: 3 meses a –20°C).
- Solução EDTA 0,1M: 1,86g de EDTA + 40ml de água grau reagente, agitar até completa dissolução do EDTA, elevando o pH para 7,5 ± 1 com NaOH 5M, distribuir em alíquotas

de 1 a 2ml, esterilizar em autoclave durante 10 minutos a 121°C (estabilidade e conservação: temperatura ambiente por 1 ano).

- Solução de CLOXA: 750mg de cloxacilina sal sódico monohidratado + 10ml de água grau reagente, esterilizar por filtração (0,22µm) (estabilidade e conservação: 3 meses a –20°C).

Preparo da placa

- Preparar uma suspensão bacteriana na escala 0,5 de McFarland tocando na superfície das colônias com a mesma morfologia com o auxílio de um fio bacteriológico.
- Mergulhar o *swab* na suspensão preparada, retirar o excesso do inóculo na parede interna do tubo e semear de maneira homogênea sobre a superfície do ágar Mueller-Hinton (150mm).
  - Deixar o inóculo secar, aplicar os discos conforme disposto na figura 27.8 (discos combinados com inibidores ou bloqueadores enzimáticos preparados no dia – um disco de meropenem e um disco de imipenem sem inibidores).
  - Incubar a 35 ± 2°C em ar ambiente por 16-18 horas.

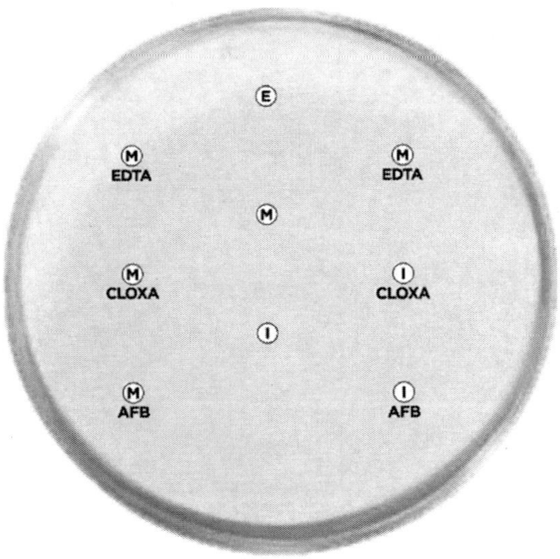

FIGURA 27.8 – Detecção fenotípica de carbapenemases (ANVISA – Nota Técnica nº 01/2013). M = meropenem; I = imipenem; E = ertapenem; EDTA (adição de 10µl de solução de EDTA 0,1M ao disco de meropenem/imipenem); CLOXA (adição de 10µl de solução de cloxacilina ao disco de meropenem/imipenem); AFB (adição de 10µl de solução de ácido fenilborônico ao disco de meropenem/imipenem). Ilustração de Lívia Scheffer Santos.

Leitura

- Diferença ≥ 5mm entre os discos sem inibidores (meropenem e imipenem) e os discos com adição de EDTA = provável metalobetalactamase (NDM, IMP ou VIM), confirmar por metodologia molecular.
- Diferença ≥ 5mm entre os discos sem inibidores (meropenem e imipenem) e os discos com adição de AFB = carbapenemase do tipo KPC, liberar a observação: a detecção de KPC foi realizada por bloqueio enzimático com ácido fenilborônico, método com especificidade superior a 99%.

– Diferença ≥ 5mm entre os discos sem inibidores (meropenem e/ou imipenem) e os discos com adição de AFB e CLOXA = considerar presença de betalactamases do tipo AmpC mais perda de porina.
– Resistência ou diminuição de sensibilidade aos carbapenêmicos sem diferenças ≥ 5mm entre os discos sem e com inibidores pode indicar presença de carbapenemase OXA-48 ou perda de porinas.

• **mCIM – método de inativação de carbapenem modificado** (CLSI M100, 2019)

Preparo dos discos

– Em um tubo contendo 2ml de caldo TSB preparar uma suspensão da bactéria a ser testada utilizando alça estéril de 1µl para enterobactéria e 10µl para *Pseudomonas aeruginosa*.
– Agitar em vórtex por 10-15 segundos.
– Em seguida adicionar um disco de meropenem (10µg) que deve ficar imerso na suspensão.
– Incubar o tubo a 35 ± 2°C em ar ambiente por 4 horas (± 15 minutos).

Preparo da placa

– Após o tempo de incubação, preparar uma suspensão de *E. coli* ATCC 25922 na turvação da escala 0,5 de McFarland.
– Mergulhar o *swab* na suspensão preparada, retirar o excesso do inóculo na parede interna do tubo e semear de maneira homogênea sobre a superfície do ágar Mueller-Hinton.
– Deixar o inóculo secar durante 3 a 10 minutos antes de aplicar os discos de meropenem.
– Utilizando uma alça bacteriológica estéril de 10µl retirar o disco de meropenem da suspensão em TSB, pressionar cuidadosamente e arrastar o disco na parede interna do tubo para retirar o excesso de líquido do disco, remover o disco do tubo e colocar sobre a superfície da placa de Mueller-Hinton previamente inoculada com o isolado de *E. coli* ATCC (meropenem sensível).
– Utilizar no máximo 4 discos (testes) em placas de 90mm e 8 discos (testes) em placa de 150mm.
– Inverter e incubar a placa a 35 ± 2°C em ar ambiente durante 18 a 24 horas.

Leitura

Se o isolado for produtor de carbapenemase, o meropenem do disco será hidrolisado durante a incubação em caldo com o microrganismo teste. A *E. coli* ATCC 25922 que é sensível ao meropenem (halo 28-35mm) apresentará diâmetro do halo de inibição entre 6 e 15mm ou presença de pequenas colônias dentro de uma zona de 16 e 18mm. Para este teste, diâmetros ≥ 19mm são considerados negativos e diâmetros entre 16 e 18mm são considerados indeterminados (Figura 27.9).

• **Método eCIM**

Para enterobactérias, um teste adicional pode ser realizado para determinar se a carbapenemase é uma metalobetalactamase.

– Paralelamente ao teste de mCIM descrito acima, em um segundo tubo de TSB adicionar 20µl de EDTA 0,5M (concentração final 5mM de EDTA) e seguir o preparo dos discos conforme descrito para mCIM.
– Na mesma placa de Mueller-Hinton preparada para o mCIM adicionar o disco incubado na suspensão bacteriana com adição de EDTA.
– A presença de carbapenemase do tipo metalobetalactamase é confirmada por um aumento ≥ 5mm de diâmetro, comparando o disco incubado com EDTA (eCIM) com o disco incu-

bado sem EDTA (mCIM). Somente para o teste de eCIM colônias puntiformes dentro da zona de inibição devem ser ignoradas. Na presença de metalobetalactamase, o EDTA inibirá a atividade da carbapenemase e o meropenem do disco não será hidrolisado tão eficientemente quanto no tubo sem EDTA (mCIM) (Figura 27.9).

- **CarbaNP (hidrólise do anel betalactâmico do imipenem) (CLSI M100, 2019)**

Preparo da solução CarbaNP – 1. pesar 1,4g de sulfato de zinco hepta-hidratado ($ZnSO_4 7H_2O$) e adicionar 500ml de água grau reagente (estabilidade e conservação: 1 ano à temperatura ambiente); 2. pesar 1,25g de vermelho de fenol e adicionar 250ml de água grau reagente (estabilidade e conservação: 1 ano à temperatura ambiente); 3. adicionar 20ml de NaOH 1N a 180ml de água grau reagente (estabilidade e conservação: 1 ano à temperatura ambiente) que será utilizada para ajuste de pH (NaOH 0,1N). Em um Becker de 25 a 50ml adicionar 2ml da solução vermelho de fenol para 16,6ml de água grau reagente. Adicionar 180µl da solução de sulfato de zinco. Ajustar o pH para 7,8 com solução de NAOH ou utilizar solução de HCL a 10% para ajustar pH elevado. Armazenar sob refrigeração (2 a 8°C) e ao abrigo da luz, estável por 2 semanas (a solução deve permanecer vermelha).

Preparo da solução CarbaNP/imipenem – para solução de CarbaNP com 6mg/ml de imipenem, utilizar microtubos de 2ml, pesando 10mg de imipenem diretamente no microtubo. Armazenar a –20°C, protegido da luz, com a mesma validade do frasco original. Para preparar a solução de CarbaNP/imipenem, acrescentar 1,666ml da solução CarbaNP ao tubo contendo imipenem previamente pesado (estabilidade e conservação: 3 dias entre 2 a 8°C).

Procedimento – para cada amostra, identificar dois tubos cônicos: tubo branco e tubo teste, adicionar em cada tubo 100µl de reagente comercial para extração de proteína bacteriana em tampão Tris HCl, pH7,4. Utilizando alça de 1µl estéril, transferir o inóculo bacteriano (uma alçada) para cada tubo utilizando a mesma quantidade de inóculo. Agitar em vórtex durante 5 segundos. No tubo branco adicionar 100µl da solução CarbaNP e no tubo teste adicionar 100µl da solução CarbaNP/imipenem. Agitar em vórtex. Incubar a 35 ± 2°C em ar ambiente até 2 horas, realizando a primeira leitura após 15 minutos.

Leitura – a enzima carbapenemase hidrolisa o anel betalactâmico do imipenem, liberando H^+ e reduzindo o pH. A redução do pH produz a viragem do indicador vermelho de fenol, de vermelho para amarelo (pH ácido) nos casos positivos. A persistência da cor vermelha indica teste negativo, e a coloração laranja, teste inconclusivo.

- **BLUE-CARBA (Azul Carba-hidrólise do anel betalactâmico do imipenem)**

Método rápido para a detecção de carbapenemases baseado na redução do pH devido à hidrólise do anel betalactâmico presente nos carbapenêmicos utilizando o indicador azul de bromotimol e imipenem como substrato. A enzima carbapenemase hidrolisa o anel betalactâmico do imipenem, liberando H^+ e reduzindo o pH. A redução do pH produz a viragem do indicador azul de bromotimol do verde para o amarelo (pH ácido) quando os testes são positivos. A permanência da cor azul ou verde indica que o teste é negativo.

Testes comerciais estão disponíveis para realização de Carba/NP e Blue-Carba (Azul Carba). Nestes casos, seguir as instruções do fabricante.

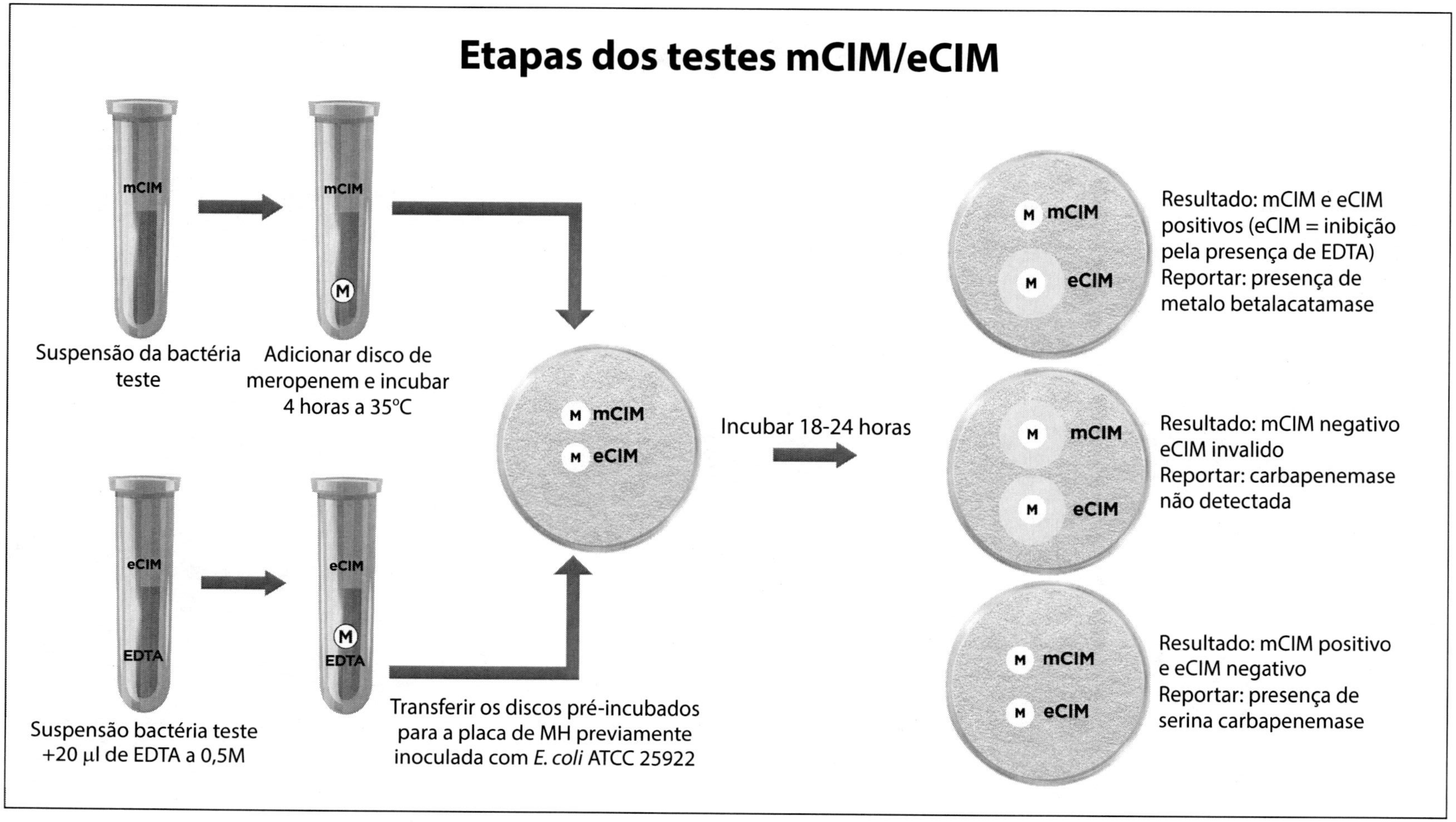

FIGURA 27.9 – Detecção fenotípica de carbapenemases método eCIM e mCIM. M = disco de meropenem. Ilustração de Lívia Scheffer Santos

- **Métodos imunocromatográficos**

Métodos imunocromatográficos estão disponíveis comercialmente para a detecção de carbapenemases diretamente das colônias. Este método é recomendado especialmente para detecção de microrganismos produtores de OXA-48. Realizar o teste conforme as orientações do fabricante.

Cepas de referência para controle dos insumos e metodologias

K. pneumoniae ATCC BAA-1705 (controle KPC).

K. pneumoniae NCTC 13443 (controle NDM).

K. pneumoniae NCTC 13440 (controle VIM).

E. coli NCTC 13476 (controle IMP).

K. pneumoniae NCTC 13442 (controle OXA-48).

E. coli ATCC 25922 (controle negativo).

Limitações dos métodos fenotípicos para a detecção de carbapenemases

A presença de serina-carbapenemase (KPC) e metalobetalactamase no mesmo microrganismo pode resultar em testes com inibidores (Nota técnica e eCIM) falso-negativos.

Testes de hidrólise (CarbaNP e BLUE CARBA) não devem ser realizados de bactérias lactose-positiva crescidas em ágar MacConkey, pois a acidez da própria colônia provoca a viragem do indicador.

Não realizar o teste de CarbaNP a partir de microrganismos crescidos em ágar seletivo ou em meios contendo antimicrobianos. Utilizar somente crescimento com 16 a 18 horas em AS.

Isolados que apresentam baixas concentrações inibitórias mínimas para carbapenêmicos podem apresentar resultados falso-negativos nos testes fenotípicos para carbapenemases. Em geral, os testes apresentam baixa sensibilidade para detecção de enterobactérias produtoras de OXA-48.

O teste CarbaNP apresenta baixa sensibilidade para isolados de *Acinetobacter baumannii* produtores de carbapenemases.

I) DETECÇÃO DE RESISTÊNCIA ÀS FLUOROQUINOLONAS EM *SALMONELLA* spp.

Para *Salmonella* spp. isoladas de sítios habitualmente estéreis é recomendada, atualmente, a utilização do teste de triagem com disco de pefloxacino 5µg pelo método da difusão para a detecção de resistência às fluoroquinolonas.

Existem evidências clínicas que indicam uma resposta inadequada ao tratamento com ciprofloxacino em infecções sistêmicas causadas por *Salmonella* spp. com baixos níveis de resistência ao ciprofloxacino (CIM > 0,06µg/ml). Os dados disponíveis relacionam-se principalmente à *Salmonella* Typhi, mas também há relatos de casos com resposta inadequada em relação a outras espécies de *Salmonella*. Os testes com disco de ciprofloxacino de 5µg não são confiáveis para detectar baixos níveis de resistência em *Salmonella* spp. A sensibilidade de *Salmonella* spp. ao ciprofloxacino pode ser inferida a partir do resultado do teste de disco-difusão de pefloxacino (EUCAST/BrCAST e CLSI).

Quando o resultado do teste de triagem de *Salmonella* spp. apresentar resistência ao pefloxacino e sensibilidade à fluoroquinolona, reportar resistência ao ciprofloxacino. Pode haver falha terapêutica ou resposta lenta ao tratamento de infecções extraintestinais em caso de utilização de outras fluoroquinolonas.

Método de detecção

Testar no antibiograma, quando isolada *Salmonella* spp., um disco de pefloxacino 5µg. A sensibilidade do ciprofloxacino pode ser inferida a partir do resultado do teste de disco-difusão de pefloxacino.

Pacientes críticos têm baixa probabilidade de sucesso de tratamento com fluoroquinolonas para infecções por enterobactérias e *Pseudomonas aeruginosa*, por esse motivo os pontos de corte estão sendo atualmente revisados. Como alternativa, pode-se adicionar um comentário ao laudo sobre a possibilidade de falha terapêutica com fluoroquinolonas, independentemente do resultado sensível.

J) RESISTÊNCIA AOS AMINOGLICOSÍDEOS (GENTAMICINA, NETILMICINA, TOBRAMICINA E AMICACINA)

Os principais mecanismos de resistência aos aminoglicosídeos estão relacionados a:

- Produção de enzimas modificadoras de aminoglicosídeos.
- Alteração dos sítios de ligação nos ribossomos.
- Redução da permeabilidade da membrana.

As enzimas modificadoras de aminoglicosídeos alteram a composição dos substratos em diferentes locais e em geral são acetiltransferases (AAC), fosfotransferases (APH) ou nucleotidiltransferases (ANT). Diferentes enzimas podem apresentar, eventualmente, o mesmo fenótipo de resistência. Alguns fenótipos de resistência encontrados em enterobactérias e *Pseudomonas aeruginosa*, devido às enzimas modificadoras de aminoglicosídeos, estão descritos no quadro 27.11

QUADRO 27.11 – Fenótipos de resistência aos aminoglicosídeos encontrados em enterobactérias e *P. aeruginosa* e o principal mecanismo de resistência envolvido.

Microrganismos	Gentamicina	Netilmicina	Tobramicina	Amicacina	Enzimas
Enterobactérias	R	S	S	S	AAC(3)I
	R	R	R	S	AAC(3)II
	R	R	R	S	AAC(3)IV
	S/r	R	R	R	AAC(6')
	R	S	R	S	ANT(2')
	r/R	r/R	r/R	r/R	Impermeabilidade
P. aeruginosa	R	S	S	S	AAC(3)I
	R	S	R	S	AAC(3)III
	S/r	R	R	R	AAC(6')
	R	R	R	S	AAC(6')II
	R	S	R	S	ANT(2')
	r/R	r/R	r/R	r/R	Impermeabilidade

R = resistente; S = sensível; r = halo de inibição reduzido. A enzima fosfotransferase (APH) atua mais em canamicina e neomicina em bacilos gram-negativos.

K) DETECÇÃO DE RESISTÊNCIA ÀS POLIMIXINAS

A disseminação de microrganismos multirresistentes tem levado ao aumento do uso das polimixinas (colistina e polimixina B). A resistência às polimixinas pode ser intrínseca em algumas espécies como *Proteus mirabilis*, *Providencia* spp., *Morganella morganii*, *Serratia marcescens* e no complexo *Burkholderia cepacia.*

A resistência adquirida à polimixina pode ser mediada por plasmídeos transferíveis que ancoram genes da família *mcr*, com grande propensão para disseminação. Ou por mutações cromossômicas, normalmente envolvendo genes do sistema regulador de dois componentes da biossíntese do lipídio A.

Atualmente, avaliar a sensibilidade às polimixinas tem sido problemática para os laboratórios de microbiologia, pois metodologias baseadas em difusão com discos ou tiras de gradiente de concentração, bem como metodologias automatizadas, não apresentam resultados aceitáveis.

Segundo os comitês de padronização, a detecção da resistência às polimixinas deve ser realizada por microdiluição em caldo. Os testes devem conter sulfato de colistina utilizando caldo Mueller-Hinton com cátions ajustados (CA-MHB).

Alguns métodos estão sendo desenvolvidos e validados para auxiliar os laboratórios de microbiologia de rotina a detectarem resistência às polimixinas (Instituto Malbran: www.antimicrobianos.com.ar/2017/09/protocolos.colistin/), entre eles destacamos o método da eluição de discos de colistina e o método da gota (Colispot).

- **Método de eluição de discos de colistina**
  - Identificar 4 tubos de vidro como controle, 1, 2 e 4.
  - Colocar 10ml de CA-MHB em cada tubo.
  - De forma asséptica, adicionar 1 disco de colistina 10µg no tubo 1, 2 discos no tubo 2 e 4 discos no tubo 4.
  - Deixar à temperatura ambiente durante 1 hora para eluição da colistina.
  - Homogeneizar com pipeta o conteúdo do tubo 1 e fracionar em 10 tubos com tampa de rosca ou similar, dispensando 1ml em cada tudo previamente identificado como 1µg/ml. Proceder do mesmo modo para os tubos 2, 4 e controle.
  - Conservar os tubos a –20°C, devidamente fechados para evitar evaporação.

Procedimento

- Retirar os tubos do *freezer* e esperar que atinjam a temperatura ambiente.
- Preparar um inóculo bacteriano em solução fisiológica a partir de crescimento de 18-24 horas em meio sem antimicrobiano, ajustando a turvação para 0,5 de McFarland.
- Adicionar 5µl do inóculo ajustado a cada um dos 4 tubos (1, 2, 4 e controle), homogeneizar delicadamente (para evitar a perda da colistina que pode aderir à parede do tubo) e incubar a 35 ± 2°C durante 18 a 20 horas.

Leitura e interpretação

Avaliar se o tubo controle apresenta crescimento bacteriano (turbidez), para validar o teste; ler a CIM como a menor concentração em que não há crescimento bacteriano (turbidez).

Interpretação

Colistina sensível CIM ≤ 2µg/ml; resistente CIM ≥ 4µg/ml.

Este método apresentou boa concordância categórica (> 98%) com isolados de *Acinetobacter* spp., *Pseudomonas aeruginosa* e enterobactérias.

Observações

Na ocorrência de tubos saltados (crescimento em concentração maior com um tubo límpido em concentração menor), o teste deve ser repetido. Neste caso, avaliar contaminação da diluição maior, inoculação inadequada dos tubos, concentração inadequada da colistina nos tubos ou heterorresistência.

Incubar *Acinetobacter* spp. durante 24 horas e *P. aeruginosa* por 18 horas.

Controle de qualidade

Realizar o controle com as ATCC® cada vez que preparar um lote de testes (*P. aeruginosa* ATCC 27853, CIM 0,5-4µg/ml; *E. coli* ATCC 25922, CIM 0,25-2µg/ml; *E. coli*, ATCC M19736, CIM ≥ 4µg/ml).

• Método da gota (Colispot)

Solução de polimixina – pode ser utilizada uma solução de sulfato de colistina (Sigma) na concentração de 8g/l diluída em água grau reagente. Alternativamente, a solução pode ser preparada utilizando 8 discos de colistina eluídos em 5ml de caldo Mueller-Hinton cátions ajustados. Deixar os discos no caldo por 15 a 30 minutos e em seguida removê-los. Esterilizar por filtração (filtro de 0,22µm). Estabilidade e conservação: 1 ano sob refrigeração (2 a 8°C).

Procedimento – aplicar 10µl da solução de colistina sobre o ágar Mueller-Hinton previamente inoculado (suspensão bacteriana na turvação da escala 0,5 de McFarland, semeada de maneira homogênea sobre a superfície do ágar Mueller-Hinton), esperar o inóculo secar por 3 a 10 minutos antes de aplicar a solução. Incubar a 35 ± 2°C em ar ambiente durante 18 a 24 horas.

Leitura – o tamanho da zona de inibição depende da concentração de colistina testada. Na concentração de 8g/l originalmente descrita, os isolados bacterianos sensíveis apresentaram uma zona de inibição de crescimento entre 8 e 10mm. Os testes de validação com amostras clínicas utilizando a solução preparada a partir dos discos de colistina reportaram que qualquer zona de inibição deve ser associada à sensibilidade à polimixina. Isolados resistentes não apresentam zona de inibição ou apresentam colônias dentro da zona de inibição (Figura 27.10).

ANEXOS

Os anexos de 27.1 a 27.5 apresentam uma sugestão das autoras dos antimicrobianos a serem testados de rotina para os microrganismos mais frequentemente isolados de amostras clínicas. É importante lembrar que um número máximo de discos testados pelo método do disco-difusão para uma placa de 150mm é 12. A seleção dos antimicrobianos deve partir de uma decisão conjunta entre o laboratório de microbiologia, o corpo clínico, a farmácia e a comissão de controle de infecção hospitalar (CCIH). Observar os antimicrobianos que não devem ser reportados devido à resistência intrínseca apresentada por algumas espécies bacterianas (Quadro 27.6).

As seguintes combinações de antimicrobiano/microrganismo **não devem** ser reportadas como sensíveis, já que podem apresentar sensibilidade *in vitro*, mas não são clinicamente eficazes:

- *Salmonella* spp. e *Shigella* spp.: cefalosporinas de 1ª e 2ª geração e aminoglicosídeos.
- *Enterococcus* spp.: aminoglicosídeos (salvo em altas concentrações), cefalosporinas, clindamicina e sulfametoxazol-trimetoprima.

Em **amostras de liquor** não reportar os antimicrobianos listados abaixo, pois não são os antibióticos de escolha, podendo ser clinicamente ineficazes.

- Administrados por via oral como cefalosporinas de 1ª e 2ª geração (exceto cefuroxima sódica).
- Clindamicina.
- Macrolídeos.
- Tetraciclinas.
- Fluoroquinolonas.

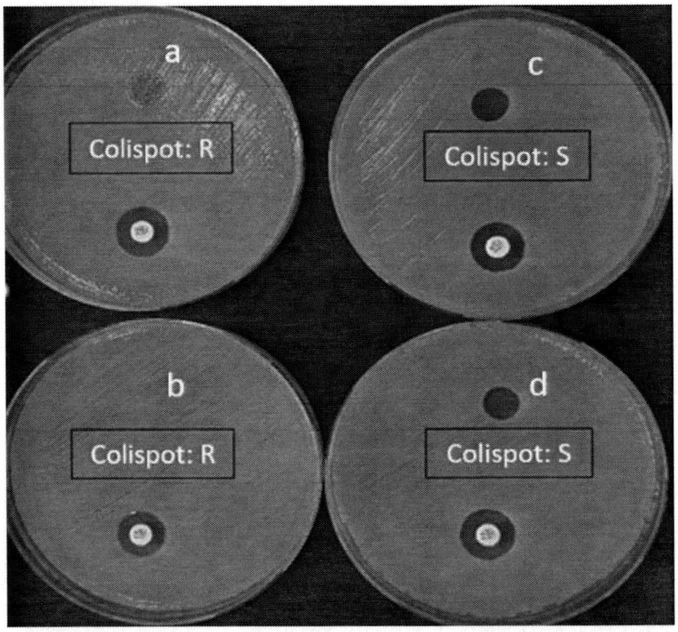

FIGURA 27.10 – Teste da gota ou Colispot para determinação da sensibilidade as polimixina B/colistina. Acervo das autoras. Placas a e b mostram resultados do teste da gota/Colispot para isolados resistentes às polimixinas (confirmados por microdiluição em caldo). Placas c e d mostram resultados do teste da gota/Colispot para isolados sensíveis à polimixina (confirmados por microdiluição em caldo). Nas quatro placas é possível observar que o disco de polimixina não é apropriado para detecção de isolados resistentes pelo método do disco-difusão e não devem ser utilizados.

ANEXO 27.1 – Antimicrobianos sugeridos para teste de sensibilidade para os principais bacilos gram-negativos.

Amostras clínicas	Enterobactérias[a]	*Pseudomonas aeruginosa*	*Acinetobacter* spp.
Hemocultura, secreções, líquidos orgânicos, trato respiratório inferior	Amicacina	Amicacina	Amicacina
	Gentamicina[b]	Gentamicina	Gentamicina
	Ampicilina[b]	Tobramicina[e]	Ceftazidima
	Amoxa + clavulanato[b]	Ceftazidima	Cefepime
	Piperacilina-tazobactam*	Cefepima	Imipenem
	Cefuroxima[b]	Imipenem	Meropenem
	Cefotaxima ou ceftriaxona[b]	Meropenem	Ampicilina-sulbactam
	Cefepima*	Aztreonam	Ciprofloxacino
	Ertapenem*	Piperacilina--tazobactam	Levofloxacino
	Meropenem/imipenem*	Ciprofloxacino	Sulfametoxazol--trimetoprima
	Ciprofloxacino[b]	Levofloxacino	
	Sulfametoxazol--trimetoprima[b]	Polimixina[c] (CIM)	
	Polimixina[c] (CIM)		
Urina	Ácido nalidíxico[b] Nitrofurantoína[b]		
	Fosfomicina[b, d]		

[a]Em amostras intra-abdominais, tecidos e partes moles, sugere-se testar tigeciclina apenas para *E. coli*; em amostras pediátricas, sugere-se testar uma cefalosporina de primeira geração (cefalexina ou cefazolina); para enterobactérias resistentes aos carbapenêmicos, sugere-se identificar no mínimo a classe da enzima carbapenemase necessária para a utilização dos novos betalactâmicos com agentes combinados.

[b]Antimicrobianos sugeridos para amostras de urina ambulatorial.

[c]Polimixina deve ser testada por microdiluição em caldo (microrganismos multirresistentes).

[d]Fosfomicina é recomendada somente para *E. coli* isolada de amostra de urina.

[e]Antimicrobiano recomendado para trato respiratório superior.

*Podem ser testados e/ou reportados em urina de pacientes com histórico de resistência aos antimicrobianos de primeira escolha.

ANEXO 27.2 – Antimicrobianos sugeridos para teste de sensibilidade de *Staphylococcus* spp. e *Enterococcus* spp.

Amostras	*Staphylococcus* spp.	*Enterococcus* spp.	Comentários
Hemocultura, secreções, líquidos, trato respiratório inferior	Eritromicina ou azitromicina[a]	Ampicilina[b]	[a] Não reportar em microrganismos isolados de amostras do trato urinário e hemocultura. [b] A sensibilidade à ampicilina prediz sensibilidade à amoxicilina, amoxacilina/clavulanato e piperacilina/tazobactam. A resistência à ampicilina em *E. faecalis* é rara e deve ser confirmada com um método de determinação da CIM. *E. faecium* resistente às penicilinas podem ser considerados resistentes a todos os agentes betalactâmicos, incluindo os carbapenêmicos
	Clindamicina	Linezolida	
	Oxacilina/ cefoxitina[c] (para predizer sensibilidade à oxacilina)	Vancomicina	[c]Ver como testar cefoxitina e/ou oxacilina segundo a espécie de *Staphylococcus* isolada (Tabelas 27.1 e 27.2)
	Sulfametoxazol/ Trimetoprima[h]	Gentamicina HL[d]	[d]A gentamicina pode ser utilizada para triagem de resistência de alto nível aos aminoglicosídeos
	Ceftarolina[e]		[e]Reportar somente para *S. aureus*, especialmente MRSA
	Daptomicina[f] (CIM)		[f]Não reportar em microrganismos isolados do trato respiratório
	Linezolida		
	Gentamicina		
	Levofloxacina/ ciprofloxacino[g]		[g]*Staphylococcus* spp. podem desenvolver resistência durante o tratamento com fluoroquinolonas
	Rifampicina		
	Vancomicina (CIM)		
Urina	Nitrofurantoína[h]	Nitrofurantoína	[h]Reportar para isolados de *Staphylococcus saprophyticus*
	Norfloxacino[h]	Levofloxacino/ ciprofloxacino	

HL = *High-level* = gentamicina e estreptomicina testadas em altas concentrações.

ANEXO 27.3 – Antimicrobianos sugeridos para teste de sensibilidade de *Streptococcus* spp.

Amostras clínicas	*Streptococcus pneumoniae*	*Streptococcus* do Grupo Viridans	*Streptococcus* beta-hemolítico
Hemocultura, secreções, líquidos orgânicos, trato respiratório inferior	Eritromicina	Eritromicina[b]	Eritromicina[b]
	Penicilina[a] (CIM)/ Oxacilina[a] (disco para predizer sensibilidade a penicilina)	Penicilina (CIM)	Penicilina[c]
	Sulfametoxazol-trimetoprima	Ceftriaxona	Ceftriaxona
	Clindamicina	Clindamicina[b]	Clindamicina[b]
	Levofloxacino	Vancomicina	Vancomicina
	Vancomicina		
	Linezolida		
	Ceftriaxona ou cefotaxima[a] (CIM)		

[a]Testar em amostras de liquor por concentração inibitória mínima (CIM), ver triagem de resistência de *S. pneumoniae* aos beta-lactâmicos (Figura 27.5). [b]Não reportar em microrganismos isolados de amostras do trato urinário e hemocultura. [c]Isolados **não** sensíveis são extremamente raros.

ANEXO 27.4 – Antimicrobianos sugeridos para teste de sensibilidade de material ocular

Amostras clínicas	*Staphylococcus* spp.	Bacilos gram-negativos
Material ocular	Eritromicina ou Azitromicina	Ciprofloxacino
	Oxacilina Cefoxitina[a] (para predizer sensibilidade a oxacilina)	Cloranfenicol[b]
	Tobramicina	Gentamicina
	Gentamicina	Tobramicina
	Ciprofloxacino	
	Cloranfenicol	
	Vancomicina (CIM)	
	Tetraciclina	

[a]Ver como testar cefoxitina e/ou oxacilina conforme a espécie de *Staphylococcus* isolada (Tabelas 27.1 e 27.2).[b]Não testar para isolados de *Pseudomonas aeruginosa* e *Acinetobacter* spp.

ANEXO 27.5 – Antimicrobianos sugeridos para teste de sensibilidade de *Salmonella* spp.

Amostras clínicas[a]	*Salmonella* spp.
Fezes	Ampicilina
	Sulfametoxazol-trimetoprima
	Pefloxacino[b] (para predizer sensibilidade ao ciprofloxacino)

[a]Para isolados extraintestinais de *Salmonella* spp. testar também ceftriaxona ou cefotaxima. [b]Não reportar o resultado; o teste é utilizado apenas para triagem de resistência ao ciprofloxacino. Teste de triagem com disco de pefloxacino se resistente – reportar ciprofloxacino resistente. Pode haver falha terapêutica ou resposta lenta ao tratamento nas infecções extraintestinais em caso de utilização de outras fluoroquinolonas. Sensível a pefloxacino – reportar como sensível ao ciprofloxacino.

REFERÊNCIAS BIBLIOGRÁFICAS

ATCC. Reference Strains. How many passages are to many? Tech. Bulletin. Nº 6. 2013.https: //www.atcc.org. Acessado em 30/05/2019.

ATCC. Reference Strains. Bacterial Culture Guide. https://www.atcc.org/en/Documents/Marketing_Literature/Bacterial_Culture_Guide.aspx. Acessado em 30/05/2019.

Adeolu M, Alnajar S, Naushad S, Gupta S. Genome-based phylogeny and taxonomy of the 'Enterobacteriales': proposal for Enterobacterales ord. nov. divided into the families Enterobacteriaceae, Erwiniaceae fam. nov., Pectobacteriaceae fam. nov., Yersiniaceae fam. nov., Hafniaceae fam. nov., Morganellaceae fam. nov., and Budviciaceae fam. nov. Int J Syst Evol Microbiol. 2016;66(12):5575-99.

Anvisa 2013. Nota Técnica 01/2013. Medidas de prevenção e controle de infecções por enterobactérias multirresistentes. [Internet] [Acessado em 31 mar 2019]. Disponível em: http://portal.anvisa.gov.br/documents.

Bauer AW, Kirby WM, Sherris JC. Antibiotic susceptibility testing by a standardized single disk method. Am J Clin Pathol. 1966;45(4):493-6.

BrCAST. Tabela de pontos de corte clínicos 2019. Disponível em: http://brcast.org.br/documentos/. Acessado em 29/07/2019.

BrCAST. Guia de leitura de disco-difusão 2018. Disponível em: http://brcast.org.br/documentos/. Acessado em 02/07/2019.

Bush K. Metallo-ß-lactamases: a class apart. CID. 1998;27(Suppl. 1):S48-53.

CLSI. Performance Standards for Antimicrobial Susceptibility Testing. 29th ed. CLSI M100. Wayne, Pa: Clinical and Laboratory Standards Institute; 2019.

CLSI. Performance Standards for Antimicrobial Disk Susceptibility Tests. 13th ed. CLSI Standard M02. Wayne, Pa: Clinical and Laboratory Standards Institute; 2018.

CLSI. Methods for Dilution Antimicrobial Susceptibility Tests for Bacteria that Grow Aerobically. 11th ed. Standard M07. Wayne, Pa: Clinical and Laboratory Standards Institute; 2018.

CLSI. Methods for Antimicrobial Dilution and Disk Susceptibility Testing of Infrequently Isolated or Fastidious Bacteria. 3th ed. Standard M45. Wayne, Pa: Clinical and Laboratory Standards Institute; 2015.

CLSI. Verification of Commercial Microbial Identification and Antimicrobial Susceptibility Testing Systems. 1st ed. Approved Guideline. M52. Wayne, Pa: Clinical and Laboratory Standards Institute; 2015.

Coudron PE. Inhibitor-based method for detection of plasmid mediated AmpC ßlactamases in Klebsiella spp., *Escherichia coli*, and *Proteus mirabilis*. J Clin Microbiol. 2005;43(8):4163-7.

EUCAST. Expert Rules Version 3.1. Intrinsic Resistance and Exceptional Phenotypes Tables. Disponível em: http://eucast.org/expert_rules_and_intrinsic_resistance/. Acessado em 29/07/2019.

Felten A, Grandry B, Lagrange PH, Casin I. Evaluation of three techniques for detection of low-level methicilin-resistant *Staphylococcus aureus* (MRSA): a disk diffusion method with cefoxitin and moxalactam, the Vitek 2 system, and the MRSA-Screen Latex Agglutination Test. J Clin Microbiol. 2002;40(8):2766-71.

Hiramatsu K, Hanaki H, Ino T, Yabuta, K, Oguri T, Tenover FC. Methicillin-resistant Staphylococcus aureus clinical strain with reduced vancomycin susceptibility. J. Antimicrobiol Chemother. 1997;40(1):135-6.

Hryniewicz MM Garbacz K. Borderline oxacillin-resistant Staphylococcus aureus (BORSA) – a more common problem than expected? J Med Microbiol. 2017;66(10):1367-73.

Sampaio J, Barth AL. Teste de suscetibilidade aos antimicrobianos. In: Barcelos JF, Quino JL. Tratado de análises clínicas. 1ª ed. São Paulo: Atheneu; 2018.

Livermore DM, Brown DFJ. Detection of ß-lactamase-mediated resistance. J Antimicrobiol Chemother. 2001;48(Suppl. S1):59-64.

Lolans K, Calvert K, Won S, Clark J, Hayden MK. Direct Ertapenem Disk Screening Method for identification of KPC – Producing *Klebsiella pneumoniae* and Escherichia coli in Surveillance Swab Specimens. J Clin Microbiol. 2010;48(3):836-41.

Pires J, Novais A, Peixe L. Blue-Carba, na Easy Biochemical Test for Detection of Diverse Carbapenemase Producers Directly from Bacterial Cultures. J Clin Microbiol. 2013;51:4281-3.

RyBac MJ, Leonard SN, Rossi KL, Cheung CM, Sader HS, Jones RN. Characterization of vancomycin-heteroresistant *Staphylococcus aureus* from the Metropolitan Area of Detroit, Michigan, over a 22-year Period (1986 to 2007). J Clin Microbiol. 2008;46(9):2950:54.

Tsakris A, Kristo I, Poulou A, Themeli-Digalaki K, Ikonamidis A, Petropolou D, et al. Evaluation of boronic acid test for differentiating KPC – possessing *Klebsiella pneumoniae* isolates in the clinical laboratory. J Clin Microbiol. 2009;47(2):362-7.

Zhanel GG, Lawrence CK, Adam H, Schweizer F, Zelenitsky S, Zhanel M, et al. Imipenem-relebactam and meropenem-vaborbactam: two novel carbapenem-beta-lactamase inhibitor combinations. Drugs. 2018;78(1):65-98.

Cultura para Micobactérias

28
CAPÍTULO

PRINCÍPIO

As micobactérias são um grupo de bacilos aeróbios que não formam esporos e resistem à descoloração com álcool-ácido, sendo essa uma propriedade característica do gênero. A maioria das espécies não cora bem pelo método de Gram, mas usualmente são consideradas gram-positivas. Geralmente são bacilos levemente curvados ou retos, podendo ocorrer ramificações e crescimento filamentoso e, quando sofrem alguma alteração, podem tornar-se fragmentados ou cocoides. Algumas espécies podem produzir pigmento amarelo ou laranja na cultura (pigmento constitutivo-escotocromogênico) ou pigmento quando a cultura é exposta à luz (pigmento induzido-fotocromogênico) e ainda existem as espécies que não produzem pigmento em nenhum caso (não fotocromogênico). Devido à constituição da parede celular rica em ácido micólico, que dificulta a entrada de nutrientes nas células, são microrganismos em geral de crescimento lento. Essa característica da parede fornece uma proteção à micobactéria e é responsável pelas principais características do gênero:

- resistência a ressecamento e lise osmótica;
- resistência a muitos antibióticos e desinfetantes;
- resistência a ácidos e álcalis;
- impermeabilidade a corantes;
- sobrevivem aos macrófagos.

A parede celular composta de ácido micólico também é observada em outras bactérias como *Gordonia*, *Nocardia*, *Rhodococcus* e *Tsukamurella*.

As micobactérias podem ser divididas em 4 grupos, baseados em diferenças epidemiológicas, associadas à doença e à sua capacidade de crescer *in vitro*: complexo *Mycobacterium tuberculosis* (CMTB), *Mycobacterium leprae*, *Mycobacterium ulcerans* e as micobactérias não tuberculosas (MNT). Em humanos, infecções por micobactérias podem ocorrer em diversos sítios anatômicos. Como a porta de entrada normalmente envolve as vias respiratórias, pele ou mucosas, as principais infecções são cutâneas ou pulmonares.

Há um número crescente de espécies do gênero *Mycobacterium* e, até à publicação deste livro, cerca de 200 espécies e subespécies foram descritas, sendo grande parte patogênicas para o homem (Figura 28.1).

A espécie *M. tuberculosis* é a principal responsável pela tuberculose humana, doença frequente em todo o mundo. Em 2015, cerca de 10,4 milhões de pessoas desenvolveram tuberculose, incluindo pacientes HIV positivos, com alta taxa de mortalidade em alguns países.

As MNT são classificadas em bactérias de crescimento rápido ou lento, apresentando características que auxiliam na sua identificação presuntiva (Quadro 28.1). A identificação das

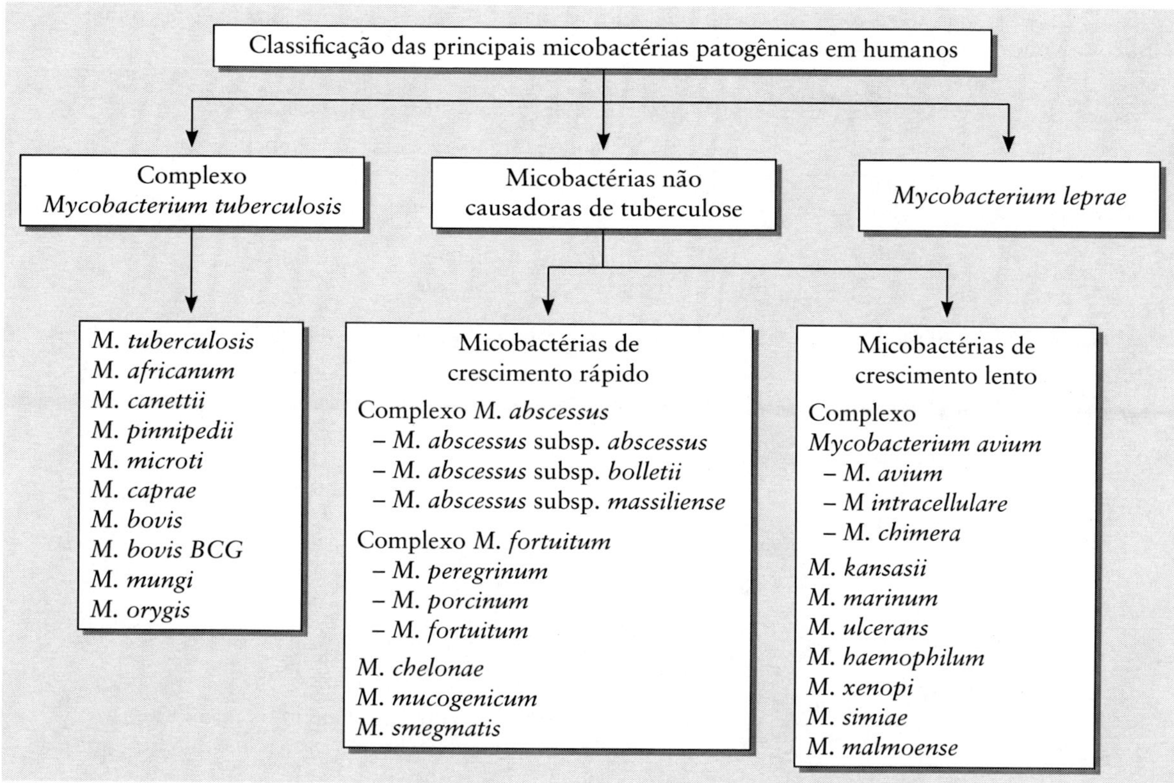

FIGURA 28.1 – Classificação das principais micobactérias patogênicas para o homem.

espécies de MNT pode ser realizada por técnicas moleculares como sequenciamento da região 16S do DNA ribossomal, do gene *rpo*B e/ou do gene *hsp65*, por técnicas que utilizam enzimas de restrição como PRA-*hsp65* ou, ainda, por espectrometria de massa (MALDI-TOF).

As espécies de MNT podem ser isoladas da água, incluindo sistemas de distribuição de água potável, do solo, de vegetais e animais e algumas espécies podem ser encontradas como microbiota da epiderme e dos tratos respiratório e digestório. Essas espécies podem causar diversos processos infecciosos e disseminar-se; as infecções são denominadas micobacterioses. Há evidências de potencial transmissão entre pacientes com fibrose cística de *M. abscessus* subespécie *massiliense*.

As formas de aquisição cutânea mais comuns envolvem inoculação direta por trauma, infecções pós-cirúrgicas ou aquisição iatrogênica com dispositivos médicos, cirurgia plástica, procedimentos estéticos ou implantes protéticos. A ocorrência de surtos de infecções causadas por MNT, relacionadas à falha nos processos de limpeza, desinfecção e esterilização de produtos médicos e instrumentais cirúrgicos, tem sido detectada no Brasil desde 1998. Os agentes etiológicos mais prevalentes são: *M. fortuitum*, *M. abscessus* subsp. *abscessus*, *M. abscessus* subsp *bolletii*, *M. chelonae*, *M. abscessus* subsp. *masseliense* e *M. avium*. Pacientes submetidos a procedimentos invasivos em ambientes hospitalares ou não hospitalares, como lipoaspiração, mesoterapia, preenchimento cutâneo com ácido hialurônico, implante de próteses em geral, cirurgias plásticas, ortopédicas e cardíacas, apresentaram infecções pós-procedimentos por alguns desses agentes. Devido à diversidade de espécies e aos diferentes perfis de sensibilidade, além do número limitado de opções de tratamento, o diagnóstico microbiológico é de grande importância.

QUADRO 28.1 – Espécies de micobactérias não tuberculosas mais frequentes, *habitat*, quadro clínico mais característico e a amostra que deve ser coletada.

Espécie	*Habitat*	Quadro clínico	Amostra
M. avium	Ambiente, principalmente de água quente	Infecção pulmonar (bronquiectasia, doença fibrocavitária apical), disseminação, linfadenite cervical	Hemocultura Escarro/lavado brônquico Aspirado de linfonodo
M. kansasii	Água da torneira	Doença pulmonar semelhante a tuberculose	Escarro/lavado brônquico
M. xenopi	Água quente	Doença pulmonar, infecções de articulações e tecido	Escarro/lavado brônquico, líquido articular, tecido
M. malmoense	Água e solo	Doença pulmonar	Escarro, linfonodo cervical
M. haemophilus	No ambiente, mas sem uma fonte específica	Lesões cutâneas nas extremidades em pacientes imunossuprimidos (transplantados e HIV positivos)	Biópsia, aspirado
M. marinum	Água de piscina ou do mar	Lesões externas quando há exposição em piscinas ou tanques de peixes	Biópsia, aspirado
Grupo *M. abscessus*	Água, solo e poeira	Infecções de pele e tecidos, infecções pulmonares graves principalmente em pacientes com fibrose cística	Biópsia, aspirado, escarro/lavado brônquico
Complexo *M. chelonae*	Água de torneira, do mar ou água de rio ou lagos	Infecções de pele e tecidos, além de infecções nos ossos	Biópsia, aspirado
Complexo *M. fortuitum*	Água	Infecções de pele e tecidos, além de infecções nos ossos	Biópsia, aspirado

O aumento no número de casos de infecções causadas por micobactérias a partir da década de 1980 e a dificuldade de tratamento tornaram fundamental a realização de diagnósticos rápidos e precisos que envolvam não somente a detecção do microrganismo, mas também a identificação da espécie e a avaliação da resistência aos antimicrobianos frequentemente utilizados no tratamento.

M. tuberculosis é transmitido entre os mamíferos por meio da inalação de gotículas contendo o bacilo que, após a inalação, atingem os alvéolos onde se alojam. O organismo pode eliminar o bacilo por meio de resposta imunológica, pode haver ainda evolução para infecção ativa (aguda) ou o bacilo pode entrar em estado de latência, permanecendo albergado nos alvéolos. A tuberculose latente pode evoluir para doença ativa, essa conversão geralmente está associada à diminuição da resposta imune da pessoa.

Como o CMTB é altamente infeccioso, é de fundamental importância o rápido diagnóstico da infecção, tanto para o tratamento adequado do paciente como para evitar a disseminação da doença. A infecção aguda pode ser diagnosticada por procedimentos laboratoriais convencionais que incluem exame microscópico direto do material clínico após coloração específica, técnicas de descontaminação/concentração da amostra seguidas de exame microscópico e cultura em meios específicos, sólidos e/ou líquidos, identificação e antibiograma do isolado.

Geralmente os procedimentos tradicionais de cultura são mais demorados, em torno de três a quatro semanas, podendo requerer prazos mais longos.

A partir de 2014, o Ministério da Saúde disponibilizou para o Sistema Único de Saúde uma metodologia molecular para o diagnóstico de tuberculose, o sistema GeneXpert MTB/RIF (*Cepheid*) que detecta o DNA do CMTB e a resistência à rifampicina diretamente da amostra clínica. Esse método tem como vantagem diminuir o tempo para o diagnóstico e alertar para uma infecção primária por microrganismo multirresistente. Embora o método tenha excelente especificidade, essa técnica deve ser realizada em associação com exame microscópico direto após coloração específica e cultura, e os resultados devem ser interpretados em conjunto com os dados clínicos do paciente.

O procedimento de cultura é muito importante, pois muitas infecções são causadas por outras espécies que não *M. tuberculosis*. Além disso, a realização da cultura permite a execução do teste de sensibilidade aos diversos antimicrobianos utilizados no tratamento.

M. tuberculosis integra o grupo de risco III devido à capacidade de infecção por meio de aerossóis. As medidas de biossegurança em laboratórios que manipulam amostras para o diagnóstico de tuberculose variam de acordo com a complexidade dos exames realizados, podendo ser nível de biossegurança II (para procedimentos que não geram aerossóis, como realização de baciloscopia e cultura por metodologia de Ogawa) e/ou nível de biossegurança III (para processamento de cultura, identificação e testes de sensibilidade). As barreiras de contenção primária representam a primeira linha de proteção quando se trabalha com agentes infecciosos e compreendem as boas práticas microbiológicas, o uso de equipamento de proteção individual (incluindo máscaras tipo N95 para trabalhar com *M. tuberculosis*) e coletiva (cabine de segurança biológica, imprescindível sempre que houver procedimentos que possam gerar aerossóis, como descontaminação de amostras e manipulação de colônias). O Manual Nacional de Vigilância da Tuberculose e outras Micobactérias, disponível *on line*, descreve detalhadamente os requisitos para laboratórios conforme o tipo de exames realizados. O capítulo 2 apresenta um resumo das necessidades de biossegurança para quem trabalha com esses microrganismos.

> O procedimento de adição de hipoclorito na amostra para realizar a pesquisa direta é desencorajado, já que a mesma amostra com pesquisa positiva pode ser processada para cultura. Se o laboratório não tiver condições de realizar a cultura, é recomendável enviar todo o material para processamento em laboratório de referência.

Se o laboratório se propõe a fazer o diagnóstico de infecções por *M. tuberculosis*, deve:

- Liberar a pesquisa direta do material clínico após coloração no máximo em 24 horas do recebimento da amostra.
- O ideal é que o laboratório possa ter metodologias que permitam:
  - Detectar *M. tuberculosis* em até 14 dias do recebimento da amostra.
  - Identificar *M. tuberculosis* em até 21 dias do recebimento da amostra quando positiva.
  - Realizar o teste de sensibilidade para *M. tuberculosis* e reportar o resultado em até 17 dias da identificação da micobactéria.

Sinonímias: cultura de BAAR, cultura de BK, cultura para tuberculose e pesquisa de micobactérias.

MATERIAL CLÍNICO

Coleta e transporte

Escarro expectorado

Coleta – uma boa amostra de escarro é a que provém da árvore brônquica, obtida após esforço da tosse. O volume ideal é de 5 a 10ml, mínimo de 3ml. O material deve ser coletado em frascos estéreis de boca larga com tampa rosca em local aberto, de preferência ao ar livre ou em condições adequadas de biossegurança.

O Ministério da Saúde recomenda a coleta de no mínimo duas amostras, uma na ocasião da consulta e outra na manhã do dia seguinte; em casos de indícios clínicos e radiológicos de tuberculose com as duas amostras negativas, amostras adicionais podem ser solicitadas.

Coletar de preferência a primeira amostra matinal, geralmente abundante devido às secreções acumuladas na árvore brônquica durante a noite. Orientar o paciente ao despertar, lavar bem a boca, inspirar profundamente, prender a respiração por um instante e escarrar após forçar a tosse; repetir a operação até obter três eliminações de escarro, evitando que escorra pela parede externa do frasco. Acondicionar em saco plástico e mantido com a tampa para cima.

Transporte – encaminhar a amostra ao laboratório em até 2 horas após a coleta em temperatura ambiente (20 a 25°C). O escarro pode ser conservado sob refrigeração (2 a 8°C) durante até 7 dias, sem perder sua viabilidade para a cultura e suas características para a baciloscopia. Não devem ser feitas coletas em dias consecutivos no mesmo frasco (*pool* de amostras).

Escarro induzido

Coleta – esse procedimento é realizado quando o paciente não consegue expectorar ou não produz escarro. A coleta do escarro é feita após nebulização com solução fisiológica 3 a 10% durante 5 a 20 minutos. Informar no frasco que o escarro foi coletado por esse método, porque seu aspecto é salivar e pode levar o laboratório a recusar a amostra.

Transporte – seguir as mesmas recomendações de transporte e conservação para o escarro espontâneo.

Lavado broncoalveolar, escovado brônquico, aspirado endotraqueal

Coleta – colocar a amostra em tubo ou frasco estéril e no caso de escovado colocar a escova em um tubo ou frasco estéril contendo 5ml de solução salina.

Transporte – encaminhar ao laboratório em até 2 horas após a coleta, à temperatura ambiente (20 a 25°C). Para períodos prolongados, refrigerar a amostra de 2 a 8°C.

Urina

Coleta – após higiene com água e sabão, coletar em frasco estéril todo o volume da primeira urina da manhã. Não processar amostras de urina coletadas durante 24 horas, já que o processo de descontaminação dessas amostras para cultura utiliza um tempo maior de exposição aos agentes químicos e uma concentração maior desses agentes descontaminantes, o que pode eliminar prováveis micobactérias patogênicas presentes na amostra e, portanto, prejudicar o resultado. É recomendável a coleta de três amostras em dias consecutivos ou alternados. Não devem ser feitas coletas em dias consecutivos e colocadas no mesmo frasco.

Transporte – encaminhar ao laboratório em até 24 horas se mantida refrigerada de 2 a 8°C.

Liquor

Coleta – coletar a amostra em tubo estéril. O ideal é que seja coletado 5ml de liquor, com um volume mínimo de 2ml, destinado especificamente para pesquisa e cultura de micobactérias (volumes menores comprometem a sensibilidade da baciloscopia, cultura e dos testes moleculares, pois amostras de liquor são paucibacilares).

Transporte – encaminhar imediatamente ao laboratório à temperatura ambiente (20 a 25°C) ou manter a temperatura ambiente durante até 24 horas após a coleta.

Aspirado/lavado gástrico

Coleta – coletar pela manhã em jejum enquanto o paciente ainda está na cama. Realizar a lavagem com 25-50ml de água destilada estéril morna. Colocar em um frasco estéril. É indicado para crianças, pois elas em geral deglutem o escarro. Coletar uma amostra por dia durante 3 dias consecutivos.

Transporte – encaminhar imediatamente ao laboratório. Se a amostra não for ser processada em até 4 horas, adicionar em até 1 hora, após a coleta, solução-tampão de carbonato de sódio a 10% ou 1mg/1ml no frasco contendo a amostra, para neutralizar a ação do suco gástrico. Encaminhar ao laboratório em temperatura ambiente.

Fragmentos de tecido, biópsias e líquidos orgânicos

Coleta – coletar a amostra de tecido (biópsia) em frasco ou tubo contendo 2-3ml de solução fisiológica estéril. As amostras de líquidos orgânicos devem ser coletadas em frascos estéreis em um volume mínimo de 2ml.

Transporte – encaminhar ao laboratório em até 2 horas à temperatura ambiente (20 a 25°C e em até 24 horas se mantidas refrigeradas de 2 a 8°C). Por serem amostras que apresentam baixo número de bacilos (paucibacilares), devem ser processadas o mais rápido possível.

Sangue

Coleta – coletar em frascos de hemocultura específicos para cultura de micobactérias seguindo o volume recomendado pelo fabricante.

Transporte – manter à temperatura ambiente (20 a 25°C) e encaminhar ao laboratório em até 12 horas após a coleta se forem utilizados equipamentos automatizados. Para frascos processados pela metodologia manual, manter na estufa até o envio ao laboratório.

Medula óssea

Coleta – coletar o aspirado de medula em frasco ou tubo com anticoagulante SPS (evitar o uso de EDTA), ou diretamente nos frascos de hemocultura dos sistemas automatizados.

Transporte – encaminhar à temperatura ambiente, não refrigerar.

Fezes

Coleta – coletar no mínimo 1g em frasco estéril sem conservante ou diluente.

Transporte – encaminhar em até 1 hora ao laboratório à temperatura ambiente (20 a 25°C) e em até 24 horas se mantida refrigerada. Amostras de fezes em geral são utilizadas para a pesquisa do complexo *M. avium* em pacientes soropositivos para HIV em conjunto com culturas de outros sítios.

Secreções, aspirados de gânglios

Coleta – materiais de cavidades fechadas, coletar com seringa e agulha. Preferencialmente não coletar com *swab*. Em secreções de cavidades abertas, a coleta pode ser realizada com *swab* da parte mais profunda da lesão; imergir o *swab* em solução fisiológica estéril logo após a coleta para evitar ressecamento.

Transporte – enviar a própria seringa com a ponta bloqueada ao laboratório, ou o tubo com a secreção em até 2 horas à temperatura ambiente ou em até 12 horas se mantidos refrigerados.

Amostras inadequadas

- Escarro coletado durante 24 horas.
- Várias amostras de escarro coletadas no mesmo dia.
- Urina coletada durante 24 horas.
- Biópsias encaminhadas em formol ou em conservantes ou fixadores.
- Amostras colhidas com *swab* seco.

CONTROLE DE QUALIDADE

Finalidade – controlar e comprovar a qualidade dos meios de cultura, de identificação e reagentes empregados, a metodologia e a competência dos colaboradores na realização das várias etapas do exame. Os meios de cultura empregados devem ser controlados quanto a sua esterilidade e capacidade de permitir o crescimento das diferentes espécies de micobactérias, quando aplicável.

Qualquer *kit* utilizado para a identificação das bactérias deve ser controlado a cada lote com cepas de referência.

Frequência e procedimento – de acordo com o estabelecido para cada insumo/teste utilizado no exame.

Indicador de qualidade do método – para melhor controlar o processo é necessário implantar alguma ferramenta de controle. O quadro 28.2 mostra os indicadores que podem ser implantados para controlar as diferentes fases do processo da cultura para micobactérias.

PROCEDIMENTO

O ideal é que todos os procedimentos sejam realizados em cabine de segurança biológica, sempre observando as normas básicas de biossegurança (ver Capítulo 2). As lâminas para baciloscopia e a semeadura por método de Ogawa-Kudoh podem ser processadas em laboratórios que não possuam cabine de segurança biológica, desde que os procedimentos sejam realizados utilizando máscara N95 e seguindo as demais normas de biossegurança. A chama do bico de Bunsen deve ficar entre o colaborador e a amostra.

Microscopia

A baciloscopia é recomendada tanto para diagnóstico como para acompanhamento do tratamento da tuberculose pulmonar. Para todo exame de cultura deve ser realizada baciloscopia do material. O resultado deve ser liberado em até 24 horas do recebimento das amostras.

O procedimento para a realização da baciloscopia está descrito no Capítulo 5.

QUADRO 28.2 – Sugestão de indicadores para controlar as diferentes fases do processo de cultura para micobactérias.

Fase do processo	Indicador	Descrição	Objetivo
Pré-analítica	Índice de amostras com aspecto de saliva	Verificar o percentual de amostras com aspecto de saliva	Monitorar o processo de coleta. Percentual > 15% não é aceitável (ref.: ANVISA)
Analítica	Percentual de positividade da baciloscopia e cultura	Verificar a positividade dos exames e a prevalência de micobactérias na região	Monitorar as etapas do processo de cultura e a competência dos colaboradores e verificar a prevalência na região
	Percentual de contaminação da cultura	Verificar o percentual de culturas contaminadas por bactérias (não micobactérias) ou fungos	Controlar o processamento técnico das amostras no laboratório. Valor aceitável é de 3 a 5% de contaminação*
	Concordância entre a cultura positiva e a baciloscopia positiva	Comparar o resultado da microscopia com o verificado na cultura	Controlar o observador, o método e os meios de cultura empregados. Aceitável entre 90 e 98%
Pós-analítica	TAT do resultado da baciloscopia	Tempo para informar o resultado da baciloscopia	Verificar a metodologia, o treinamento dos colaboradores e o sistema de informação de resultados críticos. Prazo: em até 24 horas do recebimento da amostra

*Se houver um índice menor que 3%, significa que o método está sendo muito rigoroso na descontaminação, e um índice maior que 5% significa que o método não está descontaminando adequadamente as amostras, portanto deve ser revisto.

Cultura

Algumas amostras recebidas para análise devem ser descontaminadas e fluidificadas antes de serem semeadas nos meios de cultura, para eliminar microrganismos da microbiota habitual do material clínico, e para liberar as micobactérias do muco e fibrinas presentes na amostra:

- Amostras que requerem tratamento de digestão/descontaminação – escarro, lavado broncoalveolar, lavado brônquico, urina, amostras de tecido (pele), lavado gástrico e fezes.
- Amostras que não necessitam de tratamento – liquor, medula óssea, sangue, líquido pleural, ascítico e biópsias.

Tratamento do material

A escolha do método para descontaminação da amostra depende da amostra clínica e do meio de cultura ou método que será utilizado para realizar a cultura.

Método de NALC/NaOH (N-acetil-L-cisteína com hidróxido de sódio) – este método pode ser utilizado para descontaminar todos os materiais clínicos e necessita de centrífuga. É o método de preferência para amostras paucibacilares (pouco bacilos) e compatível com todos os meios de cultura. O NALC tem efeito mucolítico (fluidifica a amostra) e o NaOH fará a descontaminação da amostra.

Preparar sempre a quantidade suficiente de solução de NALC para uso diário, conforme quadro 28.3, uma vez que a solução tem validade de 24 horas.

- Colocar até 10ml da amostra clínica em um tubo cônico estéril de tampa de rosca (50ml). Se a amostra for escarro, utilizar a parte mais purulenta ou sanguinolenta da amostra. Deixar a amostra escorrer pela parede do tubo para evitar derramar e criar aerossóis. Se escorrer para fora do tubo, limpar com hipoclorito a 2%.
- Adicionar o mesmo volume da solução de NALC/NaOH, fechar bem a tampa.
- Homogeneizar cuidadosamente por inversão durante 30 segundos.
- Deixar à temperatura ambiente (20 a 25°C) durante 15 minutos (não ultrapassar esse tempo).
- Completar até 50ml com água estéril ou tampão fosfato (pH 6,8).
- Centrifugar a 3.000x*g*/15 minutos (centrífuga refrigerada e com caçapa protegida).

QUADRO 28.3 – **Preparação da solução de NALC/NaOH.**

NaOH-citrato de sódio* (ml)	NALC (gramas)
50	0,25
100	0,50
200	1,0
500	2,5
1.000	5,0

*Mistura 1 + 1 de NaOH a 4% e citrato de sódio a 2,9%. Essa solução pode ser preparada previamente, autoclavada e estocada refrigerada (2 a 8°C).

- Desprezar o sobrenadante em um frasco contendo hipoclorito a 2% (cloro livre).
- Ressuspender o sedimento em 1ml de solução fisiológica estéril.
- Inocular nos meios apropriados (líquidos ou sólidos) a quantidade suficiente para que não fique sobrando amostra no tubo. No meio sólido deixar a amostra se espalhar por toda a superfície do meio.
- Fazer uma lâmina para pesquisa direta do sedimento.

Método de Petroff modificado (NaOH) – este método é indicado para amostras de escarro e necessita de centrifugação e neutralização. A solução de NaOH é a 4%, mas a concentração final na amostra é de 2%.

- Colocar até 10ml da amostra clínica em um tubo cônico estéril de tampa de rosca (50ml). Se a amostra for escarro, utilizar a parte mais purulenta ou sanguinolenta da amostra.
- Adicionar o mesmo volume de NaOH a 4%, fechar bem a tampa.
- Homogeneizar vigorosamente em vórtex.
- Deixar na estufa a 35 ± 2°C durante 15 minutos (não ultrapassar esse tempo).
- Completar até 50ml com tampão fosfato (pH 6,8) ou água destilada estéril.
- Gotejar a solução neutralizante (HCl concentrado e solução de vermelho de fenol a 0,4%) até ficar da cor amarela. Após adição de cada gota agitar suavemente o tubo.
- Centrifugar a 3.000x*g*/15 minutos (centrífuga refrigerada).
- Desprezar o sobrenadante em um frasco contendo hipoclorito a 2%.
- Inocular 0,1ml nos meios apropriados (líquidos ou sólidos).
- Fazer uma lâmina para pesquisa direta.

Método de ácido oxálico – é indicado para tratar amostras de pacientes com fibrose cística que em geral têm *Pseudomonas* spp. Requer o uso de centrífuga.

- Colocar a amostra clínica em um tubo cônico estéril de tampa de rosca (50ml).
- Adicionar o mesmo volume da solução de ácido oxálico a 5%, fechar bem a tampa.

- Homogeneizar vigorosamente em vórtex.
- Deixar à temperatura ambiente durante 30 minutos, homogeneizando ocasionalmente (não ultrapassar esse tempo).
- Completar até 50ml da solução salina estéril (0,85%), fechar bem a tampa e homogeneizar várias vezes por inversão.
- Centrifugar a 3.000×*g*/15 minutos (centrífuga refrigerada).
- Desprezar o sobrenadante em um frasco contendo hipoclorito a 2%.
- Neutralizar com solução de NaOH a 4% e vermelho de fenol até ficar cor-de-rosa.
- Inocular nos meios apropriados (líquidos ou sólidos).
- Fazer uma lâmina para pesquisa direta.

> Após a parada total da centrífuga, esperar 5 minutos antes de abrir. Retirar as caçapas fechadas da centrífuga e colocar na cabine de segurança biológica antes de manipular.

Método de Ogawa-Kudoh – é indicado para tratar amostras de escarro espontâneo. Utiliza NaOH a 4% como descontaminante, não necessita de centrifugação e a amostra é semeada no meio de Ogawa-Kudoh.

- Introduzir o *swab* no frasco contendo a amostra, girando cuidadosamente até que o algodão fique impregnado com a parte mais purulenta do escarro.
- Inserir o *swab* impregnado com a amostra no tubo contendo solução de NaOH a 4%, deixar em repouso até 2 minutos (máximo), retirar o excesso de NaOH do *swab* na parede do tubo.
- Semear passando o *swab* diretamente na superfície do meio de Ogawa-Kudoh, mediante movimentos rotatórios e em ziguezague, para espalhar bem o inóculo.

Processamento do material

Dependendo do tipo de material clínico, a técnica de preparação da amostra para semeadura nos meios de cultura pode variar. A figura 28.2 descreve a forma de processamento, atmosfera, temperatura e tempo de incubação das amostras.

- Amostras semeadas em tubos: espalhar o inóculo sobre a superfície inclinada, incubar com a tampa frouxa e inclinado o tubo 45°, com a superfície voltada para cima.
- Incubar as culturas entre 35 e 37°C.
- Examinar após 48 horas de incubação e após uma semana (7 dias) e depois realizar leituras semanais até completar 8 semanas.

Após o processamento, é aconselhável estocar o restante da amostra, se houver, durante até sete dias refrigeradas de 2 a 8°C, para eventual reprocessamento do material.

Amostras obtidas de lesões de pele ou tecido devem ser semeadas em mais um meio sólido para incubação a 30°C, para isolamento de *M. marinum* e *M. ulcerans*.

No caso de suspeita de *M. haemophilum*, semear também a amostra em CHOC e incubar a 30°C.

No caso de meios de cultura com adição de piruvato para pesquisa de *M. bovis*, incubar em condições de microaerofilia (5 a 10% de CO_2), o tempo de incubação deve ser estendido até 16 semanas.

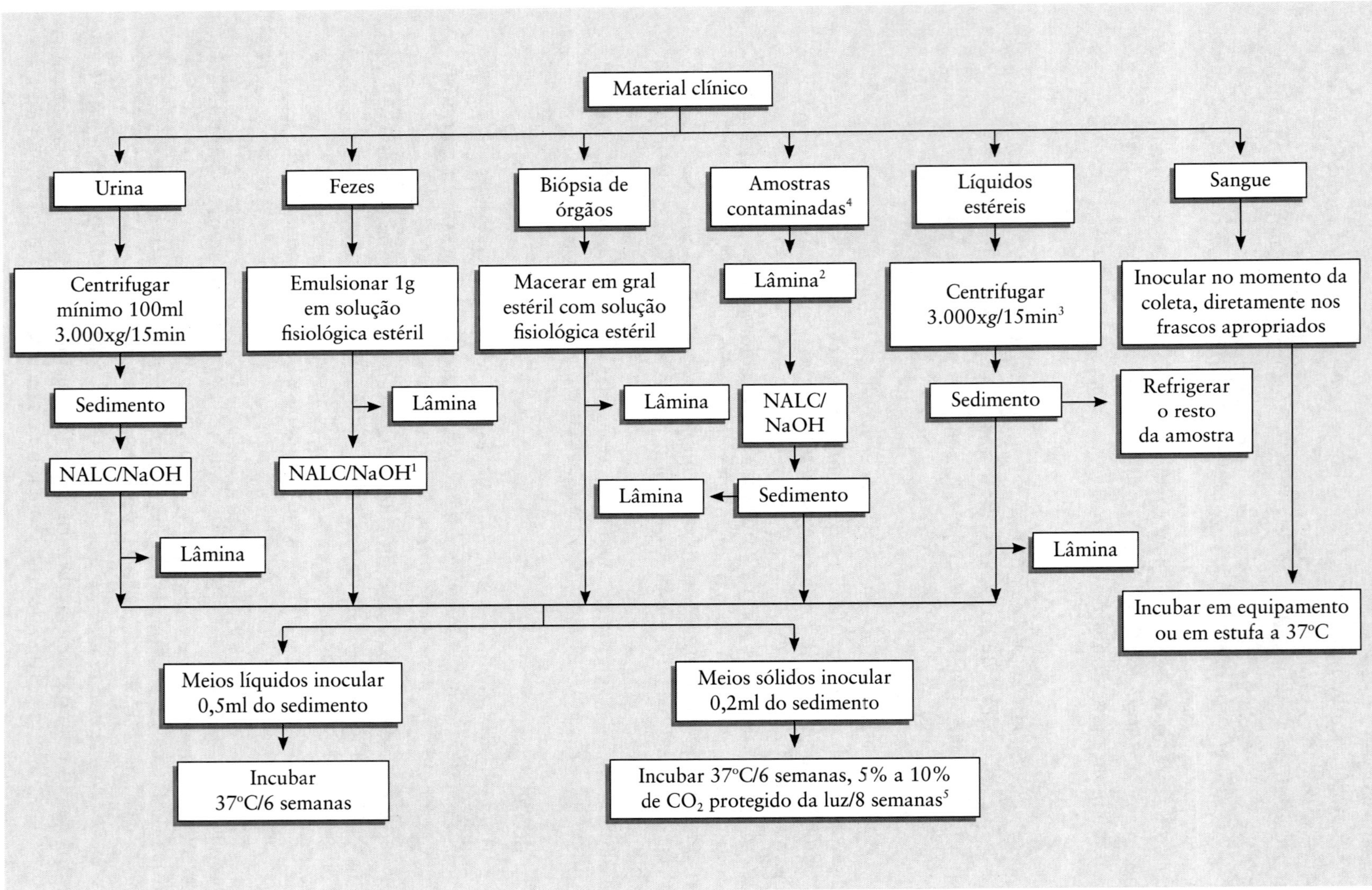

FIGURA 28.2 – Fluxo de processamento das diferentes amostras clínicas para cultura de micobactérias usando o método NALC para descontaminação.

[1]Proceder à descontaminação somente se forem observadas micobactérias nas lâminas; [2]em lavado broncoalveolar, não confeccionar lâminas do material direto; [3]a centrifugação deve ser realizada preferencialmente em centrífuga refrigerada com caçapa protegida, conforme descrito no capítulo 2; [4]Fragmentos cutâneos são consideradas amostras contaminadas, devendo ser maceradas em gral estéril e descontaminadas posteriormente. [5]De acordo com o Manual do Ministério da Saúde do Brasil (2011) a incubação com 5% a 10% de CO_2 é apenas para *M. bovis*, os demais as culturas devem ser incubadas em atmosfera normal.

Amostras de sangue devem ser semeadas diretamente em meios apropriados. Os frascos mais frequentemente utilizados quando da publicação deste livro são: Myco/F Lytic (Becton Dickinson Diagnostic Systems, Sparks, MD), VersaTREK Myco (Thermo Scientific™) e BACT/ALERT MP Mycobacteria (Biomérieux).

Meios de cultura empregados

As micobactérias necessitam de componentes específicos para sua multiplicação *in vitro*, por esse motivo os meios utilizados rotineiramente em microbiologia não são adequados para o isolamento das micobactérias patogênicas.

Existem dois tipos de meios que podem ser empregados: os sólidos e os líquidos. Os meios sólidos têm a vantagem de permitir visualizar as características morfológicas das colônias, o que ajuda muito na identificação, e os meios líquidos que têm a vantagem de acelerar o crescimento das micobactérias. O ideal é sempre associar um meio líquido com um meio sólido.

- **LJ (Lowenstein-Jensen)** – meio de cultura sólido à base de ovo, sais, glicerol e fécula de batata com ou sem adição de antimicrobianos que permite o desenvolvimento de pigmento pela micobactéria. Esse meio é menos sensível do que os outros, mas continua sendo amplamente utilizado nos laboratórios. O meio permite a visualização da morfologia das colônias, o que é de extrema importância para a identificação das espécies.
- **7H10** – meio de cultura sólido constituído de sais, vitaminas, cofatores, ácido oleico, albumina, catalase, glicerol e dextrose. Esse meio é utilizado para a realização de testes de avaliação da resistência aos tuberculostáticos e como meio para isolamento primário. Também permite verificar a presença de culturas mistas de micobactérias e visualizar a morfologia das colônias, que são típicas nesses meios.
- **7H11** – meio sólido constituído de sais, vitaminas, cofatores, ácido oleico, albumina, catalase, glicerol, caseína hidrolisada e dextrose. Esse meio permite verificar a presença de culturas mistas de micobactérias e visualizar a morfologia típica das colônias. A caseína hidrolisada do meio favorece a recuperação de cepas de micobactérias resistentes à isoniazida.
- **MGIT™ (Becton Dickinson)** – meio líquido constituído de 4ml de 7H11 modificado acondicionado em um tubo, acrescido de OADC (ácido oleico, albumina bovina, dextrose e catalase) e um composto fluorescente embebido em silicone, sensível ao oxigênio. A detecção é baseada no consumo de oxigênio pelas micobactérias que permite a emissão da fluorescência, que é então visualizada utilizando luz ultravioleta (365nm). Amostras fluorescentes devem ser confirmadas com a coloração de Ziehl-Neelsen. O monitoramento dos tubos pode ser realizado de forma automatizada pelo equipamento Bactec MGIT 960. Este meio de cultura não está padronizado para semeadura de urina e sangue.
- **VersaTREK (ESP) Myco media (Thermo Scientific™)** – meio constituído de 7H9, casitone, glicerol e esponjas de celulose. As esponjas de celulose fornecem um suporte para crescimento, simulando os alvéolos pulmonares. Em cada frasco é acoplado um sensor que se conecta ao aparelho VersaTREK para monitorar o consumo de oxigênio pela micobactéria. O sistema monitora constantemente a cada 24 horas as culturas. Amostras positivas devem ser confirmadas com a coloração de Ziehl-Neelsen.

Testes de identificação

Os testes fenotípicos tradicionais para a identificação de micobactérias resumem-se no tempo de crescimento, na utilização de algum substrato pela micobactéria, no crescimento em diferentes temperaturas, na produção de pigmento e na morfologia da colônia das diferentes espécies (Quadro 28.4). A diferenciação entre as espécies do CMTB e de MNT pode ser feita por análise microscópica da cultura, análise macroscópica da colônia crescida no meio de cultura e teste de inibição em meio com ácido p-nitrobenzoico (PNB) e teste de niacina.

Confeccionar um esfregaço em lâmina da colônia e observar a morfologia típica, as espécies do CMTB apresentam formação de corda ou grumos aglomerados lineares, enquanto as MNTs se apresentam, geralmente, como bacilos isolados. Na análise macroscópica observar a cor e o aspecto da colônia, as espécies do CMTB apresentam cor creme e colônias rugosas com aspecto de couve-flor, enquanto as MNTs podem ser pigmentadas ou não, lisas ou rugosas. O teste de inibição do crescimento em meio com ácido p-nitrobenzoico (PNB) diferencia as espécies do CMTB que não crescem na presença do ácido PNB. No teste de niacina, *M. tuberculosis* apresenta resultado positivo.

A identificação do CMTB pode ser realizada também por teste imunocromatográfico rápido por detecção do antígeno SD BIOLINE TB Ag MPT64 Rapid (Alere/Abbott).

QUADRO 28.4 – Principais características de micobactérias cultiváveis encontradas mais frequentemente em amostras clínicas.

	Organismo	Temperatura ótima crescimento°C	Morfologia da colônia	Pigmentação
		Crescimento lento		
Complexo *M. tuberculosis*	*M. tuberculosis*	37	Rugosa/irregular	N
	M. africanum	37	Rugosa/irregular	N
	M. bovis	37	Rugosa/irregular, transparente	N
Não cromogênicas	Complexo *M. avium*[a]	37	Cremosa e transparente/ levemente rugosa	N
	M. xenopi[b]	42	Cremosa	N/E
	M. haemophilum	30	Rugosa/irregular	N
		Crescimento lento		
	M. malmoense	37	Cremosa	N
	M. shimoidei	37	Rugosa/irregular	N
	M. genavense	37	Cremosa e transparente	N
	M. celatum	37	Cremosa e transparente	N
	M. ulcerans	30	Rugosa/irregular	N
	Complexo *M. terrae*	37	Intermediária entre cremosa e rugosa	N
	M. triviale	37	Rugosa/irregular	N
	M. gastri	30	Cremosa/rugosa/ intermediária	N
Cromogênicas	*M. kansasii*	37	Rugosa/irregular	F/amarelo
	M. marinum	30	Cremosa ou intermediária	F/amarelo
	M. simlae	37	Cremosa	F/amarelo
	M. asiaticum	37	Cremosa	F
	M. gordonae	37	Cremosa	E/amarelo a laranja

	Organismo	Temperatura ótima crescimento°C	Morfologia da colônia	Pigmentação
Cromogênicas	*M. scrofulaceum*	37	Cremosa	E/amarelo
	M. szulgai[c]	37	Cremosa ou rugosa	E/F/amarelo a laranja
	M. flavescens	37	Cremosa	E/amarelo a laranja
		Crescimento rápido		
Não cromogênicas	Complexo *M. fortuitum*	28	Rugosa/cremosa	N
	M. chelonae	28	Cremosa/rugosa	N
	M. abscessus	28	Cremosa/rugosa	N
	M. mucogenicum	28	Cremosa	N
	M. smegmatis	28	Cremosa/rugosa	N/E castanho a coral
Cromogênicas	*M. phlei*	28	Rugosa/irregular	E amarelo a laranja
	M. vaccae	28	Cremosa	E

Pigmentação: F = fotocromogênica; E = escotocromogênica; N = não cromogênica; [a]Complexo *M. avium*, 87% não pigmentado, mas podem produzir pigmento amarelo ou castanho; [b]*M. xenopi*, 79% não pigmentado, mas pode produzir pigmento amarelo; [c]*M. szulgai* é escotocromogênica a 37°C e fotocromogênica a 24°C.

• **Tempo e temperatura de crescimento**

A velocidade de crescimento refere-se ao tempo necessário para haver desenvolvimento de colônias visíveis no meio de cultura. São consideradas micobactérias de crescimento rápido aquelas que formam colônias visíveis em até sete dias e as de crescimento lento as que se desenvolvem após sete dias em meio sólido. Para realizar esse teste, o meio sólido deve ser inoculado com uma suspensão-padrão de micobactérias. A maioria das micobactérias cresce na temperatura de 35 a 37°C, mas outras temperaturas (28°C, 30°C, 42°C, 45°C) devem ser testadas se houver suspeita de determinadas micobactérias (por exemplo, *M. xenopi* tem seu crescimento ótimo a 42°C, e *M. marinum*, a 30°C).

• **Produção de pigmento**

As micobactérias são classificadas em três grupos quanto à habilidade de produzir pigmento no meio de cultura Lowenstein-Jensen. As fotocromogênicas produzem colônias pigmentadas somente após exposição à luz, no escuro elas não produzem pigmento (*M. kansasii*, *M. marinum* e *M. simiae*). As micobactérias escotocromogênicas produzem forte pigmento amarelo-alaranjado tanto no escuro quanto após exposição à luz (exemplo, *M. gordonae*) e as não cromogênicas não produzem pigmentos nem no escuro nem quando expostas à luz (exemplo, CMTB e complexo *M. avium*).

• **Morfologia das colônias**

As colônias podem ser rugosas, levemente rugosas ou cremosas. O melhor meio para visualizar a morfologia das colônias é o 7H10 ou 7H11. *M. tuberculosis* apresenta colônias rugosas, enquanto as colônias do complexo *M. avium* são cremosas e podem aparecer levemente rugosas.

- **Provas bioquímicas**

Diversas são as provas bioquímicas que podem ser realizadas para a identificação das espécies de micobactérias. Entre as provas mais comuns podemos citar redução de nitrato, acúmulo de niacina, hidrólise do Tween, produção de urease, produção de pirazinamidase e redução do telurito.

Existem outros métodos alternativos que diminuem consideravelmente o tempo para a identificação, além de apresentarem maior especificidade. São eles: espectrometria de massa (MALDI-TOF), metodologias moleculares como sondas de DNA (Accuprobe, Hologic, Canada), análise de fragmentos de DNA após digestão com enzimas de restrição (PRA-*hsp*65) ou sequenciamento de DNA, além de análise de ácidos micólicos utilizando cromatografia.

Laboratórios que processam poucas amostras positivas por mês devem enviá-las para a identificação em centros de referência especializados.

TESTES DE AVALIAÇÃO DA SENSIBILIDADE AOS ANTIMICROBIANOS

Casos de tuberculose resistentes aos fármacos utilizados no tratamento têm aumentado em todo o mundo, e isolados resistentes à isoniazida e à rifampicina são definidos como multirresistentes. O esquema básico de tratamento adotado no Brasil inicia com dois meses de isoniazida, rifampicina, pirazinamida e etambutol, seguido por mais quatro meses de isoniazida e rifampicina. Atualmente, os Laboratórios Centrais de Saúde Pública (LACENs) realizam os testes de sensibilidade por metodologia automatizada seguindo recomendações da OMS. O sistema MGIT 960 está padronizado para antibiograma de *M. tuberculosis*. Para MNTs, a OMS recomenda a metodologia de microdiluição em caldo, no Brasil o teste é realizado por laboratórios de referência nacional como Fiocruz, Instituto Adolfo Lutz e Instituto Evandro Chagas.

Existem testes moleculares para a detecção diretamente na amostra clínica de CMTB e mutações associadas à resistência a rifampicina e/ou isoniazida. Os métodos disponíveis no momento são: Xpert MTB/RIF Assay (Cepheid) detecta resistência à rifampicina; Genotype MTBDRplus Version 2 system (Hain Lifescience, Germany) detecta resistência à rifampicina e isoniazida; Autoimmun Diagnostika GmbH (Strasberg, Germany) detecta resistência à rifampicina e isonazida; e INNO-LiPA Rif.TB assay Fujirebio, detecta resistência à rifampicina.

TESTES MOLECULARES DE DETECÇÃO DIRETA DO COMPLEXO *M. TUBERCULOSIS* EM AMOSTRAS CLÍNICAS

Nas últimas décadas vários métodos moleculares foram desenvolvidos para a detecção direta e identificação do complexo *M. tuberculosis* em diversos materiais clínicos. Esses métodos têm como maior vantagem diminuir o tempo para o diagnóstico. Alguns testes comerciais disponíveis são:

- COBAS® TaqMan® MTB Test (Roche Molecular System) – detecção de DNA do complexo *M. tuberculosis*.
- INNO-LiPA RIF TB (Fujirebio) – hibridização reversa, após amplificação do DNA do complexo *M. tuberculosis*, detecta a presença do microrganismo e de mutações no gene *rpo*B que caracterizam resistência à rifampicina.
- Xpert MTB/RIF Assay (Cepheid) – detecção do DNA do complexo *M. tuberculosis* e da resistência à rifampicina por mutações no gene *rpoB*.
- MTD test (Hologic, Inc) – detecta RNAr de micobactérias do complexo *M. tuberculosis*.

A desvantagem destes métodos moleculares aplicados diretamente de amostras clínicas é que não conseguem diferenciar as diferentes espécies do CMTB. Outra desvantagem apontada é que estas metodologias não diferenciam microrganismos vivos de mortos, por essa razão estes métodos não devem ser utilizados em pacientes que estão em tratamento com tuberculostáticos há mais de 7 dias ou que fizeram tratamento nos últimos 12 meses que antecedem o teste.

COMO REPORTAR O RESULTADO

Pesquisa direta em amostra de escarro

Para liberar o resultado positivo consultar o quadro 5.10 (Capítulo 5) para amostras de escarro, após concentração ou não, e o quadro 5.11, para leitura e interpretação de outras amostras clínicas, após concentração ou não.

Exemplo 1: resultado negativo
Material clínico: escarro
Método: pesquisa microscópica após coloração de Ziehl-Neelsen
Resultado: não foram observados bacilos álcool-ácido resistentes em 100 campos observados.

Exemplo 2: resultado negativo
Material clínico: líquido pleural
Método: pesquisa microscópica após coloração de Ziehl-Neelsen
Resultado: negativo (não foram observados bacilos álcool-ácido resistentes em 100 campos observados).

Exemplo 3: resultado positivo
Material clínico: escarro
Método: pesquisa microscópica após coloração de Ziehl-Neelsen
Resultado: positivo ++ (média de 1 a 10 bacilos/campo nos primeiros 50 campos observados).

Cultura

Exemplo 1: para laboratório nível II no caso de isolamento de micobactéria não pertencente ao complexo *M. tuberculosis*
Método: cultura em meios específicos
Material clínico: escarro
Resultado: positivo para micobactérias. Isolado será enviado para laboratório de referência para identificação final.

Exemplo 2: para laboratório níveis II e III
Método: cultura em meios específicos
Material clínico: escarro
Resultado: negativo.

Exemplo 3: para laboratório nível III
Método: cultura em meios específicos
Material clínico: sangue
Resultado: positivo para complexo *Mycobacterium avium*.

COMENTÁRIOS

Reportar cultura como positiva somente após confirmada por coloração de Ziehl-Neelsen das colônias crescidas em meio sólido ou da amostra em meio líquido.

REFERÊNCIAS BIBLIOGRÁFICAS

Baptista IMFD, Sartori BCS, Trino LM. Guia de conduta para realização do exame baciloscópico. Hansen Int. 2006;31(2):39-41.

Brasil. Ministério da Saúde. Manual Nacional de Vigilância Laboratorial da Tuberculose e outras Micobactérias. Brasília, DF; 2011.

Brasil. Ministério da Saúde. Secretaria de Vigilância em Saúde. Guia de Procedimentos Técnicos para Baciloscopia em Hanseníase. Brasília, DF; 2010.

CLSI. Laboratory Detection and Identification of Mycobacteria. Approved Guideline. M48A – 2nd ed. Wayne, Pennsylvania; 2018.

Della-Latta P. Mycobacteriology and antimycobacterial susceptibility testing, Section 7 p. 7.0.1-7.7.2.1. In: Garcia LS, Isenberg HD (org). Clinical microbiology procedures handbook. Vol. 3. 4th ed., Washington, DC: American Society for Microbiology; 2016.

Franco-Paredes C, Marcos LA, Henao-Martines AF, Rodríguez-Morales AJ, Villamil-Gómez WE, Gotuzzo E, Bonifaz A. Cutaneous mycobacterial infections. Clin Microbiol Rev. 2018;32(1):e00069-18.

List of prokaryotic names with standing in nomenclature. Genus Mycobacterium. Disponível em: http://www.bacterio.net/mycobacterium.html. Acessado em junho de 2019.

Magee JG, Ward AC. Mycobacterium. In: Whitman WB (ed). Bergey's manual of systematics of archaea and bacteria. New York: Wiley; 2015. p. 1-84.

Murray P, Rosenthal K, Pfaller M. Medical microbiology. 8th ed. Philadelphia: Elsevier; 2016.

Ford M. Medical microbiology. 2nd ed. Oxford: Oxford University Press; 2014.

Jorgensen JH, Pfaller MA. Manual of clinical microbiology. 11th ed. Washington DC: American Society for Microbiology; 2015.

Forbes BA, Hall GS, Miller MB, Novak SM, Rowlinson M-C, Salfinger M, et al. Practice guidelines for clinical microbiology laboratories: mycobacteria. Clin Microbiol Rev. 2018;31: e00038-17.

Lewinsohn DM, Leonard MK, LoBue PA, Cohn DL, Daley CL, Desmond E, et al. Official American Thoracic Society/Infectious Diseases Society of America/Centers for Disease Control and Prevention Clinical Practice Guidelines: Diagnosis of Tuberculosis in Adults and Children. Clin Infect Dis. 2017;64(2):e1-e33.

29

CAPÍTULO

Pesquisa e Cultura para Fungos

Maria Goreth M de A Barberino

PRINCÍPIO

As infecções fúngicas têm sido relatadas com maior frequência nas últimas décadas, possivelmente devido ao aumento do uso de medicamentos imunossupressores, pacientes imunocomprometidos com variadas infecções, bem como pela maior capacidade diagnóstica dos laboratórios de microbiologia devido à melhoria de técnicas laboratoriais, associadas aos dados clínicos dos pacientes.

Em geral, as infecções fúngicas não apresentam gravidade, a menos que o sistema imunológico esteja comprometido, o que ocorre por uso de medicamentos (exemplo, corticoides, imunoterápicos) ou devido a doenças como AIDS, leucemia, diabetes, linfomas, queimaduras extensas, entre outros.

As infecções fúngicas são descritas como oportunistas ou primárias, podendo afetar várias áreas do corpo (sistêmicas) ou apenas uma área específica (localizadas). O diagnóstico dessas infecções na rotina microbiológica inclui exames rápidos da amostra clínica por microscopia, tais como micológico direto (exame a fresco), coloração por Gram, Giemsa ou Wright, cultura com identificação, teste de sensibilidade aos agentes antifúngicos e testes imunológicos para a detecção de antígenos e metabólitos de fungos.

Em ambientes hospitalares, as infecções por leveduras do gênero *Candida* são consideradas de grande importância e são responsáveis por 80% das infecções fúngicas, especialmente em infecções de corrente sanguínea. Esses microrganismos são considerados um desafio para a sobrevida de pacientes com doenças graves.

Os fungos filamentosos também estão presentes no meio ambiente hospitalar e são associados a infecções em pacientes suscetíveis. Os principais gêneros isolados são: *Aspergillus* spp., considerado um oportunista de grande importância entre pacientes neutropênicos e transplantados, causando especialmente infecção do trato respiratório inferior. Outros gêneros ocorrem com menos frequência, mas de grande importância são: *Fusarium* spp., *Acremonium* sp., agentes da zigomicose e alguns fungos demácios, associados tanto a infecções fúngicas localizadas como sistêmicas, com altas taxas de mortalidade. Assim, o diagnóstico micológico rápido, preciso e assertivo tem sido associado a bom desfecho clínico entre os pacientes acometidos.

Sinonímia: cultura de fungos, pesquisa e fungos, micológico, exame direto para fungos.

BIOSSEGURANÇA

Consultar o capítulo 2 que trata sobre as diretrizes de biossegurança que devem ser adotadas pelo laboratório de microbiologia. Abaixo reforçamos alguns cuidados essenciais relacionados às atividades das análises micológicas:

- Toda amostra deve ser considerada potencialmente patogênica.
- Utilizar cabine de segurança biológica classe II, devendo ser ligada 15 minutos antes do uso e deixada ligada durante 15 minutos após a conclusão do trabalho, além da desinfecção da superfície interna com álcool a 70%. Fazer o mesmo processo após o uso diário. Ligar a luz UV da cabine (se disponível). Os olhos e a pele não devem estar expostos à luz UV.
- Não colocar muitos materiais e insumos no interior da área de trabalho da cabine para não obstruir o fluxo de ar necessário, impedindo o bom funcionamento do equipamento. Não bloquear as grelhas de entrada e saída de ar com papéis.
- Não utilizar bico de Bunsen no interior da cabine. O calor emanado pode distorcer o fluxo de ar e provocar danos nos filtros. A melhor opção é utilizar alças descartáveis ou incinerador elétrico.
- Evitar alterar o direcionamento do fluxo de ar com movimentos excessivos de entrada e retirada de materiais. Colocar todo material necessário para o trabalho no interior da cabine antes de iniciar os processos.
- Usar EPI adequados no processamento das amostras.
- A manipulação de cultura para fungos em placa somente deve ser realizada em cabine de segurança biológica. Selar as placas com fita adesiva antes de remover da cabine de segurança.
- Fazer descarte de material contaminado (lâminas, lamínulas etc.) em caixa descartadora apropriada.

MATERIAL CLÍNICO

Várias amostras clínicas são indicadas para pesquisa e cultura para fungos, entre elas destacamos: raspado de lesões de pele, pelos, unhas, raspado de couro cabeludo, urina, amostras do trato respiratório, biópsia (tecido e órgãos), sangue, medula óssea, raspado de mucosa, secreção de nasofaringe, fezes, raspado de córnea, secreções oculares, otológicas, cateteres, secreção vaginal, cervical, entre outras.

Para estabelecer ou confirmar o diagnóstico de suspeita de infecção fúngica, é fundamental que o clínico forneça ao laboratório solicitação de amostras adequadas para avaliação. Além disso, é essencial para o laboratório o fornecimento de diretrizes para o clínico em relação ao volume mínimo para análise, transporte e conservação das amostras.

Coleta

Considerações

O diagnóstico laboratorial em micologia depende fundamentalmente do tipo e da qualidade das amostras biológicas coletadas, associados a suspeita clínica, uso prévio de medicamentos como pomadas e antifúngicos. O preparo do paciente é uma etapa que deve ser bem protocolada e respeitada, evitando, assim, outros interferentes na positividade da amostra. É recomendado que o paciente entre em contato com o laboratório antes de marcar a coleta para receber todas as instruções e se apresentar em condições para a realização do exame.

Para o diagnóstico de infecções fúngicas, várias técnicas de coleta são utilizadas, a depender do tipo de lesão e sítio da infecção. A coleta de amostras clínicas de forma adequada é a garantia para o sucesso do exame micológico e vai impactar diretamente na qualidade do resultado obtido. Os materiais coletados de diferentes sítios são considerados satisfatórios quando são procedentes de locais mais prováveis de se encontrar estruturas fúngicas que possam levar ao diagnóstico da infecção.

As recomendações necessárias no período que antecede a coleta são de suma importância, pois podem influenciar no resultado do exame, assim, é essencial que se minimizem os possíveis interferentes na positividade da amostra.

É aconselhável que a amostra seja acompanhada de informações sobre o sítio de coleta, tipo de lesão, tempo de evolução da doença, dados epidemiológicos, uso de antifúngicos e suspeita clínica.

Orientações gerais

- O paciente não deve estar em uso de medicamento antifúngico (tópico ou sistêmico), já que pode ocasionar resultados falso-negativos. Quando possível devem ser suspensos.
- O uso de antifúngico local/tópico, esmalte medicamentoso ou outro medicamento deve ser suspenso durante 10 dias antes da coleta.
- O uso de antifúngico sistêmico (por via oral e intravenosa) deve ser suspenso durante 30 dias se possível e conforme orientação médica. Se a coleta for realizada em uso de medicamentos antifúngicos, anotar a medicação nos últimos 30 dias.
- O paciente, no dia da coleta, não deve estar usando maquiagem, creme, filtro solar ou similar, talco, talco antisséptico, *spray* de cabelo, desodorante, esmalte, base para unhas ou outro produto dermatológico, conforme o material a ser coletado.
- Limpar a área a ser coletada com álcool a 70%, água destilada ou solução fisiológica estéril, dependendo da lesão, para diminuir a microbiota bacteriana e aumentar a sensibilidade da cultura. Não utilizar solução com iodo.
- Evitar a coleta das amostras com *swabs*, exceto para locais onde não é possível realizar raspados (exemplo, canal auditivo, nasofaringe, vaginal e cérvice). Após a coleta, os *swabs* devem ser colocados em meios de transporte (Amies ou Stuart) ou em solução fisiológica estéril para o transporte, de modo a evitar a dessecação da amostra.
- Todas as amostras/recipientes devem ser identificados com as informações de número de cadastro, nome completo do paciente, data e hora da coleta, material e sítio anatômico coletado. No momento da coleta é aconselhável o preenchimento de um formulário contendo algumas perguntas relacionadas ao exame micológico (Figura 29.1).

Materiais utilizados para coleta de amostras

Manter *kits** específicos de coleta para cada paciente, a depender do sítio de coleta. Materiais não descartáveis devem ser lavados e esterilizados após o uso.

- Placa de Petri descartável.
- Cabo e lâminas de bisturi.*
- Pinça esterilizada.*
- Tesoura esterilizada.*
- Espátula de dentista (escavador) esterilizada.*
- Cureta odontológica esterilizada.*
- Seringa descartável de 1ml.
- Gaze.

Formulário para Coleta de Exames – Micologia

HÁ QUANTO TEMPO APRESENTA A LESÃO?

UTILIZOU MEDICAÇÃO ANTIFÚNGICA (últimos 30 dias)?

☐ Não ☐ Não sabe

☐ Sim..........: ☐ Tópico (local) ☐ Oral

Nome do(s) medicamento(s): ____________________

Data que utilizou: ________________________

☐ Não sabe

FATORES PREDISPONENTES:

☐ Contato com animal:

☐ Gato ☐ Cão

☐ Outro animal, qual:________

☐ Sudorese abundante

Suspeita clínica	
Local e aspecto da lesão	

LESÃO NAS UNHAS:

LOCAL: ☐ Distal ☐ Proximal

COR: ☐ Amarelada ☐ Esbranquiçada ☐ Escurecida ☐ Esverdeada ☐ Negra

LESÃO NOS PÉS:

☐ Com descamação ☐ Prurido ☐ Com crosta ☐ Ulcerada ☐ Úmida

☐ Com pus ☐ Frieira (pé de atleta)

Observações:

Responsável pela coletada:

FIGURA 29.1 – Sugestão de formulário para coleta de material biológico para pesquisa e cultura de fungos.

- Álcool a 70%.
- Agulha hipodérmica.
- Lâmpada de Wood, se disponível.
- Luvas de procedimento.
- Máscara descartável.
- Fita durex transparente.
- Solução fisiológica ou água destilada estéril.
- Lâminas de vidro.
- Alça bacteriológica descartável.

Amostras clínicas

A seguir serão abordados os aspectos principais que devem ser observados na coleta do exame micológico direto e cultura das amostras biológicas destinadas ao diagnóstico das infecções fúngicas.

Lesões de pele

Recomendações ao paciente

- Lavar a lesão (não friccionar) com água e sabonete neutro (não usar antisséptico) no dia da coleta.
- Não utilizar cremes, mesmo que hidratantes e talcos.
- Se a lesão for na região dos pés, lavar e secar bem a região e calçar sapato fechado. Recomenda-se utilizar meia de algodão.
- Não utilizar cremes (mesmo hidratantes, protetor solar ou talco), loções, pomadas, ou outra substância gordurosa, pois, além de formarem artefatos que dificultam a análise e detecção das estruturas fúngicas, podem impedir seu crescimento, quando solicitada cultura para fungos.
- Em caso de lesões na virilha e/ou axilas, não fazer depilação dois dias antes da coleta.
- O uso de antifúngico local/tópico ou outro medicamento deve ser suspenso durante 10 dias antes da coleta ou conforme orientação do médico assistente.

Coleta

- Avaliar o aspecto da lesão.
- Fazer antissepsia com álcool a 70% (lesões secas).
- Coletar a amostra sempre nas bordas ativas das lesões, pois é a região onde é possível encontrar maior atividade do fungo (estruturas viáveis para o crescimento em meios de cultivo). O centro da lesão, especialmente aquelas produzidas por dermatófitos, pode conter hifas não viáveis, sendo possível a visualização no exame direto, com ausência de crescimento do fungo na cultura (falso-negativo).
- Realizar o raspado com lâmina de vidro, bisturi ou cureta dermatológica.
- Coletar o máximo de fragmentos de tecido epidérmico possível. Se múltiplas lesões estão presentes, escolher as mais recentes.
- Em caso de lesões com pontos de pus, limpar com soro fisiológico e coletar com *swab*.
- As lesões vesiculosas devem ser coletadas no teto da vesícula, com o auxílio de agulha descartável e *swab*.
- Colocar as amostras de lesões secas em placa de Petri descartável, lâminas sobrepostas ou frasco estéril. Se a lesão for úmida, coletar com *swab* e colocar em um tubo com solução fisiológica.

- Enviar ao laboratório em temperatura ambiente. Não é recomendado refrigerar.
- Na suspeita de pitiríase versicolor (manchas hiper ou hipopigmentadas, tipo "pano branco", que não descamam), realizar a coleta pelo método de Porto, utilizando fita adesiva transparente. Colar a fita adesiva sobre a lesão e pressionar com a borda de uma lâmina de vidro ou com os dedos para que haja adesão da fita na pele, evitando pregas. Em seguida, retirar a fita com um único movimento e colar na lâmina de vidro. Enviar para o laboratório em recipiente apropriado. Essa coleta só pode ser realizada para o exame micológico direto.
- Amostras de pele com pigmentação escura, localizada principalmente na palma das mãos e planta dos pés – processar o material o mais breve possível.
- Quando a solicitação clínica for pesquisa de *Corynebacterium minutissimum* ou eritrasma, coletar, além do raspado, um esfregaço seco em lâmina para a coloração de Gram.
- Em pacientes com suspeita de candidíase, as lesões jovens "satélites" que não sofreram esfoliação têm maior probabilidade de produzir resultados positivos, se presentes. Caso contrário, coletar a borda escamosa. Quando as lesões nas dobras estão úmidas e muito inflamadas, é menos doloroso rolar firmemente o *swab* sobre a superfície da lesão.

Pelos e couro cabeludo

Recomendações ao paciente

- Não utilizar óleos, cremes, tintura, tonalizante, xampus com substâncias antissépticas ou *spray* de cabelo antes da coleta.
- Não lavar o couro cabeludo e a região da barba no dia da coleta, lavar no dia anterior à coleta, sem fazer fricção no local da lesão. O couro cabeludo e a região da barba devem estar limpos e secos.
- O uso de medicamento antifúngico local deve ser suspenso durante 10 dias que antecedem a coleta. Se a coleta for realizada em uso de medicamentos antifúngicos, anotar a medicação nos últimos 30 dias.

Coleta

- Realizar raspado nas bordas da lesão, preferencialmente em zonas de alopecia (região sem cabelo/pelo), bem como retirar fios de cabelo com o auxílio de uma pinça (bordas da lesão).
- Colocar a amostra em placa de Petri descartável ou direto em lâminas sobrepostas ou em frasco estéril.
- Se observar presença de nódulos (branco ou escuro) nos pelos, cortar fragmentos do pelo com uma tesoura e colocar no recipiente de coleta.
- Em pacientes com reações inflamatórias presentes, realizar limpeza com soro fisiológico ou água destilada estéril, esperar secar e em seguida coletar com *swab* seco e retirar, se possível, fios de cabelo com uma pinça.
- Pelos sem brilho e grossos são facilmente arrancados das bordas das placas/áreas de alopecia com pinça estéril.
- Utilizar a lâmpada de Wood (luz ultravioleta) para identificar os pelos parasitados, quando o dermatófito (fungo) produz fluorescência. Remover os pelos que fluorescem sob a lâmpada de Wood.
- Na ausência de fluorescência, selecionar os pelos que caiam, quebrem ou contenham nódulos. Com uma pinça, remova 10 a 12 pelos afetados.
- Anotar na etiqueta de identificação da placa ou recipiente a cor produzida pela fluorescência.
- Colocar a amostra em placa de Petri descartável ou lâminas sobrepostas e enviar ao laboratório em temperatura ambiente. Não é recomendado refrigerar a amostra.

Lesões ungueais

Recomendações ao paciente

- Comparecer ao laboratório com os pés e as mãos limpos, bem secos e com calçado fechado. Recomenda-se utilizar meias de algodão.
- Retirar o esmalte, no mínimo, 1 dia antes da coleta, para não haver interferência no resultado.
- Não fazer limpeza excessiva nem cortar as unhas. Se o paciente cortou e limpou excessivamente as unhas (manicure, pedicure ou podólogo) solicitar que retorne em 7 dias.
- Se a lesão for supraungueal (leuconíquia – manchas brancas na unha), não cortar a unha previamente para não dificultar a coleta.
- Se a lesão for subungueal (abaixo da unha), é importante que a unha esteja no tamanho ideal para que não comprometa a coleta no local da lesão.

Coleta

- Não deve ser coletado material apenas da borda livre, pois não se obtêm amostras de qualidade para análise.
- Se a unha apresentar partes frágeis, descoloridas ou distróficas, raspar esses locais com o auxílio de cureta dermatológica ou odontológica.
- Fazer prévia desinfecção com álcool a 70% e raspar profundamente a área infectada desde a porção distal até a proximal, sendo que as primeiras escamas coletadas da porção distal devem ser eliminadas, pois são mais contaminadas.
- Em unhas com lesões subungueais, coletar embaixo da unha com uma cureta (no limite entre a unha íntegra e a lesão, se necessário cortar a unha apenas para atingir o local da lesão). Sempre dar preferência a coletar na região proximal da matriz ungueal.
- Em lesões supraungueais, raspar a placa esbranquiçada aderida à superfície da unha.
- Em unhas com lesões inflamatórias, ou seja, onicomicoses com paroníquia (inflamação da pele em torno da unha), fazer limpeza com soro fisiológico, enxugar com gaze e coletar o pus com *swab*. Também coletar raspado da prega periungueal.
- Quando o paciente apresenta lesões em mais de uma unha, realizar a coleta individualmente de cada unha que apresenta lesão.
- Colher sempre o máximo possível de material. Colocar a amostra em placa de Petri descartável, frasco estéril ou lâminas sobrepostas e enviar ao laboratório em temperatura ambiente. Não é recomendado refrigerar.

Urina

Recomendações ao paciente

- Orientar o paciente a fazer higiene prévia da região genital com água e sabonete neutro.
- Não utilizar urina de 24 horas.

Coleta

- Coletar urina de jato médio ou conforme solicitação médica, podendo ser por sonda ou punção suprapúbica, em coletor descartável estéril. Não deve ser coletada urina de frasco ou bolsa (tipo coletor) ligado à sonda.
- Volume mínimo recomendado de 20 a 30ml.
- Enviar ao laboratório para ser analisada em 2 horas ou manter e transportar refrigerada até 24 horas.

- Leveduras isoladas em culturas bacteriológicas de urina ou de urina cateterizada obtidas por procedimentos estéreis devem ser identificadas e relatadas independentemente da contagem de colônias. No entanto, o isolamento de leveduras deve ser interpretado com cautela e não é significativo sem o apoio adicional de outras investigações clínicas e laboratoriais.

Escarro

Recomendações ao paciente e de coleta

- Fornecer ao paciente frasco estéril de tampa de rosca juntamente com as orientações de coleta. Coletar a amostra em frasco estéril preferencialmente pela manhã antes de se alimentar.
- Efetuar higiene bucal com escovação e gargarejo apenas com água, sem creme dental.
- Quando for o caso, retirar próteses dentárias antes de coletar a amostra.
- Respirar profundamente 8 a 10 vezes consecutivas.
- Tossir profundamente, encostar a borda do frasco estéril abaixo do lábio inferior e obter o material. Evitar a coleta de amostra com excesso de saliva.
- Enviar para o laboratório imediatamente após a coleta. Caso isso não seja possível, o frasco deve ser conservado até 2 horas em temperatura ambiente ao abrigo do sol. Após esse período manter a amostra refrigerada, podendo ser entregue no laboratório em até 24 horas.
- Amostras de coleta durante 24 horas são inaceitáveis.

Lavado brônquico/aspirado brônquico

- Material coletado por endoscopia ou aspiração com cânula endotraqueal pelo médico assistente.
- Colocar entre 5 e 10ml em frasco estéril com tampa de rosca.
- Enviar para o laboratório imediatamente após a coleta. Caso isso não seja possível, o frasco deve ser conservado até 2 horas em temperatura ambiente ao abrigo da luz solar. Após esse período, manter a amostra refrigerada, podendo ser entregue no laboratório em até 24 horas.

Fragmentos de biópsias (tecidos e órgãos)

- Procedimento realizado por profissional habilitado.
- Fazer uma assepsia do local da coleta.
- Fazer a biópsia.
- Acondicionar em frasco estéril com solução fisiológica estéril em volume suficiente para cobrir todo o fragmento.

Sangue e medula óssea

- Coletar a amostra com as mesmas recomendações de antissepsia para hemocultura.
- Sangue – coletar cerca de 5 a 10ml (seguindo a recomendação do fabricante do frasco) e injetar em frasco para hemocultura de fungos ou frasco para aeróbio. Preferencialmente, utilizar sistema automatizado.
- Medula – procedimento médico de coleta. Coletar, no mínimo de 1ml e injetar em frasco de hemocultura para cultura de fungos ou frascos para aeróbio.
- Enviar para o laboratório imediatamente após a coleta, sem refrigerar.
- Para pesquisa direta de fungos, preparar esfregaço fino do material em uma lâmina lisa e limpa no momento da coleta para a coloração por Wright ou Giemsa.
- Esperar a lâmina secar e colocar em frasco porta-lâminas e enviar ao laboratório em temperatura ambiente.

Secreções diversas (pus de abscesso ou exsudato de ulcerações)

Evitar tocar nas laterais da lesão para que não haja contaminação com a microbiota normal da pele. Quando observar a presença de pontos negros, coletar material a partir desses locais enegrecidos.

Coleta

- Fazer antissepsia com álcool a 70% ou clorexidina nas lesões fechadas.
- Nos abscessos fechados, coletar com seringa (aproximadamente 1ml) ou fazer drenagem da secreção.
- Se o abscesso drena espontaneamente, o material purulento deve ser coletado com alça ou ainda ser aspirado com seringa sem agulha, após limpeza prévia.
- Esse material deve ser investigado para a presença de grãos (exemplo, grânulos de enxofre).
- Nas lesões ulceradas, recobertas por crosta, o material ideal para coleta é obtido após remoção da crosta com o auxílio de lâmina de bisturi e o material deve ser coletado abaixo, na base limbolateral.
- Colocar o material em recipientes próprios para transporte (placas de Petri descartáveis lacradas com fita adesiva, *swab* com meio de transporte, seringa com ponta vedada etc.).

Líquidos biológicos estéreis (liquor, líquido pleural, líquido peritoneal etc.)

- Procedimento realizado pelo médico assistente.
- Para o exame micológico deve ser coletada alíquota de 3 a 5ml, a depender do sítio de coleta e em condições de rigorosa antissepsia.
- Colocar a amostra em recipiente descartável estéril.
- Quando não for possível entregar o material imediatamente no laboratório, o material deve permanecer em temperatura ambiente.

Mucosa oral e orofaringe

- Coletar com *swab* estéril o material de lesão de mucosa, papilas linguais ou região tonsilar.
- Mergulhar o *swab* em tubo com solução fisiológica estéril e enviar ao laboratório.

Secreção nasal e seios da face

- O material pode ser coletado com alça ou *swab*, punção dos seios da face ou biópsia obtida pelo médico assistente.
- Os materiais que fornecem resultados confiáveis são aspirados ou biópsias.
- Caso não seja levado diretamente ao laboratório, anotar data e hora da coleta e como foi armazenado.

Fezes

- Amostras de fezes são raramente relevantes para cultura de fungos como agente causal de infecção por se tratar de um material altamente contaminado. Pode ser coletado também um *swab* retal.
- Crescimento predominante de leveduras é possivelmente significante, mas somente indica uma deficiência da microbiota fecal normal.
- Colonizações de leveduras são muito comuns, tanto em indivíduos saudáveis, quanto em pacientes comprometidos.
- É necessário aproximadamente 20g (a medida aproximada de 1 colher das de sopa) de fezes recém-coletadas em frasco seco fornecido pelo laboratório.

- Enviar o material recém-coletado imediatamente ao laboratório, que deve ser processado no máximo em 2 horas. Quando não for possível, usar meio de transporte (Cary-Blair) para estabilizar a microbiota.

Oculares

- Para a coleta de material conjuntival utilizar dois *swabs*; um para confeccionar esfregaço (centralizado na lâmina) para colorações de Gram e Giemsa e outro para cultura em meio de transporte (Amies ou Stuart).
- Material de córnea, coletado pelo oftalmologista, obtido por raspagem com espátula esterilizada ou lâmina de bisturi, geralmente, procede-se a semeadura no momento da coleta. Anotar data e hora da coleta e como foi armazenado.

Otológicas

- Usar solução fisiológica estéril para limpeza prévia da parte externa do conduto auditivo.
- Nas otites externas, o material biológico é obtido a partir do conduto auditivo externo com *swab* em meio de transporte (Amies ou Stuart).

Ponta de cateter/sonda/cânulas

- Devem ser recebidos cortados em pedaços de 5cm com tesoura ou bisturi esterilizado.
- Acondicionar em frasco coletor estéril, sem meio de transporte, sem solução fisiológica e enviar imediatamente ao laboratório sem refrigerar.
- Não é realizada pesquisa, apenas cultura.

Secreção vaginal e/ou cervical

Recomendações para a paciente

- Não usar ducha ou lavagem interna.
- Pacientes em uso de óvulos ou creme vaginal devem aguardar pelo menos 48 horas após o término do tratamento para fazer a coleta.
- Não realizar ultrassonografia transvaginal e/ou exame ginecológico com toque nas 24 horas que antecedem a coleta.
- Não manter relações sexuais, com ou sem o uso de preservativo, nas 24 horas que antecedem a coleta.
- Não realizar o exame durante o período menstrual.
- Crianças: preferencialmente coletar pela manhã. Não tomar banho antes da coleta.

Coleta

- A coleta é realizada com o auxílio de espéculo e deve ser coletado material de fundo de saco vaginal com 2 *swabs*.
- Após a coleta colocar o *swab* em tubo com solução fisiológica estéril e/ou em meio de transporte (Amies ou Stuart) e enviar ao laboratório refrigerado.

Armazenamento e transporte

- O transporte das amostras coletadas por punção deve ser feito em recipientes íntegros, estéreis, evitando vazamento.
- As amostras dermatológicas secas e descamativas devem ser transportadas em recipientes secos, bem fechados e à prova de vazamentos. Passar fita adesiva para vedar bem o recipiente, como placas de Petri descartáveis, lâminas sobrepostas ou frasco estéril.

- Materiais colhidos com *swab* encaminhar em meio de transporte (Amies ou Stuart).
- Muitas espécies de fungos podem ter sua viabilidade diminuída devido ao tempo de transporte prolongado e consequente demora no processamento, por exemplo, *Histoplasma capsulatum*, *Blastomyces dermatitidis* e *Coccidioides immitis*.
- O efeito da refrigeração nas amostras biológicas para análises de fungos não tem sido bem estudado. Se não for possível o transporte imediato ao laboratório e o processamento da amostra demorar mais de 2 horas após a coleta, manter as amostras à temperatura ambiente.
- O transporte rápido é fundamental em algumas amostras biológicas para garantir a sobrevivência e o isolamento dos fungos e evitar o crescimento excessivo de bactérias.
- Amostras dermatológicas (raspados de pele, pelo e unha) são estáveis durante 48-72 horas, mantidas em temperatura ambiente. Armazenar e transportar em temperatura ambiente.
- Outros materiais, como mucosa oral, orofaringe, oculares, otológicas, nasal, biópsias, devem ser entregues no laboratório em até 2 horas após a coleta ou manter refrigerados por no máximo 24 horas. Armazenar sob refrigeração e transportar em maletas contendo gelo reciclável.
- As amostras devem ser colocadas em recipientes estéreis e à prova de vazamentos.

CONTROLE DE QUALIDADE

Finalidade – controlar e comprovar a qualidade dos meios de cultura, de identificação e reagentes empregados, a metodologia e a competência dos colaboradores na realização das várias etapas do exame. Os meios de cultura empregados devem ser controlados quanto a sua esterilidade e capacidade de permitir o crescimento dos patógenos importantes e capacidade de inibição dos meios seletivos quando aplicáveis (Quadro 29.1). Fazer inspeção visual no momento do uso para verificar prazo de validade, contaminação, quantidade insuficiente de meio em placas e tubos ou meios ressecados.

Frequência e procedimento – seguir as recomendações do CIQ de cada insumo/teste utilizado no exame. Os microrganismos controles utilizados podem ser ATCC®, da micoteca do laboratório ou isolados na rotina, estes últimos desde que bem caracterizados (≥ 95% de acerto/probabilidade).

Controle de qualidade de alguns procedimentos

Hidróxido de potássio (KOH) – 20 e 40%

- Verificar a qualidade dos reagentes mensalmente e a cada novo lote e nova remessa.
- Para avaliar a capacidade de clareamento do reagente, utilizar uma amostra de escarro e observar seu clareamento.

Tinta da China

- Realizar controle a cada dia de uso, mensalmente ou a cada novo lote recebido.
- Misturar uma gota da tinta com uma gota de água destilada estéril e verificar se há evidência de contaminação por fungos ou bactéria.
- Usar suspensão de *Cryptococcus albidus* para assegurar que a cápsula hialina é visível.

Tubo germinativo

Deve ser realizado semanalmente.

- Positivo = *Candida albicans* ATCC 14053.

- Negativo = *Candida tropicalis* ATCC 66029.
- As cepas devem ser mantidas em ágar Sabouraud dextrose.

Teste da ureia

Deve ser realizado a cada teste (controle positivo e negativo)

- Positivo (meio de ureia – vermelho) = *Cryptococcus neoformans* ATCC 66031.
- Negativo (meio de ureia – amarelo) = *Candida albicans* ATCC 60193.

Preparação com lactofenol

- Observar se há evidência de precipitação.
- Para teste de desempenho, usar colônias de *Aspergillus fumigatus* (ATCC 1022) e de *Trichophyton rubrum* (ATCC 28188) ou colônias de boa procedência.
- A parede das células deve apresentar-se azul. Observa-se o fundo levemente azul e as hifas e estruturas frutificantes azuis.

QUADRO 29.1 – **Controle de qualidade de meios de cultura utilizados na rotina de micologia.**

Meio*	Cepas controle	ATCC®	Resultado esperado Crescimento ou sem crescimento (inibição parcial ou completa)
Ágar Sabouraud	*Candida albicans*	60193	Crescimento
	Trichophyton mentagrophytes	9533	Sem crescimento
Ágar Sabouraud com cloranfenicol	*Candida albicans*	60193	Crescimento
	Trichophyton mentagrophytes	9533	Crescimento
	Escherichia coli	25922	Sem crescimento
Ágar Mycosel	*Candida albicans*	60193	Crescimento
	Trichophyton mentagrophytes	9533	Crescimento
	Aspergillus niger	16404	Sem crescimento
	Escherichia coli	25922	Sem crescimento
Ágar-batata	*Candida albicans*	60193	Crescimento
	T. mentagrophytes	9533	Crescimento

*Incubar os meios 2 a 7 dias 25 a 35°C.

Indicador de qualidade – para melhor avaliar o processo é necessário implantar alguma ferramenta de controle. O quadro 29.2 mostra os indicadores que podem ser definidos e monitorados para controlar os testes para pesquisa e cultura de fungos.

PROCEDIMENTO

Processamento das amostras

Exame direto

- Exame microscópico, simples, rápido, de baixo custo e amplamente utilizado no diagnóstico micológico. A técnica é considerada a primeira etapa do diagnóstico das infecções fúngicas, podendo ser realizada em diferentes amostras clínicas.

QUADRO 29.2 – Sugestão de indicadores para controlar as diferentes fases do processo da pesquisa e cultura de fungos.

Fase do processo	Indicador	Descrição	Objetivo
Pré-analítica	Índice de amostras aceitáveis	Verificar o percentual de amostras coletadas adequadamente, quantidade suficiente de material para análise e em condições adequadas	Monitorar o processo de coleta e envio das amostras
Analítica	Percentual de positividade e prevalência do microrganismo	Verificar a positividade do exame de cultura e a prevalência do microrganismo na população da sua região	Monitorar as etapas do processo e a competência dos colaboradores. Estudo da prevalência regional
	Concordância entre a cultura e a pesquisa direta	Comparar o resultado da microscopia com o verificado na cultura respectiva	Avaliar a competência do observador, o método de coleta e os meios empregados
Pós-analítica	TAT de resultados parcial e final	Tempo para informar resultados: parciais, considerados críticos e resultado final do exame	Verificar o método utilizado, o treinamento e a competência dos colaboradores e o sistema de informação de resultados críticos

TAT: *trun around time* (tempo de entrega do resultado).

- O teste tem como objetivo visualizar estruturas leveduriformes e/ou filamentos ramificados, septados ou não, para o diagnóstico preliminar das micoses superficiais, subcutâneas, cutâneas ou sistêmicas e, dessa forma, fornecer uma indicação rápida da causa da infecção, permitindo o início imediato de antifúngicos apropriados (Figura 29.2).

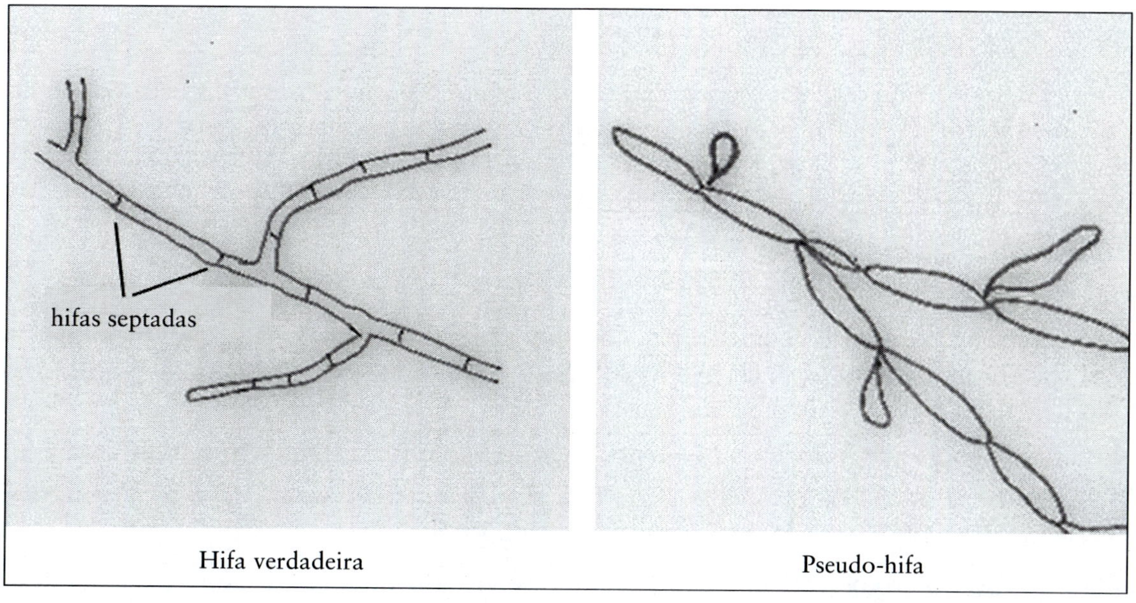

FIGURA 29.2 – Desenho esquemático representando hifas septadas (verdadeiras) e pseudo-hifas. Ilustrações das autoras.

- Também é importante para correlacionar o que foi visualizado no exame direto com o crescimento em cultura. Um percentual elevado de leituras falso-negativas ou falso-positivas com o teste tradicional de KOH pode ocorrer por falta de experiência do leitor.
- A coloração de Gram pode ser útil para a visualização de *Candida* spp., *Malassezia* e *Sporotrix*. Porém não apresenta boa sensibilidade na detecção de outras leveduras de fungos considerados dimórficos. Filamentos de *Actinomyces* e *Nocardia* também podem ser demonstrados no Gram, Ziehl-Neelsen, assim como na coloração de Kinyoun modificada.

Raspado de lesão de pele, pelos, unhas, escarro, pus e outras secreções

- Dividir o material para o exame direto e cultura.
- Para o exame direto colocar a amostra clínica em lâmina de vidro e acrescentar uma gota de KOH (40% para material ungueal e 20% para demais materiais) e misturar com a amostra.
- O KOH atua como clareador, dissolvendo a queratina e melhorando o contraste das estruturas fúngicas diante de outros materiais presentes na amostra. As hifas e as leveduras resistem à digestão com KOH, podendo ser facilmente visualizadas contra o fundo do preparo em lâmina.
- Colocar uma lamínula sobre a amostra preparada e observar ao microscópio.
- Aguardar 30 minutos em câmara úmida à temperatura ambiente (para clarificação do material) ou aquecer suavemente em temperatura de 35 a 37°C.
- Examinar ao microscópio com aumento de 10× e 40×.

Biópsia de tecidos e órgãos

Só é possível avaliar pequenos fragmentos e não é aconselhável macerar o tecido. Quando possível, realizar *imprint* e fazer montagem lâmina/lamínula com KOH. A amostra é mais bem analisada com técnicas de histopatologia.

Medula óssea

Confeccionar esfregaço fino na hora da coleta da amostra, secar e enviar para coloração. Normalmente é utilizada coloração por Wright ou Giemsa (pequenas células de levedura de *H. capsulatum* podem ser destacadas pela coloração).

Líquidos orgânicos (líquido pleural, ascítico, peritoneal, entre outros)

Amostras não purulentas devem ser centrifugadas durante 10 minutos e utilizar o sedimento para exame direto.

- Colocar 1 a 2 gotas do sedimento em uma lâmina e acrescentar KOH a 20%.
- Injetar 1 a 5ml em frasco de hemocultura para fungos ou frasco aeróbio no momento da coleta.

Liquor

A demonstração da presença de uma cápsula usando tinta da China pode ser um meio útil de identificação rápida, direta e presuntiva da levedura como *Cryptococcus* spp., no entanto, o método de detecção de antígeno é mais sensível.

- Colocar 1 a 2 gotas do sedimento após centrifugação a 1.500 a 2.000×*g* 15 minutos em uma lâmina e acrescentar 2 gotas da tinta.
- Homogeneizar e cobrir com lamínula e observar ao microscópio.

Resultados falso-negativos podem ocorrer quando se visualizam áreas de concentrações densas de tinta ou na presença de *Cryptococcus* spp. com deficiência ou ausência de cápsula (nesses casos, o fungo pode ser diagnosticado apenas pela cultura ou pesquisa de antígeno).

As células de *C. neoformans* e *C. gatti* são de tamanho variável com brotamento de base estreita e frequentemente arredondadas. A presença de um halo ao redor das células é evidência mais provável de *C. neoformans* ou *C. gatti*. *Cryptococcus* spp., *Rhodotorula* e outras leveduras também podem possuir cápsulas, de modo que somente a identificação presuntiva é possível.

Cuidados devem ser tomados para evitar a interpretação da refração que pode ocorrer em torno das células de levedura ou linfócitos, similar à presença de uma cápsula.

Urina

Após centrifugação a 2.000rpm durante 10 minutos, utilizar o sedimento. Não é necessário acrescentar KOH.

Fezes

- Preparar a lâmina com um pouco das fezes e KOH.
- Homogeneizar e cobrir com lamínula.
- Após o preparo das amostras em lâminas, observar no microscópio com aumento de 40× e avaliar a presença de estruturas que possam sugerir presença de fungos.

Cultura

- A cultura é considerada de grande importância para o isolamento e identificação dos fungos e deve ser realizada concomitantemente ao exame direto. A recuperação de fungos patogênicos em cultura fornece o diagnóstico de doença fúngica, identifica o agente etiológico e permite avaliar o perfil de sensibilidade *in vitro* aos antifúngicos.
- Geralmente são utilizados meios específicos seletivos e não seletivos para isolar qualquer microrganismo (cultura primária). Os meios em tubos são melhores em relação às placas, uma vez que não secam durante o período de incubação. Algumas substâncias, a exemplo da ciclo-heximida, que compõem o meio seletivo podem inibir o crescimento de alguns fungos considerados patogênicos, como, por exemplo, *Criptococcus neoforman/gatti*.

Meios de cultura

- Placa com ágar Sabouraud com cloranfenicol.
- Placa com ágar Sabouraud simples.
- Placa de ágar seletivo para fungos: ágar mycosel (acrescido de ciclo-heximida, que é inibidor de fungos sapróftas).
- Ágar batata dextrose
- BHI (*Brain Heart Infusion*).
- Ágar cromogênico para *Candida* spp.
- Frasco de hemocultura para fungos ou frasco aeróbio.

Procedimento para cultura

- As amostras destinadas à cultura para isolamento e identificação dos fungos são semeadas em diversos meios, com base no resultado do exame direto, sítio da coleta, possíveis agentes etiológicos e suspeita clínica (Quadro 29.3).
- As amostras são inoculadas na superfície dos meios de cultura com alça bacteriológica estéril ou alça em L. O volume da amostra não deve ser maior que 0,5ml quando inoculado na superfície de placa.
- O inóculo em meios (tubos) deve ser feito na parte inclinada do meio, utilizando alça bacteriológica em três pontos equidistantes, pressionando suavemente o meio para que o ma-

terial penetre (pouca profundidade). Na suspeita de dermatófito, inocular os fragmentos de pele, de preferência, próximo das bordas laterais do tubo com meio de cultura para favorecer o crescimento, já que os dermatófitos são ávidos por luminosidade.

- Se a opção for utilizar meios em placas, realizar três inóculos em pontos diferentes (formando um triângulo), fazendo também compressão no ponto do inóculo.

QUADRO 29.3 – Processamento das amostras para exame direto, meios utilizados e incubação de acordo com o sítio de coleta.

Amostra biológica	Exame direto	Meio de cultura	Temperatura e tempo de incubação
Pele e couro cabeludo	KOH a 20%	Mycosel SAB c/Clo	25-30°C – 20 dias
Unhas	KOH a 40%	Mycosel SAB c/Clo	25-30°C – 20 dias
Pelo	KOH a 20%	Mycosel SAB c/Clo	25-30°C – 20 dias
Ocular	KOH a 20% Gram e Giemsa	SAB c/Clo SAB	25-30°C – 30 dias
Raspado de córnea	Gram e Giemsa	SAB c/Clo SAB em placa	25-30°C – 30 dias
Otológicas	KOH a 20%	SAB c/Clo SAB	25-30°C – 30 dias
Cavidade oral	KOH a 20% Gram	SAB c/Clo	35 ± 2°C – 5 dias
Genital feminino	Gram e à fresco	SAB c/Clo	35 ± 2°C – 5 dias
Genital masculino	Gram e à fresco	SAB c/Clo	35 ± 2°C – 5 dias
Pus de abscessos ou exsudato de ulcerações	KOH a 20%	2 SAB c/Clo 2 SAB	25-30°C e 35 ± 2°C – 30 dias
Tecidos de biópsia	KOH a 20% Gram (*imprint*) Giemsa (*imprint*)	2 SAB c/Clo 2 SAB	25-30°C e 35 ± 2°C – 30 dias
Secreção nasal/orofaringe/ seios da face	KOH a 20% Gram	2 SAB c/Clo 2 SAB	25-30°C e 35 ± 2°C – 30 dias
Escarro/secreção traqueal	KOH a 20%	2 Mycosel 2 SAB c/Clo	25-30°C e 35 ± 2°C – 30 dias
Lavado e aspirado brônquico	KOH a 20%	2 Mycosel 2 SAB c/Clo	25-30°C e 35 ± 2°C – 30 dias
Medula óssea	Giemsa	Frasco de hemocultura para fungos ou frasco aeróbio	30 dias*
Sangue	NA	Frasco de hemocultura para fungos ou frasco aeróbio	30 dias*

Amostra biológica	Exame direto	Meio de cultura	Temperatura e tempo de incubação
Liquor	Tinta da China	SAB Semear em AS	35 ± 2°C – 30 dias
Humor vítreo e/ou aquoso	Gram Giemsa	Frasco de hemocultura para fungos ou frasco aeróbio SAB placa	30 dias* 30°C e 35 ± 2°C – 15-30 dias
Líquidos orgânicos em geral	KOH a 20%	Frasco de hemocultura fungos ou frasco aeróbio	30 dias*
Urina	Gram	SAB c/Clo Meio cromogênico ou Meio Cled	35 ± 2°C – 5 dias
Fezes	Gram	SAB c/Clo	35± 2°C – 5 dias
Ponta de cateter	NA	SAB c/Clo Meio cromogêncio ou AS (técnica de rolagem de Maki – ver Capítulo 9)	25-30°C – 5 dias
Sondas e cânulas	NA	SAB c/Clo SAB	25-30°C – 30 dias

Obs: SAB c/Clo = Sabouraud dextrose com cloranfenicol; SAB = Sabouraud dextrose ágar; NA = não aplicável; AS=ágar sangue.
*Seguir a recomendação do fabricante.

Requisitos de incubação: umidade e temperatura

As culturas para fungos devem ser geralmente incubadas a 30°C, porém a faixa aceitável de temperatura para incubação varia de 25-30°C. A temperatura ambiente de 25°C é aceitável, porém alguns fungos se multiplicam mais lentamente a essa temperatura. A umidade adequada deve ser assegurada para evitar a secagem das placas inoculadas (em torno de 40%).

Não é recomendada a incubação a 37°C, pois pode acarretar inativação dos componentes dos meios seletivos, além de causar crescimento mais lento dos fungos. Meios cromogênicos e frascos de hemocultura para sistemas automatizados devem seguir instruções do fabricante.

Tempo de incubação dos meios

- Alguns fungos crescem entre 3 e 4 dias, enquanto outros podem necessitar de 3 a 4 semanas. Culturas em placas, em geral, devem ser incubadas durante três semanas. O tempo de crescimento pode variar, dependendo do meio utilizado, temperatura de incubação, ou presença de inibidores na amostra do paciente. Assim, para diminuir o risco de falso-negativo, devem-se manter as culturas pelo tempo recomendado para cada amostra, podendo chegar a um tempo de incubação de até 30 dias, antes de liberar o resultado negativo (ver Quadro 29.3).
- Para o isolamento de fungos dimórficos e sistêmicos, a exemplo de *Histoplasma* spp., as amostras devem ser incubadas até 4 semanas. Esse é o tempo recomendado para espécimes respiratórios, sanguíneos e de medula óssea em áreas endêmicas para *Histoplasma* spp.; adicionalmente, a incubação de quatro semanas pode ser apropriada para amostras de pacientes com HIV/AIDS.

- Amostras de trato respiratório superior e geniturinário podem ser semeadas em meios cromogênicos para levedura e incubadas de acordo com as recomendações do fabricante.
- Cultura para levedura (exceto *Cryptococcus* spp.) em placas de ágar convencional (não cromogênico) deve ser incubada durante 5 dias.
- Tempo maior de incubação deve ser considerado para culturas fúngicas de espécimes de sítio respiratório de pacientes com fibrose cística.
- Culturas de sangue realizadas em sistemas automatizados devem seguir as instruções do fabricante.

Leitura e avaliação das culturas a partir do isolamento primário

Após o crescimento em cultura primária, frequentemente o fungo necessita de subcultura para isolamento completo e identificação.

As placas primárias das amostras com recomendação de quatro semanas de incubação devem ser lidas diariamente na primeira semana, a cada dois dias durante a segunda semana e duas vezes por semana durante as duas semanas restantes. Tem sido observado que culturas positivas clinicamente significantes podem apresentar crescimento até a quarta semana, sugerindo a necessidade de manter a incubação por esse período.

Resultados parciais negativos devem ser liberados, dependendo do material clínico e condição clínica do paciente.

Os resultados das culturas liberados pelo laboratório têm impacto diferenciado, de acordo com o sítio de isolamento e a condição clínica do paciente. Assim, o impacto assistencial dos resultados geralmente é maior em culturas realizadas de sítios estéreis e em pacientes imunocomprometidos. A comunicação entre o laboratório e o médico assistente é fundamental para a avaliação e interpretação dos isolados de fungos.

Análise macroscópica dos cultivos

Avaliar o crescimento das colônias caracterizando:

- Textura – cremosa, mucoide, serosa, membranosa, pulverulenta, granular, cotonosa, acamurçada.
- Forma – plana, convexa, umbilicada, pregueada, cerebeliforme.
- Superfície – lisa, rugosa, fissurada.
- Aspecto – brilhante, opaco, seco, úmido.
- Bordas – regulares, irregulares, radiadas.
- Cor – branca, negra, verde, vermelha, creme etc.
- Pigmento – presença ou ausência, cor do pigmento, difuso ou restrito à colônia.
- Tempo de crescimento.

Pela análise das características macroscópicas, podem-se diferenciar os fungos em dois grandes grupos: leveduriformes e filamentosos.

Identificação dos fungos

Nem sempre o isolamento de um fungo significa que ele é o agente etiológico de uma infecção. Existe a necessidade de atenção para a presença de fungos que fazem parte da microbiota dos pacientes (exemplo, *Candida* sp.) e fungos do ambiente (exemplo, *Aspergillus* sp.). Diante dessa situação, o laboratório de microbiologia deve sempre fazer a correlação entre o fungo isolado com os aspectos clínicos e critérios epidemiológicos do paciente.

Em algumas situações clínicas, o isolamento de fungos deve ser sempre valorizado: amostras com exame direto positivo, micoses cutâneas, líquidos biológicos estéreis (exemplo, sangue, liquor, líquido pleural), raspado de córnea, pacientes imunossuprimidos, pacientes em uso prolongado de antibióticos, entre outras.

Fungos leveduriformes

– Características gerais

- Poucos testes estão disponíveis para identificação de leveduras a partir do isolamento primário. A pigmentação e a morfologia microscópica das colônias são úteis para a identificação das leveduras.
- Os isolados de amostras clinicamente importantes devem ser identificados até a espécie.
- Os fungos leveduriformes apresentam algumas características que diferenciam dos filamentosos: geralmente são de crescimento rápido, não há formação de hifas aéreas, coloração branca, creme ou castanho-amarelada (exceto *Rhodotorula*, coral, e *Sporobolomyces* spp., salmão).
- Entre os fungos leveduriformes, *Candida albicans* tem sido associada a grande parte das infecções por leveduras no ambiente hospitalar, entretanto, nas últimas décadas, outras espécies de *Candida* (como por exemplo, *C. tropicalis*, *C. parapsilosis*, *C. glabrata*, *C. krusei*), além de outras leveduras, têm emergido, especialmente em ambientes hospitalares, tais como *Trichosporon* spp., *Rhodotorula* spp. e *Geotricum* spp. Esse cenário tem apontado para a necessidade de uma identificação precisa desses microrganismos devido à resistência aos antifúngicos, seja por mecanismos intrínsecos, seja por mecanismos adquiridos.
- A identificação precisa das diferentes espécies de *Candida* pode evitar a terapia inadequada e falha no tratamento do paciente, uma vez que espécies não *C. albicans* podem apresentar resistência intrínseca a antifúngicos de uso amplo, como, por exemplo, *C. guilliermondii* e *C. lusitaniae*, que apresentam resistência à anfotericina B, e *C. glabrata* e *C. krusei* com resistência ao fluconazol.
- Em geral, as leveduras apresentam crescimento a partir de 48 a 72 horas, podendo crescer em meios específicos para fungos, além de meios de cultura destinados às culturas bacterianas, como ágar-sangue, ágar-chocolate, ágar CLED, caldo BHI, entre outros.

– Testes de identificação

A identificação de leveduras é baseada nas características morfológicas, nos critérios bioquímicos de assimilação, além de testes manuais que ainda são utilizados (exemplo, tubo germinativo). Atualmente a espectrometria de massa (MALDI-TOF) e os meios cromogênicos têm sido amplamente utilizados substituindo os testes tradicionais.

- Tubo germinativo

Considerado um método simples, rápido e com capacidade de diferenciar *Candida albicans* e *Candida dubliniensis* de outras espécies.

O tubo germinativo significa uma projeção que emerge da levedura quando em contato com o soro humano, bovino, de cavalo ou albumina de ovo.

Procedimento

- Com uma alça bacteriológica, tocar levemente uma colônia suspeita de *Candida* sp., com tempo de crescimento entre 18 e 24 horas.
- Inocular em um tubo contendo 0,5 a 1,0ml de soro ou albumina estéril.

- Incubar a 36 ± 1°C durante 2 a 3 horas (não ultrapassar esse tempo).
- Após a incubação, colocar uma gota da suspensão em lâmina e cobrir com lamínula.
- Observar no microscópio em 10× e 40× a presença ou ausência de tubo germinativo. O tubo germinativo aparece como uma extensão lateral curta da célula leveduriforme (blastoconídio) e sem constrição (septo), quer seja na base (perto da junção), quer seja ao longo de sua extensão (Figura 29.3).
- Observar no mínimo cinco estruturas para liberar o resultado como positivo, porque raros tubos germinativos podem ser produzidos por outras espécies.

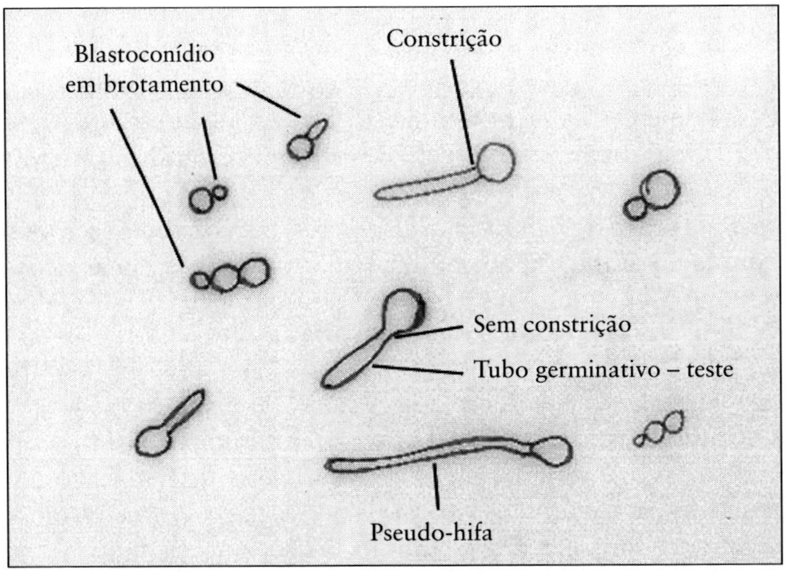

FIGURA 29.3 – Prova do tubo germinativo com blastoconídios, tubo germinativo e pseudo-hifas de *Candida albicans*. Ilustração das autoras.

- Meios cromogênicos

São meios utilizados para auxiliar na identificação presuntiva de leveduras que contêm substratos enzimáticos ligados a compostos cromogênicos. Esses substratos quando são clivados pelas enzimas específicas dão origem à cor em espécies mais frequentes. Essa variação de cor é útil na identificação presuntiva de algumas leveduras mais frequentes. Esse meio não deve ser utilizado sozinho para identificação definitiva de leveduras.

Procedimento

- Semear com alça bacteriológica por esgotamento em meio cromogênico colônias puras de uma cultura com 18 a 48 horas de incubação.
- Amostras clínicas podem ser semeadas diretamente no meio.
- Incubar a 35 ± 2°C durante 48-72 horas (nunca menos de 48 horas).

A interpretação irá depender do meio cromogênico em uso. Sempre consultar a bula do fabricante do meio para verificar a cor correspondente com a espécie.

Exemplo de crescimento de *Candida* spp. em um meio cromogênico:

- *C albicans* – colônia verde, lisa e opaca, de tamanho médio.

- *C. tropicalis* – colônia lisa e opaca de tamanho médio, azul a azul esverdeada com margem rosa. A colônia pode apresentar um halo marrom-escuro à púrpura que se espalha dentro do ágar.
- *C. krusei* – colônia grande rosa com margem rosa pálida a branca, espalhada e rugosa.
- *Trichosporon* spp. – produz uma colônia distinta azul esverdeada, particularmente com incubação prolongada, quando se torna áspero e crenado.
- Sem coloração – outras espécies de *Candida* spp.

- Teste da ureia

Uma mudança na coloração do meio (ágar à base de ureia) de amarelo para rosa forte indica a capacidade do fungo em hidrolisar a ureia. É utilizado na identificação de leveduras como *Cryptococcus* spp., *Trichosporon* spp., *Rhodotorulla* spp. e *Malassezia pachydermatis*.

Procedimento

- Com uma alça estéril inocular a superfície do meio.
- Incubar 35 ± 2°C durante 24-48 horas.
- Observar a mudança de cor.

Amarela – negativo (*C. albicans*).

Cor-de-rosa forte – positivo (*Cryptococcus* spp., *Trichosporon* spp. e *Rhodotorulla* spp.).

- Sistemas comerciais manuais

Nos últimos anos alguns sistemas manuais de identificação foram disponibilizados para a identificação de leveduras de importância clínica, com resultados entre 12 e 72 horas e considerados de fácil inoculação e leitura.

Os sistemas se baseiam em provas de assimilação de carboidratos. Os fabricantes recomendam a realização de provas adicionais, como análise macro e micromorfológica, pesquisa de cápsula, entre outros.

Entre os sistemas manuais mais utilizados, podemos citar: API20C® e ID 32C (bioMérieux), Auxacolor (Sanofi Diagnostic-Pasteur). São *kits* que contêm galerias com carboidratos desidratados.

- Sistemas automatizados

Os sistemas automatizados são capazes de identificar maior número de espécies de leveduras de interesse médico, com menor tempo (18 horas) de liberação do resultado. Entre os mais frequentemente utilizados estão: DxM MicroScan WalkAway (Beckman Coulter), Vitek 2® (bioMérieux) e o Phoenix (BD Diagnostics).

Baseada na metodologia de espectrometria de massa (MALDI-TOF) é possível fazer a identificação de um número expressivo de fungos leveduriformes e filamentosos com muita rapidez, melhorando o diagnóstico micológico nos laboratórios de microbiologia. Os sistemas disponíveis são: Vitek® MS (bioMérieux) e Bruker MALDI Biotyper™ (BD Diagnostics). O investimento inicial é alto para a aquisição do equipamento, mas compensa pelo baixo custo da identificação por microrganismo, além da diminuição do tempo de liberação do resultado das culturas.

Para uso nos sistemas automatizados é recomendado utilizar microrganismos com crescimento de pelo menos 18 horas de incubação e não mais de 48 horas, isolados nos meios Sabouraud, ágar-sangue, ágar columbia e ágar-chocolate. Verificar as recomendações dos fabricantes.

Atenção deve ser dada à *Candida auris*, espécie emergente com resistência a múltiplas drogas, devido a erros de identificação em sistemas automatizados e alguns *kits* manuais. Essa espécie pode ser identificada erroneamente como *C. famata*, *C. haemulonnii*, *C. sake*, *C. utilis*, *Saccharomyces cerevisiae*, entre outras leveduras. O laboratório deve ficar atento a isolados com essas identificações, com múltiplas resistências aos antifúngicos (fluconazol com CIM > 64µg/ml) e enviar o isolado a um laboratório de referência para confirmação da identificação.

Fungos filamentosos

O crescimento de fungos filamentosos ocorre geralmente de 4 a 14 dias, exceto alguns fungos de ambiente, que podem crescer em até 3 dias. Deve-se realizar a identificação por meio da observação dos aspectos macroscópicos da colônia e suas características morfológicas.

Os sistemas automatizados não fazem a identificação de fungo filamentoso, apenas a metodologia de espectrometria de massa (MALDI-TOF) tem evoluído nesse sentido.

– Macromorfologia

- As colônias se apresentam de tamanho variado, desde colônias pequenas centralizadas na placa de meio, até colônias com crescimento ocupando toda a superfície do meio.
- As bordas podem ser bem delimitadas ou irregulares com aspecto de franja.
- Textura – as colônias podem ser algodonosas, pulverulentas, arenosas, aveludadas ou glabrosas, similares a cera ou manteiga, elevadas ou planas, bordas lisas ou irregulares e membranosas.
- Pigmentação – a pigmentação pode apresentar-se na superfície ou verso das colônias ou em ambos os lados. Essa coloração pode variar de amarela, castanha, cor de vinho, marrom, branca, verde, laranja etc.

Técnicas para identificação

Anotar na folha de trabalho as características macromorfológicas, o tempo de crescimento e as identificações realizadas.

– Técnica de esgarçamento (preparação com azul de lactofenol)

Utilizada como primeira tentativa (mais rápida) para a identificação de colônias filamentosas. Pode ser realizada imediatamente após a maturação da colônia fúngica na placa (subcultura) ou do isolamento primário.

A desvantagem da técnica é que as estruturas fúngicas são quebradas durante o preparo, tornando-se mais difícil a identificação.

Procedimento

- Todo o processo deve ser realizado em cabine de segurança biológica utilizando os EPI recomendados.
- Com alça em "L", retirar uma porção da colônia do fungo crescida no ágar (zona intermediária = zona de frutificação) e colocar em uma lâmina.
- Colocar 1 a 2 gotas de azul de lactofenol-algodão e cobrir com lamínula, comprimindo levemente.
- Observar em microscópio com aumento de 40× a presença de hifas, conídios, esporos ou estruturas de frutificação para auxiliar na identificação do fungo em conjunto com a macromorfologia.

– Microcultivo em lâmina

A técnica de microcultivo em lâmina é utilizada para identificação de fungos filamentosos, por meio da caracterização dos aspectos macroscópicos, além da observação de micélios vegetativos, reprodutivos e de frutificação. A vantagem da técnica é que as estruturas permanecem íntegras. O meio de cultura utilizado é o ágar-batata que estimula a produção de macro e microconídeos e pigmento que, na maioria das vezes, são suficientes para identificar o fungo.

Procedimento (Figura 29.4)

- Deve ser realizado na cabine de segurança biológica.
- Forrar o fundo de uma placa de Petri (90 × 15) descartável estéril com papel-filtro.
- Colocar sobre o papel um suporte para a lâmina (bastão de vidro recurvado ou outra lâmina em forma de cruz).
- Colocar sobre o suporte uma lâmina esterilizada.
- Cortar pedaços pequenos em forma de quadrado (0,5cm) de ágar-batata e colocar no centro da lâmina.
- Com a alça em "L", semear o fungo (pequenos fragmentos da colônia) nos quatro lados do quadrado de ágar-batata.
- Cobrir o quadrado do meio de cultura já inoculado com lamínula estéril, pressionando levemente.
- Fazer a câmara úmida, adicionando 1 a 2ml de água estéril sobre o papel-filtro ou em um pequeno chumaço de algodão estéril. Esse procedimento visa evitar a desidratação do meio de cultura durante a incubação e crescimento do fungo.
- Incubar a placa a 25-30°C até 10 dias.
- Após o crescimento suficiente e pigmentação do fungo, retirar a lamínula cuidadosamente (usar uma pinça) e fazer uma montagem em outra lâmina com uma gota de azul de lactofenol-algodão e lamínula.
- Observar no microscópio em objetiva de 40× verificando presença ou não de septos e a micromorfologia das colônias, como macro e microconídeos (Figura 29.5).
- Esse teste também pode ser realizado utilizando uma placa com o meio ágar-batata, recortando pedaços pequenos em forma de quadrado (0,5cm) do próprio meio. O quadrado é

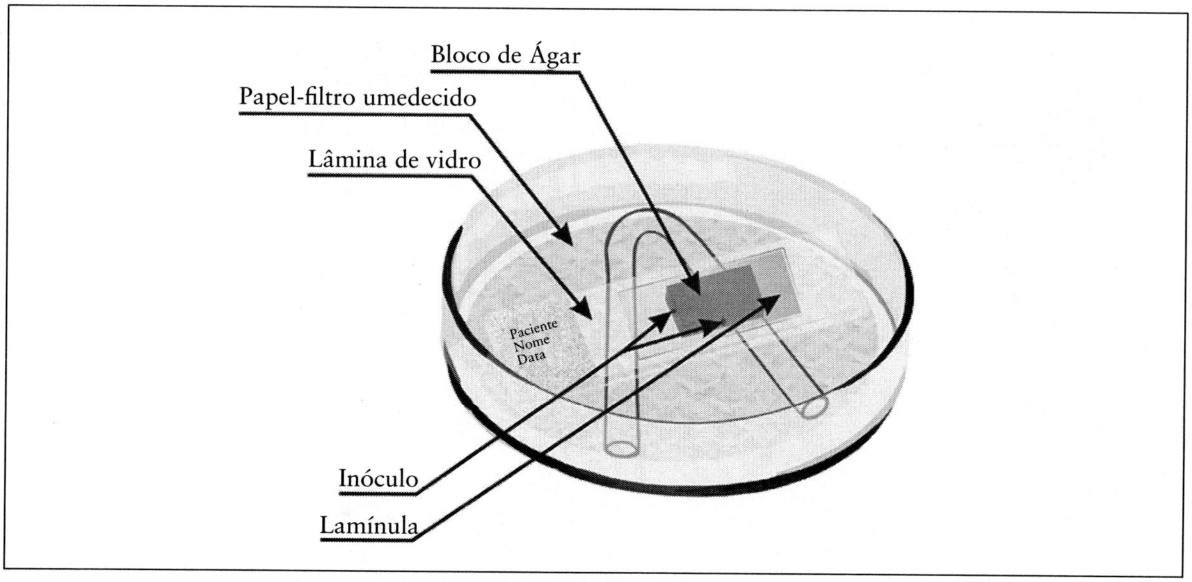

FIGURA 29.4 – Microcultivo em lâmina. Ilustração de Lívia Scheffer Santos.

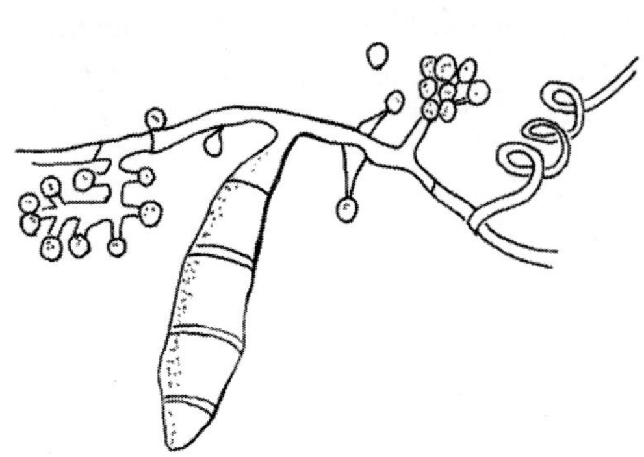

Trichophyton mentagrophytes

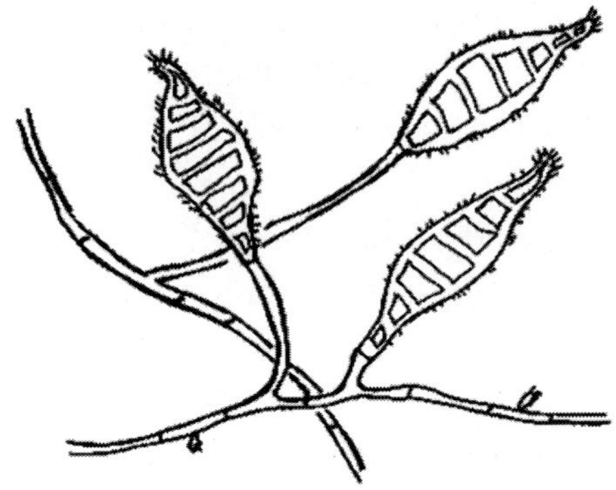

Microscoporum canis

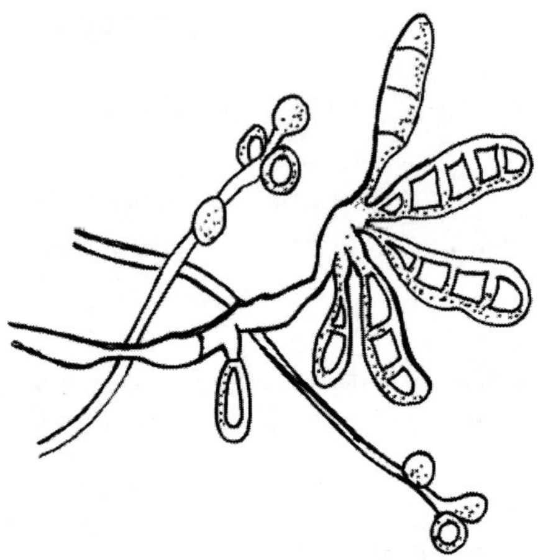

Epidermophyton floccosum

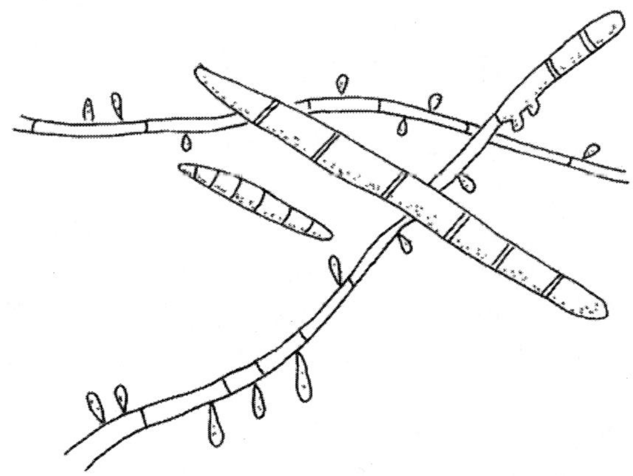

Trichophyton rubrum

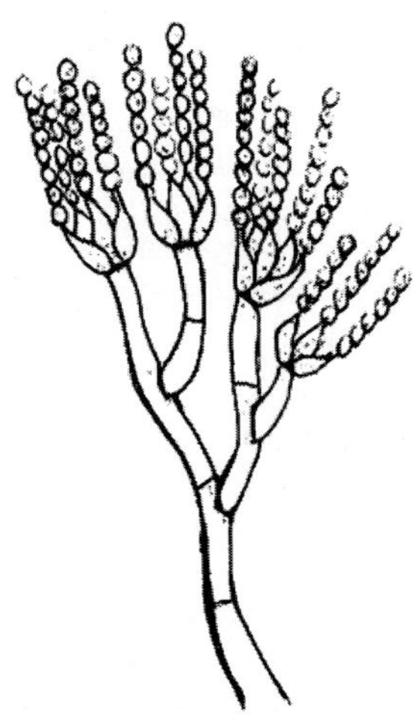

***Penicillium* spp.**

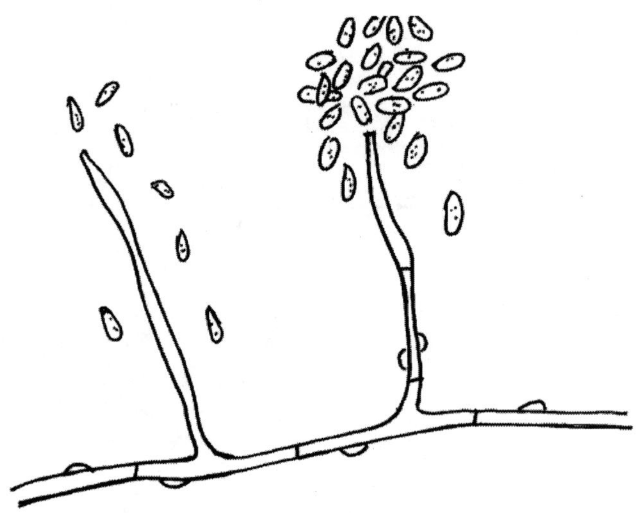

Acremonium spp.

FIGURA 29.5 – Características microscópicas utilizadas para a identificação de alguns fungos filamentosos (hifas, macro e microconídeos). Ilustrações das autoras. *(Continua na próxima página)*

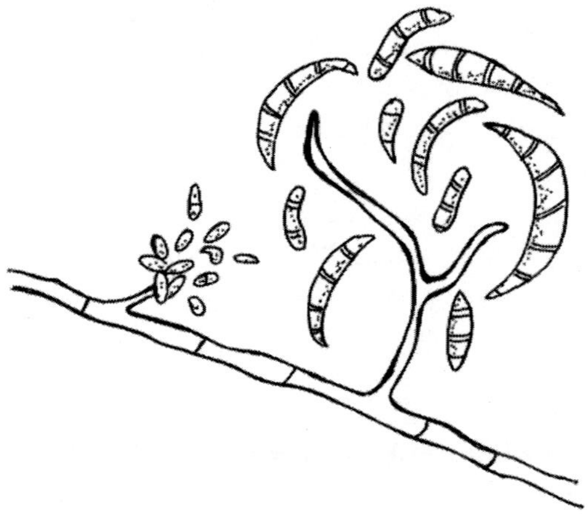

***Fusarium* spp.**

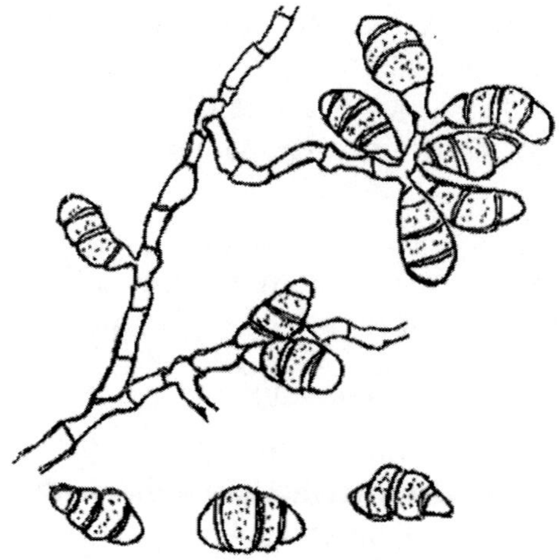

***Curvularia* spp.**

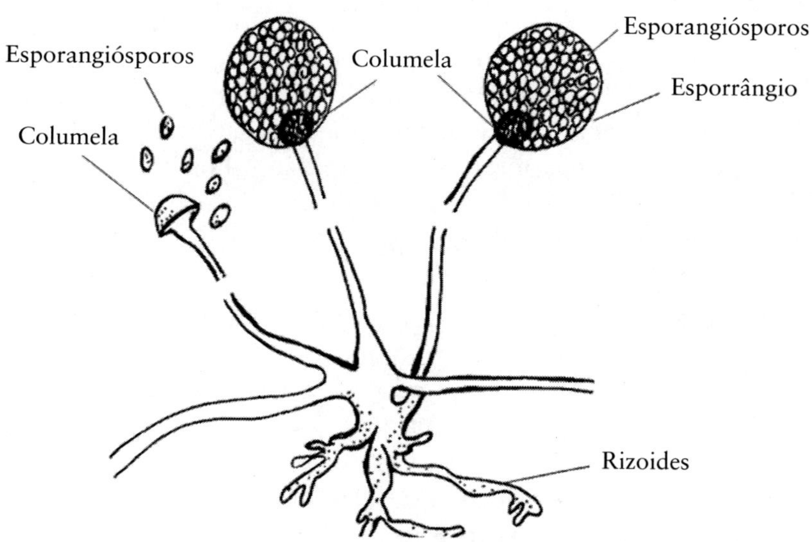

Rhizopus spp.

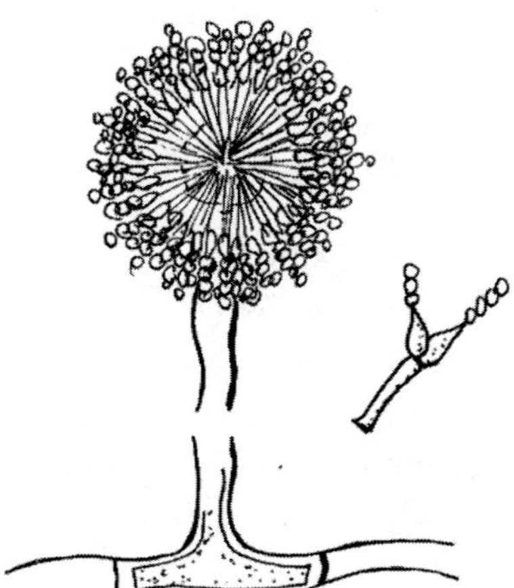

***Aspergillus niger* complexo**

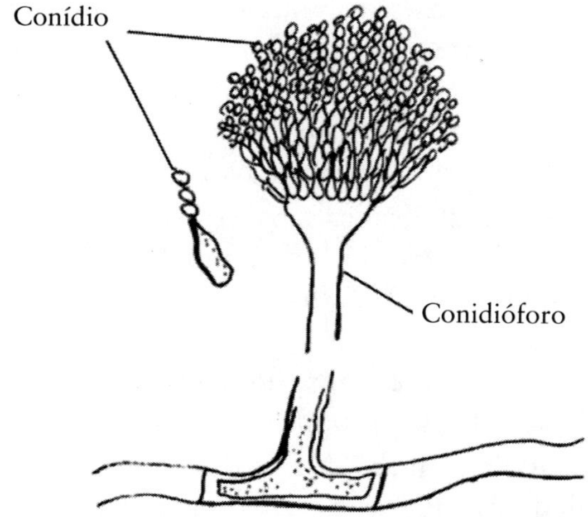

***Aspergillus fumigatus* complexo**

então depositado na superfície do meio e, com a alça em "L", semear o fungo (pequenos fragmentos da colônia) nos quatro lados do quadrado de ágar-batata. Cobrir o quadrado do meio já inoculado com lamínula estéril, pressionando levemente. Nessa técnica não é necessário utilizar a água e o papel-filtro, pois a umidade ideal é alcançada com o próprio meio.

- Se o fungo não for identificado a partir da cultura primária ou ocorrer contaminação, deve-se fazer um subcultivo da colônia de interesse para reisolar o fungo. Repetir o microcultivo ou utilizar outra metodologia para identificação.

– Sistemas automatizados

Embora de forma não ampla, pois poucos fungos filamentosos são identificados, alguns protocolos para a identificação estão sendo realizados e aperfeiçoados pela metodologia de espectrometria de massa (MALDI-TOF).

TESTES DE SENSIBILIDADE AOS ANTIFÚNGICOS

O perfil de sensibilidade dos antifúngicos tem revelado o surgimento de resistência adquirida aos antifúngicos utilizados na prática clínica. Devido a isso, a determinação da concentração inibitória mínima (CIM) tornou-se de suma importância, especialmente para *Candida* spp., por ser um fungo de alta prevalência nas infecções em unidades hospitalares e isolados de infecções sistêmicas.

Os testes utilizados para avaliação, *in vitro*, da atividade antifúngica são derivados de testes para avaliação de antibacterianos.

As técnicas disponíveis para essa finalidade são: diluição em caldo, diluição em ágar e disco-difusão. Esses métodos têm como princípio expor um inóculo conhecido do microrganismo a concentrações conhecidas do antifúngico a ser testado, em condições ótimas de crescimento, e observar se o crescimento fúngico é minimizado ou não.

Apesar dos avanços significativos na padronização internacional de testes de sensibilidade a antifúngicos, assim como o reconhecimento da sua relevância clínica, ainda se considera muito polêmicos os pontos de cortes para os diferentes antifúngicos disponíveis, assim como o melhor uso clínico para esses testes. As variações obtidas nos resultados em diferentes condições do teste de sensibilidade podem interferir diretamente na correlação adequada com os achados clínicos.

Os principais fatores como responsáveis pela variabilidade dos resultados obtidos nos laboratórios são: composição e pH do meio, tempo e temperatura de incubação, tamanho do inóculo e critérios de leitura padronizados.

As evidências clínicas são mais bem avaliadas na utilização de teste de sensibilidade para azóis diante da *Candida* spp., em particular o fluconazol, visto que existe melhor correlação *in vivo* dos resultados obtidos *in vitro*.

O teste de sensibilidade deve ser liberado com as concentrações inibitórias mínimas para cada espécie de *Candida* diante dos antifúngicos padronizados e com as interpretações segundo os padrões do documento utilizado pelo laboratório, a exemplo do CLSI e EUCAST.

O desenvolvimento de testes de sensibilidade para fungos filamentosos, dada a maior complexidade morfológica desse grupo de fungos, bem como o tempo de crescimento longo apresentam dificuldades adicionais em relação às leveduras.

COMO REPORTAR O RESULTADO

A notificação imediata dos resultados do exame microscópico para fungos é importante para o diagnóstico rápido de infecções. Os resultados das culturas podem demorar vários dias, e a visualização das estruturas fúngicas podem fornecer um resultado preliminar mais confiável do que a cultura em alguns casos clínicos. O laboratório de microbiologia pode diferenciar as estruturas verdadeiras de fungos dos artefatos e, em alguns casos, pode ser capaz de determinar o tipo de fungo envolvido na infecção.

A pesquisa direta e a cultura de fungos de materiais com suspeita de micoses subcutâneas e profundas (líquidos orgânicos e biópsias), como zigomicetos, *Histoplasma capsulatum*, *Paracoccidioides*, *Blastomyces dermatitidis*, *Coccidioides*, *Cryptococcus neoformans/gattii* ou *Pneumocystis jiroveci*, são considerados resultados críticos e devem ser de comunicação imediata ao clínico.

Microscopia (exame direto)

No resultado do micológico direto o laboratório deve descrever todas as estruturas morfológicas encontradas, além da presença ou não de pigmentação nas estruturas.

Algumas sugestões de resultados de exame direto para pesquisa de fungos positivos

- Presença de hifas hialinas, artrosporadas e septadas, sugestivas de dermatófitos.
- Presença de hifas demáceas septadas.
- Presença de estrutura ou elementos leveduriformes isolados e com brotamentos sugestivos de *Candida* spp.
- Presença de corpos fumagoides, acastanhados, sugestivos de agentes da cromomicoses.
- Presença de elementos leveduriformes blastoconidiais sugestiva de *Histoplasma capsulatum*.
- Hifas septadas com estruturas reprodutivas sugerindo *Aspergillus* spp.
- Presença de leveduras e ausência de pseudo-hifas.
- Presença de leveduras e pseudo-hifas.
- Presença de hifas hialinas septadas.
- Presença de hifas finas e hialinas.
- Presença de filamentos micelianos.
- Presença de filamentos com características de *Malassezia* spp.
- Positivo; parasitismo do tipo ectotrix.
- Positivo; parasitismo do tipo endotrix.
- Presença de células leveduriformes com múltiplos brotamentos sugestivos de *Paracoccidioides brasiliensis*.
- Presença de estruturas leveduriformes compatíveis com *Cryptococcus* spp.
- Presença de leveduras capsuladas isoladas e com brotamentos compatíveis com *Cryptococcus* spp.

Exemplo 1: resultado positivo
Material: secreção vaginal
Exame: pesquisa de fungos
Método: exame a fresco.
Resultado: presença de frequentes leveduras e pseudo-hifas.

Exemplo 2: resultado positivo
Material: lesão de couro cabeludo e pelos
Exame: micológico direto (pesquisa de fungos)
Método: exame direto com KOH
Resultado: positivo; parasitismo do tipo ectotrix.

Exemplo 3: resultado positivo
Exame: pesquisa de fungos
Método: exame direto com tinta da China
Material: liquor
Resultado: presença de estruturas leveduriformes compatíveis com *Cryptococcus* spp. **ou**
Presença de leveduras capsuladas isoladas e com brotamentos compatíveis com *Cryptococcus* spp.

Exemplo 4: resultado positivo
Exame: pesquisa de fungos
Método: exame direto com KOH
Material: raspado de pele
Resultado: presença de hifas hialinas curtas e curvas e blastoconídios agrupados compatíveis com *Malassezia* spp. (pitiríase versicolor).

Exemplo 5: resultado negativo
Exame: pesquisa de fungos
Método: exame direto com KOH
Resultado: não foram visualizadas estruturas fúngicas na amostra examinada **ou**
Ausência de estruturas compatíveis com fungos na amostra examinada **ou**
Negativo.

Cultura

Exemplo 1: resultado de cultura positiva
Material: raspado de pele
Método: cultivo em meios específicos para fungos e leveduras
Resultado: *Trichophyton rubrum*.

Exemplo 2: resultado de cultura negativa
Material: secreção vaginal
Método: cultivo em meios específicos para fungos e leveduras
Resultado: negativo ou ausência de isolamento de fungos na amostra examinada.

COMENTÁRIOS

- Todas as amostras clínicas em quantidade suficiente, destinadas à cultura, devem ser avaliadas para pesquisa de fungos.
- Quando o material não for suficiente para os exames direto e cultura, priorizar a cultura, pois apresenta maior sensibilidade do que o exame direto.
- O antifungigrama deve ser realizado sempre que for indicado tratamento, especialmente em infecções sistêmicas e em pacientes imunocomprometidos.
- Identificações com resultados não comuns devem ser enviadas a laboratório de referência para confirmação.

REFERÊNCIAS BIBLIOGRÁFICAS

Barcelos FL, Aquino LJ. Tratado de análises clínicas. Cap. 63. 1ª ed. Rio de Janeiro: Atheneu; 2018.

Brasil. Agência Nacional de Vigilância Sanitária. Manual de Microbiologia Clínica para o Controle de Infecção Relacionada à Assistência à Saúde. Módulo 8: Detecção e identificação dos fungos de importância médica. Brasília: Anvisa; 2013.

Brasil. Agência Nacional de Vigilância Sanitária. Manual de Microbiologia Clínica para o Controle de Infecção Relacionada à Assistência à Saúde. Módulo 4: Procedimentos laboratoriais: da requisição do exame à análise microbiológica e laudo final. Brasília: Anvisa; 2013.

CLSI. Principles and Procedures for Detection of Fungi in Clinical Specimens – Direct Examination and Culture. Wayne, PA: M54-A; CLSI; 2012.

CLSI. Quality Control for Commercially Prepared Microbiological Culture Media. 3rd ed. M 22-A3. Wayne, PA: Clinical and Laboratory Standards Institute; 2004.

Haley LD, Trandel J, Coyle MB. Cumitech 11. Pratical Methods for Culture and Identification of Fungi in the Clinical Microbiology Laboratory. Washington, DC: American Society for Microbiology; 1980.

https://www.msdmanuals.com/pt-br, acessado em 29 de julho 2019.

https://www.portalbrasil.net/downloads/micoses.pdf. Acessado em 29 de julho 2019.

http://www.mycology.adelaide.edu.au. Acessado em 22 de julho 2019.

Jeferson CO. Tópicos em micologia médica. Controlab, 3ª ed. Rio de Janeiro: 2012.

Kern ME, Blevins KS. Medical mycology. A self-/instructional text. 2nd ed. Philadelphia: F.A. Davis Company; 1997.

Lacaz CS, Porto C, Martins JEC, Heins-Vaccari EM, Melo NT. Tratado de micologia médica. 9ª ed. São Paulo: Sarvier; 2002.

Leber AL. Clinical microbiology procedures handbook. Vols. 1 e 2. 4th ed. Washington, DC: American Society for Microbiology; 2016.

Mahmoudi S, Agha Kuchak Afshari S, Aghaei Gharehbolagh S, Mirhendi H, Makimura K. Methods for identification of *Candida auris*, the yeast of global public health concern: A review. J Mycol Med. 2019;29(2):174-9.

Mendes CMF, Oplustil CP, Zoccoli CM, Sinto SI. Microbiologia clínica: 156 perguntas e respostas. São Paulo: Sarvier; 2005.

Miller JM, Miller SA. A guide to specimen management in clinical microbiology. 3rd ed. Washington, DC: American Society for Microbiology; 2017.

Murray P, Rosenthal K, Pfaller M. Medical microbiology. 8th ed. Philadelphia: Elsevier; 2016.

Oliveira JC. Micologia médica ao microscópio – casos clínicos. Volume III. Rio de Janeiro: Controlab; 2015.

Severo AB, Guazzelli LS, Severo LC. Zigomicose. J Bras Pneumol. 2010;36(1):134-41.

Sidrim JJC, Rocha MFG. Micologia médica à luz de autores contemporâneos. 1ª ed. Rio de Janeiro: Guanabara Koogan; 2004.

Tortora GJ, Funke BR, Case CL. Microbiologia. 10ª ed. Rio de Janeiro: Artmed; 2012.

Walsh JT, Hayden RT, Larone DH. Larone's Medically Important Fungi. A Guide to Identification. 6th ed. Washington, DC: American Society for Microbiology; 2018.

Zaith C, Camobell I, Marques AS, Ruiz LRB, Framil VMS. Compêndio de micologia médica. 2ª ed. Rio de Janeiro: Guanabara Koogan; 2010.

Cultura de Vigilância Epidemiológica

30
CAPÍTULO

PRINCÍPIO

A definição de vigilância é o estudo epidemiológico de uma doença como um processo dinâmico que envolve a ecologia, os vetores, assim como os complexos mecanismos relacionados a disseminação da infecção e extensão em que essa disseminação pode ocorrer. A vigilância é necessária para ter um alerta rápido de possíveis infecções emergentes. A dinâmica da infecção envolve o microrganismo, o hospedeiro e o ambiente.

O objetivo da cultura de vigilância realizada em um hospital é conhecer o *status* ou condição do paciente. A política de triagem para microrganismos multirresistentes depende dos riscos de transmissão cruzada e da epidemiologia de cada local. Por essa razão, os laboratórios de microbiologia, em conjunto com as comissões de controle de infecção, devem ter protocolos bem estabelecidos para a detecção de microrganismos multirresistentes prevalentes na instituição, bem como para a prevenção e o controle da sua disseminação, visto que cada instituição possui microrganismos com fenótipos de resistência peculiares.

A definição de multirresistência, proposta por um grupo de especialistas, compreende bactérias não sensíveis a um ou mais agentes em três ou mais classes de antimicrobianos. Bactérias classicamente multirresistentes incluem pelo menos os seguintes grupos: *Staphylococcus aureus* resistentes a meticilina/oxacilina (MRSA/ORSA), *Enterococcus* spp. resistentes à vancomicina (VRE), enterobactérias resistentes aos carbapenêmicos, *Pseudomonas aeruginosa* resistente a ceftazidima e/ou carbapenêmicos e *Acinetobacter baumannii* multirresistente.

O aumento na prevalência de microrganismos multirresistentes nos hospitais durante as últimas décadas tem importantes implicações para a segurança do paciente. Entre as principais preocupações relacionadas a esses microrganismos, destacamos a limitação nas opções para o tratamento, além da associação de infecções por microrganismos multirresistentes com aumento no tempo de internação, custos e na alta mortalidade.

As culturas de vigilância no ambiente hospitalar têm por objetivo:

- Estabelecer precauções de contato complementar às precauções padrões: geralmente quando realizadas na admissão do paciente.
- Identificar rapidamente transmissão cruzada entre unidades ou áreas do hospital: na triagem semanal.
- Avaliar a epidemiologia de uma unidade ou área hospitalar: na triagem semanal ou ao receber alta de uma unidade.

– Realizar descontaminação de portadores nasais, cutâneos ou intestinais: em triagens pré-operatórias.

Em geral, devem ser realizadas em pacientes internados em unidades com alto risco de transmissão cruzada, dependendo da ecologia local, naqueles transferidos de unidades, hospitais, regiões ou países com alta incidência de microrganismos multirresistentes, os que tiveram contato com outros pacientes colonizados por microrganismos multirresistentes e/ou pacientes com alto risco de infecção, entre outros.

O laboratório de microbiologia desempenha um papel fundamental para prover "expertise" na interpretação do resultado das culturas de vigilância, fornecendo informações sobre as limitações do método empregado para detectar e caracterizar patógenos hospitalares ou comunitários.

Na condução de um estudo de vigilância, fatores como coleta das amostras, processamento em meios específicos, identificação da espécie do microrganismo isolado e determinação dos fenótipos de resistência são as etapas iniciais. Estabelecer um banco de microrganismos, isolados durante investigação de surtos, é essencial para caracterizar os agentes por meio de métodos moleculares de genotipagem, determinando possível disseminação clonal.

Não há recomendação para a realização de culturas de vigilância do ambiente ou dos profissionais como rotina. Esta investigação pode ser realizada quando houver suspeita de surto.

Neste capítulo iremos abordar culturas de vigilância ativa para os principais microrganismos multirresistentes envolvidos nas Infecções Relacionadas à Assistência à Saúde (IRAS).

MATERIAL CLÍNICO

Na coleta para uma cultura de vigilância, a escolha da amostra clínica (um ou mais sítios) deverá ser relacionada ao tipo de microrganismo pesquisado. O quadro 30.1 apresenta uma sugestão de indicação de diferentes amostras clínicas para investigação da presença de colonização pelos principais microrganismos multirresistentes pesquisados.

QUADRO 30.1 – Indicação de diferentes amostras clínicas para investigar a presença de bactérias multirresistentes.

	Amostras clínicas				
	Fezes/*swab* retal	Períneo	Orofaringe/ aspirado traqueal	Nasal	Outros
MRSA	+	+++	+++	++++	++/+++[a]
VRE	++++	++++	+	–	++
Enterobactérias MR	++++	++++	+	–	++
A. baumannii MR	+++	++	++++[b]	+	+++[c]
P. aeruginosa MR	++	+++	++++[b]	–	+++[c]

Interpretação do quadro, (+) significa que o material é pouco recomendado para investigar as bactérias citadas, (++++) significa que o material é o de escolha para investigar as bactérias citadas. [a]Aspirado traqueal de paciente em ventilação mecânica e urina de pacientes com cateter urinário (++), amostra de úlceras crônicas (+++); [b]escarro ou aspirado traqueal/exsudato de traqueostomia são mais comuns que amostra de orofaringe; [c]amostras de exsudato de ferida.

As amostras devem ser coletadas antes de qualquer lavagem ou desinfecção, utilizando *swabs* ou recipientes estéreis. O uso de *swabs* com meio de transporte de Amies ou Stuart é recomendado.

Nasal – um *swab* de ambas as narinas.

Retal/fezes – o *swab* deverá conter material fecal visível, poderá ser coletado pelo próprio paciente e inspecionado para presença de amostra fecal pelo profissional de saúde ou ser substituído por amostra de fezes. Em pacientes ostomizados, a coleta deve ser feita do orifício da ostomia.

Transporte – enviar *swab* em meio de transporte (Amies ou Stuart) ao laboratório à temperatura ambiente, nessas condições é estável por até 24 horas.

PROCEDIMENTO

Cultura de vigilância para bacilos gram-negativos multirresistentes

• Cultura de vigilância para ESBL

Atualmente a cultura de vigilância para bactérias produtoras de betalactamase de espectro estendido (ESBL) é utilizada para monitoramento em UTIs neonatais. Não há um consenso sobre a metodologia ideal para a detecção de enterobactérias produtoras de ESBL em pacientes colonizados.

Meios de cultura seletivos específicos

. Ágar MacConkey com 2μg/ml de ceftazidima ou com 2μg/ml de cefotaxima.

. Ágar cromogênico para ESBL.

Cultura

Semear a amostra por esgotamento, utilizando alça bacteriológica estéril, para a obtenção de colônias isoladas e incubar durante 18 a 24 horas a 35 ± 2°C em ar ambiente.

Leitura e interpretação

Selecionar as colônias suspeitas conforme as características do ágar utilizado (Quadro 30.2); realizar a identificação da espécie por metodologia manual, automatizada ou MALDI-TOF (ver Capítulo 6), e confirmar a presença de ESBL por disco-difusão, diluição em caldo, diluição em ágar ou sistemas automatizados. É necessário utilizar cefotaxima (ou ceftriaxona) e ceftazidima como cefalosporinas indicadoras, pois algumas enzimas ESBL podem hidrolisar apenas uma das cefalosporinas.

Procedimento para o teste confirmatório de ESBL

Realizar testes confirmatórios para a detecção de ESBL conforme as metodologias sugeridas no documento CLSI M100 em vigor ou no documento Orientações do EUCAST/BrCAST para a detecção de mecanismos de resistência ou resistências específicas de importância clínica.

As técnicas mais utilizadas são a de disco combinado ou por disco-aproximação descritas em detalhes no Capítulo 27.

QUADRO 30.2 – Características de colônias de enterobactérias produtoras de ESBL conforme o tipo de ágar selecionado.

Ágar	Características das colônias
MacConkey com ceftazidima ou cefotaxima	Colônias lactose positiva (rosa), oxidase negativa Colônias lactose negativa (transparentes), oxidase negativa
Ágar cromogênico para ESBL	Colônias rosa a vinho, indol positivo (*E. coli*) Colônias verde, azul ou marrom-esverdeada (*Klebsiella* spp., *Enterobacter* spp., *Serratia* spp. ou *Citrobacter* spp.) Colônias castanhas (*Proteus* spp., *Morganella* spp. ou *Providencia* spp.)

Outros métodos

A detecção de ESBL pode ser realizada diretamente da amostra clínica por metodologias moleculares (Check-Direct ESBL Screen, Check Points Health, The Netherlands).

- **Cultura para vigilância para a detecção de bactérias produtoras de carbapenemase**

Carbapenemases são betalactamases que hidrolisam carbapenêmicos (doripenem, ertapenem, imipenem e meropenem). Essas enzimas são intrínsecas (encontradas naturalmente) em algumas espécies bacterianas como *Stenotrophomonas maltophilia*, espécies de *Aeromonas* e *Elizabethkingia meningoseptica*.

Carbapenemases adquiridas incluem membros de três das quatro classes moleculares de betalactamases de Ambler:

- Classe A – a carbapenemase mais prevalente dessa classe, endêmica no Brasil, é a KPC (principalmente as variantes KPC-2 e KPC-3), geralmente encontrada em plasmídeos. Outras carbapenemases da classe A incluem alguns tipos de GES (GES-5), IMI/NMC-A (em *Enterobacter* spp.) e SME (em *Serratia* spp.).
- Classe B (metalobetalactamases) – requerem zinco no sítio ativo, sendo inativadas por quelantes de metal, como o EDTA. As enzimas mais prevalentes dessa classe são NDM, VIM e IMP. Outras carbapenemases da classe B incluem AIM, GIM e SIM, além de SIM-1 e SPM-1 descritas somente em *P. aeruginosa*.
- Classe D (oxacilinases) – compreende mais de 400 betalactamases diferentes, sendo que poucas hidrolisam carbapenêmicos, a mais frequente em enterobactérias é a OXA-48.

Meios de cultura seletivos específicos

- Ágar cromogênico para carbapenemases.
- Ágar cromogênico para ESBL + disco de ertapenem (10µg).
- Ágar MacConkey + disco de ertapenem (10µg).

Procedimento

Não há um padrão-ouro estabelecido para triagem de bactérias produtoras de carbapenemases em amostras de *swab* retal ou fezes. Diferentes meios seletivos para carbapenemases estão disponíveis comercialmente, apresentando sensibilidade variável conforme o tipo de carbapenemase circulante (epidemiologia local). Alguns especialistas recomendam a combinação de dois meios cromogênicos para carbapenemases na rotina de culturas de vigilância para fornecer a sensibilidade necessária.

Uma alternativa é a utilização de ágar MacConkey ou meios cromogênicos para ESBL, com a adição de um disco de ertapenem (10µg). Alguns especialistas consideram que o uso do ágar cromogênico para ESBL com disco de ertapenem apresenta maior seletividade do que o MacConkey e maior sensibilidade do que os meios para carbapenemases.

Após a identificação de microrganismos produtores de NDM-1 no Rio Grande do Sul, a ANVISA liberou uma nota técnica (nº 01/2013) para padronizar os procedimentos e critérios interpretativos para a detecção de carbapenemases no País.

Cultura para a detecção de colonização por enterobactérias resistentes aos carbapenêmicos em amostras de fezes ou *swab* retal conforme nota técnica nº 01/2013/ANVISA (Figura 30.1)

Procedimento – adicionar um disco de ertapenem (10µg) a 10ml de caldo (BHI ou TSB), em seguida inocular o *swab* retal, incubar durante 12 a 18 horas (36 ± 1°C). Subcultivar em ágar MacConkey ou ágar cromogênico para ESBL, por esgotamento com alça bacteriológica de 10µl, e a seguir aplicar sobre a superfície do meio já semeado dois discos de ertapenem (10µg), um no início e outro no final das estrias. Incubar 18 a 24 horas em ar ambiente a 36 ± 1°C.

Leitura – selecionar as diferentes colônias que crescerem dentro de um halo com diâmetro igual ou menor que 27mm ao redor do disco de ertapenem para identificação (metodologia manual, automatizada ou MALDI-TOF, ver Capítulo 6) e pesquisa de carbapenemases pelo teste com inibidores. O procedimento para a realização do teste com inibidores está descrito no Capítulo 27.

Limitações – as espécies de *Enterobacter cloacae*, *Citrobacter freundii*, *Klebsiella aerogenes* e *Serratia* spp. podem apresentar resultados falso-positivos para KPC nos testes com inibidores, recomenda-se que a detecção de carbapenemases para esses microrganismos seja realizada por metodologias moleculares.

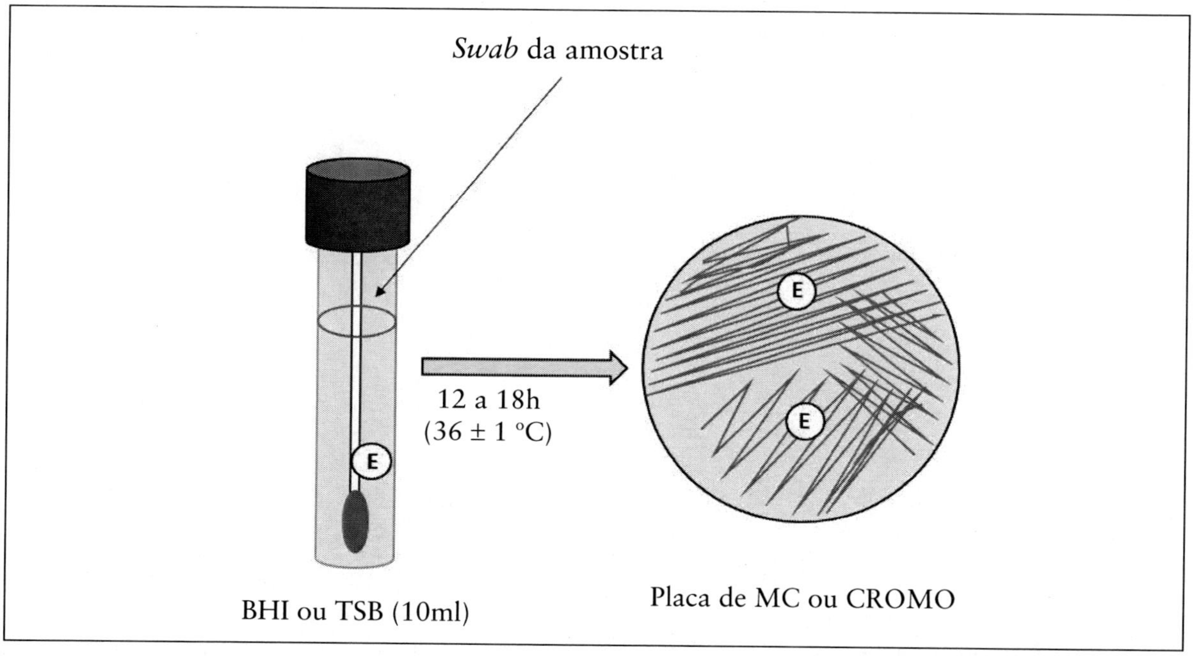

FIGURA 30.1 – Detecção de colonização por enterobactérias resistentes aos carbapenêmicos (CRE) (ANVISA – NT nº 01/2013). E = Discos de ertapenem de 10µg; MC = ágar MacConkey; CROMO = meio cromogênico para ESBL.

Cultura para a detecção de colonização por enterobactérias resistentes aos carbapenêmicos em amostras de fezes ou *swab* retal com uma modificação da nota técnica nº 01/2013/ ANVISA (Figura 30.2)

Considerando as metodologias descritas após 2013, e a necessidade de melhorar o tempo de liberação das culturas de vigilância, sem perda de sensibilidade, sugerimos algumas modificações na metodologia proposta pela nota técnica (01/2013/ANVISA). O fluxograma é uma sugestão para cultura de vigilância de bacilos gram-negativos multirresistentes, incluindo enterobactérias produtoras ou não de carbapenemases, *A. baumannii* e *P. aeruginosa* multirresistentes (Figura 30.2). Dessa forma, é possível liberar resultados preliminares de pacientes colonizados com alta carga de bactérias multirresistentes, após 16 a 24 horas, por teste de hidrólise (BLUE-CARBA) a partir da semeadura direta, sem perder a sensibilidade devido ao cultivo em caldo de enriquecimento.

Cada laboratório deve validar localmente as metodologias e os critérios interpretativos adotados.

Procedimento – rolar o *swab* retal na superfície de um quadrante do ágar cromogênico para ESBL, utilizando alça bacteriológica estéril proceder a semeadura por esgotamento, aplicar um disco de ertapenem entre a primeira e a segunda estrias. Em seguida, inocular o *swab* retal em um tubo com 10ml de caldo (BHI ou TSB), contendo um disco de ertapenem (10μg), incubar 16 a 24 horas a 35 ± 2°C.

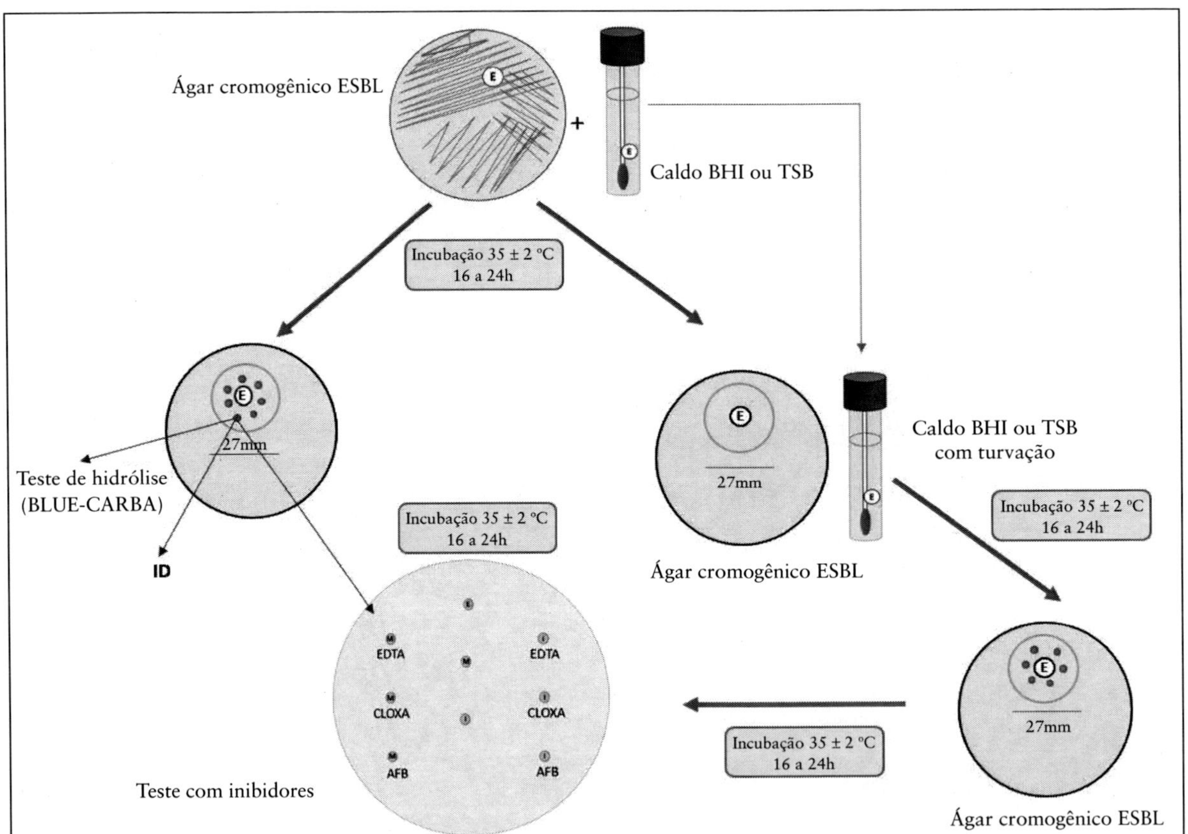

FIGURA 30.2 – Sugestão de Fluxograma para cultura de vigilância para bacilos gram-negativos multirresistentes. E = Disco de ertapenem de 10μg; EDTA = solução de EDTA 0,1M; CLOXA = solução de cloxacilina; AFB = solução de ácido fenilborônico 40mg/ml; ID = identificação.

- Crescimento de colônias dentro de um halo igual ou menor que 27mm ao redor do disco do ertapenem em placa de ágar cromogênico: selecionar as colônias, realizar BLUE-CARBA (teste de hidrólise) + identificação + testes com inibidores ou mCIM e eCIM. Os procedimentos para realização desses testes estão descritos no Capítulo 27.
- Para placas sem crescimento dentro do halo de 27mm, se o caldo contendo o *swab* apresentar turvação: subcultivar 10µl do caldo em ágar cromogênico para ESBL, aplicando um disco de ertapenem (10µg) na superfície do ágar inoculado, incubar 16 a 24 horas 35 ± 2°C. Crescimento de colônias dentro de um halo igual ou menor que 27mm ao redor do disco do ertapenem, selecionar as colônias e realizar BLUE-CARBA + identificação + testes com inibidores ou mCIM e eCIM.
- Para placas sem crescimento dentro do halo de 27mm ao redor do disco de ertapenem e sem turvação no caldo após 48 horas, liberar como negativo.

Leitura – a leitura dos testes deve seguir as instruções descritas no Capítulo 27.

Para resultados positivos no teste de hidrólise (BLUE-CARBA), proceder a identificação bacteriana (métodos fenotípicos/automação ou MALDI-TOF) e comunicar a CCIH que foi isolado microrganismo produtor de carbapenemase. Seguir com os testes com inibidores ou mCIM/eCIM.

Para enterobactérias com teste de hidrólise negativo, proceder à identificação bacteriana e os testes com inibidores, avaliando também no teste a diminuição de sensibilidade ou resistência aos carbapenêmicos. Nesse caso, reportar como microrganismos com diminuição de sensibilidade ou resistentes aos carbapenêmicos, com testes fenotípicos negativos para carbapenemases, provavelmente decorrentes de alterações de permeabilidade e produção de betalactamases do tipo AmpC e/ou ESBL.

Outros métodos

A detecção de carbapenemases pode ser realizada diretamente da amostra clínica por metodologias moleculares (Xpert® Carba-R, Cepheid).

• Cultura para vigilância de *Pseudomonas aeruginosa* e *Acinetobacter baumannii* (MDR)

A pesquisa de *P. aeruginosa* e *A. baumannii* MDR pode ser realizada em aspirado traqueal, feridas e *swab* perineal, semeando as amostras biológicas enviadas para a pesquisa de vigilância em uma placa de MacConkey, identificando as colônias com características dos microrganismos citados e realizando antibiograma ou testando a sensibilidade a pelo menos meropenem, imipenem, ceftazidima e cefepime.

A pesquisa pode ser realizada de *swab* retal/fezes. Para essas amostras biológicas sugerimos utilizar o fluxograma e o procedimento descrito na figura 30.2. No meio cromogênico para ESBL, colônias características de *A. baumannii* (cor creme) e *P. aeruginosa* crescendo próximas ao disco de ertapenem devem ser identificadas e testadas para determinação de sensibilidade a pelo menos meropenem, imipenem, ceftazidima e cefepime.

Cultura para vigilância de *Enterococcus* spp. resistentes à vancomicina (VRE)

Existem dois tipos de resistência à vancomicina em espécies de *Enterococcus*: resistência intrínseca que é observada em isolados de *E. gallinarum*, *E. casseliflavus* e *E. flavescens*, devido à presença do gene *van*C, caracterizada por baixos níveis de resistência; e a resistência adquirida, observada principalmente em isolados de *E. faecalis* e *E. faecium*, mais frequentemente devido à aquisição dos genes *van*A e *van*B, caracterizada por altos níveis de resistência e por possibilidade de disseminação interespécies (Quadro 30.3).

QUADRO 30.3 – Principais fenótipos de resistência dos *Enterococcus* spp. VRE.

Microrganismo	VAN (μg/ml)	TEC (μg/ml)	Fenótipo	Adquirido	Transferível
E. faecalis/faecium	64 a ≥ 1.024	8 a 512	*van*A	Sim	Sim
E. faecalis/faecium	4 a 1.024	0,06-1	*van*B	Sim	Sim
*E. gallinarum** *E. casseliflavus** *E. flavescens**	4 a 16	≤ 0,5	*van*C*	Não	Não
E. faecium	128	4,0	*van*D	Sim	Não
E. faecalis	16	≤ 0,5	*van*E	Sim	Não
E. faecalis	16	≤ 0,5	*van*G	Sim	Não

VAN = vancomicina; TEC = teicoplanina. *Geralmente não devem ser considerados importantes do ponto de vista de controle de infecção hospitalar.

Meios de cultura seletivos específicos

- Ágar CNA com 6μg/ml de vancomicina.
- Ágar e caldo Enterococcosel (bile esculina/azida) com 6μg/ml de vancomicina.
- Ágar cromogênico seletivo para VRE.
- Laminocultivos: VREBAC (Probac do Brasil).

Alguns meios comerciais possuem substratos cromogênicos que diferenciam as duas principais espécies de VRE (colônias de *E. faecalis:* cor azul-esverdeada e colônias de *E. faecium:* cor malva a violeta), outros fabricantes utilizam o mesmo substrato, caracterizando apenas o gênero *Enterococcus* com colônias azul-esverdeadas ou malvas a violeta.

No laminocultivo há diferentes apresentações, com ágar Enterococcosel com e sem vancomicina, ágar azida com e sem vancomicina, contendo também um meio cromogênico com vancomicina, ágar Enterococcosel e arabinose com e sem vancomicina, para diferenciar *E. faecalis* (arabinose negativa) de *E. faecium* (arabinose positiva).

Geralmente, *E. gallinarum* e *E. casseliflavus* que apresentam resistência intrínseca à vancomicina em baixas concentrações são inibidos nesses meios de cultura.

Procedimento

Suspender o *swab* ou a amostra de fezes em 500μl de solução fisiológica estéril, homogeneizar em vórtex, ou semear diretamente rolando o *swab* na superfície de um quadrante do ágar.

Placas – semear 100μl da amostra homogeneizada em um dos quadrantes da placa, ou rolar o *swab* diretamente na superfície de um quadrante da placa, e estriar por esgotamento em três ou quatro direções no meio específico para obter colônias isoladas. Incubar as placas em estufa a 35 ± 2°C durante 24 a 72 horas, com leituras diárias.

Caldo – inocular 100µl da amostra homogeneizada no caldo e incubar a 35 ± 2°C até 72 horas com leitura diária, ou após semeadura na placa colocar o *swab* no caldo e incubar junto com as placas.

Se no ágar específico não houver crescimento e no caldo houver turbidez com enegrecimento, subcultivar 10µl do caldo em novo ágar seletivo e incubar a 35 ± 2°C durante 24 a 48 horas.

Laminocultivo – colocar uma gota da amostra homogeneizada em cada uma das lâminas e permitir que a amostra cubra toda superfície do meio, ou semear com o *swab* primeiro na face larga da lâmina e posteriormente nas faces divididas, incubar a 35 ± 2°C até 48 horas com leitura diária.

Leitura e interpretação

Selecionar as colônias suspeitas conforme as características do ágar utilizado (Quadro 30.4) e realizar bacterioscopia. Confirmando cocos gram-positivos, reisolar as colônias em ágar--sangue, incubar a 35 ± 2°C durante 24 horas para realização dos testes de catalase e PYR. Se catalase negativa, PYR positivo, fazer CIM (concentração inibitória mínima) de vancomicina e identificar a espécie.

Uma alternativa para confirmar a resistência a altos níveis de vancomicina é adicionar um disco de vancomicina e teicoplanina no primeiro quadrante do ágar-sangue do reisolamento: isolados *van*A e *van*B não apresentam halo de inibição para o disco de vancomicina e teicoplanina e devem ser identificados, isolados sensíveis à vancomicina apresentam halos próximos a 17mm.

Se não houver crescimento no ágar específico e no caldo (opcional) após 72 horas, reportar cultura negativa para VRE.

QUADRO 30.4 – Características de colônias de *Enterococcus* spp. resistentes à vancomicina conforme o tipo de ágar selecionado.

Ágar	Características das colônias de VRE
Enterococcossel (bile-esculina/azida) + vancomicina	Colônias enegrecidas
Ágar CNA + vancomicina	Colônias típicas de enterococos (pequenas e acinzentadas)
Ágar cromogênico VRE	Colônias azul-esverdeadas e/ou malva a violeta (verificar descrição do fabricante)

> A realização dos testes de PYR direto dos meios contendo vancomicina pode dar resultados falso-negativos.

Identificação

Para a identificação, podemos utilizar os testes bioquímicos manuais, sistemas de identificação automatizados ou MALDI-TOF (ver Capítulo 6).

Para pesquisar o fenótipo do VRE isolado, deve ser determinada a concentração inibitória mínima (CIM) para vancomicina e teicoplanina por método de diluição em ágar, microdiluição em caldo ou Etest® (Quadro 30.3).

A caracterização do mecanismo de resistência também pode ser demonstrada por metodologias moleculares, utilizando iniciadores específicos para os genes de interesse. Nesse caso, é importante ressaltar que o gene *van*B já foi identificado em outros gêneros de bactérias da microbiota intestinal.

Outros microrganismos (*Pediococcus* spp., *Leuconostoc* spp., *Lactobacillus* spp. e *Erysipelothrix rhusiopathiae*) podem crescer em Enterococcosel com 6µg/ml de vancomicina e produzir colônias enegrecidas ou enegrecer o caldo, porém, são PYR negativos.

Alguns bacilos gram-positivos podem crescer nos meios seletivos, inclusive nos cromogênicos, apresentando as mesmas características de colônias de enterococos, por esse motivo, o primeiro teste a ser realizado com as colônias suspeitas deve ser a bacterioscopia.

Reportar no resultado como positivo ou negativo para *E. faecalis* e/ou *E. faecium* VRE.

> O ágar BHI com vancomicina 6µg/ml é utilizado para triagem de VRE de colônias isoladas de *Enterococcus* spp., não sendo adequado para semeadura direta da amostra retal, por não conter na sua formulação substâncias inibitórias para bactérias gram-negativas.

Outros métodos

Os métodos moleculares rápidos podem ser utilizados para a detecção de VRE diretamente da amostra de *swab* retal, entre os comercialmente disponíveis podemos citar Xpert® *van*A (Cepheid), que permite obter um resultado em até 1 hora.

Cultura de vigilância para *Staphylococcus aureus* resistentes à oxacilina (ORSA/MRSA)

Meticilina foi a primeira penicilina resistente às penicilinases amplamente utilizada em testes de sensibilidade para *S. aureus* resistentes aos betalactâmicos. Foi substituída por oxacilina e cefoxitina, mas os isolados resistentes são ainda normalmente referidos como MRSA (*Staphylococcus aureus* resistente à meticilina).

Esses isolados constituem um problema contínuo aos serviços de saúde, com surtos acontecendo também na comunidade. MRSA são resistentes aos agentes betalactâmicos, com exceção das novas cefalosporinas anti-MRSA (ceftobiprole e ceftarolina). A cultura de vigilância para pesquisar portadores de MRSA é uma maneira de identificar pacientes e funcionários em risco de infecção e/ou transmissão.

Procedimento

O método recomendado é a semeadura direta em ágar cromogênico seletivo para MRSA, por esgotamento, seguido de incubação entre 33 e 35°C durante 24 e 48 horas, com leituras diárias. Consultar as instruções do fabricante sobre o tempo de incubação recomendado para cada ágar cromogênico. Em algumas circunstâncias, como cultura de controle para pacientes que fizeram descolonização, recomenda-se a utilização de caldo de enriquecimento (caldo nutriente com 2,5% de NaCl), incubando a 30°C durante 24 horas.

Como alternativas pode-se semear a amostra em AS ou ágar manitol, por esgotamento, e incubar de 33 a 35°C durante 24 a 48 horas.

Após o período de incubação, selecionar as colônias suspeitas (Quadro 30.5) e realizar o teste de DNase e coagulase, testes de aglutinação em látex para a identificação de *S. aureus* ou MALDI-TOF, para a confirmação da identificação da espécie.

Para confirmar a presença de MRSA preparar uma suspensão na escala 0,5 de McFarland tocando na superfície de **todas as colônias** sugestivas de *S. aureus* com o auxílio de um fio bacteriológico. Mergulhar o *swab* na suspensão preparada, retirar o excesso do inóculo na parede interna do tubo e semear em ágar Mueller-Hinton. Deixar o inóculo secar, aplicar um disco de cefoxitina 30µg e incubar entre 33 e 35°C (nunca acima ou abaixo dessa temperatura) durante 16-18 horas em estufa comum. Halo de inibição menor ou igual a 21mm, reportar como *S. aureus* resistente à oxacilina (MRSA), não reportar cefoxitina.

QUADRO 30.5 – Características de colônias de MRSA conforme o tipo de ágar selecionado.

Ágar	Características das colônias de *S. aureus*
AS	Colônias típicas de *S. aureus*
Ágar manitol	Colônias amarelas (*S. aureus* fermenta manitol)
Ágar cromogênico MRSA	Colônias malva ou azul-esverdeadas (verificar descrição do fabricante)

AS: ágar sangue.

Limitações do teste

- *Staphylococcus sciuri* pode dar resultados positivos com DNase e látex para *S. aureus* e carrear o gene *mec*A, além de crescer nos meios cromogênicos com coloração típica de *S. aureus* e em ágar-sangue apresentar-se como colônia amarelada semelhante ao *S. aureus*. Deve ser diferenciado pela realização do teste de oxidase, *S. sciuri* é positivo.
- *S. intermedius* também pode ser erroneamente identificado como *S. aureus*.
- Meios cromogênicos são afetados pela luz, as placas devem ser armazenadas protegidas da luz.

Outros métodos

Alternativamente, detecção do gene *mec*A pode ser realizada por testes de aglutinação em látex que detecta a presença de PBP2a/PBP2' diretamente das colônias. Isolados que carreiam *mec*C são resistentes a cefoxitina e/ou oxacilina e não são detectados em testes diretos para *mec*A ou PBP2a (aglutinação em látex ou PCR com iniciadores específicos para *mec*A).

Os métodos moleculares rápidos podem ser utilizados para a detecção de MRSA diretamente da amostra de *swab* nasal, entre os comercialmente disponíveis podemos citar Xpert® MRSA (Cepheid) que permite obter um resultado em até 1 hora e o BD MAX™ MRSA XT (BD), cujos resultados são obtidos em até 2 horas.

REFERÊNCIAS BIBLIOGRÁFICAS

Barer MR, Irving W, Swann A, Perera N. Medical microbiology. A guide to microbial infections: pathogenesis, immunity, laboratory investigation and control. 19th ed. USA: Elsevier Inc.; 2019.

Brasil. Ministério da Saúde. Agência Nacional de Vigilância Sanitária. Nota Técnica nº 01/2013. Dispõe sobre medidas de prevenção e controle de infecções por enterobactérias multirresistentes. Disponível em https://www20.anvisa.gov.br/. Acessado em 10 de julho de 2019.

BRCAST. Orientações do EUCAST para detecção de mecanismos de resistência clínica. Disponível em: http://brcast.org.br/documentos/. Acessado em 19/07/2019.

BRCAST. Orientações do EUCAST para detecção de mecanismos de resistência clínica. Disponível em: http://brcast.org.br/documentos/. Acessado em 19/07/2019.

CDC. Multidrog-Resistant Organism & Clostridium difficile (MDRO/CDI) Module. In: National Healthcare Safety Network (NHSN) Patient Safety Component Manual. 2017. Disponível em: https://www.cdc.gov/nhsn/pdfs/validation/2017/pcsmanual_2017.pdf. Acessado em 19 de julho de 2019.

CLSI. Performance Standards for Antimicrobial Susceptibility Testing. 28th ed. M100, Wayne, Pa: CLSI; 2018.

CLSI. Performance Standards for Antimicrobial Susceptibility Testing. 29th ed. M100, Wayne, Pa: CLSI; 2019.

Fernandes AT, Fernandes MOV, Filho NR. Infecção hospitalar e suas interfaces na área da saúde. São Paulo: Atheneu; 2000.

Jouy E, Haenni M, Devendec LL, Roux AL, Chatre P, Madec JY, Kempf I. Improvement in routine detection of colistin resistance in *E. coli* isolated in veterinary diagnostic laboratories. J Microbiol Methods. 2017;132:125-7.

Parreira FC, Perdiz LB. Prevenção e controle de infecção relacionada à saúde. 156 perguntas e respostas. São Paulo: Sarvier; 2012.

Pires J, Novais A, Peixe L. Blue-carba, an easy biochemical test for detection of diverse carbapenemase producers directly from bacterial cultures. J Clin Microbiol. 2013;51(12):4281-3.

Public Health England. Investigation of Specimens for Screening for MRSA. UK Standards for Microbiology Investigations. B 29 Issue 6. 2014. Disponível em: http://www.hpa.org.uk/SMI/pdf, Acessado em 18 de julho de 2019.

Public Health England. Detection of bacteria with carbapenem-hydrolysing β-lactamases (carbapenemases). UK Standards for Microbiology Investigations. B 60 Issue 2.1. 2016. Disponível em: https://www.gov.uk/uk-standards-for-microbiology-investigations-smi-quality-and-consistency-in-clinical-laboratories. Acessado em 18 de julho de 2019.

Richter SS, Marchaim D. Screening for carbapenem-resistant Enterobacteriacea: Who, When, and How? Virulence. 2017;8(4):417-26.

Descontaminação, Desinfecção e Esterilização

31
CAPÍTULO

INTRODUÇÃO

Iniciamos este capítulo descrevendo, de forma resumida e clara, alguns conceitos e definições de termos utilizados em processos destinados a reduzir, inativar ou eliminar microrganismos viáveis em superfícies vivas ou inanimadas.

Definições

- Esterilização – processo cuja finalidade é destruir qualquer tipo de microrganismo (vírus, protozoários, bactérias, micobactérias, esporos e fungos) de equipamentos, materiais ou superfícies inanimadas.
- Desinfecção – processo químico que visa destruir ou inativar, em superfícies inanimadas, vírus, protozoários, bactérias e/ou fungos, mas não necessariamente esporos. A desinfecção reduz ao mínimo o contato dos indivíduos com materiais ou objetos infectados. A maioria dos desinfetantes não tem atividade esterilizante.
- Descontaminação – procedimento de limpeza que reduz a carga microbiana de superfícies ou equipamentos, de maneira a assegurar menor risco de transmissão de infecção, variando de simples limpeza com sabão e água a esterilização. Esse termo também é utilizado quando se removem produtos químicos nocivos ou radiativos de superfícies.
- Antissepsia – processo que utiliza agentes químicos (antissépticos) na pele ou em outro tecido vivo para inibir ou eliminar microrganismos, não tem ação sobre esporos.
- Antisséptico – substância química que inibe o crescimento e desenvolvimento de microrganismos sem necessariamente matá-los. Em geral são utilizados sobre a pele ou tecido.
- Germicida – agente químico que mata microrganismos patogênicos ou não patogênicos em superfícies inanimadas.

DESCONTAMINAÇÃO/LIMPEZA

A descontaminação é definida como um processo de limpeza que pode ser das áreas do laboratório ou do hospital, como também de materiais ou equipamentos utilizados nos pacientes antes de passarem por um processo de esterilização ou desinfecção.

O quadro 31.1 cita de forma resumida os principais procedimentos e produtos que podem ser utilizados pelo laboratório de Microbiologia para descontaminar as diferentes áreas ou equipamentos do laboratório. Os processos e produtos utilizados para limpeza e descontaminação de superfícies, instrumentais e equipamentos médicos possuem diferentes especificações.

De acordo com órgãos internacionais, o processo de limpeza e descontaminação de equipamentos ou materiais médicos inclui todos os passos necessários para remover, inativar e conter a contaminação logo após o uso clínico, preparando-os para posterior esterilização. A limpeza manual ou mecânica realizada com água, detergente ou enzima é necessária antes da desinfecção ou esterilização com a finalidade de remover qualquer detrito ou matéria orgânica.

DESINFECÇÃO

Para um processo adequado de desinfecção temos que inicialmente eliminar a matéria orgânica existente, antes de aplicar o produto químico, para que ele possa ter o máximo de contato com a superfície a ser desinfetada. O problema com a desinfecção, sem os cuidados prévios recomendados, é a possibilidade de as bactérias ficarem aderidas na matéria orgânica, impedindo o contato entre o produto desinfetante e os microrganismos.

A efetividade do desinfetante será influenciada diretamente pelo:

- Tipo de material que será desinfetado.
- Quantidade e resiliência dos microrganismos contaminantes presentes.
- Quantidade de matéria orgânica presente (que em alguns casos pode até inativar o desinfetante).
- Tipo e concentração do desinfetante.
- Tempo e temperatura de exposição.

Portanto, não é todo método ou produto químico que pode ser utilizado como desinfetante em todos os materiais. O quadro 31.2 mostra os métodos utilizados para desinfecção, produtos associados e o nível de atividade que podem atingir.

Os desinfetantes podem ser classificados em três níveis, de acordo com sua capacidade de atuação:

Desinfetantes de nível alto – são desinfetantes que agem como esterilizantes. Esses produtos são utilizados em materiais que não suportam o processo de esterilização por autoclavação, como endoscópios e instrumentais cirúrgicos.

Desinfetantes de nível intermediário – são produtos que não conseguem eliminar esporos. São utilizados para a limpeza e descontaminação de superfícies ou instrumentos semicríticos como laringoscópios e circuitos de respiração para anestesia.

Desinfetantes de nível baixo – são produtos que não conseguem eliminar todos os microrganismos. São utilizados para instrumentos não críticos como eletrodos de eletrocardiograma, estetoscópios, aparelhos de pressão.

ANTISSEPSIA

Para o processo de reduzir o número de microrganismos na pele em geral são utilizados os chamados antissépticos, que possuem propriedades diferentes dos produtos utilizados para remover microrganismos de equipamentos e superfícies inanimadas, já que entram em conta-

QUADRO 31.1 – Procedimentos e produtos utilizados para descontaminação de artigos e superfícies do laboratório.

Descontaminante	Concentração	Tempo de contato	Atividade contra	Aplicação	Cuidados
Autoclave 15psi	Vapor saturado 121°C	15-20min 30-45min (micobactérias)	– Bactérias – Micobactérias – Esporos – Fungos – Vírus	– Resíduos infectantes – Placas com crescimento microbiano – Vidrarias contaminadas com crescimento microbiano	Riscos de queimadura se operado inadequadamente
Autoclave 27psi	Vapor saturado 132°C	5-15min 20-35min (micobactérias)			
Incinerador elétrico de bancada	Aquecimento 600-900°C	Mínimo de 5s e máximo de 30s	– Bactérias – Micobactérias – Esporos – Fungos	Alças e fios bacteriológicos	Riscos de queimadura
Quaternário de amônio	0,1-2%	10-30min	– Bactérias (v) – Fungos (v) – Vírus lipofílicos (ex.: HIV, HBV)	Pisos, mobiliários e paredes	– Tóxico se absorvido ou ingerido – Inativado por material orgânico
Fenóis	0,2-5%	10-30min	– Bactérias – Micobactérias – Fungos – Vírus hidrofílicos (v) – Vírus lipofílicos	Bancadas, pisos e superfícies contaminados com material infectante	– Efeito residual – Corrosivos – Efeito irritante de pele e olhos – Tóxico se absorvidos ou ingeridos
Cloro e compostos clorados	0,1-2% (1.000 a 20.000 ppm)	10-30min	– Bactérias – Micobactérias – Fungos – Esporos (v) – Vírus	Bancadas, pisos e superfícies contaminados com material infectante	– Inativados por matéria orgânica – Efeito residual – Corrosivos – Efeito irritante de pele, olhos e trato respiratório – Tóxico se absorvidos ou ingeridos
Álcool etílico	70-85%	10-30min	– Bactérias – Micobactérias – Fungos – Vírus hidrofílicos (v) – Vírus lipofílicos	– Superfícies de equipamentos – Necessita imersão total do utensílio (tesoura, pinça etc.) – Para a desinfecção de superfície contaminada, realizar limpeza e fricção três vezes consecutivas	– Inativado por matéria orgânica – Efeito irritante de pele – Efeito irritante de olhos – Tóxico se absorvido ou ingerido – Pode deformar ou endurecer materiais de borracha e alguns plásticos e danificar acrílicos

v = poder germicida variável; psi = *pounds per square inch*.

QUADRO 31.2 – Métodos de desinfecção, produtos associados e nível de atividade.

Método	Concentração (nível de atividade)
Calor	
Calor úmido	75°C a 100°C por 30min (alto)
Líquido	
Glutaraldeído	2%-3,2% (alto)
Peroxido de hidrogênio	3%-25% (alto)
Compostos clorados	100-1.000ppm de cloro livre (intermediário/alto)
Álcool (etílico, isopropílico)	70%-95% (intermediário)
Fenóis	0,4%-5,0% (intermediário/baixo)
Iodóforos	30-50ppm de iodo livre (intermediário)
Quaternário de amônio	0,4%-1,6% (baixo)

to com a pele e mucosas. O quadro 31.3 mostra os antissépticos mais comumente utilizados com as principais características.

Os compostos alcoólicos são muito utilizados devido à rápida ação bactericida contra bactérias, micobactérias e a maioria dos fungos e vírus lipídicos (HSV, vírus influenza). Não atuam sobre esporos bacterianos (*Clostridiodes difficile*) e vírus não lipídicos (vírus da hepatite A). Os mais frequentemente empregados são o etanol e o isopropílico. O álcool a 70% possui melhor atividade que o álcool a 95% porque a desnaturação das proteínas dos microrganismos ocorre de maneira mais eficiente na presença de água, pois essa facilita a entrada da molécula de álcool na célula bacteriana, além de retardar a volatilização do álcool, possibilitando maior tempo de contato.

A clorexidina é um antisséptico muito utilizado em hospitais, sendo que a formulação mais utilizada é a de 4% em solução aquosa, mas existem algumas preparações alcoólicas que apresentam maior atividade bactericida. A clorexidina possui efeito antimicrobiano residual de até 6 horas, o que impede a recolonização da pele. As micobactérias são inativadas, mas não eliminadas com as soluções aquosas, já para leveduras e dermatófitos a ação é boa, mas pode variar conforme a espécie de microrganismo. O uso de sabão junto com clorexidina inativa a ação da clorexidina. É importante citar também que a solução pode contaminar-se com diferentes bactérias, como *Pseudomonas* spp., *Proteus mirabilis* e até *Staphylococcus aureus*, por isso o cuidado com o armazenamento dessa solução e a utilização de boas práticas são importantes.

Das soluções à base de iodo (iodóforos), a mais comumente utilizada é o PVPI, que possui ação bactericida, micobactericida, fungicida, mas não elimina esporos. O PVPI tem várias apresentações, alcoólica, degermante e aquosa, cada uma com uma aplicação diferente. Alguns pacientes apresentam reação alérgica ao iodo, o que não permite seu uso em todas as situações. Vale ressaltar que a atividade antimicrobiana fica reduzida na presença de sangue.

O triclosan é um antisséptico bastante comum em produtos para o cuidado da pele e faz parte da formulação de produtos para lavagem das mãos, inclusive em cremes dentais e sabonetes líquidos.

QUADRO 31.3 – Antissépticos mais frequentemente utilizados e suas características.

Antisséptico	Efeito antisséptico					Rapidez de ação	Atividade residual	Afetada pela matéria orgânica	Concentração mais comum (%)	Efeitos no paciente
	Gram-positivo	Gram-negativos	Vírus	Fungos	*M. tuberculosis*					
Álcool (etílico, isopropílico)	E	E	B	E	E	15-30s	Nenhuma	Dados controversos	70-95	Seca a pele
Iodóforos	E	B	B	B	B	Minutos	R	Sim	10; 7,5; 2,0; 0,5	Irritação da pele
Clorexidina	E	B	B	R	B	Minutos	E	Mínimo	0,5, 2, 4	Ototoxicidade e ceratite
Cloroxilenol	B	R	R	R	R	Minutos	B	Mínimo	0,5-3,75	Nada relatado
Dicloridrato de octenidina	E	E	B	B	B	Minutos	E	Mínimo	0,1	Poucos dados
Triclosan	B	B	B	P	R	Minutos	E	Mínimo	0,3-1,0	Nada relatado

E = excelente; B = bom; R: regular; P = pobre.

O dicloridrato de octenidina possui atividade semelhante à clorexidina, mas com efeito residual marcante. É uma solução incolor útil como antisséptico das mucosas dos aparelhos genitais masculino e feminino.

ESTERILIZAÇÃO

A esterilização é definida como a total destruição dos microrganismos, incluindo as formas mais resilientes como os esporos. O processo pode ser feito por métodos físicos, utilizando gás ou substâncias químicas. O quadro 31.4 mostra os principais métodos de esterilização empregados.

QUADRO 31.4 – Métodos de esterilização.

Método	Concentração e nível
Esterilização física	
Vapor sob pressão (autoclave)	121°C por 15 a 20min ou 132°C por 5 a 15min
Filtração	0,22 a 0,45µm (tamanho do poro); filtros HEPA
Ultravioleta	Exposição a 254nm de comprimento de onda
Radiação ionizante	Exposição variável a micro-ondas ou radiação gama
Vapores esterilizantes	
Óxido de etileno	450-1200mg/l a 29 a 65°C por 2-5 horas
Peróxido de hidrogênio	30% a 55°C-60°C
Gás plasma de peróxido de hidrogênio	Gás peróxido de hidrogênio altamente ionizado
Esterilizantes químicos	
Ácido peracético	0,2%
Glutaraldeído	2%

Esterilização física

Vapor saturado sob pressão é o método mais utilizado para esterilização por ser de baixo custo, não tóxico e confiável. Neste método empregamos a autoclave onde a temperatura, pressão e a quantidade de água são controladas. Os três pontos críticos deste método são o tempo de exposição ao vapor, a temperatura e a quantidade de umidade. Também é muito importante controlar o volume da carga colocada na autoclave em cada ciclo porque pode interferir na eficiência do processo de esterilização. Lembrando que para o processo ser eficiente o vapor e o calor devem se distribuir homogeneamente pelo material. Se colocarmos uma carga muito grande, alguns locais podem não atingir a temperatura e/ou a quantidade de vapor/umidade necessária, não alcançando as condições ideais para que ocorra a esterilização.

Para a esterilização de material infectado ou esterilização de meios de cultura, o ciclo mais comum utilizado é o de 121°C por 15-20 minutos. Quando o material infectante é proveniente de culturas de micobactérias, o tempo de autoclavação deve ser estendido para 30-45min a 121°C.

Todo o processo de autoclavação deve ser controlado com indicador químico e biológico. Os **indicadores químicos** são utilizados para monitorar o alcance de um ou mais parâmetros requeridos para o processo de esterilização, e são categorizados (1 a 6) no documento EN ISO 11140-1. Os mais comuns são os indicadores de processo (classe/tipo 1), que são fitas ou rótulos indicadores, destinados para uso em unidades individuais (embalagens, recipientes), para indicar que a unidade foi diretamente exposta ao processo de esterilização e para distinguir entre as embalagens processadas ou não. A fita indicadora colocada em cada unidade individualmente reage se o parâmetro de esterilização foi atingido, mudando de cor após o processo e o indicador químico deve mostrar a viragem (Figura 31.1). Estas fitas não indicam que o processo de esterilização ocorreu, apenas que o produto foi exposto à esterilização. Existem outras fitas indicadoras que podem controlar se a temperatura de 121°C foi atingida.

O **indicador biológico** é utilizado para controlar/validar o processo de autoclavação, principalmente quando estamos esterilizando resíduo infectante. Existem indicadores biológicos de 1ª geração, que são papéis de filtro impregnados com esporos de *Geobacillus stearothermophilus* (*Bacillus stearothermophilus*), e que, após exposição durante a autoclavação são colocados em um caldo TSB ou TSA e incubados (57 a 60°C) por até sete dias para verificar se a bactéria ainda está viável. Em caso de positividade, verificar qual a causa da falha no processo de esterilização. Os indicadores de 2ª geração são compostos de um flaconete, em geral de vidro, contendo meio de cultura e um papel de filtro impregnado com esporos de *Geobacillus stearothermophilus*. Após o processo de autoclavação, o flaconete é quebrado para que o meio de cultura entre em contato com o papel de filtro, e incubado por 24 a 48 horas. Se não houver viragem da cor do meio o processo de esterilização foi bem-sucedido. Os indicadores de 3ª geração são iguais aos de 2ª geração, mas o tempo de incubação necessário para revelar a reação após o processo de autoclavação é de apenas 1 a 3 horas.

O indicador biológico deve ser colocado no centro da carga; em geral amarramos o indicador com um barbante e o colocamos no interior do saco contendo o resíduo a ser autoclavado. Após o término do processo retiramos o indicador puxando o fio.

O descarte de resíduo infectante dos laboratórios de microbiologia deve ser feito após a esterilização em autoclave. Os indicadores de 3ª geração são mais apropriados porque muitas

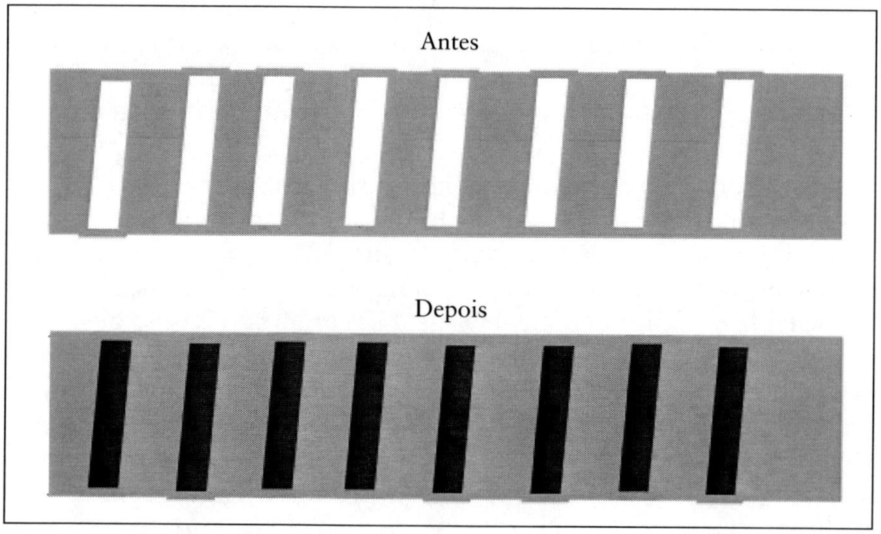

FIGURA 31.1 – Indicador químico de esterilização tipo ou classe 1.

vezes o laboratório não dispõe de espaço para armazenar o resíduo autoclavado à espera do resultado do teste. O processo de tratamento dos resíduos do laboratório de microbiologia está descrito no Capítulo 2.

Outro processo de esterilização física que podemos citar é a **filtração**, que é utilizada para alguns materiais que podem ser destruídos ou danificados pelo calor. Um bom exemplo disso são alguns meios de culturas que são produzidos com a adição de antibióticos. Os antibióticos, na sua grande maioria, são sensíveis às altas temperaturas e se autoclavados poderão ser inativados. O que se faz é esterilizar o meio de cultura em autoclave, e após o meio esfriar os antibióticos são adicionados utilizando filtros em geral de 0,22µm. Lembrando que alguns vírus e bactérias são menores que 0,22µm e podem passar pelo filtro.

O processo de utilização da **luz ultravioleta** também é considerado um método de esterilização, mas está diretamente relacionado ao tipo de superfície ou material onde é aplicado. A luz ultravioleta é absorvida pelo vidro, o que limita seu uso, portanto para esterilizar uma superfície é importante aplicar a luz UV diretamente na área. É importante lembrar que a luz UV não tem penetração em material orgânico.

Vapores esterilizantes

A esterilização por **óxido de etileno** é o método mais frequentemente empregado em termos de esterilização com gás e é utilizado para materiais que são sensíveis a altas temperaturas ou a mudanças de pressão. Em geral o processo leva 4 horas, mas após o tratamento o material deve ser aerado por 12 horas para eliminar o gás que impregna o material que é tóxico para os tecidos. Este processo é muito utilizado para instrumental médico, já que o gás tem grande penetração nesses materiais, mas como necessita de uma área especifica é mais utilizado por hospitais de grande porte e empresas específicas. O controle do processo também é feito com indicadores químicos e biológicos.

Esterilizantes químicos

O ácido peracético é utilizado para a esterilização de materiais e equipamentos médicos que não podem ser esterilizados por outros métodos. Em geral, é usado para endoscópios e instrumental cirúrgico. O processo deve iniciar com uma limpeza para remover qualquer matéria orgânica antes de submergir o item na solução química, apesar de o ácido peracético ser efetivo mesmo na presença de matéria orgânica. Após o período de exposição, os materiais podem ser utilizados em seguida, não havendo necessidade de aerar, o que é bastante atrativo em alguns hospitais que não têm grande número de equipamentos disponíveis. Existem muitos produtos que associam o ácido peracético com o peróxido de hidrogênio, o que eleva ainda mais o poder esterilizante.

O **glutaraldeído** é um produto com ampla atividade antimicrobiana e pode ser utilizado em diversos materiais de uso hospitalar, incluindo plásticos, metais e borracha. Os serviços de saúde utilizam para a esterilização de endoscópios, transdutores, sistemas de diálise, respiradores e equipamentos de anestesia. Uma solução aquosa a 2% de glutaraldeído é bactericida, micobactericida, fungicida e elimina esporos e vírus. No entanto, o tempo de exposição deve ser consultado porque existem variações para produzir os efeitos esperados. Com um tempo de exposição de cerca de 3 horas é possível eliminar esporos de *Clostridiodes difficile*. A desvantagem do produto é que é irritante para os olhos, nariz e garganta e alguns cuidados na manipulação devem ser tomados, como o uso de EPI e o local em que será manipulado deve ter exaustão apropriada. Após a esterilização com o produto, os equipamentos devem ser enxaguados cuidadosamente para eliminar totalmente o produto, porque pode causar sérias complicações clínicas se o paciente for exposto à substância.

Após surtos de micobactérias de crescimento rápido, resistentes ao glutaraldeído, a ANVISA proibiu a desinfecção por métodos de imersão química com a utilização de agentes esterilizantes. Essa norma é aplicada para instrumental cirúrgico e produtos para saúde utilizados em videoscopias com penetração de pele, mucosas, tecidos subepiteliais e sistema vascular, cirurgias abdominais e pélvicas convencionais, cirurgias plásticas com o auxílio de ópticas, mamoplastias e procedimentos de lipoaspiração (RDC 8 – 2009) e em produtos para saúde utilizados na assistência ventilatória e inaloterapia (RDC 15 – 2012).

REFERÊNCIAS BIBLIOGRÁFICAS

Brasil. Ministério da Saúde. RDC222/2018 de 28de março de 2018. Regulamenta as Boas Práticas de Gerenciamento dos Resíduos de Serviços de Saúde e dá outras providências.

Brasil. Ministério da Saúde. ANVISA. RDC 8/2009 de 27 de fevereiro de 2009. Dispõe sobre as medidas para redução da ocorrência de infecções por Micobactérias de Crescimento Rápido – MCR em serviços de saúde.

Brasil. Ministério da Saúde. ANVISA. RDC 15/2012 de 15 de março de 2012. Dispõe sobre requisitos de boas práticas para o processamento de produtos para saúde e dá outras providências.

Ford M. Medical microbiology. 2nd ed. Oxford: Oxford University Press; 2014.

Jorgensen JH, Pfaller MA. Manual of clinical microbiology. 11th ed. Washington, DC: ASM Press; 2015.

Leber AL. Clinical microbiology procedures handbook. Vols. 1 e 2. 4th ed. Washington, DC: American Society for Microbiology; 2016.

Lynne G. Clinical laboratory management. 4th ed. Washington, DC: ASM Press; 2014.

Murray P, Rosenthal K, Pfaller M. Medical microbiology. 8th ed. Philadelphia: Elsevier; 2016.

UNE-EN ISO 11140-1: 2015. Esterilização de produtos para o cuidado da saúde. Indicadores Químicos – Parte 1: Requerimentos gerais (ISO 11140-1:2014).

Wooley D, Byres K. Biological safety: principles and practices. 5th ed. Washington, DC: ASM Press; 2017.

32

CAPÍTULO

Meios de Cultura, Reagentes, Soluções, Corantes e Testes Bioquímicos

Este capítulo tem como objetivo descrever as instruções básicas para a preparação dos meios de cultura, reagentes, soluções, corantes e testes bioquímicos mencionados ao longo dos vários capítulos abordados neste livro.

A grande mioria dos meios aqui descritos está disponível na forma de pó desidratado, não havendo necessidade de ser formulado. Assim, só será citada a fórmula do meio quando não existir a opção comercial. Muitos deles também podem ser adquiridos comercialmente, prontos para uso.

Quando o meio de cultura é preparado no laboratório, alguns cuidados básicos devem ser seguidos para garantir sua qualidade:

- Utilizar os EPI específicos para a manipulação dos produtos e observar os riscos indicados nos rótulos dos frascos de meios de culturas e de reagentes químicos.
- Seguir rigorosamente as recomendações do fabricante descritas na bula do meio (etiqueta externa do frasco).
- Balanças calibradas devem estar disponíveis para pesagem do meio e seus componentes.
- A água utilizada para hidratar os meios deve ser destilada, deionizada ou por osmose reversa. Nunca utilizar água da torneira.
- A vidraria utilizada para o preparo dos meios de cultura deve ser selecionada cuidadosamente com base no seu sistema de distribuição; um exemplo disso seria o preparo de ágar-sangue em frasco tipo Becker. Esse tipo de frasco possui uma boca muito larga, o que dificulta a vedação para manter a esterilidade do meio após autoclavação. Além disso, não é adequado para uma homogeneização eficiente quando adicionamos sangue de carneiro e dificulta a distribuição dos meios em placas quando o processo é realizado manualmente.
- Recomenda-se o uso de tubos com tampa de rosca para evitar o ressecamento.
- Geralmente a validade dos meios de cultura após o preparado é baseada em tubos com tampa de rosca. Durante a autoclavação, a tampa de rosca deve permanecer semiaberta.

- A hidratação do meio em pó, depois de pesado, deve ser realizada inicialmente com pequena quantidade de água até que fique bem hidratado; a seguir, acrescentar o restante da água agitando bem até se tornar uma suspensão homogênea.
- O pH do meio é extremamente importante em alguns casos. O ajuste do pH pode ser feito com solução de HCl e NaOH 0,1N ou 1N, sempre que necessário.
- As condições de esterilização para cada meio devem ser cuidadosamente observadas. Em geral, o processo é realizado a 121°C durante 15 minutos, mas em alguns casos a autoclavação deve ser feita em vapor fluente durante 20 minutos.
- A distribuição dos meios deve ser feita em fluxo laminar ou cabine de segurança biológica para garantir a esterilidade de cada placa ou tubo preparado.
- Para os meios de cultura, reagentes e corantes preparados no laboratório, a cada preparo gerar número de lote e registrar em formulário próprio. O formulário deve conter as seguintes informações:
  - Meio: nome do meio, número do lote, quantidade de unidades de meio preparada, fabricante dos insumos e lotes, método de esterilização, data do preparo, pH, espessura da placa, data de validade, nome e identificação de quem preparou.
  - Reagente: conteúdo (substância e concentração), data do preparo ou recebimento, número do lote, data de abertura ou colocação na rotina, vencimento e riscos químicos conforme FISPQ (Ficha de Informação de Segurança dos Produtos Químicos), sempre que aplicável.
- A etiqueta no meio ou reagente deve conter as seguintes informações, quando aplicável: nome do produto, lote, data de fabricação, validade, temperatura de acondicionamento, responsável pela produção.

Uma amostragem do lote de cada meio **preparado no laboratório** deve ser submetida a um controle de qualidade para verificar a esterilidade e as propriedades nutritivas e seletivas. Em alguns casos específicos, deve ser realizado controle de crescimento e de resposta bioquímica.

Neste capítulo, para cada meio é citado o tipo de controle que deve ser realizado e quais microrganismos podem ser utilizados para essa finalidade, assim como o resultado esperado. Os testes de esterilidade e de propriedades nutritivas e seletivas são aplicáveis apenas aos meios fabricados no laboratório, no entanto, alguns meios comerciais comprados prontos para uso podem perder algumas características importantes durante o transporte e necessitam ser validados pelo usuário no momento do recebimento.

Alguns reagentes citados são componentes complementares necessários para o preparo de determinado meio de cultura.

Os testes bioquímicos inseridos são acompanhados da preparação e da interpretação do teste.

LISTA DE MEIOS, REAGENTES, SOLUÇÕES, CORANTES E TESTES BIOQUÍMICOS CITADOS NESTE CAPÍTULO

MEIOS DE CULTURA

SOLUÇÕES E REAGENTES

CORANTES

TESTES BIOQUÍMICOS

MEIOS DE CULTURA

Existe uma variedade de meios de cultura utilizados na rotina do laboratório de microbiologia clínica, cada um apresentando características próprias que permitem o desenvolvimento *in vitro* de microrganismos e em alguns casos também auxiliam na identificação inicial.

Para garantir a eficácia dos meios de cultura utilizados é necessário fazer seu controle de qualidade antes da utilização na rotina dos pacientes. Todos os meios produzidos pelo laboratório devem obrigatoriamente passar pelo controle de qualidade. Para alguns meios comerciais comprados prontos para uso, é suficiente o controle de qualidade realizado pelo fabricante. Os certificados das validações dos meios comprados prontos devem ser fornecidos pelo fabricante a cada lote de meio comercializado.

Meios comerciais

Conforme documento do CLSI M22-A3 e baseado em estudos realizados quanto à estabilidade dos meios disponíveis, os **meios comerciais** foram classificados em duas categorias: meios que são **isentos** de controle de qualidade quando recebidos pelo laboratório e meios **não isentos** que, mesmo preparados e controlados pelo fabricante, ainda necessitam de novo controle de qualidade pelo laboratório. O quadro 32.1 descreve os meios comerciais isentos e não isentos de controle de qualidade, e o quadro 32.2, as cepas que devem ser testadas nos meios comerciais que necessitam de um controle quando da chegada ao laboratório.

Os meios **isentos adquiridos comercialmente** (prontos para uso) devem passar por uma verificação/inspeção visual quando recebidos pelo laboratório. Registrar em formulário próprio os seguintes itens:

- número do lote, data, prazo de validade;
- temperatura de recebimento do carregamento, se transportado sob refrigeração;
- sinais de contaminação visual;
- placas danificadas/rachadas;
- volume insuficiente ou excessivo de meio;
- ágar descolado da parede de tubos ou placas;
- ágar desidratado, liquefeito, congelado;
- excesso de umidade/água de condensação dentro do meio;
- hemólise em meios contendo sangue (AS, PEA);
- presença excessiva de bolhas e de precipitado; e
- coloração do meio diferente da esperada (provável mudança do pH).

Meios preparados no laboratório

Todos os meios **preparados no laboratório** devem ser testados quanto a esterilidade e desempenho/crescimento ideal antes de utilizar na rotina dos pacientes.

Teste de esterilidade

O teste é realizado incubando o meio preparado e sem ter sido inoculado previamente em estufa na mesma temperatura que será utilizada na rotina (35 ± 2°C) durante 24 a 72 horas. Incubar mais 48 horas à temperatura ambiente (20 a 25°C). O resultado esperado é a ausência de crescimento de microrganismos na amostragem avaliada. Desprezar todo o meio utilizado após a finalização do teste de esterilidade.

A quantidade de meios que deve ser testada de cada lote preparado irá variar com o tamanho do lote produzido. Para um lote preparado de até 100 unidades, retirar 5% do total produzido para o teste de esterilidade. Para lotes maiores, retirar 10 unidades escolhidas aleatoriamente para realizar o teste.

Teste de *performance*

O teste de *performance* ou desempenho verifica as propriedades nutritivas e seletivas do meio, avaliando se o crescimento microbiano se desenvolve adequadamente ou se as características bioquímicas são demonstradas no período apropriado de incubação. Deve ser realizado com inóculo padronizado de culturas-estoques de microrganismos para que os resultados sejam comparáveis. Utilizar cepa de referência ATCC® ou derivadas, adquiridas comercialmente. Microrganismos de ensaio de proficiência (CEQ, controle externo da qualidade) ou isolados de amostras da rotina com mais de 90% de acerto, fenotipicamente estáveis, também podem ser utilizados para o controle de qualidade.

Para verificar as propriedades nutritivas de meios em placa – preparar uma suspensão 0,5 da escala de McFarland do microrganismo e diluir 1:100 (0,05ml em 4,95ml de solução fisiológica estéril). Semear 0,01ml (10µl) da suspensão diluída (10^6UFC/ml) na placa/tubo do meio que será testado.

Para verificar propriedades seletivas de meios em placa – 0,5ml de uma suspensão 0,5 da escala McFarland é diluída em 4,5ml de solução fisiológica estéril (1:10). Semear 0,01ml (10µl) da suspensão diluída (10^7UFC/ml) na placa/tubo do meio que será testado.

Para **meios líquidos**, semear 0,01ml (10µl) de um inóculo 0,5 da escala de McFarland diretamente no meio a ser testado.

Para **testes bioquímicos**, semear 2 a 3 colônias diretamente no meio com o auxílio de fio bacteriológico.

A validade dos meios preparados no laboratório é determinada verificando-se diferentes parâmetros durante um período de tempo. Em geral, a literatura oferece informações sobre a validade máxima de alguns meios quando preparados conforme as especificações.

QUADRO 32.1 – **Meios de cultura comerciais isentos e não isentos de controle de qualidade (validação).**

Tipo de meio	Isento	Não isento
Meios gerais – bacteriologia	Ágar-sangue Caldo tioglicolato	Caldo nutriente Chocolate, ágar
Meios para hemocultura[a]	BHI, caldo Frascos com meio bifásico Tubos de lise centrifugação TSB, caldo TSA, caldo	–
Meios para bactérias gram-positivas	CNA, ágar Manitol SALT, ágar PEA, ágar Meios seletivos para *Streptococcus* do grupo A Enterococcosel, caldo	Todd-Hewitt, caldo Chocolate, ágar com piridoxal
Meios para bactérias gram-negativas	CIN, ágar Citrato, ágar Cled, ágar EMB, ágar GN, caldo Hektoen, ágar MacConkey, ágar SS, ágar Selenito, caldo TCBS, ágar TSI, ágar XLD, ágar	MacConkey com sorbitol
Meios para *Neisseria gonorrhoeae*		Chocolate com IsoVitalex® TM ágar
Meios para *Bordetella pertussis*	–	Reagan-Lowe, ágar Bordet Gengou, ágar
Meios para *Legionella*		BCYE, ágar
Meios para *Campylobacter*		AS Campy Karmali, ágar
Meios para anaeróbios		Ágar sangue anaeróbio (ASANA) PEA, ágar BBE, ágar EYA, ágar KVBL, ágar

(Continua)

QUADRO 32.1 – Meios de cultura comerciais isentos e não isentos de controle de qualidade (validação). *(Continuação)*.

Tipo de meio	Isento	Não isento
Meios para micobactérias	Middlebrook 7H9, caldo Lowenstein-Jensen, ágar Meios de cultura de métodos automatizados[a]	Middlebrook 7H10 e 7H11, ágar
Meios para fungos	Àgar-batata, ágar-fubá Sabouraud dextrose ágar Sabouraund com cloranfenicol/ gentamicina, ágar	-

[a]Formulações dos meios de cultura para hemocultura automatizada (BD e bioMérieux). Fonte: modificado da referência CLSI M22-A3.

QUADRO 32.2 – Procedimento de controle de qualidade de meios de cultura comerciais que devem ser validados em laboratório.

Meio	Atmosfera, tempo de incubação	Microrganismos controle*	Resultado esperado
Chocolate, ágar	CO_2, 35°C, 24 a 48h	*Neisseria gonorrhoeae* (43069) *H. influenzae* (10211)	Crescimento Crescimento
Campylobacter, ágar	Microaerofilia, 42°C, 48h	*C. jejuni* (33291) *E. coli* (25922)	Crescimento Inibição parcial
Meios seletivos para *N. gonorrhoeae*	CO_2, 35°C, 24 a 48h	*N. gonorrhoeae* (43069 ou 43070) *P. mirabilis* (43071) *S. epidermidis* (12228)	Crescimento Inibição parcial Inibição parcial
Meios para *Legionella*[a]	Aeróbia, 48h a 72h, 35°C	*L. pneumophila* (33152) *L. bozemanii* (33217) *L. micdadei* (33204)	Crescimento: fluorescência amarelo--esverdeado em UV Crescimento: fluorescência azul esbranquiçada Crescimento
Meios para *Burkholderia cepacia*[a]	Aeróbia, 48 a 72h, 35°C	*B. cepacia* (25416) *P. aeruginosa* (27853)	Crescimento com zona vermelha Inibição parcial ou total
Meios para *Bordetella pertusis*	CO_2, 48 a 72h, 35°C	*B. pertusis* (12742)	Crescimento

*Utilizar cepa de referência ATCC® adquirida de fornecedores credenciados. [a]Microrganismos de ensaio de proficiência (CEQ) ou isolados de amostras da rotina com mais de 90% de acerto, fenotipicamente estáveis, também são apropriados para o controle de qualidade. Fonte: adaptado CLSI M22-A3. 2004.

Frequência do controle de qualidade

Existem normas para a realização do controle de qualidade com a finalidade de verificar o desempenho de meios de cultura, corantes e reagentes durante o uso diário. O quadro 32.3 mostra a frequência em que deve ser realizado o controle de qualidade de alguns meios, corantes e reagentes utilizados no laboratório de microbiologia.

QUADRO 32.3 – Resumo da frequência do controle de qualidade de alguns meios de cultura, corantes e reagentes, utilizados em laboratório.

Frequência	Teste, reagente, meio e corante
A cada dia de uso	Corantes para a coloração de Ziehl-Neelsen
A cada novo lote e nova remessa	Betalactamase (cefinase) Bile-solubilidade CAMP (teste) H_2O_2 (catalase) Coagulase DNase Hipurato (caldo) Oxidase, (tiras) PYR (disco) Reagente de indol Meios de cultura preparados pelo laboratório
Semanal e a cada novo lote e nova remessa	Corantes para a coloração de Gram Optoquina (disco) X e V (discos)
Mensalmente e a cada novo lote e nova remessa	Antissoros (sorotipagens) Bile-esculina ágar Caldo NaCl a 6,5%
A cada novo lote	Meios de cultura preparados no laboratório
A cada novo lote e a cada novo recebimento do produto	Meios comprados prontos para uso (Ex.: AS Campy ou ágar Karmali, CHOC, TM, BCYE)

Registro do controle de qualidade

Todos os resultados dos controles de qualidade de meios de cultura, provas bioquímicas, corantes, reagentes etc. devem ser registrados em formulários próprios contendo todas as informações necessárias sobre o produto testado, o resultado obtido e o esperado. Manter os registros arquivados durante cinco anos.

A3 (Trans-PPLO)

Finalidade – meio utilizado para o transporte de amostras clínicas para cultura de *Mycoplasma* spp. e *Ureaplasma urealyticum*.

Materiais

- Tubos de 11 × 100mm com tampa de rosca.
- Filtro Millipore – 0,22µ.

Composição

- Sacarose – 6,84g.
- Tampão-fosfato de sódio monobásico 16mM/l-27ml.
- Tampão-fosfato de sódio dibásico 20mM/l-73ml.

- Suplementos para 100ml:
  - soro estéril de cavalo: 6ml;
  - penicilina G (200.000U/ml): 4ml;
  - polimixina B (5.000mg/ml): 2ml;
  - anfotericina B (5.000mg/ml): 0,2ml.

Preparação

- Pesar a sacarose e adicionar as soluções-tampão.
- Homogeneizar e esterilizar por filtração (0,22µ).
- Para 100ml do meio base adicionar os suplementos assepticamente.
- Ajustar o pH (7,0 a 7,4).
- Homogeneizar e distribuir 1,5ml em tubo com tampa de rosca.

  Cor do meio: incolor.

Validade – dois meses, se conservado de 2 a 8°C.

Inoculação e incubação – inocular a amostra clínica logo após a coleta, diretamente no tubo. Manter a amostra refrigerada até a realização do teste.

Leitura e interpretação – não aplicáveis

Controle de qualidade

Esterilidade – retirar uma amostragem do lote preparado e colocar em estufa a 35 ± 2°C durante 24 horas. Se não houver turvação, liberar o meio para uso.

A7, ÁGAR

Finalidade – meio sólido utilizado para observar a morfologia típica de colônias de *Mycoplasma hominis* e *Ureaplasma urealyticum/parvum* após semeadura de amostras clínicas.

Materiais

- Balão de fundo chato.
- Placas de Petri estéreis (90mm).

Composição

- **Meio base**
  - meio TSB: 4,8g;
  - sulfato de manganês: 0,031g;
  - Ionagar nº 2 ou ágar Noble: 2,1g;
  - água destilada: 165ml.
- **Suplemento para 165ml de meio**
  - soro estéril de cavalo: 20ml;
  - extrato de levedura estéril (25%): 10ml;
  - solução de ureia a 20%: 1ml;
  - L-cisteína a 1%: 2ml;
  - penicilina G (200.000U/ml): 2ml;
  - ampicilina (100.000mg/ml): 1ml;

– anfotericina B (5.000mg/ml): 0,1ml;
– suplemento VX: 1ml;
– L-arginina a 30%: 0,2ml.

Preparação

- Pesar todos os ingredientes do meio base em um balão de fundo chato, menos o ágar.
- Adicionar água destilada.
- Homogeneizar e ajustar o pH para 5,5.
- Adicionar o ágar e homogeneizar.
- Autoclavar a 121°C durante 15 minutos.
- Retirar da autoclave e manter em banho-maria a 50°C.
- Para 165ml de meio base, adicionar os suplementos e homogeneizar.
- Ajustar o pH (5,8 a 6,2).
- Distribuir em placas de Petri estéreis.

Cor do meio: palha.

Validade – dois meses, se conservado embalado protegido da luz de 2 a 8°C.

Inoculação e incubação – semear 20µl da amostra clínica preservada no meio de A3 na placa de A7, conforme descrito no Capítulo 24. Deixar o inóculo secar e incubar a 35 ± 2°C em microaerofilia durante até 5 dias.

Leitura e interpretação – observar as placas em microscópio com objetiva de 20×. Colônias de *Mycoplasma hominis* apresentam morfologia similar a um ovo frito. Colônias de *Ureaplasma urealyticum* se apresentam como pontos escuros e geralmente próximas às células epiteliais (Figura 24.2).

Controle de qualidade

Esterilidade – retirar uma amostragem do lote preparado e colocar em estufa a 35 ± 2°C durante 24 horas. Se não houver crescimento, liberar o meio para uso.

Teste de *performance* – retirar uma amostra do caldo A3 positivo para *M. hominis* ATCC 23114 e *U. urealyticum/parvun* ATCC 27815 e semear em placa de A7. Incubar a placa a 35 ± 2°C em microaerofilia. Se for observado crescimento em até cinco dias, liberar o lote para uso.

AS, ÁGAR-SANGUE

Finalidade – meio não seletivo que permite o crescimento da maioria dos microrganismos gram-positivos e gram-negativos. Permite também verificar a atividade hemolítica de alguns microrganismos.

Materiais

- Balão de fundo chato.
- Placas de Petri estéreis (90mm).

Composição

- Meio base – ágar tríptico de soja (TSA) ou ágar Columbia.
- Sangue de carneiro.

Preparação

- Pesar e hidratar o meio conforme instruções do fabricante.
- Autoclavar a 121°C durante 15 minutos.
- Retirar da autoclave e resfriar até 50°C.
- Adicionar 50ml de sangue de carneiro para cada litro de meio base.
- Homogeneizar e distribuir 20 a 25ml em placas de 90mm.
- Deixar esfriar à temperatura ambiente.

Cor do meio: vermelha.

> Evitar a formação de espuma homogeneizando lentamente o meio.

Validade – quatro meses, se conservado embalado de 2 a 8°C.

Inoculação e incubação – semear a amostra de material clínico diretamente na placa por esgotamento e incubar a 35 ± 2°C durante 24 horas, em estufa de CO_2.

Leitura e interpretação – as colônias devem crescer no meio após 24 horas de incubação. Colônias de *S. aureus* apresentam no seu redor um halo que mostra que as hemácias foram lisadas, colônias de *S.* do Grupo Viridans ou *S. pneumoniae* apresentam ao redor cor esverdeada indicando hemólise parcial e alguns bacilos gram-negativos ou *E. faecalis* não apresentam mudança do meio ao redor da colônia.

Controle de qualidade

Esterilidade – retirar uma amostragem do lote preparado e colocar em estufa a 35 ± 2°C durante 24 horas. Se não houver crescimento, liberar o meio para uso.

Teste de *performance* – semear 0,01ml (10µl) da suspensão contendo 10^6UFC/ml na placa e incubar a 35 ± 2°C durante 24 horas em estufa de CO_2. Se as bactérias crescerem em 24 horas, com as características descritas abaixo, liberar o lote para uso.

Controle	Microrganismo (ATCC® Nº)[a]	Resultado esperado
Performance	*Streptococcus pyogenes* (19615)	Colônias com hemólise total (beta)
	Streptococcus pneumoniae (6305)	Colônias com hemólise parcial (alfa)
	S. aureus (25923)	Crescimento
	E. coli (25922)	Crescimento

[a]Apesar de estar listada uma cepa ATCC, qualquer cepa que produz um resultado igual é aceitável para o controle.

ASANA, ÁGAR-SANGUE ANAERÓBIO

Finalidade – meio não seletivo utilizado para o isolamento de bactérias anaeróbias.

Materiais

- Balão de fundo chato.
- Placas de Petri estéreis (90mm).

Composição

- Meio de Brucella ágar.
- Sangue de carneiro.
- Solução de hemina:
  - hemina: 0,5g;
  - NaOH 1N: 10ml.

Dissolver a hemina com NaOH e completar q.s.p. 100ml de água destilada. Homogeneizar e autoclavar a 121°C durante 15 minutos (solução válida por um mês se conservada de 2 a 8°C).

- Solução de vitamina K1:
  - vitamina K1: 1g;
  - etanol: 99ml.

Esterilizar por filtração (Millipore 0,22µ).

Preparação

- Pesar e hidratar o meio conforme instruções do fabricante.
- Autoclavar a 121°C durante 15 minutos.
- Retirar da autoclave e resfriar a 50°C.
- Adicionar assepticamente 1ml da solução de hemina, 1ml da solução de vitamina K1 e 5% de sangue de carneiro.
- Homogeneizar, evitando formação de espuma.
- Distribuir 25 a 30ml em cada placa de Petri estéril.
- Deixar esfriar à temperatura ambiente.
  Cor do meio: vermelha.

Validade – quatro meses, se conservado embalado de 2 a 8°C.

Inoculação e incubação – semear a amostra de material clínico diretamente na placa por esgotamento e incubar a 35 ± 2°C em anaerobiose durante 48 a 72 horas. Se não houver um indicador de anaerobiose no sistema utilizado, colocar na jarra um tubo contendo caldo tioglicolato com resazurina (superfície rosa) ou azul de metileno (superfície verde) para o controle de anaerobiose e incubar a 35 ± 2°C durante 48 horas. A produção de anaerobiose é indicada quando o meio de tioglicolato fica incolor na superfície do meio.

Leitura e interpretação – cada colônia apresenta características específicas no ASANA. Realizar o teste de respiração para se certificar que o microrganismo é anaeróbio.

Controle de qualidade

Esterilidade – retirar uma amostragem do lote preparado e colocar em estufa a 35 ± 2°C durante 24 horas. Se não houver crescimento, liberar o meio para uso.

Teste de *performance* – semear 0,01ml (10µl) da suspensão contendo 10^6UFC/ml do microrganismo anaeróbio na placa e incubar a 35 ± 2°C durante 48 horas em anaerobiose. Se as bactérias crescerem em 48 horas, com as características específicas da espécie, liberar o lote para uso.

Controle	Microrganismo (ATCC® Nº)[a]	Resultado esperado
Crescimento	*Peptostreptococcus anaerobius* (27337)	Crescimento
	Porphyromonas levii (29147)	Crescimento
	Fusobacterium nucleatum (25586)	Crescimento
	Clostridium perfingens (13124)	Crescimento; beta-hemólise
	B. fragilis (25285)	Crescimento

[a]Apesar de estar listada uma cepa ATCC®, qualquer cepa que produz um resultado igual é aceitável para o controle

ÁGUA PEPTONADA ALCALINA

Finalidade – meio utilizado para o transporte e cultivo de *Vibrio* spp.

Materiais

- Balão de fundo chato.
- Tubos de 15 × 150mm com tampa de rosca.

Composição

- Peptona – 10g.
- NaCl – 5g.
- Água destilada – 1.000ml.

  pH = 9,0.

Preparação

- Dissolver os ingredientes em água destilada.
- Ajustar o pH (com NaOH 1N).
- Distribuir 10ml em cada tubo, tampar sem rosquear totalmente.
- Autoclavar a 121°C durante 15 minutos.
- Retirar da autoclave e fechar bem os tubos.
- Deixar esfriar à temperatura ambiente.

  Cor do meio: incolor.

Validade – seis meses, se conservado bem fechado e mantido de 2 a 8°C.

Inoculação e incubação – inocular a amostra de fezes no meio. Incubar a 35 ± 2°C durante 5 a 6 horas. Com o auxílio de uma alça bacteriológica semear uma porção da parte superficial do meio de transporte diretamente em uma placa de TCBS.

Leitura e interpretação – não aplicável.

Controle de qualidade

Esterilidade – retirar uma amostragem do lote preparado e colocar em estufa a 35 ± 2°C durante 24 horas. Se não houver turvação do meio, liberar para uso.

Teste de *performance* – semear 0,01ml (10µl) da suspensão de 10^6UFC/ml da cepa controle no meio e incubar a 35 ± 2°C durante 5 a 6 horas. Semear uma amostra da água peptonada em placas de TCBS. Se houver crescimento adequado das colônias no meio de TCBS em 24 horas, liberar o lote para uso.

Controle	Microrganismo (ATCC® Nº) [a]	Resultado esperado
Propriedade nutritiva	*Vibrio alginolyticus* (17749)	Crescimento de colônias amarelas no TCBS

[a]Apesar de estar listada uma cepa ATCC, qualquer cepa que produz um resultado igual é aceitável para o controle.

AS CAMPY

Finalidade – meio utilizado para o isolamento de *Campylobacter jejuni* de amostras de fezes.

Materiais

- Balão de fundo chato.
- Placas de Petri estéreis de 90mm.

Composição

- Meio de ágar Campy.
- Suplemento de antibióticos:
  - cefalotina: 0,015g;
  - vancomicina: 0,01g;
  - trimetoprima: 5,0mg;
  - anfotericina B: 2,0mg;
  - polimixina B: 2.500U;
  - água destilada estéril q.s.p.: 10ml;

  Esterilizar por filtração.

Preparação

- Dissolver o meio em água destilada.
- Autoclavar a 121°C durante 15 minutos.
- Retirar da autoclave e resfriar até 50°C.
- Adicionar o suplemento de antibióticos.
- Homogeneizar e distribuir em placas.
- Deixar esfriar à temperatura ambiente.

  Cor do meio: vermelha.

Validade – três meses, se conservado embalado de 2 a 8°C.

Inoculação e incubação – semear a amostra de fezes diretamente no meio e incubar a 42 ± 1°C durante 48 horas em microaerofilia.

Leitura e interpretação – as colônias crescem acinzentadas, brilhantes e irregulares após o período de incubação.

Controle de qualidade

Esterilidade – retirar uma amostragem do lote preparado e colocar em estufa a 35 ± 2°C durante 24 horas. Se não houver crescimento, liberar o meio para uso.

Teste de *performance* – semear 0,01ml (10µl) da suspensão 10^6UFC/ml de *Campylobacter jejuni* e 0,01ml (10µl) da suspensão 10^7UFC/ml de *Escherichia coli*. Incubar a 42 ± 1°C em microaerofilia durante 48 horas. Se houver crescimento adequado de *C. jejuni* e inibição de *E. coli* em 48 horas, liberar o lote para uso.

Controle	Microrganismo (ATCC® Nº)[a]	Resultado esperado
Propriedade nutritiva	*C. jejuni* (33291)	Crescimento
Propriedade seletiva	*E. coli* (25922)	Inibição

[a]Apesar de estar listada uma cepa ATCC, qualquer cepa que produz um resultado igual é aceitável para o controle.

BATATA, ÁGAR

Finalidade – meio utilizado para fazer microcultivo para a identificação do aspecto micromorfológico dos fungos.

Materiais

- Balão de fundo chato.
- Placas de Petri estéreis de 90mm.

Composição

- Glicose – 5g.
- Ágar – 7,5g.
- Batatas – 100g.
- Água destilada – 500ml.

Preparação

- Descascar as 100g de batatas e adicionar 500ml de água.
- Ferver as batatas durante 30 minutos.
- Filtrar a infusão.
- Adicionar o ágar e ferver até dissolver.
- Adicionar a glicose e completar o volume com água até 500ml.
- Esterilizar em autoclave a 121°C durante 15 minutos.
- Distribuir em 18ml em placas de 90mm.
  Cor do meio: palha.

Validade – 45 dias, se conservado embalado de 2 a 8°C.

Inoculação e incubação – cortar um cubo do ágar batata e colocar em uma lâmina. Semear o fungo nas laterais do cubo e depositar uma lamínula em cima. Incubar a 30°C durante 8 a 10 dias.

Leitura e interpretação – após o período de incubação colocar uma gota de azul de lactofenol sobre uma lâmina e depositar a lamínula que ficou sobre o ágar. Examinar ao microscópio.

Controle de qualidade

Esterilidade – retirar uma amostragem do lote preparado e colocar em estufa a 35 ± 2°C durante 24 horas. Se não houver crescimento, liberar para uso.

Teste de *performance* – semear 0,01ml (10µl) da suspensão 10^6UFC/ml de *C. albicans* e *T. mentagrophytes*. Incubar a 30 ± 2°C durante até 8 dias. Se houver crescimento liberar o lote para uso.

Controle	Microrganismo (ATCC® Nº)[a]	Resultado esperado
Propriedade nutritiva	*C. albicans* (60193)	Crescimento
	T. mentagrophytes (9533)	Crescimento

[a]Apesar de estar listada uma cepa ATCC, qualquer cepa que produz um resultado igual é aceitável para o controle.

BBE (Bacteroides Bile Esculin Agar), ÁGAR

Finalidade – meio seletivo para o isolamento e identificação presuntiva de *Bacteroides* do grupo *fragilis*.

Materiais

- Balão de fundo chato.
- Placas de Petri estéreis (90mm).

Composição

- Meio de BBE.
- Solução de gentamicina:
  - gentamicina: 0,4mg;
  - água destilada q.s.p.: 10ml.

Esterilizar por filtração (Millipore 0,22µ).

- Solução de hemina:
  - hemina: 0,5g;
  - NaOH 1N: 10ml.

Dissolver a hemina com NaOH e completar q.s.p. 100ml de água destilada. Homogeneizar e autoclavar a 121°C durante 15 minutos (solução válida por um mês se conservada de 2 a 8°C).

- Solução de vitamina K1:
  - vitamina K1: 1g;
  - etanol q.s.p.: 99ml.

Esterilizar por filtração (Millipore 0,22µ).

Preparação

- Pesar e hidratar o meio conforme as instruções do fabricante.
- Autoclavar a 121°C durante 15 minutos.
- Retirar da autoclave e resfriar até 50°C.
- Adicionar 2,5ml da solução de hemina, 2,5ml da solução de gentamicina e 1ml da solução de vitamina K_1 para um litro de meio.
- Homogeneizar e distribuir 25 a 30ml nas placas de Petri estéreis (90mm).
- Deixar esfriar à temperatura ambiente.
  Cor do meio: palha.

Validade – dois meses, se conservado embalado de 2 a 8°C.

Inoculação e incubação – semear o material clínico diretamente no meio de cultura e incubar a 35 ± 2°C durante 48 horas em anaerobiose.

Leitura e interpretação – as colônias de *Bacteroides* do grupo *fragilis* são cinzas, circulares e elevadas. A hidrólise da esculina é indicada pela produção de uma zona de cor preta ao redor da colônia.

Controle de qualidade

Esterilidade – retirar uma amostragem do lote preparado e colocar em estufa a 35 ± 2°C durante 24 horas. Se não houver crescimento, liberar o meio para uso.

Teste de *performance* – semear 0,01ml (10µl) da suspensão 10^6UFC/ml de *Bacteroides* do grupo *fragilis* e 0,01ml (10µl) da suspensão 10^7UFC/ml de *Clostridium perfringens* no meio. Incubar a placa em anaerobiose. Crescimento adequado de *B.* do grupo *fragilis* e inibição de *C. perfringens* em 48 horas, liberar o lote para uso.

Controle do meio	Microrganismo (ATCC® Nº)[a]	Resultado esperado
Propriedade nutritiva	*B.* do grupo *fragilis* (25285)	Crescimento de colônias enegrecidas
Propriedade seletiva	*C. perfringens* (13124)	Inibição

[a]Apesar de estar listada uma cepa ATCC, qualquer cepa que produz um resultado igual é aceitável para o controle.

BCYE (Buffered Charcoal Yeast Extract), ÁGAR SELETIVO E NÃO SELETIVO

Finalidade – meio para o isolamento e cultivo de *Legionella* spp. a partir de amostras clínicas ou ambientais.

Materiais

- Balão de fundo chato.
- Placas de Petri estéreis (90mm).

Composição

- Meio *Legionella* ágar-base.
- Solução de pirofosfato de ferro (preparar no momento do uso):
  - pirofosfato de ferro: 0,125g;
  - água destilada q.s.p.: 5ml.

Pesar, hidratar e homogeneizar até completa dissolução, filtrar com Millipore 0,22µ e manter ao abrigo da luz até o uso.

- Solução de antimicrobianos:
  - vancomicina (0,5µg/ml): 0,5ml;
  - polimixina B (40U/ml): 1ml;
  - anfotericina B (80µg/ml): 0,5ml.
- Solução de L-cisteína (preparar no momento do uso):
  - L-cisteína: 0,2g;
  - água destilada q.s.p.: 5ml.

Pesar a L-cisteína, colocar no tubo de ensaio e macerar com bastão de vidro até tornar o pó bem fino. Colocar a água destilada, homogeneizar e filtrar com Millipore 0,22µ.

Preparação

Meio não seletivo

- Pesar e hidratar o meio conforme as instruções do fabricante.
- Ajustar o pH entre 6,9 e 7,0 com KOH 1N. Não é necessário aquecer para dissolver o ágar antes da esterilização.
- Esterilizar a 121°C durante 15 minutos.
- Deixar esfriar e adicionar a L-cisteína e a solução de pirofosfato de ferro recém-preparadas e homogeneizar bem.
- Distribuir em placas de Petri.
- Deixar esfriar à temperatura ambiente.

Meio seletivo

- Pesar e hidratar o meio conforme as instruções do fabricante.
- Ajustar o pH entre 6,9 e 7,0 com KOH 1N. Não é necessário aquecer para dissolver o ágar antes da esterilização.
- Esterilizar a 121°C durante 15 minutos.
- Deixar esfriar, adicionar a solução de antibióticos e depois a solução de L-cisteína e pirofosfato e homogeneizar bem.
- Distribuir em placas de 90mm. Marcar as placas como meio seletivo.
- Deixar esfriar à temperatura ambiente.

Cor do meio: preto-esverdeada.

Validade – dois meses, se conservado embalado de 2 a 8°C.

Inoculação e incubação – semear as amostras ou os materiais clínicos diretamente nos meios de cultura ou se necessário fazer uma descontaminação prévia com KCl (pH 2,2).

Leitura e interpretação – após o terceiro dia de incubação, colônias acinzentadas e translúcidas são sugestivas de *Legionella*. Elas não são facilmente retiradas do ágar com o auxílio de alça bacteriológica e apresentam textura de goma de mascar. É comum encontrar colônias de *Legionella* de diferentes tamanhos.

Controle de qualidade

Esterilidade – retirar uma amostragem do lote preparado e colocar em estufa a 35 ± 2°C durante 24 horas. Se não houver crescimento, liberar o meio para uso.

Teste de *performance* – semear 0,01ml (10µl) da suspensão 10^6UFC/ml de *L. pneumophila* no meio seletivo e não seletivo e 0,01ml (10µl) da suspensão de 10^7UFC/ml de *S. aureus* no meio seletivo. Incubar a 35 ± 2°C em câmara úmida durante até sete dias, examinando as placas diariamente. Crescimento adequado de *L. pneumophila* em meio seletivo e não seletivo e inibição de *S. aureus* em meio seletivo após 72- 96 horas, liberar o lote para uso.

Controle	Microrganismo (ATCC® Nº)[a]	Resultado esperado
Propriedade nutritiva	*L. pneumophila* (33152) *L. bozemanii* (33217)	Crescimento Crescimento
Propriedade seletiva	*S. aureus* (25923)	Inibição no meio seletivo
	E. coli (25922)	Inibição no meio seletivo

[a]Apesar de estar listada uma cepa ATCC, qualquer cepa que produz um resultado igual é aceitável para o controle.

BHI (Brain Heart Infusion), CALDO

Finalidade – meio utilizado para o cultivo de bactérias (fastidiosas e não fastidiosas, aeróbias e anaeróbias facultativas) e fungos de uma variedade de materiais clínicos. Pode também ser utilizado para o preparo do inóculo para o teste de sensibilidade quando utilizado o método de crescimento.

Materiais

- Balão de fundo chato.
- Tubos de 12 × 120mm com tampa de rosca.

Composição

Meio de BHI.

Preparação

- Pesar e hidratar o meio conforme as instruções do fabricante.
- Distribuir 1,5ml em cada tubo de 12 × 120mm.
- Fechar os tubos com tampão de algodão ou tampa de rosca.
- Autoclavar a 121°C durante 15 minutos.
- Retirar o material e deixar esfriar à temperatura ambiente.
  Cor do meio: amarelo-clara.

Validade – 12 meses, se conservado de 2 a 8°C.

Inoculação e incubação – inocular a bactéria e incubar a 35 ± 2°C durante 24 horas.

Leitura e interpretação – as bactérias e fungos se desenvolvem bem nesse meio. Após o crescimento guardar o meio inoculado na geladeira ou à temperatura ambiente, dependendo da bactéria.

Controle de qualidade

Esterilidade – retirar uma amostragem do lote preparado e colocar em estufa a 35 ± 2°C durante 24 horas. Se houver turvação (crescimento), desprezar o lote.

Performance – preparar uma suspensão 10^6UFC/ml de *Escherichia coli* e semear 0,01ml (10µl) da suspensão no meio. Incubar a 35 ± 2°C durante 24 horas. Se a bactéria crescer em 24 horas, o meio pode ser liberado para uso.

BHM (Belo Horizonte Medium), ÁGAR

Finalidade – meio utilizado para o isolamento, identificação e cultivo de *Helicobacter pylori.*

Materiais

- Balão de fundo chato.
- Placas de Petri estéreis de 90mm.

Composição

- Meio de Columbia ágar.
- Sangue de carneiro.

- Solução de estoque de antimicrobianos:
  - vancomicina: 0,6g em 100ml de água destilada;
  - ácido nalidíxico: 2g em 100ml de água destilada;
  - anfotericina B: 0,2g em 100ml de água destilada.

Filtrar as soluções com Millipore 0,22µ e manter na geladeira.

- TTC (cloreto de trifeniltetrazólio)

Colocar 4g em 100ml de água destilada. Filtrar a solução com Millipore 0,22µ e manter na geladeira.

Preparação

- Pesar e hidratar o meio para 1 litro, conforme as recomendações do fabricante.
- Autoclavar a 121°C durante 15 minutos.
- Após esterilização, deixar esfriar até 50°C e acrescentar 100ml de sangue de carneiro por litro de meio (10%), 1ml de cada solução de antimicrobianos e 1ml da solução de TTC.
- Distribuir nas placas.
  Cor do meio: vermelha.

> Evitar o uso de sangue de carneiro fresco, pois pode conter substâncias inibitórias para *H. pylori*.

Validade – três meses, se conservado embalado de 2 a 8°C.

Inoculação e incubação – semear os fragmentos de biópsia diretamente no meio de cultura esfregando em toda a extensão do meio. Incubar a 35 ± 2°C em microaerofilia durante 5 dias.

Leitura e interpretação – colônias pequenas com aspecto metálico são sugestivas de *Helicobacter pylori*. Para a confirmação, fazer exame microscópico pelo método de Gram, testes da oxidase e da ureia rápida.

Controle de qualidade

Esterilidade – retirar uma amostragem do lote preparado e colocar em estufa a 35 ± 2°C durante 24 horas. Se não houver crescimento, liberar o meio para uso.

Teste de *performance* – semear 0,01ml (10µl) da suspensão de 10^6UFC/ml de *H. pylori* em toda a superfície da placa. Dividir ao meio a outra placa de BHM e semear 0,01ml (10µl) da suspensão 10^7UFC/ml de *C. albicans* em uma parte da placa e na outra parte semear 0,01ml (10µl) da suspensão 10^7UFC/ml de *E. coli*. Incubar a 35 ± 2°C em jarra com gerador de microaerofilia até 5 dias. Se houver crescimento adequado de *H. pylori* em meio de BHM e inibição de *E. coli* e *C. albicans* após 4 a 5 dias, liberar o lote para uso.

Controle	Microrganismo (ATCC® N°)[a]	Resultado esperado
Propriedade nutritiva	*H. pylori* (43504)	Crescimento
Propriedade seletiva	*E. coli* (25922)	Inibição
Propriedade seletiva	*C. albicans* (60193)	Inibição

[a]Apesar de estar listada uma cepa ATCC, qualquer cepa que produz um resultado igual é aceitável para o controle.

BORDET GENGOU, ÁGAR

Finalidade – meio de cultura recomendado para o isolamento de *Bordetella* spp. de amostras clínicas.

Materiais

- Balão de fundo chato.
- Placas de Petri estéreis de 90mm.

Composição

- Meio de ágar Bordet Gengou.
- Sangue de carneiro ou coelho.
- Solução de cefalexina:
  - cefalexina: 0,04g;
  - água destilada: 10ml.

Filtrar a solução com Millipore 0,22µ.

Preparação

- Pesar e hidratar o meio conforme indicações do fabricante.
- Autoclavar a 121°C durante 15 minutos.
- Deixar esfriar até 50°C e acrescentar assepticamente 20ml de sangue de carneiro ou coelho para cada 100ml de meio.
- Adicionar 10ml/litro da solução de cefalexina.
- Distribuir em placas de Petri estéreis de 90mm.
- Resfriar à temperatura ambiente.
- Cor do meio: vermelha.

Validade – um mês, se conservado embalado de 2 a 8°C.

Inoculação e incubação – semear a amostra clínica diretamente no meio de cultura e incubar a 35 ± 2°C até quatro dias em câmara úmida com leitura diária.

Leitura e interpretação – *Bordetella pertussis*: colônias brilhantes circundadas por uma zona de hemólise com aspecto de gota de mercúrio. *Bordetella parapertussis*: possui crescimento semelhante, mas são menos elevadas e mais cinzas com hemólise maior.

Controle de qualidade

Esterilidade – retirar uma amostragem do lote preparado e colocar em estufa a 35 ± 2°C durante 24 horas. Se não houver crescimento, liberar o meio para uso.

Teste de *performance* – semear 0,01ml (10µl) da suspensão 10^6UFC/ml de *B. pertussis* e *B. bronchiseptica* em toda a superfície da placa. Na outra placa semear 0,01ml (10µl) da suspensão 10^7UFC/ml de *S. aureus*. Incubar a 35 ± 2°C até quatro dias em câmara úmida com leitura diária. Liberar o lote se houver crescimento adequado de *B. pertussis e B. bronchiseptica* e se o *S. aureus* for inibido.

Controle	Microrganismo (ATCC® Nº)[a]	Resultado esperado
Propriedade Nutritiva	*B. pertussis* (12742)	Crescimento
	B. bronchiseptica (10580)	Crescimento
Propriedade Seletiva	*S. aureus* (25923)	Inibição

[a]Apesar de estar listada uma cepa ATCC, qualquer cepa que produz um resultado igual é aceitável para o controle.

BRUCELLA COM 15% DE GLICEROL, CALDO

Finalidade – manutenção e preservação de microrganismos.

Materiais

- Balão de fundo chato.
- Tubos de 15× 150mm com tampa de rosca.
- Tubos *eppendorff* estéreis ou *biofreezer*.

Composição

- Meio de caldo Brucella.
- Glicerol.

Preparação

Pesar e hidratar o meio conforme instruções do fabricante, na quantidade desejada (Quadro 32.4).

QUADRO 32.4 – **Proporções de caldo Brucella e glicerol para a preparação do meio.**

H_2O (ml)	Caldo Brucella (g)	Glicerol a 15% (ml)
850	28	150
255	8,4	45
85	2,8	15

- Adicionar o volume necessário de glicerol e homogeneizar.
- Distribuir em tubos com tampa de rosca.
- Autoclavar 121°C durante 15 minutos com as tampas semiabertas.
- Retirar da autoclave e deixar esfriar à temperatura ambiente.
  Cor do meio: amarelo-clara.

Validade – seis meses, se conservado de 2 a 8°C.

Inoculação e incubação – distribuir 0,5ml nos tubos *eppendorf* estéreis ou *biofreezer* contendo o caldo. Inocular várias alçadas cheias do crescimento bacteriano no caldo. Homogeneizar vigorosamente. Conservar no *freezer* –20°C ou –70°C.

Leitura e interpretação – não aplicável.

Controle de qualidade

Esterilidade – retirar uma amostragem do lote preparado e colocar em estufa a 35 ± 2°C durante 24 horas. Se não houver turvação, liberar o lote para uso.

CARY-BLAIR

Finalidade – utilizado para o transporte e preservação de amostras de fezes para cultura.

Materiais

- Balão de fundo chato ou Becker.
- Frasco de boca larga com tampa de rosca estéril.

Composição

- Tioglioclato de sódio – 1,5g.
- Fosfato dissódico (Na_2HPO_4) – 1,1g.
- NaCl – 5g.
- Ágar – 2g.
- Água destilada – 991ml.
- Solução de cloreto de cálcio a 1%:
  - cloreto de cálcio: 1g;
  - água destilada: 100ml.

Dissolver o cloreto de cálcio, agitando bem. Estocar em frasco âmbar sob refrigeração.

- Solução de vermelho de fenol a 2%:
  - vermelho de fenol: 2g;
  - água destilada: 100ml.

Dissolver o vermelho de fenol e estocar em frasco âmbar sob refrigeração.

- NaOH 1N.

Preparação

- Pesar o tioglicolato, o fosfato dissódico, o NaCl e o ágar em um Becker e dissolver com água destilada passando para um balão de fundo chato.
- Aquecer até completa dissolução do ágar.
- Resfriar o meio até aproximadamente 50°C.
- Acrescentar 9ml da solução de cloreto de cálcio a 1%, 4 gotas da solução de vermelho de fenol a 2% e 1ml de NaOH 1N.
- Aferir o pH (8,4-8,6).
- Esterilizar durante 15 minutos em vapor fluente.
- Retirar da autoclave e resfriar.
- Distribuir assepticamente em frascos de boca larga com tampa de rosca, deixar à temperatura ambiente.

  Cor do meio: rosa-clara.

Validade – seis meses, se conservado fechado à temperatura ambiente.

Inoculação e incubação – uma pequena porção de fezes (1 colher das de chá) deve ser adicionada ao meio Cary-Blair e a amostra encaminhada à temperatura ambiente ou refrigerada ao laboratório.

Leitura e interpretação – a partir da amostra conservada em Cary-Blair semear em meios específicos para enteropatógenos. Após 24 horas de incubação a 35 ± 2°C no meio específico, verificar o crescimento de colônias típicas de enteropatógenos (ver Capítulo 12).

Controle de qualidade

Esterilidade – retirar uma amostragem do lote preparado e colocar em estufa a 35 ± 2°C durante 24 horas. Se o meio não ficar amarelo, liberará-lo para uso.

Teste de *performance* – inocular 10µl de uma suspensão (0,5 de McFarland) de *C. jejuni, S. flexneri* e *Y. enterocolitica* no meio de Cary-Blair, homogeneizar e manter à temperatura ambiente até 12 horas. Após o tempo de incubação, semear em ágar SS e incubar a 35 ± 2°C durante 24 horas. Liberar lote se houver crescimento de colônias características.

Controle	Microrganismo (ATCC® Nº)[a]	Resultado esperado
Propriedade nutritiva	*C. jejuni* (33291)	Crescimento
	S. flexneri (12022)	Crescimento
	Y. enterocolitica (9610)	Crescimento

[a]Apesar de estar listada uma cepa ATCC, qualquer cepa que produz um resultado igual é aceitável para o controle.

CETRIMIDA (Pseudosel, Ágar), ÁGAR

Finalidade – meio seletivo utilizado para isolamento e identificação de *Pseudomonas aeruginosa*. Outras bactérias são inibidas pelo composto cetrimida (brometo de cetilmetilamônio). Meio utilizado também para verificar a produção de piocianina pelas cepas de *P. aeruginosa*.

Materiais

- Balão de fundo chato.
- Tubos de 15 × 150mm com tampa de rosca.

Composição

- Ágar cetrimida (*pseudomonas selective agar base*).
- Glicerol.

Preparação

- Pesar e hidratar o meio conforme as instruções do fabricante.
- Adicionar 10ml de glicerol para um litro de meio.
- Aquecer até dissolver o ágar.
- Distribuir 8ml em tubos com tampa de rosca de 15 × 150mm.
- Autoclavar com a tampa semirrosqueada a 121°C durante 15 minutos.
- Retirar da autoclave e inclinar os tubos em ângulo de 45°.
- Deixar esfriar e rosquear os tubos.

  Cor do meio: âmbar-clara.

Validade – seis meses, se conservado a 2 a 8°C.

Inoculação e incubação – inocular com fio bacteriológico estriando em toda a superfície inclinada do ágar. Incubar a 35 ± 2°C durante 24 horas.

Leitura e interpretação – cor original do meio: âmbar-clara ou opalescente.

- Positivo – crescimento da cepa com produção de pigmento azul, azul-esverdeado, amarelo-esverdeado ou sem pigmento.
- Negativo – não há crescimento e produção de pigmentos.

Controle de qualidade

Esterilidade – retirar uma amostragem do lote preparado e colocar em estufa a 35 ± 2°C durante 24 horas. Se não houver crescimento, liberar o meio para uso.

Teste de *performance* – semear 0,01ml (10µl) da suspensão 10^6UFC/ml de *P. aeruginosa*. Em outro tubo, inocular 0,01ml (10µl) da suspensão 10^7UFC/ml de *E. coli* e *S. maltophilia*. Incubar a 35 ± 2°C durante 24 horas. Se apresentar o resultado esperado, liberar o lote para uso.

Controle	Microrganismo (ATCC® Nº)[a]	Resultado esperado
Propriedade nutritiva	*Pseudomonas aeruginosa* (27853)	Crescimento com ou sem pigmento e produção de fluorescência
Propriedade seletiva	*Escherichia coli* (25922)	Inibição
	S. maltophilia (13637)	Inibição

[a]Apesar de estar listada uma cepa ATCC, qualquer cepa que produz um resultado igual é aceitável para o controle.

CHOCOLATE, ÁGAR

Finalidade – meio utilizado para o isolamento de *Haemophilus* spp. e *Neisseria* spp., embora cresçam nesse meio a grande maioria dos microrganismos isolados de amostras clínicas.

Materiais

- Balão de fundo chato.
- Placas de Petri estéreis de 90mm.

Composição

- Meio base – TSA ou ágar GC ou ágar Mueller-Hinton.
- Sangue de carneiro.
- Suplemento VX (adquiridos comercialmente).

Preparação

- Pesar e hidratar o meio conforme instruções do fabricante.
- Autoclavar a 121°C por 15 minutos.
- Retirar da autoclave e resfriar até 50°C.
- Acrescentar 50ml de sangue de carneiro para cada litro de meio base.
- Homogeneizar em fogo brando até achocolatar o meio.
- Resfriar o meio até 50°C e adicionar assepticamente os suplementos VX (10ml de suplemento/litro de meio).

- Distribuir assepticamente em placas de Petri de 90mm.
- Deixar à temperatura ambiente até esfriar.
  Cor do meio: marrom-chocolate.

Validade – três meses, se conservado embalado de 2 a 8°C.

Inoculação e incubação – semear a amostra de material clínico diretamente na placa por esgotamento e incubar a 35 ± 2°C durante 24 horas em estufa de CO_2.

Leitura e interpretação – diversos são os microrganismos que crescem no meio, cada um apresenta uma característica diferente que está relatada no Capítulo 6.

Controle de qualidade

Esterilidade – retirar uma amostragem do lote preparado e colocar em estufa a 35 ± 2°C durante 24 horas. Se não houver crescimento, liberar o meio para uso.

Teste de *performance* – semear 0,01ml (10µl) da suspensão 10^6UFC/ml de *Haemophilus influenzae* em uma placa e na outra 0,01ml (10µl) da suspensão 10^6UFC/ml de *Neisseria gonorrhoeae*. Incubar a 35 ± 2°C durante 48 horas em estufa de CO_2 com leitura diária. *H. influenzae* cresce bem em 24 horas e *N. gonorrhoeae* em 48 horas. Para os laboratórios que não utilizam estufa de CO_2, incubar as placas em jarra com vela. Se o resultado encontrado for adequado quanto às propriedades nutritivas do meio, liberar o lote para uso.

Controle	Microrganismo (ATCC® Nº)[a]	Resultado esperado
Propriedade nutritiva	*H. influenzae* (10211)	Crescimento
	N. gonorrhoeae (43069 ou 43070)	Crescimento

[a]Apesar de estar listada uma cepa ATCC, qualquer cepa que produz um resultado igual é aceitável para o controle.

CIN (Cefsulodina-Irgasan-Novobiocina), ÁGAR

Finalidade – meio utilizado para o isolamento e diferenciação de *Yersinia enterocolitica* de amostras de fezes.

Materiais

- Balão de fundo chato.
- Placas descartáveis de 90mm.

Composição

- Meio de CIN (Cefsulodin Irgasan Novobiocin).
- Novobiocina – 2,5mg.
- Cefsulodina – 0,015g.

Preparação

- Pesar e hidratar o meio conforme as especificações do fabricante.
- Aquecer até dissolver, não autoclavar.
- Esfriar até 50°C.

- Adicionar de forma estéril a novobiocina e a cefsulodina.
- Homogeneizar e distribuir nas placas.
  Cor do meio: vermelho-alaranjada.

Validade – quatro meses, se conservado embalado de 2 a 8°C.

Inoculação e incubação – semear as amostras de fezes diretamente no meio e incubar a 25 a 30°C durante 48 horas.

Leitura e interpretação – as colônias de *Y. enterocolitica* surgem com a aparência de "olho de boi", colônias transparentes com um centro vermelho.

Controle de qualidade

Esterilidade – retirar uma amostragem do lote preparado e colocar em estufa a 35 ± 2°C durante 24 horas. Se não houver crescimento no meio, liberar para uso.

Teste de *performance* – semear 0,01ml (10μl) da suspensão 10^6UFC/ml de *Yersinia enterocolitica* em uma placa e na outra dividir a placa e semear 0,01ml (10μl) da suspensão 10^7UFC/ml de *E. coli*, *P. mirabilis* e de *E. faecalis*. Incubar à temperatura ambiente durante 24 a 48 horas.

Controle	Microrganismo (ATCC® Nº)[a]	Resultado esperado
Propriedade nutritiva e diferencial	*Y. enterocolitica* (27853)	Colônias transparentes com centro vermelho
Propriedade seletiva	*Escherichia coli* (25922)	Inibição
	Proteus mirabilis (25933)	Inibição
	Enterococcus faecalis (29212)	Inibição

[a]Apesar de estar listada uma cepa ATCC, qualquer cepa que produz um resultado igual é aceitável para o controle.

Aeromonas spp. podem crescer nesse meio, com colônias com centro rosa difuso.

CLED (Brolacin ou Cystina-Lactose Electrolytes-Deficient Agar), ÁGAR

Finalidade – usado para isolamento e quantificação de microrganismos presentes em amostras de urina. A deficiência de eletrólitos inibe o véu de cepas de *Proteus* spp.

Materiais

- Balão de fundo chato.
- Placas de Petri estéreis (90mm).

Composição

Meio de Cled.

Preparação

- Pesar e hidratar o meio conforme instruções do fabricante.
- Autoclavar a 121°C durante 15 minutos.
- Distribuir 20 a 25ml em placas de Petri estéreis de 90mm.
- Deixar resfriar à temperatura ambiente.

  Cor do meio: verde-azulada ou esverdeada.

Validade – quatro meses, se conservado embalado de 2 a 8°C.

Inoculação e incubação – semear as amostras de urina pelo método quantitativo com alça calibrada e incubar as placas a 35 ± 2°C durante 24 horas para proceder à leitura.

Leitura e interpretação – colônias que fermentam a lactose viram o meio de CLED para amarelo e as que não fermentam apresentam colônias incolores.

Controle de qualidade

Esterilidade – retirar uma amostragem do lote preparado e colocar em estufa a 35 ± 2°C durante 24 horas. Se não houver crescimento, liberar o meio para uso.

Teste de *performance* – semear 0,01ml (10µl) da suspensão 10^6UFC/ml de cada microrganismo, *Escherichia coli*, *Proteus vulgaris* e *S. aureus*. Incubar a 35 ± 2°C durante 24 horas. Resultados adequados de crescimento em 24 horas, liberar o meio para uso.

Controle	Microrganismo (ATCC® Nº)[a]	Resultado esperado
Propriedade nutritiva e diferencial	*E. coli* (25922)	Crescimento, colônias amarelas
	S. aureus (25923)	Crescimento, colônias amarelas
	P. vulgaris (8427)	Crescimento, colônias azul-esverdeadas sem véu

[a]Apesar de estar listada uma cepa ATCC, qualquer cepa que produz um resultado igual é aceitável para o controle.

CNA (Columbia Colistin Nalidixic Acid), ÁGAR

Finalidade – meio seletivo e diferencial para isolamento de bactérias gram-positivas de amostras clínicas com microbiota mista. Inibe *Proteus* spp. e outras enterobactérias.

> Ao adicionar 6µg/ml de vancomicina, o meio pode ser utilizado para detecção de enterococos vancomicina resistentes (VRE).

Materiais

- Balão de fundo chato.
- Placas de Petri estéreis (90mm).

Composição

- Meio Columbia CNA.
- Sangue de carneiro.

Preparação

- Pesar e hidratar o meio conforme instruções do fabricante.
- Autoclavar a 121°C durante 15 minutos.
- Retirar da autoclave e resfriar até 50°C.
- Adicionar 5% de sangue de carneiro.
- Homogeneizar constantemente e distribuir nas placas de Petri estéreis.
- Deixar resfriar à temperatura ambiente.

Cor do meio: vermelha.

Validade – dois meses, se conservado embalado de 2 a 8°C.

Inoculação e incubação – inocular o material clínico na placa ou a cepa que é necessária reisolar de uma cultura contaminada com *Proteus* spp. Incubar a 35 ± 2°C durante 24 horas em estufa de CO_2.

Leitura e interpretação – as colônias de cocos gram-positivos crescem no meio sem a interferência do *Proteus* spp.

Controle de qualidade

Esterilidade – retirar uma amostragem do lote preparado e colocar em estufa a 35 ± 2°C durante 24 horas. Se não houver crescimento, liberar o meio para uso.

Teste de *performance* – semear 0,01ml (10µl) da suspensão 10^6UFC/ml de *S. pyogenes*, *S. pneumoniae* e *S. aureus* e 0,01ml (10µl) de uma suspensão 10^7UFC/ml de *Proteus mirabilis* no meio CNA. Incubar a 35 ± 2°C durante 24 horas. Resultado adequado de crescimento e inibição em 24 horas, liberar o lote para uso.

Controle	Microrganismo (ATCC® Nº)[a]	Resultado esperado
Propriedade nutritiva e diferencial	*S. pyogenes* (19615)	Crescimento beta-hemólise
	S. pneumoniae (6305)	Crescimento alfa-hemólise
Propriedade seletiva	*P. mirabilis* (12453)	Inibição
Propriedade nutritiva	*S. aureus* (25923)	Crescimento

[a]Apesar de estar listada uma cepa ATCC, qualquer cepa que produz um resultado igual é aceitável para o controle.

> No caso de ser adicionada vancomicina ao meio, o controle deve ser realizado com uma cepa de *Enterococos faecalis* ATCC 51299, e o *S. aureus* ATCC 25923 no qual o *E. faecalis* mostra crescimento e o *S. aureus* é inibido.

EMB (Eosin Azul de Metileno), ÁGAR

Finalidade – usado como meio diferencial para o isolamento de enteropatógenos baseados na fermentação da lactose. Permite diferenciar bactérias lactose positiva e negativa.

Materiais

- Balão de fundo chato.
- Placas de Petri estéreis de 90mm.

Composição

Meio de EMB ágar.

Preparação

- Pesar e hidratar o meio conforme as instruções do fabricante.
- Autoclavar a 121°C durante 15 minutos.
- Retirar da autoclave e resfriar até 50°C.
- Distribuir 20 a 25ml em placas de Petri estéreis.
- Deixar à temperatura ambiente até esfriar.
  Cor do meio: vinho.

Validade – quatro meses, se conservado embalado de 2 a 8°C.

Inoculação e incubação – semear a amostra diretamente no meio ou a partir do meio de enriquecimento (tetrationato ou selenito). Incubar as placas a 35 ± 2°C durante 24 horas.

Leitura e interpretação – as colônias que fermentam a lactose como a *E. coli* aparecem na cor verde metálica ou roxo-escura, as colônias que não fermentam a lactose aparecem transparentes ou roxo-claras (*Salmonella* spp.).

Controle de qualidade

Esterilidade – retirar uma amostragem do lote preparado e colocar em estufa a 35 ± 2°C durante 24 horas. Se não houver crescimento, liberar o meio para uso.

Teste de *performance* – semear 0,01ml (10µl) da suspensão 10^6UFC/ml de *Salmonella typhimurium* e 0,01ml (10µl) da suspensão 10^7UFC/ml de *Escherichia coli* na superfície do meio. Incubar os tubos a 35 ± 2°C durante 24 horas. Resultados adequados das propriedades nutritivas e seletivas, liberar o lote para uso.

Controle	Microrganismo (ATCC® Nº)[a]	Resultado esperado
Propriedade nutritiva	*Salmonella typhimurium* (14028)	Colônias incolores
Propriedade diferencial	*Escherichia coli* (25922)	Colônias roxo-escuras ou verde metálicas
Propriedade seletiva	*Enterococcus faecalis* (29212)	Inibição parcial

[a]Apesar de estar listada uma cepa ATCC, qualquer cepa que produz um resultado igual é aceitável para o controle.

ENTEROCOCCOSEL, ÁGAR OU CALDO

Finalidade – meio seletivo e diferencial utilizado para o isolamento rápido de *Enterococcus* spp. Pode ser utilizado para o isolamento de *Listeria monocytogenes* e estafilococos.

Materiais

- Balão de fundo chato.
- Placas de Petri estéreis (90mm) ou tubos de vidro 15 × 150mm.

Composição

Meio Enterococcosel ágar ou caldo.

Preparação

- Pesar e hidratar o meio conforme instruções do fabricante.
- Aquecer lentamente até ferver.

Placas

- Autoclavar a 121°C durante 15 minutos.
- Homogeneizar constantemente e distribuir nas placas de Petri estéreis.
- Deixar resfriar à temperatura ambiente.

Tubos

- Distribuir 5 a 7ml em tubos de 15 × 150mm.
- Autoclavar a 121°C durante 15 minutos com as tampas semirrosqueadas.
- Retirar da autoclave e deixar esfriar e tampar bem os tubos.
  Cor do meio: levemente bege.

Validade – três meses, se conservado embalado de 2 a 8°C.

Inoculação e incubação – semear as colônias suspeitas no meio e incubar a 35 ± 2°C durante 24 horas.

Leitura e interpretação – bactérias que são capazes de crescer na presença de sais biliares e azida e hidrolisar a esculina em esculetina formam colônias enegrecidas. As que não hidrolisam a esculina crescem e não formam colônias enegrecidas. Outras são inibidas pela presença no meio de sais biliares e azida. No caso do caldo, a hidrólise de esculina escurece o meio.

Controle de qualidade

Esterilidade – retirar uma amostragem do lote preparado e colocar na estufa a 35 ± 2°C durante 24 horas. Se não houver crescimento (placa) ou turvação (caldo), liberar o meio para uso.

Teste de *performance* – semear 0,01ml (10µl) da suspensão 10^6UFC/ml de *Enterococcus faecalis* ATCC 29212 e 0,01ml (10µl) de uma suspensão 10^7UFC/ml de *Escherichia coli* nas placas. Incubar a 35 ± 2°C durante 24 horas. No caso do caldo, semear 0,01ml (10µl) de uma suspensão 0,5 da escala de McFarland de *E. coli* e *E. faecalis* e incubar a 35 ± 2°C durante 24 horas. Resultado adequado de crescimento e inibição em 24 horas, liberar o meio para uso.

Controle	Microrganismo (ATCC® Nº)[a]	Resultado esperado
Propriedade nutritiva e diferencial	*Enterococcus faecalis* (29212)	Crescimento de colônias pretas ou o meio fica negro
Propriedade seletiva	*Escherichia coli* (25922)	Inibição

[a]Apesar de estar listada uma cepa ATCC, qualquer cepa que produz um resultado igual é aceitável para o controle.

EYA (Ágar gema de ovo), Ágar

Finalidade – utilizado para diferenciar as diversas espécies de *Clostridium* pela produção de lecitinase e lipase.

Materiais

- Balão de fundo chato.
- Tubos de 15 × 150mm ou frascos, com tampa de rosca.
- Placas de Petri estéreis (90mm).

Composição

- Gema de ovo de galinha.
- Solução fisiológica estéril.
- Proteose peptona nº 2 ou polipeptona – 40g.
- Fosfato dissódico – 5g.
- Fosfato de potássio – 1g.
- Cloreto de sódio – 2g.
- Sulfato de magnésio – 0,1g.
- Glicose (dextrose) – 2g.
- Solução de hemina (5mg/ml) – 1ml.
- Ágar – 20g.
- Água destilada – 1.000ml.

pH = 7,6.

Preparação

- Solução de gema de ovo a 50% – adicionar 1ml de gema de ovo em 1ml de solução fisiológica estéril.
- Meio estoque:
  - aquecer todos os componentes até dissolver o ágar, sob agitação constante;
  - distribuir 20ml em tubos ou frascos com tampas de rosca;
  - autoclavar a 121°C durante 15 minutos.
- Meio para uso:
  - fundir 20ml do meio em banho-maria;
  - resfriar a 50°C e adicionar 1ml da solução de gema de ovo a 50%;
  - homogeneizar e distribuir em placas de Petri estéreis de 90mm.

Cor do meio: amarelo-clara opaca.

Validade

Meio para estoque – seis meses, se conservado fechado de 2 a 8°C.

Meio para uso – uma semana, se conservado embalado de 2 a 8°C.

Inoculação e incubação – semear uma colônia suspeita em forma circular na superfície do ágar. Incubar a 35 ± 2°C durante 48 horas em anaerobiose.

Leitura e interpretação

- Lecitinase:
  - positiva: formação de halo branco ao redor das colônias;
  - negativa: não há mudança no meio.
- Lipase:
  - positiva: crescimento de colônias com brilho perolado;
  - negativa: crescimento de colônias sem brilho.

Controle de qualidade

Esterilidade – retirar uma amostragem do lote preparado e colocar em estufa a 35 ± 2°C durante 24 horas. Se não houver crescimento, liberar o meio para uso.

Teste de *performance* – inocular a cepa diretamente no meio. Resultados adequados dos testes positivos e negativos, liberar o lote para uso.

Controle	Microrganismo (ATCC® Nº)[a]	Resultado esperado
Lecitinase positiva	*Clostridium perfringens* (13124)	Halo branco difuso ao redor das colônias
Lecitinase e lipase negativas	*E. coli* (25922)	Sem alteração da cor do meio
Lipase positiva	*Clostridium sporogenes* (3584)	Colônias brilhantes cintilantes

[a]Apesar de estar listada uma cepa ATCC, qualquer cepa que produz um resultado igual é aceitável para o controle.

FLETCHER

Finalidade – meio para o isolamento de *Leptospira* spp.

Materiais

- Balão de fundo chato.
- Tubos de 15 × 150mm estéreis com tampa de rosca.

Composição

- Soro de coelho – 80ml.
- Digestão pancreática de caseína USP ou peptona – 0,3g.
- Extrato de carne – 0,2g.
- Cloreto de sódio – 0,5g.
- Ágar – 1,5g.
- Água destilada – 920ml.

pH = 7,2-7,6.

Preparação

- Suspender os componentes em água destilada, exceto o soro de coelho, e homogeneizar até completa dissolução.
- Autoclavar a 121°C durante 15 minutos.
- Resfriar até 50°C e adicionar assepticamente 80ml de soro de coelho.
- Distribuir 5 a 7ml em tubos com tampas de rosca estéreis.
- Inativar o soro de coelho colocando em banho-maria a 56°C durante 1 hora, dois dias consecutivos antes de utilizar.

  Cor do meio: marrom-clara.

Validade – seis meses, se conservado fechado de 2 a 8°C.

Inoculação e incubação – seguir as recomendações descritas no Capítulo 25.

Leitura e interpretação – seguir as recomendações descritas no Capítulo 25.

Controle de qualidade

Esterilidade – retirar uma amostragem do lote preparado e colocar em estufa a 35 ± 2°C durante 24 horas. Se não houver turvação do meio, liberar para uso.

Teste de *performance* – semear uma gota da suspensão de uma cultura recente de *Leptospira* spp. no meio. Incubar a 30 ± 1°C durante uma semana. Colocar uma gota do meio entre lâmina e lamínula e observar no microscópio de campo escuro. Se houver presença de espiroquetas, liberar o lote para uso.

GC, ÁGAR

Finalidade – meio utilizado para realizar o teste de avaliação da resistência aos antimicrobianos de cepas de *Neisseria gonorrhoeae* (de acordo com o CLSI).

Materiais

- Balão de fundo chato.
- Placas de Petri estéreis de 150mm.

Composição

- Ágar GC.
- Suplementos VX adquiridos comercialmente.

Preparação

- Pesar e hidratar o meio conforme instruções do fabricante.
- Autoclavar a 121°Cdurante 15 minutos.
- Resfriar o meio a 50°C e adicionar o suplemento previamente reidratado.
- Distribuir 50 a 60ml em placas estéreis de 150mm (o meio deve ficar com uma espessura homogênea de 4mm).
- Deixar esfriar à temperatura ambiente.

  Cor do meio: palha-esverdeada.

Validade – três meses, se conservado embalado de 2 a 8°C.

Inoculação e incubação – semear a cepa de acordo com as normas estabelecidas para testes de sensibilidade. Incubar o meio a 35 ± 2°C em estufa de CO_2 durante 24 horas.

Leitura e interpretação – seguir as normas do CLSI M100 para a interpretação dos resultados.

Controle de qualidade

Esterilidade – retirar uma amostragem do lote preparado e colocar em estufa a 35 ± 2°C durante 24 horas. Se não houver crescimento no meio, liberar para uso.

Teste de *performance* – fazer uma suspensão de *Neisseria gonorroheae* ATCC 49266 na escala 0,5 de McFarland e semear em três direções distintas. Deixar o inóculo secar e aplicar os discos específicos para o controle. Incubar 35 ± 2°C em estufa de CO_2 durante 16 a 18 horas e fazer a leitura dos halos. O lote está aprovado para uso, desde que os halos de inibição estejam dentro dos limites aceitáveis descritos no documento CLSI M100 vigente.

Discos de antimicrobianos	Halos aceitáveis em mm (CLSI M100 29th)
Cefuroxima 30µg	33-41
Ceftriaxona 30µg	39-51
Ciprofloxacino 5µg	48-58
Tetraciclina 15µg	30-42

GN, CALDO

Finalidade – utilizado para o enriquecimento de amostras de fezes para o isolamento de *Salmonella* spp. e *Shigella* spp.

Materiais

- Balão de fundo chato.
- Tubos de 15 × 150mm com tampa de rosca.

Composição

Meio de GN caldo.

Preparação

- Pesar e hidratar o meio conforme instruções do fabricante.
- Distribuir 7ml em tubos de 15 × 150mm com tampa de rosca e rosquear parcialmente as tampas.
- Autoclavar a 121°C durante 15 minutos.
- Resfriar e fechar os tubos.
  Cor do meio: amarelo-clara.

Validade – seis meses, se conservado de 2 a 8°C.

Inoculação e incubação – semear uma alçada das fezes no meio e incubar a 35 ± 2°C durante 6 a 8 horas. Semear em placas de SS e incubar a 35 ± 2°C durante 24 horas.

Leitura e interpretação – não aplicável.

Controle de qualidade

Esterilidade – retirar uma amostragem do lote preparado e colocar em estufa a 35 ± 2°C durante 24 horas. Se não houver turbidez, liberar o meio para uso.

Teste de *performance* – preparar uma suspensão na escala 0,5 de McFarland de *S. typhimurium* e *S. sonnei* e *E. coli* e semear 0,01ml (10µl) de cada suspensão nos tubos contendo caldo. Incubar a 35 ± 2°C durante 12 a 18 horas e, a seguir, semear em placa de MacConkey. Se houver crescimento abundante de *S. typhimurium*, colônias lactose-negativa e inibição do crescimento de *E. coli*, o meio está adequado para uso. A capacidade inibitória do caldo GN se perde após 8 horas de incubação, favorecendo o isolamento da microbiota intestinal habitual.

Controle	Microrganismo (ATCC® Nº)[a]	Resultado esperado
Propriedade nutritiva	*Salmonella typhimurium* ATCC (14028)	Crescimento em subcultivo
	Shigella sonnei (9290)	Crescimento em subcultivo
Propriedade seletiva	*E. coli* (25922)	Inibição parcial a total

[a]Apesar de estar listada uma cepa ATCC, qualquer cepa que produz um resultado igual é aceitável para o controle.

HE (Hektoen Enteric), Ágar

Finalidade – usado como meio seletivo e diferencial para o isolamento de *Salmonella* e *Shigella* baseado na fermentação da lactose ou sacarose e na produção de H_2S.

Materiais

- Balão de fundo chato.
- Placas de Petri estéreis de 90mm.

Composição

Meio de HE ágar.

Preparação

- Pesar e hidratar o meio conforme as instruções do fabricante.
- Aquecer o meio até dissolver (evitar superaquecimento). Não autoclavar.
- Resfriar até 50°C e distribuir 20 a 25ml em placas de Petri estéreis.
- Deixar à temperatura ambiente até esfriar.
  Cor do meio: verde.

Validade – quatro meses, se conservado embalado de 2 a 8°C.

Inoculação e incubação – semear a amostra diretamente no meio ou a partir do meio de enriquecimento (tetrationato ou selenito). Incubar as placas a 35 ± 2°C durante 24 horas.

Leitura e interpretação – as colônias que fermentam a lactose como a *E. coli* aparecem na cor amarela; as colônias de *Shigella*, na cor verde; e as de *Salmonella*, azul ou verde azulado com ou sem o centro preto.

Controle de qualidade

Esterilidade – retirar uma amostragem do lote preparado e colocar em estufa a 35 ± 2°C durante 24 horas. Se não houver crescimento, liberar o meio para uso.

Teste de *performance* – semear 0,01ml (10µl) da suspensão 10^6UFC/ml de *Salmonella* Typhimurium e 0,01ml (10µl) da suspensão 10^7UFC/ml de *Escherichia coli* na superfície do meio. Incubar os tubos a 35 ± 2°C durante 24 horas. Resultados adequados das propriedades nutritivas e seletivas, liberar o lote para uso.

Controle	Microrganismo (ATCC® Nº)[a]	Resultado esperado
Propriedades nutritivas e diferenciais	*Salmonella* Typhimurium (14028)	Colônias azul com centro preto
	S. flexneri (12022)	Colônias verdes com centro verde azulado
Propriedades nutritivas	*Escherichia coli* (25922)	Inibição parcial ou colônias amarelas

[a]Apesar de estar listada uma cepa ATCC, qualquer cepa que produz um resultado igual é aceitável para o controle.

HTM (Haemophilus Test Medium), ÁGAR

Finalidade – meio utilizado para realizar o teste de avaliação da resistência aos antimicrobianos de cepas de *Haemophilus influenzae* e *Haemophilus parainfluenzae.*

Materiais

- Balão de fundo chato.
- Placas de Petri estéreis de 150mm.

Composição

- Mueller-Hinton ágar.
- Extrato de levedura – 5g/litro.
- Suplemento VX (adquiridos comercialmente).

Preparação

- Pesar e hidratar o meio, conforme as instruções do fabricante, em um balão de fundo chato.
- Autoclavar a 121°C durante 15 minutos.
- Resfriar o meio a 50°C e adicionar o suplemento previamente reidratado.
- Distribuir 50 a 60ml em placas estéreis de 150mm (o meio deve ficar com uma espessura homogênea de 4mm).
- Deixar esfriar à temperatura ambiente.
  Cor do meio: palha.

Validade – três meses, se conservado embalado de 2 a 8°C.

Inoculação e incubação – semear a cepa de acordo com as normas estabelecidas para testes de sensibilidade. Incubar o meio a 35 ± 2°C durante 24 horas.

Leitura e interpretação – seguir as normas padronizadas do CLSI M100 para interpretação dos resultados.

Controle de qualidade

Esterilidade – retirar uma amostragem do lote preparado e colocar em estufa a 35 ± 2°C durante 24 horas. Se não houver crescimento no meio, liberar para uso.

Teste de *performance* – fazer uma suspensão de *H. influenzae* ATCC 49247 na escala 0,5 de McFarland e semear em três direções distintas. Deixar o inóculo secar e aplicar os discos específicos para o controle. Incubar a 35 ± 2°C durante 16 a 18 horas e fazer a leitura dos halos. O lote está aprovado para uso, desde que os halos de inibição estejam dentro dos limites aceitáveis descritos no documento CLSI M100.

Discos de antimicrobianos	Halos aceitáveis em mm (CLSI M100 29th)
Ampicilina 10µg	13-21
Azitromicina 15µg	13-21
Cefotaxima 30µg	31-39
Ciprofloxacino 5µg	34-42
Meropenem 10µg	20-28
Tetraciclina 30µg	14-22
Sultametoxazol/trimetoprima 25µg	24-32

KARMALI, ÁGAR

Finalidade – meio seletivo utilizado para o isolamento de *Campylobacter* spp.

Materiais

- Balão de fundo chato.
- Placas de Petri estéreis (90mm).

Composição

- Meio de Columbia ágar.
- Sangue de carneiro.
- Carvão ativado 4g.
- Suplemento de antibióticos:
  - piruvato de sódio: 0,05g;
  - ciclo-heximida: 0,05g;
  - cefoperazona: 0,016g;
  - hemina: 0,016g;
  - vancomicina: 0,01g.

Adicionar todos os componentes acima em 10ml de água destilada e esterilizar por filtração (Millipore 0,22µ).

Preparação

- Pesar e hidratar o meio conforme instruções do fabricante adicionando o carvão.
- Autoclavar a 121°C durante 15 minutos.
- Retirar da autoclave e resfriar até 50°C.
- Adicionar 50ml de sangue de carneiro e 10ml da solução de antibióticos por litro de meio.
- Homogeneizar bem para não deixar o carvão depositar.
- Distribuir 25 a 30ml de meio em placas de Petri estéreis.
- Deixar esfriar à temperatura ambiente.

  Cor do meio: preta.

Validade – dois meses, se conservado embalado de 2 a 8°C.

Inoculação e incubação – semear as amostras de fezes diretamente no meio e incubar a 42 ± 1°C durante 48 horas em microaerofilia.

Leitura e interpretação – a colônia de *C. jejuni* é acinzentada e irregular.

Controle de qualidade

Esterilidade – retirar uma amostragem do lote preparado e colocar em estufa a 35 ± 2°C durante 24 horas. Se não houver crescimento, liberar o meio para uso.

Teste de *performance* – semear 0,01ml (10µl) da suspensão 10^6UFC/ml de *Campylobacter jejuni* e 0,01ml (10µl) de uma suspensão 10^7UFC/ml de *Staphylococcus epidermidis* e *Escherichia coli*. Incubar as placas 42 ± 1°C durante 48 horas em microaerofilia. Resultados adequados das propriedades nutritivas e seletivas do Karmali, liberar o lote para uso.

Controle	Microrganismo (ATCC® Nº)[a]	Resultado esperado
Propriedade nutritiva	*C. jejuni* (33921)	Crescimento de colônias pequenas, âmbar e opaca
Propriedade seletiva	*S. epidermidis* (12228)	Inibição
	E. coli (25922)	Inibição

[a]Apesar de estar listada uma cepa ATCC, qualquer cepa que produz um resultado igual é aceitável para o controle.

KVLB (Kanamycin-Vancomycin Laked Blood Agar), ÁGAR

Finalidade – meio seletivo para o isolamento de *Prevotella* spp. e *Bacteroides* spp. Favorece a visualização de pigmento produzido por alguns bacilos gram-negativos anaeróbios.

Materiais

- Balão de fundo chato.
- Placas de Petri estéreis (90mm).
- Filtro Millipore 0,22µ.

Composição

- Meio de ágar Brucella.
- Canamicina – 0,075g/l.
- Solução de vitamina K1:
  - vitamina K1: 1g;
  - etanol absoluto: 99ml. Esterilizar por filtração.
- Solução de vancomicina:
  - vancomicina: 7,5mg;
  - água destilada: 10ml.
- Esterilizar por filtração.

Sangue de carneiro lisado – 50ml.

Colocar o sangue no *freezer* 24 horas antes de utilizar. Retirar do *freezer* e deixar descongelar à temperatura ambiente.

Preparação

- Pesar e hidratar o meio conforme as instruções do fabricante e adicionar 0,075g de canamicina. Autoclavar a 121°C durante 15 minutos.
- Retirar da autoclave e deixar esfriar até 50°C.
- Adicionar 10ml da solução de vancomicina e 1ml da solução de vitamina K_1 por litro de meio. Homogeneizar.
- Adicionar 50ml do sangue de carneiro lisado por litro de meio, homogeneizar bem sem formar espuma.
- Distribuir 20 a 25ml em placas de Petri estéreis (90mm).
- Deixar esfriar à temperatura ambiente.
  Cor do meio: vermelha.

Validade – dois meses, se conservado embalado de 2 a 8°C.

Inoculação e incubação – semear a amostra diretamente nos meios de cultura. Incubar a 35 ± 2°C durante 48 horas em anaerobiose.

Leitura e interpretação – *B. fragilis* apresentam colônias médias, acinzentadas e brilhantes e as *Prevotella* spp. geralmente são pequenas e com o tempo de incubação acima de 48 horas apresentam colônias enegrecidas.

Controle de qualidade

Esterilidade – retirar uma amostragem do lote preparado e colocar em estufa a 35 ± 2°C durante 24 horas. Se não houver crescimento, liberar o meio para uso.

Teste de *performance* – semear 0,01ml (10µl) da suspensão 10^6UFC/ml de *Bacteroides fragilis* e 0,01ml (10µl) de uma suspensão 10^7UFC/ml de *E. coli* e *C. perfingens*. Incubar as placas 35 ± 2°C durante 48 horas em anaerobiose. Resultados adequados das propriedades nutritivas e seletivas do meio, liberar o lote para uso.

Controle	Microrganismo (ATCC® Nº)[a]	Resultado esperado
Propriedade nutritiva	*B. fragilis* (25285)	Crescimento de colônias médias, acinzentadas e brilhantes
Propriedade seletiva	*E. coli* (25922)	Inibição
	C. perfingens (13124)	

[a]Apesar de estar listada uma cepa ATCC, qualquer cepa que produz um resultado igual é aceitável para o controle.

LOEFFLER, ÁGAR

Finalidade – utilizado para o isolamento de *Corynebacterium diphtheriae*. Também utilizado para demonstrar a produção de pigmento branco amarelado e granulações metacromáticas pelo bacilo diftérico.

Materiais

- Balão de fundo chato.
- Tubos de 11 × 120mm com tampa de rosca.

Composição

- Soro estéril de cavalo – 750ml.
- Caldo dextrose.
- Extrato de carne – 0,75g.
- Peptona – 2,5g.
- Cloreto de sódio – 1,25g.
- Glicose – 1,25g.
- Água destilada – 1.000ml.

pH = 7,1 ± 0,2.

Preparação

- Dissolver o extrato de carne, peptona, NaCl e glicose em 1 litro de água destilada e homogeneizar bem.
- Juntar 750ml do soro de cavalo com 250ml do caldo dextrose e homogeneizar bem.
- Distribuir 3ml em tubos com tampa de rosca.
- Autoclavar durante 10 minutos a 100°C com a tampa desrrosqueada (sem pressão).
- Fechar a autoclave e autoclavar mais 15minutos a 121°C – 15psi.
- Colocar os tubos inclinados em ângulo de 45° para resfriar.

  Cor do meio: similar a leite coagulado.

Validade – seis meses, se conservado fechado de 2 a 8°C.

Inoculação e incubação – semear a amostra diretamente no meio e incubar 35 ± 2°C durante 8 a 18 horas.

Leitura e interpretação – *C. diphtheriae* cresce rapidamente no meio de Loeffler, que estimula a produção de granulações metacromáticas. Se houver crescimento, preparar um esfregaço e corar pelo Albert Laybourn. Verificar a presença de granulações metacromáticas, se forem observadas o meio está adequado para o uso e o lote pode ser liberado.

Controle de qualidade

Esterilidade – retirar uma amostragem do lote preparado e colocar em estufa a 35 ± 2°C durante 24 horas. Se não houver crescimento, liberar o meio para uso.

Teste de *performance* – semear 0,01ml (10µl) da suspensão 10^6UFC/ml de *Corynebacterium diphtheriae* ATCC 13812 ou *Corynebacterium pseudodiphtheriticum* ATCC 10700 na superfície do meio inclinado. Incubar os tubos a 35 ± 2°C durante 8 a 18 horas, e se houver crescimento característico e a presença de granulações metacromáticas, liberar o meio para uso.

LOWENSTEIN JENSEN, ÁGAR

Finalidade – para o isolamento e testes de identificação de micobactérias.

Materiais

- Becker (1.000ml).
- Becker estéril (2.000ml).
- Becker estéril (2.000ml) com gaze tripla fixada e coberta com papel-alumínio.

- Bastão de vidro estéril.
- Balão de fundo chato com pérolas de vidro (3.000ml).
- Balão de fundo chato estéril (3.000ml).
- Tubos de vidro 15 × 150mm estéreis com tampa de rosca (300 tubos).
- Coagulador ou banho de areia (85°C).

Composição

- 20 a 24 ovos de galinha.
- Meio de Lowenstein Jensen.
- Álcool a 70%.
- Glicerol.

Preparação

- Esterilizar todo o material 4 horas antes do uso.
- Pesar e hidratar o meio em água morna conforme as instruções do fabricante.
- Colocar em balão de fundo chato contendo pérolas de vidro.
- Adicionar 12ml de glicerol.
- Autoclavar a 121°C durante 15 minutos. Retirar o meio da autoclave e deixar esfriar à temperatura ambiente.
- Lavar 20 a 24 ovos (1 litro de ovos) e deixá-los mergulhados em álcool a 70% por aproximadamente 15 minutos.
- Retirá-los do álcool e colocar sobre papel-alumínio, para que o álcool evapore por completo.
- Assepticamente, quebrar os ovos no Becker de 2.000ml estéril e misturar bem com o bastão de vidro estéril.

> Utilizar luvas estéreis durante a manipulação dos ovos.

- Homogeneizar bem e filtrar a mistura do Becker estéril com a gaze colocando no balão contendo a base já resfriada.
- Após a filtração, colocar o filtrado no balão de 3.000ml estéril e seco, previamente preparado.
- Distribuir assepticamente 5ml em cada tubo.
- Inclinar os tubos com a tampa semiaberta dentro do coagulador. Deixar a 85°C por aproximadamente 2 horas ou até coagular completamente.
- Retirar do coagulador e rosquear bem as tampas.
  Cor do meio: verde-clara.

Validade – seis meses, se conservado de 10 a 25°C.

Inoculação e incubação – semear a amostra diretamente no meio após tratamento se forem amostras que contêm microbiota habitual ou sem tratamento se forem líquidos estéreis.

Leitura e interpretação – as colônias de micobactérias crescem em geral na cor branca, mas pode haver produção de colônias pigmentadas, dependendo da espécie. Para mais informações, consultar o Capítulo 28.

Controle de qualidade

Esterilidade – retirar uma amostragem do lote preparado e colocar em estufa a 35 ± 2°C durante 24 horas. Se não houver crescimento, liberar o meio para uso.

Teste de *performance* – fazer uma suspensão das cepas descritas abaixo na escala 0,5 de McFarland em caldo 7H9 ou solução fisiológica estéril e semear 0,01ml (10µl) na superfície inclinada do meio. Incubar a 37°C, deixando os tubos inclinados em ângulo de 45°. Se houver crescimento das cepas entre 12 e 28 dias e inibição da *E. coli*, liberar o lote para uso.

Controle	Microrganismo (ATCC® N°s)[a]	Resultado esperado
Propriedade nutritiva	*M. tuberculosis* (25177)	Crescimento
	M. intracellulare (13950)	
	M. kansasii (12478)	
	M. scrofulaceum (19981)	
	M. fortuitum (6841)	
Propriedade seletiva	*E. coli* (25922)	Inibição parcial ou total

[a]Apesar de estar listada uma cepa ATCC, qualquer cepa que produz um resultado igual é aceitável para o controle.

M42, CALDO

Finalidade – meio utilizado para a detecção de *Mycoplasma hominis* em amostras clínicas.

Materiais

- Erlenmeyer.
- Tubos de 15 × 150mm estéreis com tampa de rosca.

Composição

- Meio base:
  - meio TSB: 1,5g;
  - cloreto de sódio: 1g;
  - fosfato de potássio dibásico (K_2HPO_4): 0,04g;
  - dextrose: 0,5g;
  - água destilada: 140ml.
- Suplemento:
  - soro estéril de cavalo: 40ml;
  - extrato estéril de levedura a 25%: 20ml;
  - penicilina G (200.000U/ml): 2ml;
  - ampicilina (100.000µg/ml): 1ml;
  - anfotericina B (5.000µg/ml): 0,2ml;
  - fatores VX: 2ml;
  - L-arginina a 30%: 2ml.
- Solução de vermelho de fenol a 2% – 0,4ml:
  - vermelho de fenol: 2g;
  - água destilada q.s.p.: 100ml.

Dissolver o vermelho de fenol na água e esterilizar a 121°C durante 15 minutos.

Preparação

- Pesar e hidratar os componentes do meio base.
- Homogeneizar.
- Ajustar o pH para 5,5 (com HCl 1N ou NaOH 1N).
- Autoclavar a 121°C durante 15 minutos.
- Retirar da autoclave e deixar esfriar.
- Para cada 140ml do meio, adicionar os suplementos.
- Homogeneizar e ajustar o pH (5,8-6,2).
- Distribuir 10ml em tubos de vidro de 15 × 150mm.
  Cor do meio: amarelo-clara.

Validade – três meses, se conservado embalado de 2 a 8°C.

Inoculação e incubação – inocular a amostra diretamente no meio de acordo com o descrito no Capítulo 24. Incubar a 35 ± 2°C durante cinco dias em câmara úmida.

Leitura e interpretação – *Mycoplasma hominis* utiliza a arginina presente no meio, alterando o pH. A mudança de pH é detectada pela alteração na cor do meio, de amarela para laranja.

Controle de qualidade

Esterilidade – retirar uma amostragem do lote preparado e colocar em estufa a 35 ± 2°C durante 72 horas. Se não houver mudança de cor do meio ou turbidez, liberar para uso.

Teste de performance – em um poço da placa de microtitulação, colocar 200µl do caldo M42 e semear 20µl da amostra positiva de *Mycoplasma hominis*, pingar duas gotas de óleo mineral estéril e incubar a 35 ± 2°C por 5 dias, com leitura diária. Propriedades nutritivas e seletivas adequadas do meio, liberar o lote para uso.

Controle	Microrganismo (ATCC® Nº)[a]	Resultado esperado
Propriedade seletiva	*Escherichia coli* ATCC 25922	Inibição, meio inalterado
Propriedade nutritiva	*Mycoplasma hominis* ATCC 23114	Desenvolvimento de cor laranja

[a]Apesar de estar listada uma cepa ATCC, qualquer cepa que produz um resultado igual é aceitável para o controle.

MacCONKEY, ÁGAR

Finalidade – o isolamento de bacilos gram-negativos e verificar a fermentação ou não da lactose. Inibe o crescimento de cocos gram-positivos. Microrganismos lactose-positivos se apresentam na cor rosa, e microrganismos lactose-negativos, incolores ou transparentes.

Materiais

- Balão de fundo chato.
- Placas de Petri estéreis (90mm).

Composição

Meio de ágar MacConkey.

Preparação

- Pesar e hidratar o meio conforme as especificações do fabricante.
- Autoclavar a 121°C durante 15 minutos.
- Deixar esfriar e distribuir 25ml em cada placa estéril.
- Deixar solidificar à temperatura ambiente.

  Cor do meio: rosa-clara.

Validade – quatro meses, se conservado embalado de 2 a 8°C.

Inoculação e incubação – semear as amostras diretamente no meio e incubar a 35 ± 2°C durante 18 a 20 horas.

Leitura e interpretação – *E. coli* apresentam colônias cor-de-rosa, pela fermentação da lactose, *P. mirabilis* apresenta colônias incolores por não fermentar a lactose e o meio deve inibir a formação de véu (*swarming*) e o crescimento de *E. faecalis*.

Controle de qualidade

Esterilidade – retirar uma amostragem do lote preparado e colocar em estufa a 35 ± 2°C durante 24 horas. Se não houver crescimento, liberar o meio para uso.

Teste de *performance* – preparar uma suspensão 10^6UFC/ml de *Escherichia coli, S.* Typhimurium e *Proteus mirabilis* e uma suspensão 10^7UFC/ml de *Enterococcus faecalis* e semear 0,01ml (10µl) de cada suspensão preparada no meio. Incubar as placas a 35 ± 2°C durante 18 a 20 horas. Propriedades seletivas e nutritivas adequadas, liberar o lote para uso.

Controle	Microrganismo (ATCC® Nº)[a]	Resultado esperado
Propriedades nutritivas e diferenciais	*Proteus mirabilis* (12453)	Colônia incolor, inibição do véu
	Salmonella Typhimurium (14028)	Colônia incolor
	Escherichia coli (25922)	Colônia cor-de-rosa
Propriedades seletivas	*Enterococcus faecalis* (29212)	Inibição

[a]Apesar de estar listada uma cepa ATCC, qualquer cepa que produz um resultado igual é aceitável para o controle.

MacCONKEY SORBITOL, ÁGAR

Finalidade – isolamento de *E. coli* O157. O meio possui sorbitol em vez de lactose. As cepas de *E. coli* êntero-hemorrágica não fermentam o sorbitol, diferente das outras *E. coli* que fermentam.

Materiais

- Balão de fundo chato.
- Placas de Petri estéreis (90mm).

Composição

Meio de ágar MacConkey sorbitol.

Preparação

- Pesar e hidratar o meio conforme as especificações do fabricante.

- Autoclavar a 121°C durante 15 minutos.
- Deixar esfriar e distribuir 25ml em cada placa estéril.
- Deixar solidificar à temperatura ambiente.
  Cor do meio: rosa clara.

Validade – quatro meses, se conservado embalado de 2 a 8°C.

Inoculação e incubação – semear as amostras diretamente no meio e incubar a 35 ± 2°C durante 18 a 20 horas.

Leitura e interpretação – *E. coli* apresentam colônias cor-de-rosa forte, pela fermentação do sorbitol. *E. coli* O157 apresenta colônias incolores.

Controle de qualidade

Esterilidade – retirar uma amostragem do lote preparado e colocar em estufa a 35 ± 2°C durante 24 horas. Se não houver crescimento, liberar o meio para uso.

Teste de *performance* – preparar uma suspensão 10^6UFC/ml de *Escherichia coli* e *E. coli* O157 e uma suspensão 10^7UFC/ml de *Enterococcus faecalis*. Semear 0,01ml (10µl) de cada suspensão preparada no meio. Incubar as placas a 35 ± 2°C durante 18 a 20 horas. Propriedades seletivas e nutritivas adequadas, liberar o lote para uso.

Controle	Microrganismo (ATCC® Nº)[a]	Resultado esperado
Propriedades nutritivas e diferenciais	*Escherichia coli* O157 (43888)	Colônias incolores
	Escherichia coli (25922)	Colônias cor-de-rosa
Propriedades seletivas	*Enterococcus faecalis* (29212)	Inibição

[a]Apesar de estar listada uma cepa ATCC, qualquer cepa que produz um resultado igual é aceitável para o controle.

MANITOL SALT, ÁGAR

Finalidade – meio seletivo e diferencial para o isolamento de estafilococos em amostras clínicas.

Materiais

- Balão de fundo chato.
- Placas de Petri estéreis (90mm).

Composição

Meio de manitol.

Preparação

- Pesar e hidratar o meio conforme as especificações do fabricante.
- Autoclavar a 121°C durante 15 minutos.
- Deixar esfriar e distribuir 25ml em cada placa estéril.
- Deixar solidificar à temperatura ambiente.
  Cor do meio: vermelha.

Validade – quatro meses, se conservado embalado de 2 a 8°C.

Inoculação e incubação – semear as amostras ou a cepa diretamente no meio e incubar a 35 ± 2°C durante 18 a 20 horas.

Leitura e interpretação – as colônias de *Staphylococcus aureus*, ao crescerem, formam um halo amarelo ao redor delas, já as outras espécies crescem mantendo o meio vermelho.

Controle de qualidade

Esterilidade – retirar uma amostragem do lote preparado e colocar em estufa a 35 ± 2°C durante 24 horas. Se não houver crescimento, liberar o meio para uso.

Teste de *performance* – preparar uma suspensão de 10^6UFC/ml de *Staphylococcus aureus* e uma suspensão 10^7UFC/ml de *P. mirabilis* e *Staphylococcus epidermidis* e semear 0,01ml (10µl) de cada suspensão preparada no meio. Incubar as placas a 35 ± 2°C durante 18 a 20 horas. Propriedades seletivas e nutritivas adequadas, liberar o lote para uso.

Controle	Microrganismo (ATCC® Nº)[a]	Resultado esperado
Propriedades nutritivas e diferenciais	*Staphylococcus aureus* (25923)	Meio fica amarelo ao redor da colônia
	Staphylococcus epidermidis (12228)	Meio fica vermelho ao redor da colônia
Propriedades seletivas	*Proteus mirabilis* (12453)	Inibição

[a]Apesar de estar listada uma cepa ATCC, qualquer cepa que produz um resultado igual é aceitável para o controle.

MUELLER-HINTON, ÁGAR

Finalidade – meio utilizado para a realização do teste de avaliação da resistência aos antimicrobianos pelo método da difusão do disco (Kirby-Bauer) para bactérias de crescimento rápido.

Materiais

- Balão de fundo chato.
- Placas de Petri estéreis de 150mm.

Composição

Meio Mueller-Hinton ágar.

Preparação

- Pesar e hidratar o meio conforme as instruções do fabricante.
- Acertar o pH (7,2-7,4).
- Autoclavar a 121°C durante 15 minutos.
- Retirar da autoclave e medir novamente o pH.
- Distribuir 50 a 60ml em cada placa (150mm).

- Deixar resfriar à temperatura ambiente.
  Cor do meio: palha.

> É de extrema importância que o meio tenha espessura homogênea de 4mm depois de colocado na placa de forma homogênea.

Validade – quatro meses, se conservado embalado de 2 a 8°C.

Inoculação e incubação – semear a cepa de acordo com as normas estabelecidas para testes de sensibilidade. Incubar o meio a 35 ± 2°C durante 24 horas.

Leitura e interpretação – após o período de incubação, ler os halos de inibição com iluminação e régua adequadas e o resultado dos halos deve estar dentro dos limites aceitáveis para o controle de qualidade descritos no documento vigente do CLSI M100 ou EUCAST/BrCAST.

Controle de qualidade

Esterilidade – retirar uma amostragem do lote preparado e colocar em estufa a 35 ± 2°C durante 24 horas. Se não houver crescimento, liberar o meio para uso.

Teste de *performance* – deve ser realizado a cada novo lote com cepas ATCC conforme recomendação dos documentos padronizados para o teste de sensibilidade utilizados pelo laboratório. Exemplos de cepas que devem ser utilizadas: *Escherichia coli* ATCC 25922, *Staphylococcus aureus* ATCC 25923 (para EUCAST/BrCAST utilizar a cepa *S. aureus* ATCC 29213), *Pseudomonas aeruginosa* ATCC 27853 e *Enterococcus faecalis* ATCC 29212. Introduzir o *swab* na suspensão, retirar o excesso na parede do tubo e semear em três direções distintas. Deixar o inóculo secar, aplicar os discos recomendados e incubar a 35 ± 2°C durante 16 a 18 horas. Se todos os antimicrobianos testados estiverem dentro dos limites aceitáveis descritos no documento utilizado, liberar o lote para uso. Os halos devem ser interpretados de acordo com a norma escolhida.

- **Principais variáveis do meio de cultura que podem interferir no resultado do antibiograma**

Níveis de Ca^{2+}, Mg^{2+} – altas concentrações levam à diminuição na atividade de aminoglicosídeos diante de *Pseudomonas aeruginosa* e da atividade de tetraciclinas para todas as bactérias. Concentrações diminuídas levam a resultados contrários.

Concentração de timidina ou timina – concentrações em excesso levam à falsa resistência a sulfonamidas e trimetoprima.

pH – em pH baixo vamos observar halos de inibição reduzidos para aminoglicosídeos, quinolonas, macrolídeos e lincosaminas, e halos aumentados para outros antibióticos (por exemplo: penicilina e tetraciclinas). O aumento do pH leva a resultados opostos aos anteriores.

Espessura do meio – menor que 4mm leva à falsa sensibilidade geral, e maior que 4mm, à falsa resistência.

MUELLER-HINTON SANGUE, ÁGAR

Finalidade – meio utilizado para a realização do teste de avaliação da resistência aos antimicrobianos pelo método da difusão do disco (Kirby-Bauer) de cepas de *Streptococcus* spp.

Materiais

- Balão de fundo chato.
- Placas de Petri estéreis de 150mm.

Composição

- Meio de Mueller-Hinton ágar.
- Sangue de carneiro.

Preparação

- Pesar e hidratar o meio conforme instruções do fabricante e medir o pH (7,2-7,4).
- Autoclavar a 121°C durante 15 minutos.
- Retirar da autoclave e resfriar a 50°C.
- Adicionar 50ml de sangue de carneiro por litro de meio de cultura de forma asséptica.
- Medir o pH novamente.
- Homogeneizar bem sem formar espuma.
- Distribuir 50 a 60ml em cada placa.
- Deixar resfriar à temperatura ambiente.
  Cor do meio: vermelha.

> É de extrema importância que o meio tenha 4mm de espessura em toda a superfície da placa após colocado na placa, tanto nas bordas como no centro da placa.

Validade – quatro meses, se conservado embalado de 2 a 8°C.

Inoculação e incubação – semear a cepa de acordo com as normas estabelecidas para testes de sensibilidade. Incubar o meio a 35 ± 2°C durante 24 horas.

Leitura e interpretação – após o período de incubação, ler os halos de inibição com iluminação e régua adequadas e o resultado dos halos deve estar dentro dos limites aceitáveis para o controle de qualidade descritos no documento do CLSI M100 vigente.

Controle de qualidade

Esterilidade – retirar uma amostragem do lote preparado e colocar em estufa a 35 ± 2°C durante 24 horas. Se não houver crescimento, liberar o meio para uso.

Teste de *performance* – fazer uma suspensão na escala 0,5 de McFarland de *Streptococcus pneumoniae* ATCC 49619. Introduzir o *swab* na suspensão, retirar o excesso na parede do tubo e semear em três direções distintas. Deixar o inóculo secar, aplicar os discos e incubar a 35 ± 2°C durante 20 a 24 horas em estufa com 5% de CO_2. Testar os discos que faz parte do antibiograma de cada laboratório. Se todos os antimicrobianos testados estiverem dentro dos limites aceitáveis descritos no documento vigente do CLSI M100, liberar o lote para uso.

MYCOSEL, ÁGAR

Finalidade – meio seletivo utilizado para o isolamento de fungos patogênicos.

Materiais

- Balão de fundo chato.
- Tubos de 15 × 150mm com tampa de rosca.

Composição

- Ágar Mycosel.

Preparação

- Dissolver o meio em água destilada.
- Distribuir 10ml em cada tubo, tampar sem rosquear totalmente.
- Autoclavar a 121°C durante 15 minutos.
- Retirar da autoclave e fechar bem os tubos e inclinar 45°C.
- Deixar esfriar à temperatura ambiente.

  Cor do meio: incolor.

Validade – seis meses, se conservado bem fechado e mantido de 2 a 8°C.

Inoculação e incubação – semear a amostra diretamente no meio de cultura e incubar a 30 ± 2°C até 12 dias.

Leitura e interpretação – realizar leituras semanais dos meios e verificar o crescimento de colônias de fungos. Fazer um exame direto das colônias para descartar crescimento bacteriano.

Controle de qualidade

Esterilidade – retirar uma amostragem do lote preparado e colocar em estufa a 35 ± 2°C durante 24 horas. Se não houver crescimento no meio, liberar para uso.

Teste de *performance* – semear 0,01ml (10µl) da suspensão de 10^6UFC/ml cepa de *Candida albicans*. Se houver crescimento adequado das colônias no meio em até 2 dias, liberar o lote para uso.

Controle	Microrganismo (ATCC® Nº)[a]	Resultado esperado
Propriedades nutritivas	*Candida albicans* (60193)	Crescimento
	Trichophyton mentagrophytes (9533)	Crescimento
Propriedades seletivas	*Aspergillus brasiliensis* (16404)	Inibição parcial ou completa

[a]Apesar de estar listada uma cepa ATCC, qualquer cepa que produz um resultado igual é aceitável para o controle.

NÃO NUTRIENTE, ÁGAR

Finalidade – meio para o isolamento de espécies de *Acanthamoeba*.

Materiais

- Balão de fundo chato.
- Placas de Petri descartáveis de 90mm.

Composição

- Ágar
- Solução salina de Pages.

Preparação

- Dissolver 1,5g do ágar em 100ml de solução salina de Pages.
- Autoclavar a 121°C durante 15 minutos.
- Retirar da autoclave e deixar esfriar até 50°C.
- Distribuir em placas descartáveis.
- Esfriar à temperatura ambiente.

  Cor do meio: incolor.

Validade – seis meses, se conservado embalado de 2 a 8°C.

Inoculação e incubação – seguir as instruções do Capítulo 10.

Leitura e interpretação – seguir as instruções do Capítulo 10.

Controle de qualidade

Esterilidade – retirar uma amostragem do lote preparado e incubar a 35 ± 2°C durante 24 horas. Se não houver crescimento, liberar o meio para uso.

PAGES, SOLUÇÃO SALINA DE

Finalidade – solução para o transporte e preparo do meio para o isolamento de espécies de *Acanthamoeba* spp.

Materiais

- Balão volumétrico.
- Tubos com tampa de rosca.

Composição

- $MgSO_4.7H_2O$ – 4g.
- Na_2HPO_4 – 142mg.
- KH_2PO_4 – 136mg.
- $CaCl_2.2H_2O$ – 4mg.
- NaCl – 120mg.

  pH 6,5.

Preparação

- Dissolver todos os componentes em água destilada q.s.p 1.000ml.
- Homogeneizar até dissolver.
- Distribuir em tubos com tampa de rosca.
- Autoclavar a 121°C durante 15 minutos.

  Cor do meio: incolor.

Validade – seis meses, se conservado de 2 a 8°C.

Inoculação e incubação – colocar a amostra diretamente na solução salina, preferencialmente no momento da coleta, e encaminhar ao laboratório.

Leitura e interpretação – não aplicável.

Controle de qualidade

Esterilidade – retirar uma amostragem do lote preparado e inocular em caldo tríptico de soja (TSB) ou em frasco de hemocultura. Incubar a 35 ± 2°C durante 24 horas. Se não houver crescimento, liberar o meio para uso.

PEA (PHENYLETHANOL AGAR), ÁGAR

Finalidade – meio para o isolamento de bactérias gram-positivas aeróbias e anaeróbias e gram-negativas anaeróbias estritas de materiais clínicos que possuem microbiota habitual. Pode ser utilizado para isolamento de estafilococos em amostras com *Proteus* spp., já que o meio inibe o crescimento e o véu do *Proteus* spp.

Materiais

- Balão de fundo chato.
- Placas de Petri estéreis 90mm.

Composição

- Meio de PEA.
- Sangue de carneiro.
- Solução de vitamina K1:
  - vitamina K1:1g;
  - etanol absoluto: 99ml.

Preparação

- Pesar e hidratar o meio conforme as instruções do fabricante.
- Autoclavar a 121°C durante 15 minutos.
- Retirar da autoclave e esfriar até 50°C.
- Adicionar 5% de sangue de carneiro e a solução de vitamina K1.
- Distribuir em placas de Petri estéreis (90mm).
- Deixar esfriar à temperatura ambiente.

  Cor do meio: vermelho escura.

Validade – dois meses, se conservado embalado de 2 a 8°C.

Inoculação e incubação – semear a amostra clínica diretamente na placa e incubar na atmosfera adequada para o microrganismo que se quer isolar (aeróbio ou anaeróbio).

Leitura e interpretação – a maioria dos gram-positivos e gram-negativos anaeróbios cresce nesse meio. O crescimento nesse meio em condições de anaerobiose pode ser indicativo de bactéria anaeróbia na amostra clínica.

Controle de qualidade

Esterilidade – retirar uma amostragem do lote preparado e colocar em estufa a 35 ± 2°C durante 24 horas. Se não houver crescimento, liberar o meio para uso.

Teste de *performance* – semear 0,01ml (10µl) da suspensão 10^6UFC/ml de *Bacteroides fragilis*, *C. perfringens* e 0,01ml (10µl) da suspensão 10^7UFC/ml de *P. mirabilis* na superfície do meio. Incubar os tubos a 35 ± 2°C durante 48 horas em anaerobiose e aerobiose. Propriedades seletiva e nutritiva adequadas, liberar o lote para uso.

Controle	Microrganismo (ATCC® Nº)[a]	Resultado esperado
Propriedades nutritivas	*B. fragilis* (25285)	Crescimento
Propriedades nutritivas e diferenciais	*C. perfringes* (13124)	Crescimento com beta-hemólise
Propriedades seletivas	*P. mirabilis* (12453)	Inibição

[a]Apesar de estar listada uma cepa ATCC, qualquer cepa que produz um resultado igual é aceitável para o controle.

PSEUDO F, ÁGAR

Finalidade – meio utilizado para diferenciar cepas de *Pseudomonas* spp. por meio da visualização da produção de fluoresceína. Esse meio potencializa a produção de fluoresceína pelas cepas de *Pseudomonas* spp. e inibe a formação de piocianina (pigmento azul-esverdeado).

Materiais

- Erlenmeyer.
- Tubos de 11 × 100mm com tampa de rosca.

Composição

- Proteose peptona nº 3 – 20g.
- Ágar – 15g.
- Glicerol – 10g.
- Caseína pancreática digerida – 10g.
- K_2HPO_4 – 1,5g.
- $MgSO_4.7H_2O$ – 0,73g.

Preparação

- Adicionar todos os componentes em 1 litro de água destilada e homogeneizar bem.
- Medir o pH (6,8-7,2).
- Aquecer até dissolver o ágar.
- Distribuir em tubos com tampa de rosca.
- Autoclavar a 121°C durante 15 minutos.
- Retirar da autoclave e fechar bem a tampa dos tubos.
- Deixar esfriar à temperatura ambiente em um ângulo de 45° para formar uma superfície inclinada no ágar.
  Cor do meio: âmbar-clara.

Validade – um ano, se conservado embalado de 2 a 8°C.

Inoculação e incubação – semear a colônia suspeita sobre a superfície do ágar. Incubar o meio à temperatura ambiente durante até 7 dias realizando leituras diárias em luz ultravioleta.

Leitura e interpretação – cor original do meio: âmbar-clara ou incolor.
Positivo – desenvolvimento de fluorescência amarelo-esverdeada na superfície do meio.
Negativo – não há formação de fluorescência amarelo-esverdeada.

Controle de qualidade

Esterilidade – retirar uma amostragem do lote preparado e colocar em estufa a 35 ± 2°C durante 24 horas. Se não houver crescimento, liberar o meio para uso.

Teste de *performance* – semear diretamente as colônias no ágar e incubar à temperatura ambiente durante 48 horas. Testes positivos e negativos adequados, liberar o lote para uso.

Controle	Microrganismo (ATCC® Nº)[a]	Resultado esperado
Produção de fluorescência	*Pseudomonas fluorescens* (13525)	Produção de fluorescência amarelo-esverdeada
Produção de fluorescência/pigmento	*Moraxella osloensis* (10973)	Sem fluorescência e pigmento
Produção de pigmento	*Pseudomonas aeruginosa* (27853)	Produção de pigmento azul-esverdeado

[a]Apesar de estar listada uma cepa ATCC, qualquer cepa que produz um resultado igual é aceitável para o controle.

REGAN-LOWE CHARCOAL, ÁGAR

Finalidade – meio utilizado para o isolamento de *Bordetella pertussis* e *Bordetella parapertussis* de amostras clínicas.

Materiais

- Balão de fundo chato.
- Placas de Petri estéreis de 90mm.
- Tubos de 15x150mm com tampa de rosca

Composição

- Meio de Regan Lowe com carvão.
- Soro estéril de cavalo.
- Solução de cefalexina:
  - cefalexina: 0,04g;
  - água destilada: 10ml.

  Esterilizar por filtração.

Preparação

- Pesar e hidratar o meio conforme as instruções do fabricante.
- Distribuir 25ml do meio em tubos de vidro com tampa de rosca.
- Autoclavar a 121°C durante 15 minutos.
- Retirar da autoclave e deixar esfriar.
- Conservar o meio em geladeira até o uso.
- No momento do uso fundir o meio e deixar esfriar.
- Adicionar 1,5ml de soro estéril de cavalo e 0,25ml da solução de cefalexina assepticamente.
- Homogeneizar evitando a formação de espuma.

- Distribuir 25ml em placa de Petri estéril (90mm) homogeneizando constantemente para não depositar o carvão.
  Cor do meio: preta.

Validade – um mês, se conservado embalado de 2 a 8°C.

Inoculação e incubação – semear a amostra clínica diretamente no meio de cultura e incubar a 35 ± 2°C durante até 7 dias.

Leitura e interpretação – colônias de *B. pertussis* são convexas, com coloração semelhante a uma gota de mercúrio.

Controle de qualidade

Esterilidade – retirar uma amostragem do lote preparado e colocar em estufa a 35 ± 2°C durante 24 horas. Se não houver crescimento, liberar o meio para uso.

Teste de *performance* – semear 0,01ml (10µl) da suspensão 10^6UFC/ml de *Bordetella pertussis* e 0,01ml (10µl) da suspensão 10^7UFC/ml de *Staphylococcus aureus* na superfície do meio. Incubar as placas a 35 ± 2°C durante até 7 dias. Propriedades seletiva e nutritiva adequadas, liberar o lote para uso.

Controle	Microrganismo (ATCC® Nº)[a]	Resultado esperado
Propriedades nutritivas	*B. pertussis* (12742)	Colônias convexas com brilho semelhante a uma gota de mercúrio
Propriedades seletivas	*S. aureus* (25923)	Inibição

[a]Apesar de estar listada uma cepa ATCC, qualquer cepa que produz um resultado igual é aceitável para o controle.

SABOURAUD DEXTROSE, ÁGAR (sem e com cloranfenicol)

Finalidade – meio para o isolamento de fungos patogênicos. Pode ser produzido com ou sem cloranfenicol.

Materiais

- Balão de fundo chato.
- Tubos de 15 × 150mm com tampa de rosca.

Composição

- Ágar Sabouraud dextrose.
- Solução de cloranfenicol:
  - Cloranfenicol – 0,05g
  - Etanol (95%) – 10ml

Preparação

Sabouraud dextrose

- Dissolver o meio em água destilada.
- Aquecer até ferver para dissolver.
- Autoclavar a 121°C durante 15 minutos.
- Retirar da autoclave e distribuir 10ml em cada tubo.

- Fechar bem os tubos e inclinar 45°C.
- Deixar esfriar à temperatura ambiente.

Sabouraud com cloranfenicol

- Adicionar a solução de cloranfenicol ao meio previamente dissolvido e homogeinizar.
- Distribuir 10ml em cada tubo.
- Autocalvar a 121°C durante 15 minutos.
- Fechar os tubos e inclinar a 45°.

Esse meio pode ser distribuído em placas de Petri.

Cor do meio: amarelo-clara.

Validade – seis meses, se conservado bem fechado e mantido de 2 a 8°C.

Inoculação e incubação – semear a amostra diretamente no meio de cultura e incubar a 30 ± 2°C durante até 12 dias.

Leitura e interpretação – realizar leituras semanais dos meios e verificar o crescimento de colônias de fungos. Fazer um exame direto das colônias isoladas para descartar o crescimento bacteriano.

Controle de qualidade

Esterilidade – retirar uma amostragem do lote preparado e colocar em estufa a 35 ± 2°C durante 24 horas. Se não houver crescimento no meio, liberar para uso.

Teste de *performance* – semear 0,01ml (10µl) da suspensão de 10^6UFC/ml da cepa de *Candida albicans*. Se houver crescimento adequado das colônias no meio em 2 dias, liberar o lote para uso.

Controle	Microrganismo (ATCC® Nº)[a]	Resultado esperado
Propriedades nutritivas	*Candida albicans* (60193)	Crescimento
	T. mentagrophytes (9533) *A. niger* (16404)	Crescimento Inibição com ciclo-heximide e crescimento com cloranfenicol
Propriedades seletivas	*E. coli* (25922)	Inibição com cloranfenicol

[a]Apesar de estar listada uma cepa ATCC, qualquer cepa que produz um resultado igual é aceitável para o controle.

SELENITO F, CALDO

Finalidade – utilizado para o enriquecimento de amostras de fezes para o isolamento de *Salmonella* spp. e *Shigella* spp.

Materiais

- Balão de fundo chato.
- Tubos estéreis de 15 × 150mm com tampa de rosca.

Composição

- Meio de caldo selenito.
- Novobiocina.

Preparação

- Pesar e hidratar o meio conforme instruções do fabricante.
- Aquecer até levantar fervura, homogeneizando de vez em quando. **Não autoclavar.**
- Resfriar e adicionar 0,04g de novobiocina por litro de meio (a novobiocina inibe o crescimento de *Proteus* spp.).
- Distribuir 7ml em tubos estéreis de 15 × 150mm com tampa de rosca.
  Cor do meio: âmbar com leve precipitado.

Validade – seis meses, se conservado de 2 a 8°C.

Inoculação e incubação – semear uma alçada das fezes no meio e incubar a 35 ± 2°C durante 12 a 18 horas.

Leitura e interpretação – não aplicável.

Controle de qualidade

Esterilidade – retirar uma amostragem do lote preparado e colocar em estufa a 35 ± 2°C durante 24 horas. Se não houver turbidez, liberar o meio para uso.

Teste de *performance* – preparar uma suspensão na escala 0,5 de McFarland de *S.* Typhimurium e *E. coli* e semear 0,01ml (10µl) de cada suspensão nos tubos contendo caldo. Incubar a 35 ± 2°C durante 12 a 18 horas e, a seguir, semear em placa de MacConkey. Se houver crescimento abundante de *S.* Typhimurium, colônias lactose-negativa e inibição parcial do crescimento de *E. coli*, o meio está adequado para uso. Após 24 horas de incubação, a ação seletiva do selenito é prejudicada.

Controle	Microrganismo (ATCC® Nº)[a]	Resultado esperado
Propriedades nutritivas	*Salmonella* Typhimurium (14028)	Crescimento no subcultivo
	Escherichia coli (25922)	Inibição parcial a total no subcultivo

[a]Apesar de estar listada uma cepa ATCC, qualquer cepa que produz um resultado igual é aceitável para o controle.

SKIM MILK

Finalidade – utilizado para a preservação de microrganismos em temperaturas baixas.

Materiais

- Becker.
- Tubos tipo *biofreezer*.

Composição

- Leite desnatado – 20g.
- Água destilada – 100ml.

Preparação

- Dissolver o leite na água.

- Distribuir 0,5ml em tubos de *biofreezer*.
- Autoclavar 110°C durante 10 minutos em vapor fluente com as tampas semirrosqueadas.
- Retirar da autoclave, rosquear e deixar esfriar à temperatura ambiente.
  Cor do meio: leitosa.

Validade – seis meses, se conservado de 2 a 8°C.

Inoculação e incubação – colocar uma quantidade generosa de bactérias no meio. Homogeneizar vigorosamente e colocar no *freezer* –70°C ou –20°C.

Leitura e interpretação – não aplicável.

Controle de qualidade

Esterilidade – retirar uma amostragem do lote preparado e semear em placa de ágar-sangue. Incubar a placa em estufa a 35 ± 2°C durante 24 horas. Se não houver crescimento, liberar o meio para uso.

SKIRROW, ÁGAR

Finalidade – meio para o isolamento de *Campylobacter jejuni* de amostras de fezes.

Materiais

- Balão de fundo chato.
- Placas descartáveis de 90mm.

Composição

- Meio ágar-sangue base nº 2 – 940ml.
- Sangue de cavalo lisado e desfibrinado – 50ml.
- Solução de antibióticos – 10ml.
- Solução de antibióticos:
  - vancomicina: 0,01g;
  - trimetoprima: 5,0mg;
  - polimixina: 2.500U;
  - água destilada q.s.p.: 10ml;

  Esterilizar por filtração.

Preparação

- Dissolver o meio em água destilada.
- Autoclavar a 121°C durante 15 minutos.
- Retirar da autoclave e esfriar até 50°C.
- Adicionar o sangue lisado de cavalo e a solução de antibióticos.
- Distribuir nas placas.
- Deixar esfriar à temperatura ambiente.
  pH 7,4.
  Cor do meio: vermelha.

Validade – três meses, se conservado embalado de 2 a 8°C.

Inoculação e incubação – inocular a amostra de fezes diretamente na placa e incubar a 42 ± 1°C durante 48 horas em microaerofilia.

Leitura e interpretação – característica da colônia de *C. jejuni*: pequena, sem hemólise, achatada com centro elevado e mucoide, com coloração âmbar ou levemente rosada.

Controle de qualidade

Esterilidade – retirar uma amostragem do lote preparado e colocar em estufa a 35 ± 2°C durante 24 horas. Se não houver crescimento, liberar o meio para uso.

Teste de *performance* – semear 0,01ml (10µl) da suspensão 10^6UFC/ml de *Campylobacter jejuni* e 0,01ml (10µl) de uma suspensão 10^7UFC/ml de *Staphylococcus epidermidis* e *Escherichia coli*. Incubar as placas 42 ± 1°C durante 48 horas em microaerofilia. Resultados adequados das propriedades nutritivas e seletivas, liberar o lote para uso.

Controle	Microrganismo (ATCC® Nº)[a]	Resultado esperado
Propriedade nutritiva	*C. jejuni* (33921)	Crescimento (vide descrição da colônia em Leitura e interpretação)
Propriedade seletiva	*S. epidermidis* (12228)	Inibição
	E. coli (25922)	Inibição parcial ou total

[a]Apesar de estar listada uma cepa ATCC, qualquer cepa que produz um resultado igual é aceitável para o controle.

SS (Salmonella-Shigella, AGAR), ÁGAR

Finalidade – usado como meio seletivo e diferencial para o isolamento de *Salmonella-Shigella*. Permite diferenciar bactérias lactose-positivas e negativas, além de detectar a produção de H_2S.

Materiais

- Balão de fundo chato.
- Placas de Petri estéreis de 90mm.

Composição

Meio de SS ágar.

Preparação

- Pesar e hidratar o meio conforme as instruções do fabricante.
- Aquecer o meio até dissolver (evitar superaquecimento do meio). Não autoclavar.
- Resfriar até 50°C e distribuir 20 a 25ml em placas de Petri estéreis.
- Deixar à temperatura ambiente até esfriar.
  Cor do meio: vermelho-alaranjada.

Validade – quatro meses, se conservado embalado de 2 a 8°C.

Inoculação e incubação – semear a amostra diretamente no meio ou do meio de enriquecimento (tetrationato ou selenito). Incubar as placas a 35 ± 2°C durante 24 horas.

Leitura e interpretação

Colônias pretas ou incolores pequenas a médias – suspeita de *Salmonella* e/ou *Shigella* spp. Colônias cor-de-rosa pequenas – inibição parcial de *Escherichia coli*.

Controle de qualidade

Esterilidade – retirar uma amostragem do lote preparado e colocar em estufa a 35 ± 2°C durante 24 horas. Se não houver crescimento, liberar o meio para uso.

Teste de *performance* – semear 0,01ml (10µl) da suspensão 10^6UFC/ml de *Salmonella* Typhimurium e *Shigella flexneri* e 0,01ml (10µl) da suspensão 10^7UFC/ml de *Escherichia coli* e *E. faecalis* na superfície do meio. Incubar as placas a 35 ± 2°C durante 24 horas. Resultados adequados das propriedades nutritivas e seletivas, liberar o lote para uso.

Controle	Microrganismo (ATCC® Nº)[a]	Resultado esperado
Propriedades nutritivas e diferenciais	*Salmonella* Typhimurium ATCC 14028	Colônias incolores com ou sem centro preto
	Shigella flexneri ATCC 12022	Colônias incolores
Propriedades seletivas	*Escherichia coli* ATCC 25922	Inibição parcial, com colônias pequenas rosa
	E. faecalis (29212)	Inibição completa

[a]Apesar de estar listada uma cepa ATCC, qualquer cepa que produz um resultado igual é aceitável para o controle.

TCBS (Tiossulfato-Citrato-Bile-Sacarose), ÁGAR

Finalidade – meio utilizado para o isolamento de *Vibrio* spp.

Materiais

- Balão de fundo chato.
- Placas de 90mm.

Composição

Meio de TCBS.

Preparação

- Pesar e hidratar o meio conforme as instruções do fabricante.
- Aquecer até completa dissolução do ágar (não deixar ferver). Não autoclavar.
- Resfriar.
- Acertar o pH 8,4-8,6.
- Distribuir em placas estéreis de 90mm.
  Cor do meio: levemente verde.

Validade – quatro meses, se conservado embalado de 2 a 8°C.

Inoculação e incubação – semear a amostra a partir da água peptonada na placa de TCBS e incubar a 35 ± 2°C durante 24 horas.

Leitura e interpretação – *V. alginolyticus* aparece como colônias amarelas, e *V. parahaemolyticus,* como colônias esverdeadas, e há inibição do crescimento de *E. coli* após 24 horas de incubação.

Controle de qualidade

Esterilidade – retirar uma amostragem do lote preparado e colocar em estufa a 35 ± 2°C durante 24 horas. Se não houver crescimento, liberar o meio para uso.

Teste de *performance* – semear 0,01ml (10µl) da suspensão 10^6UFC/ml de *Vibrio alginolyticus* e *Vibrio parahaemolyticus* e 0,01ml (10µl) da suspensão 10^7UFC/ml de *Escherichia coli* na superfície do meio. Incubar as placas a 35 ± 2°C durante 24 horas. Resultados adequados das propriedades nutritivas e seletivas, liberar o lote para uso.

Controle	Microrganismo (ATCC® Nº)[a]	Resultado esperado
Propriedades nutritivas	*V. alginolyticus* (17749)	Colônias amarelas
	V. parahaemolyticus (17749)	Colônias azuis com centro verde
Propriedades seletivas	*E. coli* (25922)	Inibição parcial

[a]Apesar de estar listada uma cepa ATCC, qualquer cepa que produz um resultado igual é aceitável para o controle.

TELURITO (Cystine Tellurite Blood Agar – CTBA), ÁGAR

Finalidade – meio utilizado para o isolamento e diferenciação de *Corynebacterium diphtheriae* em amostras clínicas.

Materiais

- Balão de fundo chato.
- Placas de Petri estéreis (90mm).

Composição

- Ágar infusão de coração.
- Sangue de carneiro.
- L-cistina estéril.
- Solução de telurito de potássio a 0,3%:
  - K_2TeO_3 – 0,3g;
  - água destilada – 100ml.

Preparação

- Pesar 2 gramas de ágar infusão de coração e dissolver em 10ml de água destilada.
- Ajustar o pH 7,4.
- Autoclavar a 121°C durante 15 minutos.
- Retirar da autoclave e deixar resfriar até 50°C.
- Adicionar 5ml de sangue de carneiro, 15ml da solução estéril de telurito de potássio e 5mg de L-cistina.

- Homogeneizar bem e distribuir em placas de Petri estéreis.
  Cor do meio: vermelha.

Validade – dois meses, se conservado embalado de 2 a 8°C.

Inoculação e incubação – inocular o material clínico na placa. Incubar a 35 ± 2°C durante 24 horas.

Leitura e interpretação – as colônias de *C. diphtheriae* no meio são visualizadas na cor cinza--escura a negra. A maioria dos *Streptococcus* do Grupo Viridans e *Staphylococcus* spp. são inibidos neste meio. Eventualmente, *Staphylococcus* spp. pode crescer no meio, porém as características morfológicas e o Gram podem diferenciar.

Controle de qualidade

Esterilidade – retirar uma amostragem do lote preparado e colocar em estufa a 35 ± 2°C durante 24 horas. Se não houver crescimento, liberar o meio para uso.

Teste de *performance* – semear 0,01ml (10µl) da suspensão 10^6UFC/ml de *Corynebacterium diphtheriae* e 0,01ml (10µl) da suspensão 10^7UFC/ml de *Staphylococcus aureus*. Incubar a placa a 35 ± 2°C durante 24 a 48 horas. Resultados adequados das propriedades nutritivas e seletivas, liberar o lote para uso.

Controle	Microrganismo (ATCC® Nº)[a]	Resultado esperado
Propriedades nutritivas	*C. diphtheriae* (9675 ou 51696)	Colônias cor cinza-escura a preta
Propriedades seletivas	*S. aureus* (25923)	Inibição total ou parcial

[a]Apesar de estar listada uma cepa ATCC, qualquer cepa que produz um resultado igual é aceitável para o controle.

TETRATIONATO, CALDO

Finalidade – meio de enriquecimento para *Salmonella* spp.

Materiais

- Balão de fundo chato.
- Tubos de 15 × 150mm estéreis com tampa de rosca.

Composição

Meio de caldo tetrationato.

Preparação

- Pesar e hidratar o meio conforme as instruções do fabricante.
- Aquecer até ferver.
- Distribuir 10ml em tubos estéreis com tampa de rosca.
  Cor do meio: incolor.

Validade – quatro meses, se conservado de 2 a 8°C.

Inoculação e incubação – adicionar 0,2ml da solução de iodo a 30% para tetrationato e homogeneizar vigorosamente. Colocar uma pequena porção de fezes no tubo, homogeneizar e incubar a 35 ± 2°C durante 12 a 18 horas. Após esse período, semear em placa de MC ou SS.

Leitura e interpretação – as colônias de *Salmonella* Typhimurium crescem no meio de SS incolores com um centro preto.

Controle de qualidade

Esterilidade – retirar uma amostragem do lote preparado e colocar em estufa a 35 ± 2°C durante 24 horas. Se não houver turbidez, liberar o meio para uso.

Teste de *performance* – adicionar 0,2ml da solução de iodo para tetrationato e homogeneizar vigorosamente. Preparar uma suspensão na escala 0,5 de McFarland de *S.* Typhimurium e de *E. coli* e semear 0,01ml (10µl) de cada suspensão nos tubos contendo caldo tetrationato já preparado com iodo. Incubar a 35 ± 2°C durante 12 a 18 horas e, a seguir, semear em placa de MC e SS. Se houver crescimento abundante de *S.* Typhimurium, colônias lactose negativas (MC) com ou sem centro negro (SS) e inibição parcial do crescimento de *E. coli*, o meio está adequado para uso. Para verificar o enriquecimento e ação seletiva do tetrationato utilizar o ágar MC, pois no ágar SS a *E. coli* pode ser inibida.

Controle	Microrganismo (ATCC® Nº)[a]	Resultado esperado
Propriedades nutritivas	*Salmonella* Typhimurium (14028)	Crescimento no subcultivo
Propriedades seletivas	*Escherichia coli* (25922)	Inibição parcial a total

[a]Apesar de estar listada uma cepa ATCC, qualquer cepa que produz um resultado igual é aceitável para o controle.

THAYER MARTIN, ÁGAR

Finalidade – esse meio é recomendado para o isolamento de *Neisseria gonorrhoeae* e *Neisseria meningitidis* em amostras clínicas que podem conter uma microbiota mista.

Materiais

- Balão de fundo chato.
- Placas de Petri estéreis de 90mm.

Composição

- Ágar GC.
- Sangue de carneiro.
- Suplemento VX (adquirido comercialmente).
- Solução de antibióticos – VCNT (vancomicina, colistina, nistatina e trimetoprima) adquirido comercialmente.

Preparação

- Pesar o meio conforme as instruções do fabricante (quantidade para um litro) e hidratar com 930ml de água destilada.
- Autoclavar a 121°C durante 15 minutos.

- Resfriar o meio até 50°C e adicionar 50ml de sangue de carneiro por litro de meio base.
- Homogeneizar suavemente.
- Aquecer lentamente (80°C), homogeneizando constantemente até achocolatar.
- Resfriar o meio até 50°C e adicionar suplemento VX (10ml/litro de meio).
- Adicionar a solução de VCNT (10ml/l de meio).
- Homogeneizar evitando formar espuma.
- Distribuir assepticamente em placas de Petri de 90mm.
  Cor do meio: marrom-chocolate.

Validade – três meses, se conservado embalado de 2 a 8°C.

Inoculação e incubação – semear a amostra diretamente no meio e incubar a 35 ± 2°C durante 24 a 48 horas em estufa com 5% de CO_2.

Leitura e interpretação – após 24 horas de incubação, as colônias de *N. gonorrhoeae* são bem pequenas e opacas e em 48 horas apresentam colônias de 1 a 1,5mm, levemente convexas com brilho.

Controle de qualidade

Esterilidade – retirar uma amostragem do lote preparado e colocar em estufa a 35 ± 2°C durante 24 horas. Se não houver crescimento, liberar o meio para uso.

Teste de *performance* – semear 0,01ml (10µl) da suspensão 10^6UFC/ml de *Neisseria gonorrhoeae* e 0,01ml da suspensão 10^7UFC/ml de *S. epidermidis*, *C. albicans* e *P. mirabilis*. Incubar as placas a 35 ± 2°C durante 24 a 48 horas em estufa com 5% de CO_2. Propriedade seletiva e nutritiva adequada, liberar o lote para uso.

Controle	Microrganismo (ATCC® Nº)[a]	Resultado esperado
Propriedades nutritivas	*N. gonorrhoeae* (43069)	Crescimento
Propriedades seletivas	*S. epidermidis* (12228)	Inibição
	C. albicans (60193)	Inibição
	P. mirabilis (43071)	Inibição

[a]Apesar de estar listada uma cepa ATCC, qualquer cepa que produz um resultado igual é aceitável para o controle.

TIOGLICOLATO COM INDICADOR, CALDO

Finalidade – para o crescimento de microrganismos aeróbios, anaeróbios facultativos e microaerófilos.

Materiais

- Balão de fundo chato.
- Tubos de vidro de 12 × 120mm, com tampa de rosca.
- Algodão para tampão.

Composição

- Meio de tioglicolato caldo com indicador.

Preparação

- Pesar e hidratar o meio conforme as instruções do fabricante.
- Aquecer no fogo com agitação constante até dissolver o ágar.
- Distribuir 5ml do caldo nos tubos de vidro de 12 × 120mm.
- Tampar e deixar levemente desrrosqueada.
- Autoclavar 121°C durante 15 minutos.
  Cor do meio: levemente amarela com a superfície esverdeada.

Validade – seis meses, se conservado de 2 a 8°C, e três meses, se conservado à temperatura ambiente.

Inoculação e incubação – inocular o meio com a amostra clínica ou cepa bacteriana e incubar a 35 ± 2°C durante 24 horas.

Leitura e interpretação – o meio possui um indicador de oxigênio, azul de metileno ou resazurina, que se torna esverdeado (azul de metileno) ou rosa (resazurina) na parte superior, respectivamente, devido ao contato com o oxigênio. Quando o indicador atingir a metade do volume do meio, esse não deve ser utilizado.

Bactérias aeróbias crescem na superfície do meio (turvação), bactérias anaeróbias crescem no fundo do caldo e bactérias microaerófilas crescem na intersecção do meio mais oxigenado e menos oxigenado.

Controle de qualidade

Esterilidade – retirar uma amostragem do lote preparado e colocar em estufa a 35 ± 2°C durante 24 horas. Se não houver turvação no meio, liberar para uso.

Teste de *performance* – preparar uma suspensão na escala 0,5 de McFarland de *Staphylococcus aureus* ATCC 25923 e *Bacteroides fragilis* ATCC 25285 e semear 0,01ml (10µl) no caldo tioglicolato. Incubar a 35 ± 2°C durante 24 horas. Se a bactéria crescer após 24 horas, liberar o meio para uso.

TIOGLICOLATO SEM INDICADOR, CALDO

Finalidade – meio de cultura semissólido para o crescimento de bactérias anaeróbias.

Materiais

- Balão de fundo chato.
- Tubos de 15 × 150mm com tampa de rosca.

Composição

Meio de tioglicolato sem indicador.

Preparação

- Pesar e hidratar o meio conforme as instruções do fabricante.
- Aquecer até completa dissolução, sob constante agitação.
- Distribuir 14ml do caldo em tubos 15 × 150mm com tampa de rosca.
- Autoclavar a 121°C durante 15 minutos.

- Retirar da autoclave e rosquear totalmente os tubos.
  Cor do meio: incolor a levemente amarelada.

Validade – seis meses, se conservado fechado à temperatura ambiente.

Inoculação e incubação – inocular o meio com a amostra ou cepa bacteriana e incubar a 35 ± 2°C durante 48 horas em anaerobiose.

Leitura e interpretação – crescimento de microrganismos turvando o meio.

Controle de qualidade

Esterilidade – retirar uma amostragem do lote preparado e colocar em estufa a 35 ± 2°C durante 24 horas. Se não houver turvação, liberar o meio para uso.

Teste de *performance* – preparar uma suspensão de *Bacteroides fragilis* ATCC 25285 e *S. aureus* ATCC 25923 na escala 0,5 de McFarland e semear 0,01ml (10µl) da suspensão no caldo. Incubar a 35 ± 2°C durante 48 horas em anaerobiose. Se a bactéria crescer, liberar o meio para uso.

TODD-HEWITT, CALDO

Finalidade – meio de enriquecimento para o isolamento de estreptococo beta-hemolítico a partir de amostras clínicas.

Materiais

- Erlenmeyer.
- Tubos de 11 × 100mm com tampa de rosca.

Composição

- Meio de TODD-Hewitt caldo.
- Solução estoque de antibióticos:
  - colistina: 5mg/ml.
  - ácido nalidíxico: 7,5mg/ml.

Preparação

- Pesar e hidratar o meio conforme as instruções do fabricante.
- Adicionar 1ml da solução estoque de antibióticos para 500ml.
- Distribuir 2 a 3ml em tubos de 11 × 100mm.
- Autoclavar a 121°C durante 15 minutos.
- Retirar da autoclave, apertar as tampas e deixar resfriar à temperatura ambiente.
  Cor do meio: âmbar.

Validade – três meses, se conservado embalado de 2 a 8°C.

Inoculação e incubação – lavar o *swab* com a amostra clínica diretamente no caldo e incubar a 35 ± 2°C durante 24 horas.

Leitura e interpretação – após a incubação, repicar o caldo em ágar-sangue e incubar a 35 ± 2°C em estufa de CO_2 durante 24 horas. Observar o desenvolvimento de colônias beta-hemolíticas sugestivas de *S. agalactiae* e proceder à identificação. O meio permite o crescimento adequado de *S. pyogenes* ou *S. agalactiae* e inibição do crescimento de *E. coli*.

Controle de qualidade

Esterilidade – retirar uma amostragem do lote preparado e colocar em estufa a 35 ± 2°C durante 24 horas. Se não houver turvação do meio, liberá-lo para uso.

Teste de *performance* – preparar uma suspensão na escala 0,5 de McFarland de *Streptococcus pyogenes* ATCC 19615 e *E. faecalis* ATCC 29212. Incubar a 35 ± 2°C durante 24 horas. Se houver desenvolvimento adequado de *S. pyogenes* e *E. faecalis*, o lote pode ser liberado para uso.

TSA, ÁGAR

Finalidade – meio utilizado para a manutenção de cepas bacterianas. Para cepas mais exigentes é acrescentado ao meio 5% de sangue de carneiro.

Materiais

- Balão de fundo chato.
- Tubos de 11 × 100mm com tampa de rosca.

Composição

- Meio de TSA.
- Sangue de carneiro (opcional).

Preparação

- Sem sangue de carneiro:
  - Pesar e hidratar o meio conforme as instruções do fabricante.
  - Aquecer sob constante agitação até completa dissolução.
  - Distribuir 3ml em tubos de 11 × 100mm com tampa de rosca.
  - Autoclavar a 121°C durante 15 minutos.
  - Retirar da autoclave e inclinar os tubos em ângulo de 45° para formar uma superfície inclinada no meio.
- Com sangue de carneiro:
  - pesar e hidratar o meio conforme as instruções do fabricante;
  - aquecer sob agitação constante até dissolver todo o ágar;
  - autoclavar o meio a 121°C durante 15 minutos;
  - retirar da autoclave, resfriar até 50°C e acrescentar 5% de sangue de carneiro;
  - distribuir 3ml em tubos estéreis com tampa de rosca e inclinar o meio para resfriar.

  Cor do meio: palha ou vermelha se for acrescido sangue.

Validade – 12 meses, se conservado em tubo com tampa de rosca de 2 a 8°C.

Inoculação e incubação – semear a bactéria e incubar a 35 ± 2°C durante 24 horas.

Leitura e interpretação – a maioria das bactérias se desenvolve bem nesse meio. Após o crescimento guardar o meio inoculado na geladeira ou à temperatura ambiente, dependendo da bactéria.

Controle de qualidade

Esterilidade – retirar uma amostragem do lote preparado e colocar em estufa a 35 ± 1°C durante 24 horas. Se não houver crescimento, liberar o meio para uso.

Teste de *performance* – preparar uma suspensão 10^6UFC/ml de *Staphylococcus pyogenes* ATCC 19615 e *Escherichia coli* ATCC 25922. Semear 0,01ml (10µl) da suspensão no meio. Incubar o meio a 35 ± 2°C durante 24 horas. Se as bactérias crescerem no meio, liberar para uso.

TSB (TRYPTIC SOY BROTH), CALDO

Finalidade – meio de cultura utilizado para o crescimento de bactérias em geral. Também pode ser utilizado para realizar a prova da motilidade de bacilos gram-negativos ou preparo do inóculo para o antibiograma pelo método de crescimento.

Materiais

- Balão de fundo chato.
- Tubo de 12 × 120mm com tampa de rosca.

Composição:

- Meio de TSB.

Preparação

- Pesar e hidratar o meio conforme as instruções do fabricante.
- Distribuir 1,5ml em cada tubo de 12 × 120mm com tampa de rosca.
- Fechar levemente.
- Autoclavar a 121°C durante 15 minutos.
- Retirar da autoclave e rosquear bem os tubos e deixar esfriar à temperatura ambiente. Cor do meio: âmbar.

Validade – 12 meses, se conservado de 2 a 8°C.

Inoculação e incubação – inocular a bactéria e incubar a 35 ± 2°C durante 24 horas.

Leitura e interpretação – as colônias de todas as bactérias se desenvolvem bem nesse meio.

Esse meio também pode ser utilizado para armazenamento de bactérias por curto período de tempo. Após o crescimento, armazenar refrigerado (2 a 8°C) ou à temperatura ambiente (20 a 25°C), dependendo da bactéria e utilizando um crioprotetor.

Controle de qualidade

Esterilidade – retirar uma amostragem do lote preparado e colocar em estufa a 35 ± 2°C durante 24 horas. Se houver turvação, desprezar o lote.

Crescimento – preparar uma suspensão 10^6UFC/ml de *Escherichia coli* e semear 0,01ml (10µl) da suspensão no meio. Incubar a 35 ± 2°C durante 24 horas. Se a bactéria crescer em 24 horas, o meio pode ser liberado para uso.

U9, CALDO

Finalidade – meio utilizado para a detecção de *Ureaplasma urealyticum* em amostras clínicas.

Materiais

- Balão de fundo chato.
- Tubos de 15 × 150mm estéreis com tampa de rosca.
- Filtro Millipore 0,22µ.

Composição

- Meio base:
  - meio TSB: 1,5g;
  - cloreto de sódio: 1g;
  - fosfato de potássio dibásico (K_2HPO_4): 0,04g;
  - água destilada q.s.p.: 200ml.
- Suplemento:
  - soro estéril de cavalo: 40ml;
  - extrato de levedura estéril a 25%: 20ml;
  - penicilina G (200.000U/ml): 1ml;
  - polimixina B (5.000µg/ml): 1ml;
  - anfotericina B (5.000µg/ml): 0,2ml;
  - lincomicina (1.500µg/ml): 2ml.
- Solução de ureia a 20%:
  - ureia: 20g;

água destilada: 100ml.

Homogeneizar e esterilizar por filtração (Millipore 0,22µ).

- Solução de vermelho de fenol a 2%:
  - vermelho de fenol: 2g;
  - água destilada q.s.p.: 100ml.

Dissolver o vermelho de fenol na água e esterilizar a 121°C durante 15 minutos.

Preparação

- Pesar e hidratar os componentes do meio base.
- Homogeneizar.
- Ajustar o pH em 5,5 (com HCl 1N ou NaOH 1N).
- Autoclavar a 121°C durante 15 minutos.
- Retirar da autoclave e deixar esfriar.
- Para cada 200ml de meio base adicionar os suplementos, 0,8ml da solução de ureia e 0,4ml da solução de vermelho de fenol.
- Homogeneizar e ajustar o pH (5,8-6,2).
- Distribuir 15ml em tubos de vidro 15 × 150mm.
  Cor do meio: amarelo-alaranjada.

Validade – três meses, se conservado de 2 a 8°C.

Inoculação e incubação – inocular a amostra diretamente no meio de acordo com o descrito no Capítulo 24. Incubar em 35 ± 2°C durante 5 dias em câmara úmida.

Leitura e interpretação – cultura positiva para *Ureaplama urealyticum/parvum* é detectada pela alteração na cor do meio, para rosa-forte (*pink*). Essa alteração na cor do meio é devida à produção da enzima urease, que hidrolisa a ureia presente no meio, alterando o pH.

Controle de qualidade

Esterilidade – retirar uma amostragem do lote preparado e colocar em estufa a 35 ± 2°C durante 72 horas. Se não houver mudança de cor do meio, liberá-lo para uso.

Teste de *performance* – colocar em um poço da placa de microtitulação 200ml do meio U9 e semear 20ml de uma amostra positiva de *Ureaplama urealyticum*. Cobrir com óleo mineral estéril e incubar a 35 ± 2°C durante 5 dias com leitura diária. Propriedades seletivas e nutritivas adequadas, liberar o lote para uso.

Controle	Microrganismo (ATCC® Nº)[a]	Resultado esperado
Propriedade seletiva	*Escherichia coli* (25922)	Inalterado, devido à inibição
Propriedade nutritiva	*Ureaplasma urealyticum* (27815)	Desenvolvimento de cor rosa-forte (*pink*)

[a]Apesar de estar listada uma cepa ATCC, qualquer cepa que produz um resultado igual é aceitável para o controle.

VAGINALIS ÁGAR (V ÁGAR)

Finalidade – meio utilizado para o isolamento e a diferenciação de *Gardnerella vaginalis* em amostras clínicas.

Materiais

- Balão de fundo chato.
- Placas de Petri estéreis de 90mm.

Composição

- Meio de V ágar.
- Sangue humano colhido com anticoagulante CPD (citrato-fosfato-dextrose, pH 5,6), 3ml de CPD para 20ml de sangue.

> Em alguns casos, o sangue humano pode conter interferentes que inibem ou prejudicam o crescimento adequado de G. *vaginalis*. Realizar controle rígido de qualidade antes de utilizar o meio.

Preparação

- Pesar e hidratar o meio conforme as instruções do fabricante.
- Autoclavar a 121°C durante 15 minutos.
- Retirar da autoclave e resfriar até 50°C.
- Adicionar 5% de sangue humano, homogeneizando constantemente.
- Distribuir 15 a 20ml em placas de Petri.
- Deixar esfriar à temperatura ambiente.

  Cor do meio: vermelha.

Validade – três meses, se conservado embalado de 2 a 8°C.

Inoculação e incubação – semear diretamente o material clínico na placa e incubar a 35 ± 2°C em estufa de CO_2 durante 48 horas.

Leitura e interpretação – colônias de *Gardnerella* aparecem pequenas e delicadas apresentando beta-hemólise difusa. Para a identificação, fazer uma lâmina para exame microscópico após coloração pelo método de Gram e a prova da hidrólise do hipurato.

Controle de qualidade

Esterilidade – retirar uma amostragem do lote preparado e colocar em estufa a 35 ± 2°C durante 24 horas. Se não houver crescimento no meio, liberá-lo para uso.

Teste de *performance* – semear 0,01ml (10µl) de uma suspensão 10^6UFC/ml de *Gardnerella vaginalis* ATCC 14018 e *Streptococcus pneumoniae* ATCC 6305 no meio. Incubar as placas a 35 ± 2°C em estufa de CO_2 durante 48 horas. Crescimento de colônias pequenas e delicadas apresentando beta-hemólise difusa e crescimento de colônias alfa-hemolíticas, liberar o lote para uso.

VB (Verde Brilhante), ÁGAR

Finalidade – meio altamente seletivo e diferencial para o isolamento de *Salmonella* de espécies não Typhi em amostras de fezes.

Materiais

- Balão de fundo chato.
- Placas de Petri estéreis de 90mm.

Composição

Meio de VB ágar.

Preparação

- Pesar e hidratar o meio conforme as instruções do fabricante.
- Aquecer o meio até dissolver (evitar superaquecimento do meio).
- Autoclavar durante 15minutos a 121°C.
- Distribuir 20 a 25ml em placas de Petri estéreis.
- Deixar à temperatura ambiente até esfriar.
  Cor do meio: vermelha.

Validade – quatro meses, se conservado embalado de 2 a 8°C.

Inoculação e incubação – semear a amostra diretamente no meio ou do meio de enriquecimento (tetrationato ou selenito). Incubar as placas a 35 ± 2°C durante 24 horas.

Leitura e interpretação – colônias vermelhas, rosa, ou brancas circundadas por uma zona vermelha – *Salmonella enteritidis*. Colônias amarelas a amarelas esverdeadas – *Escherichia coli.*

Controle de qualidade

Esterilidade – retirar uma amostragem do lote preparado e colocar em estufa a 35 ± 2°C durante 24 horas. Se não houver crescimento, liberar o meio para uso.

Teste de *performance* – semear 0,01ml (10µl) da suspensão 10^6UFC/ml de *Salmonella enteritidis* e de *E. coli* e 0,01ml (10µl) da suspensão 10^7UFC/ml de *S. aureus* na superfície do meio. Incubar os tubos a 35 ± 2°C durante 24 horas. Resultados adequados das propriedades nutritivas e seletivas, liberar o lote para uso.

Controle	Microrganismo (ATCC® Nº)[a]	Resultado esperado
Propriedades nutritivas e diferenciais	*Salmonella enteritidis* (13076)	Colônias sem cor ou levemente rosa
Propriedades seletivas	*E. coli* (25922)	Inibição parcial ou colônias amarelo esverdeadas
	S. aureus (25923)	Inibição

[a]Apesar de estar listada uma cepa ATCC, qualquer cepa que produz um resultado igual é aceitável para o controle.

XLD (Xilose-Lisina-Deoxicolato), ÁGAR

Finalidade – meio seletivo e diferencial para o isolamento de *Salmonella* e em especial para *Shigella* de amostras de fezes.

Materiais

- Balão de fundo chato.
- Placas de Petri estéreis de 90mm.

Composição

Meio de XLD ágar.

Preparação

- Pesar e hidratar o meio conforme as instruções do fabricante.
- Aquecer o meio até dissolver (evitar superaquecimento do meio).
- Não autoclavar.
- Resfriar e distribuir 20 a 25ml em placas de Petri estéreis.
- Deixar à temperatura ambiente até esfriar.
  Cor do meio: vermelha.

Validade – quatro meses, se conservado embalado de 2 a 8°C.

Inoculação e incubação – semear a amostra diretamente no meio ou a partir de um meio de enriquecimento (tetrationato ou selenito). Incubar as placas a 35 ± 2°C durante 24 horas.

Leitura e interpretação

Colônias vermelhas com centro preto – *Salmonella* spp.

Colônias vermelhas – *Shigella* spp.

Colônias amarelas – *Escherichia coli*.

Controle de qualidade

Esterilidade – retirar uma amostragem do lote preparado e colocar em estufa a 35 ± 2°C durante 24 horas. Se não houver crescimento, liberar o meio para uso.

Teste de *performance* – semear 0,01ml (10µl) da suspensão 10^6UFC/ml de *Salmonella* Typhimurium e de *Shigella flexneri* e 0,01ml (10µl) da suspensão 10^7UFC/ml de *E. coli* na superfície do meio. Incubar os tubos a 35 ± 2°C durante 24 horas. Resultados adequados das propriedades nutritivas e seletivas, liberar o lote para uso.

Controle	Microrganismo (ATCC® Nº)[a]	Resultado esperado
Propriedades nutritivas	*Salmonella* Typhimurium (14028)	Colônias vermelhas com centro preto
	Shigella flexneri (12022)	Colônias vermelhas
Propriedades seletivas	*E. coli* (25922)	Inibição parcial ou colônias amarelas

[a]Apesar de estar listada uma cepa ATCC, qualquer cepa que produz um resultado igual é aceitável para o controle.

SOLUÇÕES E REAGENTES

CLORETO FÉRRICO A 10%, SOLUÇÃO DE

Finalidade – utilizado para revelar a atividade da enzima fenilalanina desaminase no meio contendo fenilalanina.

Materiais

- Becker.
- Frasco âmbar.

Composição

- Cloreto férrico – 10g.
- Ácido clorídrico 2% – 100ml.

Preparação

- Pesar o cloreto férrico e adicionar ácido clorídrico.
- Homogeneizar e colocar em frasco âmbar.

Validade – seis meses, se conservado em frasco escuro de 2 a 8°C.

Leitura e interpretação – pingar 3 a 4 gotas de cloreto férrico sobre o crescimento de *P. mirabilis* e *E. coli* no ágar inclinado de fenilalanina. O resultado positivo é indicado pelo desenvolvimento de coloração verde-garrafa no tubo com *P. mirabilis*. No tubo contendo *E. coli*, não há alteração de cor.

Controle de qualidade – semear uma colônia isolada de *P. mirabilis* e *E. coli* no ágar fenilalanina, incubar em estufa a 35 ± 2°C durante 24 horas. Testes positivos e negativos adequados, liberar o lote para uso.

Reação bioquímica

Resultado	Microrganismo (ATCC® Nº)[a]	Resultado esperado no meio de fenilalanina
Positivo	*Proteus mirabilis* (33420)	Desenvolvimento de cor verde-garrafa
Negativo	*Escherichia coli* (25922)	Inalterado

[a]Apesar de estar listada uma cepa ATCC, qualquer cepa que produz um resultado igual é aceitável para o controle.

ESCALA DE MCFARLAND

Finalidade – escala nefelométrica com padrões de turvação utilizados para o preparo de inóculos padronizados de microrganismos em meios de cultivo líquidos. Quanto maior o número desta escala, maior é a opacidade do meio e maior o número de microrganismos presentes na solução.

Materiais

- Becker.
- Tubos de vidro com tampa de rosca.
- Espectrofotômetro.

Composição

- 0,048M $BaCl_2$ [1,75% (peso/vol) $BaCl_2.2H_2O$].
- 0,35N H_2SO_4 [1% (vol/vol)].

Preparação – escala 0,5 de McFarland

- Colocar 0,5ml da solução de 0,048M $BaCl_2$ em 99,5ml da solução de 0,35N H_2SO_4.
- Agitar constantemente.
- Medir a densidade da solução preparada em espectrofotômetro no comprimento de onda de 652nm.
- O resultado da absorbância deve estar entre 0,08 e 0,10, o que equivale a 1,5 × 10^8UFC/ml.

Distribuir a solução sob agitação em tubos com tampa de rosca da mesma espessura dos tubos utilizados para fazer o antibiograma. Passar "parafilm" ao redor da tampa do tubo para evitar a evaporação.

Agitar vigorosamente os tubos antes do uso, pois em repouso o sulfato de bário tende a precipitar.

Validade – um mês se mantido protegido da luz e à temperatura ambiente.

Controle de qualidade – verificar a cada mês a absorbância da solução em um espectrofotômetro que deve estar entre 0,08 e 0,10.

> A escala de McFarland (0,5 a 10) pode ser adquirida pronta comercialmente.

REATIVO PARA TESTE DA OXIDASE

Finalidade – verificar se a bactéria é produtora da enzima oxidase.

Materiais

- Becker.
- Papel-filtro cortado em tiras de 1cm de comprimento preso em um lado do papel.

Composição

- N,N,N,N-tetrametil-p-fenilenodiamina di-hidrocloridrato.

Preparação

- Pesar 1g de N,N,N,N-tetrametil-p-fenilenodiamina di-hidrocloridrato em um Becker e adicionar 100ml de água destilada (solução a 1%) vagarosamente para não oxidar a solução.
- Colocar o papel-filtro cortado em tiras dentro do Becker com o reativo.
- Deixar o papel-filtro absorver o reativo. Desprezar o reativo que sobrou.
- Colocar o papel na estufa a 50 ± 1°C para secar, não deixar muito tempo.
- Cortar em fitas menores e guardar em um frasco escuro.

> Utilizar luva para fazer o procedimento de preparo e corte das fitas.

Inoculação – com um palito de madeira ou plástico, espalhar uma colônia suspeita sobre a fita de oxidase. Não realizar a prova a partir de colônias crescidas em meios seletivos, uma vez que isso pode gerar resultados falso-positivos.

Não utilizar alça de platina para pegar as colônias para o teste.

Leitura e interpretação – cor original da fita: branca ou levemente azulada.

- Oxidase (positiva) – produção de cor roxa azulada imediatamente no local da inoculação da fita.
- Oxidase (negativa) – não há mudança na cor do papel no local da inoculação da bactéria. Não considerar alteração de cor tardia.

Validade – fitas – três meses, quando conservadas em frasco escuro de 2 a 8°C.
Reativo – deve ser preparado no momento de impregnar as fitas.

> Essas fitas podem ser adquiridas prontas para uso. mas devem ser testadas com uma cepa controle positiva e negativa para verificar se estão adequadas.

Controle de qualidade – espalhar a colônia de controle sobre a fita. Reações positivas e negativas adequadas, liberar o lote para uso.

Reação bioquímica

Resultado	Microrganismo (ATCC® Nº)[a]	Resultado esperado
Positivo	*Pseudomonas aeruginosa* (27853)	Desenvolvimento imediato de cor roxa
Negativo	*Escherichia coli* (25922)	Sem alteração de cor

[a]Apesar de estar listada uma cepa ATCC, qualquer cepa que produz um resultado igual é aceitável para o controle.

SOLUÇÕES A E B DO NITRATO

Finalidade – solução empregada para revelar a reação de redução de nitrato a nitrito.

Materiais

Becker.

Composição

- Ácido acético 5N – 1 parte de ácido acético glacial em 2,5 partes de água destilada.
- Solução A:
  - ácido sulfanílico: 0,8g;
  - ácido acético 5N: 100ml.
- Solução B:
  - N,N-dimetil-l-naftilamina: 0,6g;
  - ácido acético 5N: 100ml.

Preparação

- Solução A:
  - dissolver o ácido sulfanílico em uma parte do ácido e depois completar com o restante do ácido acético q.s.p. 100ml;
  - guardar em frasco escuro na geladeira.
- Solução B:
  - dissolver o N,N-dimetil-l-naftilamina com uma parte do ácido e completar com o restante do ácido acético q.s.p. 100ml;
  - estocar em frasco escuro na geladeira.

Validade – um ano, se conservado em frasco escuro de 2 a 8°C.

Controle de qualidade – realizar o procedimento junto com o controle do meio de nitrato.

SOLUÇÃO DE IODO A 30% PARA CALDO TETRATIONATO

Finalidade – solução para ser adicionada ao caldo tetrationato antes da semeadura da amostra de fezes.

Materiais

- Becker.
- Gral e pistilo.
- Frasco âmbar.

Composição

- Iodo metálico – 6g.
- Iodeto de potássio – 5g.
- Água destilada – 20ml.

Preparação

- Colocar o iodo e o iodeto de potássio em um gral e macerar.

- Adicionar a água aos poucos até dissolver completamente.
- Colocar em um frasco âmbar.

Validade – um ano, se conservado em frasco âmbar à temperatura ambiente.

Controle de qualidade – realizar o procedimento junto com o controle do tetrationato.

SOLUÇÃO DE N-ACETIL-L-CISTEÍNA-HIDRÓXIDO DE SÓDIO (NALC-NaOH)

Finalidade – utilizada para a descontaminação de materiais clínicos que apresentam microbiota normal para posterior semeadura em meios para isolamento de micobactérias.

Materiais

- Becker.
- Frasco de 100ml com tampa de rosca.

Composição

- N-acetil-L-cisteína.
- Solução 1:
  - hidróxido de sódio: 40g;
  - água destilada: 1.000ml.

Dissolver o NaOH adicionando a água aos poucos, até completa dissolução. Manter o Becker em gelo para evitar o aquecimento.

- Solução 2:
  - citrato de sódio di-hidratado: 29g;
  - água destilada: 1.000ml.

Dissolver o citrato de sódio na água.

> A solução NALC-NaOH deve ser preparada no momento do uso e pode ser utilizada até 24 horas após o preparo.

Preparação

- Solução estoque de NaOH-citrato de sódio:
  - juntar a solução 1 com a 2, misturar e distribuir em frascos de 100ml com tampa de rosca;
  - autoclavar a 121°C durante 15 minutos;
  - retirar da autoclave e resfriar à temperatura ambiente.
- Solução de trabalho NALC-NaOH:
  - colocar a quantidade de NALC para o volume de solução necessária (ver Quadro 28.3).

Validade – solução de NaOH-citrato de sódio: seis meses, se conservado à temperatura ambiente.

Solução de NALC-NaOH: 24 horas à temperatura ambiente.

Controle de qualidade

Descontaminar três a quatro amostras de escarro pelo processo descrito no Capítulo 28. Inocular o sedimento tratado em placas de ágar-sangue. Após 24 a 48 horas de incubação a 35 ± 2°C, não deve haver crescimento bacteriano e, se houver, deve ser muito reduzido.

Manter um controle da porcentagem geral de culturas contaminadas. A porcentagem aceitável é de 3 a 5% por essa metodologia.

SOLUÇÃO DE SULFATO DE COBRE A 7,8%

Finalidade – solução para gerar microaerofilia.

Materiais

- Becker.
- Frasco escuro.

Composição

- Sulfato do cobre $5H_2O$ – 39g.
- Água destilada q.s.p. – 500ml.
- H_2SO_4 – 1,6ml.
- Tween 80 – 1ml.

Preparação

- Dissolver os componentes na ordem especificada acima.
- Estocar em frasco escuro na geladeira.

Validade – seis meses, se conservado em frasco âmbar de 2 a 8°C.

Controle de qualidade

Semear uma cepa de *Campylobacter* em meio apropriado e colocar na jarra com palha de aço embebida na solução de sulfato de cobre preparada. Colocar uma pastilha efervescente (Sonrisal® ou Alka-Seltzer®) sobre uma placa e fechar a jarra. Após 48 horas, se a cepa apresentar bom crescimento, liberar o reagente para uso.

SOLUÇÃO FISIOLÓGICA A 0,9%

Finalidade – solução utilizada para preparar o inóculo de microrganismos para o teste de avaliação da resistência aos antimicrobianos, entre outras finalidades.

Materiais

- Becker.
- Tubos de 12 × 120mm com tampa de rosca.

Composição

- Cloreto de sódio (NaCl) – 0,9g.
- Água destilada q.s.p. – 100ml.

Preparação

- Dissolver o NaCl na água.
- Distribuir 2ml em tubos e não rosquear a tampa totalmente.
- Autoclavar a 121°C durante 15 minutos.
- Retirar da autoclave, rosquear totalmente as tampas e resfriar à temperatura ambiente.

Validade – seis meses, se conservado embalado de 2 a 8°C.

Controle de qualidade

Esterilidade – retirar uma amostragem do lote preparado e semear 1ml em 9ml de caldo TSB, incubar em estufa a 35 ± 2°C durante 24 horas. Se não houver crescimento, liberar a solução para uso.

TAMPÃO ÁCIDO 0,2M DE KCl-HCl (pH 2,2)

Finalidade – solução utilizada para o tratamento de amostras clínicas que possuem microbiota normal e de amostras ambientais, antes de serem semeadas no meio BCYE para o isolamento de *Legionella* spp.

Materiais

- Erlenmeyer.
- Frascos com tampa de rosca.

Composição

- Solução de KCl (0,2M):
  - KCl: 4,47g;
  - água destilada q.s.p.: 300ml.
- Solução de HCl (0,2M):
  - HCl: 2,19ml;
  - água destilada q.s.p.: 300ml.

Preparação

- Juntar 39ml da solução de HCl 0,2M e 250ml da solução de KCl 0,2M.
- Homogeneizar bem e medir o pH 2,2.
- Colocar em frascos com tampa de rosca e autoclavar a 121°C durante 15 minutos.

Resfriar à temperatura ambiente.

Validade – um ano, se conservado em frasco fechado de 2 a 8°C.

Controle de qualidade

Verificar se as placas de BCYE semeadas com as amostras clínicas e ambientais após tratamento apresentam crescimento de microbiota normal. Se houver crescimento mediano de microrganismos, preparar nova solução.

HIDRÓXIDO DE POTÁSSIO (KOH) A 40% ou 20%

Finalidade – solução utilizada para o tratamento de amostras clínicas para a pesquisa de fungos. A solução clarifica materiais como unha e pelo, auxiliando a visualização das células fúngicas.

Materiais

- KOH
- Balão de vidro.
- Frascos com tampa de rosca.

Composição

- KOH (p.a.) – 40g ou 20g.
- Água reagente – 100ml.

Pode ser utilizada no lugar de água reagente uma solução de glicerol a 20% (v/v) para evitar ressecamento do preparo a fresco na pesquisa direta.

Preparação

- Mistura as lentilhas de KOH com água reagente em um balão de vidro até completa dissolução.
- Homogeneizar bem.
- Rotular e armazenar à temperatura ambiente em frasco de vidro.

Validade – quatro meses, se conservado em frasco fechado à temperatura ambiente.

Controle de qualidade

Realizar o processo de clarificação em uma amostra clínica na qual foram observados fungos.

TAMPÃO FOSFATO pH 7,5

Finalidade – solução utilizada para estabilizar diversas soluções.

Materiais

- Erlenmeyer.
- Frascos com tampa de rosca.

Composição

- Solução de estoque pH 7,5:
  - $NaHPO_4$:13,8g;
  - NaH_2PO_4:H_2O:1,8g;
  - NaCl: 85,0g;
  - água destilada q.s.p.:1000ml.

- Solução de trabalho (pH 7,5; 0,01M):
  - solução estoque: 100ml;
  - água destilada q.s.p.: 1.000ml.

Preparação

- Juntar os componentes da solução de estoque e dissolver com um pouco de água.
- Adicionar água até completar 1.000ml.
- Homogeneizar até ficar claro.
- Ajustar o pH.
- Colocar em frascos com tampa de rosca.

Validade – um mês, se conservado em frasco fechado de 2 a 8°C.

Controle de qualidade

Verificar se não há turvação do tampão após o preparo.

SOLUÇÃO DE ÁCIDO OXÁLICO a 5%

Finalidade – utilizado para a descontaminação de materiais clínicos que apresentam microbiota normal, para posterior semeadura em meios para o isolamento de micobactérias. É o método recomendado para processar amostras contaminadas com *Pseudomonas aeruginosa.*

Materiais

- Becker.
- Frasco de 100ml com tampa de rosca.

Composição

- Reagente de ácido oxálico a 5%:
  - ácido oxálico: 50g;
  - água destilada: 1.000ml.

Preparação

- Dissolver o ácido oxálico adicionando a água aos poucos, até completa dissolução.
- Completar com água até o volume de 1.000ml.
- Autoclavar a 121°C durante 15 minutos. Manter à temperatura ambiente.

Validade – seis meses, se conservado à temperatura ambiente.

Controle de qualidade

Descontaminar três a quatro amostras de escarro pelo processo descrito no Capítulo 28. Inocular o sedimento tratado em placas de AS. Após 24 a 48 horas de incubação a 35 ± 2°C, não deve haver crescimento bacteriano e, se houver, deve ser muito reduzido.

Manter controle da porcentagem geral de culturas contaminadas. A porcentagem aceitável é de 3 a 5% por essa metodologia.

CORANTES

ALBERT LAYBOURN, CORANTE PARA COLORAÇÃO DE

Finalidade – pesquisa de bacilos com granulações metacromáticas. Os grânulos coram-se em azul-escuro e o corpo bacteriano em azul-esverdeado.

Materiais

- Becker.
- Papel-filtro.
- Funil.
- Frasco âmbar.

Composição

- Solução 1:
  - azul de toluidina: 0,15g;
  - verde-malaquita: 0,2g;
  - álcool acético glacial: 1ml;
  - álcool 95°: 2ml;
  - água destilada: 100ml.
- Solução 2:
  - iodo: 2g;
  - iodeto de potássio: 3g;
  - água destilada: 300ml.

Preparação

- Preparo da solução 1:
  - dissolver o azul de toluidina, o verde-malaquita e o ácido acético glacial no álcool;
  - acrescentar a água destilada q.s.p. 100ml;
  - deixar em repouso durante 24 horas;
  - filtrar e conservar em vidro escuro.
- Preparo da solução 2:
  - colocar o iodo e o iodeto de potássio no gral;
  - triturar a mistura e colocar aos poucos água destilada até dissolver;
  - filtrar e guardar em frasco escuro.

Validade – três meses, se conservado à temperatura ambiente em frasco escuro.

Controle de qualidade

Preparar lâminas com uma cepa de *C. diphtheriae*.

Controle	Microrganismo (ATCC® Nº)[a]	Resultado esperado
Positivo	*C. diphtheriae* (51696)	Bacilo verde e grânulos azuis escuros

[a]Apesar de estar listada uma cepa ATCC, qualquer cepa que produz um resultado igual é aceitável para o controle.

AURAMINA E RODAMINA, CORANTE PARA COLORAÇÃO DE

Finalidade – corante para a visualização de bacilos álcool-ácido resistentes.

Material

Becker.

Composição

- Auramina-rodamina:
  - auramina O:1,5g;
  - rodamina B: 0,75g;
  - glicerol: 75ml;
  - fenol: 10ml;
  - água destilada: 50ml.
- HCl concentrado.
- Álcool a 70%.
- Solução de permanganato de potássio.

Preparação

- Preparo da auramina-rodamina:
  - misturar todos os componentes e colocar em um homogeneizador magnético sob aquecimento durante 5 minutos;
  - filtrar com papel-filtro e estocar em frasco escuro.
- Preparo da solução álcool-ácido:
  - 0,5ml de HCl concentrado em 100ml de álcool a 70%;
  - estocar em frasco escuro.
- Preparo do permanganato de potássio:
  - dissolver 0,5g em 100ml de água destilada;
  - filtrar e estocar em frasco escuro.

Validade – solução de auramina-rodamina: seis meses, se conservada em frasco escuro de 4 a 8°C.

Solução álcool ácida – um ano, se conservada à temperatura ambiente em frasco escuro.

Solução de permanganato de potássio – seis meses, se conservada à temperatura ambiente.

Controle de qualidade

Corar lâminas preparadas com esfregaços de cultura de *Mycobacterium tuberculosis* e *Escherichia coli*, a cada novo lote preparado e a cada coloração.

Controle	Microrganismo (ATCC® Nº)[a]	Resultado esperado
Positivo	*M. tuberculosis* (25177)	Bacilos fluorescentes amarelo-esverdeados
Negativo	*Escherichia coli* (25922)	Bacilos não fluorescentes

[a]Apesar de estar listada uma cepa ATCC, qualquer cepa que produz um resultado igual é aceitável para o controle.

FONTANA-TRIBONDEAU, CORANTE PARA COLORAÇÃO DE

Finalidade – coloração utilizada para a pesquisa de espiroquetas.

Material

Becker.

Composição

- Ácido acético glacial.
- Formalina (40% de H_2CO).
- Tanino.
- Água fenicada a 1%.
- Nitrato de prata.
- Amônia.
- Água destilada.

Preparação

- Ruge:
  - ácido acético glacial: 1ml;
  - formalina a 40%: 2ml;
  - água destilada: 100ml.
- Fontana I:
  - tanino: 5g;
  - água fenicada a 1%: 100ml;

Aquecer o fenol até dissolver. Retirar 1ml e adicionar em 100ml de água destilada previamente aquecida.

Homogeneizar a água fenicada e adicionar o tanino e separar 5ml da solução. Aos 95ml restantes adicionar amônia gota a gota, até que o precipitado formado tenha se dissolvido.

Adicionar algumas gotas da solução reservada (5ml), até que o líquido fique opalescente.

- Fontana II:
  - nitrato de prata: 5g;
  - água destilada: 100ml.

Validade – seis meses, se conservado à temperatura ambiente em frasco escuro.

Controle de qualidade

Sobre uma lâmina limpa colocar uma gota do antígeno de *Treponema*. Deixar o esfregaço secar ao ar.

Controle	Microrganismo	Resultado esperado
Positivo	Suspensão de antígeno de *Treponema*	Espiroquetas coradas em marrom-escuro

GRAM (Modificada de Hucker), CORANTE PARA A COLORAÇÃO DE

Finalidade – diferenciar microscopicamente os microrganismos quanto à morfologia e à afinidade aos corantes com base na estrutura da parede celular.

Materiais

- Becker ou Erlenmeyer.
- Pistilo.
- Gral.
- Frascos escuros para armazenar os corantes.

Composição

- Cristal violeta.
- Álcool etílico a 95%.
- Hidróxido de sódio.
- Iodo metálico.
- Iodeto de potássio.
- Água destilada.
- Oxalato de amônio.
- Acetona p.a.
- Safranina.

Preparação

- Cristal violeta:
  - cristal violeta: 25g;
  - álcool etílico a 95%: 250ml;
  - oxalato de amônio: 10g;
  - água destilada: 1.000ml.

Preparar a solução de cristal violeta e oxalato de amônio separadamente e depois misturar. Estocar durante 24 horas em frasco escuro. Filtrar antes de utilizar. A seguir, diluir 1.000ml da mistura em 3.000ml de água destilada.

- Lugol
  - hidróxido de sódio: 4g;
  - água destilada: 25ml;
  - iodo metálico: 20g;
  - iodeto de potássio: 1g;
  - água destilada: 950ml.

Preparar a solução de hidróxido de sódio. Em gral, com o auxílio de um pistilo, triturar o iodo e o iodeto. Adicionar ao triturado a solução de hidróxido de sódio e aos poucos ir adicionando a água destilada. Conservar em frasco escuro à temperatura ambiente. Filtrar antes de utilizar.

- Álcool acetona:
  - acetona p.a.: 1.000ml;
  - álcool a 95%: 3.000ml.

Caso a acetona não seja p.a., usar:

acetona – 1.000ml;

álcool a 95% – 2.000ml.

Misturar e guardar em frasco escuro.

- Safranina
  - safranina O: 2,5g;
  - álcool etílico a 95%: 100ml;
  - água destilada: 900ml.

Triturar a safranina em álcool e depois acrescentar à água destilada. Estocar em frasco escuro. Filtrar antes de utilizar.

> No caso de serem utilizados os corantes de Gram para anaeróbios ou *H. pylori*, substituir a safranina pela fucsina de Ziehl-Neelsen a 0,1%.

Validade – três meses, se conservado em frasco escuro à temperatura ambiente.

Controle de qualidade

Preparar lâminas com colônias de cocos gram-positivos e de bacilos gram-negativos.

Controle	Microrganismo (ATCC® Nº)[a]	Resultado esperado
Positivo	*Staphylococcus aureus* (25923)	Cocos corados em roxo homogêneo
Negativo	*Escherichia coli* (25922)	Bacilos corados em rosa

[a]Apesar de estar listada uma cepa ATCC, qualquer cepa que produz um resultado igual é aceitável para o controle.

GIEMSA, CORANTE PARA COLORAÇÃO DE

Finalidade – utilizado para elementos celulares de esfregaços de sangue periférico. Pode ser utilizado para evidenciar corpúsculos de Donovan que representam *Klebsiella granulomatis*, observar inclusões intracitoplasmáticas causadas por clamídia, observar *Pneumocystis jirovecii* em amostras de trato respiratório e também para visualizar *Trichomonas vaginalis* em amostras vaginais.

Materiais

- Balão.
- Pistilo.
- Gral.
- Frascos escuros para os corantes.
- Funil.
- Papel-filtro.

Composição

- Giemsa.
- Gicerina.
- Álcool absoluto.
- Solução de Triton X-100.
- Tampão fosfato.

Preparação

- Solução de estoque:
  - Corante de Giemsa: 0,6g.
  - Glicerina: 50,0ml.
  - Álcool absoluto (sem acetona): 50,0ml.

Macerar o corante com um pouco de glicerina no gral. Colocar em um frasco e com o resto da glicerina continuar o processo de macerar o corante até que esteja todo macerado. Levar essa mistura ao banho-maria 55-60°C durante 2 horas mexendo a cada meia hora. Certificar-se que o líquido está todo imerso na água do banho-maria. Lavar o gral que foi utilizado com álcool e reservar essa solução em outro frasco. Após 2 horas retirar do banho-maria e deixar chegar à temperatura ambiente, adicionar álcool e misturar bem. Filtrar a solução para um frasco escuro.

- Solução estoque de Triton X-100 (10%)
  - Triton X-100: 10ml.
  - Água destilada: 90ml.

Juntar as duas soluções em um frasco e manter à temperatura ambiente.

Validade – a solução de estoque de Giemsa tem validade de 3 anos se conservado em frasco escuro à temperatura ambiente. A solução de X-Triton tem validade indeterminada se mantido em frasco fechado à temperatura ambiente.

Controle de qualidade

Controle	Resultado esperado
Esfregaço de sangue	Coloração diferenciada entre leucócitos e hemácias. Leucócitos se coram com núcleo roxo azulado e o citoplasma em um tom mais claro. As hemácias, em rosa acinzentado.

LACTOFENOL, AZUL ALGODÃO

Finalidade – utilizado para a observação ao microscópio de células leveduriformes, hifas e outras estruturas fúngicas.

Materiais

- Balão de vidro.
- Frasco âmbar.
- Papel-filtro.

Composição

- Ácido láctico (p.a.) – 10ml.
- Fenol (p.a.) – 10g.
- Glicerina (p.a.) – 20ml.
- Azul de metila (p.a.) – 0,025g.
- Água reagente – 10ml.

Preparação

- Juntar todos os reagentes em um balão de vidro.
- Homogeneizar bem até completa dissolução.
- Após 24 horas, filtrar em papel-filtro.
- Rotular e guardar em frasco âmbar à temperatura ambiente.

Validade – seis meses se conservado à temperatura ambiente.

Controle de qualidade

Preparar lâminas com *Aspergillus fumigatus* (ATCC 1022) e de *Trichophyton rubrum* (ATCC 28188). As estruturas fúngicas apresentam coloração azul.

ZIEHL-NEELSEN, CORANTE PARA COLORAÇÃO DE

Finalidade – coloração utilizada para visualizar bacilos álcool-ácido resistentes, como, por exemplo, as micobactérias.

Materiais

- Becker.
- Gral.
- Pistilo.

Composição

- Fucsina básica.
- Fenol.
- Álcool a 95%.
- Azul de metileno.
- Ácido clorídrico concentrado.
- Álcool a 70%.
- Papel-filtro.
- Funil.

Preparação

- Fucsina fenicada:

Solução A:
- Fucsina básica: 3g (concentração de 88%).
- Álcool a 95%: 100ml.
- Adicionar o álcool na fucsina aos poucos até dissolver.

Solução B:
- Fenol (previamente dissolvido): 50ml (5g em 100ml).
- Água destilada q.s.p.: 1.000ml.
- Adicionar 700ml em um balão que já tem o fenol. Colocar o balão com a solução para aquecer em banho-maria até o fenol dissolver. Retirar do fogo e acrescentar o resto da água q.s.p 1.000ml. Deixar esfriar à temperatura ambiente.

Colocar 900ml da solução B nos 100ml da solução A, tampar o balão e deixar à temperatura ambiente durante 24 horas para repousar. Filtrar e armazenar em frasco âmbar.

- Álcool ácido:
  - ácido clorídrico: 30ml;
  - álcool a 95%: 970ml.

Adicionar o ácido clorídrico no álcool lentamente, pois a reação libera calor e poderá quebrar o vidro. Estocar em frasco escuro.

Solução de azul de metileno:
- azul de metileno: 0,3g (82% da concentração de corante);
- água destilada: 100ml.

Dissolver o azul de metileno em água destilada em gral com o auxílio de pistilo. Estocar em frasco escuro. Filtrar antes de usar.

Validade – três meses, se conservado à temperatura ambiente em frasco escuro.

Controle de qualidade

Preparar lâminas com *M. tuberculosis*.

Controle	Microrganismo (ATCC® Nº)[a]	Resultado esperado
Positivo	*M. tuberculosis* (25177)	Bacilos curtos e longos cor-de-rosa em fundo azul
Negativo	*Escherichia coli* (25922)	Bacilos corados em azul

[a]Apesar de estar listada uma cepa ATCC, qualquer cepa que produz um resultado igual é aceitável para o controle.

ZIEHL-NEELSEN A FRIO, CORANTE PARA COLORAÇÃO DE

Finalidade – utilizada para a pesquisa de bacilos álcool-ácido resistentes em amostras clínicas.

Materiais

- Proveta.
- Banho-maria.
- Papel-filtro.

Composição

- Álcool etílico P.A.
- Ácido clorídrico P.A.

Preparação

- Solução descorante (mistura álcool-ácido a 1%)
  - álcool etílico P.A.: 99ml;
  - ácido clorídrico concentrado P.A.: 1ml.

Colocar em uma proveta 50ml de álcool etílico P.A. Adicionar ácido clorídrico concentrado (1ml) ao álcool, gota a gota, completando com álcool etílico até o volume final de 100ml. Guardar em frasco apropriado à temperatura ambiente.

- Corante azul de metileno
  - azul de metileno: 3g;
  - água destilada q.s.p: 1.000ml.
- Dissolver o azul de metileno em água destilada e completar até o volume final de 1.000ml. Deixar em repouso durante 24 horas, em frasco âmbar. Filtrar antes de usar.
- Carbol fucsina de Ziehl-Neelsen
  - fucsina básica:10g;
  - álcool etílico P.A.: 100ml;
  - fenol (ácido fênico): 50ml;
  - água destilada q.s.p.: 1.000ml.

Dissolver a fucsina básica no álcool etílico P.A. ou álcool absoluto. Em seguida colocar o fenol e homogeneizar. Passar para uma proveta e adicionar água destilada até o volume final de 1.000ml.

Deixar em repouso durante 24 horas. Filtrar e transferir para um frasco âmbar, armazenando ao abrigo da luz. Agitar e filtrar antes do uso.

Validade – três meses, se conservado à temperatura ambiente em frasco escuro.

Controle de qualidade

Preparar lâminas com *M. tuberculosis*.

Controle	Microrganismo (ATCC® Nº)[a]	Resultado esperado
Positivo	*M. tuberculosis* (25177)	Bacilos curtos e longos cor-de-rosa em fundo azul
Negativo	*Escherichia coli* (25922)	Bacilos corados em azul

[a]Apesar de estar listada uma cepa ATCC, qualquer cepa que produz um resultado igual é aceitável para o controle.

TESTES BIOQUÍMICOS

ACETAMIDA, ÁGAR

Finalidade – utilizado para a diferenciação de bacilos gram-negativos não fermentadores, especialmente *Pseudomonas aeruginosa*.

Materiais

- Balão de fundo chato.
- Tubos de 11 × 100mm com tampa de rosca.

Composição

- Sulfato de amônio $(NH_4)2SO_4$ – 0,5g.
- Fosfato de potássio KH_2PO_4 – 0,1g.
- Sulfato de magnésio hepta-hidratado $MgSO_4\ 7H_2O$ – 0,05g.
- Azul de bromotimol – 0,008g.

- Acetamida – 0,1g.
- Ágar – 2g.
- Água destilada – 100ml.

pH = 6,8

Preparação

- Dissolver todos os componentes em água destilada e aquecer até completa dissolução, em constante agitação.
- Distribuir 3ml em tubos 11 × 100mm e esterilizar com a tampa semirrosqueada a 121°C durante 15 minutos.
- Retirar da autoclave e inclinar os tubos em ângulo de 45° para formar uma superfície inclinada no meio.

Cor do meio: verde.

Validade – seis meses, se conservado fechado de 2 a 8°C.

Inoculação e incubação – semear com um fio bacteriológico picando o meio e na volta semeando na superfície. Incubar a 35 ± 2°C durante 24 horas.

Leitura e interpretação

Positivo – desenvolvimento de cor azul no meio.

Negativo – cor inalterada.

Controle de qualidade

Esterilidade – retirar uma amostragem do lote preparado e colocar em estufa a 35 ± 2°C durante 24 horas. Se não houver crescimento ou mudança de cor, liberar o meio para uso.

Teste de *performance* – semear a colônia diretamente no meio com o auxílio de fio bacteriológico.

Controle	Microrganismo (ATCC® Nº)[a]	Resultado esperado
Positivo	*Pseudomonas aeruginosa* (27853)	Desenvolvimento de cor azul
Negativo	*Stenotrophomonas maltophilia* (13637)	Inalterado

[a]Apesar de estar listada uma cepa ATCC, qualquer cepa que produz um resultado igual é aceitável para o controle.

ACETATO, ÁGAR

Finalidade – verificar se a bactéria utiliza acetato de sódio como única fonte de carbono.

Materiais

- Balão de fundo chato.
- Tubo de 11 × 100mm com tampa de rosca.

Composição

Meio de ágar acetato de sódio.

Preparação

- Pesar e hidratar o meio conforme as instruções do fabricante.
- Aquecer até dissolver o ágar.
- Distribuir 3ml de meio em tubos de 11 × 100mm com tampa de rosca.
- Rosquear, mas não totalmente, os tubos e autoclavar a 121°C durante 15 minutos.
- Retirar da autoclave e inclinar os tubos em ângulo de 45° até esfriar.
- Tampar firmemente os tubos.

  Cor do meio: verde.

Validade – seis meses, se conservado de 2 a 8°C.

Inoculação e incubação – tocar na superfície de uma colônia recente (18 a 24 horas) com um fio bacteriológico e inocular fazendo uma linha ou estrias na superfície do ágar. Incubar a 35 ± 2°C durante 24 horas. Cuidados devem ser tomados para não serem inoculados fragmentos do meio de cultura original, o que poderia invalidar o teste.

Leitura e interpretação

Positivo – crescimento no local da inoculação ou o meio se torna azul.

Negativo – o meio permanece inalterado e não há evidência de crescimento bacteriano.

Controle de qualidade

Esterilidade – retirar uma amostragem do lote preparado e colocar em estufa a 35 ± 2°C durante 24 horas. Se não houver mudança de cor ou crescimento de bactérias e fungos, liberar para o uso.

Teste de *performance* – semear a colônia diretamente no meio com o auxílio de fio bacteriológico.

Controle	Microrganismo (ATCC® Nº)[a]	Resultado esperado
Positivo	*Escherichia coli* (25922)	Desenvolvimento de cor azul
Negativo	*Shigella flexneri* (12022)	Meio permanece inalterado (verde)

[a]Apesar de estar listada uma cepa ATCC, qualquer cepa que produz um resultado igual é aceitável para o controle.

AMIDO, TESTE DO

Finalidade – verificar se a bactéria possui a enzima amilase que degrada o amido.

Materiais

- Balão de fundo chato.
- Placa de Petri de 90 ou 150mm.

Composição

- Meio de Mueller-Hinton ágar (MH).
- Lugol (o mesmo utilizado na coloração pelo método de Gram).

Preparação

Verificar preparo do meio de MH ágar.

Validade – ver validade do meio de MH ágar e da solução de lugol.

Inoculação e incubação – inocular a cepa suspeita, de forma circular, em área de 2cm de diâmetro em uma parte da placa de MH ágar. Incubar a placa a 35 ± 2°C durante 24 horas ou até obter um crescimento confluente.

Leitura e interpretação – colocar sobre o crescimento a solução de lugol em quantidade suficiente para cobrir o crescimento e uma área ao redor. Realizar imediatamente a leitura.

Positivo – formação de halo claro ao redor do crescimento bacteriano.

Negativo – não há formação de halo claro ao redor do crescimento bacteriano.

Controle de qualidade

Reação bioquímica

Controle	Microrganismo (ATCC® Nº)[a]	Resultado esperado
Positivo	*S. bovis* (9809)	Halo claro ao redor do crescimento
Negativo	*E. faecalis* (29212)	Não há formação de halo claro

[a]Apesar de estar listada uma cepa ATCC, qualquer cepa que produz um resultado igual é aceitável para o controle.

BILE-ESCULINA, ÁGAR

Finalidade – verificar a capacidade da bactéria de hidrolisar a esculina em esculetina e glicose, na presença de bile. Utilizada na diferenciação de *Enterococcus* spp. e de *Streptococcus* spp.

Materiais

- Balão de fundo chato.
- Tubo de 11 × 100mm com tampa de rosca.

Composição

Meio de bile-esculina.

Preparação

- Pesar e hidratar o meio conforme instruções do fabricante.
- Aquecer sob constante agitação, até completa dissolução do ágar.
- Distribuir 3ml em tubos de 11 × 100mm com tampa de rosca.
- Autoclavar a 121°C durante 15 minutos.
- Retirar da autoclave e inclinar os tubos em ângulo de 45° para formar uma superfície inclinada no ágar.
  Cor do meio: palha.

Validade – seis meses, se conservado fechado de 2 a 8°C.

Inoculação e incubação – semear com fio bacteriológico uma colônia de crescimento puro.

Picar o meio e na volta semear a superfície do meio. Incubar a 35 ± 2°C durante até 48 horas.

Leitura e interpretação

Positivo – desenvolvimento de coloração preta na base e na superfície inclinada do meio ou apenas na superfície.

Negativo – o meio não altera a cor ou fica levemente enegrecido no ápice da superfície inclinada.

> Apenas crescimento no meio não significa reação positiva.

Controle de qualidade

Esterilidade – retirar uma amostragem do lote preparado e colocar em estufa a 35 ± 2°C durante 24 horas. Se não houver crescimento ou mudança de cor do meio, liberar o meio para uso.

Teste de *performance* – resultado adequado do teste com controle positivo e negativo, liberar o lote para uso.

Controle	Microrganismo (ATCC® Nº)[a]	Resultado esperado
Positivo	*Enterococcus faecalis* (29212)	Crescimento e viragem enegrecida do meio
Negativo	*E. coli* (25922)	Inibição
	Streptococcus pyogenes (19615)	Inibição

[a]Apesar de estar listada uma cepa ATCC, qualquer cepa que produz um resultado igual é aceitável para o controle.

BILE-SOLUBILIDADE, TESTE

Finalidade – utilizado para a diferenciação de *S. pneumoniae* de outras espécies de estreptococos.

Material

Tubo estéril de 11 × 100mm.

Composição

- Solução de desoxicolato de sódio a 10%:
  - desoxicolato de sódio: 10g;
  - água destilada: 100ml.

Preparação

Pesar o desoxicolato e dissolver em água destilada.

Validade – uma semana, se conservado de 2 a 8°C.

Inoculação e incubação

- Teste em tubo:
  - fazer uma suspensão da bactéria em 2ml de solução fisiológica estéril na escala 1 de McFarland;

- dividir a suspensão colocando 1ml em outro tubo estéril;
- em um dos tubos adicionar 1ml da solução de desoxicolato de sódio a 10% e no outro 1ml de solução fisiológica estéril;
- incubar os dois tubos a 35 ± 2°C e examinar a cada 30 minutos durante 2 horas.

• Teste em placa (teste rápido):
- colocar 1 gota da solução de desoxicolato de sódio a 10% sobre a colônia suspeita;
- incubar a placa a 35 ± 2°C durante 15 a 30 minutos sem inverter a placa.

Não colocar mais de 1 gota sobre a colônia para evitar que ela seja deslocada pela solução.

Leitura e interpretação

• Teste em tubo

Positivo – o tubo contendo a solução de desoxicolato aparece límpido e o tubo com a solução fisiológica permanece turvo.

Negativo – os dois tubos permanecem turvos.

• Teste em placa

Positivo – lise da colônia na placa.

Negativo – não há lise.

Controle de qualidade

Reação bioquímica

Controle de qualidade	Microrganismo (ATCC® Nº)[a]	Resultado esperado
Positivo	*S. pneumoniae* ATCC 6305	Tubo límpido ou lise na placa

[a]Apesar de estar listada uma cepa ATCC, qualquer cepa que produz um resultado igual é aceitável para o controle.

CAMP TEST e CAMP REVERSO

Finalidade – identificar cepas de *Streptococcus agalactiae* (grupo B). A identificação é feita verificando se o organismo produz o fator CAMP (Christie, Atkins e Munch-Petersen) que atua de forma sinérgica com a beta-hemolisina produzida pelo *Staphylococcus aureus* ATCC 25923 em ágar-sangue. O CAMP reverso é para identificar as cepas de *Corynebacterium pseudotuberculosis*, *Corynebacterium ulcerans*, *A. haemolyticum* e *C. perfringens*.

Materiais

• Ágar-sangue.
• Cepa de *Staphylococcus aureus* ATCC 25923 ou uma cepa com duplo halo de hemólise.
• Cepa de *Streptococcus agalactiae*.
• Cepa de *Corynebacterium ulcerans*.

Inoculação e incubação

- Identificação de *Streptococcus agalactiae*:
  - semear uma colônia específica de *Staphylococcus aureus* de um ponto a outro da placa;
  - semear perpendicularmente (90°) a colônia suspeita de estreptococo beta-hemolítico a uma distância de 0,3 a 0,5cm, tomando o cuidado para que não haja contato entre as estrias (ver Figura 6.4);
  - incubar a 35 ± 2°C em estufa aeróbia durante 24 horas.
- Leitura e interpretação

Para *Streptococcus*

Positivo – formação de uma seta ou meia-lua na intersecção do crescimento das duas bactérias. Se a seta ou meia-lua convergir para a cepa de *Staphylococcus aureus*, a bactéria é *Streptococcus agalactiae.*

Negativo – não há formação de seta (*Streptococcus* beta-hemolítico não pertencente ao grupo B).

Para *Corynebacterium ulcerans*

Positivo – formação de uma seta ao contrário (para dentro) empurrando a hemólise do *S. aureus* na intersecção do crescimento das duas bactérias. Se a seta invaginar para a cepa de *Staphylococcus aureus*, a bactéria é *Corynebacterium ulcerans* ou *C. pseudotuberculosis.*

Negativo – não há formação de seta.

Controle de qualidade

Reação bioquímica

Controle	Microrganismo (ATCC® Nº)[a]	Resultado esperado
Positivo	*Streptococcus agalactiae* (12386)	Formação de uma seta
Negativo	*S. pyogenes* (19615)	Sem formação de seta
Positivo	*Arcanobacterium haemolyticum* (cepa do laboratório)	Formação de seta para dentro

[a]Apesar de estar listada uma cepa ATCC, qualquer cepa que produz um resultado igual é aceitável para o controle.

CAMP TEST RÁPIDO

Finalidade – identificar cepas de *Streptococcus agalactiae* (grupo B). A identificação é feita verificando se o organismo produz o fator CAMP (Christie, Atkins e Munch-Petersen) que atua de forma sinérgica com a beta-hemolisina produzida pelo *Staphylococcus aureus* ATCC 25923 em ágar-sangue.

Materiais

- Ágar-sangue.
- Reagente para teste rápido
- Cepa de *Streptococcus agalactiae.*

Composição

- Tubos com 5ml de caldo BHI.
- Filtro 0,45µ.

Preparação (Reagente)

- Inocular 2 tubos contendo 5ml de caldo BHI com a cepa de *S. aureus* ATCC 25923.
- Incubar durante 24 horas a 35°C.
- Filtrar o caldo e distribuir 1ml em tubos de vidro estéreis.
- Manter os tubos em freezer –20°C.
- Descongelar antes de utilizar.

Inoculação e incubação

Identificação de *Streptococcus agalactiae*:
– pingar uma gota ou 10µl do reagente próxima da colônia suspeita crescendo no ágar-sangue;
– incubar a placa virada para cima para não derramar a solução durante 20 minutos a 35°C;
– verificar com luz transmitida uma zona de aumento da hemólise próxima à colônia;
– reincubar durante até 30 minutos se a reação for negativa;
– refrigeração pode aumentar a reação após a incubação.

Validade – o reagente depis de descongelado pode durar até duas semanas se mantido na geladeira. Não recongelar.

Leitura e interpretação

Positivo – um aumento do halo de hemólise.
Negativo – não há aumento da hemólise

Controle de qualidade

Reação bioquímica

Controle	Microrganismo (ATCC® Nº)[a]	Resultado esperado
Positivo	*Streptococcus agalactiae* (25923)	Aumento do halo de hemólise
Negativo	*Streptocccus pyogenes* (19615)	Não há hemólise

[a]Apesar de estar listada uma cepa ATCC, qualquer cepa que produz um resultado igual é aceitável para o controle.

CATALASE, TESTE DE

Finalidade – verificar a presença da enzima catalase que decompõe H_2O_2 em água e O_2.

Materiais

- Lâmina de vidro.
- Alça descartável.

Composição

- Água oxigenada (3% ou 10V).

Validade – H_2O_2: três meses, se conservado em frasco escuro de 2 a 8°C.

Inoculação e incubação – Retirar com alça descartável uma colônia do meio de cultura.

> Preferencialmente não retirar colônias crescidas em ágar-sangue porque os fragmentos do ágar podem acidentalmente se misturar com as colônias e produzir um resultado falso-positivo.

- Colocar a colônia sobre uma lâmina de vidro.
- Adicionar uma gota de H_2O_2 a 3% sobre a colônia. Não há necessidade de misturar.
- Observar a formação de bolhas.

Leitura e interpretação

Positivo – formação imediata de bolhas (liberação de O_2).

Negativo – não há formação de bolhas.

Controle de qualidade

Realizar o controle de qualidade da água oxigenada semanalmente ou antes de realizar o teste, uma vez que a solução é muito instável.

Reação bioquímica

Controle	Microrganismo (ATCC® Nº)[a]	Resultado esperado
Positivo	*Staphylococcus aureus* (25923)	Formação imediata de bolhas
Negativo	*Streptococcus pyogenes* (19615)	Não há formação de bolhas

[a]Apesar de estar listada uma cepa ATCC, qualquer cepa que produz um resultado igual é aceitável para o controle.

CITRATO DE SIMMONS, ÁGAR

Finalidade – verificar se o microrganismo tem a capacidade de utilizar o citrato de sódio como única fonte de carbono.

Materiais

- Balão de fundo chato.
- Placas de Petri estéreis (90mm) ou tubos de 11 × 100mm com tampa de rosca.

Composição

Meio de ágar citrato (citrato de Simmons).

Preparação

- Pesar e hidratar o meio conforme instruções do fabricante.
- Aquecer sob agitação constante até dissolver o ágar.

- Distribuir 3ml em tubos com tampa de rosca de 11 × 100mm.
- Autoclavar 121°C durante 15 minutos.
- Após autoclavar, inclinar os tubos em ângulo de 45° e deixar solidificar.
- Fechar bem a tampa do tubo.

  Cor do meio: verde.

> Esse meio também pode ser preparado em placas de 90mm. Autoclavar o meio conforme recomendado acima e distribuir assepticamente 25ml em placas estéreis. Deixar solidificar à temperatura ambiente.

Validade

Tubos – seis meses, se conservados de 2 a 8°C.

Placas – três meses, se conservadas em embalagem fechada de 2 a 8°C.

Inoculação e incubação – tocar na superfície de uma colônia recente (18 a 24 horas) com fio bacteriológico e inocular fazendo uma linha ou estrias na superfície do ágar. Incubar a 35 ± 2°C durante 24 horas. Cuidados devem ser tomados para não serem inoculadas porções (fragmentos) do meio de cultura original, o que poderia invalidar o teste.

Leitura e interpretação

Positivo – desenvolvimento da cor azul ou crescimento no local do inóculo.

Negativo – não há crescimento e inalterado.

Controle de qualidade

Esterilidade – retirar uma amostragem do lote preparado e colocar em estufa a 35 ± 2°C durante 24 horas. Se não houver mudança de cor, liberar o meio para uso.

Teste de *performance* – semear a colônia diretamente no meio com o auxílio de fio bacteriológico. Se os controles positivo e negativo estiverem adequados, liberar o lote de meio para uso.

Controle	Microrganismo (ATCC® Nº)[a]	Resultado esperado
Positivo	*Klebsiella pneumoniae* (13883)	Desenvolvimento de cor azul e/ou crescimento no meio
Negativo	*Escherichia coli* (25922)	Inalterado e sem crescimento

[a]Apesar de estar listada uma cepa ATCC, qualquer cepa que produz um resultado igual é aceitável para o controle.

COAGULASE, TESTE DA

Finalidade – verificar a habilidade do organismo em coagular o plasma pela ação da enzima coagulase. A enzima coagulase está presente em duas formas: na forma livre e na forma ligada à célula. A coagulase ligada à célula é detectada pelo método da lâmina, e a livre, pelo método do tubo.

Coagulase em lâmina (detecta coagulase ligada)

Materiais

- Lâmina de vidro.
- Alça descartável.

Composição

- Plasma de coelho estéril.
- Água destilada estéril ou solução fisiológica.

Inoculação e incubação – colocar uma gota de água destilada estéril ou solução fisiológica estéril sobre uma lâmina de vidro.

- Emulsionar a colônia suspeita na gota de solução salina ou água (fazer uma emulsão densa).
- Colocar uma gota do plasma sobre a emulsão e homogeneizar.
- Observar a formação de grumos brancos imediatamente (5 a 20 segundos).

Coagulase em tubo

Materiais

- Tubos de vidro estéril.
- Alça descartável.

Composição

- Plasma de coelho estéril.

Validade – um mês, se conservado de 2 a 8°C.

Inoculação e incubação

- Colocar 0,5ml de plasma sem diluição no tubo de vidro.
- Colocar uma alçada do crescimento bacteriano diretamente no plasma contido no tubo.
- Homogeneizar com a própria alça, não agitar.
- Incubar em banho-maria a 35 ± 2°C durante 4 horas.
- Não agitar o tubo, apenas incliná-lo suavemente para verificar a formação de coágulo.

Leitura e interpretação

- Coagulase em lâmina
  - Positivo: formação de grumos em 5 a 20 segundos.
  - Negativo: não há formação de grumos.
  - Qualquer formação de grumos após 1 minuto, repetir o teste.
- Coagulase em tubo
  - Positivo: formação de coágulo ou de um coágulo parcial (qualquer formação de coágulo é considerada positiva).
  - Negativo: não há formação de coágulo (a solução fica líquida).
  - Se não houver formação de coágulo em 4 horas, incubar por mais 20 horas a 25°C.

Controle de qualidade

Fazer o controle de qualidade durante a realização do teste.

Reação bioquímica

Controle	Microrganismo (ATCC® Nº)[a]	Resultado esperado
Positivo	*Staphylococcus aureus* (25923)	Formação de coágulo ou grumos
Negativo	*Staphylococcus epidermidis* (12228)	Não há formação de coágulo ou grumos

[a]Apesar de estar listada uma cepa ATCC, qualquer cepa que produz um resultado igual é aceitável para o controle.

No teste da coagulase em lâmina, uma das causas mais frequentes de resultados falso-negativos é a utilização de um inóculo muito leve. Deve sempre ser utilizado um inoculo pesado. Não utilizar colônias crescidas em meios com inibidores (ágar manitol).

CTA (ÁGAR TRÍPTICO DE CISTINA), ÁGAR

Finalidade – meio semissólido utilizado para verificar a capacidade das bactérias em fermentar diversos carboidratos. O meio também pode ser empregado para visualizar a motilidade das bactérias.

Materiais

Tubos de 11 × 100mm com tampa de rosca.

Composição

- Ágar tríptico de cistina (CTA).
- Carboidratos (glicose, sacarose, lactose, maltose, frutose, trealose, manitol, sorbitol, xilose, rafinose, arabinose).

Preparação

- Preparar conforme instruções do fabricante e aquecer até dissolução completa.
- Adicionar o carboidrato desejado (1g/100ml de meio) e homogeneizar.
- Distribuir nos tubos e autoclavar em vapor fluente durante 15 minutos.
  Cor do meio: vermelha.

Validade – seis meses, se conservado fechado de 2 a 8°C.

Inoculação e incubação – com o auxílio de um fio bacteriológico, semear a cepa com uma picada vertical no meio de CTA. Incubar a 35 ± 2°C durante 24 horas.

Leitura e interpretação

Positivo – desenvolvimento de cor amarela devido à fermentação do carboidrato.

Negativo – inalterado, não houve fermentação.

Controle de qualidade

Esterilidade – retirar uma amostragem do lote preparado e colocar em estufa a 35 ± 2°C durante 24 horas. Se não houver crescimento, liberar o meio para uso.

Teste de *performance* – com o auxílio de um fio bacteriológico, semear densa, pode ser mais do que uma picada, e verticalmente no meio de CTA. Pode-se fazer uma suspensão bem densa e inocular 0,1ml na superfície do meio. A colônia deve ser previamente reisolada para se fazer uma suspensão ou inoculação densa. Incubar a 35 ± 2°C durante 24 horas. Resultados adequados dos testes positivos e negativos, liberar o lote para uso.

Controle	Microrganismo (ATCC® Nº)[a]	Resultado esperado
Positivo – glicose	*Neisseria gonorrhoeae* ATCC (43069)	Amarelo
Negativo – glicose	*Moraxella catarrhalis* (25240)	Vermelho
Positivo – lactose	*Neisseria lactamica* (23971)	Amarelo
Negativo – lactose	*Neisseria gonorrhoeae* (43069)	Vermelho
Positivo – maltose	*Neisseria meningitidis* (13090)	Amarelo
Negativo – maltose	*Neisseria gonorrhoeae* (43069)	Vermelho
Positivo – sacarose	*Neisseria sicca* (9913)	Amarelo
Negativo – sacarose	*Neisseria gonorrhoeae* (43069)	Vermelho

[a]Apesar de estar listada uma cepa ATCC, qualquer cepa que produz um resultado igual é aceitável para o controle.

DNASE, ÁGAR

Finalidade – verificar se a bactéria produz a enzima desoxirribonuclease, a qual degrada DNA.

Materiais

- Balão de fundo chato.
- Placas de Petri estéreis (90mm).

Composição

- Ágar DNase.
- Solução aquosa de azul de toluidina O:
  - azul de toluidina O: 1g;
  - água destilada: 100ml.

Preparação

- Pesar e hidratar o meio conforme instruções do fabricante.
- Adicionar 5ml da solução aquosa de azul de toluidina O para 500ml de meio de cultura.
- Autoclavar 121°C durante 15 minutos.
- Deixar esfriar até 50°C e distribuir de 20 a 25ml em placas de Petri.
- Deixar solidificar à temperatura ambiente.
  Cor do meio: azul.

Validade – três meses, se conservado embalado de 2 a 8°C.

Inoculação e incubação – fazer um inóculo denso de forma circular em uma pequena parte do meio. Incubar a 35 ± 2°C durante 24 horas. Várias bactérias a serem testadas podem ser inoculadas em uma única placa.

Leitura e interpretação

Positivo – formação de um halo cor-de-rosa ao redor do crescimento bacteriano.

Negativo – há crescimento, mas sem formação de halo cor-de-rosa.

Controle de qualidade

Esterilidade – retirar uma amostragem do lote preparado e colocar em estufa a 35 ± 2°C durante 24 horas. Se não houver crescimento, liberar o meio para uso.

Teste de *performance* – fazer um inóculo denso de forma circular em uma pequena parte do meio. Incubar a 35 ± 2°C durante 24 horas. Resultados adequados dos testes positivos e negativos, liberar o lote para uso.

Controle	Microrganismo (ATCC® Nº)[a]	Resultado esperado
Positivo	*Staphylococcus aureus* (25923)	Crescimento com formação de halo cor-de-rosa
	M. catarrhalis (25240)	Crescimento com formação de halo cor-de-rosa
	Serratia marcescens (13880)	Crescimento com formação de halo cor-de-rosa
Negativo	*E. coli* (25922)	Crescimento sem alteração da cor do meio

[a]Apesar de estar listada uma cepa ATCC, qualquer cepa que produz um resultado igual é aceitável para o controle.

ESCULINA, ÁGAR

Finalidade – verificar se a bactéria é capaz de hidrolisar a esculina.

Materiais

- Erlenmeyer.
- Tubos de 11 × 100mm com tampa de rosca.

Composição

- Ágar TSA (base para ágar-sangue) – 4g.
- Citrato férrico – 0,05g.
- Esculina – 0,1g.
- Água destilada – 100ml.

Preparação

- Pesar o TSA, o citrato férrico e a esculina e colocar tudo no mesmo Erlenmeyer.
- Colocar água destilada.
- Ajustar o pH para 7,0.
- Aquecer até dissolver o ágar.

- Distribuir 3ml do meio em tubos de 11 × 100mm com tampa de rosca.
- Rosquear os tubos, mas não totalmente.
- Autoclavar 121°C durante 15 minutos.
- Retirar da autoclave e inclinar os tubos em ângulo de 45°. Deixar solidificar à temperatura ambiente.

  Cor do meio: palha.

Validade – seis meses, se conservado de 2 a 8°C.

Inoculação e incubação – inocular as colônias de um crescimento recente (18 a 24 horas) com fio bacteriológico semeando na base e na superfície do ágar. Incubar a 35 ± 2°C durante 24 horas.

Leitura e interpretação

Positivo – marrom-escuro ou preto.

Negativo – inalterado.

Controle de qualidade

Esterilidade – retirar uma amostragem do lote preparado e colocar em estufa a 35 ± 2°C durante 24 horas. Se não houver crescimento ou mudança de cor do meio, liberar para o uso.

Teste de *performance* – semear a colônia diretamente no meio com o auxílio de fio bacteriológico. Resultados adequados dos testes positivos e negativos, liberar o lote para uso.

Controle	Microrganismo (ATCC® Nº)[a]	Resultado esperado
Positivo	*K. pneumoniae* (13883)	Crescimento, meio fica preto
Negativo	*E. coli* (25922)	Meio permanece inalterado

[a]Apesar de estar listada uma cepa ATCC, qualquer cepa que produz um resultado igual é aceitável para o controle.

FENILALANINA, ÁGAR

Finalidade – verificar a capacidade da bactéria em produzir ácido fenilpirúvico a partir da fenilalanina por ação enzimática.

Materiais

- Erlenmeyer.
- Tubos de 11 × 100mm com tampa de rosca.

Composição

Meio de fenilalanina ágar.

Preparação

- Pesar e hidratar o meio conforme instruções do fabricante.
- Aquecer sob constante agitação até completa dissolução.
- Distribuir 3ml em tubos com tampa de rosca de 11 × 100mm.
- Autoclavar a 121°C durante 15 minutos com as tampas semirrosqueadas.

- Retirar da autoclave, rosquear as tampas e inclinar os tubos em ângulo de 45° para formar uma superfície no meio.
  Cor do meio: incolor.

Validade – seis meses, se conservado bem fechado de 2 a 8°C.

Inoculação e incubação – semear uma colônia isolada na superfície do meio. Incubar a 35 ± 2°C durante 24 horas. Após esse período, pingar 4 gotas de uma solução de cloreto férrico a 10% na superfície do meio. Deixar a solução atingir toda a superfície do meio.

Leitura e interpretação

Positivo – formação de uma coloração esverdeada na superfície do meio.

Negativo – o meio permanece inalterado após adição de cloreto férrico.

Controle de qualidade

Esterilidade – retirar uma amostragem do lote preparado e colocar em estufa a 35 ± 2°C durante 24 horas. Se não houver crescimento nem formação de cor esverdeada após colocar a solução, liberar o meio para uso.

Teste de *performance* – semear a colônia diretamente no meio com o auxílio de fio bacteriológico. Resultados adequados dos testes positivos e negativos, liberar o lote para uso.

Controle	Microrganismo (ATCC® Nº)[a]	Resultado esperado
Positivo	*Proteus mirabilis* (12453)	Desenvolvimento de cor verde na superfície do meio
Negativo	*Escherichia coli* (25922)	Inalterado

[a]Apesar de estar listada uma cepa ATCC, qualquer cepa que produz um resultado igual é aceitável para o controle.

GELATINA, TESTE DE LIQUEFAÇÃO DA

Finalidade – determinar a habilidade do microrganismo em produzir enzimas proteolíticas (gelatinases) que liquefazem/hidrolisam a gelatina. Utilizado para a identificação de enterobactérias e bacilos gram-negativos não fermentadores.

Método utilizando filme de raios X

Materiais

- Filme de raios X sem exposição à radiação ionizante (virgem).
- Tubo de vidro de 11 × 100mm.
- Solução salina.

Validade – as tiras podem durar até um ano se conservadas de 2 a 8°C protegidas da luz.

Inoculação e incubação

- Cortar o filme de raios X em tiras de 1,5 × 0,5cm.
- Colocar 0,5ml de solução salina a 0,9% no tubo.
- Semear uma alçada cheia de colônias na solução salina.
- Colocar a tira de raios X na solução bacteriana preparada.
- Incubar a 35 ± 2°C até 48 horas com leitura diária.

Leitura e interpretação

Positivo – a tira de raios X fica transparente (clara) no local em contato com a solução salina. Negativo – a tira continua esverdeada.

Controle de qualidade

Reação bioquímica

Controle	Microrganismo (ATCC® Nº)[a]	Resultado esperado
Positivo	*S. marcescens* (43861)	O filme fica transparente
Negativo	*Escherichia coli* (25922)	O filme permanece inalterado

[a]Apesar de estar listada uma cepa ATCC, qualquer cepa que produz um resultado igual é aceitável para o controle.

HIPURATO, TESTE DO (TESTE RÁPIDO)

Finalidade – determinar a habilidade do microrganismo em hidrolisar o hipurato em glicina pela presença da enzima hipuricase. Utilizado para identificar as espécies de *Campylobacter*, *Gardnerella vaginalis* e *Streptococcus agalactiae*.

Materiais

- Tubos de 11 × 100mm estéreis com tampa de rosca.

Composição

- Hipurato de sódio.
- Tampão fosfato de Sorensen 0,067M (pH 6,4):
  - 3ml de Na_2PO_4 0,067M;
  - 7ml de KH_2PO_4 0,067M.
- Solução de ninhidrina a 3,5%:
  - ninhidrina: 0,35g;
  - 1-butanol: 5ml;
  - acetona: 5ml.

Validade – seis meses, se conservado de 2 a 8°C.

Preparação

– Preparar a solução de hipurato (0,1g de hipurato de sódio em 10ml de tampão fosfato).
– Distribuir 0,5ml em tubos estéreis com tampa de rosca e manter em *freezer* –20°C.
Cor original da solução – incolor.

Inoculação e incubação – semear uma alçada cheia de colônias no tubo contendo a solução de hipurato. Incubar em estufa a 35 ± 2°C durante 2 horas. Após a incubação, adicionar lentamente 0,2ml da solução de ninhidrina a 3,5% sem agitar e incubar a 35 ± 2°C durante 5 a 10 minutos.

Leitura e interpretação

Positivo – desenvolvimento de anel roxo-escuro na superfície da solução em 5 a 10 minutos após a adição da solução de ninhidrina.

Negativo – a solução permanece inalterada após adição da solução de ninhidrina.

Controle de qualidade

Reação bioquímica

Controle	Microrganismo (ATCC® Nº)[a]	Resultado esperado
Positivo	*Streptococcus agalactiae* (12386)	Desenvolvimento de anel roxo-escuro em até 30 minutos
Negativo	*Streptococcus pyogenes* (19615)	Sem cor

[a]Apesar de estar listada uma cepa ATCC, qualquer cepa que produz um resultado igual é aceitável para o controle.

INDOL, TESTE DO

Finalidade – determinar a habilidade do microrganismo em metabolizar o triptofano, produzindo indol.

Materiais

- Fracos âmbar.

Composição

- Xilol.
- Reativo de Ehrlich:
  - paradimetilaminobenzaldeído: 1g;
  - álcool etílico (95%): 95ml;
  - ácido clorídrico concentrado: 20ml.
- Reativo de Kovacs:
  - álcool isoamílico: 150ml;
  - paradimetilaminobenzaldeído: 10g;
  - ácido clorídrico concentrado: 50ml.

Preparação

Dissolver o aldeído em álcool e adicionar lentamente o ácido clorídrico. Nunca adicionar o álcool no ácido. Guardar em frasco escuro.

Cor dos reagentes: amarelo pálida.

Validade – um ano, se conservado de 2 a 8°C protegido da luz.

Inoculação e incubação

- Turvar um caldo TSB com a cepa em questão.
- Incubar a 35 ± 2°C durante 24 horas em aerobiose (enterobactérias) ou até 48 horas em aerobiose ou anaerobiose (bacilos gram-negativos não fermentadores ou anaeróbios, respectivamente).

Método de Ehrlich – utilizado para anaeróbios

- Colocar 1ml de xilol no tubo com o crescimento bacteriano e homogeneizar vigorosamente e aguardar 1 minuto.
- Adicionar pela parede do tubo 0,5ml do reativo de Ehrlich. Não agitar o tubo.

Método de Kovacs – utilizado para bactérias aeróbias.

Adicionar 5 gotas do reativo de Kovacs pela parede do tubo no meio contendo o crescimento bacteriano. Agitar o tubo suavemente.

Leitura e interpretação

Positivo – formação de um anel cor-de-rosa na superfície do meio.

Negativo – acúmulo do reativo amarelo na superfície do meio.

Controle de qualidade

Reação bioquímica

Controle	Microrganismo (ATCC® Nº)[a]	Resultado esperado
Positivo	*Escherichia coli* (25922)	Formação de anel cor-de-rosa na superfície do meio
Negativo	*Pseudomonas aeruginosa* (27853)	Inalterado

[a]Apesar de estar listada uma cepa ATCC, qualquer cepa que produz um resultado igual é aceitável para o controle.

INDOL RÁPIDO, TESTE DO

Finalidade – determinar a habilidade do microrganismo em metabolizar o triptofano, produzindo indol. Esse teste deve ser utilizado apenas para bactérias aeróbias e não para anaeróbias.

Materiais

- Disco de papel-filtro.
- Fracos âmbar.

Composição

Solução a 1% de paradimetilaminobenzaldeído:
– paradimetilaminobenzaldeído: 1g;
– 10% (v/v) ácido clorídrico concentrado: 100ml. Adicionar 10 ml de HCl em 90ml de água.
Dissolver o aldeído no ácido (utilizar uma capela).

Preparação

Dissolver o aldeído adicionando lentamente o ácido clorídrico. Guardar em frasco escuro.

Validade – reativo: 2 meses, se conservado de 2 a 8°C protegido da luz.

Inoculação e incubação – pode ser realizado embebendo uma tira de papel-filtro na solução. Deixar secar e esfregar a colônia sobre o papel-filtro ou, ao contrário, esfregar uma colônia sobre o disco de papel-filtro e depois acrescentar uma gota do reativo sobre o inóculo. Ainda pode ser colocada uma gota sobre a colônia no ágar, mas isso, às vezes, pode dificultar a leitura dependendo do meio onde a colônia está crescendo.

Leitura e interpretação

Positivo – o disco fica roxo-avermelhado em 20 segundos no local de inóculo da colônia.

Negativo – o disco fica incolor.

Controle de qualidade

Reação bioquímica

Controle	Microrganismo (ATCC® Nº)[a]	Resultado esperado
Positivo	*Escherichia coli* (25922)	Disco fica roxo-avermelhado
Negativo	*Pseudomonas aeruginosa* (27853)	Disco fica inalterado

[a]Apesar de estar listada uma cepa ATCC, qualquer cepa que produz um resultado igual é aceitável para o controle.

MALONATO, CALDO

Finalidade – meio utilizado para verificar se a bactéria utiliza malonato de sódio como única fonte de carbono e sulfato de amônio como única fonte de nitrogênio.

Materiais

- Erlenmeyer.
- Tubos 11 × 100mm com tampa de rosca.

Composição

Meio malonato caldo.

Preparação

- Pesar e hidratar o meio conforme as instruções do fabricante.
- Distribuir 1,5ml em tubo com tampa de rosca.
- Rosquear levemente os tubos.
- Autoclavar a 121°C durante 15 minutos.
- Deixar esfriar e tampar bem.
  Cor do meio: verde.

Validade – seis meses, se conservado de 2 a 8°C.

Inoculação e incubação – selecionar 2 a 3 colônias de uma placa de ágar-sangue e inocular no meio. Incubar a 35 ± 2°C durante 24 horas.

Leitura e interpretação

Positivo – azul.

Negativo – inalterado.

Controle de qualidade

Esterilidade – retirar uma amostragem do lote preparado e colocar em estufa a 35 ± 2°C durante 24 horas. Se não houver turvação ou mudança de cor, liberar o meio para uso.

Teste de *performance* – fazer uma suspensão na escala 0,5 de McFarland de *K. pneumoniae* e *E. coli* e semear, de cada suspensão, 0,01ml nos tubos contendo o caldo malonato e incubar 35 ± 2°C durante 24 horas. Resultados adequados do teste, liberar o lote para uso.

Reação bioquímica

Controle	Microrganismo (ATCC® Nº)[a]	Resultado esperado
Positivo	*Klebsiella pneumoniae* (13883)	Cor azul
Negativo	*Escherichia coli* (25922)	Inalterado (verde)

[a]Apesar de estar listada uma cepa ATCC, qualquer cepa que produz um resultado igual é aceitável para o controle.

MOELLER DESCARBOXILASE, CALDO

Finalidade – para a diferenciação de bacilos gram-negativos quanto à descarboxilação dos aminoácidos arginina, lisina e ornitina.

Materiais

- Tubos de vidro 12 × 120mm com tampa de rosca.
- Beckers (4).
- Vaselina líquida.

Composição

- Meio Moeller descarboxilase.
- L-lisina.
- L-arginina.
- L-ornitina.

Preparação

- Pesar e hidratar o meio conforme as instruções do fabricante.
- Homogeneizar até completa dissolução.
- Dividir o volume do meio base hidratado em quatro partes iguais, uma parte em cada becker.
- Acrescentar o aminoácido previamente pesado na concentração final de 1% no meio base (1g para cada 100ml de meio base) e acertar o pH de acordo com as instruções do fabricante.
- Uma das partes será o controle do meio no qual não será adicionado nenhum aminoácido.
- Distribuir 2,5ml em tubos de 12 × 120mm e colocar 0,5ml de vaselina líquida em cada tubo.
- Tampar os tubos.
- Autoclavar a 121°C durante 10 minutos.
- Deixar esfriar e identificar cada tubo de acordo com os aminoácidos.
  Cor do meio: roxa.

> Se for usada a forma D dos aminoácidos, utilizar concentração final de 2%. Se for usada a forma L dos aminoácidos, utilizar concentração final de 1%.

Validade – seis meses, se conservado de 2 a 8°C.

Inoculação e incubação – inocular com um fio bacteriológico colônias recentes (crescimento com 18 a 24 horas) logo abaixo da camada de vaselina. Incubar a 35 ± 2°C até 3 dias, observando diariamente.

Leitura e interpretação.

- Enterobactérias.
  Positivo – desenvolvimento de cor roxa intensa.
  Negativo – desenvolvimento de cor amarela.
  Controle – amarelo.
- Bacilos gram-negativos não fermentadores.
  Positivo – qualquer alcalinização (cor amarela) do meio em relação ao tubo controle.
  Negativo – inalterado.
  Controle – inalterado.

Controle de qualidade

Esterilidade – retirar uma amostragem do lote preparado e colocar em estufa a 35 ± 2°C durante 24 horas. Se não houver turvação ou alteração da cor do meio, liberar o meio para uso.

Teste de *performance* – inocular as bactérias com um fio bacteriológico. Testes positivos e negativos adequados, liberar o lote para uso

Reação bioquímica

Controle	Microrganismo (ATCC® Nº)[a]	Resultado esperado
	Ornitina	
Positivo	*Enterobacter cloacae* (13047)	Desenvolvimento de cor roxa intensa
Negativo	*Klebsiella pneumoniae* (13883)	Desenvolvimento de cor amarela
	Lisina	
Positivo	*Klebsiella pneumoniae* (13883)	Desenvolvimento de cor roxa intensa
Negativo	*Enterobacter cloacae* (13047)	Desenvolvimento de cor amarela
	Arginina	
Positivo	*Enterobacter cloacae* (13047)	Desenvolvimento de cor roxa intensa
Negativo	*Klebsiella pneumoniae* (13883)	Desenvolvimento de cor amarela

[a]Apesar de estar listada uma cepa ATCC, qualquer cepa que produz um resultado igual é aceitável para o controle.

NaCL a 6,5%, CALDO

Finalidade – para verificar a capacidade de a bactéria crescer em meio com NaCl a 6,5%. Teste utilizado para diferenciar *Enterococcus* spp. de *Streptococcus* spp.

Materiais

- Erlenmeyer.
- Tubos de 11 × 100mm com tampa de rosca.

Composição

- Meio TSB.

- NaCl.
- Púrpura de bromocresol.
- Etanol a 95%.

Preparação

- Preparo do indicador:
  - pesar 1,6g de púrpura de bromocresol;
  - dissolver em 100ml de etanol a 95%;
  - estocar em frasco escuro.
- Preparo do meio:
  - pesar e hidratar o meio conforme as instruções do fabricante (preparar 100ml);
  - adicionar NaCl (pesar 6g para 100ml de meio) e deixar dissolver;

> Como o TSB possui em geral 0,5% de NaCl na sua composição, são adicionados apenas 6g de NaCl, totalizando 6,5% de NaCl no volume final.

- adicionar 1ml do indicador por litro de meio;
- homogeneizar e aliquotar 1,5ml em tubos com tampa de rosca;
- autoclavar a 121°C durante 15 minutos;
- deixar esfriar à temperatura ambiente.

Cor do meio: roxa.

Validade – seis meses, se conservado de 2 a 8°C.

Inoculação e incubação – inocular a cepa diretamente no caldo com uma alça bacteriológica. Incubar a 35 ± 2°C durante 24 horas.

Leitura e interpretação

Positivo – amarelo ou há somente turvação do meio.

Negativo – meio límpido, sem turvação ou mudança de cor.

Controle de qualidade

Esterilidade – retirar uma amostragem do lote preparado e colocar em estufa a 35 ± 2°C durante 24 horas. Se não houver turvação ou o meio permanecer de cor roxa, liberar o meio para uso.

Teste de *performance* – fazer uma suspensão na escala 0,5 de McFarland de *Enterococcus faecalis* e *Streptococcus bovis* e semear 0,01ml (10µl) nos tubos contendo o caldo NaCl. Incubar a 35 ± 2°C durante 24 horas. Testes positivos e negativos adequados, liberar o lote para uso.

Reação bioquímica

Testes	Microrganismo (ATCC® Nº)[a]	Resultado esperado
Positivo	*Enterococcus faecalis* (29212)	Mudança de cor para amarela e/ou turvação do meio
Negativo	*Streptococcus bovis* (9809)	Inalterado e límpido

[a]Apesar de estar listada uma cepa ATCC, qualquer cepa que produz um resultado igual é aceitável para o controle.

NITRATO, CALDO

Finalidade – determinar a habilidade do microrganismo de reduzir nitrato a nitrito ou a gás nitrogênio (denitrificação). Prova mais utilizada para a identificação de bacilos gram-negativos não fermentadores.

Materiais

- Erlenmeyer.
- Tubos 11 × 100mm com tampa de rosca.
- Tubos de Durham.
- Zinco em pó.

Composição

- Meio de nitrato.

Preparação

- Pesar e hidratar o meio conforme instruções do fabricante.
- Distribuir 3ml do meio em cada tubo, contendo um tubo de Durham invertido.
- Tampar os tubos sem rosquear totalmente e autoclavar a 121°C durante 15 minutos.
- Deixar o meio esfriar na posição vertical e rosquear totalmente as tampas.
  Cor do meio: incolor.

Validade – seis meses, se conservado de 2 a 8°C.

Inoculação e incubação – inocular o microrganismo no meio com fio bacteriológico, não agitar o tubo e incubar a 35 ± 2°C durante 24 a 48 horas.

Leitura e interpretação

Adicionar 5 gotas dos reagentes A e B do nitrato no meio (nessa ordem), sem homogeneizar. Se não houver desenvolvimento de cor vermelho-tijolo, adicionar zinco em pó.

Se a bactéria reduz nitrato a nitrito, há desenvolvimento de coloração vermelho-tijolo após adição dos reagentes.

Bactéria denitrifica – após a adição dos reagentes e do zinco em pó, nenhuma coloração é desenvolvida. Normalmente, há formação de bolhas de gás dentro do tubo de Durham. Reduziu nitrato a gás.

Bactéria não reduz nitrato a nitrito – desenvolvimento de cor rósea ou vermelha após adição dos reagentes e do zinco em pó.

Controle de qualidade

Esterilidade – retirar uma amostragem do lote preparado e colocar em estufa a 35 ± 2°C durante 24 horas. Se não houver turvação, liberar o meio para uso.

Teste de *performance* – inocular o microrganismo (*P. aeruginosa*, *E. coli*, *Acinetobacter baumannii*) de um crescimento recente (18 a 24 horas) no meio com um fio ou alça bacteriológica. Não agitar o tubo após a inoculação. Incubar a 35 ± 2°C durante 24 a 48 horas, sendo que algumas vezes pode ser necessário incubar até cinco dias. Verificar se existe crescimento aparente no meio antes de colocar os reagentes para revelar a reação. Verificar a presença de bolhas dentro do tubo de Durham. Testes positivos e negativos adequados, liberar o lote para uso.

Reação bioquímica

Resultado	Microrganismo (ATCC® Nº)[a]	Resultado esperado
Nitrato reduzido a nitrito	*Escherichia coli* (25922)	Coloração vermelha
Nitrato a gás	*Pseudomonas aeruginosa* (27853)	Bolhas no tubo de Durham sem mudança de cor do meio
Nitrato não reduzido	*Acinetobacter baumannii* (15308)	Coloração vermelha somente após adição de pó de zinco

[a]Apesar de estar listada uma cepa ATCC, qualquer cepa que produz um resultado igual é aceitável para o controle.

OF – MEIO PARA OXIDAÇÃO E FERMENTAÇÃO (MEIO BASE)

Finalidade – meio utilizado para a diferenciação de bacilos gram-negativos quanto à capacidade do microrganismo em utilizar os carboidratos pela via oxidativa ou fermentativa.

Materiais

- Becker (1 para cada açúcar que será preparado).
- Tubos de 11 × 100mm com tampa de rosca.

Composição

- Meio base de OF.
- Carboidratos (dextrose ou glicose, lactose, sacarose, xilose, maltose, manitol etc.).
- Vaselina líquida estéril.

Preparação

- Pesar e hidratar o meio conforme as instruções do fabricante.
- Aquecer o meio até dissolver todo o ágar (esse processo é demorado, mas importante).
- Separar volumes iguais em diferentes beckers, dependendo do número de carboidratos que serão preparados.
- Adicionar 1g do carboidrato para cada 100ml de meio base e homogeneizar.
- Distribuir 2ml em tubos com tampa de rosca 11 × 100mm. Se vários carboidratos são preparados, ter cuidado para não misturar.
- Esterilizar em vapor fluente durante 20 minutos (deixar a válvula de pressão da autoclave aberta e, quando estiver saindo bastante vapor, começar a marcar o tempo).
- Deixar esfriar à temperatura ambiente.
  Cor do meio: verde.

> Para OF-dextrose, fazer sempre o dobro do volume de meio; em metade dos tubos adicionar 0,5ml de vaselina líquida (OF fechado) antes de esterilizar.

Validade – seis meses, se conservado de 2 a 8°C.

Inoculação e incubação – inocular densamente até o fundo do tubo, com um fio bacteriológico, colônias provenientes de uma placa de crescimento com 18 a 24 horas. Incubar a 35 ± 2°C durante 24 horas e a seguir à temperatura ambiente até 5 dias, observando diariamente.

Leitura e interpretação

Oxidador – tubo aberto: desenvolvimento de cor amarela; tubo fechado (com vaselina): inalterado (verde).

Fermentador – tubo aberto e fechado: desenvolvimento de cor amarela.

Assacarolítico – tubo aberto e fechado: inalterado (verde).

Controle de qualidade

Esterilidade – retirar uma amostragem do lote preparado e colocar em estufa a 35 ± 2°C durante 24 horas. Se não houver turvação ou mudança de cor, liberar o meio para uso.

Teste de *performance* – semear as colônias diretamente no meio. Testes positivos e negativos adequados, liberar o lote para uso.

Reações bioquímicas

Testes	Microrganismo (ATCC® Nº)[a]	Resultado esperado
	OF-glicose	
Oxidador	*Pseudomonas aeruginosa* (27853)	A – amarelo, F – inalterado
Fermentador	*Klebsiella pneumoniae* (13883)	A/F – amarelo
Inalterado	*Moraxella osloensis* (10973)	A/F – inalterado
	OF-frutose	
Oxidador	*Stenotrophomonas maltophilia* (13637)	A – amarelo, F – inalterado
Fermentador	*Klebsiella pneumoniae (13883)*	A/F – amarelo
Inalterado	*Moraxella osloensis* (10973)	A/F – inalterado
	OF-lactose	
Oxidador	*Burkolderia cepacia* (25416)	A – amarelo, F – inalterado
Fementador	*Klebsiella pneumoniae* (13883)	A/F – amarelo
Inalterado	*Moraxella osloensis* (10973)	A/F – inalterado
	OF-maltose	
Oxidador	*Stenotrophomonas maltophilia* (13637)	A – amarelo, F – inalterado
Fermentador	*Klebsiella pneumoniae* (13883)	A/F – amarelo
Inalterado	*Moraxella osloensis* (10973)	A/F – inalterado
	OF-manitol	
Oxidador	*Burkolderia cepacia* (25416)	A – amarelo, F – inalterado
Fermentador	*Klebsiella pneumoniae* (13883)	A/F – amarelo
Inalterado	*Moraxella osloensis* (10973)	A/F – inalterado

Testes	Microrganismo (ATCC® Nº)[a]	Resultado esperado
	OF-sacarose	
Oxidador	*Stenotrophomonas maltophilia* (13637)	A – amarelo, F – inalterado
Fermentador	*Klebsiella pneumoniae* (13883)	A/F – amarelo
Inalterado	*Moraxella osloensis* (10973)	A/F – inalterado
	OF-xilose	
Oxidador	*Burkolderia cepacia* (25416)	A – amarelo, F – inalterado
Fermentador	*Klebsiella pneumoniae* (13883)	A/F – amarelo
Inalterado	*Moraxella osloensis* (10973)	A/F – inalterado

A = tubo aberto; F = tubo fechado com vaselina líquida.

[a]Apesar de estar listada uma cepa ATCC, qualquer cepa que produz um resultado igual é aceitável para o controle.

OF-LACTOSE A 10%

Finalidade – verificar se a bactéria é capaz de utilizar lactose a 10%.

Materiais

Erlenmeyer.
Tubos 11 × 100mm com tampa de rosca.

Composição

Meio base de OF.
Lactose 10g/100ml.

Procedimento

- Pesar e hidratar o meio conforme as instruções do fabricante.
- Aquecer até dissolver todo o ágar.
- Deixar esfriar um pouco e adicionar a lactose.
- Distribuir 2ml em tubos de 11 × 100mm.
- Autoclavar em vapor fluente durante 20 minutos.
- Retirar da autoclave e rosquear os tubos.
- Marcar os tubos depois de autoclavados para diferenciar dos tubos com OF-lactose a 1%. Cor do meio: verde.

Validade – seis meses, se conservado de 2 a 8°C.

Inoculação e incubação – inocular até o fundo do tubo, com um fio bacteriológico, colônias recentes (crescimento com 18 a 24 horas). Incubar a 35 ± 2°C durante 24 horas e a seguir até cinco dias à temperatura ambiente, observando diariamente.

Leitura e interpretação

Positivo – desenvolvimento de cor amarela.

Negativo – inalterado.

Controle de qualidade

Esterilidade – retirar uma amostragem do lote preparado e colocar em estufa a 35 ± 2°C durante 24 horas. Se não houver mudança de cor, liberar o meio para uso.

Teste de *performance* – semear diretamente a colônia no meio e incubar a 35 ± 2°C durante 24 horas. Testes positivos e negativos adequados, liberar o lote para uso.

Reação bioquímica

Teste	Microrganismo (ATCC® Nº)[a]	Resultado esperado
Positivo	*Acinetobacter baumannii* (15308)	Desenvolvimento de cor amarela
Negativo	*Acinetobacter lwoffii* ATCC (43498)	Inalterado (verde)

[a]Apesar de estar listada uma cepa ATCC, qualquer cepa que produz um resultado igual é aceitável para o controle.

ONPG, CALDO (O-NITROFENIL-β-D-GALACTOPIRANOSÍDEO)

Finalidade – teste utilizado para diferenciar microrganismos que fermentam a lactose tardiamente dos microrganismos lactose negativa. A capacidade de fermentar a lactose pode ser demonstrada pela presença ou ausência da enzima betagalactosidase. O teste é útil na diferenciação entre as espécies de enterobactérias e bacilos gram-negativos não fermentadores.

Materiais

- Erlenmeyer.
- Tubos de 11 × 100mm com tampa de rosca estéreis.

Composição

- Água peptonada:
  - peptona: 7,5g;
  - NaCl: 3,75g;
  - água destilada: 750ml.

Homogeneizar bem todos os componentes em água e ajustar o pH 7,2-7,4 e autoclavar a 121°C durante 15 minutos.

- Solução de ONPG:
  - ONPG (o-nitrofenil-β-D-galactopiranosídeo): 1g;
  - fosfato de sódio (0,01M pH 7,5): 250ml.

Esterilizar por filtração.

O ideal é comprar o reagente pronto, já que esse reagente tem alta instabilidade.

Preparação

- Adicionar 25ml da solução de ONPG em 75ml de água peptonada de forma asséptica.
- Homogeneizar e distribuir de forma asséptica 3ml em tubos estéreis com tampa de rosca. Cor do meio: incolor.

Validade – um mês, se conservado embalado de 2 a 8°C.

Inoculação e incubação – inocular no tubo com o ONPG uma alçada do crescimento bacteriano. Incubar a 35 ± 2°C fazendo leituras após 20 minutos, 1h, 2h, 3h e até 24 horas.

Leitura e interpretação

Positivo – desenvolvimento de cor amarela.

Negativo – inalterado após 24 horas.

Controle de qualidade

Esterilidade – retirar uma amostragem do lote preparado e colocar em estufa a 35 ± 2°C durante 24 horas. Se não houver mudança de cor do meio, liberar para uso.

Teste de *performance* – semear diretamente a colônia com um fio bacteriológico e incubar a 35 ± 2°C durante 24 horas. Testes positivos e negativos adequados, liberar o lote para uso.

Reação bioquímica

Teste	Microrganismo (ATCC® Nº)[a]	Resultado esperado
Positivo	*Escherichia coli* (25922)	Desenvolvimento de cor amarela
Negativo	*Proteus mirabilis* (29245)	Inalterado após 24 horas

[a]Apesar de estar listada uma cepa ATCC, qualquer cepa que produz um resultado igual é aceitável para o controle.

PYR, TESTE

Finalidade – detectar a presença da enzima L-pirrolidonil que degrada L-pyrrolidonyl-β-naphthylamide (PYR). O teste é útil para a identificação de *Streptococcus* beta-hemolíticos do grupo A, *Staphylococcus* spp., *Enterococcus* spp. e bacilos gram-negativos não fermentadores da glicose.

Materiais

Discos de PYR – disponíveis comercialmente.

> Não se recomenda o preparo desse reativo no laboratório por tratar-se de substância cancerígena.

Procedimento

- Colocar o disco de PYR em uma placa.

- Umedecer o disco com solução salina, não encharcar.
- Inocular de duas a três colônias semelhantes no disco de PYR.
- Deixar durante 5 minutos.
- Adicionar 1 gota do reagente PYR.
- Verificar a mudança de cor que ocorre em até 1 minuto.

Validade – reagente de PYR seis meses se conservado de 2 a 8°C.

Leitura e interpretação

Positivo – mudança de cor do disco para vermelho-cereja ou roxa.

Negativo – o disco permanece amarelo.

Controle de qualidade

Reação bioquímica

Resultado	Microrganismo (ATCC® Nº)[a]	Resultado esperado
Positivo	*Enterococcus faecalis* (29212)	Disco muda para vermelho
Negativo	*E. coli* (25922)	Disco fica amarelo

[a]Apesar de estar listada uma cepa ATCC, qualquer cepa que produz um resultado igual é aceitável para o controle.

RUGAI MODIFICADO (Meio IAL)

Finalidade – utilizado para identificação presuntiva das principais espécies de enterobactérias.

Materiais

- Erlenmeyer.
- Tubos de 12 × 120mm.
- Algodão hidrófilo.

Composição/preparação

O meio de Rugai é composto de quatro fases: a interface, a fase inferior, a superior e o indol.

- **Interface** (vascar)

Vaselina líquida – 90ml.

Cera de carnaúba – 10g (dependendo da marca requer ajuste).

Colocar os dois componentes em um frasco de boca larga, não muito alta, e aquecer na chapa aquecedora até completa dissolução da cera e aparecimento de uma mistura líquida homogênea.

Distribuir 0,4ml de vascar dissolvida, em cada tubo de 12 × 120mm, com o auxílio de uma pipeta de repetição.

- **Fase inferior (lisina) – pH = 6,4**

Para o preparo da fase inferior pode ser utilizado o meio de lisina formulada ou semiformulada disponível comercialmente.

a) Lisina formulada

- Extrato de levedura – 3g.

- Nitrato de potássio – 0,5g.
- L-lisina – 5g.
- Dextrose – 0,5g.
- Água destilada – 1.000ml.
- Ágar (Difco ou Oxoid) – 4g (Merck = 3,5g).
- Púrpura de bromocresol – 0,02g.
  - Pesar o extrato de levedura, nitrato de potássio, L-lisina e dextrose e dissolver em água.
  - Homogeneizar até completa dissolução e acertar o pH.
  - Acrescentar ágar e púrpura de bromocresol.
  - Levar ao fogo sob constante agitação até completa dissolução do ágar.
  - Distribuir 2ml em cada tubo já contendo vascar.
  - Tampar com algodão e esterilizar a 121°C durante 10 minutos.
  - Retirar da autoclave e deixar resfriar na posição vertical até o vascar endurecer (formação de um anel branco). Estocar os tubos embalados em sacos plásticos na geladeira até ser colocada a fase superior.

b) Lisina semiformulada – pH = 6,4

Meio de descarboxilase disponível comercialmente.

Ágar (Difco ou Oxoid) – 4g (Merck = 3,5g).

L-lisina – 10g.

Água destilada – 1.000ml.

- Pesar e hidratar o meio de descarboxilase conforme as instruções do fabricante.
- Acertar o pH.
- Acrescentar o ágar e aquecer sob constante agitação, até completa dissolução.
- Distribuir 2ml em cada tubo, já contendo o vascar.
- Tampar com algodão hidrófilo.
- Esterilizar a 121°C durante 15 minutos.
- Retirar da autoclave e deixar resfriar na posição vertical até o vascar endurecer (formação de um anel branco). Estocar os tubos embalados em sacos plásticos na geladeira até ser colocada a fase superior.

> A quantidade do ágar que será colocada vai depender da marca utilizada. Fazer um teste variando a quantidade do ágar colocada no meio até obter uma concentração ideal para verificar a motilidade.

- **Fase superior (base + ápice)**

Solução de substratos e indicadores (preparar 15 dias antes do uso).

- Esterilizar por autoclavação 85ml de água destilada, em um Erlenmeyer de 500ml ou em um frasco com tampa de rosca.
- Esterilizar um bastão de vidro enrolado em papel-alumínio.
- Pesar os componentes abaixo em papel-alumínio:
  - citrato de ferro amoniacal – 2g;

- tiossulfato de sódio ($Na_2S_2O_3.5H_2O$) – 2g;
- sacarose – 80g;
- glicose ou dextrose – 10g;
- ureia p.a. – 40g.

> A fase superior pode ser preparada sem sacarose e o meio pode então ser utilizado para identificação de *Yersinia*.

- Colocá-los individualmente no Erlenmeyer com água destilada estéril e homogeneizar bem com o bastão de vidro após cada adição.
- Cobrir o frasco ou Erlenmeyer totalmente com papel-alumínio e levar ao banho-maria previamente aquecido a 65°C para dissolução, durante 1 hora.
- Homogeneizar a solução periodicamente. A água do banho-maria deve estar no nível do volume substrato.
- Após dissolução total, deixar resfriar e estocar em geladeira.

> Não utilizar o substrato recém-preparado, pois as reações no Rugai podem não ocorrer na forma esperada, principalmente a produção de H_2S.

Meio base:

- Triptona ou bactotriptona – 10g.
- Extrato de carne – 2g.
- Cloreto de sódio – 5g.
- Fosfato dissódico ($Na_2HPO4.12H_2O$) – 3,125g.
  ou $Na_2HPO4.5H_2O$ – 2g.
  ou $Na_2HPO4.7H_2O$ – 2,34g.
- L-triptofano – 1g.
- Água destilada – 1.000ml.
- Solução alcoólica de azul de bromotimol (1,5%) – 2ml.
- Ágar – 11g (Oxoid = 9,5g).
  pH = 7,4 -7,6.

- Pesar todos os componentes, exceto o ágar, e colocar em um Erlenmeyer ou balão de fundo chato.
- Colocar água destilada e homogeneizar até completa dissolução.
- Acertar o pH.
- Adicionar o ágar e a solução de bromotimol, aquecer sob constante agitação até completa dissolução.
- Esterilizar a 121°C durante 15 minutos.

– Retirar da autoclave, resfriar o meio até 50°C.
– Adicionar assepticamente 20ml da solução de substratos e os indicadores produzidos anteriormente por litro de base.
– Homogeneizar bem e distribuir 3 a 4ml nos tubos já contendo a lisina e o vascar.
– No momento da distribuição, molhar o tampão com o reativo de indol.
– Colocar os tubos inclinados em ângulo de 45° à temperatura ambiente, até solidificação.

> Para acertar o pH, utilizar NaOH 1N ou HCl 1N.

• Reativo de indol

p-Dimetilaminobenzaldeído – 1g.

Ácido ortofosfórico (d = 1,70) – 20g
ou na forma líquida (xaroposo) – 14ml.

Álcool etílico absoluto – 50ml.

Água destilada q.s.p. – 100ml.

– Dissolver o *p*-dimetilaminobenzaldeído em álcool etílico.
– Adicionar lentamente o ácido ortofosfórico e a água destilada.
– Estocar à temperatura ambiente em frasco com tampa esmerilhada.
– Molhar o tampão nesta solução ao mesmo tempo que está sendo distribuído o meio base.
Cor do meio: verde e a base roxa.

> Para facilitar a impregnação do tampão de algodão com o reativo de indol, utilizar placa de Petri com gaze embebida no reativo. Carimbar o tampão nessa gaze, tomando cuidado para não embeber excessivamente o tampão.

Validade – 3 meses se conservado de 2 a 8°C em saco plástico.

Inoculação e incubação – inocular com fio bacteriológico uma colônia, introduzindo até a fase da lisina, e ao voltar semear na superfície do meio. Incubar a 35 ± 2°C durante 24 horas.

Leitura e interpretação – proceder à interpretação de acordo com a tabela 6.1 e figura 6.8.

Controle de qualidade

Esterilidade – retirar uma amostragem do lote preparado e colocar em estufa a 35 ± 2°C durante 24 horas. Se não houver crescimento e mudanças de cor, liberar o meio para uso.

Teste de *performance* – semear a cepa diretamente no meio com um fio bacteriológico. Testes positivos e negativos adequados, liberar o lote para uso.

Reações bioquímicas

Testes	Resultado	Microrganismo (ATCC® Nº)[a]	Reação observada
Lisina (fase inferior)	Positivo	*K. pneumoniae* (13883)	Roxa
	Negativo	*E. coli* (25922)	Amarela
H_2S (base)	Positivo	*Salmonella* Typhimurium (14028)	Preta
	Negativo	*E. coli* (25922)	Não desenvolve a cor preta
LTD (ápice)	Positivo	*Proteus mirabilis* (12453)	Verde-garrafa
	Negativo	*E. coli* (25922)	Inalterada
Ureia (base)	Positivo	*Proteus* mirabilis (12453)	Azul
	Negativo	*E. coli* (25922)	Inalterada
Motilidade (fase inferior)	Positivo	*E. coli* (25922)	Meio de lisina turva
	Negativo	*K. pneumoniae* (13883)	Meio de lisina com crescimento apenas na picada
Gás de glicose (base)	Positivo	*K. pneumoniae* (13833)	Amarela com bolhas
	Negativo	*Shigella sonnei* (9290)	Amarela sem bolhas
Indol (tampão)	Positivo	*E. coli* (25922)	Tampão cor-de-rosa
	Negativo	*K. pneumoniae* (13833)	Sem alteração
Glicose (base)	Positivo	*K. pneumoniae* (13833)	Amarela
	Negativo	*Pseudomonas aeruginosa* (27853)	Inalterada
Sacarose (ápice)	Positivo	*Klebsiella* (*Enterobacter aerogenes*) (13048)	Amarela
	Negativo	*Shigella sonnei* (9290)	Azul

[a]Apesar de estar listada uma cepa ATCC, qualquer cepa que produz um resultado igual é aceitável para o controle.

UREIA (CHRISTENSEN), ÁGAR-BASE

Finalidade – determinar a habilidade do organismo de desdobrar a ureia em amônia, pela ação da enzima urease, resultando em alcalinização do meio.

Materiais

- Balão de fundo chato.
- Tubos de 11 × 100mm estéreis com tampa de rosca.
- Millipore 0,22µ.

Composição

- Meio de ureia ágar.

- Solução de ureia a 40%:
  - ureia: 40g;
  - água destilada: 100ml.

Homogeneizar e esterilizar por filtração (Millipore 0,22µ).

Preparação

- Pesar e hidratar o meio conforme as instruções do fabricante.
- Autoclavar a 121°C durante 15 minutos.
- Resfriar até 50°C e adicionar assepticamente 5ml da solução de ureia a 40% em 100ml do meio base.
- Homogeneizar e distribuir 3ml do meio assepticamente em tubos estéreis.
- Inclinar os tubos em ângulo de 45° para obter uma superfície inclinada.
  Cor do meio: âmbar.

Validade – seis meses, se conservado de 2 a 8°C.

Inoculação e incubação – semear a amostra picando o meio e estriando na superfície inclinada. Incubar a 35 ± 2°C durante 24 horas.

Leitura e interpretação

Positivo – alteração do meio para cor-de-rosa.

Negativo – sem alteração de cor do meio.

Controle de qualidade

Esterilidade – retirar uma amostragem do lote preparado e colocar em estufa a 35 ± 2°C durante 24 horas. Se não houver crescimento ou mudança de cor, liberar o meio para uso.

Teste de *performance* – semear uma colônia isolada de *Proteus mirabilis* e outra de *Escherichia coli*, picando o meio e estriando na superfície inclinada. Incubar a 35 ± 2°C durante 24 horas. Resultado positivo e negativo adequado, liberar o lote para uso.

Reação bioquímica

Resultado	Microrganismo (ATCC® Nº)[a]	Resultado esperado
Positivo	*P. mirabilis* (12453)	Desenvolvimento de cor rosa
Negativo	*E. coli* (25922)	Sem alteração da cor do meio

[a]Apesar de estar listada uma cepa ATCC, qualquer cepa que produz um resultado igual é aceitável para o controle.

UREIA RÁPIDA, CALDO (CALDO UREIA R)

Finalidade – permite classificar as bactérias quanto à produção da enzima urease. Teste utilizado para identificação de *Helicobacter pylori* em amostras de biópsia gástrica, cepas de *Corynebacterium urealyticum*, *Cryptococcus* spp. e *Brucella* spp.

Materiais

- Becker.
- Tubos de 15 × 150mm estéreis com tampa de rosca.
- Filtro Millipore 0,22µ.

Composição

- Extrato de levedura – 0,1g.
- KH_2PO_4 – 0,091g.
- Na_2HPO_4 – 0,095g.
- Ureia – 20g.
- Vermelho de fenol – 0,01g.
- Água destilada – 1.000ml.

  pH = 6,9 ± 0,2.

Preparação

- Colocar todos os componentes em um becker e acrescentar a água.
- Filtrar a solução com filtro Millipore 0,22μ.
- Distribuir em tubos com tampa de rosca.
- Aliquotar em volumes de 0,5ml no momento do uso.

  Cor do meio: âmbar.

Validade – seis meses, se conservado de 2 a 8°C.

Inoculação e incubação

- Direto da colônia – semear a colônia de *H. pylori* ou *Corynebacterium urealyticum* no meio e homogeneizar delicadamente. Deixar o tubo à temperatura ambiente. A alteração de cor do meio de âmbar para rosa forte ocorre imediatamente após a inoculação da colônia.
- Fragmento de biópsia – colocar um fragmento no caldo e incubar à temperatura ambiente.

A leitura é feita geralmente na primeira hora e em até 24 horas.

Leitura e interpretação do teste

Positivo – desenvolvimento de cor rosa forte.

Negativo – não há mudança de cor.

Controle de qualidade

Esterilidade – retirar uma amostragem do lote preparado e colocar em estufa a 35 ± 2°C durante 24 horas. Se não houver turvação ou alteração da cor da solução, liberar para uso.

Teste de *performance* – inocular uma cepa de *C. urealyticum* e de *E. coli* no caldo e se houver desenvolvimento da cor rosa em até 2 horas no tubo com *C. urealyticum* liberar o meio para uso.

Controle	Microrganismo (ATCC® Nº)[a]	Resultado esperado
Positivo	*Helicobacter pylori* (43504)	Cor rosa forte imediatamente após semeadura
Negativo	*Campylobacter jejuni* (33560)	Cor do meio inalterado

[a]Apesar de estar listada uma cepa ATCC, qualquer cepa que produz um resultado igual é aceitável para o controle.

REFERÊNCIAS BIBLIOGRÁFICAS

Brasil. Agência Nacional de Vigilância Sanitária. Microbiologia Clínica para o Controle de Infecção Relacionada à Assistência à Saúde. Módulo 5: Tecnologias em Serviços de Saúde: descrição dos meios de cultura empregados nos exames microbiológicos/Agência Nacional de Vigilância Sanitária. Brasília: Anvisa; 2013.

Brasil. Ministério da Saúde. Secretaria de Vigilância em Saúde. Departamento de Vigilância Epidemiológica. Manual nacional de vigilância laboratorial da tuberculose e outras micobactérias/Ministério da Saúde, Secretaria de Vigilância em Saúde, Departamento de Vigilância Epidemiológica. Brasília: Ministério da Saúde, 2008.

Brasil. Ministério da Saúde. Secretaria de Vigilância em Saúde. Departamento de Vigilância Epidemiológica. Guia de procedimentos técnicos: Baciloscopia em hanseníase/Ministério da Saúde, Secretaria de Vigilância em Saúde, Departamento de Vigilância Epidemiológica. Brasília: Editora do Ministério da Saúde; 2010.

Jones RN, Krisher K, Bird DS, College of American Pathologists Microbiology Resource Committee. Results of the survey of the quality assurance for commercially prepared microbiology media. Arch Pathol Lab Med. Update from the College of American Pathologists Microbiology Surveys **Program** (2001). 2003;127(6):661-5.

Jorgensen JH, Pfaller MA. Manual of clinical microbiology. 11th ed. Washington, DC: American Society for Microbiology; 2015.

Krisher K, Callihan DR, Jones RN, Luper DC, Miller JM, Sharp, SE, et al. CLSI. Quality assurance for commercially prepared microbiological culture media. 2nd ed. Approved Standard. M22-A3, 2004.

Leber AL. Clinical microbiology procedures handbook. Vols. 1 e 2. 4th ed. Washington, DC: American Society for Microbiology; 2016.

MacFadin JF. Biochemical tests for identification of medical bacteria. 3rd ed. Baltimore: Williams & Wilkins; 2000.

Ronald M. Handbook of microbiological media. 4th ed. Boca Raton, FL: CRC Press; 2010.

Zimbro MJ, Power DA, Miller SM, Wilson GE, Jonhson JA. Difco &BBL Manual of microbiological culture media. 2nd ed. Becton Dickinson Company, Sparks; 2009.

33

CAPÍTULO

Estocagem de Microrganismos

PRINCÍPIO

A manutenção de microrganismos no laboratório de microbiologia é importante tanto para a realização de exames complementares como para estudos futuros com a finalidade de pesquisas clínica, epidemiológica ou educacional.

Além da manutenção dos microrganismos isolados de amostras de pacientes, a preservação e a manutenção adequadas de cepas de referência (por exemplo, ATCC® ou NCTC), utilizadas para o controle interno e verificações, deve ser realizada visando à garantia da qualidade em todos os processos. Algumas definições quanto à estocagem e o número de passagens ou repiques permitidos para uma cepa de referência estão descritos adiante.

Para a manutenção adequada dos microrganismos, é necessário que o método de preservação adotado pelo laboratório permita que as características genotípicas e fenotípicas inerentes a cada espécie em particular sejam mantidas ao longo da preservação, seja ela de curta ou longa duração.

O armazenamento ou subcultivo inadequado de um microrganismo pode produzir alterações bioquímicas, fisiológicas ou sorológicas, que diferem daquelas conhecidas e esperadas. As metodologias mais eficientes objetivam a estabilização genética do microrganismo prevenindo mutações.

Todo histórico de armazenamento das cepas do laboratório deve estar bem documentado, com as informações específicas do microrganismo em um banco de dados, preferencialmente eletrônico. O banco de dados para microrganismos isolados da rotina deve conter: nome do microrganismo (gênero e espécie), data de armazenamento, crioprotetor utilizado, material clínico em que foi isolado e número interno de identificação do exame realizado. Para cepas padrão ou de referência (tipo ATCC® ou NCTC), as informações que devem constar no banco são: gênero e espécie do microrganismo, código/lote de procedência (ATCC® ou outra coleção), geração, data de armazenamento e crioprotetor utilizado.

Hoje existe disponível cepas da coleção NCTC (*National Collection of Type Cultures*) prontas para uso sem a necessidade de realizar um estoque. Elas são podem ser fornecidas semanal, mensal ou semestralmente de acordo com a escolha, o que auxilia muito os laboratórios que não possuem as condições para a estocagem descritas neste capítulo.

MÉTODOS DE PRESERVAÇÃO

Diversas metodologias e meios podem ser empregados para a manutenção das cepas, no entanto, o tempo em que as cepas permanecem viáveis e indiferenciadas varia entre elas (Quadro 33.1).

QUADRO 33.1 – Procedimentos utilizados para a manutenção e estocagem conforme o tipo de microrganismo.

Microrganismos	Métodos de estocagem	Crioprotetores	Temperatura de estocagem	Tempo aproximado de preservação do microrganismo
Bactérias gram-positivas	*Freezer*	Glicerol ou *skim milk*	–20°C	1-3 anos
	Freezer	*Skim milk*, glicerol, sacarose	–70 a –196°C	1-30 anos
	Liofilização	*Skim milk*, sacarose	2 a 8°C	30 anos
	Óleo mineral	Nenhum	2 a 8°C	6 meses-2 anos
	Subcultivos	Nenhum	TA	2-3 meses
Bactérias esporuladas	Subcultivos	Nenhum	TA	2 meses-1 ano
	Óleo mineral	Nenhum	2 a 8°C	1 ano
	Freezer	Glicose	–20°C	1-2 anos
	Freezer	*Skim milk*, glicose	–70 a –196°C	2-30 anos
	Liofilização	*Skim milk*, lactose	2 a 8°C	30 anos
	Papel-filtro	Nenhum	2 a 8°C	4 anos
Streptococcus	*Freezer*	*Skim milk*	–20°C	2 meses
	Freezer	*Skim milk*	–70 a –196°C	2 meses-1 ano
	Liofilização	*Skim milk*	2 a 8°C	6 meses-30 anos
Micobactérias	*Freezer*	*Skim milk*	–20°C	3-5 anos
	Freezer	*Skim milk*	–70 a –196°C	3-5 anos
	Liofilização	*Skim milk*	2 a 8°C	16-30 anos
Bactérias gram-negativas	*Freezer*	*Skim milk*, sacarose, lactose	–20°C	1-2 anos
	Freezer	Sacarose, lactose, glicerol ou *skim milk*	–70 a –196°C	2-30 anos
	Óleo mineral	Nenhum	2 a 8°C	1-2 anos
	Liofilização	*Skim milk*, lactose, sacarose	2 a 8°C	30 anos
	Subcultivo	Nenhum	TA	1-3 meses
Legionella	*Freezer*	Glicerol a 20%	–70 a –196°C	10 anos
Leveduras	Água destilada	Nenhum	TA	1-2 anos

(Continua)

QUADRO 33.1 – Procedimentos utilizados para a manutenção e estocagem conforme o tipo de microrganismo. *(Continuação).*

Microrganismos	Métodos de estocagem	Crioprotetores	Temperatura de estocagem	Tempo aproximado de preservação do microrganismo
	Freezer	Glicerol, DMSO, *Skim milk*	–70 a –196°C	2-30 anos
Fungo filamentoso	Liofilização	Meio nutriente	2 a 8°C	30 anos
	Subcultivo	Nenhum	TA	2-10 anos
	Papel-filtro	Nenhum	2 a 8°C	4 anos
	Água destilada	Nenhum	TA	1-10 anos
	Óleo mineral	Nenhum	TA	1-40 anos
	Freezer	Glicerol, DMSO	–70 a –196°C	2-30 anos
	Liofilização (formadores de esporos)	Glicerol, DMSO, sacarose, *skim milk*	2 a 8°C	2-30 anos

DMSO = dimetilsulfóxido; TA = temperatura ambiente; *Skim-milk* = leite desnatado..

Existem métodos para a preservação de microrganismos por curto e longo períodos. Os métodos de preservação por curto período são usados para cepas isoladas na rotina que serão utilizadas em alguns meses. Já os métodos recomendados para constituir um banco de microrganismos para futuros estudos epidemiológicos ou estudos de resistência a antimicrobianos são os de longos períodos.

A manutenção de microrganismos por curto período, embora simples, tem a inconveniência de que algumas cepas podem sofrer mutações em consequência de repiques frequentes.

O meio ideal para preservar todos os microrganismos ainda não está bem definido e vai variar dependendo da espécie. Os meios devem permitir a sobrevivência dos microrganismos e diminuir seu metabolismo e, por esse motivo, meios muito nutritivos não são recomendados. Os meios mais utilizados para a manutenção são: *Tryptic Soy Broth* (TSB), caldos nutrientes (BHI, *Brucella*) ou somente água destilada estéril, podendo conter ou não crioprotetores.

Não existe um padrão para a frequência com que devemos fazer as transferências (repiques) das cepas estocadas, isso irá depender da rotina de cada laboratório. As únicas cepas que possuem um protocolo específico de repiques são as cepas padrão adquiridas de coleções (ATCC® ou NCTC) utilizadas para o controle de qualidade interno do teste de sensibilidade.

Subcultivos periódicos – repicar o microrganismo isolado em um novo meio de cultura e, após a incubação em temperatura e atmosfera adequadas, mantê-lo em refrigerador de 2 a 8°C. Enterobactérias, *Staphylococcus* spp., *Enterococcus* spp., *Streptococcus pyogenes* e *S. agalactiae* preservam-se bem por aproximadamente 2 meses em ágar-sangue de carneiro (AS). Outro método seria repicar o microrganismo em um tubo com tampa de rosca contendo ágar BHI inclinado. Incubar durante 18 a 20 horas em condições adequadas para o microrganismo e posteriormente manter o tubo com o crescimento, refrigerado de 2 a 8°C. É importante que o tubo esteja bem vedado, preferencialmente com protetores de borracha na parte interna da tampa de rosca para evitar a desidratação do meio. Cepas de enterobactérias, *Staphylococcus* spp. e *Enterococcus* spp. mantêm-se viáveis por esse método durante aproximadamente 3 meses.

Óleo mineral estéril – esterilizar o óleo em forno Pasteur, 170°C, durante 2 horas. A autoclavação não é recomendada. Ao repicar os microrganismos, tocar na superfície de 2 a 3 colônias de uma cultura pura e inocular um tubo com ágar BHI ou TSA. Incubar em atmosfera e temperatura adequadas. Cobrir 1 a 2cm do ágar contendo crescimento com o óleo mineral estéril. Deixar o tubo à temperatura ambiente ou refrigerado bem vedado. Os fungos filamentosos podem ser mantidos até 40 anos em temperatura ambiente utilizando esse método. Para bactérias, dependendo do gênero, o tempo de estocagem varia de seis meses a dois anos, quando mantidos refrigerados entre 2 e 8°C.

***Freezer* –20°C** – esse método é muito utilizado para preservar microrganismos por um período maior quando comparado ao subcultivo periódico. O mais importante nesse método é o meio utilizado para preservar os microrganismos. Em geral, utiliza-se *skim milk*, ou BHI com glicerol ou tubos com miçangas plásticas (Microbank™ ou Cryobank™) que contêm uma solução e crioprotetor próprios. *Freezers* do tipo *frost-free* não devem ser utilizados para a manutenção de cepas padrões tipo ATCC® por essa metodologia, porque as flutuações de temperatura, devido aos ciclos de congelamento e descongelamento, podem inviabilizar os microrganismos e/ou modificar suas características.

Disco de papel-filtro estéril (método seco) – inocular em solução salina (escala 0,5 de McFarland) a bactéria esporulada ou fungo filamentoso, embeber os discos de papel-filtro na solução, retirar e deixar secar ao ar em placa de Petri ou a vácuo. Transferir os discos para tubos ou frascos estéreis, fechar bem e armazenar refrigerado de 2 a 8°C. Quando necessário, retirar um disco e cultivar em caldo TSB. A técnica preserva os microrganismos por aproximadamente quatro anos.

Água **destilada estéril** – colocar 2 a 3ml de água em tubos de ensaio com tampa rosqueável de fechamento hermético e esterilizar a 121°C durante 15 minutos. Identificar o tubo com o microrganismo a ser guardado e colocar a data em que está sendo estocado. Com o auxílio de uma alça bacteriológica, recolher uma quantidade generosa de colônias (2 a 3 alçadas) e suspender na água, homogeneizar em agitador tipo vórtex e manter à temperatura ambiente.

Solução fisiológica estéril – colocar 3 a 4ml da solução fisiológica em tubos de ensaio com tampa rosqueável de fecho hermético, esterilizar a 121°C durante 15 minutos. Identificar o tubo com o microrganismo a ser guardado, a data em que está sendo estocado e todas as informações necessárias. Com o auxílio de uma alça bacteriológica, recolher uma quantidade generosa de colônias (3 a 4 alçadas) e suspender na solução fisiológica, homogeneizar em agitador tipo vórtex e manter refrigerado (2 a 8°C). Cepas de EPEC, EIEC, *Salmonella* spp., *Shigella* spp., *Yersinia* spp. empregadas no controle de qualidade dos antissoros utilizados em coprocultura se preservam bem nessas condições por aproximadamente 1 ano.

Liofilização – no processo de liofilização, a água e os outros solventes são removidos da suspensão dos microrganismos previamente congelados por um processo de sublimação, ou seja, a água do produto passa diretamente para o estado gasoso sem a passagem pelo estado líquido, resultando em um produto estável e de fácil hidratação.

Nessa metodologia, os crioprotetores são iguais aos utilizados na manutenção de cepas em *freezer* de temperatura ultrabaixa e nitrogênio líquido e, embora o tempo de preservação seja quase indefinidamente, requer equipamentos específicos, procedimentos mais elaborados e colaboradores especializados para a realização do processo.

Temperaturas ultrabaixas – nessa metodologia, as temperaturas podem variar de –70 a –196°C, utilizando equipamentos como o *freezer* de temperatura ultrabaixa e tambores contendo nitrogênio líquido, respectivamente. Devem-se utilizar meios contendo crioprotetores e tubos estéreis especiais, como tubos de polipropileno com tampa rosqueável de fechamento hermético, tipo *biofreezer*.

Os tubos utilizados para o processo de armazenamento de amostras nessas temperaturas precisam ser corretamente selecionados, uma vez que nem todos os materiais resistem a temperaturas tão baixas. Utilizar de preferência tubos criogênicos graduados estéreis (2ml) com tampa de rosca interna e anel de vedação, que sejam resistentes a temperaturas até –196°C e que tenham um local para a identificação do microrganismo com caneta de tinta permanente. Evitar o uso de etiquetas que podem descolar quando colocados em baixas temperaturas.

Crioprotetores

Os agentes crioprotetores são compostos que podem ser adicionados ao caldo, BHI, *Brucella* ou TSB e que protegem a célula interna (glicerol, DMSO – dimetilsulfóxido) ou externamente (*skim milk*, sacarose, glicose e outros açúcares) durante o processo de congelamento, armazenamento e descongelamento. Os meios contendo agentes crioprotetores poderão ser preparados com antecedência e distribuídos em volumes em torno de 0,5 a 1,0ml por tubo. Devem ser previamente testados quanto à esterilidade ou, ainda, distribuídos assepticamente no momento do uso.

O glicerol é o aditivo mais usado em bactérias gram-positivas e gram-negativas, mas pode ser utilizado para outros microrganismos.

Para bactérias fastidiosas, *S. pneumoniae*, *Neisseria* spp. e *Haemophilus* spp., a melhor metodologia é a liofilização ou congelamento a –70°C em caldo TSB com glicerol. No caso de *Streptococcus* spp., pode ser usado o *skim milk*.

Composição dos crioprotetores

- *Skim milk* a 20% (peso/volume). Leite desnatado em pó deve ser dissolvido em água destilada. Autoclavar a 110°C durante 10 minutos.
- Glicerol a 10%, 15% ou 20% (v/v) em TSB ou BHI. Deve ser autoclavado a 121°C durante 15 minutos antes do uso e pode ser estocado por vários meses.
- DMSO a 5% (v/v) em TSB ou BHI. Deve ser esterilizado por filtração e pode ser estocado por 1 mês.
- Sacarose a 24% (v/v) em água destilada deve ser esterilizada por filtração.

PROCEDIMENTO

Procedimento para armazenar os microrganismos da rotina

As células de microrganismos destinadas à criopreservação devem proceder de culturas puras e recentes (18 a 24 horas), preferivelmente de meios não seletivos (por exemplo, ágar-sangue, Mueller-Hinton ou ágar-chocolate). Quando houver a necessidade de manutenção de determinadas características, como mecanismos de resistência relacionados a plasmídios, podem-se adicionar antimicrobianos aos meios de cultura para selecionar o crescimento de uma variante específica. A adição de antibióticos geralmente diminui a vida útil de um meio em comparação com o meio base. Para estender a vida útil, o meio contendo antibióticos deve ser armazenado em 2 a 8°C no escuro.

- Cultura em ágar: transferir uma porção generosa de colônias com o auxílio de alça bacteriológica e suspender nos tubos já contendo meios com crioprotetores. Evitar a presença de grumos.

– Cultura em caldo: centrifugar, retirar o sobrenadante e suspender o sedimento em 0,5 a 1,0ml do meio com crioprotetor e transferir para o tubo criogênico estéril, previamente identificado.

- Após a suspensão dos microrganismos, vortexar e acondicionar os tubos em caixas com divisórias internas e identificar a caixa para fácil visualização.
- No caso do uso de tubos contendo miçangas, o processo é o mesmo descrito acima. Depois de vortexar os tubos, o meio de cultura líquido deve ser retirado com uma seringa e congeladas apenas as miçangas.
- Após a inoculação do microrganismo no meio contendo o agente crioprotetor, aguardar 15 a 30 minutos em temperatura ambiente antes de iniciar o processo de congelamento. Esse é o tempo necessário para que a interação microrganismo/agente se estabilize. Não exceder 45 minutos, pois o aditivo crioprotetor pode ser tóxico para as células.
- Estocagem em nitrogênio líquido: colocar os tubos contendo os microrganismos em *freezer* a –70°C durante 1 hora e depois transferi-los para o nitrogênio líquido.
- Se as cepas forem estocadas apenas em –70°C, essas podem ser colocadas diretamente no *freezer* sem necessidade de aguardar em outra temperatura.
- A estocagem das cepas em *freezer* a –20°C depende do microrganismo e do crioprotetor utilizado, pois nessa temperatura ocorre a formação de cristais de gelo e flutuação dos eletrólitos que podem ser prejudiciais às células. *Mycoplasma* spp. e *Ureaplasma* spp. perdem a viabilidade rapidamente nessa temperatura.

> Uma das opções, com bons resultados, é a utilização de *skim milk* para a estocagem de todas as cepas isoladas no laboratório, como enterobactérias, bacilos gram--negativos não fermentadores e cocos gram-positivos, com bons resultados na viabilidade e custo-benefício.

- Quanto ao TSB com glicerol, alguns não fermentadores podem perder a viabilidade durante a estocagem, sendo preferível utilizar o *skim-milk*.

Reativação das cepas após congelamento

Assim como o processo de congelamento, o descongelamento também é danoso às células microbianas e, para amenizar o dano, as suspensões devem ser manipuladas adequadamente. As duas possibilidades para a reativação das cepas sugeridas pelas autoras são a fragmentação e o descongelamento total.

1. Fragmentação

Consiste em retirar o tubo do *freezer* e colocar em uma "cama de gelo". Abrir o tubo e retirar uma alçada do material congelado e inocular diretamente em placa de AS, CHOC ou caldo nutriente e incubar durante 18-24 horas a 35 ± 2°C. O tubo congelado é imediatamente devolvido ao *freezer*. Após o crescimento das colônias, verificar a pureza e repicar as colônias em outra placa de AS ou em 4 a 5 tubos com ágar BHI inclinado e incubar nas mesmas condições anteriores.

Caso o microrganismo não se desenvolva, pode ter ocorrido a perda de sua viabilidade. No entanto, algumas células na suspensão podem continuar viáveis. Nesse caso, proceder como segue:

a) Descongelar toda a suspensão em banho-maria a 35-37°C (lembrar de afrouxar a tampa do tubo devido à variação de pressão).
b) Inocular todo o volume em um caldo BHI.
c) Incubar durante 18-24 horas a 35 ± 2°C.
d) Inocular o caldo turvo (indica o crescimento) em uma placa de AS. As colônias crescidas nessa placa já se encontram reativadas.

> Nas situações em que haja a necessidade de reativar várias cepas, manusear 4 tubos por vez, isto é, retirar do congelador apenas 4 tubos, manipulá-los conforme descrito acima, retorná-los à temperatura de origem e somente então retirar os próximos 4 tubos.

2. **Descongelamento total do tubo**

   Descongelar em banho-maria a 35-37°C com a tampa do tubo desrosqueada devido à variação de pressão. Retirar uma alçada do conteúdo e semear em uma placa de AS ou caldo tão logo o tubo descongele. Incubar a placa de AS durante 18-24 horas a 35 ± 2°C. Após o crescimento, repicar as colônias em outra placa de AS e incubar nas mesmas condições.

No caso de utilizar os tubos com miçangas, retirar uma miçanga do tubo sem descongelar e retornar o tubo ao *freezer*. Colocar a miçanga em um caldo ou semear na superfície do meio de AS ou CHOC e proceder à incubação conforme descrito acima.

Procedimento para o manuseio de cepas ATCC®

As cepas ATCC® (*American Type Culture Collection*) – são utilizadas para realizar o controle interno da qualidade (CIQ) dos insumos empregados na rotina da microbiologia, assim como para a verificação e validação das metodologias utilizadas.

Para garantir a estabilidade genética de uma cultura, o número de passagens (subcultivos ou gerações) da cultura original precisa ser minimizado. O recomendado é que a cepa de referência seja submetida a um número máximo de cinco repiques a partir do crescimento original.

As figuras 33.1 a 33.3 apresentam uma sugestão das autoras de como manusear as cepas quando adquiridas pelo laboratório.

Algumas definições

- Cepa de referência – microrganismos de uma coleção (exemplo, cepa liofilizada ATCC® – *American Type Culture Collection*) em que a identificação, o perfil bioquímico e de sensibilidade a antimicrobianos estão devidamente documentados.
- Cultura original – é o crescimento derivado de uma cepa de referência.
- Lote de referência – tubos com meio e crioprotetores contendo microrganismos derivados do crescimento da cultura original.

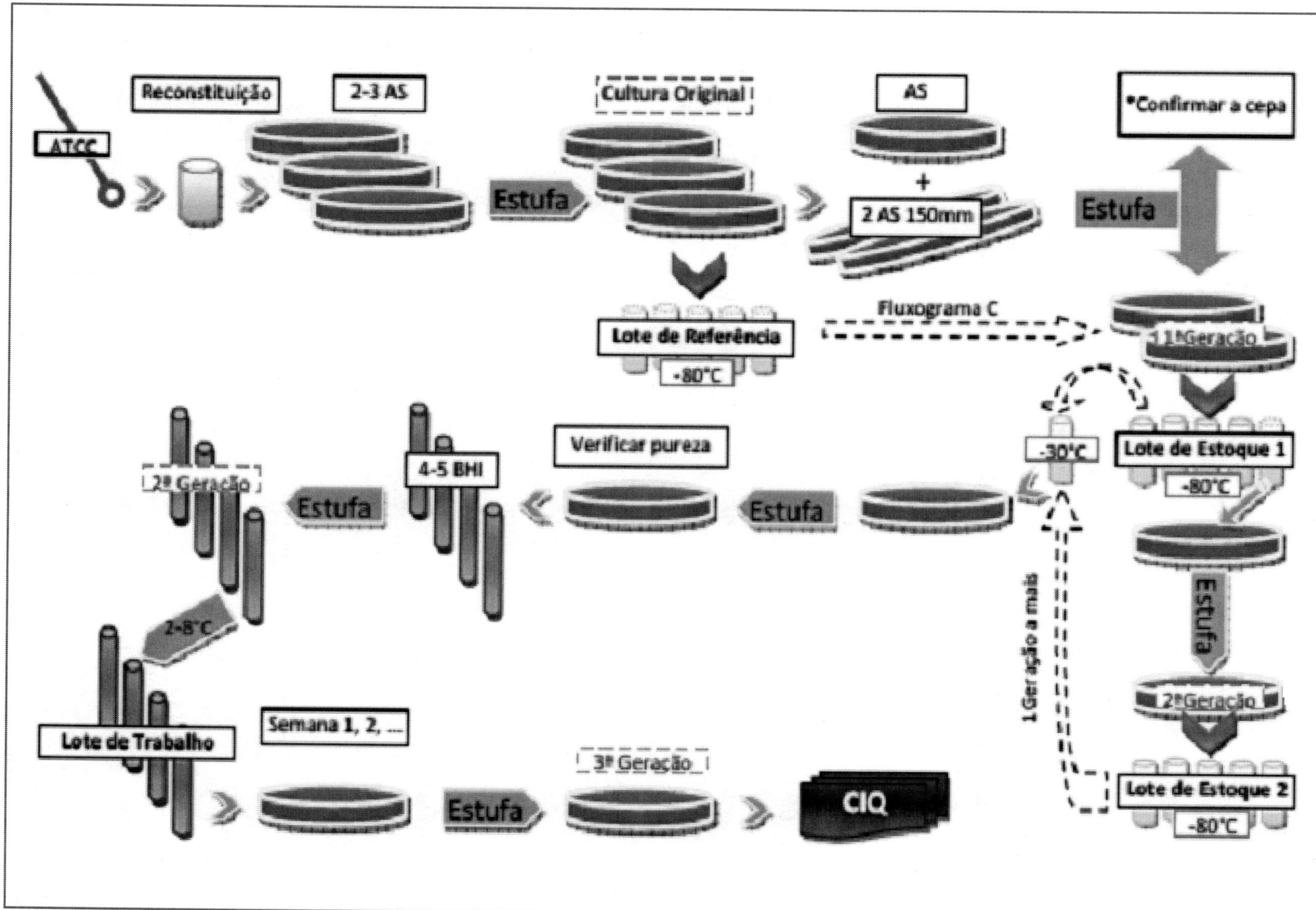

FIGURA 33.1 – Procedimento esquemático para o manuseio das cepas ATCC®. Desenho de Rômulo Guarneri.

- Lotes de estoques 1 e 2 – tubos com meio e crioprotetores contendo crescimento derivado do subcultivo da cultura original (1ª geração/passagem) ou subcultivo da 1ª geração/passagem (2ª geração/passagem).
- Lote de trabalho – é o crescimento derivado de um lote de estoque 1 ou 2. Nesse lote, o microrganismo encontra-se na 3ª ou 4ª geração/passagem, sendo essa a cepa utilizada para controle interno da qualidade diário.
- Passagens (gerações) ou subcultivos (repiques) – é a transferência ou repique do crescimento estabelecido de um microrganismo de um meio para outro. Os padrões da USP 36-NF31 e ATCC® recomendam que no máximo sejam feitas 5 passagens das cepas ATCC® originais, conforme mencionado.

  A passagem ou crescimento de um microrganismo a partir do estado de preservação original (liofilizado ou em *swab*/alça) para um meio de cultura não é considerada nova geração/passagem.

Preparo do lote de referência e lote de estoques 1 e 2 (Figuras 33.1 e 33.2)

- Verificar a procedência da cepa e sua geração atual. Existem algumas empresas no mercado com autorização para a venda das cepas ATCC®. As que não possuem essa autorização são cepas "pirateadas" e não recomendadas para uso. As empresas que possuem a autorização para comercializar as cepas de referência ATCC® podem ser consultadas no *site* da ATCC® e também exibem o selo da ATCC® no frasco original.
- Se a cepa vier liofilizada, hidratar e homogeneizar conforme as recomendações do fabricante, ou com caldo BHI ou TSB. Em alguns casos as cepas são comercializadas em *swabs* ou alças e devem ser semeados diretamente nas placas.
- Distribuir todo o conteúdo reconstituído inoculando 2 a 3 placas em meio apropriado, para o máximo de crescimento. Inocular o máximo de volume e estriar com alça apenas uma vez, ocupando toda a extensão da placa.
- Incubar imediatamente nas condições específicas do microrganismo.
- O crescimento após o período de incubação constitui a cultura original. Repicar dessa cultura algumas colônias em 2 placas grandes (150mm) de AS ou MH sangue e em uma placa de AS, semeada por esgotamento para confirmar a pureza da amostra.
- Ressuspender o restante do crescimento da cultura original nos meios de preservação (BHI/glicerol, *skim milk*), distribuindo, caso o crescimento permita, em 5 tubos tipo *biofreezer* (1ml/tubo). Esses tubos representam a cultura original ou **lote de referência** e devem ser identificados com a espécie do microrganismo – ATCC® e a data.
- Os tubos da cultura de referência/original não devem ser manipulados até que o lote de estoque 1 (1ª geração/passagem) e posteriormente o lote do estoque 2 (2ª geração/passagem) sejam completamente utilizados dentro do prazo de validade da cepa original. Lembrando que dependendo da geração da cepa adquirida essa geração ou passagem pode ser 3ª ou 4ª.
- A partir do crescimento do repique da cultura original, inocular também em 5 ou mais tubos de *biofreezer* com o crioprotetor e rotular conforme já descrito, identificando como lote de ESTOQUE 1, 1ª geração/passagem, e devem ser armazenados em freezer –70°C.
- Se a cepa ATCC® for utilizada para o controle interno da qualidade, um desses tubos do lote de estoque 1 pode ser semeado em tubos e colocados na geladeira para o uso mensal e semanal, conforme figura 33.3. Só vamos voltar a pegar um tubo de estoque 1 para iniciar o próximo mês.
- Quando da utilização do último tubo do lote de estoque 1, fazer um repique em uma placa de AS para produzir o lote de estoque 2, que corresponde à 2ª geração/passagem. Esse processo pode ser realizado antes e guardados os dois estoques 1 e 2 em freezer –70°C.

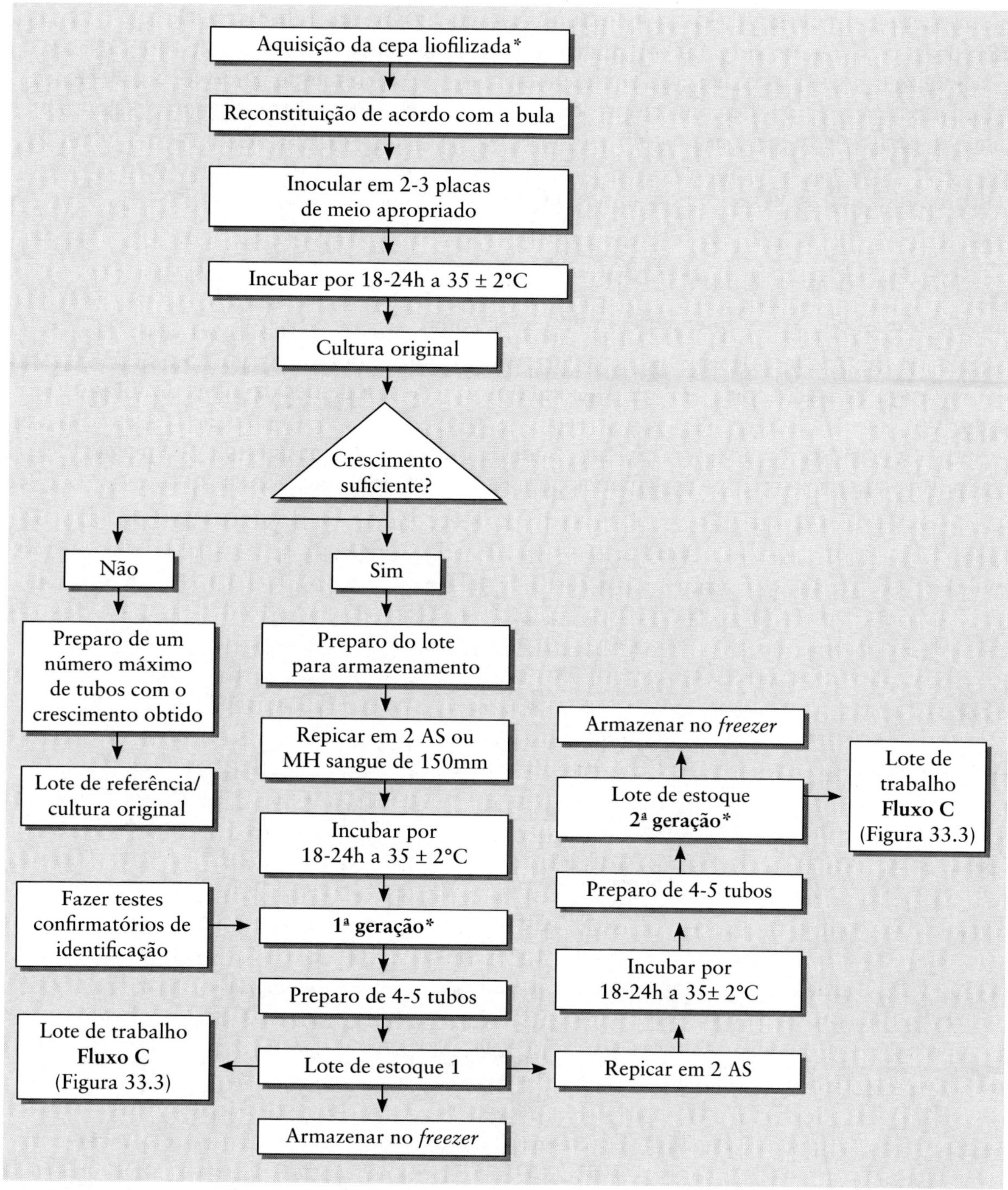

FIGURA 33.2 – **Fluxograma de preparo dos lotes de referência 1 e 2. *Na reconstituição de cepa não liofilizada, verificar no certificado do fornecedor qual a geração adquirida. Se for da 4ª geração, a cultura original iniciará na 4ª geração e os repiques do preparo do lote para armazenamento darão origem à 5ª geração (lote do estoque 1). O tubo mencionado refere-se a tubo *biofreezer* com crioprotetor.**

- Sempre verificar a pureza da cultura em todos os subcultivos dos tubos congelados.
- Quando o crescimento original for muito reduzido, recolher com alça microbiológica o crescimento e suspendê-lo delicadamente em apenas 1 tubo contendo caldo de preservação (1,0ml diretamente no tubo com crioprotetor). Outra opção seria usar um *swab* e passar em toda a superfície do meio para recolher todas as colônias. Lavar o *swab* no tubo contendo o meio de preservação (5,0ml de BHI/glicerol ou *skim milk*). Se o crescimento for muito reduzido, não utilizar o *swab*, pois muitas células podem ficar retidas nas fibras.

Preparo do lote de trabalho (Figura 33.3)

O lote de trabalho C é proveniente de um lote de estoque.

- A partir do tubo de lote de estoque inocular e estriar por esgotamento em AS ou CHOC.
- Incubar durante 18-24 horas a 35 ± 2°C ou conforme as condições exigidas do microrganismo.
- Verificar pureza do crescimento e repicar as colônias características em tubos com ágar BHI inclinado em número relativo às semanas do mês vigente. Identificar cada tubo.

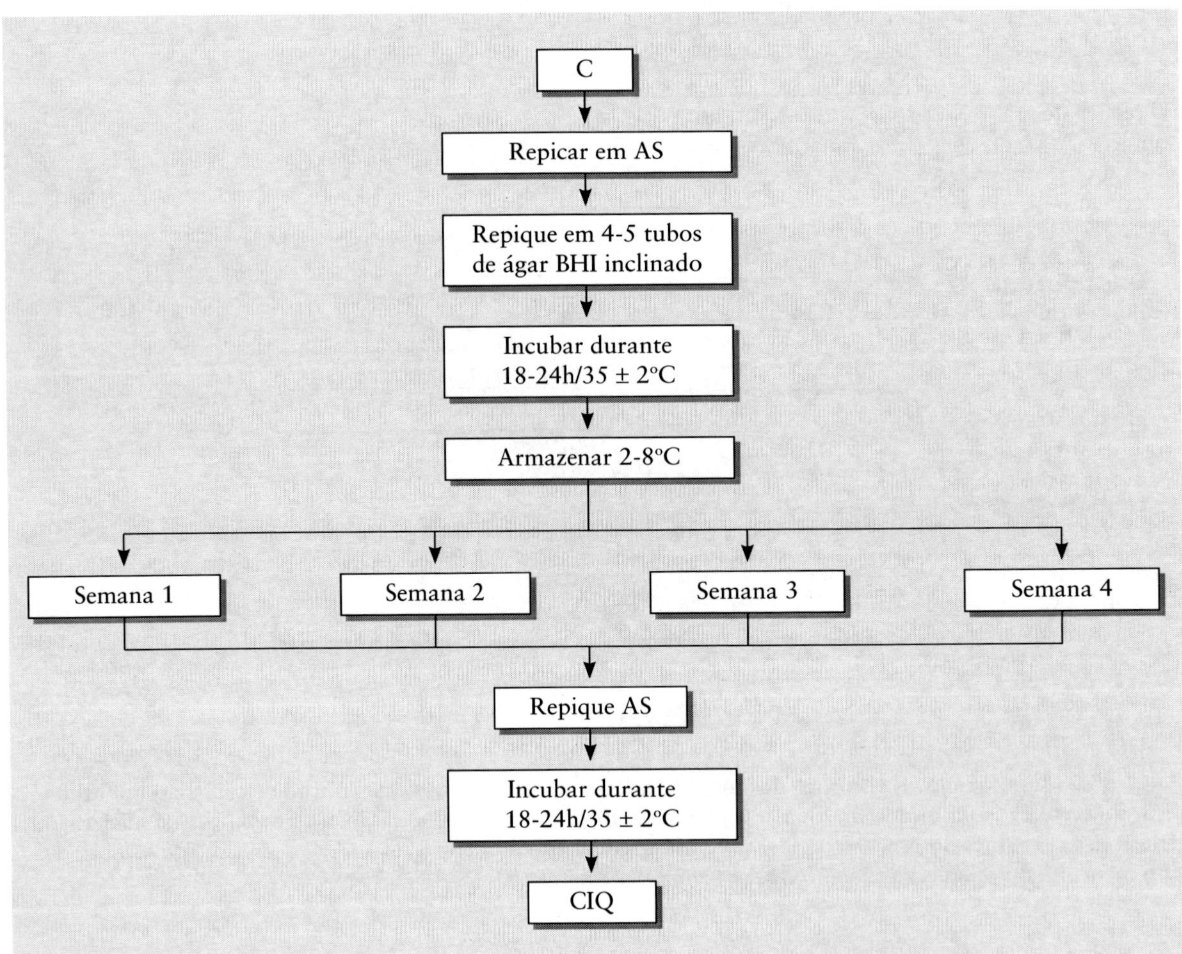

FIGURA 33.3 – Esquema de preparo do lote de trabalho. Cepas que serão utilizadas na rotina do controle interno da qualidade.

- Incubar durante 18-24 horas a 35 ± 2°C ou conforme as condições exigidas do microrganismo.
- Acondicionar os tubos de 2 a 8°C.
- Para cada semana, repicar o tubo correspondente em AS e desprezá-lo após o uso.
- Incubar a placa durante 18-24 horas a 35 ± 2°C ou conforme as condições exigidas do microrganismo.
- Esse crescimento será utilizado no controle interno da qualidade (CIQ).

CONTROLE DE QUALIDADE

Verificar anualmente a viabilidade, identificação, características e pureza das cepas preservadas.

COMENTÁRIOS

- Todo laboratório deve ter cepas padrão para testar os insumos e metodologias utilizados na rotina.
- A preservação correta das cepas de coleções é de extrema importância para garantir a qualidade de todos os processos realizados na microbiologia.
- É recomendável realizar o controle da temperatura de cada prateleira do *freezer* –70°C já que, em alguns equipamentos, pode haver uma variação de temperatura entre elas.

REFERÊNCIAS BIBLIOGRÁFICAS

ATCC. Reference Strains. How many passages are to many? Tech. Bulletin. No. 6. 2013. https://www.atcc.org/~/media/PDFs/Technical%20Bulletins/tb06.ashx. Acessado em 30/05/2019.

ATCC. Reference Strains. Bacterial Culture Guide. https://www.atcc.org/en/Documents/Marketing_Literature/Bacterial_Culture_Guide.aspx. Acessado em 30/05/2019.

CLSI. Performance Standards for Antimicrobial Susceptibility Testing. 29th ed. M100. Wayne, Pa: Clinical and Laboratory Standards Institute; 2019.

CLSI. Performance Standards for Antimicrobial Disk Susceptibility Testing. 13th ed. M2. Wayne, Pa: CLSI; 2018.

Jorgensen JH, Pfaller MA. Manual of clinical microbiology. 11th ed. Washington, DC: American Society for Microbiology; 2015.

Leber AL. Clinical microbiology procedures handbook. Vols. 1 e 2. 4th ed. Washington, DC: American Society for Microbiology; 2016.

Mendes CM, Oplustil CP, Zoccoli CM, Sinto SI. Microbiologia clínica: 156 perguntas e respostas. São Paulo: Sarvier; 2005.

Oplustil CP, Zoccoli CM, Barberino MG. Microbiologia clínica: 156 perguntas e respostas. Vol 2. São Paulo: Sarvier; 2012.

U.S. Pharmacopeia. Microbiological Best Laboratory Practices, <1117>. USP 36-NF 31, 2013.

34

CAPÍTULO

Modelo de Projeto de Construção ou Remodelação de um Laboratório de Microbiologia

Os laboratórios de análises clínicas necessitam constantemente se adaptar às mudanças que vão desde projetos de expansão, até a implantação de novas tecnologias, passando por adequações no sistema de informática e otimização dos processos com melhoria da produtividade. Isso não é diferente na microbiologia. Nesse cenário, tornou-se fundamental pensar em remodelação, ampliação ou idealizar uma nova estrutura em outro local. Por isso o ideal é sempre pensar em uma estrutura com flexibilidade que permita mudanças constantes sem grandes impactos financeiros e técnicos.

A construção ou remodelação de um novo laboratório de microbiologia é uma excelente oportunidade para realizar em conjunto a melhoria nos processos, aumentando a eficiência do laboratório e reduzindo desperdícios. É importante entender que não devemos mudar para uma nova estrutura ou remodelar a já existente, transportando exatamente o que temos hoje; é necessário fazer o exercício de pensar no processo macro, verificar onde pode haver ganhos e preparar o laboratório para uma futura expansão.

Uma parte importante a ser observada em todo projeto são as normas e os padrões. Em geral as normas são guias que DEVEM ser seguidas porque estão dentro da lei, e os padrões são guias aceitos pela comunidade científica que utilizam as boas práticas de laboratório.

Durante a construção ou remodelação de um laboratório, devemos projetar um local agradável com espaço suficiente para realizar as tarefas, no qual os colaboradores se sintam felizes em trabalhar. Também precisa estar em uma área física bem estruturada e segura para todos os que nela transitam. Um laboratório bem projetado impacta diretamente na eficiência do trabalho, melhorando a produtividade e reduzindo erros.

Devemos lembrar que o laboratório de microbiologia possui algumas diferenças dos demais setores do laboratório clínico e que devem ditar as características do projeto:

1. O laboratório é dedicado a isolar, multiplicar e manusear microrganismos potencialmente patogênicos e para isso os cuidados estabelecidos para um laboratório de biossegurança nível 2 (NB-2) devem ser seguidos e, em alguns casos, uma parte da área pode inclusive necessitar de biossegurança nível 3 (NB-3).
2. Os resultados das análises microbiológicas dependem do isolamento dos verdadeiros patógenos presentes nas amostras e, portanto, certos cuidados devem ser tomados para minimizar os contaminantes do ambiente que possam interferir nas análises.
3. O espaço no laboratório deve ser suficiente para acomodar os equipamentos que são utilizados especificamente nessa área (exemplo: estufas, cabine de segurança biológica).

Precisamos lembrar de manter o projeto o mais simples e genérico possível, uma vez que, com o passar do tempo, as metodologias mudam e novas tecnologias são incorporadas. Um exemplo disso é a espectrometria de massa para identificação rápida de microrganismos (MALDI-TOF), equipamento robusto que necessita de espaço, sobre uma bancada, ou livre no chão, dependendo do modelo adquirido. Essa metodologia eliminou todo o espaço na bancada ocupado com a inoculação das séries bioquímicas e testes para identificação. Atualmente, a automação total do laboratório de microbiologia é uma realidade e, em alguns anos, talvez seja a nossa vez de utilizar, por exemplo, um sistema de semeadura de amostras automatizado. E como seria incorporar essa nova tecnologia em nosso espaço físico atual?

Antes de pensar em um novo projeto de um laboratório de microbiologia, a pergunta inicial que deve ser feita é por que fazer a remodelação ou a mudança para um novo local?

CARACTERÍSTICAS GERAIS PARA O DESENHO DE UM LABORATÓRIO

Todo projeto de remodelação ou construção necessita de organização desde o início. Se queremos que os prazos sejam cumpridos, precisamos envolver todas as pessoas e departamentos que possam impactar no projeto.

Para isso, é necessário criar uma equipe de projeto, no qual todos têm a obrigação de contribuir e questionar, já que as pessoas do laboratório, como mencionado antes, têm a tendência a ter uma visão do processo como é feito hoje e não o que pode ser no futuro. A equipe deve ser composta, no mínimo, pelo diretor do laboratório, supervisor geral do laboratório/microbiologia ou equivalente, responsáveis dos setores de manutenção, TI, sistema da qualidade, segurança do trabalho, administrativo/financeiro, arquiteto e engenheiro responsável pela obra.

Durante a elaboração do projeto, é fundamental mostrar o desenho aos colaboradores que irão trabalhar no local, para ouvir suas contribuições. É extremamente importante pensar no fluxo de trabalho e das amostras para fazer um desenho adequado.

O levantamento de alguns dados é fundamental para conduzir de forma adequada o projeto de remodelação ou construção de um laboratório de microbiologia. Uma linha de raciocínio para organizar o pensamento está exposta na figura 34.1.

Localização do laboratório de microbiologia

Esse é o primeiro item a ser estudado quando de uma remodelação ou construção de um laboratório de microbiologia. E a pergunta que deve ser feita é que tipo de paciente será atendido: hospitalar, ambulatorial ou ambos.

A resposta a essa pergunta vai mostrar a melhor localização para o laboratório e indicar se há necessidade de ter uma estrutura mínima em determinado lugar, por exemplo, um espaço

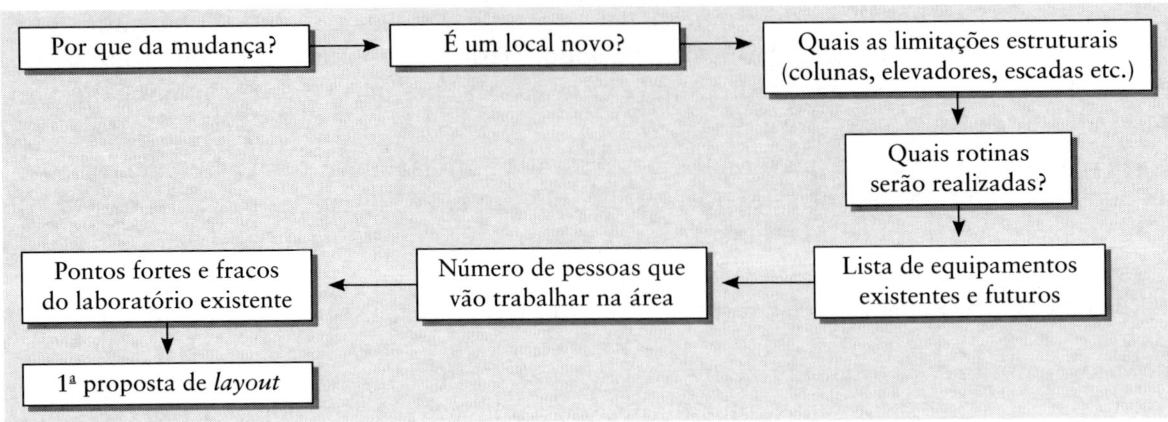

FIGURA 34.1 – Sugestão de linha de raciocínio para guiar a coleta de dados para o projeto de remodelação ou construção de novo laboratório.

nas dependências do hospital para realizar exames de urgência como Gram e colocar um equipamento de hemocultura. Outro ponto importante que está incluso na análise da localização é como será feito o transporte das amostras das unidades de coleta até a unidade de processamento inicial e com que frequência. A frequência de chegada das amostras determina os horários de trabalho dos colaboradores do laboratório, assim como o TAT (tempo de resposta) de resultados considerados de urgência e críticos.

Uma dúvida frequente é se o laboratório de microbiologia precisa ficar em uma área fechada e separada das outras áreas do laboratório. Como todo laboratório de análises clínicas, a microbiologia é um laboratório de nível de biossegurança 2 e não necessita estar em área fechada, principalmente devido à manipulação das amostras serem realizadas em cabine de segurança biológica. No entanto, se o laboratório processa culturas e realiza testes de sensibilidade para micobactérias, essa área deve ser fechada e com toda a infraestrutura e cuidados recomendados de um nível de biossegurança 3. Grandes laboratórios já separam a área de microbiologia de outras áreas pelo grande volume de trabalho, inclusive inserindo na mesma área os setores de parasitologia e, em alguns casos, urinálise.

Tamanho do laboratório

O tamanho está diretamente relacionado às rotinas e ao número de exames realizados no laboratório. Após determinar o que será realizado podemos planejar o espaço adequado para os equipamentos (refrigeradores, *freezers*, incubadoras etc.) e mobiliários necessários para contemplar o número e os variados processos e rotinas de trabalho.

Devemos considerar também o espaço adequado para boa circulação das pessoas durante o trabalho de rotina, para manutenções dos equipamentos e para processos de limpeza. Lembrar de incluir área para armazenamento de placas, tubos, frascos após análise.

Laboratórios níveis 2 e 3 têm necessidades um pouco diferentes, que devem ser estudadas antes de determinar o espaço mínimo necessário para as atividades de microbiologia (ver Capítulo 2).

Alguns trabalhos indicam que um cálculo para a área destinada a um laboratório de microbiologia pode ser embasado no número de colaboradores que ocuparão a área e no número de exames que serão realizados. Para laboratórios com as metodologias básicas, incluindo automação para identificação e testes de sensibilidade, uma boa área deve estar entre 13m^2 e 18m^2 por colaborador. O cálculo muda quando se pensa em implantar a automação total, uma vez que muitas atividades são substituídas pelos equipamentos automatizados. As máquinas da automação total são robustas e ocupam uma área física importante.

Normas e exigências de órgãos reguladores

Todos os projetos de estabelecimento assistencial de saúde (EAS) devem ser elaborados em conformidade com a norma vigente. Devem ainda atender a todas as determinações estabelecidas em códigos, leis ou normas pertinentes ao assunto e vigentes no local da execução da edificação, quer da esfera Municipal, Estadual ou Federal.

As normas descritas na RDC 50/2002 da Vigilância Sanitária ou norma que venha a substituir esta devem ser observadas quanto à construção de áreas para análises clínicas associadas às normas de biossegurança. Também deve ser consultada a RDC 222/2018 para estabelecer onde devem ser instaladas as áreas de tratamento dos resíduos da microbiologia e o espaço mínimo necessário. A NBR 14785:2002 estabelece algumas características importantes que devem ser observadas durante a elaboração do projeto.

Desenho interior

O desenho e a padronização interior de cada laboratório devem obedecer às normas da RDC 50/2002 com relação às especificações de materiais que devem ser utilizados para revestir pisos, divisórias e mobiliário em geral.

Mobiliário – é importante estabelecer a altura das bancadas já que, às vezes, temos que alocar uma pia ao lado de bancadas baixas. As bancadas de 75cm de altura devem ser utilizadas para microscopia e trabalhos sentados de rotinas manuais como os realizados pela microbiologia. Bancadas de 90cm de altura devem ser utilizadas para colocar equipamentos onde se trabalha em pé.

Equipamentos – uma listagem dos equipamentos existentes e dos que poderão ser adquiridos deve fazer parte do projeto. É muito útil numerar os equipamentos e referir esse número na lista geral, isso auxilia o arquiteto a entender a localização e as necessidades de cada equipamento, assim como o pessoal da equipe de reforma ou da mudança a alocar tudo no local certo. Exemplo de informações que devem constar nessa lista está descrito no quadro 34.1. Como sugestão, fazer uma lista separada das geladeiras, já que em geral são em grande número.

Pias – em geral devemos ter pias para a lavagem das mãos e outra para coloração, com altura adequada (90cm) em locais de fácil acesso.

Materiais para construção

É importante tentar utilizar os melhores materiais para o laboratório, como, por exemplo, os pisos ou revestimentos duráveis e de fácil limpeza, tintas para paredes que permitam a limpeza frequente e o material dos tampos das bancadas e pias que sejam resistentes a produtos químicos. Os laboratórios nível 2 podem utilizar pisos que tenham emendas, já no nível 3 essas emendas devem ser muito reduzidas ou não existir, o que restringe a alguns tipos de piso, como a manta vinílica ou um epóxi aplicado sobre o piso.

O forro do teto do laboratório deve ser construído com material acústico para amortizar o barulho dos equipamentos. O laboratório pode não ter forro, ser direto na laje, mas os dutos

QUADRO 34.1 – Informações dos equipamentos do laboratório para uma mudança.

Equipamento	Centrífugas	Estufa de CO_2	Equipamento automatizado de ID e sensibilidade	Estufa comum	Cabines de segurança	Equipamento de hemocultura
Modelo	ABBB	FFFFF	HVFDC	Ggag	IIIII	NBHGC
Número	C1	E1	V1	E2	CB1	B1
Peso	30kg	80kg	110kg	70kg	100kg	500kg
Medidas	78 × 33 × 96	40 × 40 × 40	50 × 50 × 50	45 × 45 × 45	150 × 70 × 180	50 × 75 × 50
Volts	220v	220v	110v	110v	220v	220v
Necessidade de rede/interface	Não	Não	Sim	Não	Não	Sim
Tomada de emergência	Não	Não	Sim	Não	Não	Sim
Tomada especial	Não	Não	Sim	Não	Sim	Sim
Gás	Não	Sim	Não	Não	Não	Não
Esgoto	Não	Não	Não	Não	Não	Não
Água	Não	Não	Não	Não	Não	Não
Necessita de bancada com reforço	Sim	Não	Não	Não	Não	Sim

As informações contidas no quadro são apenas ilustrativas. ID = identificação.

expostos devem ser constantemente limpos, o mesmo vale para as luminárias. No nível 3, o teto deve ser sólido, sem emendas.

O ideal é utilizar materiais conforme as especificações mencionadas na RDC 50 e sempre pensar em termos de biossegurança. Podemos citar o exemplo das pias, que devem ter a cuba sem emenda com o tampo, já que nessa ranhura fica acumulada muita sujeira, sendo de difícil limpeza. As pias de coloração devem ser fundas, confeccionadas de materiais de fácil limpeza e que não deteriorem com o uso de substâncias químicas. As torneiras com acionamento no pé ou com o cotovelo são muito úteis em laboratório.

Sistema de informática do laboratório

A escolha do sistema de informática a ser utilizado no laboratório (LIS – *Laboratory Information System*) é tão importante quanto o desenho do projeto arquitetônico. O LIS, na maioria das vezes, determina a forma de trabalho do laboratório, influenciando na produtividade. Um bom LIS pode evitar retrabalhos, eliminar etapas no processo que não agregam valor, diminuir o tempo de liberação dos resultados e evitar erros por meio de definição de regras. Mas é muito importante lembrar que nem sempre o mais sofisticado sistema se adapta a sua real necessidade. Uma avaliação de custo-benefício é extremamente importante, assim como o conhecimento pela equipe da informática das necessidades e particularidades de um laboratório de microbiologia. Atualmente existem poucos sistemas (LIS) com uma parte dedicada e bem desenhada para as áreas manuais como a Microbiologia, por isso é importante escolher bem o sistema quando vamos fazer a troca por um novo.

Recursos humanos

É importante pensar nos profissionais que vão fazer parte do novo laboratório. É sempre muito difícil conseguir profissionais capacitados em microbiologia para preencher todas as vagas em todos os locais onde vamos manter uma estrutura de Microbiologia funcionando. O que isso tem a ver com o desenho de um laboratório? Os profissionais devem demonstrar flexibilidade e proatividade tanto quanto o desenho do laboratório que vamos elaborar. Devem auxiliar na melhor ocupação dos espaços, entendendo que a área é uma só, e que se trabalha com a visão de unidade e não de departamentos.

DETALHES ESPECÍFICOS PARA O DESENHO DO LABORATÓRIO

Layout do laboratório

Laboratórios que atendem tanto pacientes ambulatoriais quanto hospitalares têm diferentes necessidades quando comparados com laboratórios que atendem apenas um tipo de paciente. Assim como laboratórios de referência ou de apoio têm necessidades diferentes quando comparados com os laboratórios de rotina. O ponto importante é tentar fazer um projeto mais genérico que possa sofrer modificações rápidas e simples para atender qualquer demanda futura. O quadro 34.2 mostra um resumo das principais necessidades de laboratórios níveis 2 e 3 de biossegurança, e a figura 34.2, uma sugestão de *layout* de um laboratório que realiza exames de rotina para bacteriologia, micologia e micobacteriologia, observando a metragem de acordo com o número de colaboradores que irão trabalhar na área, por período.

Área de recepção de amostras clínicas e processamento inicial

O ideal é projetar uma área onde as amostras para processamento inicial sejam recebidas logo na entrada do laboratório, evitando assim que os colaboradores que trazem os materiais para análises tenham que circular nas dependências internas do laboratório. Assim como os colaboradores que fazem o processamento inicial das amostras não precisam deslocar as amostras por todo o laboratório para essa atividade. Em geral, é nessa área que colocamos cabines de segurança biológica para realizar o processamento inicial das amostras e a área ideal para a colocação de equipamentos automatizados de hemocultura, de modo a facilitar a incubação dos frascos, os quais, quando positivos, devem ser semeados na cabine de segurança biológica localizada nessa mesma área.

Lembrar que a localização da cabine de segurança biológica deve ser em local onde não existe circulação por trás da pessoa que está sentada processando as amostras (Figura 34.2).

Bancadas

As bancadas sugeridas para o trabalho no laboratório de microbiologia, como mencionado anteriormente, devem ter 75cm de altura, inclusive as bancadas de equipamentos. A profundidade do tampo das bancadas de trabalho irá variar se o laboratório utiliza sistema informatizado para registro do trabalho ou folhas de trabalho. Em geral, as mais confortáveis são

QUADRO 34.2 – Principais necessidades de equipamentos e infraestrutura para laboratórios níveis de biossegurança 2 e 3.

Necessidades	Nível 2	Nível 3
Espaço de circulação que garanta a segurança do trabalho	X	X
Pisos resistentes a produtos químicos e desinfetantes usados no laboratório	X	X
Piso, paredes e teto impermeável e à prova de vazamentos		X
Piso antiderrapante	X	X
Tampo das bancadas de trabalho resistente a água, desinfetantes, ácidos, solventes orgânicos	X	X
Iluminação adicional na bancada	X	X
Mobiliário com 75cm de altura	X	X
Mobiliário que permita a limpeza por baixo ou fechado até o chão	X	X
Espaços para estoque de pequena quantidade de suprimentos	X	X
Espaços adequados para estoque de produtos químicos com porta e grelha	X	X
Espaço para cilindro de gás no caso de estufa de CO_2	X	X
Local adequado para colocar os EPI fora do laboratório	X	X
Lava-olhos	X	X
Autoclave nas proximidades do laboratório geral	X	X
Autoclave dentro do laboratório de microbiologia		X
Suprimento de gás encanado	X	X
Antessala para acessar a sala de processamento		X
Janelas fechadas e seladas		X
Cabines de segurança biológica localizadas fora da área de circulação de pessoas e dos sistemas de ventilação	X	X
Cabine de segurança balanceada com o sistema de ventilação do laboratório		X
Sistema de ventilação sem recirculação do ar	X	X
Sistema de ventilação controlado com filtro HEPA na exaustão (pressão negativa)		X
Janelas protegidas com tela	X	
Pia de coloração e outra para lavagem das mãos	X	X
DML exclusivo no interior do NB3		X*

EPI = equipamentos de proteção individual; DML = depósito de material de limpeza; *DML exclusivo é aconselhável, mas não deve conter um tanque, já que os panos utilizados dentro do nível 3 não devem ser lavados, mas sim esterilizados após o uso.

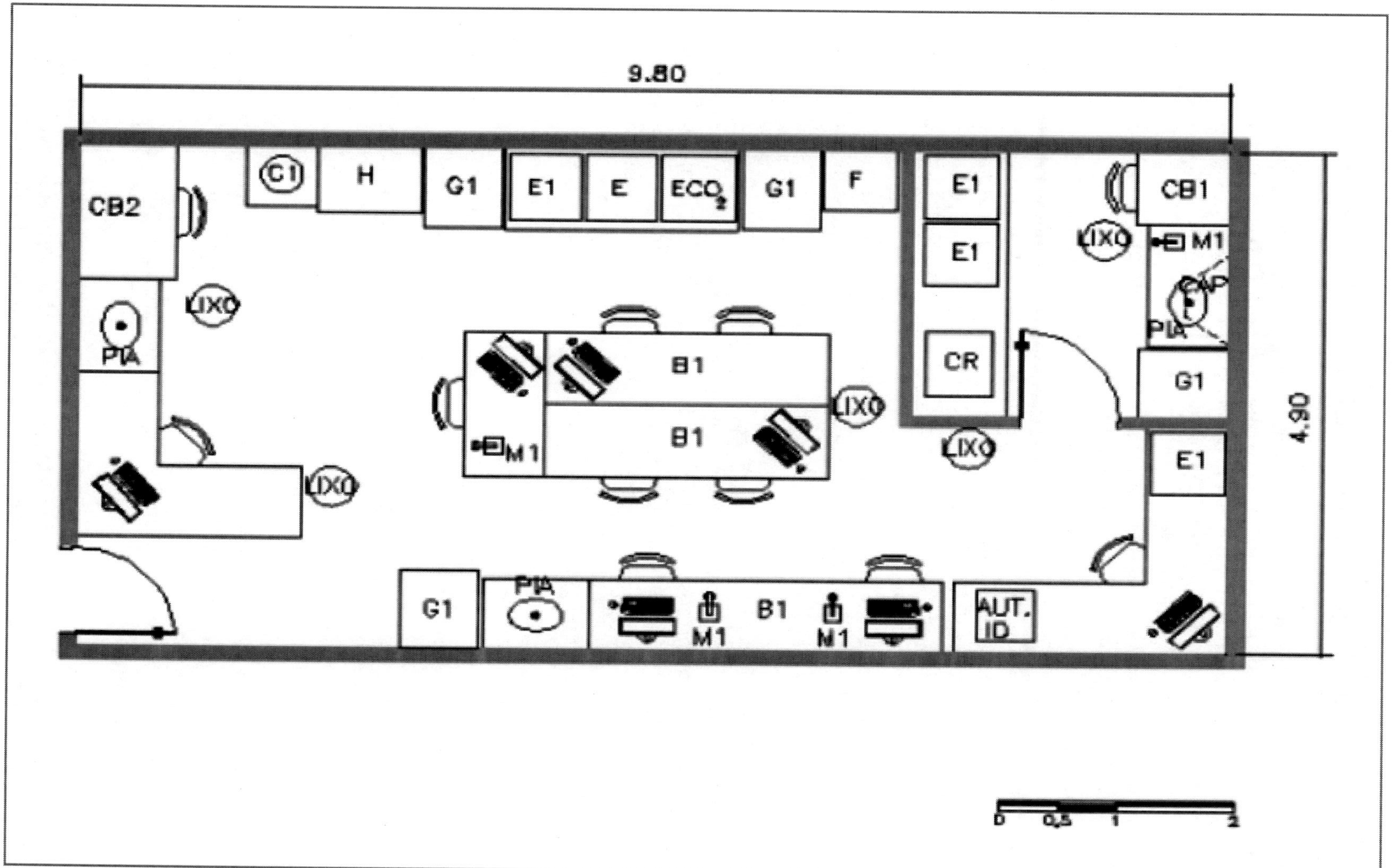

FIGURA 34.2 – Sugestão de layout para um laboratório que realiza todos os tipos de exames de microbiologia, inclusive micologia e micobactérias. Desenho de Alan Oplustil Arquitetos (www.oplustilarquitetos.com.br). CB = cabine de segurança biológica; C = centrífuga; H = equipamento para hemocultura; G = geladeira; E = estufa; ECO_2 = estufa de CO_2; F = *freezer*; M = microscópio; CAP = capela de exaustão; CR = centrífuga refrigerada; B = bancada; AUT ID = equipamento de identificação automatizado.

as que têm 70cm de profundidade, mas bancadas com 50 a 60cm são adequadas, apresentando espaço suficiente para acomodar todo o material de trabalho, inclusive um teclado de computador.

O tampo deve ser de material resistente à água e desinfetantes gerais. A cor do tampo pode variar e deve ser escolhida de forma a preservar a harmonia do laboratório e dar conforto aos colaboradores no seu trabalho diário, o ideal é evitar tampos escuros. Os tampos de uma cor *off-white* ajudam muito a diminuir o reflexo e brilho que incide sobre as bancadas com a iluminação.

As bancadas podem ser confeccionadas de modo a ter altura suficiente que permita boa limpeza, outra opção é fazer o mobiliário até o chão, sem pé.

De preferência, as bancadas devem ter os cantos arredondados para evitar lesões.

As bancadas das pias em geral devem ser confeccionadas com um tampo que seja resistente a água e produtos químicos, os mais utilizados são de aço inoxidável, mas atualmente existem tampos de epóxi que têm a vantagem de não apresentarem emendas com a cuba. Evitar utilizar pias com tampo de granito, já que é um material poroso. As cubas das pias devem ter a profundidade definida de acordo com sua utilidade. Em geral, pias para coloração são mais profundas para evitar respingos do corante.

As bancadas embaixo das pias em geral são utilizadas para guardar os corantes e alguns reativos inflamáveis, as portas desses armários devem, obrigatoriamente, possuir grelhas de ventilação.

Fluxo de trabalho

O trabalho no laboratório de microbiologia, na grande maioria das vezes, envolve um número grande de colaboradores. Para termos um fluxo de trabalho organizado e com boa produtividade, é importante projetar o laboratório de modo que os equipamentos, insumos e mobiliário estejam o mais próximo possível do local onde serão utilizados, evitando grande circulação das pessoas durante o trabalho. Uma metodologia utilizada hoje para avaliação e otimização de processos é o Lean, que apresenta os seguintes princípios básicos:

- Realizar o 5S, fazendo uma verdadeira faxina no laboratório, retirando todos os materiais, equipamentos e mobiliários que não estão sendo utilizados. Durante o 5S, devem-se organizar as áreas para a realização das atividades específicas, mantendo a padronização.
- Mapear o processo que é feito hoje e descobrir o que agrega valor ao exame que está sendo realizado.
- Construir um plano de monitoramento para garantir que os processos estão sendo mantidos conforme determinado incialmente.
- Revisar o fluxo do trabalho (processo) sempre que for introduzir na rotina um novo equipamento ou metodologia. Essa revisão deve ser baseada no trajeto, dos colaboradores, da amostra e da informação.
- A prioridade do fluxo é agregar valor ao paciente, depois ao laboratório e aos colaboradores.
- Diminuir reagentes e insumos que ficam na bancada ou em armários, deixar apenas o que será utilizado na semana.
- Remover tudo o que for redundante, por exemplo, a duplicidade (*backup*) de todos os equipamentos nem sempre é necessária.

Analisar o trajeto percorrido por uma amostra clínica auxilia muito a desenhar um bom projeto de laboratório. O ideal é que o fluxo da amostra seja unidirecional, sem ir e voltar. Um exemplo para visualizar melhor o trajeto é o uso do gráfico de *spaghetii* (Figura 34.3).

A

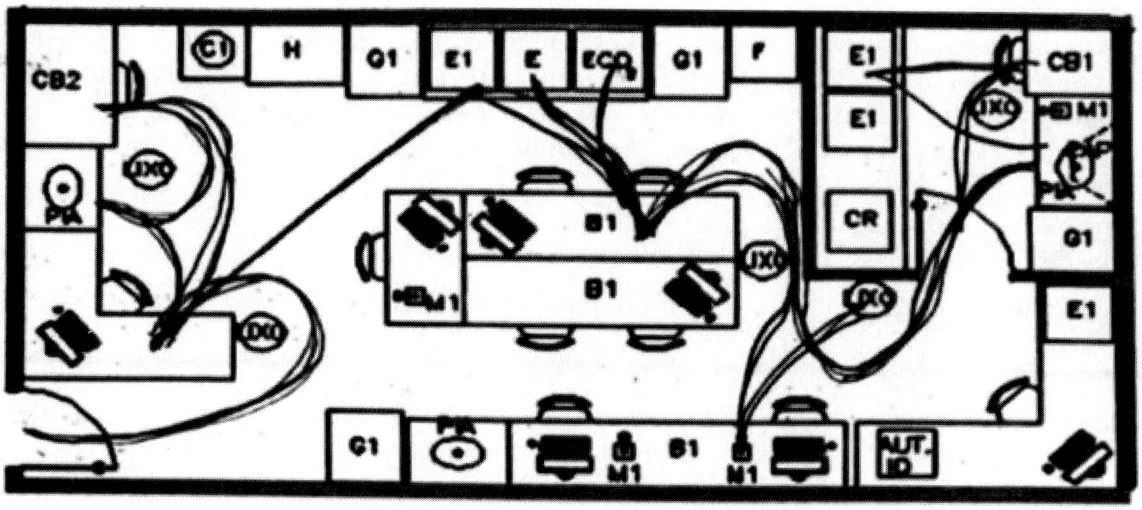

B

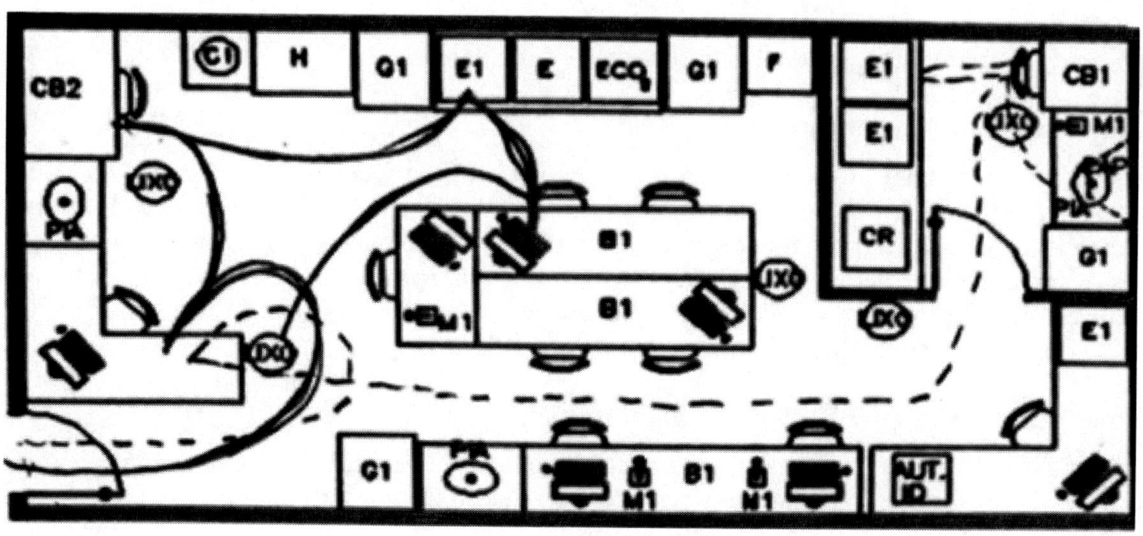

FIGURA 34.3 – Gráfico de *spaghetti* de um fluxo de amostra. As linhas indicam o quanto a amostra anda para ser processada. A) Primeira análise do processo. B) Após as modificações com base na análise do gráfico.

Um erro muito comum é pensar no laboratório sem pensar em dividir as rotinas em horários específicos. Muitas vezes todo o trabalho é realizado pela manhã, com isso, sempre vai faltar espaço nas bancadas ou microscópios para as análises; já no período da tarde, muitas vezes, o laboratório fica vazio. Por isso, é importante planejar mudanças nos horários das rotinas de processamento das amostras. Em um laboratório com seis pessoas, elas poderiam ser divididas em dois turnos, três no horário da tarde e três no horário da manhã. Circulariam por período apenas três colaboradores, onde um microscópio, por exemplo, seria suficiente.

Qualquer laboratório que for desenhado utilizando os conceitos de Lean deve pensar em reduzir os desperdícios clássicos que são:

- Superprodução – fazer processos a mais do que deve ser feito.
- Excesso de inventário – excesso de material próximo às áreas de trabalho que não são utilizados com frequência.
- Excesso de movimentação – transitar com as amostras de um lado para o outro quando os equipamentos, bancadas ou pessoas estão mal posicionados.
- Passos desnecessários de checagem de processo – fazer mais controles do que é necessário ou padronizado.
- Repetição/retrabalho – todo processo deve ser feito certo da primeira vez.
- Movimentação excessiva de colaboradores – deslocamento dos colaboradores por grandes distâncias.
- Espera – deixar exames na espera para serem liberados quando já estão prontos.
- Baixa capacitação profissional – pessoal mal preparado para as atividades por falta de tempo para os treinamentos, o que leva a processos deficientes.

Área de estoque de suprimentos

O laboratório deve ter o mínimo de estoque possível na área técnica. Lembrar que estoque significa dinheiro que foi gasto e que não está sendo utilizado. O ideal é que a área de suprimentos possa fornecer diariamente os materiais para uso e que apenas o excedente ou em uso seja estocado em local adequado. Se não for possível, locais apropriados devem ser projetados para alocar geladeiras e armários que estejam próximos dos locais onde serão utilizados. O controle do estoque deve ser rígido para evitar perda de materiais.

Área para estoque de placas com crescimento bacteriano

É frequente que as placas com crescimento bacteriano necessitem permanecer estocadas na área técnica por alguns dias antes de serem descartadas, caso haja questionamentos e dúvidas em relação aos resultados. Esse prazo de armazenamento deve ser estabelecido pelo laboratório. As placas, tubos e frascos podem ser acondicionados em armários fechados com ventilação ou em geladeiras e devem ser constantemente limpos. Ver capítulo 1 para prazo de armazenamento

Equipamentos

No laboratório de microbiologia, os equipamentos mais utilizados são centrífugas, microscópios, incubadoras, geladeiras, cabine de segurança biológica, incineradores, autoclave e alguns equipamentos analíticos (equipamentos para detecção, identificação e testes de avaliação da sensibilidade aos antimicrobianos). Manter um número adequado de geladeiras, uma para guardar materiais clínicos e placas de meio de cultura com crescimento bacteriano e outra para *kits*, placas e outros insumos de uso na rotina. Quanto às incubadoras, o ideal seria prever uma estufa a 35°C para a incubação dos testes de avaliação da sensibilidade aos antimicrobianos, uma de CO_2 para incubação da maioria das placas e uma para incubação dos meios que não necessitam de CO_2. Em alguns laboratórios, dependendo das rotinas realizadas, estufas com outras temperaturas podem ser necessárias, como, por exemplo, 30°C para fungos e 42°C para *Campylobacter* spp.

No projeto, esses equipamentos não necessariamente precisam estar ao lado das bancadas de trabalho porque, em geral, os materiais são retirados da estufa ou da geladeira e colocados de volta uma vez ao dia.

Iluminação

Este item é muito importante para o laboratório, em especial para a Microbiologia, que precisa de locais com boa iluminação para leitura das placas.

Uma boa iluminação não é dada apenas pelas luminárias e tipo de lâmpada utilizada, mas também pelas cores nas paredes. Em geral, as luminárias devem ser colocadas em paralelo à área de trabalho das bancadas para não criar sombras, e não na perpendicular. Em Microbiologia, pode ser necessário colocar luminárias de braço individual sobre as bancadas utilizadas para leitura de placas, o que melhora muito a qualidade das avaliações do crescimento e identificação dos microrganismos.

Os modelos de luminárias devem ser de fácil limpeza e troca de lâmpada, geralmente são utilizadas as embutidas no forro.

Instalações diversas (elétrica, hidráulica, gases, ar condicionado)

A maioria dos laboratórios utiliza bico de Bunsen para as rotinas microbiológicas. O ideal seria utilizar equipamentos elétricos para esterilizar alças e fios bacteriológicos (incinerador). O aconselhável é utilizar a cabine de segurança e fazer a semeadura com alça descartável, e para processos realizados em bancada aberta, recomenda-se os incineradores. Se não houver disponibilidade, utilizar gás encanado. Não colocar botijão de gás na área interna do laboratório.

Eventualmente, gás CO_2 pode ser utilizado em estufas de CO_2, e os cilindros devem estar localizados fora do laboratório, mas, na impossibilidade de colocar em uma área externa, esse pode ser colocado ao lado da incubadora, desde que esteja em suporte adequado e devidamente preso.

O sistema de ar condicionado do laboratório precisa ser bem desenhado, garantindo que a quantidade de ar insuflado seja proporcional à quantidade eliminada pela exaustão da área. O ar do laboratório não deve recircular para outras áreas, mas sim expelido para fora do prédio por meio de filtro HEPA no caso de um laboratório nível 3 e no caso do nível 2 expelido sem recircular no interior do laboratório.

O laboratório de microbiologia não necessita de um número muito grande de pias, como mencionado anteriormente. Deve ter, no mínimo, uma pia para coloração e desprezar urina (se necessário) e outra pia para lavagem das mãos que pode estar localizada na entrada do laboratório.

Descarte de resíduos

O laboratório de microbiologia costuma gerar grande quantidade de resíduo infectante. Existem normas da vigilância sanitária (RDC 222/2018) que devem ser adotadas para o descarte correto dos materiais de laboratório.

O resíduo infectante consiste, na maioria das vezes, de placas descartáveis com diversos meios de cultura com crescimento bacteriano. Por isso, o projeto do laboratório deve contemplar espaços abaixo das bancadas para colocar recipientes para coleta de resíduos com tampa e pedal. Na impossibilidade de colocar os recipientes abaixo da bancada, alocar em locais visíveis que não obstruam passagens e que possam ser facilmente deslocados para próximo da bancada de trabalho. Evitar misturar lixo de papel com o lixo infectante, uma vez que o lixo infectante deve ser autoclavado antes de ser descartado pelo laboratório geral. O transporte de resíduos infectantes deve ser feito em recipientes resistentes e bem vedados para evitar derramamento em caso de acidente durante o trajeto.

> O papel de invólucros de *swabs*, de seringas e de alças descartáveis não é considerado infectante e deve ser colocado no lixo comum apropriado.

Autoclave – todo resíduo infectante gerado pelo laboratório de microbiologia deve ser autoclavado antes de deixar as dependências do laboratório geral. A área de autoclave de expurgo em geral deve ficar próxima à microbiologia, mas não necessariamente dentro da área. Apenas no caso de laboratórios nível 3 é recomendado que o lixo gerado seja autoclavado e tratado na própria área, antes de circular nas dependências do laboratório. Por isso, é recomendado que os laboratórios de nível 3 possuam autoclaves com 2 portas.

Espaços para colaboradores

Não é permitido entrar com bebida, inclusive água, ou alimento nas dependências do laboratório. Para essas atividades é necessário projetar uma área para descanso dos colaboradores, geralmente que fique próxima à área de trabalho e que inclua um bebedouro. Uma área com armários, geralmente próxima aos banheiros, deve ser destinada à guarda de pertences pessoais dos colaboradores, como bolsas e casacos.

O jaleco/avental é um EPI e não deve ser utilizado para circular fora da área técnica de processamento de exames do laboratório. Por isso, é necessário um local destinado aos jalecos/aventais junto à entrada da área técnica para que o colaborador possa pendurá-lo ao sair e vestir antes de entrar.

Os laboratórios de microbiologia nível 3 devem contar com uma antessala para que o colaborador possa se paramentar com os EPI necessários antes de ingressar na área de trabalho.

Mudança para ocupação do espaço

Um passo importante e muito esperado é o dia da mudança para o espaço novo ou remodelado. O importante, para evitar problemas, é planejar a mudança em fases, assim, quando os equipamentos e colaboradores chegarem, tudo estará em perfeita ordem para começar a trabalhar. Geralmente o laboratório, mesmo em mudança, tem uma rotina a ser entregue ao cliente, e as atividades não podem parar.

Uma sugestão resumida seria, no laboratório atual, retirar todas as placas que estavam incubadas nas estufas e os meios e reagentes necessários das geladeiras para dar continuidade às rotinas. Transportar as estufas, geladeiras, equipamentos automatizados de ID e sensibilidade e proceder à instalação no novo laboratório. Depois de realizados os processos manuais de

ID e sensibilidade, incubar as provas no laboratório novo. Os painéis ou cartões que serão inoculados devem ser inoculados no novo laboratório somente após os equipamentos estarem instalados e validados. Todas as amostras que entrarem no dia para processamento já devem ser encaminhadas para a área nova.

REFERÊNCIAS BIBLIOGRÁFICAS

ABNT – Associação Brasileira de Normas Técnicas. NBR 14785:2002. Laboratório Clínico – Requisitos de segurança.

Brasil. Ministério da Saúde. Resolução RDC 222/2018 de 28 de março de 2018. Regulamenta as Boas Práticas de Gerenciamento dos Resíduos de Serviços de Saúde e dá outras providências.

Brasil. Ministério da Saúde. Resolução RDC 50, de 21 de fevereiro de 2002. Dispõe sobre o Regulamento Técnico para planejamento, programação, elaboração e avaliação de projetos físicos de estabelecimentos assistenciais de saúde.

Brasil. Ministério da Saúde. Secretaria de Vigilância em Saúde. Departamento de Vigilância Epidemiológica. Coordenação-Geral de Laboratórios de Saúde Pública. Biossegurança em laboratórios biomédicos e de microbiologia/Biosafety in microbiological and biomedical laboratories. Brasília (DF): Ministério da Saúde; 3 ed. rev. e atual; dez. 2004. 290p. (A. Normas e Manuais Técnicos).

CLSI. Laboratory design. 3rd ed. QMS04. Wayne, PA: CLSI; 2016.

Jorgensen JH, Pfaller MA, Carroll KC, Funke G, Landry ML, Richter SS, et al. Manual of clinical microbiology. 11th ed. Washington, DC: American Society for Microbiology; 2015.

Leber AL. Clinical microbiology procedures handbook. Vols. 1 e 2. 4th ed. Washington, DC: American Society for Microbiology; 2016.

Richmond JY. Designing modern microbiological biomedical laboratory. 1st ed. American Washington, DC: Public Health Association; 1997.

Truchaud A, Le Neel T, Brochard H, Malvaux S, Moyon M, Cazaubiel M. New tools for laboratory design and management. Clin Chem. 1997;43(9):1709-15.

Índice Remissivo

B

F

G

H

I

K

L

M

P

Q

R

T

X

Y

Z